JN330815

ゲノム医学
ゲノム情報を活かす医療のために
Genetics and Genomics in Medicine

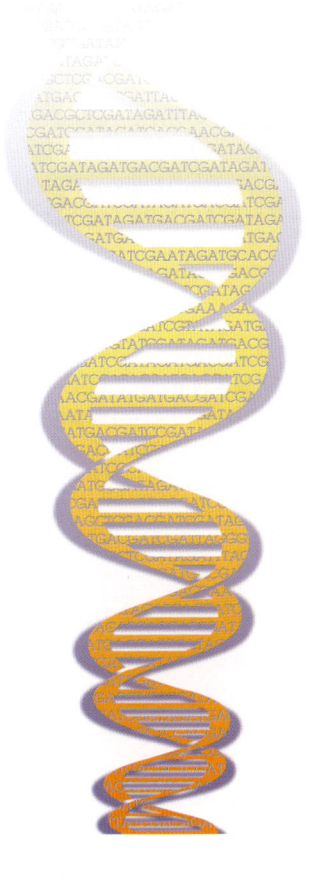

著

Tom Strachan
Emeritus Professor of Human Molecular
Genetics at Newcastle University

Judith Goodship
Professor of Medical Genetics at
Newcastle University

Patrick Chinnery
Director of the Institute of Genetic
Medicine, Professor of Neurogenetics
at Newcastle University

監訳

菅野純夫
東京大学大学院新領域創成科学研究科 教授

福嶋義光
信州大学医学部遺伝医学・予防医学講座 教授

メディカル・サイエンス・インターナショナル

Tom Strachan

Newcastle大学(英国)のヒト分子遺伝学の名誉教授。Newcastle大学 人類遺伝学研究所(現在の遺伝医学研究所)の創立時の研究所長であり，エジンバラ王立学院の特別研究員，英国医学アカデミー特別研究員。医学，進化遺伝学，発生遺伝学の研究に数々の多大な貢献を果たしてきた。1992年に人類遺伝学の小さい教科書を出版したが，その後，それを補うもっとしっかりした本を作ろうという着想をいだき，以前の同僚であるAndrew Readとの共著，"Human Molecular Genetics"(邦訳:『ヒトの分子遺伝学』)を著した。この本は，現在第4版まで重ねている。彼らの功績に対して，2007年，ヨーロッパ人類遺伝学会教育賞が与えられた。

Judith Goodship

Newcastle大学(英国)の遺伝医学の教授で，臨床遺伝医。Seckel症候群やEllis-van Creveld症候群といった多数のメンデル遺伝性疾患の分子基盤を解明した。心臓の発生と先天性の心疾患が研究での焦点。臨床遺伝医としては，遺伝性疾患の管理の向上を目指している。特に，遺伝性疾患の患者が小児から成人に移行する時期に，どのように支援を向上し，情報の充実を図れるかということに興味がある。

Patrick Chinnery

Newcastle大学(英国)の遺伝医学研究所の所長で，神経遺伝学の教授，神経内科医。Wellcome Trustの上級研究員として，臨床科学分野で10年間研究に携わっている。英国医学アカデミーの特別研究員でもある。遺伝性の神経疾患の分子基盤の解明に研究の焦点をあてており，特にミトコンドリア疾患に興味がある。いくつかの新規ミトコンドリア疾患遺伝子の解明に加え，mtDNA遺伝学的ボトルネックの背景になる分子メカニズムの解明，ミトコンドリア疾患の新規治療法の開発をめざした臨床試験の実施などを行っている。

Authorized translation from English language edition,
"Genetics and Genomics in Medicine", First Edition
by Tom Strachan, Judith Goodship, and Patrick Chinnery,
published by Garland Science, part of Taylor & Francis Group LLC.

Copyright © 2015 by Garland Science, Taylor & Francis Group LLC.
All rights reserved.

© First Japanese Edition 2016 by Medical Sciences International, Ltd., Tokyo

Printed and Bound in Japan

監訳者・訳者一覧 (翻訳章順)

監訳

菅野純夫　　東京大学大学院新領域創成科学研究科 教授

福嶋義光　　信州大学医学部遺伝医学・予防医学講座 教授

翻訳

木南　凌　　新潟大学名誉教授 [1章]

三谷祐貴子　翻訳家 [2章, 用語解説]

水島-菅野純子　工学院大学先進工学部生命化学科 特任教授 [3章]

後藤　順　　国際医療福祉大学三田病院神経内科 教授 [4章]
　　　　　　翻訳協力者　川辺美穂

湯地晃一郎　東京大学医科学研究所国際先端医療社会連携研究部門 特任准教授 [5章]

油谷浩幸　　東京大学先端科学技術研究センターゲノムサイエンス分野 教授 [6章]
　　　　　　翻訳協力者　候　聡志，中川　卓，串田夏樹

倉橋浩樹　　藤田保健衛生大学総合医科学研究所分子遺伝学研究部門 教授 [7章]
　　　　　　翻訳協力者　河合美紀，森川真紀，高磯伸枝，髙津美月
　　　　　　　　　　　　完山和生，加藤麻希，加藤絢子，森山育実

吉浦孝一郎　長崎大学原爆後障害医療研究所人類遺伝学 教授 [8章]

難波栄二　　鳥取大学生命機能研究支援センター センター長 [9章]

中川奈保子　鳥取大学医学部附属病院次世代高度医療推進センター 特命助教 [9章]

久保秀司　　兵庫医科大学遺伝学講座 准教授 [9章]

大平美紀　　埼玉県立がんセンター臨床腫瘍研究所がん診断担当 主幹 [10章]

日合　弘　　京都大学名誉教授 [10章]

山本俊至　　東京女子医科大学統合医科学研究所 准教授 [11章]

三宅紀子　　横浜市立大学医学部遺伝学教室 准教授 [11章]

中山智祥　　日本大学医学部病態病理学系臨床検査医学分野 教授 [11章]

福嶋義光　　信州大学医学部遺伝医学・予防医学講座 教授 [11章]

監訳者の序

　遺伝学・ゲノム学が，医学・医療を抜本的に変革する時代を迎えている——Tom Strachan博士が，本書の序文でこう述べている．博士は，医学系研究者の必読の書『ヒトの分子遺伝学("Human Molecular Genetics")』の執筆者の一人である．急速に進展しているゲノム医学・医療について，博士が中心となって新たに書き下ろした最新の教科書が本書である．

　日本においても，「ゲノム医療実現推進協議会」が内閣官房，文部科学省，厚生労働省，経済産業省により設けられ，2015年7月に中間とりまとめが公表された．同協議会では，ゲノム医学研究を推進するための戦略に加え，ゲノム医療を実現するために重点的かつ早急に取り組むべき課題として，遺伝学的検査の質保証，遺伝差別防止，遺伝カウンセリング体制の整備，遺伝情報管理の4点が取り上げられ，厚生労働省厚生科学課が主導するゲノム医療等実現推進タスクフォースで法整備を含めた具体的な検討が始まっている．

　ここで注意しておかなければならないのは，「ゲノム医療」とは何かの共通認識をもった上での検討をしなければならないということである．「ゲノム医療」とは，ゲノム情報(遺伝情報)に基づき，個々人にとって最善の医療を提供しようとする医療であり，これを実現させるためには，何が最善なのかを研究の進展とともに，その時点，その時点で判断していかなければならない．判断に際しては，技術的に可能なこと，経費，新技術を導入した場合の利点とリスク・欠点，特に社会の受け入れ状況の検討などを行う必要がある．

　本書はゲノム医学・医療についてゲノムの技術的側面から，具体的にゲノムを医療にどう利用できるか，それはどこまで進んでいるかについて網羅的に紹介した，現在唯一で最新の教科書である．最新のゲノム医学に興味をもつ基礎系の学生から研究者，ゲノム情報・ゲノム医療に興味をもつ情報系学生・研究者，ゲノム医療の変革に否応なくさらされる医師，医療従事者の方々など幅広い層に読まれるべく書かれている．今後，ゲノム医学・医療についての研究や実践を進め，それにかかわる問題の検討，議論を行う際には，本書を通読し，ゲノム医学・医療の全体像を把握した上でなされることが望まれる．

　著者が序文において，「**どこまで進んできているのかを説明しつつ，時代の高揚を本書で伝えられればよい**」と述べているように，ゲノミクス(ゲノム学)の分野の変化は急速であり，日々進展していくゲノミクスをどのように社会実装していくかは大きな課題である(実際に本書で紹介されているデータベースのいくつかは新しいものに入れ替えられており，そのような場合には，訳注として，最新の情報を掲載している)．ようやく始まった日本の国レベルでのゲノム医療実現推進とその議論の共通基盤として，本書が役立てられることを願っている．

最後に，この翻訳を企画し，迅速に出版して下さった星山大介氏をはじめとするメディカル・サイエンス・インターナショナル社の方々，とくに藤川良子氏にお礼を申し上げる。

2016年3月
菅野純夫
福嶋義光

序　文

　遺伝学が医学を変えるかもしれない。そんな期待も，技術の発達が思うにまかせなかったため，大きくふくらむことはなかった。ゲノムを見るといっても，つい最近に至るまで，遺伝子を中心にしたわずかな部分しか見えていなかった。

　しかし，ヒトゲノムプロジェクトとその後の技術の発展——特にゲノム規模のマイクロアレイ技術と大規模並行DNA塩基配列決定技術——が状況を一変させた。今では，ゲノムが簡単に読めるようになり，研究分野や臨床応用の世界が大きく変換されつつあるのである。2014年1月，長らく追い求めてきた1,000ドルゲノムがついに現実のものになった。ゲノムワイドのスクリーニングや診断が日常的なものになって，大勢の患者の個人ゲノムを解読する大がかりな配列決定プロジェクトもスタートした。国民のゲノム配列決定が当たり前となるような社会が訪れるのはそう遠くないといえるのかもしれない。

　今こそ，染色体異常，単一遺伝子疾患，遺伝子を中心にした遺伝医学の時代から，健康・医療ゲノミクスの時代に移り変わるときがやってきた。ゲノムとフェノーム（個体で観察される特徴全体）を包括的に結びつけようと，ゲノムワイドの遺伝学的多様性を解析する研究も始まっている。遺伝学とゲノミクスの技術は，医学のさまざまな専門領域に入り込み，新生児のゲノム配列決定をルーチンで行うのはどのような状態のときかが議論されはじめている。これは，当然ながら，たくさんの倫理的な疑問も引き起こしてくる。

　本書では，遺伝学的多様性，エピジェネティクス，集団遺伝学，進化遺伝学，免疫遺伝学，薬理遺伝学といった章に情報を分けることに主眼を置いていない。むしろ，関係する知識を統合し，理論や原理が組み立てられるように目指した。複数の章にまたがる広い内容のトピックは，本書の複数の章での掲載がわかるような表を作り，表紙をめくった内側のページに掲載した。

　本書の最初の3つの章は導入的な章で，第1章と第2章はDNA，染色体，細胞周期，ヒトゲノム構成，遺伝子発現の基礎を紹介する。第3章はDNAを扱うときに使われる分子遺伝学の中心的な基本手法であるDNA増幅（DNAクローニングあるいはPCRによる），核酸ハイブリダイゼーション，DNA塩基配列決定法を紹介する。ただし，これらの方法の具体的な応用の紹介ついては，後のほうの章にゆずり，手法が実際に用いられる場面で具体的に説明した。

　次の3つの章は，少しレベルが上がり，基盤となるいくつかの原理を紹介する。第4章では，DNA修復の機構と機能的多様性の詳細といった遺伝学的多様性の一般的な原理について広く説明する。しかし，遺伝学的多様性が疾患にいかにむすびつくかは，第7章，第8章，第10章といった後の章で考察する。第5章では，遺伝子が家系でどのように伝わるかと集団におけるアレル頻度についてとりあげる。第6章では，第2章で扱った遺伝子発現の基礎原理をもとに，遺伝子が広範なタンパク質や非コー

ドRNA制御因子によってどのように制御されているかを説明し，DNAとRNAの制御配列の中心的な役割について説明する．この章ではまた，クロマチン修飾とエピジェネティック制御の原理の概略を説明し，異常なクロマチン構造が多くの単一遺伝子疾患を引き起こしているその仕組みを説明する．

後半の章は，臨床への応用にあてている．第7章では，染色体異常が起こる仕組みとその結果を示し，変異および大規模なDNAの変化がどのように疾患を引き起こすかを解説する．第8章では，単一遺伝子疾患の原因となる遺伝子がどのように同定されたか，複雑疾患への感受性を高める遺伝学的バリアントがどのように同定されたかについて焦点をあてる．それから，遺伝学的バリアント，エピジェネティックな制御異常，環境因子が複雑疾患にどのように関与するかその仕組みについて考える．第9章では，遺伝性疾患を治療するときのさまざまな方法について簡単にふれ，その後で，疾患の治療に，直接的にもまた間接的にも，遺伝学的手法がどのように使われるか詳しく解説した．第10章では，がんについての遺伝学とゲノミクスを扱い，異常な遺伝学的バリアントとエピジェネティックな制御異常が組みあわさってがんが引き起こされる仕組みを説明する．最後の第11章では，診断で用いられる方法（そして，新しいゲノム規模の技術によって提供される刺激的な方法）について広くながめ，さらに，診断と遺伝子治療における倫理的な問題を考察する．

伝統的な医学に遺伝学とゲノミクスの技術が与える影響はどんどん大きくなっており，すでに非常に多くの人々が医療のなかでゲノム配列を解読し，私たちは本当に新しい時代に突入しつつあるのだと実感する．では，「1種類のサイズ」ですべての人に対応させるフリーサイズ型のこれまでの医療から，個別化医療あるいは精密医療の時代の方向に向かって，私たちはどこまで進むのだろうか．最も少なく見積もったとしても，層別化医療の時代には到達するだろう．つまり，患者の示す遺伝学的バリアントのタイプにしたがって，特定の疾患の治療法を変えていくという時代は訪れるだろう．

遺伝学とゲノミクスの研究と臨床への応用が急速に進んでいる現在だが，どこまで進んできているのかを示しつつ，時代の高揚を本書で伝えられればよいと思っている．もちろん，先はまだ長いのは確かである．最近の遺伝子治療の素晴らしい成果には目を見張るが，特に複雑疾患の完全な理解やいろいろな疾患の効果的な治療法の開発には長い時間がかかるだろう．しかし，新しい技術の発展は，私たちを夢中にさせる力をもち，期待を抱かせてくれるものである．

最後になるが，Garland Science社のElizabeth Owen，David Borrowdale，Ioana Moldovanには，私たちの原稿を完全な文章に仕上げてくれたその力に感謝する．私たちを支えてくれた家族にも礼がいいたい．Meryl LusherとJames Strachanには，校正時，そして問題を選ぶ際に助けてもらった．Alex Strachanには，文章のさまざまな問題で助けてもらった．

Tom Strachan
Judith Goodship
Patrick Chinnery

文献へのアクセス

情報に電子的にアクセスする際の手段として，参考文献にはPubMed識別子（PMID）の番号を掲載し，引用文献を探しやすくした（PMIDについては用語解説も参照）。PubMedデータベースは有用で，http://www.ncbi.nlm.nih.gov/pubmed/ にアクセスすることで無料で利用できる。提供している米国国立生物工学情報センター（National Center for Biotechnology Information：NCBI）に，この場を借りて感謝を申し上げる。本書出版以降に発表された新しい研究論文や，特定の分野についての情報は，無料で利用可能なGoogle Scholar（scholar.google.com）などの文献引用データベースを活用して欲しい。

多くの単一遺伝子疾患については，背景知識が得られるようにOnline Mendelian Inheritance in Man（OMIM）データベース（http://www.omim.org）にアクセスするための識別番号を示した。単一遺伝子疾患をさらに学習するには，ワシントン大学によるGeneReviewsに含まれる個々の項目を特に薦める。これらはNCBIのBookshelf（http://www.ncbi.nlm.nih.gov/books/NBK138602/）およびPubMedデータベースから電子的に入手可能である。読者の便宜のために，GeneReview内の個々の項目を表すPubMed識別子（PMID）をつけた（疾患名をアルファベット順に並べたリストについてはPMID 20301295を参照）。

オンラインリソース（英文のみ）

www.garlandscienc.comからアクセスできる学生および教員向けリソースウェブサイトでは，『ゲノム医学（*Genetics and Genomics in Medicine*）』のために作成された学習・教育用のツールが提供されている。学生向けリソース（Student Resource）のサイトには誰でもアクセスすることができるが，ユーザー登録をすることでブックマークやノート取りツールを使うことができる。教員向けリソース（Instructor Resource）のサイトは登録が必要で，認定された教員のみがアクセス可能である。教員向けリソースサイトの利用を希望する場合は，science@garland.comまで電子メールを送り，お知らせいただきたい。以下に，本書のためのリソースを要約している。ウェブサイトでは，リソースは章ごとに閲覧したり，検索をかけたりすることができる。また，Garland Science社の他の書籍のリソースについてもアクセスすることが可能である。

学生向けリソース

（www.garlandscience.com/ggm-studentsから直接アクセス可能）

クイズ（Quiz）：選択形式のクイズを解答付きで提供。自己テストに使用できる。
解答と解説（Answers and Explanations）：章末の問題に対する答えと解説が提供されており，知識の確認と理解に役立つ。
フラッシュカード（Flashcards）：各章ごとに用意。重要語句の復習ができる。
用語解説（Glossary）：完全版の用語解説。章ごとに見ていくことも可能。

教員向けリソース

図（Figures）：本書掲載の図が，便利なPowerPoint®とJPEGフォーマットで利用可能。これらはコンピュータの画面上で見るために最適化されている。
問題バンク（Question Bank）：追加の問題と解答が教員向けに提供されており，宿題，テスト，試験用に用いることができる。
（PowerPointはMicrosoft社の登録商標）

謝　辞

本書の執筆にあたっては，遺伝学者，生物学者，医師の多くの方々から貴重なアドバイスをいただき，感謝の念に堪えない。Newcastle Universityおよびニューカッスル・アポン・タインのNHS Northern Genetic Serviceの多くの同僚たち，特に以下に名前をあげさせていただいた方には，章の内容や文書についてコメントをいただいたので感謝申し上げたい。

Lyle Armstrong, David Bourn, Nick Bown, Gareth Breese, Oonagh Claber, Steven Clifford, Heather Cordell, Ann Daly, David Elliott, Jerome Evans, Fiona Harding, Michael Jackson, Majlinda Lako, Herbie Newell, Caroline Relton, Miranda Splitt, Louise Stanley, Josef Vormoor, Simon Zwolinski

外部のアドバイザーあるいは査読者として多くの方たちに協力していただき，文章や図の準備段階で貴重な示唆やアドバイスをいただいた。以下に名前をあげて，感謝の意を表する。

Sayeda Abu-Amero (University College London Institute of Child Health, UK); S.S. Agarwal (Sanjay Gandhi Postgraduate Institute of Medical Sciences, India); Robin Allshire (Edinburgh University, UK); Barbara Birshtein (Albert Einstein College of Medicine, USA); Daniel Brazeau (University at New England, USA); Hsiao Chang Chan (Chinese University of Hong Kong, Hong Kong); Frederic Chedin (University of California, USA); Ken-Shiung Chen (Nanyang Technological University, Singapore); David N. Cooper (Cardiff University, UK); Ashwin B. Dalal (Centre for DNA Fingerprinting and Diagnostics, India); Caroline Dalton (Sheffield Hallam University, UK); Shoumita Dasgupta (Boston University School of Medicine, USA); Josh Deignan (University of California, Los Angeles, USA); Donna Dixon (New York Institute of Technology, USA); Diane Dorsett (Georgia Gwinnett College, USA); George Edick (Rensselaer Polytechnic Institute, USA); Mark S. Elliot (George Washington University, USA); David Elliott (Newcastle University, UK); Robert Fowler (San Jose State University, USA); Mary Fujiwara (McGill University, Canada); K.M. Girisha (Kasturba Medical College, India); Jack R. Girton (Iowa State University, USA); Neerja Gupta (All India Institute of Medical Sciences, India); Adrian Hall (Sheffield Hallam University, UK); Lise Lotte Hansen (Aarhus University, Denmark); Sankar V. Hariharan (Government Medical College, India); Graham Heap (Queen Mary, University of London, UK); Chew-Kiat Heng (National University of Singapore, Singapore); Simon Hettle (University of the West of Scotland, UK); Matthew Hurles (Wellcome Trust Sanger Institute, Hinxton, UK); Mary O. Huff (Bellarmine University, USA); Howard N. Hughes (Manchester Metropolitan University, UK); Daniela Iacoboni (Michigan State University, USA); David Iles (University of Leeds, UK); Miho Ishida (University

College London Institute of Child Health, UK); Leigh Jackson (Plymouth University, UK); Maria Jackson (University of Glasgow, UK); Suman Kapur (Birla Institute of Medical Sciences, India); Susan Karcher (Purdue University, USA); Robert Koeleman (University Medical Center Utrecht, the Netherlands); Michael Ladomery (University of the West of England, UK); Zhi-Chun Lai (Pennsylvania State University, USA); Janine Lamb (University of Manchester, UK); Alan Lehmann (University of Sussex, UK); Cathy W. Levenson (Florida State University College of Medicine, USA); Qintong Li (Sichuan University, China); Dick Lindhout (University Medical Center Utrecht, the Netherlands); Anneke Lucassen (Southampton University, UK); Alasdair MacKenzie (University of Aberdeen, UK); Khadijah Makky (Marquette University, USA); Elvira Mambetisaeva (University College London Genetics Institute, UK); Elaine Mardis (Washington University School of Medicine, USA); Sarabijt Mastana (Loughborough University, UK); Cynthia J. Moore (Illinois State University, USA); Gudrun Moore (University College London Institute of Child Health, UK); Tom Moore (University College Cork, Ireland); Claire Morgan (Swansea University, UK); Kenneth Morgan (McGill University, Canada); Yuguang Mu (Nanyang Technological University, Singapore); William Newman (University of Manchester, UK); Alvaro Cantini Nunes (Federal University of Minas Gerais, Brazil); Neil Osheroff (Vanderbilt University School of Medicine, USA); Anthony Otsuka (University of Hawaii at Hilo, USA); Siddaramappa Jagdish Patil (Narayana Hrudayalaya Hospitals, India); Shubha R. Phadke (Sanjay Gandhi Postgraduate Institute of Medical Sciences, India); André Ramos (Federal University of Santa Catarina, Brazil); Prajnya Ranganath (Nizam's Institute of Medical Sciences, India); Michael Reagan (College of Saint Benedict/St John's University, USA); Charles Sackerson (California State University, Channel Islands, USA); R.C. Sample (Mississippi College, USA); Malcolm von Schantz (University of Surrey, UK); Stephanie C. Schroeder (Webster University, USA); Ge Shan (University of Science and Technology of China, China); Alan Shanske (Albert Einstein College of Medicine, USA); Andrew Sharp (Mount Sinai School of Medicine, USA); Andrew Shelling (University of Auckland, New Zealand); Rita Shiang (Virginia Commonwealth University, USA); Heather Skirton (Plymouth University, UK); Vincent E. Sollars (Marshall University, USA); Howard M. Steinman (Albert Einstein College of Medicine, USA); Mike Stratton (Wellcome Trust Sanger Institute, Hinxton, UK); Stefan Surzycki (Indiana University, USA); Chris Talbot (University of Leicester, UK); John Taylor (Newcastle University, UK); Anna Thomas (University College London Institute of Child Health, UK); Patricia N. Tonin (McGill University, Canada); Helga Toriello (Michigan State University, USA); Robert Trumbly (University of Toledo, USA); Andrew Walley (Imperial College London, UK); Tracey Weiler (Florida International University, USA); Feng Zhang (Fudan University, China)

簡略目次

監訳者の序 ……………………………………………………………………………………………… v

序　文 …………………………………………………………………………………………………… vii

謝　辞 …………………………………………………………………………………………………… x

第1章　　DNA，染色体，細胞の基礎 …………………………………………………………… 1

第2章　　遺伝子構造，遺伝子発現，ヒトゲノム構成の基礎 ………………………………… 19

第3章　　基本となるDNAの操作技術とその原理 ……………………………………………… 59

第4章　　遺伝学的多様性の原理 ………………………………………………………………… 83

第5章　　単一遺伝子疾患：遺伝様式，表現型の多様性，アレル頻度 ……………………… 123

第6章　　遺伝子制御とエピジェネティクスの原理 …………………………………………… 157

第7章　　DNAおよび染色体における，疾患の原因となる遺伝学的多様性 ………………… 201

第8章　　疾患遺伝子および複雑疾患の感受性の同定 ………………………………………… 261

第9章　　治療における遺伝学的アプローチ …………………………………………………… 325

第10章　　がんの遺伝学とゲノム学 ……………………………………………………………… 391

第11章　　遺伝子からゲノム全般にわたる検査と，遺伝学的検査・遺伝子治療の倫理 …… 451

用語解説 ………………………………………………………………………………………………… 511

索　引 …………………………………………………………………………………………………… 525

詳細目次

監訳者・訳者一覧	iii
監訳者の序	v
序文	vii
謝辞	x
簡略目次	xii
詳細目次	xiii

第1章　DNA，染色体，細胞の基礎 1

1.1　核酸の構造と機能 1
- 概観：遺伝物質，ゲノム，遺伝子 1
- 核酸の化学 2
- 塩基対形成と二重らせん 3
- DNA複製とDNAポリメラーゼ 4
- 遺伝子，転写，分子生物学のセントラルドグマ 5

1.2　染色体の構造と機能 7
- 精緻に構成された染色体の必要性と，その構成様式 7
- 染色体機能：複製起点，セントロメア，テロメア 8
  - セントロメア 8
  - 複製起点 8
  - テロメア 9

1.3　細胞分裂と細胞周期におけるDNAと染色体 9
- 細胞によってDNAのコピー数は異なる 9
  - ミトコンドリアのDNAコピー数 10
- 細胞周期と，複製された染色体およびDNA分子の分配 10
  - 染色体数とDNA量の変化 10
  - ミトコンドリアDNAの複製と分離 11
- 体細胞分裂：通常の形式の細胞分裂 12
- 減数分裂：精子や卵を作る特殊な細胞分裂 12
  - 父親由来および母親由来の相同染色体の対合 13
  - 組換え 14
  - 個々の配偶子はなぜユニークなのか 15

- 本章のまとめ 16
- 問題 17
- 参考文献 18

第2章　遺伝子構造，遺伝子発現，ヒトゲノム構成の基礎 19

2.1　タンパク質をコードする遺伝子：構造と発現 20
- 遺伝子の構成：エキソンとイントロン 20
- RNAスプライシング：エキソンの遺伝情報をつなぎ合わせる 21
  - RNAスプライシングの進化的な価値 22
- 翻訳：メッセンジャーRNAを解読してポリペプチドを作り出す 22
  - 翻訳の過程 24
  - アダプターRNAとしてのtRNA 26
  - 非翻訳領域の5′キャップおよび3′ポリ（A）尾部 27
- 新しく合成されたポリペプチドが成熟タンパク質になるまで 28
  - 化学修飾 28
  - 折りたたみ 29
  - 切断と輸送 29
  - 複数のポリペプチド鎖の結合 31

2.2　RNA遺伝子と非コードRNA 31
- RNAの特別な二次構造と多様な能力 32
- 特異的な調節因子として機能するRNA：特殊な例外から主流のものまで 33
  - 長鎖ncRNA 34
  - 短鎖ncRNA 35
  - 内在性RNAによる競合 35

2.3　ヒトゲノムとその意味を詳しく知る 35
- ヒトゲノムプロジェクト：核ゲノムを詳しく明らかにする 36
  - ヒトゲノムを調べる 38
  - 塩基配列からではわからなかったこと 39
- 進化的保存性により遺伝子や他の機能的に重要なDNA配列を同定する 40
  - 遺伝子とそのオルソログの同定 40
  - 選択による配列の保存 41
- ENCODEプロジェクト：ヒトゲノムが何をしているかを明らかにするための機能解析 42
  - 転写産物の解析 42
  - 生化学的な特徴 42

結論 43

2.4　ヒトゲノムの構成と進化 43
　　ヒトゲノムを形成した進化の仕組みについての概要 43
　　どの程度のヒトゲノムが機能的に重要か？ 44
　　　　機能的制約を推定する 44
　　ミトコンドリアゲノム：
　　　効率的な利用と限定的な自律性 45
　　ヒトゲノムにおける遺伝子の分布 46
　　ヒトゲノムに含まれる反復DNA配列 47
　　遺伝子ファミリーの構成 47
　　遺伝子重複と反復コードDNA配列の重要性 49
　　　　遺伝子量 50
　　　　新しい遺伝学的多様性 51
　　ヒトゲノムにおける高度反復非コードDNA配列 52
　　　　ヒトゲノムにおけるトランスポゾン由来の反復配列 ... 53

本章のまとめ 55
問　題 56
参考文献 57

第3章　基本となるDNAの操作技術とその原理 59

3.1　DNAクローニングとPCR 60
　　DNAクローニング：組換えDNAで細胞を形質転換することにより，DNAを分画し単離する技術 60
　　　　増　幅 60
　　　　ベクター分子 61
　　　　物理的な方法によるクローンの分離 62
　　　　組換えDNAの作製 62
　　DNAライブラリとDNAクローニングの使用例と限界 ... 63
　　ポリメラーゼ連鎖反応（PCR）の基本 65
　　定量的PCRとリアルタイムPCR 67

3.2　核酸ハイブリダイゼーションの原理 67
　　人工ヘテロ二本鎖の形成 68
　　ハイブリダイゼーション法：配列が既知の核酸を用い，調べたい核酸集合体中の似た配列を見つける 69
　　　　ハイブリダイゼーションの厳密性を高く，あるいは低くする 69
　　　　2種類のハイブリダイゼーション法 70
　　マイクロアレイハイブリダイゼーション：固定したプローブとの大規模な並列ハイブリダイゼーション 71

3.3　DNA塩基配列決定法の原理 74
　　ジデオキシDNA塩基配列決定法 75
　　大規模並列DNA塩基配列決定法
　　　（次世代塩基配列決定法） 78

本章のまとめ 79
問　題 80
参考文献 81

第4章　遺伝学的多様性の原理 83

4.1　DNA配列の多様性の起源 84
　　染色体およびDNA機能における内因的エラーによる遺伝学的多様性 85
　　　　DNA複製エラー 85
　　　　染色体の分離と組換えのエラー 86
　　さまざまな内因性および外因性の原因が，化学構造を変化させることによってDNAに損傷を与えうる 86
　　　　DNAへの内因性の化学的損傷 87
　　　　外因性の突然変異誘発物質による
　　　　DNAの化学的損傷 89

4.2　DNA修復 89
　　一本鎖DNAにおけるDNA損傷
　　　あるいは変化配列の修復 90
　　両側のDNA鎖に影響するDNA損傷の修復 94
　　　　DNA鎖間架橋の修復 94
　　検出されないDNA損傷，DNA損傷許容，
　　　損傷乗り越え合成 95

4.3　ヒトの遺伝学的多様性のスケール 97
　　DNAバリアント，多型，ヒト遺伝学的多様性の
　　　網羅的カタログの開発 97
　　一塩基バリアントと一塩基多型 98
　　インデル（挿入欠失）とコピー数バリアントの境界は
　　　曖昧である 99
　　縦列反復数の変化によるマイクロサテライト
　　　およびその他の多型 99
　　構造多様性と低コピー数多様性 100
　　ヒトの遺伝学的多様性を評価する 102

4.4　機能的な遺伝学的多様性とタンパク質多型 102
　　ほとんどの遺伝学的多様性は表現型に中立的な影響をもたらすのみだが，一部は有害である 103
　　　　有害な変異 103
　　ヒト系統におけるダーウィンの正の選択
　　　および適応的なDNAの変化 104
　　　　環境変化への適応 104
　　遺伝子重複と1遺伝子の選択的プロセシングによる
　　　タンパク質多様性の創出 108
　　　　遺伝子重複による多様性 108
　　　　転写後に導入される変異 109

4.5 免疫機構における並外れた遺伝学的多様性 **109**	**5.3 メンデル遺伝表現型の不確実性，異質性，表現度の差異** **136**
4クラスの免疫機構タンパク質における著しい遺伝学的多様性 110	小規模家系における遺伝様式の定義に関する課題 136
ランダムな遺伝学的多様性と，的を絞った接合後（体細胞性）の遺伝学的多様性 111	新たな変異とモザイク現象 137
	接合後変異とモザイク現象 138
細胞特異的な免疫グロブリンとT細胞受容体の産生を可能にする体細胞の機構 112	表現型と疾患原因遺伝子および変異との関係における異質性 138
体細胞組換えによる組み合わせ多様性 112	座位異質性 138
さらなる多様性の生成 113	アレルと表現型の異質性 140
MHC（HLA）タンパク質：機能と多型 114	非浸透と加齢による浸透 140
クラスI MHCタンパク質 114	晩発性疾患における発症年齢の多様性 141
クラスII MHCタンパク質 115	家系内におけるメンデル遺伝性疾患の表現度の差異 142
MHC制限 115	インプリンティング 143
MHC多型 115	表現促進 143
HLA機構の医学的重要性 116	
移植と組織適合性検査 116	**5.4 集団におけるアレル頻度** **144**
HLA疾患関連 117	アレル頻度とハーディ-ワインベルグの法則 145
	ハーディ-ワインベルグの法則 145
本章のまとめ 119	ハーディ-ワインベルグの法則の応用と限界 146
問題 120	選択的交配（結婚） 147
参考文献 121	アレル頻度は集団内でどのように変化するか 147
	集団ボトルネックと創始者効果 148
	アレル頻度の決定における変異と選択 150
	ヘテロ接合体の優位性：自然選択が劣性遺伝疾患の保因者に有利に働いた場合 151
第5章 単一遺伝子疾患：遺伝様式，表現型の多様性，アレル頻度 **123**	創始者効果とヘテロ接合体の優位性の区別 152
	本章のまとめ 152
5.1 導入：専門用語，電子媒体の情報源，家系図 **124**	問題 154
背景となる専門用語および単一遺伝子疾患についての電子的な情報源 124	参考文献 155
アレルとアレルの組み合わせ 124	
優性表現型と劣性表現型 124	**第6章 遺伝子制御とエピジェネティクスの原理** **157**
単一遺伝子疾患に関する電子媒体情報 125	
家族の病歴の調査と家系図の記録 125	**6.1 遺伝子発現に対する遺伝的制御** **159**
	プロモーター：遺伝子の主なオン/オフスイッチ 159
5.2 メンデル遺伝様式とミトコンドリアDNA遺伝様式の基本概念 **126**	転写の調節，組織特異的制御，エンハンサー，サイレンサー 160
常染色体優性遺伝 127	エンハンサー，サイレンサー，インスレーター配列 160
常染色体劣性遺伝 127	転写因子の結合 161
近親婚 128	RNAプロセシング（RNAスプライシングとRNA編集）における遺伝的制御 162
保因者における疾患関連表現型 128	RNAスプライシングの制御 162
X連鎖遺伝とX染色体の不活化 130	選択的スプライシング 163
X染色体の不活化 130	RNA編集 164
X連鎖劣性遺伝 131	トランス作用性調節タンパク質による翻訳制御 164
X連鎖優性遺伝 132	マイクロRNAによる転写後遺伝子サイレンシング 166
偽常染色体遺伝とY連鎖遺伝 133	
偽常染色体遺伝 134	
Y連鎖遺伝 134	
ミトコンドリアDNA疾患の母系遺伝 135	
可変ヘテロプラスミーと臨床的多様性 135	

リプレッサーの抑制：内因性RNAによるmiRNAの
競合的抑制 166
　豊富なmiRNA競合阻害剤としての環状RNA 168

6.2 遺伝子制御におけるクロマチン修飾と エピジェネティック要因 169
遺伝子発現の変化を引き起こす
クロマチン構造の変化 170
ヌクレオソームのヒストン修飾 171
ヒストン修飾とヒストンバリアントの
クロマチン構造に対する影響 173
哺乳類細胞におけるDNAメチル化の機能 174
DNAメチル化：発生初期および配偶子形成における
メカニズム，遺伝，包括的な役割 175
　DNAメチル化のメカニズム 175
　初期発生と配偶子形成におけるDNAメチル化 177
エピジェネティックな制御における非コードRNA 178
　シス作用性とトランス作用性の制御 179
ゲノムインプリンティング：母親および父親から
受け継がれるアレルの発現の差異 179
　ゲノムインプリンティングの程度と重要性 181
　メチル化の差異による性特異的インプリンティングの
　確立 181
X染色体の不活化：遺伝子量の性差の補正 183
　X染色体の数え上げと不活化の選択 184
　XIST RNAとX染色体不活化の開始 185
　X染色体不活化の回避 185
エピゲノムとエピジェネティックな制御の
分子基盤の解明 186
　国際ヒトエピゲノムコンソーシアム（IHEC） 186

6.3 メンデル遺伝性疾患と片親性ダイソミーにおける異常なエピジェネティック制御 186
エピジェネティックな制御異常の原理 187
クロマチン修飾因子を指定する遺伝子の変異による
「クロマチン病」 187
　レット症候群：古典的なクロマチン病 187
ヘテロクロマチンの制御異常による疾患 189
　遺伝子の不適切な発現抑制 189
　ヘテロクロマチンの縮小 190
片親性ダイソミーとインプリンティング異常 191
　インプリンティング座位における
　遺伝子制御の異常 193
　インプリンティングと生殖補助 195

本章のまとめ 197
問題 198
参考文献 198

第7章　DNAおよび染色体における，疾患の原因となる遺伝学的多様性 201

7.1 遺伝学的多様性と疾患の関連 202

7.2 病的な塩基置換と微細挿入・欠失 202
コード配列内の病的1塩基置換 202
　サイレント置換やアミノ酸の変化を引き起こす
　置換の相対的頻度 204
　保存的置換：類似した性質のアミノ酸への置換 204
　非保存的置換：ポリペプチド/タンパク質への影響 205
早期終止コドンとRNAスプライシング異常を
引き起こす変異 206
　スプライシングの病的変異 207
病的点変異の発生と頻度 208
　ヒトゲノムの変異率 209
　最終的に病因となるもの 210
　生殖細胞系列変異率への両親の年齢と性別の影響 210
　父親の年齢が影響する疾患と
　利己的な精原細胞選択 210
疾患を引き起こす点変異の調査と登録 212
　コードDNAの点変異 212
　RNA遺伝子やその他の非コードDNAの点変異 212
　ヒトの病的変異のデータベース 212

7.3 反復DNAがもたらす中規模から大規模の病的変異 213
コードDNAにおけるオリゴヌクレオチドの
短い縦列反復配列の病的伸長 215
　病的ポリアラニン伸長 215
　ポリグルタミンをコードするCAGリピートの
　不安定な伸長 215
非コード短鎖縦列反復配列の病原性をもった
不安定な伸長 216
誤った対形成が起きた縦列反復配列における
染色分体間の病的配列交換 218
核DNAやミトコンドリアDNAにおける遠く離れた
反復配列間の病的配列交換 221
　染色体の微小欠失と微小重複 223
　ミトコンドリアDNAにおける
　直列反復配列による欠失 224
　逆方向反復配列間での染色分体内組換え 225

7.4 染色体異常 226
染色体の構造異常 226
　大規模な重複，欠失，逆位 229
　染色体転座 229
　同腕染色体 231
完全長染色体の獲得もしくは喪失による染色体異常 231
　倍数性 232

異数性 ………………………………………………… 232
　　　ダウン症候群における母親の年齢の影響 ……… 233
　　　混数性 ………………………………………………… 233

7.5　病的バリアントの表現型への影響 …………… 234
　単一の遺伝子の機能に影響する変異：
　機能喪失型と機能獲得型 ………………………………… 234
　　　機能喪失変異 ………………………………………… 235
　　　機能獲得変異 ………………………………………… 236
　病的バリアントの作用はアレルの産物の相互作用に
　依存する：優性と劣性の再考 …………………………… 237
　　　劣性遺伝疾患もしくは優性遺伝疾患における,
　　　機能喪失変異と機能獲得変異 ……………………… 237
　　　ヘテロ接合体での優性ネガティブ効果による
　　　著しい機能喪失 ……………………………………… 238
　同じ遺伝子の機能獲得変異や機能喪失変異が異なる
　表現型を引き起こす ……………………………………… 240
　異数性や調節遺伝子の点変異によって起こる
　複数遺伝子の調節不全 …………………………………… 242
　　　部分的異数性 ………………………………………… 243
　　　隣接遺伝子症候群 …………………………………… 243

7.6　タンパク質構造の観点からみた分子病理学 …… 244
　タンパク質の異常な折りたたみによって
　もたらされる疾患 ………………………………………… 244
　　　タンパク質の折りたたみの制御 …………………… 245
　　　タンパク質の折りたたみ異常がもたらす疾患 …… 245
　タンパク質凝集はどのようにして疾患を
　もたらすのか ……………………………………………… 245
　　　鎌状赤血球貧血：破壊的なタンパク質線維 ……… 246
　　　$α_1$-アンチトリプシン欠損症：封入体と細胞死 … 247
　　　異常タンパク質の鋳型による伝播 ………………… 247

7.7　遺伝型-表現型の相関関係と，単一遺伝子疾患には
　なぜしばしば単純ではないものがあるのか ……… 247
　遺伝型と表現型の相互関係を証明することの
　難しさ ……………………………………………………… 250
　遺伝型と表現型の相関関係が希薄である例外的
　または一般的な理由 ……………………………………… 250
　修飾遺伝子と環境要因：
　遺伝型と表現型の希薄な相関関係の一般的な説明 …… 251
　　　修飾遺伝子：βサラセミアでの例 ………………… 251
　　　遺伝性疾患の表現型へ環境要因が与える影響 …… 252

本章のまとめ ………………………………………………… 255
問　題 ………………………………………………………… 256
参考文献 ……………………………………………………… 257

第8章　疾患遺伝子および複雑疾患の
　　　　　感受性の同定 ……………………………… 261

8.1　単一遺伝子疾患の遺伝子同定 ………………… 261
　　　位置依存的戦略 ……………………………………… 262
　　　最終段階：変異スクリーニング …………………… 263
　単一遺伝子疾患の原因遺伝子を染色体領域へ
　マッピングするための連鎖解析 ………………………… 263
　　　ヒト遺伝地図 ………………………………………… 263
　　　遺伝的連鎖の原理 …………………………………… 264
　　　ヒト減数分裂時の組換え頻度 ……………………… 265
　　　標準的なゲノムワイド連鎖解析 …………………… 267
　　　血族婚に対するオート接合性マッピング ………… 269
　疾患原因同定法としての染色体異常と
　大規模変異解析 …………………………………………… 269
　エキソーム解析：疾患遺伝子の場所を気にせずに！…… 270

8.2　複雑疾患の遺伝的感受性のマッピングと
　同定方法 ……………………………………………… 273
　ありふれた疾患（common disease）の多遺伝子性
　および多因子特性 ………………………………………… 273
　　　疾患リスク予測の複雑性 …………………………… 273
　複雑疾患での浸透度の欠如と表現型分類に伴う困難 … 275
　　　表現型の分類と表現型模写 ………………………… 275
　複雑疾患の分散に対する遺伝要因の寄与を評価する … 276
　　　家系解析 ……………………………………………… 276
　　　養子研究と双生児研究 ……………………………… 277
　　　疾患への遺伝的寄与の多様性 ……………………… 277
　複雑疾患に関与する遺伝子を探索する連鎖解析 ……… 278
　　　メンデル遺伝様サブセットの
　　　パラメトリック連鎖解析 …………………………… 278
　　　ノンパラメトリック連鎖解析法と罹患同胞対解析 … 279
　　　疾患感受性遺伝子の同定 …………………………… 280
　アレル関連の原理 ………………………………………… 282
　アレル関連解析の基礎としての連鎖不平衡 …………… 285
　　　祖先染色体領域の共有 ……………………………… 285
　ゲノムワイド関連解析の実施法 ………………………… 288
　　　伝達不平衡試験 ……………………………………… 289
　候補染色体領域から複雑疾患の原因となる
　遺伝的バリアントの同定へ ……………………………… 290
　　　原因バリアントの同定 ……………………………… 291
　ゲノムワイド関連解析の限界と，
　「見つかっていない遺伝率」 ……………………………… 293
　複雑疾患感受性へのありふれたバリアントと
　まれなバリアントの相対的な寄与度 …………………… 294
　　　ありふれた疾患-ありふれたバリアント仮説 …… 294
　　　ありふれた有害アレルはどのように維持されるか … 294
　　　ありふれた疾患-まれなバリアント仮説 ………… 295
　複雑疾患と関連するコピー数多型 ……………………… 296

神経精神疾患におけるCNPとCNV ……………… 297
最近のヒト集団の人口の爆発的な増大は，
コード領域の塩基配列バリアントの多くが
まれなバリアントであることを意味する ……………… 298
複雑疾患と関連するまれな塩基配列バリアント同定のため
の大規模並列DNA塩基配列決定 ……………… 299
新規発生の配列バリアント ……………… 300
まれなバリアントによる全体的な寄与 ……………… 300

8.3 複雑疾患の遺伝的構造と，環境の寄与とエピジェネティック要因についての発展途上の知識 …… **301**
ゲノムワイド関連解析の成功と有用性 ……………… 301
GWASの有用性 ……………… 302
疾患リスクの評価と予測 ……………… 302
複雑疾患での生物学的経路に対する新しい知見が，
疾患の分類や治療に新しいアプローチを提供する …… 303
炎症性腸疾患の発症機序 ……………… 304
異なった疾患経路の連結 ……………… 304
防御因子と，感染症に対する遺伝的抵抗性の基礎 … 307
複雑疾患での遺伝子-遺伝子相互作用（エピスタシス）… 310
複雑疾患における遺伝子-環境相互作用 ……………… 310
大量の環境要因 ……………… 311
前向きコホート研究 ……………… 313
複雑疾患と加齢におけるエピジェネティクス：
重要性と実験的アプローチ ……………… 314
実験的研究 ……………… 315
加齢に伴うエピゲノム変化 ……………… 315
一卵性双生児のエピジェネティック変化 ……………… 315
成人の健康と疾患の発生上の起源 ……………… 316
世代を超えるエピゲノム効果 ……………… 316

本章のまとめ ……………… 317
問　題 ……………… 319
参考文献 ……………… 320

第9章　治療における遺伝学的アプローチ … **325**

9.1 遺伝性疾患の治療と，遺伝学的手法を用いた疾患の治療を概説する …… **326**
遺伝性疾患の治療に対する幅広い3つのアプローチ …… 326
遺伝的欠損に対する補充療法 ……………… 326
分子補充療法の応用範囲 ……………… 327
有害効果の発生により発症する疾患の治療 ……………… 328
疾患感受性の変化による治療 ……………… 328
さまざまな先天性代謝異常症に対する
多様な治療法の選択 ……………… 328
2つの幅広い表現型分類 ……………… 329
補充療法 ……………… 329

代謝産物増加による有害な効果の治療または予防 …… 331
治療は成功するとは限らない ……………… 331
疾患の遺伝的治療がさまざまなレベルで
実施される可能性 ……………… 331

9.2 低分子薬および治療用タンパク質を用いた疾患治療に対する遺伝学的関与 …… **333**
低分子薬 ……………… 334
新しいアプローチ ……………… 334
低分子薬の代謝と効果に対する遺伝学的多様性の
影響についての概説 ……………… 335
遺伝学的多様性が薬物代謝に影響する
さまざまな段階 ……………… 335
薬物代謝における第Ⅰ相・第Ⅱ相の反応 ……………… 336
薬物代謝における遺伝学的多様性から生じる
表現型の差異 ……………… 337
第Ⅰ相の薬物代謝におけるシトクロムP450酵素の
遺伝学的多様性 ……………… 337
CYP2D6における遺伝学的多様性とその影響 …… 338
その他のシトクロムP450酵素における
遺伝学的多様性 ……………… 338
第Ⅱ相薬物代謝で機能する酵素の遺伝学的多様性 …… 340
薬物標的の遺伝学的多様性により変化する薬物反応 …… 341
患者の複数の座位の遺伝型が薬物治療に重要な場合：
ワルファリンの例 ……………… 342
遺伝学の利用：
新規の疾患遺伝子の同定から低分子治療薬まで …… 345
嚢胞性線維症：苦戦している例 ……………… 345
家族性高コレステロール血症：有益な新薬 ……………… 347
マルファン症候群：マウスモデルのメリット ……………… 347
結節性硬化症：生物学的経路から有望な薬物まで … 347
少なすぎる薬物標的の問題を克服する
一手段としての，遺伝学的有益性を広く用いる手法と
オフターゲット医薬品の開発 ……………… 348
遺伝学的有益性を広く用いる手法 ……………… 348
オフターゲット医薬品の開発 ……………… 349
さまざまな薬物の開発：
遺伝子改変により作られる治療用組換えタンパク質 …… 349
治療可能性が向上した遺伝子改変治療用抗体 …… 350
遺伝子改変型抗体 ……………… 351
細胞内抗体 ……………… 352

9.3 遺伝子治療・細胞治療の原理 …… **353**
体細胞遺伝子治療における2つの手法 ……………… 354
遺伝子導入法の問題：患者の細胞に遺伝的コンストラクト
を導入するための最適かつ安全な方法の設計 ……………… 355
効率と安全性 ……………… 355
治療用コンストラクトを導入するさまざまな方法，
および体外遺伝子治療の利点 ……………… 359
体内遺伝子治療と体外遺伝子治療 ……………… 359
治療用コンストラクトを導入する非ウイルスシステム：

効率は低いが安全性が高い ………………… 360
ウイルスを用いた治療用遺伝子導入法：
高効率なれど安全性に問題 ………………… 362
　染色体組み込み型と非組み込み型の
　ウイルスベクター ………………………… 362
ヒトで応用可能な治療法を試すための
疾患モデルの重要性 ………………………… 364
　齧歯類疾患モデルでは不十分な場合 ……… 364

9.4 遺伝性疾患や感染症に対する遺伝子治療：現状と今後の展望 …… 366
多数の成功例を生み出しつつある，
造血幹細胞を標的とした体外遺伝子補充療法 … 367
　ガンマレトロウイルスの染色体挿入に伴う
　安全性の問題 ……………………………… 367
　レンチウイルスベクターの使用によって
　増した安全性 ……………………………… 369
体内遺伝子治療：方法，障害，最近の成功 … 371
　アデノウイルスおよびアデノ随伴ウイルスベクターを
　用いた遺伝子導入 ………………………… 371
　体内遺伝子治療の疾患適性 ……………… 371
　体内遺伝子治療の最近の2つの成功例 …… 372
　複雑疾患への応用：パーキンソン病の例 … 372
RNAを標的にする治療：RNA干渉による遺伝子
サイレンシングとRNAスプライシングの改変 … 373
　RNA干渉を用いた遺伝子サイレンシング治療 … 373
　スプライシングの改変 …………………… 374
将来の展望と新たな手法：
治療用幹細胞，細胞の再プログラム化，ゲノム編集 …… 376
　治療用胚性幹細胞 ………………………… 379
　治療用誘導多能性幹細胞 ………………… 379
　分化転換による治療用細胞の再プログラム化 …… 380
　ゲノム編集による治療 …………………… 380
ミトコンドリアDNA疾患を予防するための
生殖細胞系列における遺伝子治療の展望 … 382

本章のまとめ …………………………………… 384
問　題 …………………………………………… 385
参考文献 ………………………………………… 386

第10章　がんの遺伝学とゲノム学 …… 391

10.1 がんの基礎的性質とその進展 …… 391
制御を逸脱した細胞増殖とがんの定義付け … 391
がんは，細胞レベルで働く自然選択と個体レベルで働く
自然選択との間の戦いである ……………… 394
　細胞増殖と細胞死のバランス …………… 394
　なぜ私たちすべてががんに倒れないのか … 395
がん細胞が形成される過程で際立った生物学的特徴を
獲得する ………………………………………… 395

がんの始まりと発がんの多段階性について：なぜたいてい
のヒトのがんの発生には何十年もかかるのか …… 396
　クローン増殖と一連のドライバー変異 … 399
　変異の加速によりがんが発達 …………… 400
　変異の蓄積とがん発症年齢 ……………… 401
腫瘍内の不均一性が，細胞の浸潤，クローン性進化，
がん幹細胞の分化を経て生じる …………… 401

10.2 がん遺伝子とがん抑制遺伝子 …… 403
　2つの基本的ながん関連遺伝子 …………… 403
ウイルス性がん遺伝子と細胞性がん遺伝子の
生理的役割 ……………………………………… 405
がん遺伝子の活性化：遺伝子発現の増強をもたらす
染色体再構成や機能獲得変異 ……………… 407
　遺伝子増幅による活性化 ………………… 407
　転座により引き起こされる遺伝子の活性化 …… 408
　機能獲得変異 ……………………………… 409
がん抑制遺伝子：正常機能，2ヒット説，
連鎖するマーカーでのヘテロ接合性の消失 …… 410
　家族性のがんと2ヒット説 ……………… 411
　ヘテロ接合性の消失（LOH） …………… 412
細胞周期のG_1〜S移行抑制における，
ゲートキーパーがん抑制遺伝子の役割 …… 412
さまざまなアポトーシス経路を活性化して異常細胞の
破壊を確実にする，p53のさらなる役割 … 414
まれな家族性がんと，古典的な2ヒット説の
改訂の必要性 …………………………………… 415
　ハプロ不全と機能獲得変異 ……………… 417
　がん抑制の改訂モデル …………………… 417
がんにおけるmiRNAと長鎖非コードRNAの
重要性 …………………………………………… 417

10.3 がんでのゲノム不安定性とエピジェネティックな制御異常 …… 420
がんでのゲノムとエピゲノムの不安定性の概観 …… 420
がんでのさまざまなタイプの染色体不安定性 …… 421
　chromothripsis（染色体崩壊） …………… 421
　テロメアと染色体の安定性 ……………… 422
ミスマッチ修復の欠陥は，未修復複製エラーと
DNA全体の不安定性を引き起こす ………… 424
　ミスマッチ修復のメカニズム …………… 424
　ミスマッチ修復失敗の結果 ……………… 425
がんにおけるエピジェネティック制御異常と，
遺伝子発現やゲノム不安定性に対するその影響 …… 425
　異常なDNAメチル化 …………………… 426
　ゲノム-エピゲノム相互作用 …………… 427

10.4 がんのゲノムワイド研究から得られた新たな知見 …… 427
ゲノムワイドな遺伝子発現スクリーニングにより，臨床で
利用可能な遺伝子発現シグネチャーが得られる …… 428

臨床応用 ……………………………………………… 429
　ゲノム塩基配列決定により，腫瘍での変異の多様性の
　大きさと，発がんに関する知見が明らかになる ……… 429
　　　変異の数 ……………………………………………… 431
　　　変異プロセスと発がん ……………………………… 431
　　　腫瘍間ならびに腫瘍内の不均一性 ………………… 433
　がんドライバー変異の全体像の把握と，がん感受性
　遺伝子群の完全な一覧を確立するための探求 ………… 434
　　　がん関連遺伝子とドライバー変異の分布 ………… 434
　　　新規がん感受性遺伝子 ……………………………… 436
　　　代謝とエピゲノムを結ぶ
　　　非古典的がん関連遺伝子群 ………………………… 437

10.5　がん治療への遺伝学の進出　**438**
　　　治療か？　予防か？ ………………………………… 439
　　　がん治療の効果 ……………………………………… 439
　がん細胞のさまざまな生物学的性質が，
　治療上の潜在的な糸口をさまざまに提供する ………… 440
　遺伝子解析により正確な分子標的を同定して行う
　がん標的治療 ……………………………………………… 442
　がんの腫瘍再発と薬物抵抗性獲得の分子的基礎 ……… 443
　　　腫瘍再発の基礎 ……………………………………… 443
　　　薬物耐性の獲得 ……………………………………… 443
　　　併用薬物療法 ………………………………………… 444

本章のまとめ ……………………………………………… 444
問　題 ……………………………………………………… 446
参考文献 …………………………………………………… 447

第11章　遺伝子からゲノム全般にわたる
　　　　　　検査と，遺伝学的検査・
　　　　　　遺伝子治療の倫理 …………… **451**

11.1　遺伝学的検査の概略　**452**
　　　遺伝学的検査の評価 ………………………………… 452
　　　遺伝学的検査：直接塩基配列決定法，変異スクリーニング，
　　　下流解析，間接的な連鎖解析 ……………………… 452
　　　間接的な連鎖解析 …………………………………… 453
　　　いろいろなレベルで行われる遺伝学的検査 ……… 454

11.2　染色体異常と大規模な DNA 変化に対する
　　　　遺伝学的検査技術　**456**
　蛍光色素を用いた定量的 PCR による
　染色体異数性の検出 ……………………………………… 456
　　　定量的蛍光 PCR の原理 …………………………… 456
　　　常染色体異数性 ……………………………………… 457
　　　性染色体異数性 ……………………………………… 457
　　　無侵襲的胎児異数性スクリーニング ……………… 457

　マイクロアレイを用いたゲノムのコピー数解析による
　大規模 DNA コピー数変化の検出 ……………………… 457
　　　アレイ比較ゲノムハイブリダイゼーション法
　　　（aCGH） …………………………………………… 459
　　　SNP マイクロアレイハイブリダイゼーション …… 459
　　　未分類バリアントおよび偶発的に見つかる所見 …… 460
　従来法による核型分析と染色体 FISH
　（蛍光 *in situ* ハイブリダイゼーション）の必要性 …… 461
　　　染色体 FISH 法 ……………………………………… 461
　特定の DNA 配列のコピー数変化が病的かどうかを
　検出するための DNA 技術 ……………………………… 462
　　　多重ライゲーション依存性プローブ増幅法
　　　（MLPA） …………………………………………… 463

11.3　小規模な DNA 変化に対する
　　　　遺伝学的検査技術　**467**
　単一遺伝子，複数の遺伝子，全エキソン，もしくは
　全ゲノムのなかから未同定の点変異をスキャンする …… 467
　　　マイクロアレイを用いた
　　　遺伝子特異的変異スクリーニング ………………… 468
　　　多重変異スクリーニング：
　　　複数遺伝子から全エキソーム ……………………… 468
　バリアントの解釈と，臨床的意義が不明の
　バリアントの問題 ………………………………………… 469
　　　変異の解釈とデータベース ………………………… 472
　　　臨床的な意味合いが不明なバリアント …………… 474
　シトシンのメチル化パターンにおける
　病的な変化のスキャン …………………………………… 474
　　　特定の点変異
　　　もしくは SNP の遺伝型決定の技術 ……………… 475
　変異スクリーニングとしての，疾患関連バリアントに
　特化した多重遺伝型決定法 ……………………………… 477

11.4　遺伝学的検査：サービスの内容と実際の適用 …　**477**
　罹患者と近縁者の遺伝学的検査 ………………………… 479
　　　カスケード検査 ……………………………………… 480
　侵襲的手技による胎児組織サンプルを用いた
　伝統的な出生前診断 ……………………………………… 480
　生殖補助医療（体外受精）においては，着床前
　遺伝学的検査はしばしば単一細胞を分析する ………… 483
　無侵襲的出生前検査（NIPT）と
　胎児全ゲノムスクリーニング …………………………… 484
　　　技術革新 ……………………………………………… 485
　　　胎児の染色体異数性スクリーニングから
　　　ゲノムスクリーニングまで ………………………… 486
　無症候者における単一遺伝子疾患の発症前検査と
　予測検査 …………………………………………………… 486
　　　医学的介入のない発症前検査 ……………………… 488
　いろいろなタイプとレベルの
　遺伝学的スクリーニングの概要 ………………………… 488
　胎児異常の母体スクリーニング ………………………… 489
　新生児スクリーニングは早期の医学的介入を
　可能にする ………………………………………………… 489

利益と不利益 ………………………………… 490
　重篤な常染色体劣性疾患予防のための
　保因者スクリーニング …………………………… 491
　　　βサラセミアのスクリーニング ……………… 491
　　　テイ-サックス病のコミュニティスクリーニング … 492
　新しいゲノムテクノロジーはがんの診断法を
　変え始めている …………………………………… 492
　　　標的ゲノム塩基配列決定法を用いた複合的検査 …… 493
　　　非侵襲的ながん検査 …………………………… 494
　複雑疾患の遺伝学的検査とDTC遺伝学的解析 ……… 495

**11.5 遺伝学的検査と疾患治療の遺伝学的アプローチの
　　　倫理的課題と社会へのインパクト** …………… **495**
　遺伝学的検査における同意の問題 ……………… 496
　　　子供の遺伝学的検査における同意の問題 …… 496
　遺伝情報の共有に関する問題と守秘の限界 …… 497
　出生前診断および出生前検査の倫理的, 社会的問題 … 498
　　　着床前遺伝学的診断（PGD） …………………… 498
　遺伝子特許の結果としての遺伝学的検査の制限 ……… 499

　臨床的ゲノムワイド塩基配列決定がもたらす
　遺伝差別と倫理的, 社会的, 実践的課題 ………… 499
　　　偶発的所見 ……………………………………… 500
　　　新生児ゲノムスクリーニング ………………… 502
　疾患予防または正常形質の強化を目的とする,
　生殖細胞系列の遺伝子操作に関する倫理 ……… 503
　　　遺伝学的強化（エンハンスメント）と
　　　デザイナーベビー ……………………………… 503
　体外受精によるミトコンドリア病治療における,
　「3人の親」問題に対する倫理的考察と社会的受容 …… 504

本章のまとめ ………………………………………… 505
問　題 ………………………………………………… 507
参考文献 ……………………………………………… 508

用語解説 ………………………………………… **511**

索　引 …………………………………………… **525**

DNA，染色体，細胞の基礎

CHAPTER 1

1.1 核酸の構造と機能

1.2 染色体の構造と機能

1.3 細胞分裂と細胞周期におけるDNAと染色体

　細胞，染色体，核酸は，生命の基本となる3つの構造であるが，それらの重要点を解説することで，本書の始まりとする。すべての生物は細胞からなるが，細胞は生命情報を担う指令をDNA分子から読み取るとともに，そのDNA分子を後の世代に継承していかなければならない。DNA分子は染色体という，より大きな器の中で機能する。

　単一の細胞からなる生物は数多くあり，素早く増殖することができる。それらは遺伝的に比較的安定ではあるが，環境変化が起きたときには，DNAそのものの変化を通して速やかに適応することができる。一方，私たちヒトや，動物，植物，ある種の真菌などは，複数の細胞から構成されている生物である。

　多細胞からなるということは，細胞に機能分化や複雑性が付与されることを意味する。個々の細胞には異なる機能が与えられ，例えば，筋細胞，神経細胞，リンパ球のようになる。一個体の中に存在するそれぞれの細胞は，すべてもとは単一の細胞に起源をもつので，有核の細胞はすべて同じDNA配列をもつ。しかし，発生過程で染色体の構造が変化することにより，個々の細胞のもつ特殊性が確立される。

　発生過程での細胞増殖と組織維持には，細胞分裂が必須である。1つの細胞が分裂し，娘細胞を生み出すときには，染色体やその中にあるDNA配列の調整のとれた複製を行い，これらの構造体を正確に分離させて娘細胞に分配する必要がある。

　DNAを次の世代に伝えることができる特殊な細胞がある。DNAが伝達されるときには，両親から受け継いだ染色体の間で交換が起きてDNA配列が変化する。それによって，親とは異なり，また他とも異なる個体となる。

1.1　核酸の構造と機能

概観：遺伝物質，ゲノム，遺伝子

　核酸は，細胞やウイルスの**遺伝物質**として働く。核酸は，細胞を機能させ，分裂させるための指令を内包しており，生物個体の成長や繁殖を可能にしている。核酸はまた，ウイルスが機能し，複製する機構を制御している。後述するように，ウイルスはヒト細胞に遺伝子を効率よく挿入することができるので，この性質を利用して，遺伝子治療には修飾が加えられたウイルスが広く用いられている。

　核酸は小さな構造的変化，すなわち**変異**(mutation)を受けやすいが，時にはそれが核酸のもつ指令をも変化させることがある。その結果生じる遺伝学的多様性と，それに加えて遺伝物質が次世代に継承されるときにシャッフルが起こる機構が働くことで，同一の種でも個々の個体が互いに異なってくる。そして，この遺伝学的多様性が

進化の作用の対象となることで，異なる種が生み出されていく(ただし，多細胞生物の1個体にさまざまな細胞種が含まれることは，この遺伝学的多様性では説明できないことに注意。同じDNAをもつ細胞からさまざまな細胞種がもたらされるのは，**エピジェネティック**〔epigenetic〕な機構による)。

遺伝物質はすべての細胞で二本鎖DNAからなり，それが二重らせんを形成している(ウイルスは異なっている。ウイルスの種類により遺伝物質は二本鎖DNA，一本鎖DNA，二本鎖RNA，一本鎖RNAからなる)。後述するように，DNAとRNAはよく似た核酸であるが，RNAはDNAに比べ多様な機能を有する(RNAも自己複製ができ，タンパク質合成を指示できる)。RNAは進化の最も初期の段階で形成され，そこからDNAが生じたと広く信じられている。それはDNAがRNAより安定であり，細胞内にある遺伝情報を保存するのに適していたからである。

ゲノム(genome)とは，細胞あるいは個体の中に存在するDNA分子すべてを表す総称である。原核生物(細菌のような単純な単細胞生物で，細胞小器官を欠いている)では，ゲノムは通常1つの環状二本鎖DNA分子で構成され，かなり大きいが，付着しているタンパク質の数は少ない。非常に大きなDNA–タンパク質複合体は，伝統的に**染色体**(chromosome)と呼ばれる。

真核生物の細胞はより複雑で区画化されており(複数の細胞小器官を含み，いろいろな機能をもつ)，複数の異なるDNA分子を有する。詳しくは後述するが，例えばヒト男性の細胞は25種類のDNA分子をもち，ヒト女性の場合は24種類のDNA分子をもつ。

ヒトの細胞では，ゲノムは核とミトコンドリアに分かれて存在している(すべての動物と真菌でも同様)。通常，極端に長い，いくつものDNA分子が核内に存在する。それらDNAは直線状の分子で，いろいろなタンパク質やある種のRNAと複合体を形成し，高度に秩序だった構造体である染色体を形成している。一方，ミトコンドリアには1種類の小さな環状DNAしかなく，それにはタンパク質はほとんど結合していない。植物の葉緑体ゲノムも小さな環状のDNA分子である。

遺伝子(gene)とは，タンパク質や機能的RNA分子を細胞内で作るための遺伝情報を運ぶ，特定のDNA領域を指す。真核細胞のほとんどの遺伝子は核の染色体に含まれており，ミトコンドリアや葉緑体の小さなDNA分子に含まれる遺伝子は少数である。

核酸の化学

核酸の各鎖は，1本の重合体(ポリマー)であり，**ヌクレオチド**(nucleotide)と呼ばれる単純な繰り返し単位が連結したものである。各ヌクレオチドは，糖分子と，それに結合する窒素を含んだ塩基，リン酸基からなる。

DNAに含まれる糖はデオキシリボースであり，1′(1プライム)から5′までの5つの炭素原子をもつ。RNAに含まれる糖のリボースはこれと類似しており，異なるのは，リボースの2′炭素につくヒドロキシ基(-OH)がデオキシリボースでは水素原子(-H)に置き換わっていることである(図1.1)。

隣り合う各ヌクレオチドどうしは，リン酸基が隣のヌクレオチドの糖に結びつくという方法で連結される。したがって核酸は，**糖–リン酸基骨格**をもつことになる。負に荷電したリン酸基の存在によって，核酸は多価陰イオンとなる。

糖–リン酸基骨格は非対称である。なぜなら，糖の3′炭素に結合しているリン酸基は，隣のヌクレオチドの糖の5′炭素に結合するからである。直線状の核酸に存在す

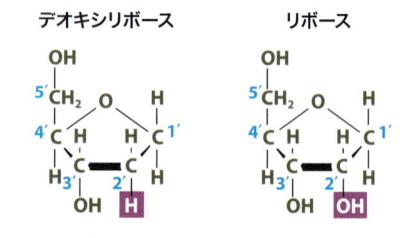

図1.1 デオキシリボース(左)とリボース(右)の構造 5つの炭素原子は，1′(1プライム)から5′までの番号がついている。紫色の四角は，デオキシリボース(DNAに存在する糖)とリボース(RNAに存在する糖)の間にみられる唯一の構造的違いを強調したもの。リボースは2′炭素に結合した水素原子の位置にヒドロキシ基(-OH)をもつ。そのため，デオキシリボースのより正確な名前は2′-デオキシリボースである。

るヌクレオチドどうしは，このように糖の5′炭素と3′炭素を通して連結されている。その結果，DNAであれRNAであれ，直線状の核酸の両端のヌクレオチドは異なる官能基をもつ構造となる。**5′末端**(5′ end)のヌクレオチドでは，糖の5′炭素は他のヌクレオチドに結合しておらず，リン酸基が付加されている。一方，**3′末端**(3′ end)のヌクレオチドでは，糖の3′炭素にヒドロキシ基が付加されている(図1.2)。

糖分子と異なり，窒素塩基は4種類のうちのいずれか1つが含まれる。したがって，塩基の順番(配列)により，核酸の種類や機能が決定される。2種類の塩基は炭素と窒素原子からなる環構造を1つもち(**ピリミジン**[pyrimidine])，他の2種類は環構造を2つもつ(**プリン**[purine])。DNAでは，プリンはアデニン(adenine：A)とグアニン(guanine：G)であり，ピリミジンはシトシン(cytosine：C)とチミン(thymine：T)である。RNAの場合もよく似ているが，チミンの代わりに類似のウラシル(uracil：U)をもつ点が異なる(図1.3)。

塩基対形成と二重らせん

細胞のDNAは2本の鎖(二本鎖)として存在し，長いDNAの鎖が互いに巻き付くような二重らせん構造をとっている。二本鎖のうちの一方のDNA鎖に含まれる各塩基は，もう一方のDNA鎖の塩基とそれぞれ非共有結合(水素結合)で結合し，**塩基対**(base pair)を形成する。一方の鎖のAが他方の鎖のTと，GがCと結合したときにのみ，DNAの二本鎖がぴたりと結合できる。つまりDNAの二本鎖では，A-TあるいはG-Cという2種類の塩基対だけが許容される。このうち，G-C塩基対は3つの水素結合で保持され，A-T塩基対は2つの水素結合で保持されるので，G-C塩基対のほうがA-T塩基対よりも強い結合である(図1.4)。

一本鎖の核酸2本が二本鎖を形成するには，もう1つ必要なことがある。塩基対が十分な程度形成されることに加え，2本の一本鎖は互いに逆平行にならなければならない。すなわち，一方の一本鎖が5′→3′の方向なら，もう一本は逆向きに5′→3′の方向になる必要がある。

核酸の一本鎖2本が，塩基が完全に対応した(前述の塩基対形成規則に従う方法で)

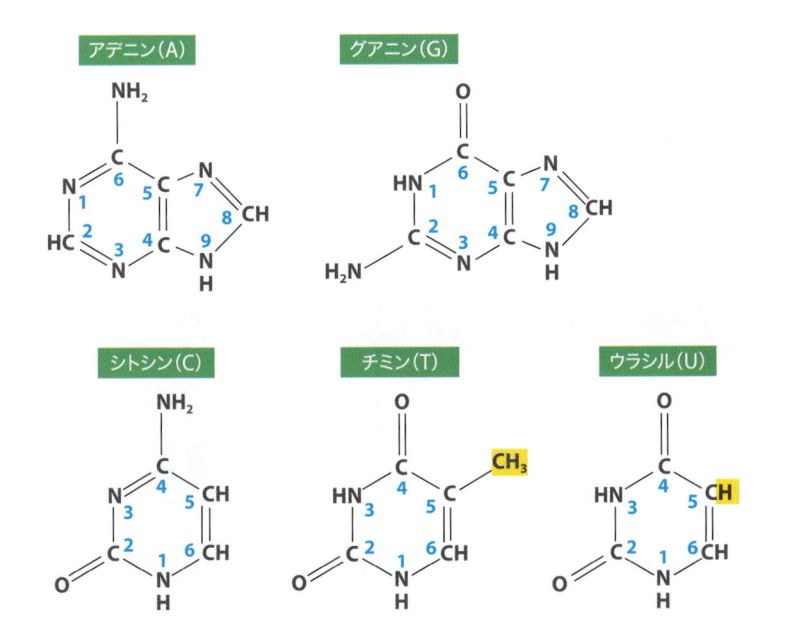

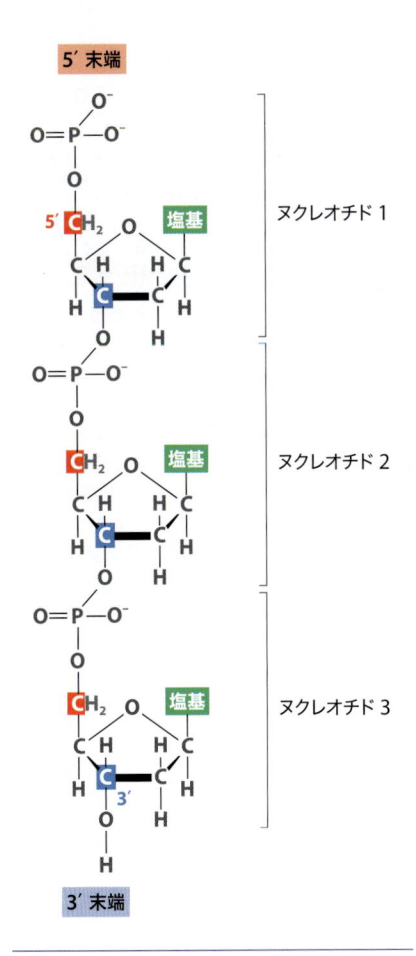

図1.2 核酸における構造の繰り返しと，非対称な5′末端および3′末端 核酸鎖はすべて反復単位の重合体(ポリマー)であり，反復単位であるヌクレオチドは，塩基1つとリン酸基1つが付加した糖である。糖-リン酸基骨格は非対称性を示す。糖の5′炭素(赤色)に結合したリン酸基は，となりの糖の3′炭素(青色)に結合するので，非対称末端が生じるのである。5′末端の5′炭素にはリン酸基のみが付加され，3′末端の3′炭素にはヒドロキシ基のみが付加される。

図1.3 核酸でみられる塩基の構造 アデニンとグアニンは，窒素原子と炭素原子(1〜9の番号で示す)からなる2つの環が連結したプリンである。シトシンとチミンは1つの環からなるピリミジンである。アデニン，シトシン，グアニンはDNAにもRNAにも存在するが，チミンはDNAに，ウラシルはRNAにのみ存在する。チミンとウラシルは類似しており，チミンは5番目の炭素原子にメチル基が結合しているのに対し，ウラシルでは水素原子が結合している。

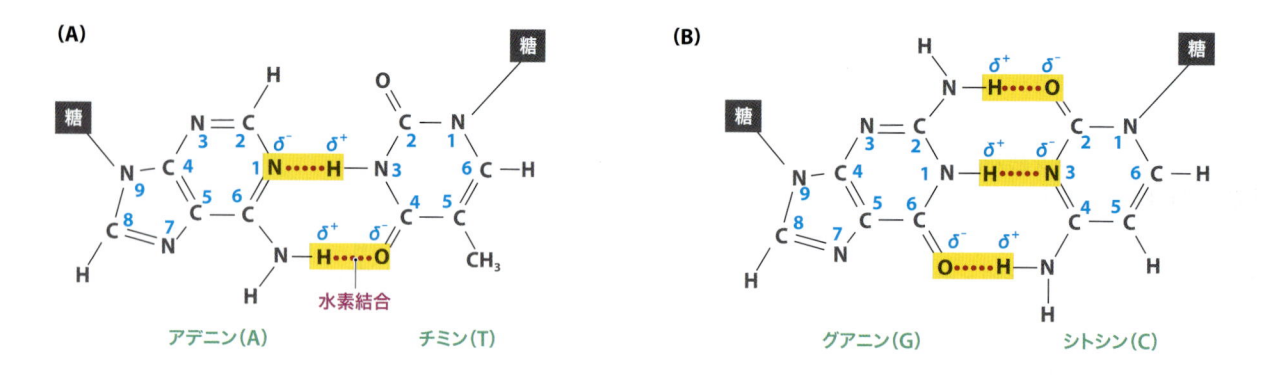

図1.4 塩基対の構造 (A)のA-T塩基対では，アデニンはチミンと2つの水素結合により結びついている。(B)のG-C塩基対では，3つの水素結合でグアニンとシトシンが結びついている。したがって，G-C塩基対はA-T塩基対に比べて強固に結びついている。δ⁺とδ⁻は正および負の電荷の偏りを示す。

二重らせんを形成できるとき，この2本は**相補的配列**(complementary sequence)をもつといわれる。塩基対形成規則に従うと，二重らせんの一方の塩基配列から直ちにその相補的な一本鎖の配列を知ることができる(BOX 1.1)。RNAにおいても塩基対が形成されるが，RNA鎖の場合には，塩基対形成規則がやや緩和される(BOX 1.1参照)。

DNA複製とDNAポリメラーゼ

塩基対形成規則によってDNA複製機構も説明できる。細胞分裂に先だって新しいDNAの合成が起こるが，その準備として，それぞれのDNA二重らせんはヘリカーゼによる巻き戻しが必要となる。巻き戻されて一本鎖となった各DNAは，新しい相補鎖DNA合成のための鋳型として利用可能となる。相補鎖は5′→3′の方向に合成される(図1.5)。

DNA複製では1本の二本鎖を使って2本の二本鎖が作られるが，新たに作られた各二本鎖は，親二本鎖のうちの1本と，新しく合成された一本鎖とからなる(半保存的DNA複製)。DNA合成は5′→3′の方向にしか起きないため，一方の新しい鎖(リーディング鎖)は連続して合成されるが，もう一方の鎖(ラギング鎖)は，岡崎フラグメントとして知られる断片として少しずつ合成される(図1.6)。

哺乳類の細胞には，DNAを対象とする多彩なDNAポリメラーゼが含まれている。これらの酵素は，DNA複製の開始，リーディング鎖とラギング鎖の合成，4.2節で解説するDNA修復など，いろいろな役割を担っている。私たちの細胞には，RNAを鋳型として，それと相補的なDNAを合成することに特化したDNAポリメラーゼも含

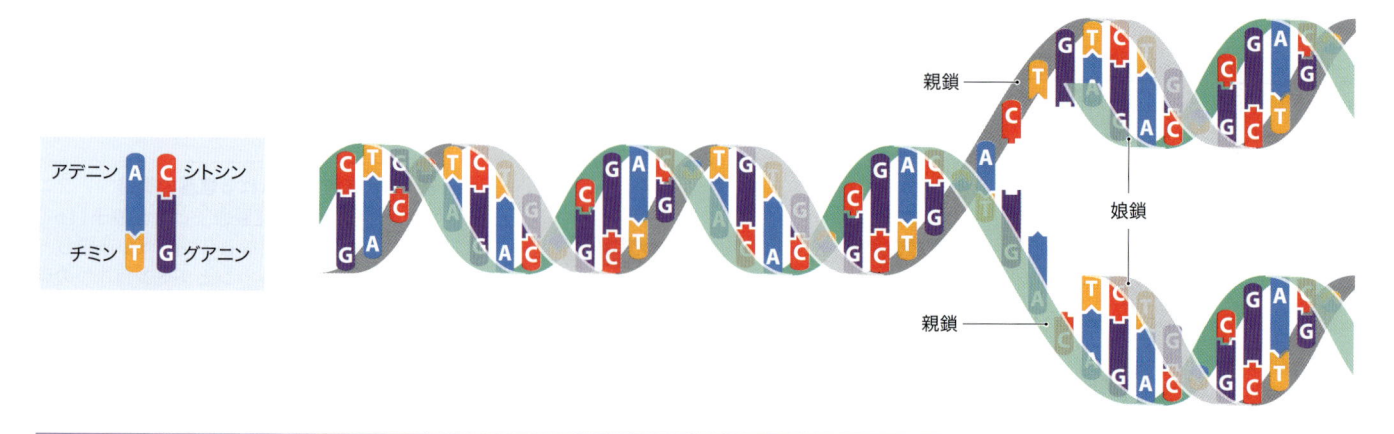

図1.5 DNA複製 DNAの親鎖は2つの相補的なDNA鎖からなり，巻き戻されて新しい相補鎖を合成するための鋳型となる。合成が完了した各娘DNA二重らせんは，親二重らせんからのDNA鎖と，新しく合成されたDNA鎖からなり，構造的には親DNA二重らせんと同一である。

BOX 1.1　核酸の塩基対形成の汎用性，配列の相補性，配列の表記法

塩基対形成の汎用性

細胞および二本鎖DNAウイルスのDNAでは，二重らせんが自然に形成され，そこに含まれる塩基対はA-TとC-Gに限定されている。

ある種のRNAウイルスゲノムでは，二本鎖RNAも自然に生じる。細胞のRNAの多くは一本鎖だが，いろいろなやり方で塩基対を形成しうる。分子内で塩基対形成する配列をもつ一本鎖RNAは多く，構造的安定性や機能的な理由によってRNAが折り曲がり，局所的な二本鎖領域が形成される。異なるRNA分子間で，短い領域または中程度の長さの領域で塩基対が一過性に作られ，機能的に重要な相互作用が引き起こされることがある(例えば，翻訳過程でのメッセンジャーRNAと転移RNAの塩基対形成：2.1節参照)。RNA-RNA間の塩基対形成では，A-UやC-G塩基対に加え，G-U塩基対の形成が起こる。

RNA-DNAハイブリッドが一過性に形成される状況がいくつか存在する。例えば，転写過程でDNA鎖からRNAコピーが作られるときや，RNA分子から逆転写によりDNAコピーが作られるときに，このようなハイブリッドが形成される。

配列の相補性

細胞内のDNA二重らせんが非常に長い距離にわたって完全な塩基対の対応を示す場合，この二重らせんに含まれる2本のDNA鎖に対して，「**塩基相補性**(base complementarity)を示す」とか，「**相補的配列をもつ**」という表現が使われる。後述するように，厳密な塩基対形成規則が存在するため，一方のDNA鎖の配列がわかれば，相補鎖の配列が直ちに予測できる。

配列の表記法

塩基配列が生物学的性質を決めるので，核酸はその塩基配列によって定義され，その配列は慣習的に，常に5′→3′方向に記載される。一本鎖オリゴヌクレオチドの配列は，5′ p-C-p-G-p-A-p-C-p-C-p-A-p-T-OH 3′のように書けば間違いない(pはリン酸基を示す)。しかし，簡便には単にCGACCATと書く。

二本鎖DNAは，一方の鎖の配列を書くだけで十分である。相補鎖の配列は，塩基対形成規則から直ちに予測できる。例えば，あるDNA鎖の配列がCGACCATだとすると，相補鎖の配列はATGGTCGである(下記の5′→3′方向の図では，A-T塩基対を緑色で，C-G塩基対を青色で示す)。

DNA鎖　5′ **CGACCAT** 3′
　　　　　 |||||||
相補鎖　3′ **GCTGGTA** 5′

まれている(**表1.1**)。

遺伝子，転写，分子生物学のセントラルドグマ

遺伝情報の貯蔵庫であるDNAは，母細胞から娘細胞へ，そして個人からその子孫へと，

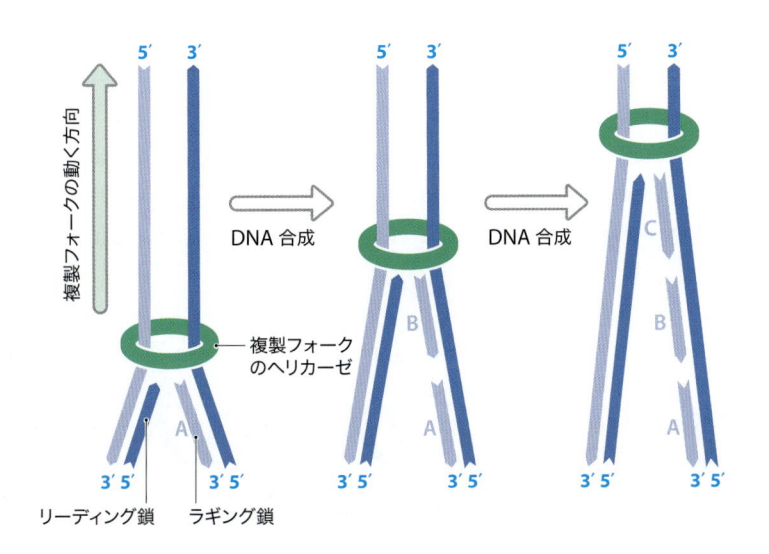

図1.6　半不連続的DNA複製　DNAヘリカーゼ酵素が**複製フォーク**(replication fork)を開き，そこで新しい娘DNA鎖の合成が開始される。複製フォークの動く方向は，5′→3′に連続的に合成される娘鎖(リーディング鎖と呼ぶ)の動く方向と同じである。半不連続的複製と呼ばれるのは，反対方向に合成されていく**ラギング鎖**に由来する。ラギング鎖は断片(図ではA，B，Cで示した岡崎フラグメント)として合成され，それらがDNAリガーゼによって結合される。

DNAポリメラーゼ	役割
古典的なDNA依存性DNAポリメラーゼ α（アルファ） δ（デルタ）およびε（イプシロン） β（ベータ） γ（ガンマ）	標準的なDNA複製やDNA修復 DNA合成の開始（複製起点，ラギング鎖での岡崎フラグメントの合成開始） 主要な核のDNAポリメラーゼおよびDNA修復における複数の働き 塩基除去修復（欠損したり単純な修飾が加わった塩基の修復） ミトコンドリアDNA合成とミトコンドリアDNA修復に働く
RNA依存性DNAポリメラーゼ レトロポゾンの逆転写酵素 TERT（テロメラーゼ逆転写酵素）	ゲノム進化とテロメア機能 mRNAやその他のRNAを，ゲノムのいたるところに組み込める相補的なDNAに変換。新しい遺伝子やエキソンなどを生みだしうる 直線状の染色体の末端のDNAを，RNAを鋳型にして複製

表1.1　古典的なDNA依存性DNAポリメラーゼとRNA依存性DNAポリメラーゼ　古典的なDNA依存性DNAポリメラーゼは忠実度の高い合成酵素であり，高い正確性をもって正しい塩基を挿入する。しかし，私たちは非古典的なDNA依存性DNAポリメラーゼも数多くもち，それらのDNA複製の忠実度は低い。非古典的なDNA依存性DNAポリメラーゼは，ある種のDNA修復に関与し，免疫グロブリンとT細胞受容体の可変性を増大させる働きがあり，このことについては第4章で説明する。

安定的に**伝達**されなければならない。DNA複製過程にはそのために必要な機構が備わっている。それと同時に，個々の細胞においては，細胞がどのように働くかを指示するために遺伝情報は**読みとられ**なければならない。**遺伝子**(gene)とは，その役割が付与された特定のDNA領域である。遺伝子発現とは，遺伝子を使って，RNAとタンパク質という2種類の産物の合成を指令するための機構である。

　遺伝子発現の第一段階は，2つのDNA鎖のうちの1つを鋳型として，それと相補的な配列をもつRNAコピーを合成することである。この過程は**転写**と呼ばれ，最初のRNAコピーは一次転写産物と呼ばれる（図1.7）。その後，一次転写産物は種々の加工段階を経て，最終的に成熟したRNAとなるが，これには大別して2種類のRNAがある。

- **タンパク質をコードするRNA**。このタイプのRNAはコード配列をもつ。コード配列は，翻訳と呼ばれる過程でポリペプチド（タンパク質の主要構成成分）の合成を指令するのに用いられる。このタイプのRNAは，遺伝情報の指令を解読するタンパク質合成装置にその指令を伝達する役割をするので，メッセンジャーRNA(mRNA)と伝統的に呼ばれている。
- **タンパク質をコードしない，非コードRNA**。他のすべての成熟した機能的RNAはこのタイプに属し，タンパク質ではなくRNAが遺伝子発現の機能的な最終産物となる。第2章で説明するように，非コードRNAは細胞内で種々の役割を果たす。

　分子生物学が生まれた頃には，どんな生物でも遺伝情報は一方向，すなわち「DNA→RNA→タンパク質」の方向に進むと考えられていた。分子生物学のセントラルドグマとしてよく知られていた原則である。しかし，逆転写酵素と呼ばれる，ある種のDNAポリメラーゼがウイルスで発見され，その名前が示す通り，遺伝情報の流れを

図1.7　転写　転写によって生じるRNA転写産物は，5′→3′の方向に合成されていく。一次転写産物RNAのヌクレオチド配列は鋳型鎖の配列に相補的であり，センス鎖の配列と同一である。ただし，TはUに置き換わっている。

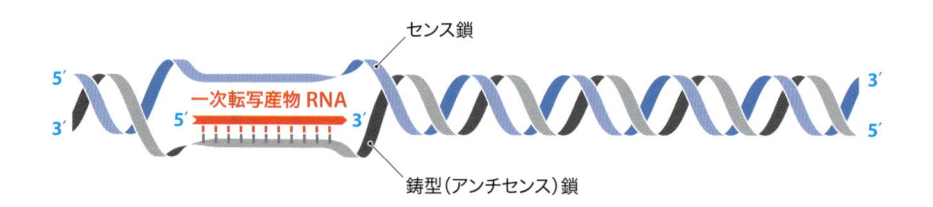

逆転させてRNA分子からDNAコピーが作られることが明らかになった。逆転写酵素は細胞にも存在している(表1.1参照)。またRNAは，相補的なRNAを合成するための鋳型となることもある。このため，遺伝情報はたいていの場合DNAからRNA，そしてタンパク質へと流れるが，セントラルドグマはもはや厳密な意味での妥当性をもたなくなっている。

　遺伝子発現(タンパク質合成を含む)については第2章でさらに詳しく解説し，第6章では遺伝子発現の遺伝的調節とエピジェネティックな調節の両面に焦点を当てて解説する。

1.2 染色体の構造と機能

本節では，染色体の構造と機能の全般的な特徴を説明する。これらは，他の複雑な多細胞生物にも広く共通にみられる染色体の特徴である。ヒト染色体のバンドパターンについては，ヒトゲノムを扱う第2章のなかで説明する。第7章では，病気を引き起こす染色体異常がどのように生じるのかを考える。ヒト染色体のバンド記載法とその用語についてはBOX 7.4で，染色体を用いた診断法については第11章で説明する。

精緻に構成された染色体の必要性と，その構成様式

複雑な多細胞生物の細胞では通常，複製に先だって，染色体は非常に長い1本のDNA二本鎖になる。例えば，平均的なサイズのヒト染色体は4.8 cmの長さのDNA二本鎖から構成されており，1億4千万個のヌクレオチドを含んでいる。すなわち，1億4千万塩基対(140メガベース：Mb)のDNAである。

　直径わずか10 μmの細胞の中でこの長い分子46本を扱うことの困難さを理解するために，細胞を1 mの大きさにした場合(直径が10^5倍となる)を想像してみてほしい。同じ比率で拡大すると，1 m幅の細胞に対し，わずか0.2 mmの細さの46本のDNA二重鎖が4.8 kmもの長さをもつことになる。これらを1 mの細胞に入れる大変さがわかるだろう。それぞれの染色体分子を複製したり，娘細胞に等しく分配するために整列させたりするということは，簡単ではない。長いDNA分子が絡まないようにこれらを行うのは難しい問題である。

　核のDNA分子を絡ませることなく効率的に扱えるように，DNAは種々のタンパク質と複合体を形成し，時にはRNAとも結びついて，**クロマチン**(chromatin)を形成する。クロマチンはさまざまなレベルで自身の巻き込みと凝縮をし，染色体を構築する。間期(細胞周期における分裂期〔M期〕以外の時期，1.3節参照)では，核DNA分子は高度に伸長して非常に細くなっており，このため間期染色体は光学顕微鏡下では通常見ることができない。しかし，間期であっても，2 nm幅の二重らせんDNAは，少なくとも2段階の巻き込みを受ける。第一に，正に帯電したヒストンタンパク質からなる特殊な複合体の周りに二重らせんが巻きつき，10 nmヌクレオソーム線維を形成する。次に，ヌクレオソーム線維が30 nmクロマチン線維へと巻き込まれる。30 nmクロマチン線維はループを形成し，非ヒストンタンパク質の足場に固定されている(図1.8)。

　間期では，ほとんどのクロマチンは伸長した状態(**ユークロマチン**〔euchromatin〕)にあり，核の中で分散している。しかし，このユークロマチンは一様ではなく，より凝縮した領域も存在する。そして，細胞種および機能的な要求に従い，遺伝子が発現

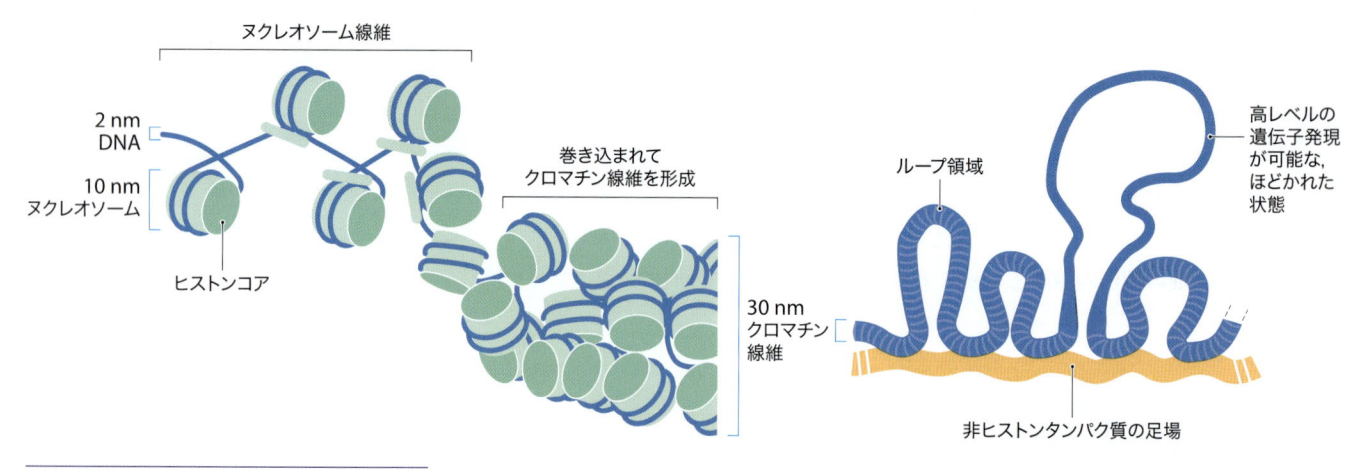

図1.8 DNA二重らせんから間期クロマチンへ 塩基性ヒストンタンパク質の結合によって2 nmのDNA二重らせんが回旋し，まずはヌクレオソームに巻きついた10 nmの線維を形成し，さらにそれらが30 nmクロマチン線維へと巻き込まれる。間期では，クロマチン線維はループ状となるが，1つのループには50〜200キロ塩基対のDNAが含まれており，非ヒストンタンパク質からなる中心部の足場に結合している。高レベルの遺伝子発現には，クロマチン線維が局所的に10 nmヌクレオソーム線維へとほどかれる必要がある。図には，構造的RNA（クロマチンに重要な役割をもつ場合がある）は示していない。(Grunstein M [1992] *Sci Am* 267: 68-74; PMID 1411455 より。Macmillan Publishers Ltdの許諾を得て掲載；Alberts B, Johnson A, Lewis J et al. [2008] Molecular Biology of the Cell, 5th ed. Garland Scienceより)

したり，発現しなかったりする。一方，細胞周期を通して高度に凝縮したままのクロマチンもある。この領域は**ヘテロクロマチン**(heterochromatin)と呼ばれ，一般に遺伝的に不活性である。

細胞が分裂可能になると，染色体はさらに凝縮する必要がある。このことによって，染色体の正確な対合と娘細胞への正確な分配が達成される可能性が高まる。**ヌクレオソーム**(nucleosome)，そして30 nmクロマチン線維へと巻き込まれることによって，DNAは長さとして約50分の1に凝縮される。M(分裂)期には，さらに高次の巻き込みが起こり(図1.8参照)，ヒトの分裂中期染色体では，DNAの長さは約1万分の1にまで凝縮される。その結果，太く短くなった分裂中期染色体は光学顕微鏡下でも容易に視認できるようになる。

染色体機能：複製起点，セントロメア，テロメア

染色体中のDNAは遺伝子を含み，遺伝子は細胞の要求に従って発現する。しかし，染色体には，染色体自体の機能に必要な特別な配列も存在する。これから述べる3つである。

セントロメア

染色体は，細胞分裂時に正確に分配されなければならず，そのためには**セントロメア**(centromere)が必要である。セントロメアとは，細胞が分裂する直前に動原体(キネトコア)と呼ばれる大きなタンパク質複合体の対が結合する部位である(図1.9)。分裂中期には，セントロメアは短腕と長腕を分ける一次狭窄として観察される。各動原体に結合した微小管は，中期染色体の正確な位置取りと，分かれた染色体を紡錘体の両極にまで引っ張る役割をする。

セントロメアのDNA配列は，生物種によってかなり異なる。哺乳類の染色体ではヘテロクロマチン領域となっており，しばしばメガベース単位にも及ぶ，高度に反復したDNA配列が主に占めている。

複製起点

1つの染色体が複製されるには，1つ以上の複製起点が必要である。複製起点とは，DNAの複製を開始する準備段階において，タンパク質因子が結合するDNA配列のことである。出芽酵母の染色体では単一の短いDNA配列が限定的に用いられるが，

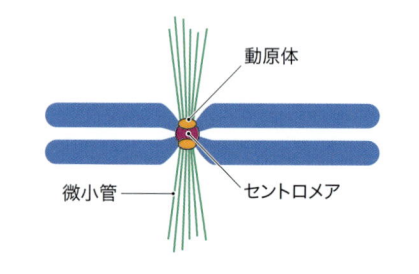

図1.9 セントロメアの機能は動原体の集合と微小管の結合に依存する

哺乳類のような複雑な生物の細胞では，各染色体に複数の開始点がある。それら複製起点の配列はかなり長く，共通の塩基配列は見当たらない。

テロメア

テロメアは染色体末端に特異的に存在する構造であり，染色体を安定に保持するために必要である（染色体が切れてテロメアが消失すると，その染色体末端は不安定となる。その結果，他の切断染色体と融合したり，組換えに関与したり，分解されたり，といったことが起こりやすくなる）。

　セントロメアDNAと異なり，テロメアDNAは進化的によく保存されている。脊椎動物では，テロメアDNAはTTAGGG配列が数多く縦に連続（縦列）した配列からなり，そこに特定のテロメアタンパク質が結合する。二本鎖のうち，Gに富むDNA鎖（TTAGGG配列）の3′末端が一本鎖として突出しており，それがぐるりと回ってから，Cに富むDNA鎖（CCCTAA配列）と塩基対を形成する。この結果生じたループをTループという。通常，細胞内には，二本鎖DNAの切断を修復するエンドヌクレアーゼ酵素が存在するが，Tループはこの酵素からテロメア末端を保護すると考えられている（図1.10）。

1.3　細胞分裂と細胞周期におけるDNAと染色体

細胞によってDNAのコピー数は異なる

多細胞生物の例にもれず，ヒトの細胞は構造的にも機能的にも多彩である。しかし細胞種は多彩でも，個々の細胞に含まれている遺伝情報は同一であり，違っているのはどの遺伝子セットが発現するかである。そのため，その細胞がBリンパ球であるか，あるいは肝細胞であるかといった細胞の同一性（アイデンティティ）は，ゲノムのいろいろな遺伝子群の発現パターンとして表される。

　遺伝子発現が異なるのと同様に，各DNA分子のコピー数も細胞種によって異なることがある。**倍数性**という用語は，基本的な染色体セット（1細胞内にある異なった種類の染色体をひとまとめにした総称，nで表される）が何セット含まれているかを示すと同時に，核に含まれるそれぞれのDNA分子のコピー数も示す。

　1つの染色体セットに含まれるDNA量はCと表現される。ヒトや他の哺乳類の細胞の多くは**二倍体**（diploid〔2C〕）で，核には父親から受け継いだセットと母親から受け継いだセットが含まれる。精子や卵は**半数体**（haploid，一倍体ともいう）の細胞で，各染色体を1つずつ（1C）しかもたない。ヒトの精子や卵では，23種類の染色体をもつので，$n=23$となる。

　特殊なヒト細胞として，細胞核が欠失しているため零倍体（0C）のものがある。例えば，赤血球，血小板，終末分化したケラチノサイトなどである。逆に，正常状態で多倍体（2Cを上回る）の細胞もあり，これは2つのメカニズムにより生じる。1つは，細胞分裂をせずにDNAが複数回の複製を行う場合で，血液中の大きな巨核球が形成されるときにみられる（各染色体を16～64コピーもち，核は大きく，多分葉化している）。もう1つは細胞融合により多倍体化する場合で，筋線維細胞が挙げられる。

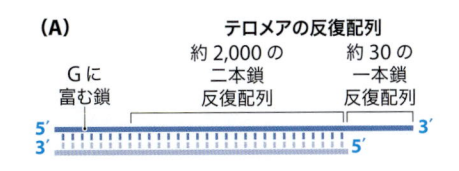

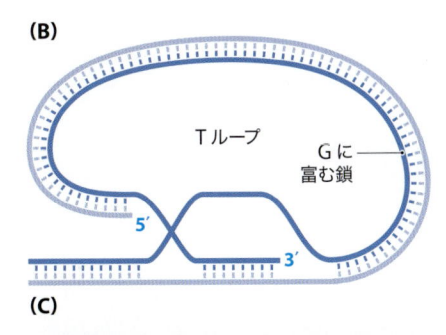

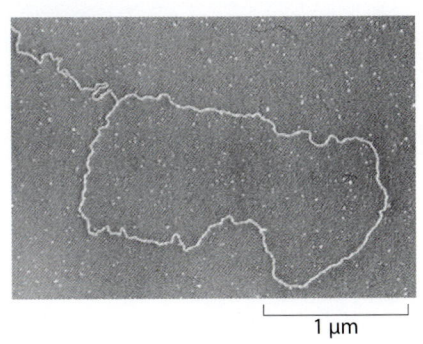

図1.10　テロメアの構造とTループ形成
（A）ヒトテロメアの構造。6塩基の配列TTAGGGが約2,000コピー縦列し，その先に一本鎖が突出している（Gに富む鎖）。ss：一本鎖，ds：二本鎖。（B）Tループ形成。突出している一本鎖末端が輪を描いて元に戻り，二本鎖DNA領域に入り込んで，相補的なCに富む領域と塩基対を形成する。（C）電子顕微鏡により，間期ヒト染色体の末端で約15キロ塩基の長さのTループ形成が観察される。（Griffith JD et al. [1999] Cell 97:503–514; PMID 10338214 より。Elsevierの許諾を得て掲載）

ミトコンドリアのDNAコピー数

すべての二倍体細胞は核DNA分子を2コピーもつが，ミトコンドリアDNA分子のコピー数は細胞種によって数百から数千とさまざまであり，時間とともに変化する細胞もある。2種類の半数体細胞，すなわち卵と精子では，含まれるミトコンドリアDNA分子数に大きな違いがあり，ヒト精子では通常約100コピーしかないが，ヒト卵細胞では約250,000コピーにもなる。

細胞周期と，複製された染色体およびDNA分子の分配

活発な細胞周期によって細胞分裂が連続的に行われているかどうかといった点も，細胞によって異なる。細胞は1回の分裂によって2つの娘細胞を生じるが，このとき染色体数が一定に維持されるためには，染色体の複製と分配が緊密に調節されていなければならない。すなわち，個々の染色体は1回のみ複製され，出来上がった2つの娘染色体がきちんと分かれ，娘細胞に均等に1つずつ分配される必要がある。

　成長期では通常，細胞数を増やす必要がある。成熟した大人では，細胞の大部分は終末分化し，分裂しない。しかし，幹細胞や前駆細胞は分裂を続け，血液，皮膚，精子，腸管上皮細胞といった代謝回転の活発な細胞の置き換えを行う。

　1回の細胞周期には，DNAを複製する時期（S期：DNA合成期）と，細胞が分裂する時期（M期）がある。M期には，核の分裂（有糸分裂）と細胞質の分裂（細胞質分裂）があることに注意する。この2つの相の間には，G_1期（M期とS期の間），G_2期（S期とM期の間）という間隙（ギャップ相）がある（図1.11）。

　細胞分裂が起こるのは，細胞周期のごく短い期間である。活発に分裂しているヒト細胞では，1回の細胞周期は約24時間と考えられ，M期は1時間程度のことが多い。この短いM期の間に細胞は，核と細胞質の分裂を行う準備として，染色体を極度に凝縮させる。M期終了後，細胞は**間期**（interphase〔G_1＋S＋G_2期〕）と呼ばれる長い成長期に入る。この期間では，染色体は非常に長く伸びており，遺伝子が発現できる。

　G_1期は，終末分化した非分裂細胞の，長期にわたる最終状態である。分裂している細胞では，分裂に向かうことが決定されているときにのみS期に入る。そうでない場合には，その細胞は細胞周期から離脱し，静止期（G_0期，修飾されたG_1期のこと）に誘導される。条件が整ってくれば，再び細胞はG_0期から細胞周期に入ることができる。

染色体数とDNA量の変化

細胞周期の間，細胞内のDNA量と染色体数は変化する。図1.11の色付きの四角に，1本の染色体がM期からS期へと移る様子を例示した。ヒト二倍体細胞を考えるならば，娘細胞が作られた後の46（2n）本の染色体のうちの1本ということになる。また，S期を示した図には，1本の染色体が異なるS期の段階でDNA二本鎖の量とどのように対応するかを示した。細胞周期の各段階で，染色体数とDNA量がどのように変化するかを以下に説明する。

- M期の終わりからS期のDNA複製前まで，二倍体（2n）細胞の各染色体はDNAの二重らせんを1本もつ。したがって，全DNA量は2Cである。
- DNA複製後，全DNA量は4Cとなるが，コヒーシンとよばれる特殊な結合タンパク質が，複製された二重らせんを**姉妹染色分体**（sister chromatid）としてつなぎとめ，1つの染色体として維持する。したがって，染色体数は同じ（2n）ままだが，個々

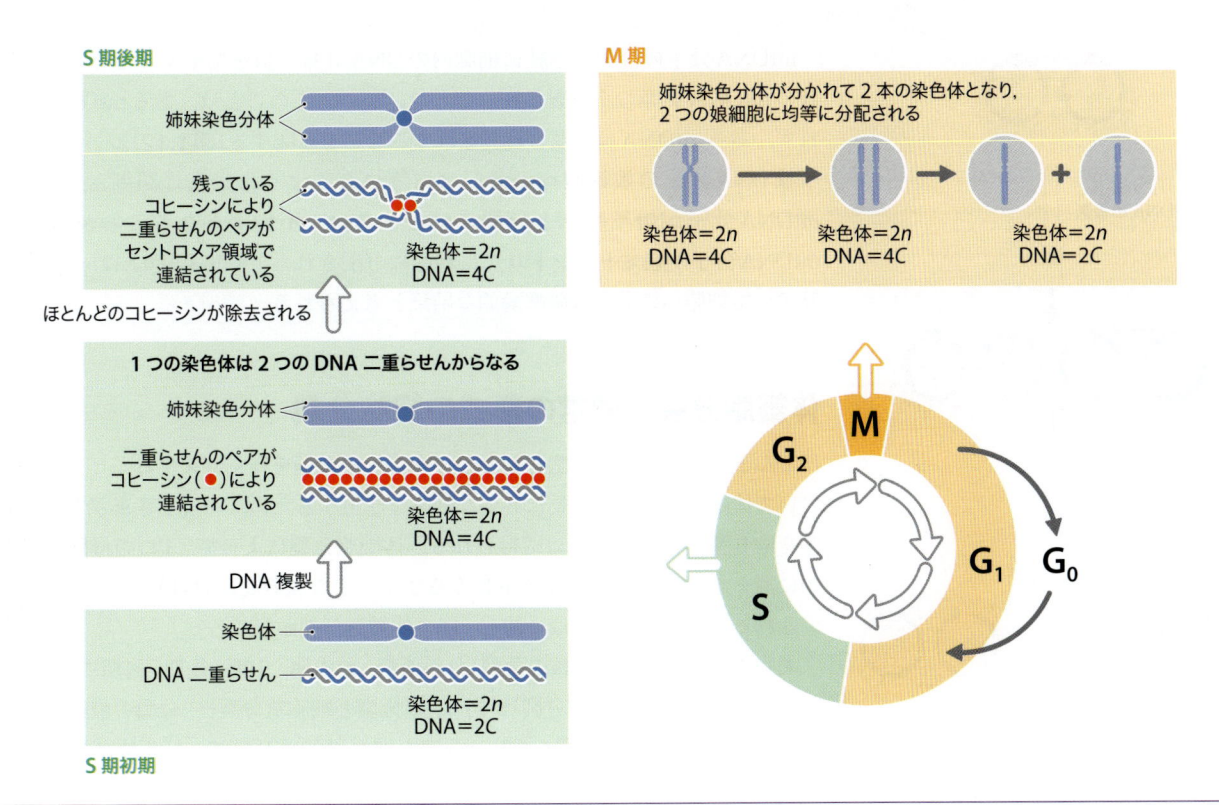

図1.11 細胞周期での染色体とDNA量の変化 右下に示したように，細胞周期は主に4つの時期からなる（これにつながるG_0期という段階が存在し，細胞は細胞周期から離脱して，G_1期と似た静止期としてとどまっている。しかし，条件が変われば，直ちに細胞周期に戻ることができる）。M期（右）とS期（左）を拡大した図では，便宜上1本の染色体だけを示した。S期の各図では，1本の染色体（上）がDNA分子（下）と各段階でどのように対応するかを示す。染色体はM期の終了時には1本のDNA二本鎖をもつが，DNAがS期で複製を始める前までその状態が続く。DNA複製後，コヒーシンとよばれる結合タンパク質（赤丸）によって，2本の二本鎖は長軸に沿ってしっかりと結び付けられている。したがって，このときの染色体は2つの姉妹染色分体からなる。各姉妹染色分体は，DNA二本鎖からなる。S期後期になると，姉妹染色分体は鮮明に見えるようになる。このとき，セントロメア領域を除きほとんどのコヒーシンが除かれてしまうので，姉妹染色分体が連結しているのはセントロメア領域だけとなる。最終的に姉妹染色分体はM期で分離し，2つの独立した染色体を形成し，それぞれが娘細胞に継承される。左のS期の図の染色体は便宜的に凝縮した状態で示したが，実際には非常に伸長していることに注意。

の染色体はS期初期のDNA量の2倍量をもつ。S期の後期では，ほとんどのコヒーシンが除かれるが，姉妹染色分体をつなぎとめるセントロメアのコヒーシンは残る。
- M期では残りのコヒーシンも除かれ，複製された二重らせんが分離する。その結果，姉妹染色分体が分離し，2つの娘染色体となり，染色体数は$4n$になる。複製された染色体は2つの娘細胞に均等に分配され，それぞれの娘細胞は，染色体数$2n$，DNA量$2C$となる。

図1.11は，興味深い活動はS期とM期にしか起こらないという間違った印象を与えてしまうかもしれない。それはまったくの誤りで，細胞が活動する期間の多くはG_0期やG_1期にあり，この時期にゲノムによる仕事のほとんどが行われ，細胞機能に必要なさまざまなタンパク質やRNAの産生がゲノムにより指示される。

ミトコンドリアDNAの複製と分離

細胞分裂に先立ち，ミトコンドリアは大きくなり，ミトコンドリアDNA（mtDNA）分子が複製される。そしてmtDNAは2つの娘ミトコンドリアへと分かれ，それらが娘細胞へと分配される。核DNA分子の複製が綿密に制御されているのに対し，mtDNA分子の複製は細胞周期とは直接には関連しない。

mtDNA分子の複製は単純に細胞内のDNAコピー数を増やすことであり，それぞれのmtDNAが等しく複製されることではない．このことは，あるmtDNAは複製されず，あるmtDNAは何度も複製されうることを意味する(図1.12)．

核DNA分子の娘細胞への分配は均等になるように厳密に制御されているが，mtDNA分子が娘細胞へと分配されるときは，不均等となることがある．仮にmtDNA分子が娘ミトコンドリアに均等に分配されたとしても(図1.12)，ミトコンドリアの娘細胞への分配は確率論的な結果と考えられる．

体細胞分裂：通常の形式の細胞分裂

ほとんどの細胞は，体細胞分裂として知られる過程を経て分裂する．ヒトの生活環において体細胞分裂は，成長に必要な細胞を産生するため，およびさまざまな短命の細胞を取り替え補充するために行われる．体細胞分裂によって，1つの母細胞から遺伝的に同一(DNA複製の過程で生じうるさまざまな変異を除けば)の2つの娘細胞が形成される．ヒトの一生では，約10^{17}回の体細胞分裂が起こる．

細胞周期のM期には，核の分裂(分裂前期，前中期，中期，後期，終期に分けられる)と，細胞質の分裂(細胞質分裂)があり，核分裂と細胞質分裂は，分裂の最終段階でオーバーラップして起こる(図1.13)．分裂の準備段階において，長く伸びていた倍加した染色体は短く凝縮し，分裂中期までには光学顕微鏡下で容易に見えるようになる．

S期初期の染色体はDNAの二重らせんを1本もつが，DNAの複製後には，コヒーシンで連結された2本の同一のDNA二重らせんをもつようになる．その後，染色体が分裂の準備のために凝縮したとき，コヒーシンはセントロメア以外の部位では取り除かれる．その結果，分裂前中期(染色体が光学顕微鏡で見えるようになったとき)には，セントロメアで(わずかに残ったコヒーシンにより)連結された**姉妹染色分体**(sister chromatid)が観察される．

その後，後期のはじめには残っていたコヒーシンが除かれ，2本の姉妹染色分体は分離して独立した染色体となり，細胞の両極に引っ張られ，娘細胞に均等に分配される(図1.13参照)．

減数分裂：精子や卵を作る特殊な細胞分裂

生殖細胞系列(germ line)とは，次世代に遺伝物質を伝える細胞群を示す総称である．これには，半数体(一倍体)の精子や卵の細胞(**配偶子**〔gamete〕)と，その二倍体の前駆細胞が含まれる．配偶子は，前駆細胞が特殊な細胞分裂を行うことで生じるが，これら生殖細胞系列は接合子まで由来をさかのぼることができる．非生殖細胞系列の細胞とは，**体細胞**(somatic cell)である．

ヒトは$n=23$なので，配偶子は性染色体1本と非性染色体(**常染色体**〔autosome〕)22本をもつ．卵では性染色体はかならずXであり，精子ではXまたはYとなる．半数体の精子と半数体の卵の間で受精が起こり，二倍体の**接合子**(zygote)が形成される．接合子および接合子から生じるほとんどすべての子孫細胞は，染色体構成が46, XX(女性)か，46, XY(男性)である．

二倍体の始原生殖細胞は胎生期の生殖腺に移動し，分裂を繰り返して，男性では精原細胞を，女性では卵原細胞を形成する．さらなる増殖と分化が起こり，精巣には一次精母細胞が，卵巣には一次卵母細胞が形成される．二倍体の一次精母細胞と一次卵母細胞が**減数分裂**(meiosis)を行い，半数体の配偶子が生じる．

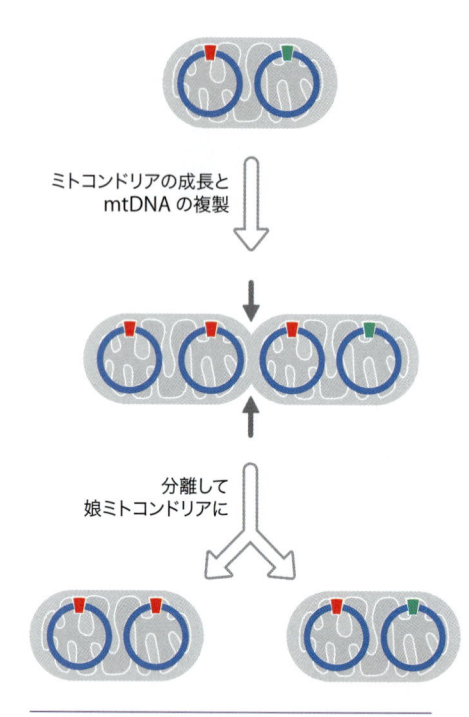

図1.12　個々のミトコンドリアDNAの複製は不均等である　核では染色体DNAの複製により通常2コピーの分子が産生されるが，ミトコンドリアDNA(mtDNA)の複製はこれと異なり，確率論的に起こる．細胞分裂に備えてミトコンドリアが大きくなると，それに従ってミトコンドリアDNAの全体量が増加する．しかし，個々のmtDNA複製は不均等に起こる．この例では，緑の印のついたmtDNAは複製されず，赤のmtDNAは複製されて3コピーとなる．変異によりmtDNAのバリアントが出現しうるので，ヒトはmtDNAの混成集合(ヘテロプラスミー)を遺伝的に受け継ぐことになる．第5章で解説するが，mtDNAバリアントは病因となることも病因とならないこともあり，それらの複製が不均等に起こることによって，深刻な影響を及ぼす可能性がある．

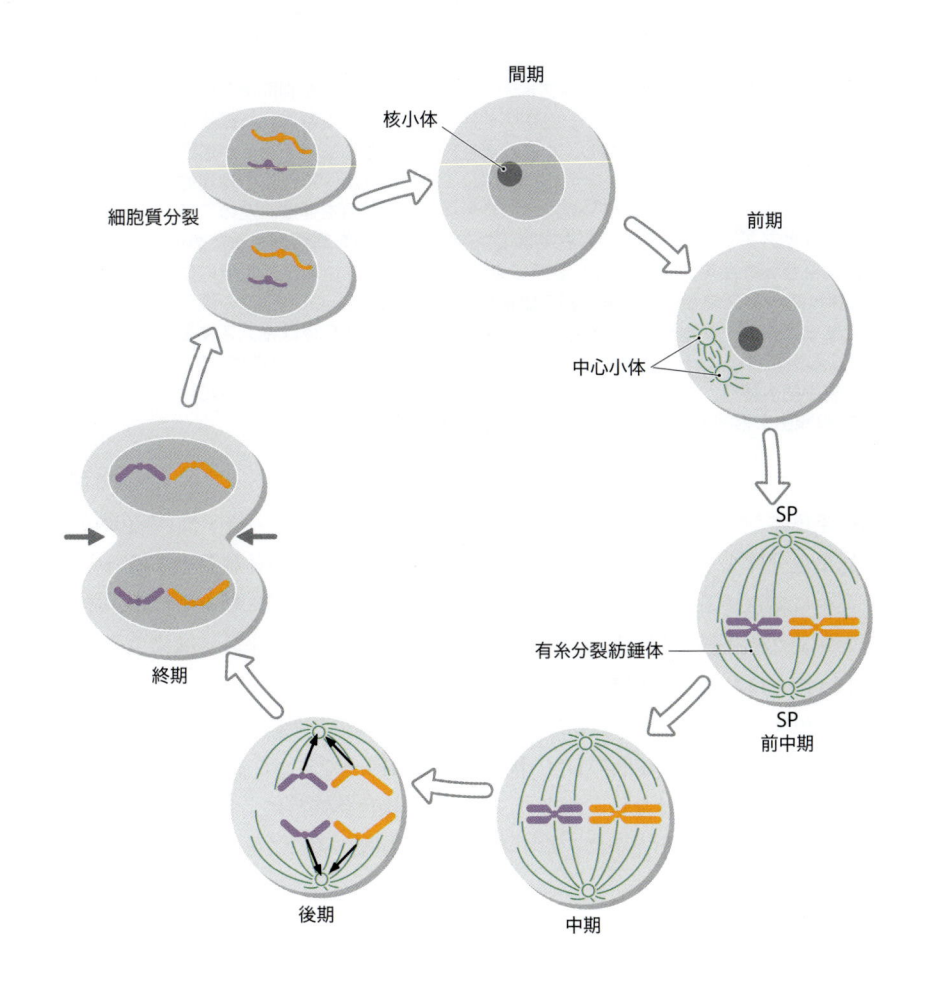

図1.13 体細胞分裂における核分裂と細胞質分裂 前期の初期では，中心小体（微小管と付属タンパク質からなる短い円筒状の構造体）が分離し，細胞の両極に移動し，紡錘体極（SP）を構成する。前中期では，核膜は崩壊し，有糸分裂紡錘体から伸びた微小管が，高度に凝縮した染色体のセントロメアに付着する。中期では，有糸分裂紡錘体の中央部にすべての染色体が整列するが，このとき姉妹染色分体はまだ互いに連結されている（倍加したDNA二重らせんが，残存コヒーシンによりセントロメアで連結されている）。残存コヒーシンが除かれることによって，後期が開始される。姉妹染色分体は分離し，細胞の両極に向かって移動し始める。終期の間に娘核の周りに再び核膜が形成され，染色体は脱凝縮し，核の分裂は完了する。核分裂の最終段階以前，少なくとも終期には明らかに細胞がくびれて細胞質分裂が始まり，くびれがだんだん顕著になり，2つの娘細胞に分かれる。

　減数分裂は連続する2回の分裂（第一減数分裂と第二減数分裂）からなり，その間にDNA複製は一度しか起こらない（図1.14および図1.15）。したがって減数分裂とは，染色体の**数が減る**分裂である。減数分裂の結果，4つの半数体細胞が生じる。男性では，2つの減数分裂とも均等に起こり，機能的に同一の4つの精子が作られる。莫大な数の精子が生じるが，精子形成は思春期から始まり，持続する。

　女性の減数分裂はこれと異なる。細胞の分裂は不均等に起こり，細胞質は均等に分割されない。女性の第一減数分裂（減数分裂の最初の分裂）の産物は，大きな二次卵母細胞1つと小さな細胞（**極体**）1つであり，この極体は排除される。第二減数分裂の間に，二次卵母細胞は大きな成熟卵細胞と第二極体（これも排除される）になる。

　ヒトでは，胎児の発生過程で一次卵母細胞が第一減数分裂に入るが，思春期を迎えるまですべての細胞は前期で静止している。思春期以降は，月経周期ごとに1つの一次卵母細胞が減数分裂を完了する。排卵は50歳代，時には60歳代まで続くので，晩年まで排卵に使用されない一次卵母細胞の減数分裂は何十年も静止したままでいることになる。

父親由来および母親由来の相同染色体の対合

私たちの個々の二倍体細胞は，各染色体を2コピー（**相同染色体**〔homologous chromosome〕）もつ（男性の性染色体X，Yの例外を除いて）。両親それぞれから相同染色体のうちの1つを受け継ぐので，母親由来の1番染色体を1つ，父親由来の1番染色体を1つ，といったぐあいに持つことになる。

　第一減数分裂の特徴は，体細胞分裂や第二減数分裂と異なり，父親由来，母親由来

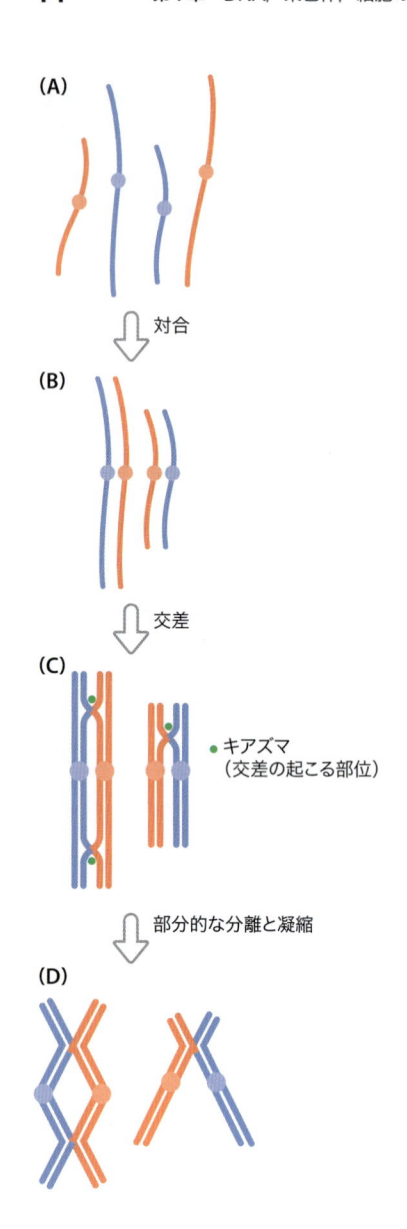

図1.14 第一減数分裂の前期 (A)レプトテン期では，複製された相同染色体は凝縮し始めるが，対合はしていない。(B)ザイゴテン期では，複製された母親および父親由来の相同染色体が対合し，4本の染色分体からなる二価染色体が形成される。(C)パキテン期では，組換え(交差)が起こる。これは，染色体の物理的な切断と，それに続く母親および父親由来の染色体断片の結合を伴う。左の二価染色体ではキアズマ(交差)が2つ，右では1つ存在する。図を簡略化するため，左の二価染色体のキアズマは両方とも同じ染色分体に生じているが，実際にはもっと多くのキアズマが生じ，それが二価染色体の3つあるいは4つ全部の染色分体にみられることもある。(D)ディプロテン期では，相同染色体はキアズマを除いて少し分離する。その後のディアキネシス期では，二価染色体が凝縮して，第一分裂中期へ移行する。この図では，23の相同染色体対合のうちの2つだけを示す(母親由来相同染色体はピンク色，父親由来相同染色体は青色)。

の相同染色体が対を形成(**対合**)するところにある。DNA複製の終了後(染色体が2つの姉妹染色分体をもつとき)，父親および母親由来の相同染色体は長軸に沿って整列し，互いに結合する。その結果生じる二価染色体は4本のDNA鎖をもつが，そのうちの2つは父親由来の姉妹染色分体，もう一方の2つは母親由来の姉妹染色分体である(図1.14C，Dおよび図1.15参照)。

相同染色体の対合は，(次項で説明する)組換えが起こるために必要とされる。対合は，根本的には相同染色体間のDNA配列が高度に同一であることによって起こるが，完全に同一である必要はない。つまり，何らかの染色体異常により相同染色体間に不一致があっても，配列が完全に一致する部分があれば，歪むことによって不完全ながら対合が行える。

性染色体の場合，父親・母親由来の相同染色体の対合は，女性の減数分裂では話は簡単である。しかし，男性の減数分裂では，父親由来のY染色体と母親由来のX染色体との対合は簡単ではない。ヒトのX染色体はY染色体と比べるとかなり大きいし，両者のDNA配列もかなり異なっている。しかし，共通な配列も存在しており，特に短腕テロメア近傍にある主要**偽常染色体領域**がそうである。X染色体とY染色体はその全域にわたって対合することはできないが，共通配列が存在する領域があるので，その領域に沿って対合することができる。これに関しては，偽常染色体領域の遺伝を扱う第5章で詳しく述べる。

組換え

第一減数分裂の前期は胎児期に始まり，ヒト女性では数十年間続く。この長い過程の間，二価染色体のうちの母親および父親由来の染色分体は，位置はランダムだが，対応する領域でDNAを交換する。この**組換え**(recombination)と呼ばれる過程(あるいは交差の過程)では，母親由来の染色分体1つと父親由来の染色分体1つにDNAの物理的な切断が起こり，続いて母親と父親由来のDNA断片間で結合が起こる。

組換えが起きた相同染色体は，特定の部位で物理的に結合していると考えられている。そのような結合部位は交差が起こる位置の目印となり，キアズマ(chiasma，複数形はchiasmata：図1.14C参照)として知られる。キアズマの分布はランダムではなく，1回の減数分裂で生じるキアズマの数は，明らかな性差を示す。また，同性の個体間でも明らかな違いがあり，それどころか，同一個体であっても減数分裂ごとで数は異なる。ヒト減数分裂の大規模研究の結果によると，女性の減数分裂の組換えの平均数は38であり，男性では24だが，これらの数にはかなりのばらつきがある(266ページの図8.3を参照)。キアズマは組換えにおいて重要なだけでなく，第一減数分裂での正確な染色体分配においても不可欠な役割を果たしていると考えられている。

図1.15 配偶子の産生に向けての第一減数分裂中期 (A)第一減数分裂の中期では，二価染色体は分裂中期プレート上，紡錘体装置の中央部で整列する。紡錘体線維の収縮によって，染色体は紡錘体極の方向に引っ張られる（矢印）。(B)キアズマの破壊によって，第一減数分裂の後期に移行する。(C)細胞質分裂により2つの染色体セットは分離し，それぞれが一次精母細胞となる。減数第一分裂の前期の組換えの後では（図1.14C参照），染色分体はセントロメアを共有するが，もはや同一ではなくなっていることに注意。(D)一次精母細胞で起こる第二減数分裂では，DNA複製が行われず，半数体である二次精母細胞に特徴的な遺伝的組換えが起こる。わかりやすくするため，23の相同染色体対合のうちの2つだけを示す。2^{23}（すなわち8,388,608）の組み合わせが可能だが，そのうちの2^2（すなわち4）を図示したことになる。卵形成では，1回の減数分裂で機能的な半数体配偶子は1つしか生じないが，遺伝的な多様性が生み出される点では精子形成と同じである。

組換えが起こりやすい領域があり，それらはホットスポットと呼ばれる。例えば，テロメア領域近傍では組換えがよく起こる。X-Y交差の場合には，偽常染色体領域という 2.6 Mb の短い領域内でほぼ確実に交差が起こる。すなわち，この領域ではX染色体とY染色体間に常に交換が起こるため，この領域のDNA配列はXにもYにも連鎖せず，常染色体の遺伝様式に似ていることになる。だからこそ，偽常染色体領域と呼ばれる。

個々の配偶子はなぜユニークなのか

生物学において性の唯一の存在目的は，遺伝子のバリエーションの新しい組み合わせを作ることにあり，そのための手段が減数分裂である。減数分裂の要点は，母親および父親由来の相同染色体から，DNA配列をさまざまな組み合わせで選択することにより，個々に異なるユニークな配偶子を作り出すことである。

1回の射精は数億の精子を含むが，その中に遺伝的に同一な精子は2つとないことが減数分裂により担保されている。同様に，遺伝的に同一な卵は2つとない。ユニークな精子とユニークな卵が受精するのだから，配偶子それぞれもユニークであることは間違いない。しかし，このようにユニークな受精であっても，発生の初期に胚細胞が2つに分裂すると，時として遺伝的に同一な（**一卵性**〔monozygotic〕）双生児が生じる（といっても，一卵性双生児の各個体はユニークである。遺伝が人生のすべてを決定するわけではない）。

第二減数分裂は形式的には体細胞分裂と同じである。第一減数分裂では遺伝学的多様性が生みだされるが，これには2つの機構がある。第一は，父親および母親由来の相同染色体のそれぞれが，独立に分配されることである。DNA複製後，相同染色体はそれぞれ2つの姉妹染色分体からなるので，分裂中期プレートに並ぶ各二価染色体は4本のDNA鎖をもっている。紡錘体の線維（紡錘糸）が，1本の完全な染色体（すなわち2本の染色分体）を紡錘体極にまで引っ張る。ヒトでは，23対の相同染色体において，それぞれどちらが娘細胞に入るかという選択には制約がない。このため，1回の減数分裂で生じる配偶子の染色体セットには，2^{23}すなわち$8.4×10^6$の組み合わせが生じうる（**図1.16**）。

遺伝学的多様性を生む第二の機構は組換えである。二価染色体内の姉妹染色分体は遺伝的には同一であるが，父親由来と母親由来の染色分体間では異なる。大雑把に言って，両者の間では平均1,000塩基に1つが異なる。したがって，組換えにより父親由来と母親由来の配列の交換が起こることによって，遺伝学的多様性はさらに高い

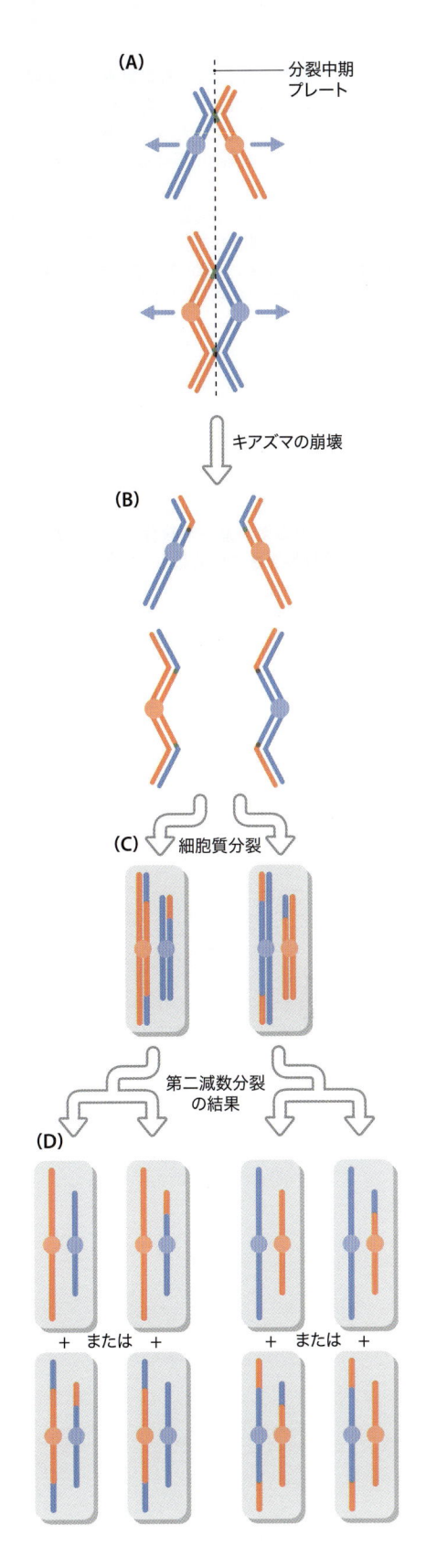

図1.16 減数分裂における母親および父親由来相同染色体の独立した分配 図は，ヒト二倍体の一次精母細胞で起きた減数分裂後の半数体精子細胞理論的に可能な2^{23}（すなわち8,388,608）の相同染色体の組み合わせの中から，ランダムに5つを選んだもの。母親由来の相同染色体は赤色で，父親由来の相同染色体は青色で示す。わかりやすくするため，組換えは省略している（図1.17参照）。

図1.17 組換えが第一減数分裂で生じた遺伝学的多様性をさらに高める 図1.16には，相同染色体の独立した分配によって生じる遺伝学的多様性を示したが，わかりやすくするために組換えの効果は除外した。しかし実際には，この図に示すように，受け継いだ染色体は母親と父親由来のDNA配列のモザイクである。実際の例については266ページの図8.2を参照。

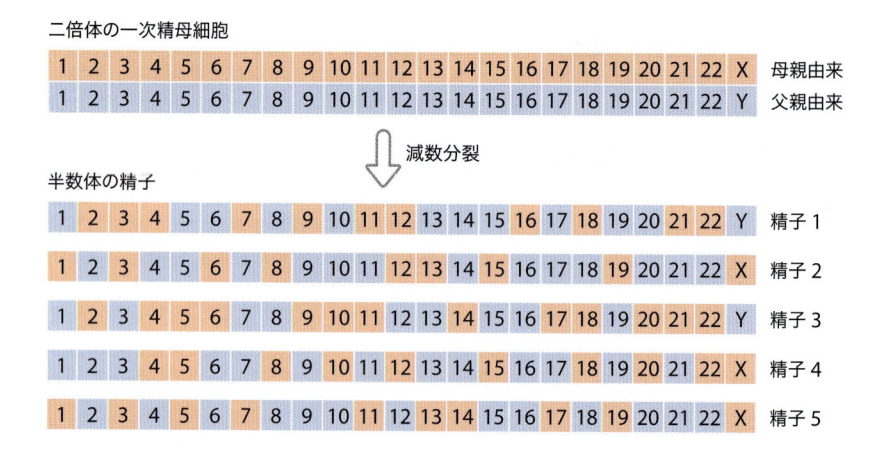

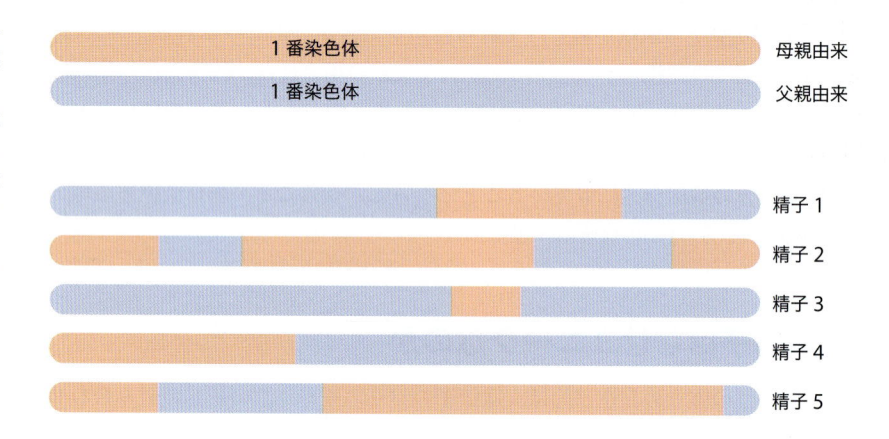

レベルになる（図1.17）。父親由来と母親由来の相同染色体の分配による840万の組み合わせに対して組換えが起こるわけなので，遺伝学的多様性は実質的に無限大といってよい。

本章のまとめ

- 核酸はヌクレオチドが連結した長いポリマーで，負に荷電している。ヌクレオチドは，糖，窒素を含む塩基，リン酸基からなる。糖－リン酸基の骨格と，この糖から飛び出した塩基から核酸は構成される。

- 核酸は，アデニン(A)，シトシン(C)，グアニン(G)と，DNAではチミン(T)，RNAではウラシル(U)というように，それぞれ4種類の塩基からなる。塩基の配列によって核酸の特性および機能が決定される。

- 通常，RNAは一本鎖の核酸であるが，DNA分子は細胞内で安定な二本鎖（二重らせんの形をとる）として存在する。二本鎖形成には，各鎖の対応する塩基（塩基対）の間に水素結合が形成される必要がある。

- DNAの塩基対には2種類ある。すなわち，AとTの組み合わせと，CとGの組み合わせである。この塩基対形成規則に従ってDNA二本鎖は二重らせんを形成し，各鎖は相補的な塩基配列をもつと言われる。

- RNAでも塩基対形成は起こり，G-C，A-U対に加えG-U塩基対の形成も起こる。部分的

- にしか相補性のない配列のRNA分子であっても，水素結合による会合を行える。分子内でも水素結合が起こり，一本鎖RNAは複雑な三次元構造をとりうる。
- DNAは，細胞がどのように働くか，そして個々の細胞はどのように形成されるか，といった根本の指令情報をもつ。遺伝子とよばれる特定のDNA領域は，DNA鎖の一方の配列に相補的な一本鎖RNAを作るために用いられる(転写)。
- DNAは自身を複製することによって，ある細胞からその娘細胞へと伝搬される。二本鎖の2つの鎖は巻き戻され，各鎖は新しい相補的DNAコピーの合成に利用される。2つの新しいDNA二本鎖らせん(それぞれが親由来の古い鎖と新しい鎖からなる)は分離し，娘細胞に1つずつ渡される。
- 細胞内のRNA分子は，成熟した非コードRNAとして，あるいはタンパク質のポリペプチド鎖を作るためのコード配列をもつメッセンジャーRNAとして働く(翻訳)。
- 核DNA分子は，さまざまなタンパク質やいくつかの非コードRNAと複合体を形成することによって，DNAを凝縮して保護する染色体となる。
- DNAを染色体へと詰め込むことにより，長いDNA鎖が細胞内で絡まないようになる。細胞分裂準備のためにDNAが高度に凝縮することにより，娘細胞や子孫にDNAが正確に分配される。
- ヒトの精子や卵細胞は，異なる23本の染色体(個々が識別できる，1つのDNA分子)をもつ半数体細胞である。1本の性染色体(卵ではX染色体，精子ではXまたはY染色体)と22本の常染色体が含まれる。
- ヒトの細胞はほとんどが二倍体細胞であり，母親からと父親からの半数体染色体セットを受け継いでいる。母親からと父親からの同じ染色体のコピーは，相同染色体として知られる。
- ミトコンドリアDNA(mtDNA)という種類のDNAがあり，細胞内に多数存在する。mtDNAの複製も娘細胞への分配も，確率論的に起こる。
- 細胞は成長に従って分裂する必要がある。成長が完了した成人では，ほとんどの細胞は特殊化した，分裂しない細胞となっているが，血液，皮膚，腸管上皮細胞のような短命の細胞は，その置き換えに分裂の継続が求められる。
- 体細胞分裂は通常の細胞分裂の形式である。個々の染色体(染色体DNA)は一度だけ複製され，複製された染色体は2つの娘細胞に均等に分配される。
- 減数分裂は特殊な細胞分裂の形式であり，半数体の精子や卵を産出する。二倍体の精原細胞や卵原細胞の染色体は1回だけ複製されるが，2回の細胞分裂が連続するので，細胞の染色体数が減じる。
- 男性において産生される精子は1つ1つがユニークであり，女性において産生される卵細胞も同様に1つ1つがユニークである。減数分裂の最初の分裂過程で，母親からと父親からの相同染色体が会合し，組換えにより配列が交換される。ランダムに起こる組換えによって，それぞれの精子にも卵にも，計算できないほど高いレベルの新しい組み合わせが生じる。

問　題

問題を解く鍵や選択問題が掲載されているwww.garlandscience.com/ggm-students(英文)を参照すること。

1. 配列**GATCCAGGACCATGTTATCCAGGATAA**は，タンパク質をコードする遺伝

子の配列の一部である。これに対応する鋳型鎖の配列と，そこから合成されるmRNAの配列を書け。

2. 私たちの細胞中に含まれる核のDNA分子は，染色体と呼ばれる複雑な構造を構築しなければならない。なぜか。

参考文献

本章で取り上げた論題について，下記のような遺伝学および生物学の包括的な教科書でより詳細に学ぶことができる：

Alberts B, Johnson A, Lewis J & Raff M (2008) Molecular Biology of the Cell, 5th ed. Garland Science.（邦訳：中村桂子，松原謙一監訳『細胞の分子生物学』第5版　ニュートンプレス，2010）

Strachan T & Read AP (2010) Human Molecular Genetics, 4th ed. Garland Science.（邦訳：村松正實，木南凌監修『ヒトの分子遺伝学』第4版　メディカル・サイエンス・インターナショナル，2011）

遺伝子構造，遺伝子発現，ヒトゲノム構成の基礎

CHAPTER 2

私たちヒトのゲノムは複雑であり，そのDNAの大きさは約3.2 Gb（Gb＝ギガベース。3.2×10^9塩基対）である。ゲノムの主な機能の1つは，さまざまなタンパク質を作り出すことにより，私たちの体を構成する細胞の機能を指示することである。しかし意外ではあるが，このようなタンパク質のポリペプチドを指定するDNA配列である**コードDNA**（coding DNA）は，私たちのDNAのわずか1.2％強を占めるのみである。

ゲノムのコードDNAではない領域はタンパク質を作り出さない非コードDNAだが，この非コードDNAのかなりの部分は重要な機能を担っている。このような機能的な非コードDNA配列には，プロモーターやエンハンサーのような，遺伝子が機能する仕組みを制御するいろいろな種類のDNA調節配列や，RNAレベルで機能する調節配列がある。

現在では，タンパク質をコードする遺伝子（その遺伝子からメッセンジャーRNA〔mRNA〕が作り出され，mRNAからポリペプチドが作り出される）だけでなく，ポリペプチドを作り出さない遺伝子が何千個も存在することが知られている。後者の遺伝子は，タンパク質ではなく，いろいろな種類の機能的非コードRNAを作り出す。このような**RNA遺伝子**（RNA gene）にはリボソームRNAや転移RNAをコードする遺伝子などが含まれ，その一部は数十年前から知られていたが，ヒト細胞に存在する非コードRNAの数の多さとその多様性は，近年の私たちを大いに驚かせた発見であった。RNA遺伝子に加え，タンパク質をコードする遺伝子も，mRNAだけでなく非コードRNA転写産物を作り出すことがある。これらのRNAは線状RNAのことも環状RNAのこともあり，その多くが重要な調節機能を担っている。

ヒトゲノムは，他の真核生物の複雑なゲノムと同様に，中程度から高度に反復したDNA配列を高い割合で含んでいる。反復配列のなかには，セントロメアやテロメアの機能に重要なものもあれば，ヒトゲノムの進化において役割を果たしてきたものもある。

ヒトゲノムプロジェクトは2003年にヒトゲノムの高品質で完全な塩基配列決定を完了し，ヒトゲノムについての最初の包括的な知見を示した。次の研究として，ヒトゲノムと他の生物のゲノムの比較が行われ，ヒトゲノムがどのように進化したのかの理解に役立つ知見が得られた。比較ゲノミクス研究や，ゲノムワイドな機能解析およびバイオインフォマティクス解析は，ヒトゲノムが機能する仕組みについての重要な知見をもたらしている。

2.1 タンパク質をコードする遺伝子：構造と発現

2.2 RNA遺伝子と非コードRNA

2.3 ヒトゲノムとその意味を詳しく知る

2.4 ヒトゲノムの構成と進化

2.1 タンパク質をコードする遺伝子：構造と発現

タンパク質というものは，遺伝子発現の重要な機能的結末といえる。タンパク質は細胞がどのように機能するのかを管理する際に非常に多様な役割を果たしており，構造的な構成要素，酵素，担体タンパク質，イオンチャネル，シグナル伝達分子，遺伝子調節因子として機能する。

後述するように，タンパク質をコードする遺伝子は驚くほど多様な構成をしており，ポリペプチド鎖(アミノ酸がペプチド結合によって直鎖状につながったもの)をコードしている。新しく合成されたポリペプチドは，通常，化学修飾や切断などの段階を経て成熟する。また，成熟後に他のポリペプチドと会合して機能的なタンパク質を形成することもある。

遺伝子の構成：エキソンとイントロン

細菌のタンパク質をコードする遺伝子は小さく(平均約1,000 bpの長さ)，単純である。遺伝子からの転写により，コード配列がつなぎ合わされたmRNAが生じ，そのmRNAは次に翻訳され，平均約300個のアミノ酸から構成される直鎖状のポリペプチド鎖が生じる。意外なことに，真核生物の遺伝子は予想よりもはるかに大きく，はるかに複雑であることがわかった。そして，これから述べるように，ヒトのタンパク質をコードする遺伝子中に含まれるコードDNAは，ごくわずかの部分でしかないことが多い。

真核生物のタンパク質をコードする遺伝子のコードDNAが**エキソン**(exon)と呼ばれるDNA領域に分割されており，エキソン間には**イントロン**(intron)と呼ばれる非コードDNA配列が存在していることは，人々に大きな驚きを与えた。エキソンとイントロンの数は遺伝子により大幅に異なっており，遺伝子内でイントロンが挿入される正確な場所についての法則はほとんどないものと考えられる。

単一エキソン遺伝子(つまり，イントロンを含まない遺伝子)を除き，エキソンの平均的な大きさは，遺伝子により中程度の多様性を示す。一方，ヒトゲノムのような複雑なゲノムにおけるイントロンの大きさは非常に大きく異なっているが，これも大きな驚きだった。また，ヒト遺伝子は大きいことが多く，DNAの1メガベース(Mb)以上にわたって存在していることもある(表2.1)。

ヒト遺伝子	ゲノム上での大きさ(kb)	エキソン数	平均のエキソンの大きさ(bp)	平均のイントロンの大きさ(bp)
SRY	0.9	1	850	—
HBB(βグロビン)	1.6	3	150	490
TP53(p53)	39	10	236	3,076
F8(第VIII因子)	186	26	375	7,100
CFTR(囊胞性線維症膜貫通調節タンパク質)	250	27	227	9,100
DMD(ジストロフィン)	2,400	79	180	30,770

表2.1 ヒトのタンパク質をコードする遺伝子の異なる遺伝子構成の例 かっこ内はタンパク質名で，遺伝子名とは異なっている。kb，キロベース(＝1,000 bp)。

RNAスプライシング：
エキソンの遺伝情報をつなぎ合わせる

すべての遺伝子は，それがエキソンに分割されていても，最初にRNAポリメラーゼにより転写されて長いRNA転写産物を生じる。このような一次転写産物は，TがUに置換されていることを除き，センスDNA鎖の転写領域の塩基配列と同一である（DNAの転写領域は**転写単位**〔transcription unit〕と呼ばれる）。その後，RNA一次転写産物は，**RNAスプライシング**（RNA splicing）と呼ばれるある種のプロセシングを受ける。

RNAスプライシングの最初の段階では，RNA一次転写産物のエキソンとイントロンの境界部で切断が起こる。転写された各イントロン配列は機能をもっていないと考えられており，次の段階ではこのイントロン配列は分解されるが，転写された各エキソン配列は共有結合によりつなぎ合わされて（スプライス），成熟RNAになる（図2.1）。RNAスプライシングは，核内においてスプライソソーム（核内低分子RNA〔snRNA〕

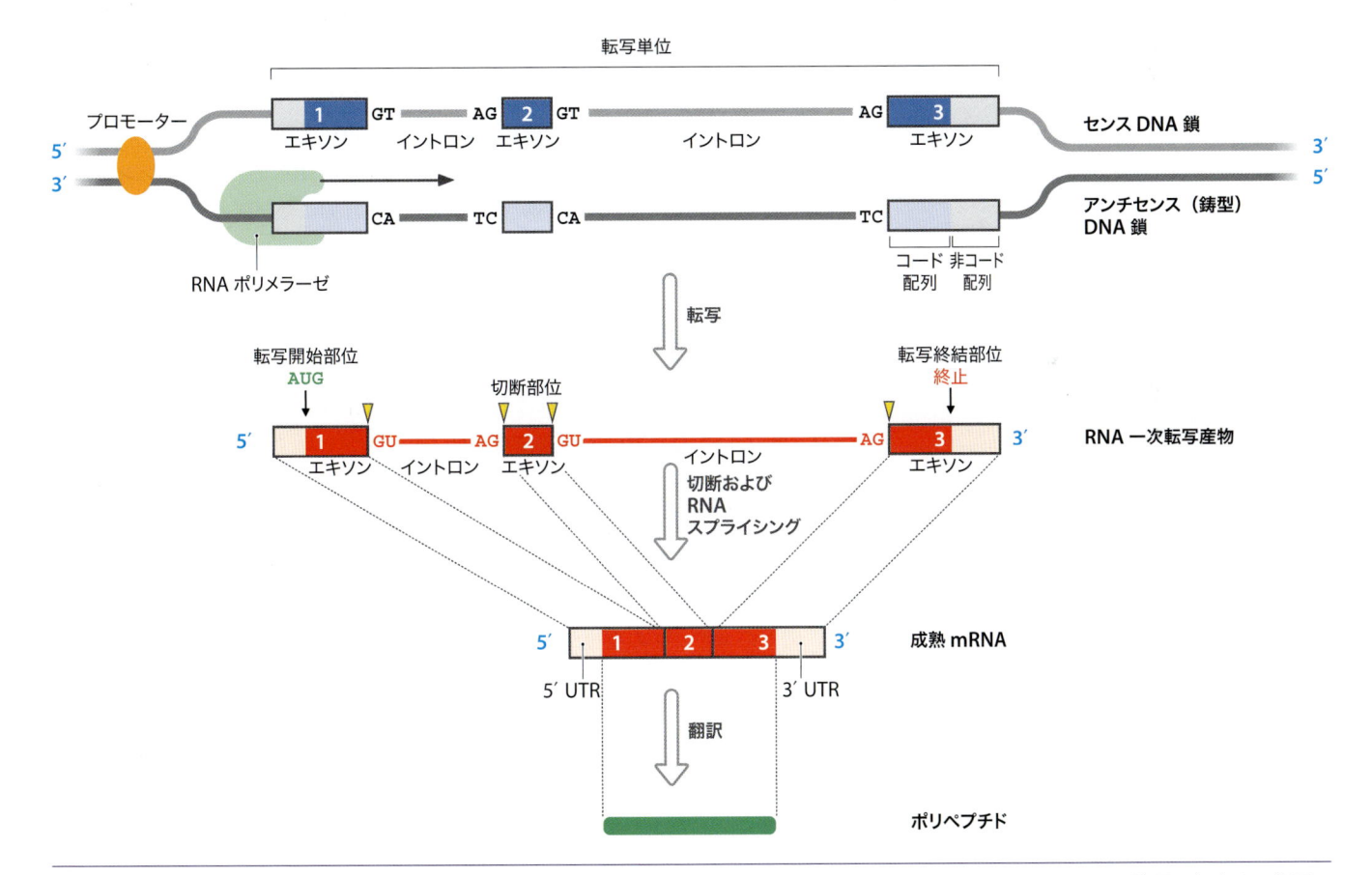

図2.1　転写された各エキソン配列がRNAスプライシングによりつなぎ合わされる　ヒトのタンパク質をコードする遺伝子の大部分（および多くのRNA遺伝子）は，RNAスプライシングを受ける。図示したような一般的な例では，タンパク質をコードする遺伝子は，上流のプロモーターに加え，3つのエキソンとそれらを分断する2つのイントロン（各イントロンはGTの2塩基で始まり，AGで終わる）をもつ。中央のエキソン（エキソン2）は完全にコードDNAのみで構成されるが，エキソン1とエキソン3は非コードDNA配列（最終的にmRNAの翻訳されない部分の配列を作る）を含んでいる。3つのエキソンとそれらを分断する2つのイントロンはまとめて転写され，大きなRNA一次転写産物になる。RNA一次転写産物は，エキソンとイントロンの境界に相当する位置で切断される。転写された2つのイントロン配列は除去および分解されるが，転写された各エキソン配列はつなぎ合わされて（スプライス），連続した成熟RNA（5′末端および3′末端の両方に非コード配列を有する）になる。成熟mRNAではこれらの末端配列は翻訳されないため，**非翻訳領域**（UTR）とされる。mRNAの中心部にあるコード配列は，翻訳開始部位（ほぼ常にAUGの3ヌクレオチド）と翻訳終結部位によって定められ，読み出されて（**翻訳**）ポリペプチドを生じる。図2.3および図2.4に翻訳の概略を示す。

とそれに結合する多数のタンパク質を含む大きな核タンパク質複合体)によって行われる。

　スプライソソームが一次転写産物のイントロンの開始部位や終結部位を正確に認識および切断できる仕組みは，完全にはわかっていない。しかし，エキソンとイントロンの境界を定めるスプライス部位であることを示すシグナルとして，ある配列が重要であることがわかっている。例えば，ほぼすべてのイントロンは，センスDNA鎖ではGTの2塩基で始まり，AGで終わっている。そのため，転写されたイントロン配列はGU(**スプライス供与部位**〔splice donor site〕を示す)で始まり，AG(**スプライス受容部位**〔splice acceptor site〕を示す)で終わる。スプライシングには，このGT(GU)とAGの配列を含んだ，比較的短い領域の共通配列が必要とされる。このことについては，遺伝子発現の調節の仕組みについて言及する6.1節で述べる。第7章では，スプライス部位の変異が疾患の重要な原因であることを述べる。

図2.1は，すべてのタンパク質をコードする遺伝子が1種類の特異的な遺伝子産物を生じるRNAスプライシングを受けるという，誤った印象を与えるかもしれない。しかし，ヒトのタンパク質をコードする遺伝子の10%近くは，まったくRNAスプライシングを受けない(つまり，分割されていない単一エキソン遺伝子である)。このよく知られた例はヒストン遺伝子である。また，タンパク質をコードするRNAスプライシングを受ける遺伝子の大部分は，選択的RNAスプライシングを受ける。選択的RNAスプライシングにより，単一遺伝子から異なる遺伝子産物が作り出され，これらの遺伝子産物の機能は異なっていると考えられている。選択的スプライシングの概念については，遺伝子調節という点から第6章でより詳細に検討する。

RNAスプライシングの進化的な価値

2.2節に示すように，多くのRNA遺伝子もRNAスプライシングを受ける。ここまで読み進めてきて，RNAスプライシングが真核細胞にとってなぜそれほど重要なのか，また，複雑な多細胞生物になぜそれほど広くみられるのか，合理的に考えて不思議に思うかもしれない。なぜ遺伝子の遺伝情報は，時に非常に多くの小さなエキソンに分割される必要があるのだろうか？　その答えは，新しい遺伝子や遺伝子産物の形成が促進され，進化の過程でより複雑な機能がもたらされるからである。

　ヒトやその他の多細胞生物の高度な複雑さは，ゲノム進化によりもたらされてきた。進化という時間的尺度でみると，しばしば起こる遺伝子重複やさまざまな遺伝的機構により，個々のエキソンの重複が起こったり，ある遺伝子と別の遺伝子のエキソンの交換が行われたりすることがある。これらは，エキソンを組み合わせて新しいハイブリッド遺伝子を作り出すための異なる方法といえる。複雑性が生じるさらに別の要因として，同一遺伝子内のエキソンを異なる組み合わせで用いることにより別の転写産物を作り出す，選択的スプライシングがある。

翻訳：メッセンジャーRNAを解読してポリペプチドを作り出す

核内でのRNAスプライシングにより作り出されたメッセンジャーRNA(mRNA)分子は，細胞質に輸送される。細胞質では，mRNAにリボソームが結合する。リボソームとは，4種類のリボソームRNA(rRNA)と多くのタンパク質から構成される，非常に大きな複合体である。

　mRNAはエキソンのみで構成されるが，その5′末端と3′末端には非コード領域が

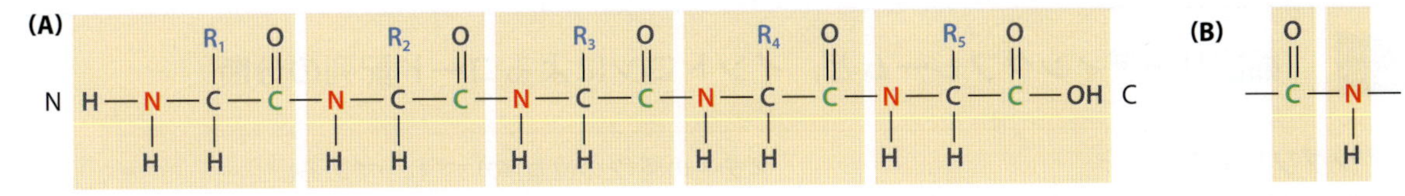

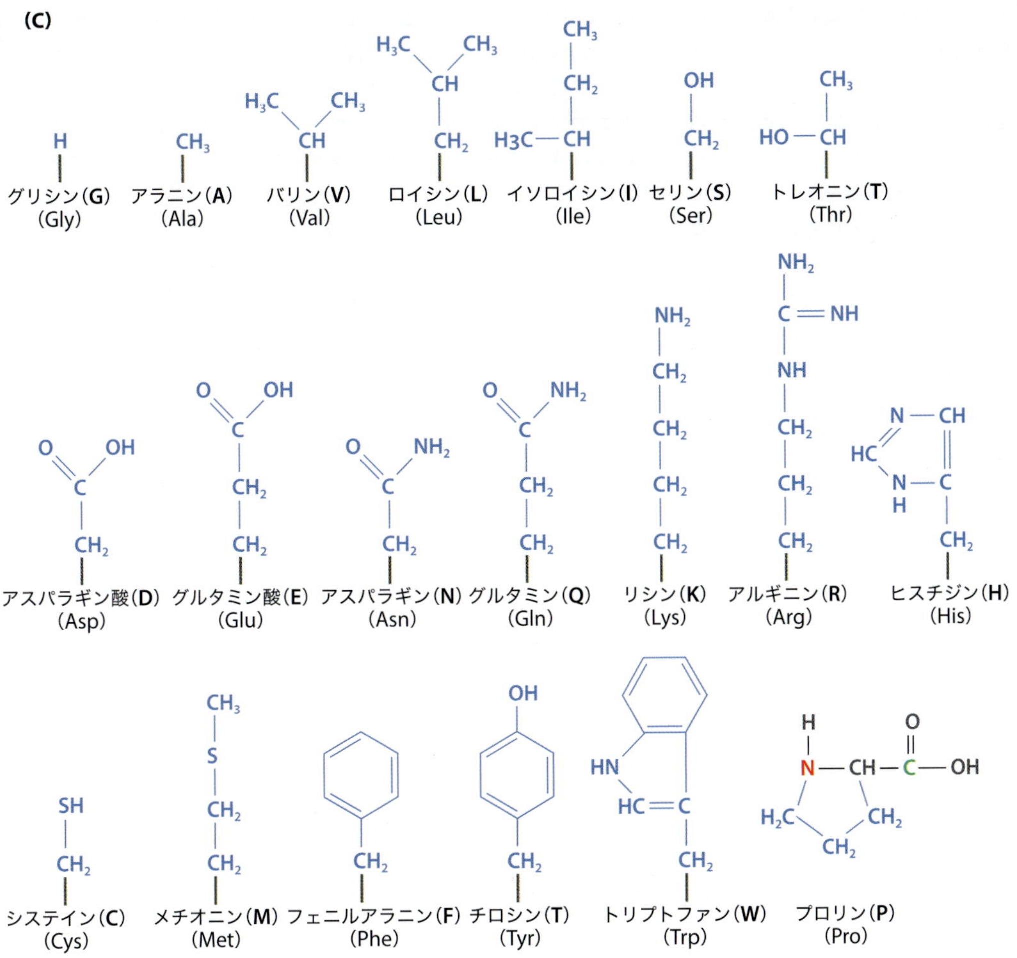

図2.2 ポリペプチドとアミノ酸の構造 (A)ポリペプチドの一次構造。5つのアミノ酸(オレンジ色)から構成されるペンタペプチドを示す。左側の端は，最初のアミノ酸に遊離のアミノ(NH_2)基があるためN末端と呼ばれ，右側の端は，最後のアミノ酸に遊離のカルボキシ(COOH)基があるためC末端と呼ばれる。側鎖(R_1〜R_5)はさまざまであり，側鎖によりアミノ酸の化学的性質が決定される。生理的pHでは，遊離のアミノ基やカルボキシ基は荷電状態で，それぞれNH_3^+およびCOO^-であることに注意。(B)隣接するアミノ酸はペプチド結合により連結される。ペプチド結合は，あるアミノ酸の末端のカルボキシ基と，別のアミノ酸の末端のアミノ基の間の縮合反応で形成される。$-COOH + NH_2- \rightarrow -CONH- + H_2O$。(C)20種類の基本的なアミノ酸の側鎖。プロリンの側鎖はアミノ基の窒素原子と結合して，5員環を形成していることに注意。ここに示したものとは異なり，生理的なpHでは遊離のアミノ基やカルボキシ基は荷電状態である。

ある。mRNAに結合するリボソームの仕事は，mRNA配列を調べ，mRNAの中央部に位置するコード配列を見つけて解読し，ポリペプチドを作り出す翻訳を行うことである。mRNAの両端に存在する非コード配列は解読されず，これらは非翻訳領域(untranslated region：UTR，図2.1参照)として知られる。

ポリペプチドは，直鎖状の**アミノ酸**(amino acid)から構成されたポリマーである(図2.2A)。アミノ酸の一般式はNH_2-CH(R)-COOHで，Rはアミノ酸の化学的同一性を決定するさまざまな側鎖を表している。一般的なアミノ酸は20種類存在する(図2.2C)。ポリペプチドは，1つのアミノ酸のカルボキシ(COOH)基と別のアミノ酸のアミノ(NH_2)基の間の縮合反応で生じるペプチド結合により，アミノ酸がつながったものである(図2.2B参照)。

mRNA内のコード配列は，3個のヌクレオチドを一組(**コドン**〔codon〕と呼ばれる)として翻訳され，ポリペプチドを作り出す。この3個のヌクレオチドの組み合わせは，塩基が4種類あるので，4×4×4の64種類の組み合わせが可能である。つまり，コドンは64種類である。このうち61種類はアミノ酸の指定に用いられ，残りの3種類

BOX 2.1　翻訳リーディングフレームと，イントロンによるコード配列の分断

翻訳リーディングフレーム

下記の翻訳**リーディングフレーム**（reading frame，読み枠とも呼ばれる）の例では，3つ組（3つの塩基で1つのアミノ酸をコードすること）という遺伝暗号のもつ性質を説明するために，3文字で意味をもつ英単語を並べた。ここでリーディングフレーム（RF）は，配列のどのヌクレオチドからRFが開始されるかによって，1番目からであればRF1，2番目からであればRF2，3番目からであればRF3とした。

図1に示したように，RF1は意味のある文となるが，リーディングフレームがRF2あるいはRF3にずれると意味をなさなくなる。同じ原理が一般的にコード配列にも適用される。そのため，例えば1個あるいは2個のヌクレオチドがコード配列から欠失すると，**フレームシフト**（frameshift，リーディングフレームの変化）が起こり，正しいアミノ酸が指定されなくなる。

イントロンによるコード配列の分断

DNAレベルでは，イントロンは以下の3種類の位置のどれかでコード配列に割り込んでいる。つまり，①正確に2つのコドンの間（0の位置），②コドンの1番目と2番目のヌクレオチドの間（1の位置），③コドンの2番目と3番目のヌクレオチドの間（2の位置）のいずれかである。

両側をイントロンに挟まれた内部エキソンでは，両側のイントロンが同じ種類の位置（前述の0と0，1と1，2と2）に挿入されていることがある。このようなエキソン（"symmetric"エキソンと呼ばれることもある）では，ヌクレオチドの数は常に3の倍数である。一方，"asymmetric"内部エキソンの総ヌクレオチド数は3の倍数ではなく，イントロンは異なる種類の位置（例えば，0と1，2と3など）に挿入されている。

図2Aでは，図1と同じ配列が2個のイントロン（1，2）で分断されたとしている。2つのケースをそれぞれ緑色とオレンジ色で示す。緑色の場合は，両イントロンがコドンの間でコード配列を分断しているので，2番目のエキソンは"symmetric"である（図2B）。しかし，オレンジ色の場合では，イントロンが異なる位置でコドンを分断する（イントロン1は1番目と2番目のヌクレオチドの間に挿入され，イントロン2は2番目と3番目のヌクレオチドの間に挿入されている）ので，2番目のエキソンは"asymmetric"である（図2C）。

内部エキソンを欠失させる変異，つまりスプライシングの際に内部エキソンが含まれない変異は，"symmetric"エキソンの場合は影響が小さい。図2Bでの"symmetric"エキソン

配列：THEOLDMANGOTOFFTHEBUSANDSAWTHEBIGREDDOGANDHERPUP
RF1: THE OLD MAN GOT OFF THE BUS AND SAW THE BIG RED DOG AND HER PUP
RF2: T HEO LDM ANG OTO FFT HEB USA NDS AWT HEB IGR EDD OGA NDH ERP U
RF3: TH EOL DMA NGO TOF FTH EBU SAN DSA WTH EBI GRE DDO GAN DHE RPU I

図1　正しい翻訳リーディングフレームを用いる重要性　3文字から構成される単語を用いて，翻訳リーディングフレームの変化により意味が変化する仕組みを示す。一番上の文字配列を，3文字を1セット（コドン）としてグループ化すると，リーディングフレーム1（RF1）では文章として意味がある（「老人がバスを降りると，子犬を連れた大きな赤い母犬が見えた」）。しかし，RF2やRF3を用いると，文章は意味をなさない。

はタンパク質合成の終了を伝える。したがって，この普遍的な**遺伝暗号**（genetic code）は，コドンがどのように解読されるのかを定める一連の規則であるが，コドンの一部には重複がみられ，複数のコドンが1つのアミノ酸を指定することが多い。例えばアミノ酸のセリンは，6種類のコドン（UCA，UCC，UCG，UCU，AGU，AGG）のいずれでも指定できる。1つのアミノ酸を指定するコドンは平均して3種類存在している。そのため，コードDNA内の塩基置換がアミノ酸の変化を引き起こすことはそれほど多くはない。遺伝暗号については，7.1節で一塩基置換の影響を考える際に，少し詳しく述べる。

翻訳の過程

翻訳では，まずリボソームがmRNAの5′末端に結合する。次にリボソームは，そこ

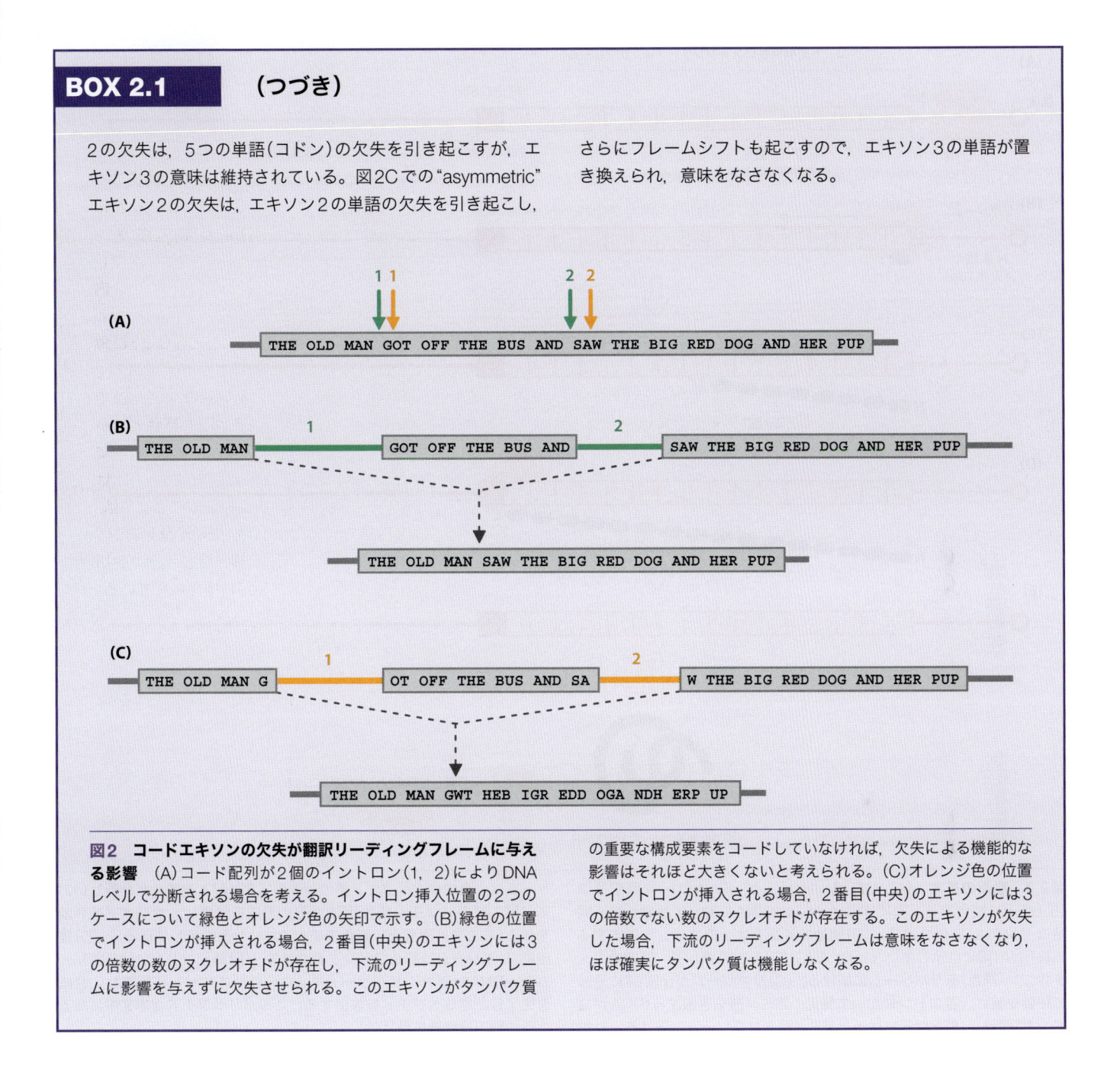

BOX 2.1　（つづき）

2の欠失は，5つの単語（コドン）の欠失を引き起こすが，エキソン3の意味は維持されている。図2Cでの"asymmetric"エキソン2の欠失は，エキソン2の単語の欠失を引き起こし，さらにフレームシフトも起こすので，エキソン3の単語が置き換えられ，意味をなさなくなる。

(A) THE OLD MAN GOT OFF THE BUS AND SAW THE BIG RED DOG AND HER PUP

(B) THE OLD MAN — GOT OFF THE BUS AND — SAW THE BIG RED DOG AND HER PUP
→ THE OLD MAN SAW THE BIG RED DOG AND HER PUP

(C) THE OLD MAN G — OT OFF THE BUS AND SA — W THE BIG RED DOG AND HER PUP
→ THE OLD MAN GWT HEB IGR EDD OGA NDH ERP UP

図2　コードエキソンの欠失が翻訳リーディングフレームに与える影響　(A) コード配列が2個のイントロン（1，2）によりDNAレベルで分断される場合を考える。イントロン挿入位置の2つのケースについて緑色とオレンジ色の矢印で示す。(B) 緑色の位置でイントロンが挿入される場合，2番目（中央）のエキソンには3の倍数の数のヌクレオチドが存在し，下流のリーディングフレームに影響を与えずに欠失させられる。このエキソンがタンパク質の重要な構成要素をコードしていなければ，欠失による機能的な影響はそれほど大きくないと考えられる。(C) オレンジ色の位置でイントロンが挿入される場合，2番目（中央）のエキソンには3の倍数でない数のヌクレオチドが存在する。このエキソンが欠失した場合，下流のリーディングフレームは意味をなさなくなり，ほぼ確実にタンパク質は機能しなくなる。

からmRNAに沿って移動して翻訳開始部位を探す。翻訳開始部位は，コザック（Kozak）配列というそれほど厳密ではない共通配列（GCC**Pu**CC**AUGG**，高度に保存されている塩基を太字で示す。Puはプリン塩基）内に存在する開始コドン（AUGの3ヌクレオチド）であり，そこから翻訳が開始される。

開始コドンは，コドンにより実際にポリペプチド鎖のアミノ酸を指定しており，実際のタンパク質をコードしている読み枠である**オープンリーディングフレーム**（open reading frame）の開始部位にあたる（翻訳のリーディングフレームの概念については**BOX 2.1**参照）。次に述べるように，転移RNA（tRNA）ファミリーは，正しいアミノ酸を順次輸送する役割を担っている。tRNAの種類により，特異的なアミノ酸が運搬される。

tRNAが特異的なコドンを認識して結合すると，運搬されてきた新しいアミノ酸は

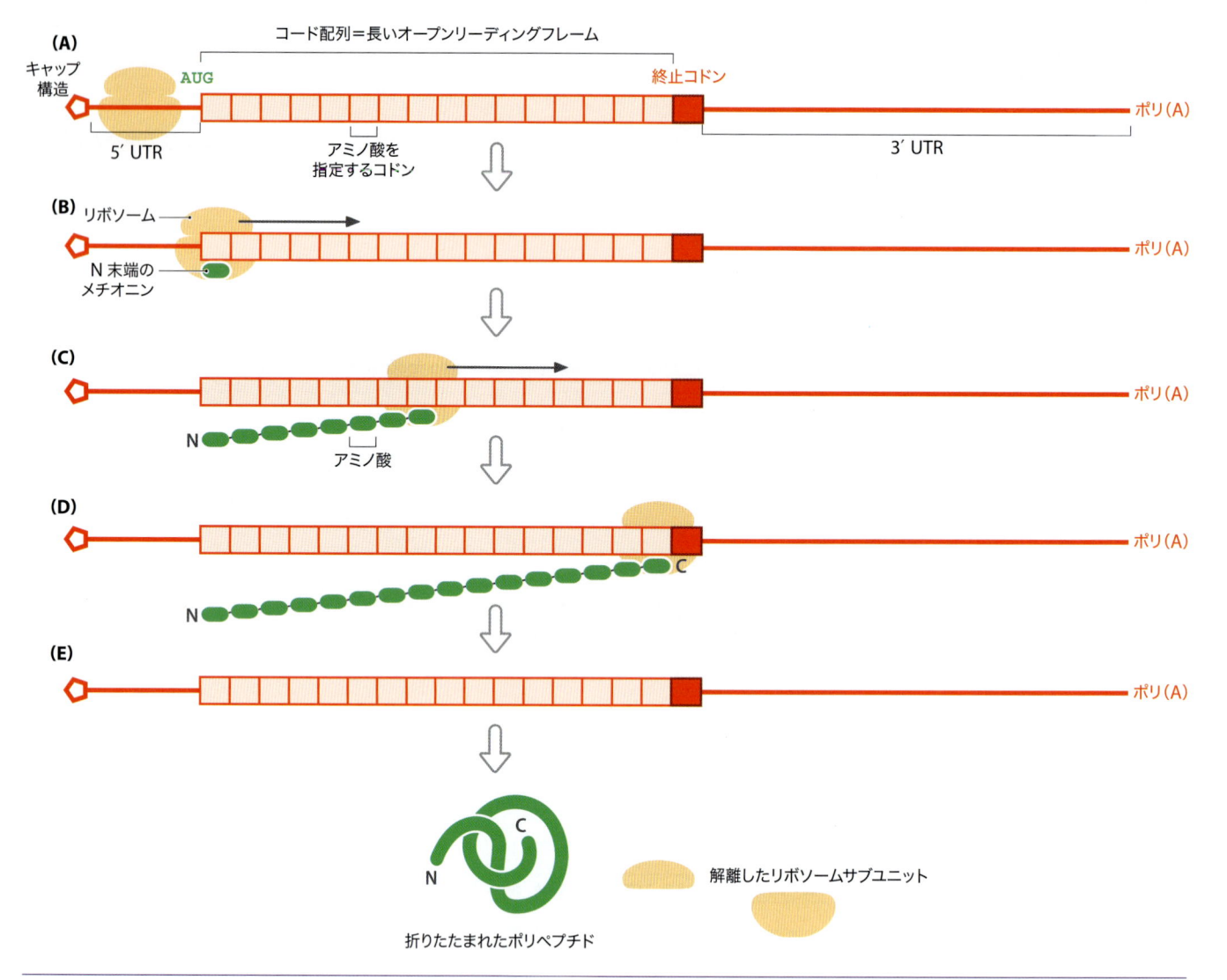

図2.3 翻訳の基本 (A)まず，リボソームがmRNAの5′非翻訳領域（5′UTR）に結合する。次にリボソームはmRNAに沿って移動して，開始コドンAUGを見つける。(B)開始コドンではメチオニンを運搬する転移RNA（図には示していない）がAUGコドンを認識して，運搬中のメチオニン（緑色）をリボソームに届ける。(C)リボソームがmRNAに沿って移動を続け，各コドンにおいて特定のアミノ酸を運搬するtRNAがコドンを認識し，**遺伝暗号**に従ったアミノ酸をリボソームに届ける。リボソームは，合成中のペプチド鎖の最後のアミノ酸と運搬された新しいアミノ酸の間の**ペプチド結合**（図2.2B）の形成を触媒し，ポリペプチド鎖を作る（ここでは便宜上，緑色の棒が連結した形で示している）。(D)最後に，リボソームは終止コドンを見つける。(E)終止コドンではリボソームとmRNAが離れ，リボソームも2つのサブユニットに解離し，合成を完了したポリペプチドを放出する。このポリペプチドは本文中にあるように**翻訳後修飾**を受ける。

tRNAから離れ，合成中のポリペプチド鎖のアミノ酸に結合する（図2.3）。最初のアミノ酸は遊離のNH$_2$（アミノ）基をもち，ポリペプチドのN末端となる。ポリペプチド鎖は，リボソームが**終止コドン**（stop codon）に遭遇すると終結する。終止コドンでは，リボソームがmRNAから解離し，ポリペプチドを放出する。細胞質リボソームによる翻訳では，終止コドンは3種類（UAA，UAG，UGA）存在する。ポリペプチド鎖に取り込まれた最後のアミノ酸は遊離のCOOH（カルボキシ）基をもち，ポリペプチドのC末端となる。

アダプターRNAとしてのtRNA

tRNAは，分子内水素結合により古典的なクローバー葉の構造をとる（図2.4A）。tRNAは，mRNAと塩基対を形成し，mRNAの塩基配列情報の解読に一役買ってい

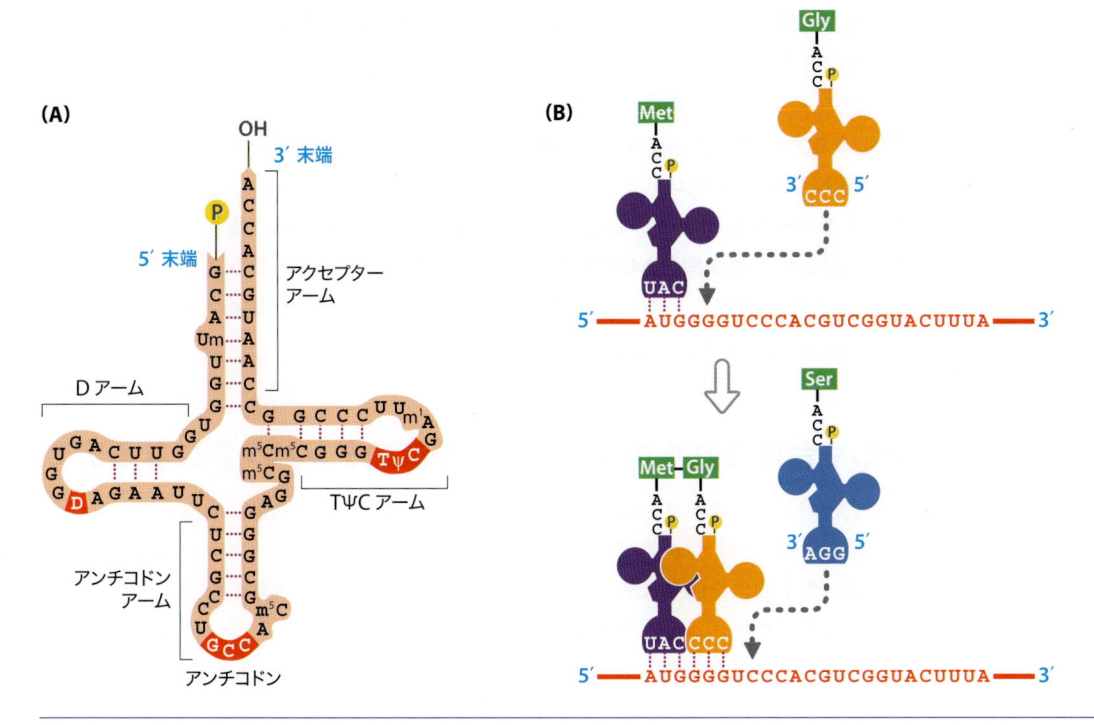

図2.4 転移RNAの構造と，翻訳におけるアダプターRNAとしての役割 (A)転移RNAの構造。ここではtRNA^Glyの古典的なクローバー葉構造を示す。分子内塩基対形成により，ループ構造の3つのアームと，3′末端には共有結合でアミノ酸が結合するアクセプターアームが生じる。中央のループの中心の3つのヌクレオチドはアンチコドンを形成しており，アンチコドンによりtRNAが運搬するアミノ酸が決まる。修飾ヌクレオチドを，D (5,6-ジヒドロウリジン)，Ψ (プソイドウリジン (5-リボシルウラシル))，m5C (5-メチルシチジン)，m1A (1-メチルアデノシン)，Um (2′-O-メチルウリジン) で示す。(B) **アダプターRNAとしての役割**。アンチコドンの種類が異なるtRNAは，異なるアミノ酸を運搬している。リボソームがmRNAに沿って移動してAUG開始コドンを見つけると，メチオニン (Met)を運搬するtRNA (開始コドンと相補的なアンチコドン配列の5′ CAU 3′ をもつ) がリボソームに動員される。つまり，このCAUアンチコドンがAUGコドンと塩基対形成を行う。図ではわかりやすいように，(A)に示した標準的な方向とは逆の左右方向でtRNAを示している。その後，グリシン (Gly)を運搬するtRNAが2番目のコドンGGGに動員され，そのアンチコドンCCCと塩基対形成を行う。すると，リボソームのペプチジルトランスフェラーゼにより，N末端のメチオニンとグリシンの間にペプチド結合が形成される。リボソームがmRNAに沿って1コドン移動すると，tRNA^Metは解離して再利用される。このような過程は，3番目のコドンUCCに結合するアンチコドンGGAをもち，セリン (Ser)を運搬するtRNAの到着で継続される。このセリンは，リボソームのペプチジルトランスフェラーゼによりグリシンに共有結合される。

ることから，アダプターRNAとして機能しているといえる。mRNAとの塩基対形成は，tRNAのアンチコドンと呼ばれる3つのヌクレオチドの配列によって限定される。つまり，アンチコドンはコドンと相補的な配列なのである。各tRNAはその3′末端に特定のアミノ酸を共有結合しているが，遺伝暗号には重複がみられるので，異なるアンチコドンをもつtRNAが同じアミノ酸と結合していることもある。mRNAのコドン配列に従ってコドンとアンチコドン間の塩基対形成がなされることで，各アミノ酸が連続して順番に並び，互いが順次結合してポリペプチド鎖が形成される (図 2.4B参照)。

非翻訳領域の5′キャップおよび3′ポリ(A)尾部

図2.3に示したように，各成熟mRNAには，中央部の大きなコードDNA配列と，それを挟みこむ2つの**非翻訳領域** (untranslated region)がある。2つの非翻訳領域とは，短い5′非翻訳領域 (5′ UTR)と，それよりも長い3′非翻訳領域 (3′ UTR)である。この非翻訳領域はmRNAの安定性を調節し，第6章で述べるように，遺伝子がどのように発現するかを決定する重要な調節配列を含んでいる。

通常，mRNA分子は，遺伝子配列から転写によりコピーされた配列 (プレmRNA)に，

転写後,末端配列が付加されたものである。mRNAの5′末端には特殊化したキャップが付加される。キャップは,mRNAの5′末端のヌクレオチドに,特異的な5′-5′ホスホジエステル結合(通常のヌクレオチドどうしの結合は5′-3′ホスホジエステル結合)により7-メチルグアノシンが結合することで形成される。このキャップ形成により,mRNAは5′→3′エキソヌクレアーゼによる攻撃を受けなくなり,細胞質への輸送やリボソームとの結合が促進される。mRNAの3′末端には,専用のポリ(A)ポリメラーゼがアデニル酸(AMP)残基を連続的に付加し,約150〜200塩基からなるポリ(A)尾部が形成される。ポリ(A)もmRNAの細胞質への輸送やリボソームの結合を促進し,さらにはmRNAの安定化にも重要となる。

新しく合成されたポリペプチドが成熟タンパク質になるまで

新しく合成されてリボソームから放出されたポリペプチドが完全に成熟したタンパク質になるには,いくつかの段階が必要である。一般的に,ポリペプチドは翻訳後に切断され,化学的に修飾される。また,ポリペプチドは適切に折りたたまれる必要もあるし,複数のサブユニットから構成されるタンパク質の一部として,他のポリペプチドに結合することもある。そして,細胞内あるいは細胞外の正しい場所に輸送される必要がある。

化学修飾

同一ポリペプチド内あるいは異なるポリペプチド間で,システイン残基が架橋される化学修飾については後述する。通常よくみられる化学修飾としては,ポリペプチドやタンパク質に,簡単な共有結合で化学基が付加されるものである。小さな化学基が,特異的なアミノ酸側鎖に付加されることもある(**表2.2**)。このような化学基は,タン

化学修飾の種類	標的アミノ酸	注釈
小さな化学基の付加		
ヒドロキシ化	Pro, Lys, Asp	重要な構造的役割を担う
カルボキシ化	Glu	特に血液凝固因子にみられる
メチル化	Lys	特殊化した酵素が,メチル基,アセチル基,リン酸基の付加あるいは除去を行うことができる。その結果,修飾を受けたタンパク質の状態が切り換わり,機能的な変化が誘導される
アセチル化	Lys	
リン酸化	Tyr, Ser, Thr	
複合糖質や脂質の付加		
N-グリコシル化	Asn	小胞体やゴルジ装置でAsnのアミノ基に付加される
O-グリコシル化	Ser, Thr, ヒドロキシリシン	側鎖のヒドロキシ基に付加される。ゴルジ装置で起こる
N-脂質付加	Gly	N末端グリシンのアミノ基に付加される。タンパク質と膜の間の相互作用を促進
S-脂質付加	Cys	パルミトイル基あるいはプレニル基がシステインのチオール基に付加される。膜のアンカータンパク質に起こることが多い

表2.2 タンパク質の一般的な化学修飾(側鎖への共有結合による化学基の付加)

パク質の構造に特に重要な場合がある（コラーゲンの場合では，翻訳後に化学基が付加されることでヒドロキシプロリンやヒドロキシリシンが高い割合で含まれることになる）。

　別の例として，小さな化学基を付加したり除去したりする特別な酵素が，タンパク質の機能を変換するスイッチとして作用する場合もある。例えば，リン酸基を付加する特異的なキナーゼと，そのリン酸基を除去するために働くホスファターゼがある。リン酸化された状態と脱リン酸化された状態ではコンホメーションに大きな変化が起こり，タンパク質の機能が違ってくる。同様に，メチルトランスフェラーゼはメチル基を付加し，脱メチル化酵素がそれを除去する。またアセチルトランスフェラーゼはアセチル基を付加し，脱アセチル化酵素がそれを除去する。第6章では，これらの酵素がヒストンタンパク質の修飾に特に重要であり，こうした修飾によりクロマチンのコンホメーションが変化し，遺伝子発現に変化が起こることを示す。

　タンパク質はまた，そのポリペプチド骨格に複合糖質や脂質が付加されることがある。例えば，細胞から分泌されるタンパク質や，細胞の排出過程へと向かうことになるタンパク質は，特定のアミノ酸の側鎖にオリゴ糖が共有結合する修飾を受ける。また，細胞膜の脂質二重層内で機能するタンパク質には，いろいろな種類の脂質が付加されることが多い（表2.2参照）。

折りたたみ

アミノ酸配列（一次構造）により折りたたみ（フォールディング）のパターンが決まるので，ポリペプチドの特定の領域は特定の二次構造をとることができる。この二次構造は，タンパク質の最終的な折りたたまれ方を決定するうえで重要となる（**BOX 2.2**にタンパク質構造の概略を示す）。正しく折りたたまれるまで，タンパク質は不安定であり，さまざまなシャペロン分子が折りたたみ過程に役立っている（部分的に折りたたまれたり，間違って折りたたまれたりしたタンパク質は細胞に毒性を示すため，注意深く監視する必要がある）。

　水性環境にあるタンパク質は，疎水性側鎖をもつアミノ酸をタンパク質内部に位置させることにより安定化されるが，このとき，親水性アミノ酸は表面に位置する傾向がある。特に球状のタンパク質など，多くのタンパク質では，折りたたみパターンは遠く離れた場所に位置するシステイン残基間で起こる共有結合架橋によっても安定化される。システイン側鎖のチオール基どうしは，相互作用してジスルフィド結合を形成する（ジスルフィド架橋とも呼ばれる。**図2.5**）。

切断と輸送

通常，ポリペプチドは最初にある種のN末端切断を受ける（さらに切断されることもあるが，まれである）。このN末端切断では，N末端のメチオニンのみが除去されることもある（AUGの開始コドンはメチオニンを指定するが，成熟ポリペプチドのアミノ酸配列がメチオニンで始まることは少ない）。

　他の場合では，N末端切断はより広範囲に起こる。細胞から分泌されるタンパク質では，そのポリペプチド前駆体は，タンパク質の細胞膜通過を補助するために必要なN末端リーダー配列（シグナルペプチド）をもつ。細胞膜を通過すると，このシグナルペプチドは膜において切断され，成熟タンパク質が放出される（シグナルペプチドは10〜30個のアミノ酸で構成されることが多く，多数の疎水性アミノ酸を含む）。

　内部に存在する他の短いペプチド配列は，タンパク質を，核，ミトコンドリア，細胞膜などに輸送するための簡単な住所の標識として機能しうるが，このような配列は

BOX 2.2　タンパク質構造の概略

タンパク質の構造構成は，以下に示すように4つのレベルで定義されている。

- 一次構造：ポリペプチドを構成するアミノ酸の直鎖状配列
- 二次構造：ポリペプチド骨格の局所領域内でとる立体構造。二次構造の共通モチーフには，αヘリックス，βシート，βターン（後述参照）が含まれる
- 三次構造：二次構造をすべて組み合わせることで生じるポリペプチド全体の三次元構造
- 四次構造：多数のタンパク質が集合した構造（1種類以上の複数のポリペプチドサブユニットから構成される）

二次構造のモチーフ

αヘリックスは強固な円柱構造で，ペプチド結合のカルボニル基の酸素と，それと4アミノ酸離れたペプチド結合のアミノ窒素（NH基）の水素原子の間に水素結合が形成されることで安定化されている（図1A）。αヘリックスは，鍵となる細胞機能を担うタンパク質にみられることが多い（例えば転写因子では，αヘリックスは通常，DNA結合ドメインにみられる）。

αヘリックスと同じように，βシート（βプリーツシートと呼ばれることもある）も水素結合で安定化されている。βシートの場合，水素結合は，同じペプチド鎖の並行あるいは逆平行の領域における向かい合ったペプチド結合間で起こる（図1B）。βシートはαヘリックスとともに存在することが多く，ほとんどの球状タンパク質のコアにある。

βターンには，1つのアミノ酸のペプチド結合のカルボニル基（C=O）と，3アミノ酸だけ離れたペプチド結合のNH基の間の水素結合が関与している。その結果として，ポリペプチドの向きが突然変化するヘアピンカーブになり，コンパクトな球状の形になる。βターンでは，ポリペプチド鎖が急にカーブするので，βシートの隣接する領域を連結できる。

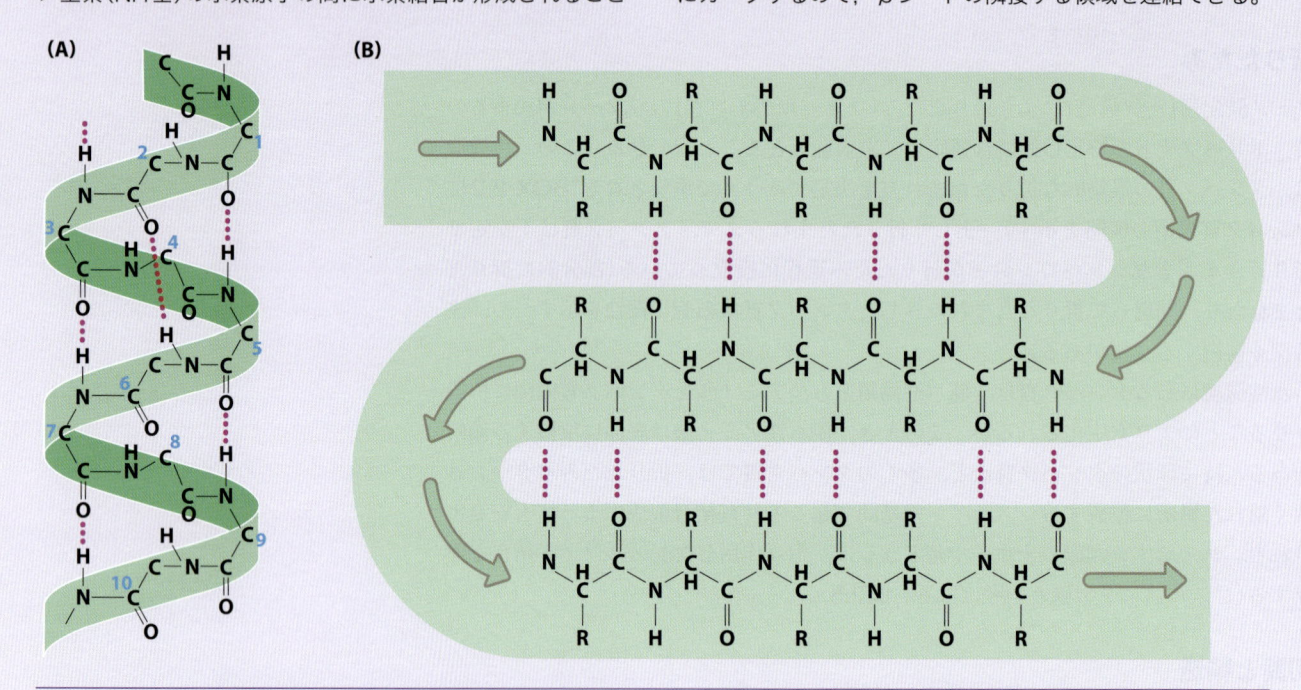

図1　タンパク質二次構造のモチーフ　(A) αヘリックス。強固な棒状の構造は，各ペプチド結合のカルボニル基（C=O）の酸素と，4アミノ酸離れたペプチド結合のNH基の水素の間の水素結合によって安定化され，ヘリックス1回転あたりのアミノ酸は3.6個である。各アミノ酸の側鎖はヘリックスの外側に位置している。そのため，ヘリックス内には空間はほとんどない。ここではポリペプチド骨格だけ示していること，また，わかりやすいように一部の結合を省略していることに注意。(B) βシート（βプリーツシートと呼ばれることもある）。水素結合は，ポリペプチド鎖の平行な領域か，あるいはここに示したように逆平行の領域で構成されるシートの隣接する領域間での，カルボニル基の酸素とNH基の水素の間に生じる（矢印はN末端からC末端への方向を示している）。

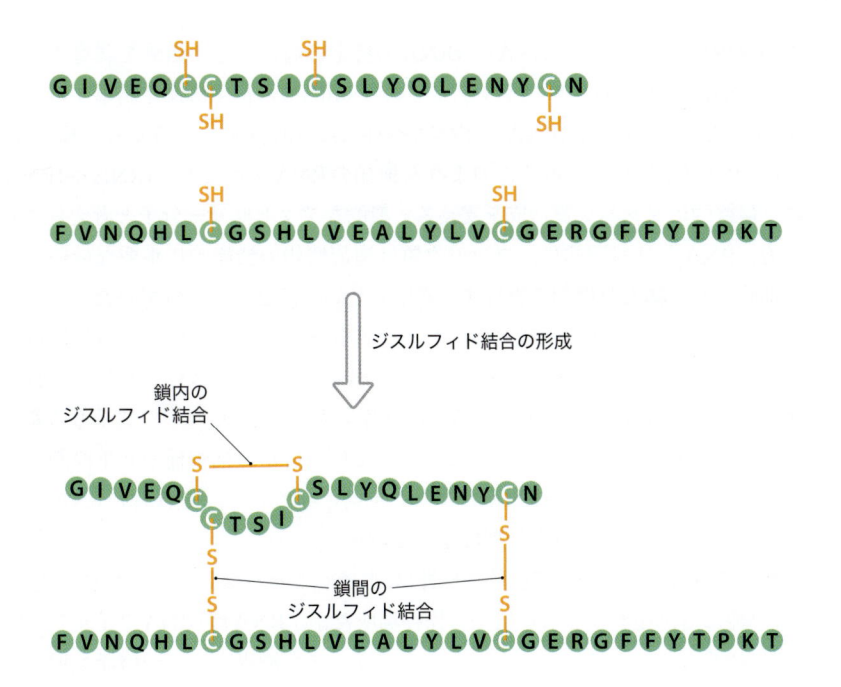

図2.5 ヒトインスリンにおける鎖内および鎖間のジスルフィド架橋 ヒトインスリンはA鎖とB鎖の2種類のペプチドで構成される。A鎖は21アミノ酸，B鎖は30アミノ酸である。ジスルフィド架橋（−S−S−）は，システイン残基の側鎖のチオール（−SH）基間の縮合反応で生じる。ジスルフィド架橋は，インスリンA鎖内の6番目と11番目のシステインの側鎖の間で形成される。また，インスリンA鎖とB鎖のシステイン側鎖の間でも形成される。ここではすべてのシステインがジスルフィド結合に関与するが，これは珍しい例であることに注意。大きなタンパク質では，特定のシステイン残基のみがジスルフィド結合を形成する。

成熟タンパク質にも保持されている。

複数のポリペプチド鎖の結合

タンパク質は，2つ以上のポリペプチドサブユニットから構成されていることが多い。構成ポリペプチドどうしが，ジスルフィド架橋で共有結合されていることもある（免疫グロブリン鎖の結合の例は110ページの図4.13を参照）。しかし多くの場合，構成ポリペプチドを結びつけているのは，主に無極性相互作用や水素結合といった非共有結合である。例えばヘモグロビンは四量体で，2種類のグロビン鎖が2コピーずつ含まれており，違う種類どうしが非共有結合で結合（会合）している。コラーゲンは，ポリペプチド間の密な構造的会合がみられるよい例である。コラーゲンを構成する3つの鎖（2つは同じ種類で，1つは別の種類）は互いを巻き込んで束になり，三重らせん構造を形成する。

2.2 RNA遺伝子と非コードRNA

RNA遺伝子からポリペプチドが作り出されることはない。そのかわり，RNA遺伝子はその最終産物として，機能的な**非コードRNA**（noncoding RNA：ncRNA）を作り出す。タンパク質（やmRNA）のように，非コードRNAは前駆体として作り出され，酵素による切断を受けることで，成熟した遺伝子発現産物になることが多い。また，非コードRNAも化学修飾を受けることがある。例えば，ジヒドロウリジンあるいはプソイドウリジンなどの微量塩基や，さまざまなメチル化塩基が非常に一般的にみられる（tRNAの修飾塩基の例については図2.4A参照）。

ごく最近まで，非コードRNAの重要な機能は発見されておらず，たいした機能は担っていないと広く考えられていた。大部分の非コードRNAが，タンパク質産生に直接あるいは間接に機能する普遍的なアクセサリー分子であると考えられていたのである。リボソームRNAや転移RNAに続いて，主にRNAの成熟において機能するさまざまな普遍的非コードRNAが他にも知られるようになった。例えば，スプライソ

ソームの核内低分子RNA(snRNA)，rRNAの特定の塩基の化学修飾を誘導する核小体低分子RNA(snoRNA)，スプライソソームのsnRNAの化学修飾を誘導するカハール(Cajal)体低分子RNA(scaRNA)，tRNAやrRNAの前駆体を切断する一種のRNA酵素(リボザイム)などである。このような種類のRNAすべてが，rRNAやtRNAのように，最終的にタンパク質合成を支える一般的なアクセサリー分子と考えられている。一方，RNAとは対照的に，タンパク質は遺伝情報の機能的に重要な最終産物であり，細胞のもつ膨大な役割を実行する素晴らしい分子と考えられていた。

しかし現在では，RNAが一般的なタンパク質合成の過程を手助けするほぼ普遍的なアクセサリー分子であるという考えはもはや支持されていない。10年ほど前から，ヒトゲノムにおける非コードRNAの機能的多様性が徐々に見つかり，数千もの非コードRNA遺伝子が報告されつつある。ごく最近では，特定の細胞種や発生段階でのみ発現する新しい種類の調節性RNAが数多く発見されている。それらのRNAの機能の解明は，非常に魅力的な研究分野になっている。

今になってみると，RNAの機能的多様性は，おそらくそれほど意外なものではない。DNAは単純に自己複製する遺伝情報の保存場所だが，RNAは(RNAウイルスの場合には)遺伝物質としての機能も果たすことができ，また触媒としての機能も担うことができる。「RNAワールド」仮説では，RNAを最初の遺伝物質と考え，DNAやタンパク質が生じる前にはRNAが生命の中心的な機能を実行していたとされる。裸の二本鎖DNA(比較的強固な構造をもつ)とは異なり，一本鎖RNAは非常に柔軟な構造をもち，後述するように分子内水素結合により複雑な形をとることができるので，この仮説は可能性がある。後の章で説明するが，比較的最近，RNAが実際の細胞でどのような機能を担っているのか，また，RNAをどのように操作すればいいのかが理解されてきており，重要な医学的進歩がもたらされている。現在，非コードRNA遺伝子の変異がいくつかの遺伝性疾患やがんの原因であることがわかっており，RNAを用いた治療法が，疾患を治療する重要な新しい手法になると考えられている。

RNAの特別な二次構造と多様な能力

核酸およびタンパク質の一次構造とは，それぞれヌクレオチドとアミノ酸の配列のことであり，それによって各分子が区別される。一方，より高次の構造からは，それらが細胞においてどのような機能を発揮するかが決まる。一本鎖RNA分子は，裸の二本鎖DNAよりはるかに柔軟で，タンパク質のように非常に高度な二次構造をとる。一本鎖RNA分子においては分子内水素結合により，構造の局所変化が引き起こされる。

一本鎖RNAの二次構造は，同一RNA鎖の相補的配列間の塩基対形成に依存している。塩基対形成に関与しない配列はループ状に突出し，ステムループ構造(ループが短い場合はヘアピン構造と呼ばれる)になる。非常に複雑な構造の例として図2.6を参照してほしい。例えば，1つのステムループ内の配列の塩基が別の配列の塩基と対形成を行うと，非常に複雑な構造になる。RNAにおける塩基対形成では，より安定なA-UとG-Cの塩基対とともに，G-Uの塩基対も含まれることに注意すること。

RNAのステムループ構造にはさらに別の機能がある。第6章で述べるが，ステムループ構造は調節タンパク質への結合のための認識配列として機能でき，重要な機能を担うRNAの全体的な構造の決定に非常に重要である。

一般的に，一本鎖RNAの構造は柔軟であるため，その塩基配列により，それぞれのRNAは異なる形をとることができる。これにより，RNAは酵素として働くなど，さまざまな機能を果たすことができる。自然界には多種類のRNA酵素(リボザイム)

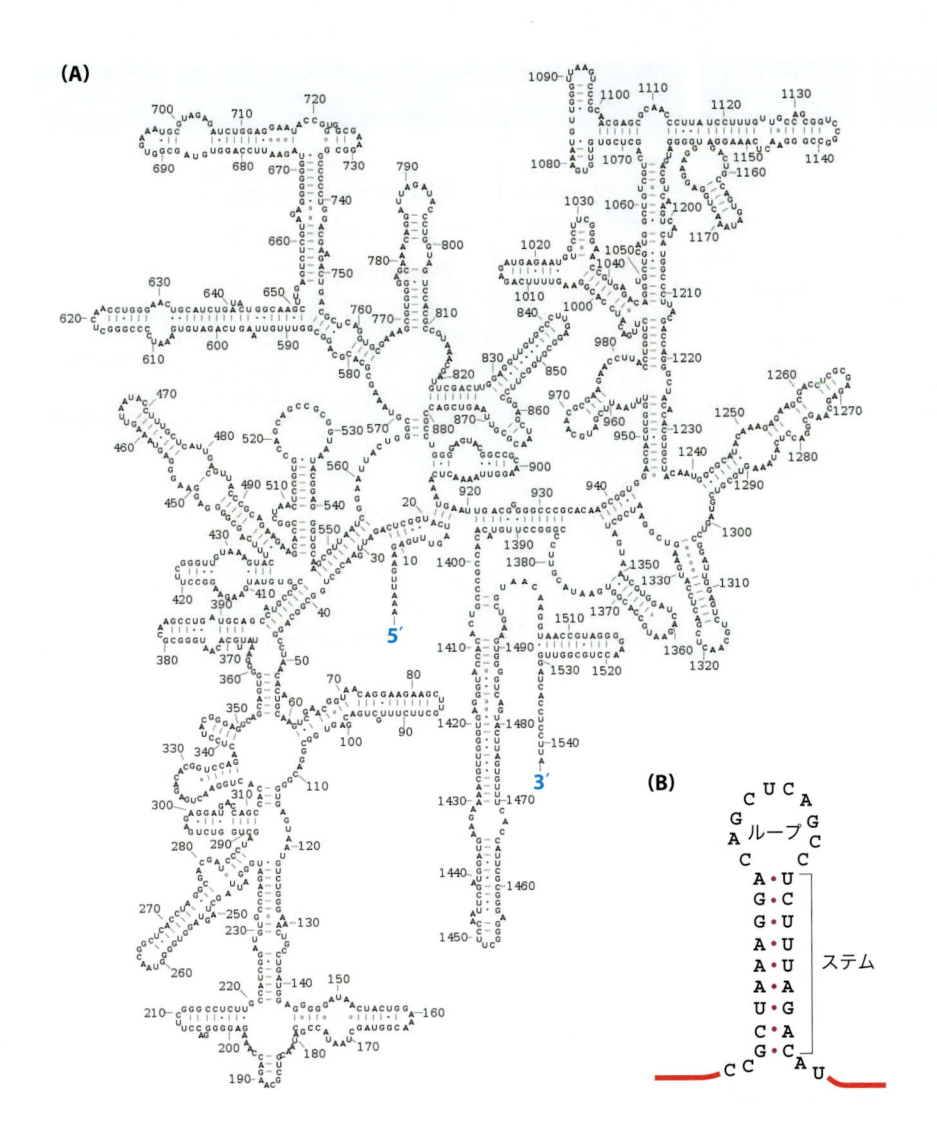

図2.6 RNAの高度に発達した二次構造
強固な棒状構造をもつDNAとは異なり，細胞内のRNAは非常に柔軟である。RNAは，RNA鎖内の水素結合により非常に高度な二次構造をとる。そのため，非常に複雑に折りたたまれた構造になる。顕著な例として，(A)にリボソームRNAを示す。RNAの5′末端および3′末端をわかりやすくするために強調している。基本的なモチーフであるステムループ構造を(B)に示す。ステムループ構造はRNA自体が折りたたまれることで形成され，2つの短い領域が塩基対形成によりステムを形成し，ステムの間にある配列がループとして突出する。RNAでは，G-CやA-Uの塩基対に加え，G-Uの塩基対も形成されることに注意。

が知られており，その一部は進化の非常に初期に起源がある。例えば，リボソームの触媒活性(合成中のポリペプチド鎖にアミノ酸を付加するペプチジルトランスフェラーゼ)は，大サブユニットに含まれる大きなRNA(28S rRNA)にのみ依存するものである。近年，RNAは非常にさまざまな役割を担うことがわかっている(図2.7)。

特異的な調節因子として機能するRNA：特殊な例外から主流のものまで

特異性の高い調節RNAの最初の例が発見されたのは，20年以上も前にさかのぼる。しかし，これは長い間，興味深くはあるが例外的なものだと考えられていた。この例として，**正常**では親由来の2つのアレルのうち，1つの遺伝子のみが発現する場合があり，こうした単一アレルのみの遺伝子発現を引き起こすエピジェネティックな調節に，RNAが役割を果たす。この珍しい状況では，アレルが父親由来であるか母親由来であるかによって，遺伝子が発現するか抑制されるかが決まる。哺乳類の雌の細胞には2本のX染色体が含まれるが，そのうちの1本の染色体上の遺伝子が例として挙げられる(X染色体不活化)。この機構については第6章で述べる。

ヒトゲノムプロジェクトは，タンパク質をコードする多くの新しい遺伝子を同定す

34　第2章　遺伝子構造，遺伝子発現，ヒトゲノム構成の基礎

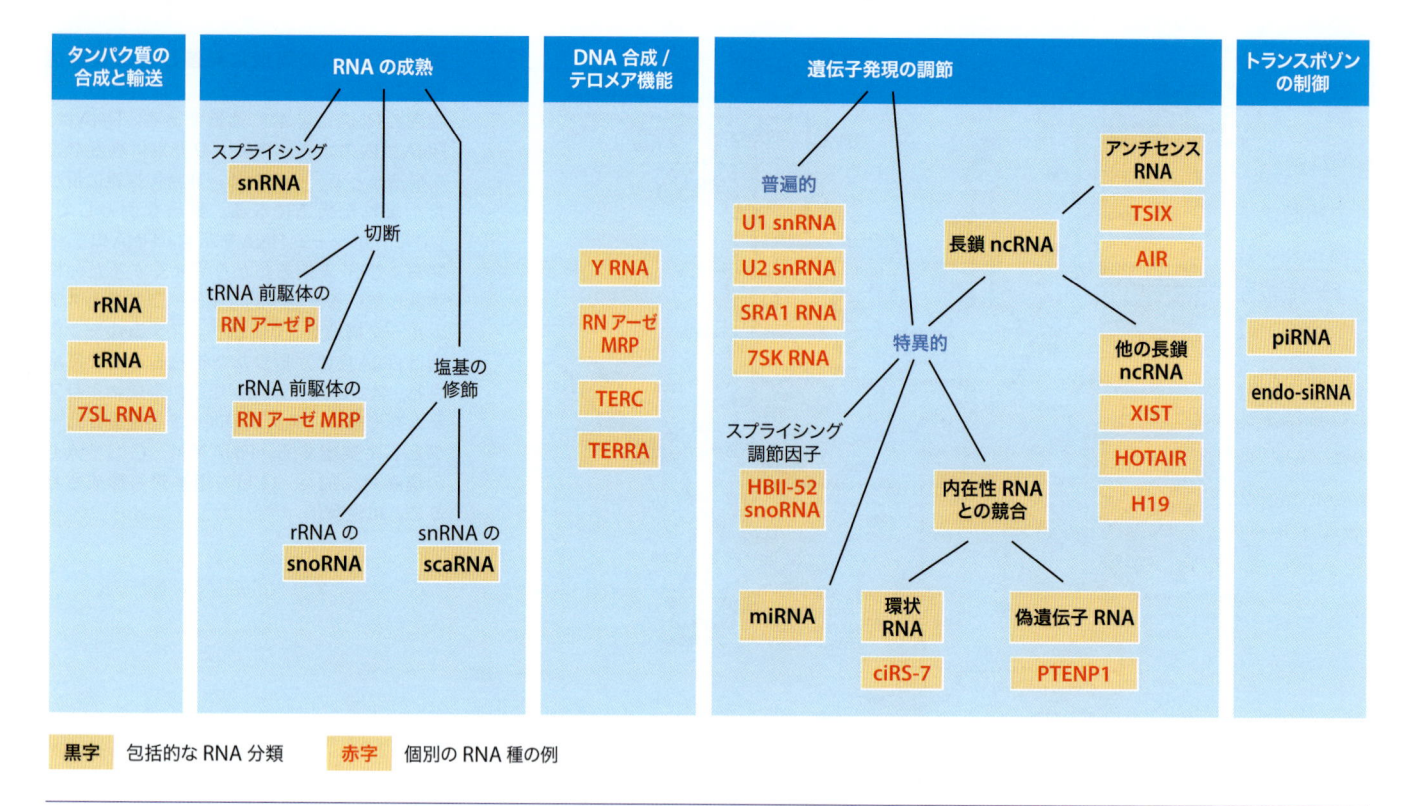

タンパク質の合成と輸送	RNAの成熟	DNA合成/テロメア機能	遺伝子発現の調節		トランスポゾンの制御
rRNA	スプライシング：snRNA	Y RNA	普遍的：U1 snRNA, U2 snRNA, SRA1 RNA, 7SK RNA	長鎖ncRNA — アンチセンスRNA, TSIX, AIR	piRNA
tRNA	切断：tRNA前駆体のRNアーゼP、rRNA前駆体のRNアーゼMRP	RNアーゼMRP	特異的：スプライシング調節因子 HBII-52 snoRNA	他の長鎖ncRNA：XIST, HOTAIR, H19	endo-siRNA
7SL RNA	塩基の修飾：rRNAのsnoRNA、snRNAのscaRNA	TERC, TERRA	内在性RNAとの競合：miRNA, 環状RNA (ciRS-7), 偽遺伝子RNA (PTENP1)		

黒字：包括的なRNA分類　　赤字：個別のRNA種の例

図2.7　ncRNAの多様な能力　左の2つのパネルは，一般的にタンパク質の産生と輸送の補助に重要な，普遍的に発現するRNAを示す。これには他のRNAの成熟を監視するRNAファミリーが含まれる。例えば，snRNA（核内低分子RNA），snoRNA（核小体低分子RNA），scaRAN（カハール体低分子RNA）などである。中央のパネルは，DNA複製に関与するRNA（リボザイムRNアーゼのMRPは，rRNA前駆体の切断に加え，mtDNA複製開始にも重要な役割を担っている）と発生過程で調節されるテロメア調節因子（TERCはテロメラーゼのRNA構成要素。TERRAはテロメアRNA）である。さまざまな種類のRNAが遺伝子発現を調節する。右から2つ目のパネルに記載したように，一般的に転写において役割を果たしているRNA（普遍的なRNA）に加え，多くの種類のRNAが**特異的な**標的遺伝子を調節しており，典型的にはその発現を制限している。これらのRNAはさまざまな段階で機能する。つまり，転写（アンチセンスRNAなど），スプライシング，翻訳（特にmiRNA。標的RNAの非翻訳領域の調節配列に結合する）の段階である。一部のRNA（特に非常に一般的な種類の環状RNA）は，miRNAとその標的の相互作用を調節する。piRNAと，それよりは小規模であるが内在性低分子干渉RNA（endo-siRNA）は，生殖細胞系列の細胞において転位因子のサイレンシングに関与している（右のパネル）。RNAが遺伝子発現を調節する仕組みは第6章で詳細に述べる。

るうえできわめて重要であったが，実はRNA遺伝子の同定にはあまり有効ではなかった。しかし，その後に行われたゲノムワイドな転写研究と，さらに生物間のゲノムの比較解析やバイオインフォマティクス解析が加わり，数千個もの新しいRNA遺伝子が明らかにされた。これらの遺伝子の多くは特定の細胞種でのみ発現する調節性のncRNAであり，長鎖ncRNAや短鎖ncRNA，環状RNAなどの大きなファミリーが含まれている。

長鎖ncRNA

調節性の長鎖ncRNAは大きく2種類に分けられる。**アンチセンスRNA**（antisense RNA）は鋳型として遺伝子の**センス鎖**を用いて転写され，切断やRNAスプライシングを受けない。その結果，アンチセンスRNAはかなり大きく，ヌクレオチド数千個の大きさになることもある。アンチセンスRNAは，遺伝子から作り出された相補的なセンスRNAに結合することで，遺伝子発現を下方制御する機能をもつ。

2種類目の調節性の長鎖RNAは，一次転写産物から作り出される。一般的には，タンパク質をコードする遺伝子の一次転写産物のようにプロセシングを受ける（つまり，通常はRNAスプライシングを受ける）。これらのRNAの多くは隣接する遺伝子

を調節するが，その一部は他の染色体の遺伝子の発現を制御する。これらの機能については第6章で詳細に述べる。

短鎖ncRNA

ヒト細胞では，数千もの短鎖ncRNA(ヌクレオチド数が35個未満)が機能している。短鎖ncRNAには，細胞質に存在する多くのマイクロRNA(microRNA：miRNA)が含まれている。miRNAは通常20～22ヌクレオチドで，特定の細胞種あるいは特異的な初期発生段階で発現している。第6章で述べるように，各miRNAはmRNAの特定の調節性塩基配列に結合することで，特定の標的遺伝子群の発現を特異的に調節する。これらはさまざまな細胞過程において重要である。

　ヒトの生殖細胞は，26～32ヌクレオチドで構成される数千ものpiRNA(Piwi protein-interacting RNA)も作り出す。piRNAは，生殖細胞において**トランスポゾン**(transposon，DNA上の位置を転位できる配列：2.4節参照)の過剰な活性を減弱させている。ヒトゲノム上を活発に移動できる配列は，ゲノム上の新しい位置に移動したり，自身のコピーを作ったりできるため，(遺伝子を破壊したり，ある種のがん遺伝子を不適切に活性化したりすることで)有害なものとなりえる。

内在性RNAによる競合

ある種の調節性RNAは複数のmiRNA結合配列を含み，mRNAと競合してmiRNAに結合することでその機能を発揮する。このようなRNAは**偽遺伝子**(pseudogene)と呼ばれ，タンパク質をコードする遺伝子がその機能を失ったコピーから作り出されたRNA転写産物である。偽遺伝子の例としては*PTENP1*偽遺伝子などがあるが，後ほど詳細に説明する。最近同定された環状RNAは，保存されたRNA調節因子のなかで非常に豊富に存在する種類であり，同様に競合により機能する。環状RNAの大部分はタンパク質をコードする遺伝子と配列が重複しており，スプライシングにより環状になる。環状RNAによる遺伝子の調節については第6章で詳細に述べる。

2.3　ヒトゲノムとその意味を詳しく知る

ヒトゲノムは25種類のDNA分子で構成されているが，核とミトコンドリアの2つのゲノムに分かれて存在する。核のゲノムには，23～24種類(女性の細胞では23種類，男性の細胞では24種類)の異なる直鎖状のDNA分子が存在する(1本の分子が1本の染色体)。これらのDNA分子は非常に大きい(48～249 Mbの範囲。**表2.3**参照)。一方，ミトコンドリアのゲノムには，1種類のDNA分子のみが存在する。これは環状のDNA分子で，比較的小さい(16.6キロベース〔kb〕の大きさしかなく，核DNA分子の平均の大きさの約1万分の1より少し大きい程度)。2倍体細胞の核DNA分子は，各種類が2コピーずつ存在するが，ミトコンドリアDNAのコピーは1細胞の中に多数存在する。

　1981年に，ケンブリッジ大学(英国)の研究チームが，当時としては英雄的な努力でミトコンドリアDNA(ミトコンドリアゲノムと呼ばれることもある)の塩基配列を決定した。ミトコンドリアDNAは小さいにもかかわらず，遺伝子をコードしている。核ゲノムは複雑なため(ミトコンドリアゲノムの大きさの約20万倍)，配列の解析は非常に難しいものだった。次節で述べるが，核ゲノムの解明には多くの研究チームの国際的な協力が必要となった。

表2.3 **ヒト染色体のDNA量** 染色体の大きさはENSEMBL Human Map View (http://www.ensembl.org/Homo_sapiens/Location/Genome)から引用（各染色体を示す模式図をクリックすると，例えばDNA量などについての情報が得られる）。常染色体の番号は，歴史的に，認識された大きさに基づいて大きい順番に番号が付けられているが，例外もある。例えば，21番染色体はDNA長が最も短い染色体である（22番染色体ではない）。

染色体	総DNA長(Mb)
1	249
2	243
3	198
4	191
5	181
6	171
7	159
8	146
9	141
10	136
11	135
12	134

染色体	総DNA長(Mb)
13	115
14	107
15	103
16	90
17	81
18	78
19	59
20	63
21	48
22	51
X	155
Y	59

　塩基配列の決定はゲノム解明の第一歩にすぎない。次の課題は，まだ継続中であるが，ヒトゲノムがどのように機能するのか，またゲノムを構成するすべての配列が何をしているのかを詳しく明らかにすることである。比較ゲノム解析，機能解析，バイオインフォマティクス解析を組み合わせての研究が始まったばかりである。

ヒトゲノムプロジェクト：核ゲノムを詳しく明らかにする

　数十年間にわたり，核ゲノムの唯一利用可能な地図は，染色体分染法を基盤とした低解像度の物理的地図のみであった。染色体はギムザなどの染料で染色できるので，各染色体をそれぞれ特有の濃淡のバンドパターン（縞模様）で染め分けることができる（図2.8）。

　ヒト染色体分染法の方法と用語についてはBOX 7.4で述べる。ここでは注意すべき2つの点について述べておく。第一に，染色体に特有のバンドパターンは，染色強度の違いを反映している。これはつまり，染色体に沿ったクロマチン構成の違い（すなわち塩基組成の違い）と，遺伝子やエキソンの密度の違いを反映している（図2.8の説明を参照）。第二に，染色体地図の解像度は低い。高解像度の染色体地図でも，バンドの平均サイズはDNAの数メガ塩基対である。必要とされるのは，1塩基対の解像度の地図，つまりDNA配列マップである。

　ヒト核ゲノムの完全なDNA配列を得るために，多くの研究チームが長期にわたって国際的な共同研究，すなわち，ヒトゲノムプロジェクトを行ってきた。ヒトDNAの多くの領域には非常に多様性に富むDNA配列があることがわかり，それにより複数のDNA多型マーカーが定められ，それらマーカーの個々の染色体での位置が決定できた。次に，位置決定した多型マーカーのパネル（複数のマーカーを一度に調べることができるようにしたもの）を用い，特定の参照家系においてそのマーカーの分離を確認することで，遺伝地図を構築した。その後，遺伝地図を枠組みとして用いて，短いDNA配列を染色体領域に位置決定した。さらに，この短いDNA配列を用いて

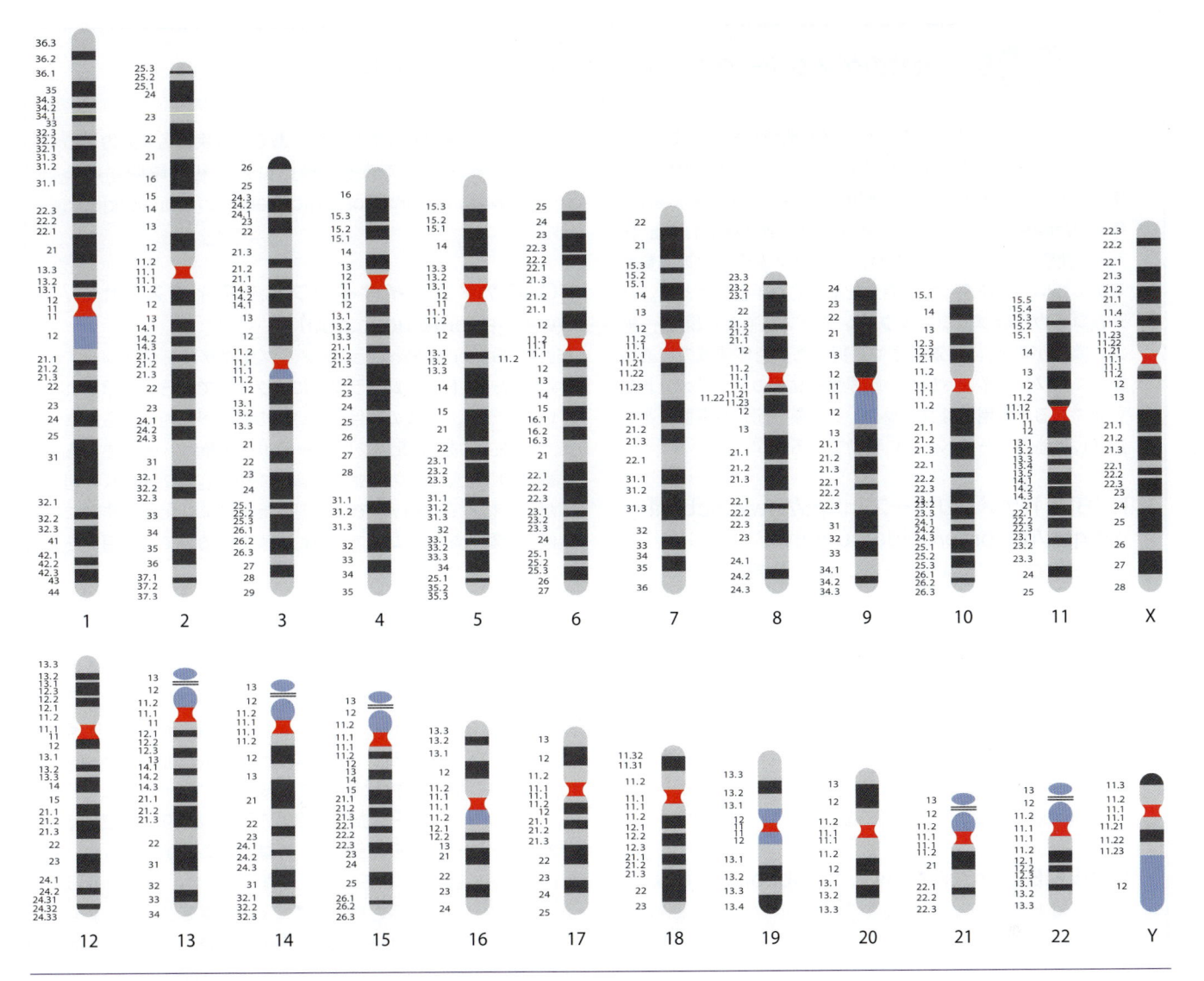

図2.8 ヒト分裂中期の染色体におけるギムザ分染法による550バンドレベルのパターンおよび構成的なヘテロクロマチンを示す模式図 黒色のバンドはG-C塩基対の密度が低いDNA領域を表し，一般的にエキソンや遺伝子の密度が低い．灰色のバンドはG-C塩基対の密度が高いDNA領域を表し，一般的にエキソンや遺伝子の密度が高い．セントロメアのヘテロクロマチンは赤色で示し，他の構成的なヘテロクロマチンは青色で示した．非セントロメアのヘテロクロマチンは，Y染色体，端部動原体型（端部着糸型）染色体（13番，14番，15番，21番，22番）の短腕，および1番，9番，16番の染色体に大規模に存在することに注意．染色体左側の数字は各染色体バンドの位置を示す．染色体バンドの命名についてはBOX 7.4を参照．

より長いDNA配列をもつクローンを探しだし，そのクローンを各染色体の特定の位置に割り当てることができた．

最終的に，各染色体の地図は，長い挿入DNAをもつ多くのクローンに基づいて構築された．一部が重複するDNA配列をもつ一連のクローンを整列化することで，長いDNA配列を再構築できるのである．最後に，選択されたクローンのDNA塩基配列を決定し，それを用いて染色体全体のDNA配列を構築した．

しかし，DNAのすべての領域について配列決定がなされているわけではない．クロマチンが細胞周期中もずっと高度に凝縮しているゲノム領域である**ヘテロクロマチン**（heterochromatin）は転写が行われていないと考えられているため，解明のための優先順位は低かった（これらの領域はヒトゲノムの7%近くを占める．ヒト染色体全域のヘテロクロマチンの分布については図2.8を参照）．ヘテロクロマチンに存在する

BOX 2.3　公共のゲノムデータベースやゲノムブラウザの利用

さまざまなリソースセンターがゲノム情報を提供している。そのなかで最もよく利用されている3つについて簡単に説明する。ヒトゲノムを利用する際の手引きについては，2002年に Nature Genetics (volume 32, supplement 1, pp. 1–79) に発表されている。これは，ヒトゲノムデータの閲覧や解析について順を追って説明した基礎的な手引きである。ゲノムブラウザはグラフィックインターフェイスで（通常，拡大や縮小が可能），各遺伝子や選択した染色体領域の塩基座標，エキソンとイントロン，転写産物などのアライメントが可能である。利用者はクリック1つで参照配列や多型などを記載した他のデータベースに移動できる。

NCBIヒトゲノムリソース (http://www.ncbi.nlm.nih.gov/genome/guide/human)

この主要なヒトゲノムリソースには，ヒト遺伝子データベース (http://www.ncbi.nlm.nih.gov/gene) が含まれている。個々の遺伝子についてのさまざまな情報が提供されている。例えば，遺伝子概要，ゲノム上での位置（MapViewerと呼ばれるグラフィックインターフェイスによる），ゲノム領域，転写産物およびタンパク質（ゲノム，RNA，タンパク質のレベルで参照配列へのリンクがある），主な参考文献，遺伝子の検証された機能アノテーションリスト（Gene reference into function：GeneRIF）などである。

ENSEMBL (http://www.ensembl.org)

ここではヒトゲノムが閲覧できる (http://www.ensembl.org/Homo_sapiens/Info/index)。検索ボックスに，遺伝子名，ゲノムのヌクレオチド座標，あるいは疾患名を入力することで検索が可能である。動画による利用説明がある (http://www.ensembl.org/info/website/tutorials/index.html)。

UCSCゲノムバイオインフォマティクス (http://www.genome.ucsc.edu)

左上の "Genome Browser (ゲノムブラウザ)" をクリックすることで，ヒトゲノムブラウザにアクセスできる。例示されているように，多数の項目についての検索が可能である。また，一番上にある "Tools" にカーソルを合わせ，表示される一番上の "BLAT" をクリックすると，BLATプログラムの利用が可能になる。BLATでは，調べたいクエリ配列に非常に類似した配列をゲノム上で迅速に検索できるので，有用である。

使用例：ENSEMBLを使って血友病遺伝子を調べる

ENSEMBL（前述を参照）のヒトゲノムブラウザページにアクセスして，左上のSearch categories（検索カテゴリ）からGene（遺伝子）を選択し，検索ボックスに "hemophilia（血友病）" と入力する。すると，左上にさらに "Restrict category to:（絞り込み検索条件）" が表示されるので，"Gene（遺伝子）" をクリックすると，F8（血液凝固第VIII因子）とF9（第IX因子）が表示され，そこからさらに詳しく調べることができる。

　例えばF9遺伝子をさらに詳しく調べるためには，F9遺伝子をクリックし，表示されたゲノム上の位置をクリックする（"Chromosome X：138,612,917–138,645,617"）。これは

遺伝子はごくわずかであると考えられており，主に高度な反復性をもつ非コード縦列反復配列から構成されているため，そのDNAを配列決定するのは技術的に難しい。

　一方，研究の中心にあったのは，ヒトゲノムの**ユークロマチン**（euchromatin）領域の塩基配列決定だった。ユークロマチン領域は活発に転写が行われていることがわかっており，ほぼすべてのヒト遺伝子が含まれていると考えられている。ヒト核ユークロマチンゲノムの概要配列（draft sequence）は，（全染色体のDNA配列と照合された後）2001年に発表された。その後，24種類すべての核DNA分子のユークロマチン領域の実質的に完全な塩基配列が得られ，2003〜2004年に発表された。ユークロマチンを構成するDNAは，核ゲノムの約93%であることがわかった。その後，ヘテロクロマチンDNAの重要な構成要素の塩基配列が決定された。

ヒトゲノムを調べる

ヒトゲノムについての膨大かつ増え続ける情報を管理するために，多くのデータベースやインタラクティブなゲノムブラウザが開発されている。米国国立生物工学情報センター（National Center for Biotechnology Information：NCBI）は，ヒトゲノムリソー

BOX 2.3　（つづき）

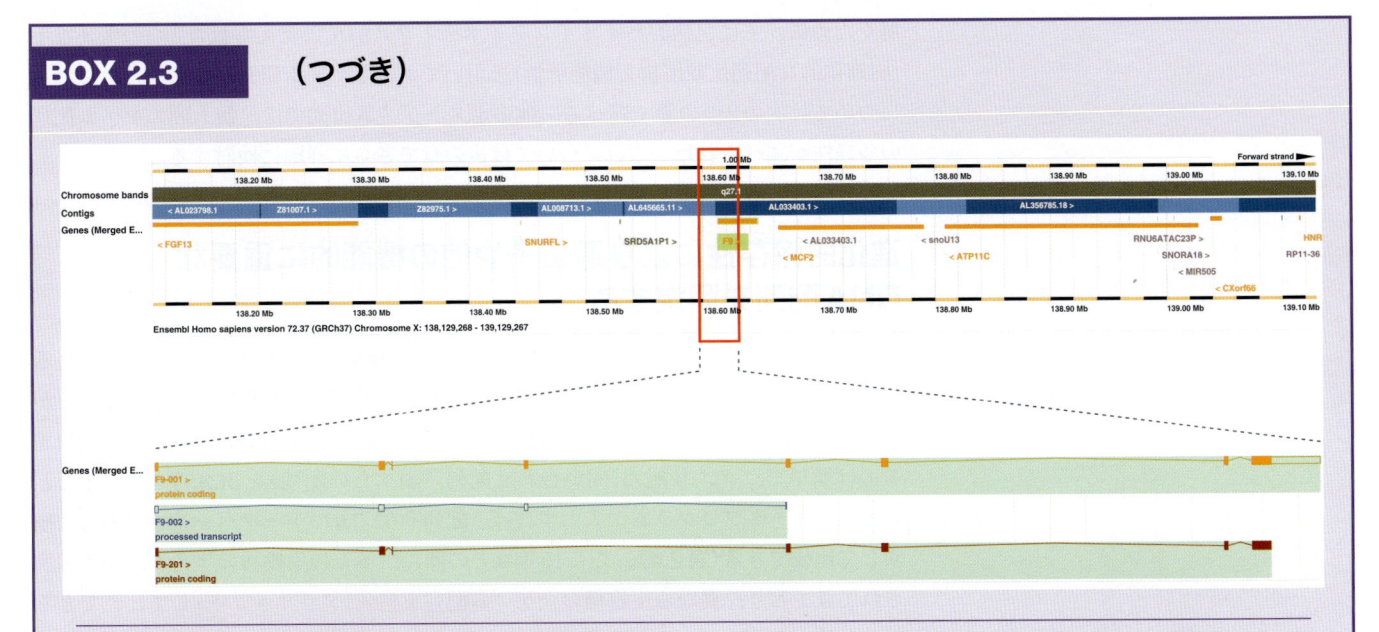

図1　ENSEMBLブラウザを用いて遺伝子データを調べる　例として，*F9*（第IX因子）遺伝子を調べる。上の図は，*F9*遺伝子が存在するX染色体の1 Mbの染色体領域で，*F9*遺伝子は中央部の赤色の細長い囲みで示されている。下の図は，上の図の*F9*遺伝子領域を拡大したもので，エキソン-イントロン構成が示されている。この図は，*F9*遺伝子から，2つの非常に類似したタンパク質をコードする転写産物（F9-001，F9-201）と，1つの非コード転写産物（F9-002）が生じることを示している。

X染色体上のヌクレオチド部位の138,612,917から138,645,617の領域を意味している）。すると，図1のようなグラフィックが表示される。上の図の中央部の赤色の囲みは*F9*遺伝子の位置を示しており，下の図は*F9*の異なる転写産物とエキソン-イントロン構成を示している。2つの転写産物（F9-001およびF9-201）はタンパク質を作り出すと予想されるが，小さいほうのF9-201は1つのエキソンを欠失している。3つ目の転写産物F9-002は，タンパク質をコードしていない非コードRNAである。

転写産物名をクリックすると，これらの転写産物の配列とそのエキソン-イントロンの構成が得られる。例えば，主要な完全長転写産物であるF9-001をクリックした場合，転写産物ID ENST00000218099のパネルが表示される。左側には"transcript-based displays（転写産物を基盤としたパネル）"が表示される。"Sequence（配列）"に含まれる項目の"Exons（エキソン）"，"cDNA"，あるいは"Proteins（タンパク質）"をクリックすると，関連する塩基/アミノ酸の配列が得られる。

スについての非常に有用なウェブサイトを提供している。ENSEMBLブラウザ（欧州バイオインフォマティクス研究所〔European Bioinformatics Institute〕とウェルカムトラスト・サンガー研究所〔Wellcome Trust Sanger Institute〕の共同研究）や，カリフォルニア大学サンタクルーズ校（University of California at Santa Cruz：UCSC）のゲノムインフォマティクスのブラウザを用いれば，より詳細な情報を得ることができる（BOX 2.3）。

塩基配列からではわからなかったこと

今から思えば，ヒトゲノムの塩基配列を得ることは，ヒトゲノムを調べる工程における簡単な段階だったといえる。困難なのは，それらの塩基配列がどういう意味をもつのかを調べることだった。ヒトゲノムの塩基配列が初めて得られたとき，これまでに知られていなかった多くの遺伝子（そのほとんどがタンパク質をコードする遺伝子）が明らかになった。しかし，当初はヒトゲノム中のRNA遺伝子の大部分は同定されていなかったし，ヒトゲノムの大部分の機能的意義も未解明だった。ヒトゲノムの謎を

解くために，主に包括的バイオインフォマティクス解析に支えられた2つの重要な手法(進化的な配列比較解析と機能解析)を用いてポストゲノム研究が行われた。これらについては次の2つの節で述べる。他のポストゲノム研究では，個人間のゲノム配列の多様性が調べられた。これについては後の章でさらに詳細に検討する。

進化的保存性により遺伝子や他の機能的に重要なDNA配列を同定する

ヒトのDNA配列やタンパク質の予測配列(アミノ酸配列)をデータベースに含まれるすべての配列と比較することで，その配列が進化の過程でどの程度保存されているか(高度に保存，あるいはほとんど保存されていないなど)を知ることができる。比較するのは簡単で，クエリ配列(問い合わせ配列，調べたい配列)をBLASTやBLATなどのコンピュータプログラムに入力すれば，配列やゲノムのデータベースを横断的に検索して比較できる(表2.4)。ここ10年ほどの間に，多くの生物種のゲノム配列が解読されてきており，異なる生物種の全ゲノム配列を整列(アライメント)して比較できるような強力なプログラムも開発されている。

遺伝子とそのオルソログの同定

ヒトのDNA配列が重要な機能をもつ場合には，その配列は進化の過程で高度に保存されている場合が多いと考えられる。つまり，他の種にも，すぐにわかるほどヒトと類似した配列(**ホモログ**〔homolog〕)が存在すると考えられる。遺伝子については，他の種のホモログは**オルソログ**(ortholog)の例となることが多い。オルソログとは，ヒト遺伝子と共通の進化的起源を有する直接の同等遺伝子のことで，どちらの遺伝子も共通の進化的祖先に存在した同じ祖先遺伝子に由来する。

　ヒトゲノムの塩基配列が初めて決定されたときには，(検出されたオープンリーディングフレームを用いて)タンパク質をコードするとみられる新たな数千の遺伝子が同定された。このような遺伝子は検証される必要があるが，他の生物種の配列との比較から進化的に高度に保存されていることがわかり，それらがタンパク質コード遺伝子である強力な証拠となった。他の生物種のゲノム配列も多数得られてきており，ヒト遺伝子のオルソログについての詳細な情報を得ることが可能になっている。この

プログラム/データベース	インターネットアドレス	説明
BLASTプログラム	http://blast.ncbi.nlm.nih.gov	クエリ配列として，塩基配列あるいはアミノ酸配列を用い，互いの配列あるいはデータベースに記録された配列との比較を行うのに適したプログラム
BLAT	http://genome.ucsc.edu	クエリ配列とゲノム配列を迅速に対応させる。米国カリフォルニア大学サンタクルーズ校のゲノムサーバーで利用可能
HomoloGene	http://www.ncbi.nlm.nih.gov/homologene	調べたい遺伝子について，他の種に存在するホモログの一覧を検索可能

表2.4　DNAあるいはタンパク質の配列をクエリ配列としたホモログ検索のためのプログラムおよびデータベースの例

```
score(スコア)    expect(期待値)  method(方法)                      identities(一致度)  positives(陽性マッチ)  gaps(ギャップ)
574 bits(1480)  0.0            Compositional matrix adjust.       304/393(77%)       326/393(82%)          6/393(1%)
                               (構成マトリックス補正)

Query   1   MEEPQSDPSVEPPLSQETFSDLWKLLPENNVLSPLPSQAMDDLMLSPDDIEQWFTEDPGP   60
(クエリ配列)    MEE QSD S+E PLSQETFS LWKLLP  ++L P P   MDDL+L P D+E++F    GP
Sbjct   4   MEESQSDISLELPLSQETFSGLWKLLPPEDIL-PSP-HCMDDLLL-PQDVEEFFE---GP   57
(対象配列)

Query  61   DEaprmpeaappvapapaaptaapapapSWPLSSSVPSQKTYQGSYGFRLGFLHSGTAK   120
             EA R+  A    P   P P APAPA  WPLSS VPSQKTYQG+YGF LGFL SGTAK
Sbjct  58   SEALRVSGAPAAQDPVTETPGPVAPAPATPWPLSSFVPSQKTYQGNYGFHLGFLQSGTAK  117

Query 121   SVTCTYSPALNKMFCQLAKTCPVQLWVDSTPPPGTRVRAMAIYKQSQHMTEVVRRCPHHE  180
            SV CTYSP LNK+FCQLAKTCPVQLWV +TPP G+RVRAMAIYK+SQHMTEVVRRCPHHE
Sbjct 118   SVMCTYSPPLNKLFCQLAKTCPVQLWVSATPPAGSRVRAMAIYKKSQHMTEVVRRCPHHE  177

Query 181   RCSDSDGLAPPQHLIRVEGNLRVEYLDDRNTFRHSVVVPYEPPEVGSDCTTIHYNYMCNS  240
            RCSD DGLAPPQHLIRVEGNL   EYL+DR TFRHSVVVPYEPPE GS+ TTIHY YMCNS
Sbjct 178   RCSDGDGLAPPQHLIRVEGNLYPEYLEDRQTFRHSVVVPYEPPEAGSEYTTIHYKYMCNS  237

Query 241   SCMGGMNRRPILTIITLEDSSGNLLGRNSFEVRVCACPGRDRRTEEENLRKKGEPHHELP  300
            SCMGGMNRRPILTIITLEDSSGNLLGR+SFEVRVCACPGRDRRTEEEN RKK    ELP
Sbjct 238   SCMGGMNRRPILTIITLEDSSGNLLGRDSFEVRVCACPGRDRRTEEENFRKKEVLCPELP  297

Query 301   PGSTKRALPNNTSSSPQPKKKPLDGEYFTLQIRGRERFEMFRELNEALELKDAQAGKEPG  360
            PGS KRALP  TS+SP  KKKPLDGEYFTL+IRGR+RFEMFRELNEALELKDA A +E G
Sbjct 298   PGSAKRALPTCTSASPPQKKKPLDGEYFTLKIRGRKRFEMFRELNEALELKDAHATEESG  357

Query 361   GSRAHSSHLKSKKGQSTSRHKKLMFKTEGPDSD   393
             SRAHSS+LK+KKGQSTSRHKK M K  GPDSD
Sbjct 358   DSRAHSSYLKTKKGQSTSRHKKTMVKKVGPDSD   390
```

図2.9 **ヒトp53タンパク質と対応するマウスp53タンパク質のペアワイズアライメント** このアライメントはHomoloGeneリソース内で選択できる機能"BLASTP"プログラムを利用して作成した。Query（クエリ配列）としてヒトp53タンパク質配列を，Sbjct（対象配列）としてマウスp53タンパク質配列を用いた検索結果を示す。一方の配列には存在するが，もう一方の配列には存在しないアミノ酸があるので，このアライメントにはわずかにギャップがある。例えば，マウスp53タンパク質はN末端に余分に3個のアミノ酸が存在するが（配列のアミノ酸番号4以降がヒト配列の開始（アミノ酸番号1）に対応している），アミノ酸番号33～58にわたる領域では6個のアミノ酸を欠いている（マウス配列において横棒で示されている）。クエリ配列と対象配列の間には，同一であったアミノ酸残基が示されている（393カ所の対応する位置で304カ所が同一である）。ここで，＋の記号は機能的に類似するアミノ酸を示している。ここでは＋は22カ所あり，これに同一であった304カ所に加えると，393カ所のうち合計326カ所が陽性マッチする（タンパク質の類似度という用語は，この種の比率に適用されることもある）。

ような情報は疾患の分子的な基盤を探るための動物モデルの構築に重要であり，これにより，遺伝子治療をはじめとした新たな疾患治療法を試験することが可能となる。

　HomoloGeneリソース（表2.4参照）には，ヒトの個々の遺伝子や推定されるタンパク質に高い類似性を示す他の生物種の遺伝子リストが含まれており，配列のアライメントと配列相同性スコア（配列の共通性を数値化した基準）が得られる。例えばHomoloGeneで，*TP53*遺伝子（p53がん抑制因子をコードする）をクエリ配列として調べると，近縁度の最も高いものとして*TP53*そのもの（HomoloGene entry #460）と，*TP53RK*（HomoloGene entry #6042）の2つが得られる。また，*TP53*は脊椎動物亜門（eutelostomi）にオルソログが存在する，高度に保存された遺伝子であることもわかる。一方，*TP53RK*はきわめて高度に保存された遺伝子で，p53などの，標的タンパク質を調節するセリンキナーゼをコードしており，真菌や植物を含むすべての真核生物に明確な同等遺伝子が存在することがわかる。対照的に，*TCP10L*などのいくつかのヒト遺伝子は，他の霊長類のみにオルソログが存在する。

　HomoloGeneの各見出し語（遺伝子名やタンパク質名など）をクリックすると，タンパク質のアライメント（複数アライメントおよびペアワイズアライメントの両方）など，詳細な情報にアクセスできる。*TP53*（entry #460）の場合では，タンパク質のペアワイズアライメントから，ヒトp53配列はチンパンジーのオルソログと同一であり，マウスやラットのオルソログとは78.6％，ゼブラフィッシュのオルソログとは59.9％の配列一致度を示すことがわかる（ヒトとマウス間の比較については図2.9参照）。

選択による配列の保存

　DNAのどのヌクレオチドも変異を起こす可能性があるが，機能的に重要なDNA配列の場合には，進化の過程で変化しないような制約が働くはずである。例えばタンパク質をコードする配列の場合，アミノ酸が1個変化するだけでも，タンパク質の機能を喪失したり，疾患を引き起こす異常なタンパク質を作り出したりすることも多い。

　表現型に有害な変化を引き起こす変異は，何世代もかけて集団からうまく取り除かれてきている。これは**純化選択**（purifying selection）あるいは**負の選択**（negative selection）と呼ばれ，ダーウィン（Darwin）の自然選択の一種である。これらの選択においては，正常なアレルと比べ，変異アレルは次世代以降に効率的に伝達されない。理由は，変異アレルをもつ人は正常アレルをもつ人ほど子孫を残せないからと考えられる。したがって，長い進化の過程では，機能を維持する必要があるために，タンパク質をコードする配列は変化が抑制され，他のたいていのDNA配列よりもゆっくりと変化する。

　ヒトゲノム配列が明らかになって大きな驚きだったことの1つは，ヒトDNAのたった1.2％強だけがコードDNAであるという発見だった。比較ゲノム研究の結果にも驚きがあった。それは，ヒトゲノムと他の複数の哺乳類ゲノムの配列を比べると，高度に保存されているDNA配列はゲノムの約5％に過ぎないことがわかったのだ。ヒトゲノムの残り95％程度はあまり保存されておらず，高度に反復する非コードDNAが大量に存在している（図2.10）。

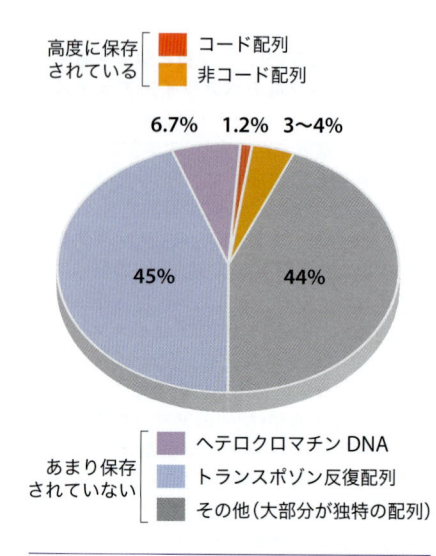

図2.10　ヒトゲノムの構成：進化的に保存された配列と反復配列の割合　ヒトゲノムのたった1.2％強だけが，タンパク質配列を指定するコードDNAである。それとは別に，ヒトゲノムの約3〜4％程度が，進化の過程で高度あるいは中程度に保存されている非コードDNA配列である（哺乳類の配列アライメントで塩基置換がみられるかどうかで判断される）。このような保存された配列の一部には複数のコピーが存在し，類似しているが異なる遺伝子の繰り返しがみられる（遺伝子ファミリー）。ヒトゲノムの6.7％は構成的なヘテロクロマチンに位置しており，セントロメア機能を担う配列を含む，あまり保存されていない反復DNA配列から主に形成されている。トランスポゾン反復配列は，AluやLINE-1反復配列などの高度に反復する散在型反復配列を含んでいる。これらの反復配列の一部は，進化の過程において，いくつかの大きなncRNAを含む新しいエキソンや調節配列の形成に寄与したと考えられている。

ENCODEプロジェクト：ヒトゲノムが何をしているかを明らかにするための機能解析

ヒトゲノムの機能的要素（機能配列，機能エレメント）を明らかにし，また，ヒトゲノムの機能的な重要性を評価するには，2つ目の大規模な国際プロジェクトが必要だった。ENCODE（Encyclopedia of DNA Elements）プロジェクトは10年の歳月を費やし，2012年の後半に成果を発表した。ENCODEでは一連の検索を行うことで，ヒトゲノムDNAの機能的な要素を同定した。運用上，機能的なDNA配列とは，決まった産物（タンパク質か非コードRNA）を生じる区切られたゲノム領域か，あるいは再現可能な生化学的特徴（タンパク質結合能や特異的なクロマチン構造など）を示す区切られたゲノム領域と定義される。

転写産物の解析

これまでの研究（特にヒトゲノムプロジェクトや比較ゲノム研究）によって，タンパク質をコードする遺伝子の同定・確認が行われてきた。また，比較ゲノム研究とバイオインフォマティクス解析の大きな貢献によって，マイクロRNAなどの小さなRNAを作る新しいヒト遺伝子も同定された。しかし，RNA遺伝子の包括的な同定と，RNA転写産物のゲノム規模のマッピングはまだ行われておらず，その実現が望まれていた。

　そこでENCODEコンソーシアムは15種類のヒト細胞株について解析を行い，ヒトゲノムの約75％が，調べた細胞種のうちの少なくともどれか1種において転写されていると結論した（しかし，その量はどの細胞種においてもかなり少ない）。一般的に，RNA転写産物は両方のDNA鎖から生じている（遺伝子内と，遺伝子近傍の遺伝子間領域の両方から生じている）。またタンパク質をコードする遺伝子は，平均しておよそ6つの異なるRNA転写産物を作り出していることがわかった（そのうちの4つがタンパク質をコードする配列で，2つが非コード転写産物である）。

生化学的な特徴

ENCODEプロジェクトは，いろいろな解析法を用いて，さまざまなヒト細胞株における転写因子のゲノムワイドな結合部位や，クロマチン構造のゲノムワイドなパターンを明らかにすることを主要な目的としていた。第6章で詳しく述べるが，細胞種によって遺伝子発現のパターンが異なるのは，主にDNAのメチル化のパターンと，利

用するヒストンの種類やヒストンの化学的な修飾の違いに依存している。ENCODEでは，既知の転写因子1,800個のうちの119個のみ，そして既知のDNA修飾およびヒストン修飾の20%強について検討を行った。その結果，ヒトゲノムの95%は8 kb以内の範囲でDNA-タンパク質間相互作用を行った状態であり，予想されたように，DNAのメチル化，ヒストンの種類およびヒストンの修飾パターンが，細胞種間で大きく違っていることがわかった。

結　論

ENCODEプロジェクトはヒトゲノムの機能的意義の理解を進めてくれたが，解明すべきことはまだ多く残されており，ゲノムの機能を知る研究にはまだ長い時間が必要である。ENCODEは重要な結論として，「ヒトゲノムのかなりの部分は機能的に重要である」と報告したが，進化生物学者はこれに強く反対し，両者の議論は白熱している。次節ではこのことについて考える。

2.4　ヒトゲノムの構成と進化

ヒトゲノムを形成した進化の仕組みについての概要

広く受け入れられている内部共生説では，地球の大気中に酸素が多量に蓄積しはじめたときに，ある種の好気性原核細胞が真核生物の前駆体となった嫌気性の細胞にエンドサイトーシスで取り込まれたことが，ヒトの2種類のゲノムの起源であるとされる。長い期間を経て起源である原核細胞ゲノムの多くは除去され，その大きさは大幅に縮小し，また，除去されたDNAは真核前駆細胞のゲノム内に移動した。そのため，進化の過程で真核前駆細胞のゲノムは大きさを増し，その後も大きさと形態の両方において変化を続けることで，ヒトの核ゲノムに進化した。一方，非常に小さくなった原核細胞ゲノムはミトコンドリアゲノムになった。

　この仮説は，ミトコンドリアはなぜ自身のリボソームや自身のタンパク質合成装置をもつのか，また，ヒトのミトコンドリアDNAはなぜ小さくなった（必要最低限のものしかない）細菌ゲノムに非常に類似しているのかを説明する。しかし，原核細胞ゲノムを取り込んだ真核細胞のゲノムはどうやってそんなに大きく複雑になったのだろうか？　その答えは，既存のDNA配列をコピーし，それらをゲノムに追加するさまざまな機構があったからと考えられる。かなりの時間が経過すると，コピーは変異を獲得することがあり，もともとの配列とは異なる配列を生じる。このことから，最終的には新しい遺伝子，新しいエキソンなどが生じうるのである。

　全ゲノムの重複はゲノムが素早く大きくなれる方法であるが，進化系統樹のいろいろなところでこの機構が使われたことは，比較ゲノミクスから強力な証拠が得られている。例えば，脊椎動物が出現する直前に，脊索動物祖先の初期進化において全ゲノムの重複が起こったという説得力のある証拠がある。

　さらに，小〜中程度規模のDNA領域の重複は，進化的な時間でみれば比較的高頻度に起こっており，そのことが最終的に新しい遺伝子やエキソンの誕生につながっている。これらには，ゲノムDNAのレベルで働くコピー機構や，逆転写酵素を用いてRNA転写産物のDNAコピーを作り出し，それをゲノムに挿入する機構が関与している。

　新しい遺伝子が進化の過程のいつ生じたかを比較ゲノミクスによって明らかにするには，該当する遺伝子が複数の生物種においてどのような形で保持されているかを調

べればよい．2.3節の例でいうと，p53がん抑制因子をコードする遺伝子は最初に脊椎動物の時代に出現したが，*TCP10L*遺伝子は，狭鼻猿類(旧世界ザル)で最初に生じたと考えられる．

　重複によってゲノムのサイズがどんどん増加し，新しい遺伝子やその他の機能的な配列が生じてくることは，遺伝子やその他の機能的な配列が時に喪失することで，ある程度相殺される．例えば全ゲノムの重複後，新しい遺伝子のコピーの多くに変異が生じてしまい，機能が失われたり，最終的に喪失が起こったりする．Y染色体では，何億年以上にもわたって多くの遺伝子が喪失したと考えられている．遺伝子の喪失は短い時間スケールでも起こりうる．

　遺伝子の誕生と喪失は，比較的まれな出来事である．ヒトとマウスは約8,000万年前に進化的な共通祖先から分岐したが，ヒトの遺伝子レパートリーはマウスと非常によく似ている．しかし，エンハンサーなどのシス作動性の調節配列は急速に進化することが多く，ヒトにはマウスとほとんど同じ遺伝子セットが存在するが，その発現の仕方は異なっていることが多い．遺伝子調節の差は，哺乳類間のように進化的に近縁な種間の差を説明してくれる．

どの程度のヒトゲノムが機能的に重要か？

ヒトゲノムの別な側面を少し詳しく説明して，本章を終わることにする．しかし，まずそのためには，ヒトゲノムを大きな視野で見てみよう．進化生物学者David Pennyによる1つの視点がある．「大腸菌(*Escherichia coli*)ゲノムの設計委員会に入っていたら，私は非常に光栄だと思うでしょう．でも，ヒトゲノムの設計委員会には参加したくありません．大学の委員会だって，もっとうまく作ると思います」．

　大腸菌ゲノムは，遺伝子の配列が密に詰め込まれた洗練されたゲノムである．対照的にヒトゲノムは，多くの複雑な生物のゲノムと同じく機能的な価値がよくわからない多くのDNA配列が存在し，かなり締まりがないものと考えられている(図2.10参照)．数十年もの間，ヒトゲノムの大部分は「価値のないDNA(ジャンクDNA)」であると考えられていた．この考えは，ゲノムの大きさと生物の複雑さは相関しないというC値パラドックスによって裏付けられていた(例えば，二倍体タマネギのゲノムはヒトゲノムの5倍以上の大きさであり，また，魚類においてはゲノムの大きさは大きく異なっている)．

　ENCODEプロジェクトからは，これとは異なる見解が得られている．ゲノムの広範囲にわたって転写が行われていると考えられたのである．ヒトゲノムの80.4%は，少なくとも1つの細胞種において，少なくとも1つのRNA関連事象あるいはクロマチン関連事象に関与しているとされた．しかし，ヒトゲノムの大部分に機能的な意義があるかもしれないという結論には，多くの進化生物学者が強く反対している．ENCODEデータの解釈が難しい理由の1つとして，80.4%という数字の大部分がRNA転写産物の観察に基づいていることが挙げられる．多くのRNAは非常に低レベルで産生されているので，転写の背景の「ノイズ」と区別できていないかもしれないのだ．

機能的制約を推定する

(純化選択の結果としての機能的制約下で)高度に保存されたヒトゲノムの量は，初めは約5%であると推定されていた(図2.10参照)．しかしその数値は，多くの哺乳類との比較から得られたものであった．複数のヒトゲノムを比較する1000ゲノムプロジェ

クトにおいても，さらなる機能的制約が明らかになった。

急速に進化している機能的に重要なDNA配列は，哺乳類の広範囲にわたる種間での比較の場合には保存されていない（それゆえ制約されていない）可能性がある。非コードDNA配列の一部は，コードDNAよりもはるかに強力に保存されていることがあるが，多くの調節DNA配列やRNA遺伝子は急速に進化していることが明らかになっている。しかし，それらの配列は，ヒトの場合には，霊長類やヒト系統内など，より狭い進化系統で機能的制約に重要な寄与を行っている。

これらを考慮すると，純化選択を受けるヒトゲノムの割合は10％程度であると現在は考えられている。このことから，ヒトゲノムの大部分は価値のある機能を担っているとは考えられていない。

ミトコンドリアゲノム：効率的な利用と限定的な自律性

ヒトゲノムについてのDavid Pennyの意見（前述）は，もちろんミトコンドリアゲノムには当てはまらない。ヒトのミトコンドリアDNAは，小さくなった（必要最小限のものしかない）細菌ゲノムに非常によく似ている。ミトコンドリアは，葉緑体のように，自身のリボソームや自身のタンパク質合成装置を保持しており，真核生物の前駆体となる嫌気性の細胞が原核細胞を取り込んだ際に生じたことはほぼ確実である。これにより，好気性真核生物の進化が可能になった。

ヒトのミトコンドリアゲノムには合計37個の遺伝子が存在する。そのうちの24個はRNA遺伝子で，ミトコンドリアのリボソームでのタンパク質合成に必要な全RNAが作り出される（2個のrRNAと22個のtRNA：図2.11）。残りの遺伝子は，酸化的リ

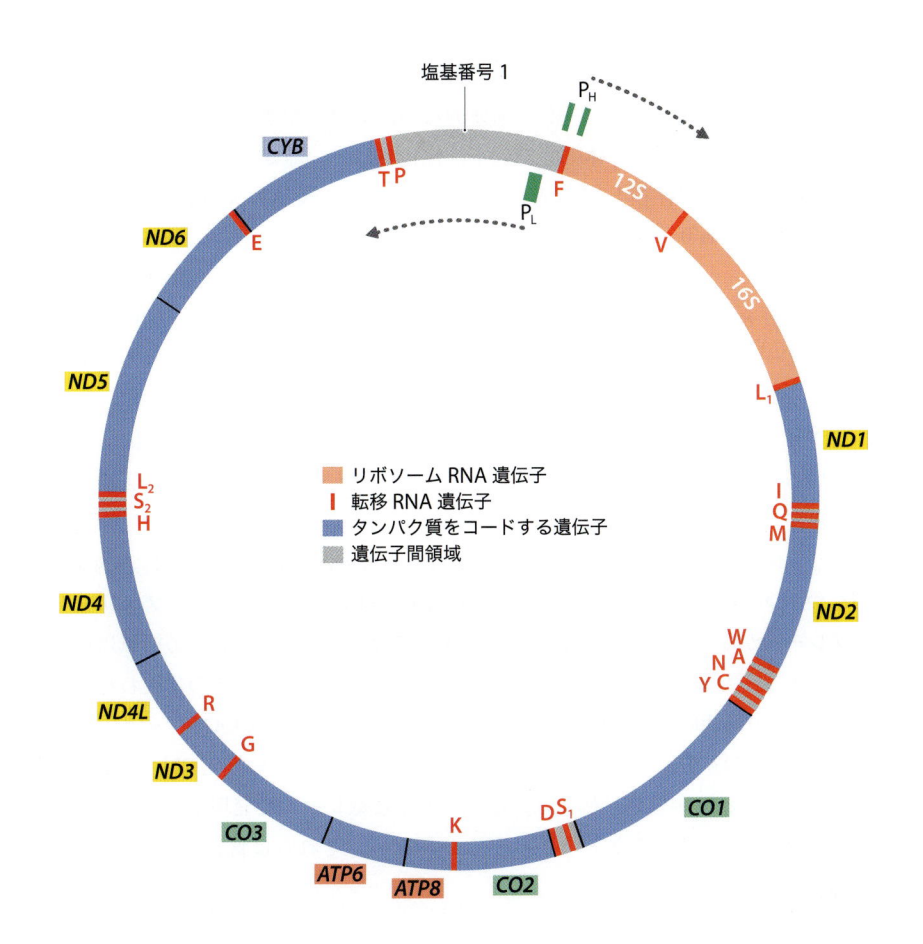

図2.11 ヒトのミトコンドリアゲノムの構成 16.6 kbの環状ゲノムには24個のRNA遺伝子が存在し，そのうちの2個が12Sおよび16SのrRNA，22個がtRNAを作る（赤色の線で示し，指定しているアミノ酸を表す文字を併記した。tRNA^{Leu}とtRNA^{Ser}をコードする遺伝子は2つずつある）。タンパク質をコードする13個の遺伝子は，酸化的リン酸化系の構成要素の一部である。そのうちの7個はNADHデヒドロゲナーゼのサブユニット（ND1～ND6およびND4L），2個はATP合成酵素のサブユニット（ATP6およびATP8），3個はシトクロムcオキシダーゼのサブユニット（CO1～CO3），1個はシトクロムb（CYB）である。12時の位置にある灰色の大きな遺伝子間領域には，重要な調節配列がある。参照塩基配列はこの領域の中央から始まり，時計回りの方向に塩基番号が増える。2個のプロモーター（P$_H$およびP$_L$，緑色のボックス）から，H鎖（heavy strand）およびL鎖（light strand）がそれぞれ逆方向（時計回りと反時計回り）に転写される。転写により，各鎖からは複数の遺伝子を含む大きな転写産物が作り出され，その後，切断される。詳しくはMITOMAPデータベース（http://www.mitomap.org）を参照。改訂版ケンブリッジ参照配列は，http://mitomap.org/MITOMAP/HumanMitoSeqを参照。

ン酸化系(OXPHOS)の89個のポリペプチドサブユニットのうちの13個を作り出す(残りの76個のOXPHOSサブユニットは，他のすべてのミトコンドリアタンパク質とともに核ゲノムにコードされ，細胞質リボソームで合成され，ミトコンドリアに運び込まれる)。

13種類のタンパク質だけを作り出せばよいので，ミトコンドリアDNAで用いられる遺伝暗号は，核DNAで用いられる「普遍的」遺伝暗号とは少し異なっている。例えば，終止コドンは4つある。遺伝暗号については，7.1節で少し詳しく説明する。核の遺伝暗号とミトコンドリアの遺伝暗号の違いについては204ページの図7.2を参照のこと。

ミトコンドリア遺伝子にはイントロンが存在しないため，そのゲノムは効率的なDNA利用のモデルといえる。ゲノムの95%近く(16.6 kbのDNAのうち1 kbを除いた残りすべてのDNA)が，機能する遺伝子産物を作り出す。二本鎖DNAの両鎖の転写は1つのプロモーター領域から起こり，複数の遺伝子を含む大きな転写産物が作り出され，次に切断を受けることで，個々のmRNAとncRNAが作り出される。

ヒトゲノムにおける遺伝子の分布

ミトコンドリアDNA配列の90%以上は，タンパク質あるいは機能的なncRNAを直接指定する。遺伝子はイントロンを含まず，平均して450 bpに1つの遺伝子が存在する。核ゲノムはミトコンドリアDNAとは大きく異なっている。遺伝子密度ははるかに低く，遺伝子はイントロンを含むことが多い(表2.1参照)。そして，ゲノムのかなりの領域が，反復DNA配列(特に高度反復非コードDNA配列など)から構成されている。

核ゲノムのおよそ7%は，構成的な**ヘテロクロマチン**(heterochromatin)に位置している。この領域は細胞周期全体を通じて高度に凝縮されている(図2.8のヒト染色体でのヘテロクロマチンの位置を参照)。構成的なヘテロクロマチンには基本的に遺伝子は含まれていない(しかし，体細胞では不活性化されているが生殖細胞では発現できる，少数の遺伝子が存在している)。ヒト核ゲノムの残り93%は**ユークロマチン**(euchromatin)であり，あまり凝縮しておらず，ヒトの大部分の遺伝子が存在している。

タンパク質をコードする遺伝子は比較的容易に同定できる。これは，信頼性の高いオープンリーディングフレームをみつけることができ，そこから予測されるタンパク質のアミノ酸配列は進化的によく保存されていることが多いためである。最新のGENCODEデータでは，タンパク質をコードするおよそ20,400のヒト遺伝子が推定されている(繰り返し存在する遺伝子のコピー数に個人差があるため，遺伝子の数を正確に表すことはできない)。

しかし，RNA遺伝子の同定には，はるかに多くの課題がある。これは，RNA遺伝子がもつ3つの特徴のためである。RNA遺伝子には，①関連するオープンリーディングフレームがなく，②配列があまり保存されておらず，③小さいため簡単に見落とされてしまう，ためである。そのため一般に，転写産物を作り出すのに使われる多くのDNA配列の機能的意義の確立は非常に難しい。最新のGENCODEデータでは，およそ22,000のRNA遺伝子が推定されているが(**表2.5**)，多くの推定RNA遺伝子の機能状態は証明されていない。例えば，細胞に非常に低レベルで発現している多くの長鎖ncRNAが機能しているかどうかは明らかでない。それらは背景となる「転写ノイズ」であるかもしれないのだ。

種類	数
タンパク質をコードする遺伝子	20,345
RNA遺伝子	22,883
長鎖ncRNA	13,870
短鎖ncRNA	9,013
偽遺伝子	14,206
プロセシングを受けた	10,535
プロセシングを受けなかった	2,942
その他	729

表2.5 GENCODEに2014年1月に記載されたヒトの遺伝子および偽遺伝子の数 このデータはバージョン19(2013年7月版)のもので，http://www.gencodegenes.org/stats.htmlから得た。タンパク質をコードする遺伝子の数は一定していると考えられるが，多くのRNA遺伝子(特に長鎖ncRNAをコードする多くの遺伝子)については，機能しているかどうかは暫定的であることに注意。

ゲノムの塩基配列決定から，ユークロマチン領域の遺伝子やエキソンの密度は非常に大きく異なることが示された．19番および22番の染色体などには遺伝子が豊富に存在するが，一方，遺伝子が少ない染色体もある．特にY染色体からは，主に雄の性決定において機能する31種類のタンパク質が作り出されるのみである．1本の染色体内における黒色のバンドと灰色のバンドのパターンは，異なる塩基組成や遺伝子およびエキソンの密度の違いを反映している(図2.8の説明を参照)．

ヒトゲノムに含まれる反復DNA配列

ヒトの大きな核ゲノムは，進化過程における非常に長い時間規模で起こった断続的な変化の結果として生じている．このような変化としては，まれな全ゲノム重複や断続的な染色体再構成，局所的なDNA重複，DNA重複の後に起こる他のゲノム上の位置への転位，およびDNA配列の喪失などがある．これらの結果として，進化によりDNA量や遺伝子数が徐々に増加してきた．

ヒトゲノムでは，全ゲノムの重複が起こった後，重複した配列の大部分が徐々に喪失した．そのため，ヒトゲノムの相当な部分は独特の(ゲノム中に1つしかない)配列である．そうではあるが，トランスポゾン(可動性遺伝因子；以下参照)由来の高度反復DNA配列や，ヘテロクロマチンにみられる反復DNA配列ファミリーは，ヒトゲノムの50％以上を占めている(図2.10参照)．

ヒトのユークロマチンには，トランスポゾン由来の反復配列に加えて，局所的なDNA重複が起こった明らかな証拠がある．これらの反復配列の間には相当な配列多様性がみられることもあるが，これは，進化過程において何千年前あるいは何億年前に重複が起こって反復配列が生じ，その後に変異が起こって，それら反復配列の間に差異が生じたためと考えられる．しかし，他の局所的な重複は進化過程のごく最近に起こったものなので，非常に目立つ．例えば，ヒトのユークロマチンDNAの約5％は，1kb以上にわたる重複領域(分節)が隣接して存在しており，その配列の90％以上が同一である．このような**分節重複**(segmental duplication)の多くは霊長類特異的であり，特にテロメアやセントロメアの近傍に一般的にみられる(約40％がテロメアの周辺領域に，約33％がセントロメアの周辺領域に起こっている)．

遺伝子内および重複遺伝子内にも，かなりの量の反復コードDNA配列が存在している．遺伝子内では，反復コードDNA配列は(通常，1つ以上の塩基を反復単位とした縦列重複として)個々のエキソン内にみられるか，あるいは1つ以上のエキソンが繰り返し存在しているかである(図2.12A，B)．

より大きな規模でみると，反復単位は，1つの遺伝子全体や，時には関係のない複数の遺伝子から構成されることがある(図2.12C，D)．この結果として生じる多数の遺伝子を含むファミリーは，類似の遺伝子産物，あるいは全く同一の遺伝子産物を産生する複数の遺伝子を含むことになる．ごく最近重複が起こった遺伝子は，非常に類似したあるいは全く同一の遺伝子産物を作り出すので，容易に見つけることができる．進化的に古い時期に重複が起こった遺伝子は，類似度の低い遺伝子産物を作り出す．

遺伝子ファミリーの構成

ヒトゲノムにおいて，多数の遺伝子が含まれる遺伝子ファミリーにはさまざまな種類が存在し，遺伝子ファミリーに含まれる遺伝子の数には2個から数百個まで幅がある(表2.6)．遺伝子ファミリーの一部は遺伝子クラスターを形成し，1つの染色体領域

図2.12 縦列反復コードDNA配列とクラスターを形成している遺伝子ファミリーの例

(A)*HTT*ハンチンチン遺伝子の正常アレルには，エキソン1に縦列反復配列CAGコドンが多数並んでいる。その反復数はさまざまであるが，最大35回である(36回以上になるとハンチントン病が引き起こされる)。(B)*LPA*遺伝子は，リポタンパク質Lp(a)をコードしている。このタンパク質には多数のクリングルドメインがあり，各ドメインは非常に類似した配列で，それぞれ114個のアミノ酸から構成される。各クリングル反復配列は，縦列反復したエキソン対(ここではAとBで示す)にコードされており，このエキソン対の数は異なることがある。この例では，9対のエキソンAとBが，エキソン2およびエキソン3(E2およびE3)から始まり，エキソン18およびエキソン19(E18およびE19)まで続いている。(C)βグロビン遺伝子ファミリーには非常に近縁な6つの遺伝子が存在する。5つの遺伝子はヘモグロビンに用いられる選択的なグロビンを作り出すが，*HBBP1*は偽遺伝子である。(D)正常な人のHLA(ヒト白血球抗原)領域は，セリントレオニンキナーゼ19，補体C4，シトクロムP450 21-ヒドロキシラーゼ，テネイシンX(反対の鎖から転写される)をコードする4つの遺伝子配列を単位として縦列反復している。重複後，不活性化変異(*CYP21A1P*)の獲得，あるいは配列のかなりの量の喪失(*STK19P*および*TNXA*)により，これらの遺伝子のうちの3つが偽遺伝子になった。

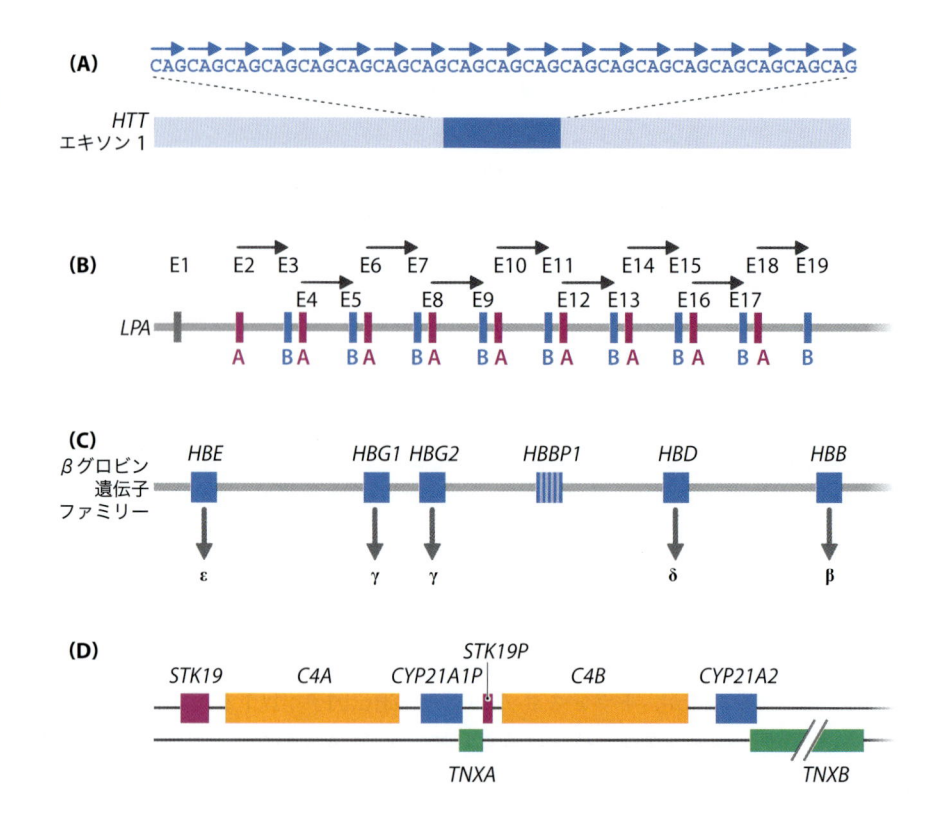

に集中して存在している。クラスターを形成する遺伝子は，通常，遺伝子の縦列重複によって生じる。これは，最初に染色分体どうしの対合が正確でなかったことから短い領域がずれて整列し，次に，ずれた染色分体間に共通する切断点が生じ，DNA断片の交換が起こることで生じる重複である(図2.13)。

16番染色体のαグロビン遺伝子クラスター，11番染色体のβグロビン遺伝子クラスターは，一連の遺伝子縦列重複によって生じた。重複によって生じた遺伝子の一部(同一のαグロビンを作り出す*HBA1*および*HBA2*遺伝子，あるいは1アミノ酸のみが異なるγグロビンを作り出す*HBG1*および*HBG2*遺伝子など)は，ごく最近の遺伝子重複によるものである(図2.12C参照)。他のグロビン遺伝子は，互いに明らかに類似性はあるが，より異なった配列をもつ。異なる種類のグロビンは，わずかに異なる特性を備えており，遺伝子重複によって利点を獲得したと考えられる(後述)。

遺伝子ファミリーには複数の染色体領域に存在するものもある。これは，もともとは遺伝子クラスターの重複から生じた遺伝子ファミリーが，染色体再構成によって分離することで生じたものである。あるいは，遺伝子から作り出されたmRNAの相補的DNA(complementary DNA：cDNA)コピーが細胞にもともと存在する逆転写酵素を用いて作製され，このcDNAコピーが生殖細胞系列のゲノムのどこかにうまく挿入された場合にも生じることがある。mRNAのcDNAコピーは，イントロン配列に加えプロモーター配列も欠いているので，変性して機能しない**偽遺伝子**になることが多い。しかし，cDNAコピーが進化の過程で他の染色体に挿入され，機能的遺伝子になったものもある(BOX 2.4)。

多くのRNA遺伝子も，大きな遺伝子ファミリーに属している。例えば，13番，14番，15番，21番，22番の各染色体の短腕には，30〜40回の縦列反復が存在する45 kbのDNA配列があり，28S，18S，5.8SのリボソームRNAを指定している。有糸分裂過程で，異なる染色体上のメガ塩基対規模のリボソームDNAクラスターは，互いに対合

遺伝子ファミリー	コピー数	ゲノム構成
βグロビン	6(偽遺伝子1つを含む)	染色体11p15の50 kb以内にクラスターを形成(図2.12C参照)
ヒト白血球抗原(HLA)クラスⅠ	17(多くの偽遺伝子や遺伝子断片を含む)	6p21.3に2 Mbにわたってクラスターを形成
神経線維腫症1型	1(機能的遺伝子), 8(プロセシングを受けなかった偽遺伝子)	機能的遺伝子 NF1 は17q11.2に存在。偽遺伝子は他のいくつかの染色体のセントロメア周辺領域に散在
フェリチン重鎖	1(機能的遺伝子), 27(プロセシングを受けた偽遺伝子[a])	機能的遺伝子 FTH1 は11q13に存在。偽遺伝子は複数の染色体領域にわたり散在
U6 snRNA	49(遺伝子), 800(プロセシングを受けた偽遺伝子[a])	多くの染色体に散在

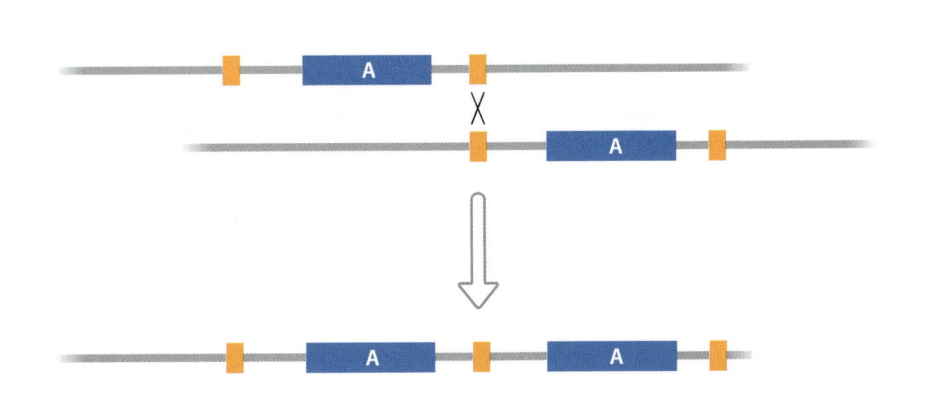

表2.6　ヒトゲノムにおける多遺伝子ファミリーの例　[a]プロセシングを受けた偽遺伝子は、ある遺伝子転写産物のコピーであるため、エキソン配列のみを含んでいる。これとは異なり、プロセシングを受けなかった偽遺伝子は、ゲノム配列のコピーであるため、イントロンや上流のプロモーターに対応する配列も含んでいる。BOX 2.4参照。

してDNA断片を交換できる。これは染色体間での組換えの一種である。

　非コードRNAも逆転写されてcDNAコピーになり、ゲノムのどこかに挿入されることがある(BOX 2.4の図にmRNA由来のcDNAの例を示した)。進化の過程では、特定の種類のRNA遺伝子において、cDNAコピーのゲノムへの挿入が成功した。RNAポリメラーゼⅢによって転写されるRNA遺伝子(tRNA遺伝子や、7SL RNA遺伝子のような他のRNA遺伝子)は、内部プロモーターをもつ。すなわち、タンパク質コード遺伝子のように遺伝子の上流にプロモーターがあるのではなく、プロモーター配列が転写単位内に位置している。したがって、これらの遺伝子のcDNAコピーはプロモーターをもっているので、cDNAがゲノムに挿入されると発現できると考えられる。このような機構で、一部の遺伝子ファミリーのコピー数が大規模に増加した。後ほど説明するが、ヒトゲノムにみられる最も一般的な反復DNA配列であるAlu反復配列は、このようにして生じたとされる。

遺伝子重複と反復コードDNA配列の重要性

進化という長い期間の間に、複雑なゲノム上でDNAの重複が絶えず促されていたと考えられる。これは、全遺伝子に重複が起こり、上で述べたような遺伝子ファミリーが生じていたことを意味する。また、エキソンの縦列重複(遺伝子の縦列重複が生じるのと同じ機構で起こる)も、ヒトのタンパク質コード遺伝子の約10%で起こっていることがわかっている。では、DNA配列が重複する利点とはなんだろうか?

図2.13　遺伝子の縦列重複　遺伝子の重複は、相同染色体の姉妹染色分体あるいは非姉妹染色分体がわずかにずれて並び、誤った対合をすることで起こりうる。この例では、一方の染色分体上の遺伝子Aが、他方の染色分体上の遺伝子Aとの対合の際にずれた結果を示している。その後、X字形で示される位置で両方の染色分体の切断が起こり、染色分体間の断片が交換されることで、遺伝子Aを2コピーもつ染色分体が生じる(上の染色分体の左側の断片が下の染色分体の右側の断片と連結される)。この交換は、非常に類似した非コード反復DNA配列(オレンジ色)の間の対形成によって促進される可能性がある。

BOX 2.4　偽遺伝子

遺伝子重複に共通する1つの結果として，重複で生じたコピーが，多少の配列に違いのある別の遺伝子産物を作るのではなく，さらに配列の変化を続け，機能を失うような変異が徐々に蓄積し，**偽遺伝子**(pseudogene)になることがある。通常，タンパク質をコードする遺伝子の偽遺伝子コピーは，コードDNA配列に対応する配列における翻訳産物を損なうような変異を同定することで検出できる。一方，RNA偽遺伝子を明らかにすることは容易ではない。

GENCODEには，ヒトゲノムに存在する14,000個以上の偽遺伝子が記載されている(表2.5参照)。偽遺伝子はその起源から，プロセシングを受けなかった偽遺伝子とプロセシングを受けた偽遺伝子の2種類に分けることができる。偽遺伝子と呼ばれてはいるが，偽遺伝子の一部は機能的に重要な役割を担っていることが知られており，以下に説明する。

プロセシングを受けなかった偽遺伝子

プロセシングを受けなかった偽遺伝子は，ゲノムDNAのレベルで作り出された遺伝子コピーから生じる。例えば，遺伝子の縦列重複後などである(図2.13参照)。コピーされた遺伝子には最初，その親遺伝子のすべてのエキソンとイントロンに加え，上流のすべてのプロモーターを含む隣接調節配列が存在する。遺伝子を壊すような変異を獲得すると，遺伝子の不活性化(サイレンシング)やその後の分解，時には不安定化が引き起こされる(大部分のDNA配列が失われ，親遺伝子の一部領域のみが残る)こともある。

プロセシングを受けなかった偽遺伝子は，通常，機能的な親遺伝子が存在する染色体領域のごく近傍にみられる(図2.12CのHBBP1の例)。しかし，セントロメアあるいはテロメアの周辺領域の不安定性のため，他の位置に転位することもある。例えば，NF1(神経線維腫症1型)遺伝子は17q11.2に位置しているが，非常に近縁な8個のプロセシングを受けなかったNF1偽遺伝子は，セントロメア周辺領域での染色体間交換の結果として，(1つの例外を除き)他の染色体のセントロメア周辺領域にみられる。

プロセシングを受けた偽遺伝子

プロセシングを受けた偽遺伝子(レトロ偽遺伝子とも呼ばれる)は，親遺伝子のRNAが逆転写され，その結果として生じたcDNAコピーがランダムにゲノムに挿入されることで生じる(図1)。cDNAコピーは，イントロンや，上流のプロモーターなどのエキソンの外側にある調節配列の部分を含んでいない。通常，タンパク質をコードする遺伝子のcDNAコピーがゲノムに挿入されても発現せず，変異を蓄積してレトロ偽遺伝子になると考えられている。しかし，cDNAが既存のプロモーターに隣接した位置に挿入されると発現が起こり，何らかの有益な機能を獲得して**レトロ遺伝子**(retrogene)になることがある(図1参照)。

レトロ偽遺伝子はタンパク質をコードする遺伝子由来のものもあるが(表2.6参照)，RNA遺伝子由来のものが大多数を占める。RNAポリメラーゼIIIにより転写されるRNA遺伝子には，**内部プロモーター**(internal promoter)がある。つまり，転写活性化複合体(次にRNAポリメラーゼを動員する複合体)を引きつけるために必要な配列が，転写単位自体の中に位置している。これは，タンパク質をコードする遺伝子のプロモーターが遺伝子の上流に位置しているのとは異なっている。そのため，このような遺伝子の転写産物がcDNAにコピーされると，そのDNAコピーにはプロモーター配列も含まれているため，コピー数が非常に大きくなる可能性がある。この例として，7SL RNAのcDNAコピーを起源とするヒトのAlu反復配列や，tRNAのcDNAコピーを起源とするマウスのB1およびB2反復配列がある。

機能的な偽遺伝子

比較ゲノム研究から，一部の偽遺伝子配列は純化選択の下で進化したと考えられている(このような偽遺伝子は，機能しないと考えられるDNA配列よりも進化的に保存されている)。多くの偽遺伝子は転写されることがわかっており，いくつかの偽遺伝子の転写産物は重要な調節機能を担っていることを示す証拠がある。例えば，PTEN遺伝子(多数の進行がんにおいて変異がみられる)は10番染色体に位置しているが，9番染色体に位置する非常に類似性の高いプロセシングを受けた偽遺伝子PTENP1に由来するRNA転写産物によって調節を受ける。第6章で述べるように，PTEN mRNAとPTENP1 RNAは，いくつかの調節miRNAへの結合において競合し(同じmiRNA結合部位をもつ)，PTENP1はPTENの細胞内レベルを調節することで，がん抑制因子として機能している(図6.9および6.1節の終わりの部分の内容を合わせて参照)。

遺伝子量

遺伝子が重複すると，単純により多くの遺伝子産物が作り出されるので，有利になることがある。遺伝子量の増加は，細胞内で多量に必要な遺伝子産物をコードする遺伝子では有利に働く。例えば，各リボソームRNAや各ヒストンタンパク質を作り出す

BOX 2.4 （つづき）

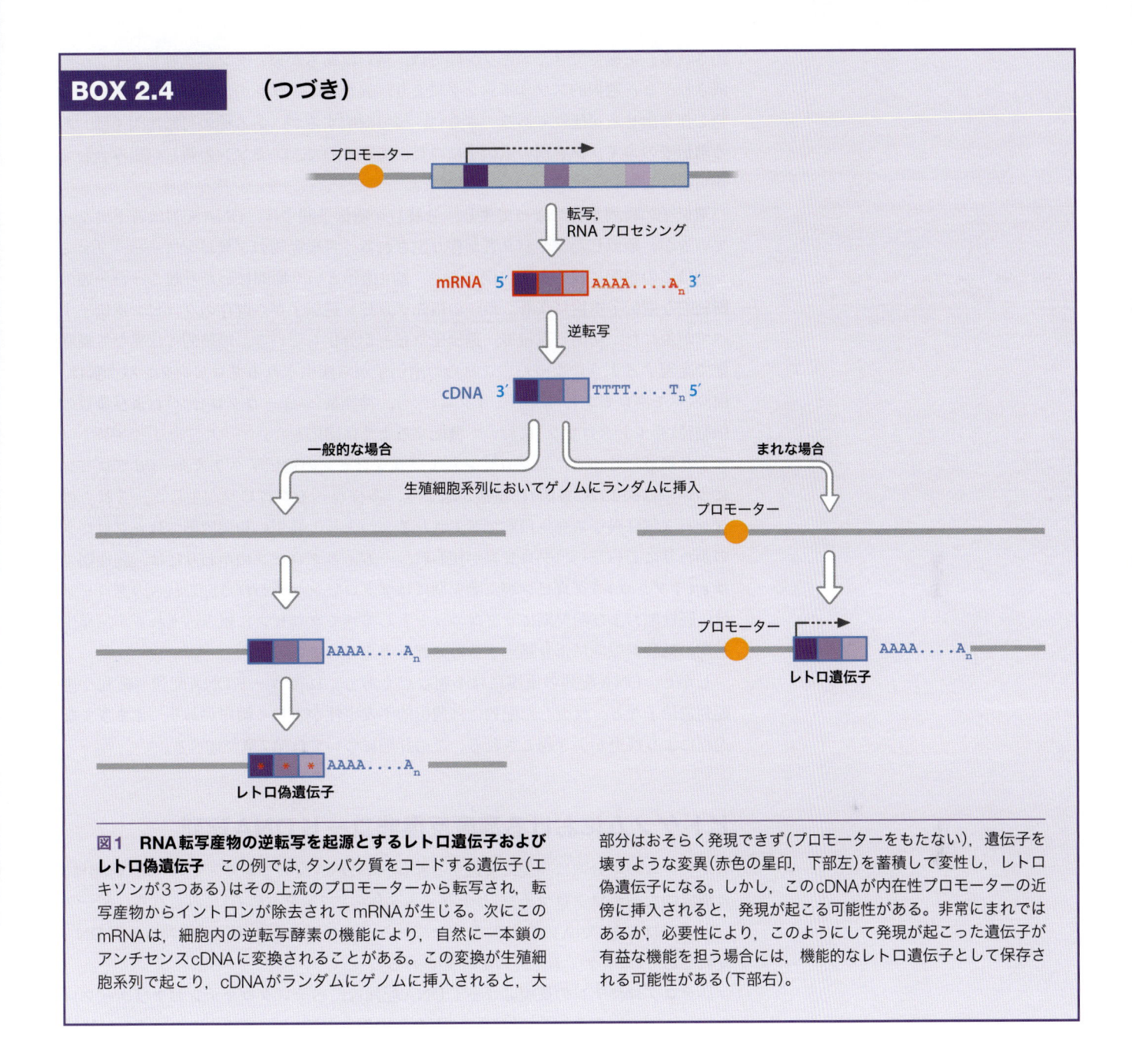

図1　RNA転写産物の逆転写を起源とするレトロ遺伝子およびレトロ偽遺伝子　この例では、タンパク質をコードする遺伝子（エキソンが3つある）はその上流のプロモーターから転写され、転写産物からイントロンが除去されてmRNAが生じる。次にこのmRNAは、細胞内の逆転写酵素の機能により、自然に一本鎖のアンチセンスcDNAに変換されることがある。この変換が生殖細胞系列で起こり、cDNAがランダムにゲノムに挿入されると、大部分はおそらく発現できず（プロモーターをもたない）、遺伝子を壊すような変異（赤色の星印、下部左）を蓄積して変性し、レトロ偽遺伝子になる。しかし、このcDNAが内在性プロモーターの近傍に挿入されると、発現が起こる可能性がある。非常にまれではあるが、必要性により、このようにして発現が起こった遺伝子が有益な機能を担う場合には、機能的なレトロ遺伝子として保存される可能性がある（下部右）。

遺伝子は、数百に及ぶ実質的に同一なコピーをもっている。エキソンの重複は、1つのエキソン（あるいはエキソン群）が繰り返し可能な構造モチーフをコードする場合には有利になる可能性がある。コラーゲンのようなタンパク質は、エキソンの重複により、進化の過程で構造ドメインの大きさを拡大できた。

新しい遺伝学的多様性

遺伝子やエキソンに重複が起こると、まずは同一の配列が2コピーあることになる。重複が起こると、ダーウィンの自然選択による配列変化の制約が、2つの配列のうちの1つにのみ適用されることになる可能性がある。他方の配列は、もともとの機能を維持するための通常の制約を受けない。これにより、何百万年にもわたって2つの配列の間に差異が生じることで、互いに異なるが類似する、遺伝的に多様な配列が生み

出される。重複でできたエキソン間では，違いはあるが似たタンパク質ドメインが形成され，また選択的スプライシングにより，異なるエキソンの組み合わせから転写産物を作り出せる可能性もある。さらに，後で説明するが，ある種の可動性因子は，ある遺伝子のエキソンを別の遺伝子にコピーできるので，エキソンの新しい組み合わせが可能になる(エキソンシャッフリング)。

遺伝子の縦列重複によって生じ，分岐した遺伝子間では，DNA配列は若干異なっているが，類似したタンパク質が作り出される。脊椎動物のグロビンスーパーファミリーはこの説明に役立つよい例である。約8億年という期間にわたり起こった一連の断続的な遺伝子重複により，単一の祖先グロビン遺伝子から既存のグロビン遺伝子すべてが生じた。初期の重複後，遺伝子コピーが分化していき，最終的には異なる細胞種で発現するようになった。これらの遺伝子から産生されるグロビンタンパク質は，血液(ヘモグロビン)，筋肉(ミオグロビン)，神経系(ニューログロビン)および多数の細胞種(サイトグロビン)において機能するように適応した。

より最近になって，αグロビンおよびβグロビンの遺伝子クラスター(βグロビンについては図2.12C参照)に重複が起こり，多様なヘモグロビンが生じた。これらのタンパク質は異なる発生段階で産生される。つまり，発生の初期段階ではαグロビンのかわりにζ(ゼータ)グロビンが使われ，一方，βグロビンのかわりには，胚性期ではε(イプシロン)グロビンが，胎児期にはγグロビンが使われる。これらのグロビンは，胚性期および胎児期にサブユニットとしてヘモグロビンに組み込まれるが，発生初期の低酸素環境により適応するためだと考えられている。

しかし，DNA配列の重複には不利な点もある。反復コードDNA配列や縦列反復配列遺伝子など，反復した配列には遺伝的不安定性が生じる傾向があり，さまざまな過程により疾患が引き起こされる。この詳細については第7章で述べる。

ヒトゲノムにおける高度反復非コードDNA配列

ヒトゲノムの半分強は高度に反復する非コードDNA配列であり，その一部(約14％)は構成的なヘテロクロマチン(ヒトゲノム全体の約7％を占める)にみられる。ユークロマチンはヒトDNAの約93％を占めており，その半分弱が高度反復非コードDNA配列である(ヒトゲノム全体の45％を占める)。

ヘテロクロマチンの反復非コードDNA配列は，ヘテロクロマチンおよびユークロマチンの両方にみられる反復DNA配列(下の例を参照)と，ヘテロクロマチンに特徴的な反復DNA配列が混在している。ヘテロクロマチンに特徴的な反復DNA配列には，縦列高度反復配列から構成されるいくつかのサテライトDNAファミリーが含まれる。サテライトDNAはセントロメアに一般的にみられ，171 bpのα反復配列単位をもつアルホイドDNA(すべてのヒトセントロメアにみられる)，端部動原体型(端部着糸型)染色体や1番，9番およびY染色体のセントロメアにみられる68 bpのβ反復配列単位，そして比較的小さい反復配列単位をもつその他のサテライトDNA，などがある。

ほとんどのヘテロクロマチンDNAのように，セントロメアのヘテロクロマチンDNAは種間ではほとんど保存されていないが，テロメアのヘテロクロマチンは例外である。テロメアはTTAGGG反復配列を基本としている(染色体末端で5〜15 kbの長さに及ぶ)。TTAGGGテロメア反復配列は脊椎動物全体で保存されており，多くの無脊椎動物や植物のテロメア反復配列とも非常に類似している。

ヒトゲノムにおけるトランスポゾン由来の反復配列

異なるクラスの高度反復DNA配列は，縦列反復配列ではなく，ヒトゲノムに散在する。これらは進化の過程で**トランスポゾン**（ゲノムのある位置から別の位置に移動できる可動性遺伝因子）から生じたものである。一般的には遺伝子内にみられ，通常はイントロンにあるが，エキソンに存在することもある。

ヒトゲノム上に現在存在しているトランスポゾン由来の反復配列の大多数は，もはや転位できない。進化の過程で，転位するために重要な配列を喪失していたり，あるいは不活性化変異を起こしていたりするためで，「トランスポゾンの化石」とみなされている。しかし，ごく少数のトランスポゾンは現在も転位できる。転位は，ゲノムに新しいエキソンや新しい調節配列が誕生するため，あるいは，新しいハイブリッド遺伝子を形成するために重要であると考えられている。

ユークロマチンに散在している反復配列の約6％は，カットアンドペースト（切り貼り）機構で転位するDNAトランスポゾンファミリーに由来する。しかし，その大多数は，RNA中間産物を介して転位する**レトロポゾン**（retroposon，レトロトランスポゾンと呼ばれることもある）から生じている。したがって，ヒトゲノムDNAの少なくとも40％が，細胞の逆転写酵素を用いたRNAのコピーによって生じている。レトロポゾンが転写されることで生じるRNAが，逆転写酵素によって変換されてcDNAコピーになり，ゲノムのどこかに挿入されるのである（BOX 2.4の図に示したものと同じ原理）。図2.14や以下で説明するように，ヒトゲノムのレトロポゾン由来の反復配列は主に3種類に分類されている。

- **LINE**（long interspersed nuclear element）。完全長のLINEは6～8 kbの大きさであり，逆転写酵素をコードできるが，多くのLINE反復配列は短縮しており，平均の大きさは1 kb近くである。ヒトゲノムには類似度の高くない3つのLINEファミリーが存在しており，そのなかではLINE-1（L1とも呼ばれる）ファミリーが最も多く存在する。現在，転位できるヒトのLINEは，完全長LINE-1反復配列の一部（約80～100コピー）のみである。
- **SINE**（short interspersed nuclear element）。完全長SINEは，100～300 bpの大きさである。SINEの約70％はAlu反復配列ファミリーに属しており，ヒトゲノムに150万コピー近く存在する。Alu反復配列は霊長類に特異的であり，7SL RNA（シグナル認識粒子の構成要素）のcDNAコピー（内部プロモーター配列がある）から進化したと考えられている。Alu反復配列は（隣接プロモーターにより）転写されることがあるが，タンパク質を作り出すことはできない。しかし，Alu反復配列の一部は転位でき，LINEなどに隣接することで，cDNAコピーを作り出すのに必要な逆転写酵素を作り出す。
- **レトロウイルス様LTR配列**。完全長レトロウイルス様配列（ヒト内在性レトロウイルスあるいはHERVと呼ばれることもある）は，6～11 kbの大きさである。末端に長い反復配列（long terminal repeat：LTR）を有することに加えて，重要なレトロウイルス遺伝子（逆転写酵素をコードする*pol*遺伝子など）に類似した配列を有する可能性があるが，ヒトHERVが活発に転位しているという証拠はほとんどない。

レトロ転位はヒトゲノムに大きく寄与している。ユークロマチンには高度反復DNA配列が非常に多く散在しているが，これによって，新しいエキソンや調節配列の形成，遺伝子間の**エキソンシャッフリング**（exon shuffling）の仲介など，さまざまな方法で遺伝学的な新規性が増したとされるからである（図2.15）。

レトロトランスポゾン 反復配列		完全長	転位が 可能か？	ゲノムに 存在する数	ゲノムに 占める割合
LINE	ORF1―ORF2（5′UTR～3′UTR）	6～8 kb	可	850,000	21%
SINE		100～300 bp	不可	1,500,000	13%
レトロウイルス様配列	LTR-gag-pol-(env)-LTR	6～11 kb	可	450,000	8%
	LTR-(gag)-LTR	1.5～3 kb	不可		
DNAトランスポゾン 反復配列	トランスポザーゼ	2～3 kb	可	300,000	3%
		80～3000 bp	不可		

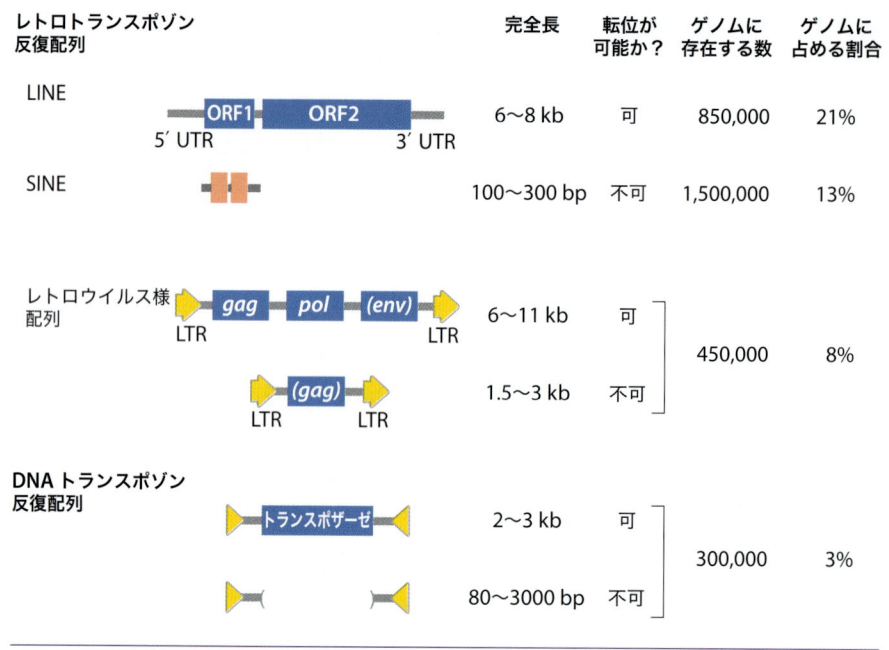

図2.14　ヒトゲノムに存在する，トランスポゾンを基盤とする反復配列　レトロトランスポゾンは可動性因子であり，RNA中間産物を介したコピーアンドペースト型の転位を起こす可能性がある。つまり，RNA転写産物は逆転写酵素によってcDNAに変換され，そのcDNAコピーはゲノムのどこかに挿入されうる。ヒトゲノムには多数のレトロトランスポゾン反復配列が存在し，主に3種類に分類されている。レトロトランスポゾン反復配列のごく一部のみが活発に転位できる（＝トランスポージング。大部分のレトロトランスポゾンは一部を欠く反復配列であるか，完全長ではあるが不活性化変異が蓄積しているため，転位できない）。活発に転位するLINEやレトロウイルス様配列は，自律的であるとされる（逆転写酵素を含むため独自に転位できる）。Alu反復配列などのSINEは非自律的である。つまり，SINEは逆転写酵素を含まないので，転位するためには他の逆転写酵素を利用できなければならない（例えば，隣接するLINE反復配列などから）。DNAトランスポゾンはカットアンドペースト型の転位を用いるが，ヒトゲノムにはほとんど存在せず，ごく少数のみが転位できる（多くはトランスポザーゼをもたないため）。レトロウイルス様配列とDNAトランスポゾンは，末端に反復配列を有する。レトロウイルス様配列が有するLTR（long terminal repeat）は，同方向の繰り返し配列であるのに対し，DNAトランスポゾンが有する終端側の短い反復配列は逆方向の繰り返し配列である。（The International Human Genome Sequencing Consortium [2001] *Nature* 409; 860–921より。Macmillan Publishers Ltd.の許諾を得て掲載）

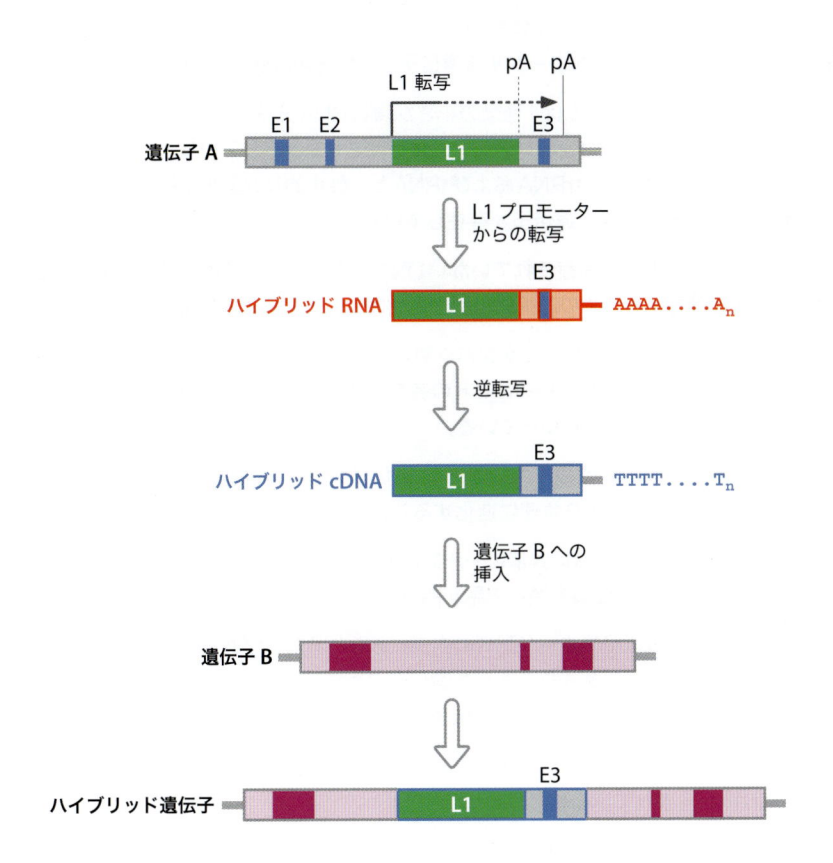

図 2.15 レトロトランスポゾンはエキソンシャッフリングを仲介できる ここで示すように，エキソンシャッフリングは，LINE1(L1)ファミリーに属する因子の活発な転位など，レトロトランスポゾンによって起こりうる。完全長L1反復配列にはプロモーターがあるので転写が起こるが，ポリ(A)シグナル(遺伝子Aの破線の上にあるpA)が弱く，そのため転写がポリ(A)シグナルを通過して継続し，その下流に存在する別のポリ(A)シグナルに到達するまで続くことがある(例では，遺伝子Aのエキソン3(E3)の後ろ)。こうして生じたRNAコピーは，L1配列だけでなく，その下流のエキソン(今回はE3)も含む転写産物である。次に，L1の逆転写酵素装置は伸長したポリ(A)配列に作用できるので，L1とE3の両方の配列を含むハイブリッドcDNAコピーが作られる。これが染色体の新しい位置に転位すると，異なる遺伝子(遺伝子B)にエキソン3の挿入が引き起こされる。

本章のまとめ

- 遺伝子は転写されてRNAを作り出す。タンパク質をコードする遺伝子はmRNAを作り出し，mRNAの解読によりポリペプチドが作り出される。RNA遺伝子は機能的な非コードRNAを作り出す。

- mRNAは中央部にコード配列があり，その両側に調節配列を含む非コード非翻訳領域がある。

- 真核生物では，mRNAのコード配列に対応するDNA配列はエキソンに分割されており，イントロンと呼ばれる非コード介在配列がエキソンの間に存在する。

- RNA一次転写産物(エキソンとイントロンの両方のRNAコピー)は，エキソンとイントロンの境界部で切断される。転写されたイントロン配列は削除され，転写されたエキソン配列が互いにつなぎ合わされる。

- 5′キャップ配列や3′ポリ(A)配列などの特殊化した末端配列は，mRNAの末端を保護しており，細胞質への移行とリボソームへの結合に役立つ。

- mRNAのコード配列は，各アミノ酸を指定する3つ組のヌクレオチド(コドン)を用いて翻訳され，そのアミノ酸どうしが連結されてポリペプチドになる。

- イントロンは非コードDNAにもみられ，RNA遺伝子の一部や，mRNAの非翻訳領域になるDNA配列の多くにも存在する。

- 非コードRNAは細胞の多くの機能を担っているが，その多くが遺伝子調節因子である。調節RNAには，普遍的に存在して一般的な機能を担うものと，ある遺伝子のみを調節したり，ある細胞種にのみ発現するものがある。

- ヒトの核ゲノムは24種類の非常に長い直線状のDNA分子から構成されている。つまり，ヒト染色体は24種類ある(1～22番の染色体，X染色体，Y染色体)。ヒトの染色体には，

約21,000個のタンパク質をコードする遺伝子と，数千個のRNA遺伝子がある。

- ヒトのミトコンドリアゲノムは1種類の小さな環状DNA分子であり，1細胞あたり多数のコピーが存在する。ミトコンドリアゲノムには，ミトコンドリアのリボソームでのタンパク質合成に必要なすべてのrRNAおよびtRNAと，酸化的リン酸化に関与する少数のタンパク質をコードする，37の遺伝子が存在している。

- ゲノムの大部分はあまり保存されていないDNA配列であり，ゲノム配列のおよそ10%のみが，機能を維持するための選択的な制約を受けていると考えられる。

- 核ゲノムの1.2%強が解読されてタンパク質になる。タンパク質をコードする配列は，進化の過程で高度に保存されている。ヒトの各タンパク質に類似したタンパク質が，他の多くの生物に存在することがわかっている。

- 機能的制約を受けるその他の配列にはRNA遺伝子や調節配列があるが，これらはタンパク質をコードする遺伝子より急速に進化することが多い。

- 反復DNA配列はヒトゲノムに非常に一般的にみられる。反復DNA配列には，縦列反復配列(多くの場合，反復単位の先頭と末尾が隣接した反復配列)と散在型の反復配列がある。

- 縦列反復配列は，遺伝子やコード配列の内部にみられることがある。遺伝子全体が何回か重複することで，クラスターを形成した遺伝子ファミリーが生じる。遺伝子ファミリーのなかには，複数の染色体に散在する遺伝子コピーからなるものもある。

- 遺伝子ファミリーには，機能的な遺伝子に加えて，異常のある遺伝子コピー(偽遺伝子や遺伝子断片)が含まれている。

- 散在する遺伝子コピーは，進化の過程で，RNA転写産物を逆転写酵素がコピーして相補的DNAを作り出し，それをランダムに染色体に挿入することで生じることが多い(レトロ転位)。

- エキソンの外側のDNA配列は，Alu反復配列などの散在する高度反復配列を含む，反復配列から主に構成されている。これらはレトロ転位により生じた(RNA転写産物から作り出されたDNAコピーがゲノムに挿入される)。反復配列のうち現在も転位できるものはごくわずかである。

- セントロメアとテロメアのDNAは，短いDNA配列が非常に多く縦列反復した配列で主に構成されている。

- 遺伝子やエキソンの重複はゲノムの進化を強力に推進する。新しい遺伝子やエキソンは，縦列重複によって生じることがある。また，新しいエキソンや調節配列はレトロ転位によっても形成されうる。

問 題

問題を解く鍵や選択問題が掲載されているwww.garlandscience.com/ggm-studentsを参照すること。

1. ヒトのタンパク質をコードする遺伝子の開始部分を含む配列を，図Q2-1に示す。大文字で示した配列はエキソン1であり，太字で示したATGは解読されてmRNAの開始コドンになる。mRNA配列に転写される最初のヌクレオチドは何番目のヌクレオチドに当たるか？

```
  1  gtcagggcag agccatctat tgcctACATT TGCTTCTGAC ACAACTGTGT TCACTAGCAA
 61  CCTCAAACAG ACACCATGGT GCACCTGACT CCTGAGGAGA AGTCTGCCGT TACTGCCCTG
121  TGGGGCAAGG TGAACGTGGA TGAAGTTGGT GGTGAGGCCC TGGGCAGgtt ggt
```

図 Q2-1

2. 図 Q2-2 に示す配列は，ある遺伝子の中央部のエキソンである。太字の大文字で示したエキソンの塩基配列にイントロン配列が隣接している。そのイントロン配列の保存された2塩基を下線で示す。このエキソン配列を順方向の3つすべてのリーディングフレームで翻訳せよ。このエキソンはコードDNAとなりそうだろうか？

<u>ag</u>AACCAGAGCCACTAGGCAGTCTTCGGACTACCGAGAGAGCCCCGTTTAAGTGCTGGATCGA<u>gt</u>

図 Q2-2

3. ポリペプチドは，ペプチド結合によって共有結合したアミノ酸によって構成されている。$NH_2\text{-}CH(R^1)\text{-}COOH$ と $NH_2\text{-}CH(R^2)\text{-}COOH$ の2つのアミノ酸の間の縮合反応によってペプチド結合が形成される様子を，化学反応を示すことで説明せよ（最初の2つのアミノ酸に由来する化学基を異なる色を用いて示し続けること）。

4. mRNAに存在する2種類のホスホジエステル結合と，それぞれの役割について説明せよ。

5. 天然型の化学架橋はタンパク質の構造に重要であることが多い。架橋の構造について述べ，それがなぜ重要であるのかを説明せよ。

6. ヒト細胞の核とミトコンドリアのDNAは多くの特性が非常に異なっている。その例を4つ挙げよ。

7. 遺伝子ファミリーは，進化の過程でDNA配列のコピー機構によって生じた。この機構の例を3つ挙げよ。

8. 偽遺伝子とは何か？　偽遺伝子が生じる仕組みを説明し，偽遺伝子の一部が機能的に重要となりうる理由を説明せよ。

参考文献

ヒトゲノムの構成，遺伝子の進化，およびヒトゲノムプロジェクトなど，本章の内容についてより詳しく知りたい場合は以下を参照のこと。

Strachan T & Read AP (2010) Human Molecular Genetics, 4th ed. Garland Science. （邦訳：村松正實，木南凌監修『ヒトの分子遺伝学』第4版　メディカル・サイエンス・インターナショナル，2011）

タンパク質をコードする遺伝子とタンパク質の構造

Agris PF et al. (2007) tRNA's wobble decoding of the genome: 40 years of modification. *J Mol Biol* 366:1–13; PMID 17187822.

Preiss T & Hentze MW (2003) Starting the protein synthesis machine: eukaryotic translation initiation. *BioEssays* 25:1201–1211; PMID 14635255.

Whitford D (2005) Protein Structure and Function. John Wiley & Sons.

RNA遺伝子と調節RNA

Amaral PP et al. (2008) The eukaryotic genome as an RNA machine. *Science* 319: 1787–1789; PMID 18369136.

Memczak S et al. (2013) Circular RNAs are a large class of animal RNAs with regulatory potency. *Nature* 495:333–338; PMID 23446348.

Poliseno L et al. (2010) A coding-independent function of gene and pseudogene mRNAs regulates tumour biology. *Nature* 465:1033–1038; PMID 20577206.

Siomi MC et al. (2011) PIWI-interacting small RNAs: the vanguard of genome defense. *Nat Rev Mol Cell Biol* 12:246–258; PMID 21427766.

ヒトゲノム：解析とインターネットリソース

Djebali S et al. (2012) Landscape of transcription in human cells. *Nature* 489:101–108; PMID 22955620.

ENCODE explorer（ENCODEプロジェクトとその関連文献の要約が得られる）は*Nature ENCODE*（http://www.nature.com/ENCODE）より入手可能。

ENCODE Project Consortium (2012) An integrated encyclopedia of DNA elements in the human genome. *Nature* 489:57–74; PMID 22955616.

GENCODEプロジェクトの統計データ（とヒト遺伝子と転写産物の数についての有用なデータ）はhttp://www.gencodegenes.org/stats.htmlより入手可能。

Genome browsers—BOX 2.3参照。

User's Guide to the Human Genome *Nat Genet* 35 supplement no. 1, September 2003. Available at http://www.nature.com/ng/journal/v35/n1s/index.html.

ヒトゲノム：構成と進化

Bailey JA et al. (2002) Recent segmental duplications in the human genome. *Science* 297:1003–1007; PMID 12169732.

Conrad B & Antonorakis SE (2007) Gene duplication: a drive for phenotypic diversity and cause of human disease. *Annu Rev Genomics Hum Genet* 8:17–35; PMID 17386002.

Konkel MK & Batzer MA (2010) A mobile threat to genome stability: the impact of non-LTR retrotransposons upon the human genome. *Semin Cancer Biol* 20:211–221; PMID 20307669.

Long M et al. (2013) New gene evolution: little did we know. *Annu Rev Genet* 47: 307–333; PMID 24050177.

Mills RE et al. (2007) Which transposable elements are active in the human genome? *Trends Genet* 23:183–191; PMID 17331616.

Muotri AR et al. (2007) The necessary junk: new functions for transposable elements. *Hum Molec Genet* 16:R159–R167; PMID 17911158.

Pink RC et al. (2011) Pseudogenes: pseudo-functional or key regulators in health and disease. *RNA* 17:792–798; PMID 21398401.

Ponting CP & Hardison RC (2011) What fraction of the human genome is functional? *Genome Res* 21:1769–1776; PMID 21875934.

Vinckenbosch N et al. (2006) Evolutionary fate of retroposed gene copies in the human genome. *Proc Natl Acad Sci USA* 103:3220–3225; PMID 16492757.

基本となるDNAの操作技術とその原理

CHAPTER 3

3.1 DNAクローニングとPCR

3.2 核酸ハイブリダイゼーションの原理

3.3 DNA塩基配列決定法の原理

病気の遺伝学的要因を突き止めるには，DNAや染色体を解析する必要がある．ヒトの遺伝物質の大部分は非常に長いDNA分子であり，ヒトゲノム中に含まれる30億以上ものヌクレオチドのなかのたった1個が変化しただけで，病気になることがある．遺伝子を単離し，操作するための巧妙な技術が開発され，遺伝子がどのように働き，病気の治療にどのように用いることができるか，ということに関する研究が可能となった．また，こうした技術により，変異を解析する方法が生まれ，分子レベルで病気の発症機構を研究することができるようになった．こうしたアプローチがどのようになされているかは，後の章で概説する．本章では，DNAを単離し，解析するための基本技術を述べるにとどめる．

ヒトのエキソン1つ，または遺伝子1つについて解析したい，あるいは操作したいと考えたとしよう．ヒトの細胞からDNAを単離することは容易である．しかし，コード領域のエキソンの長さは平均して約150塩基対で，これはDNAのほんの一部であり，全ゲノムの2千万分の1でしかない．遺伝子全長でさえ，多くのものは全ゲノムのうちのごくわずかな部分でしかない．

この困難を克服するため，まったく異なる2つの方法が用いられている．1つの方法は，対象となるDNAの小断片だけを**選択的に増やし**，1つのDNA配列だけのコピーを多数作製し，取り扱いや解析に十分な量のDNAを得ることである．もう1つの方法は，対象となる短い配列を**特異的に認識し**，これを追跡したり，研究できるようにすることである．

DNA配列の短い領域を特異的に増幅するためには，次の2つの方法を用いるが，両者ともDNAポリメラーゼを用いて増幅したい配列だけを増幅する．1つは細胞内で行う方法で（DNAクローニング），もう1つはポリメラーゼ連鎖反応（polymerase chain reaction：PCR）を用いて試験管内で行う方法である．DNA配列を特異的に認識するためには，3.2節で述べる核酸ハイブリダイゼーションの原理を用いる．

遺伝子やDNA配列上の変化を調べる究極の方法は，DNAサンプルの塩基配列を決定することである．DNA配列を決定することは，以前は高額な費用と長い時間を必要とし，適用できる範囲が限られていたが，これは近年の急速な技術発展により様変わりした．3.3節でDNA塩基配列決定法の原理について解説するが，最先端のDNA塩基配列決定技術については第11章で述べる．ここでは，本章で述べる原理が，後の各章で扱う医療へのさまざまな応用において実際にどのように活かされているかを概説する．

3.1 DNAクローニングとPCR

DNAクローニング：組換えDNAで細胞を形質転換することにより，DNAを分画し単離する技術

細胞を用いたDNAクローニングは，DNA配列を単離する方法の1つである。1種類のDNA配列(多数の同一コピー)が多量に得られ，その配列について研究することができるし，さまざまな用途に用いることができる。通常，DNAクローニングには細菌細胞が用いられるが，酵母細胞が用いられる場合もある。この工程は，まずはじめに，クローニングしたいDNA分子を細胞内に導入するための処理である**形質転換**(transformation)と呼ばれる操作から始まる。どの方法を用いる場合にも，クローニングするDNAは，**ベクター**(vector)DNA配列に共有結合で連結する(ライゲーション)ことにより，宿主細胞内で複製できるようにしてある。これについては以下に詳しく述べる。

DNA断片をベクター分子に連結すると，人工的な**組換えDNA**(recombinant DNA)が生じる。組換えDNAは，直鎖状(酵母における人工染色体のクローニングの場合)，または環状(細菌におけるDNAのクローニングの場合)である(細菌を用いてDNAをクローニングする場合には，小さな環状DNA分子を用いれば，より簡単に形質転換が可能である)。組換えDNAが組み込まれて形質転換に成功した細胞を同定できるように，選択系あるいはスクリーニング系を用いるのが普通である。

形質転換の工程は選択的である。つまり，外来DNAが細胞内に組み込まれるとき，普通はたった**1分子**のDNA分子が細胞に取り込まれる。例えば，何種類かの外来DNA断片の混合物を細胞集団と混ぜて形質転換すると，それぞれのDNA断片は異なる細胞にランダムに取り込まれる。すなわち，細胞集団は，さまざまなDNA断片混合物を効率よく分画することができる「分画装置」として機能する(図3.1)。

増　幅

細菌のクローニング系は，クローニングされたDNAを大量に得たいときに用いることができる。すなわち，図3.1の右の部分に示したように，挿入DNAを非常に多くのコピー数に増幅できる。これは，次の2つの理由により可能となっている。第一に，クローニングされたDNAを含む細菌1個体が急速に分裂し，最終的に膨大な数のまったく同一の細菌細胞クローン集団ができるからである(それぞれの細菌がまったく同じ外来DNA配列を含んでいる)。第二に，後述するが，ある種のベクター分子は細菌細胞内で複製され，非常に多くのコピー数にまで達することが可能である。したがって，そのベクター分子に外来DNA配列が共有結合で連結されている場合，その外来DNAも同様に細胞内で多コピーへと増幅されることになる(図3.2B)。この場合のいくつかの事例については，後に詳しく解説する。

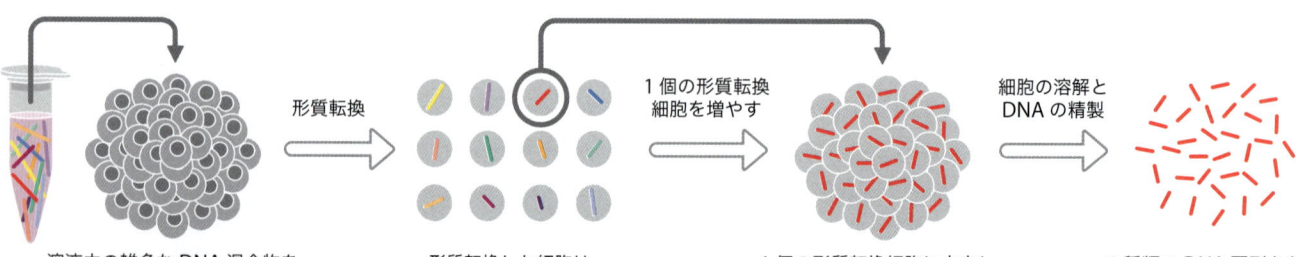

図3.1　DNA断片の混合物を分ける手段としての形質転換　形質転換は選択的であるところが重要である。すなわち，1個の細胞が形質転換されるとき，細胞は周囲から1分子のDNAを取り込むので，細胞ごとに取り込まれる断片が異なる(話を簡単にするために，この図ではクローニングされるDNA配列のみを示してあるが，実際にはDNA断片はベクター分子に組み込まれており，多くの場合，環状の組換えDNAとして存在している)。1個の形質転換細胞が分裂して細胞のクローンが生じ，それがさらに分裂して，同一の外来DNA配列をもつ多数の細胞となる。外来DNAは，細胞を破壊すれば単離することができる。

溶液中の雑多なDNA混合物を適切な細胞集団に加える → 形質転換 → 形質転換した細胞は，各々1個の外来DNA配列を含む → 1個の形質転換細胞を増やす → 1個の形質転換細胞に由来し，同一の外来DNA配列をもった非常に多くの**細胞クローン** → 細胞の溶解とDNAの精製 → 1種類のDNA配列をもつ多数の同一コピー(**DNAクローン**)

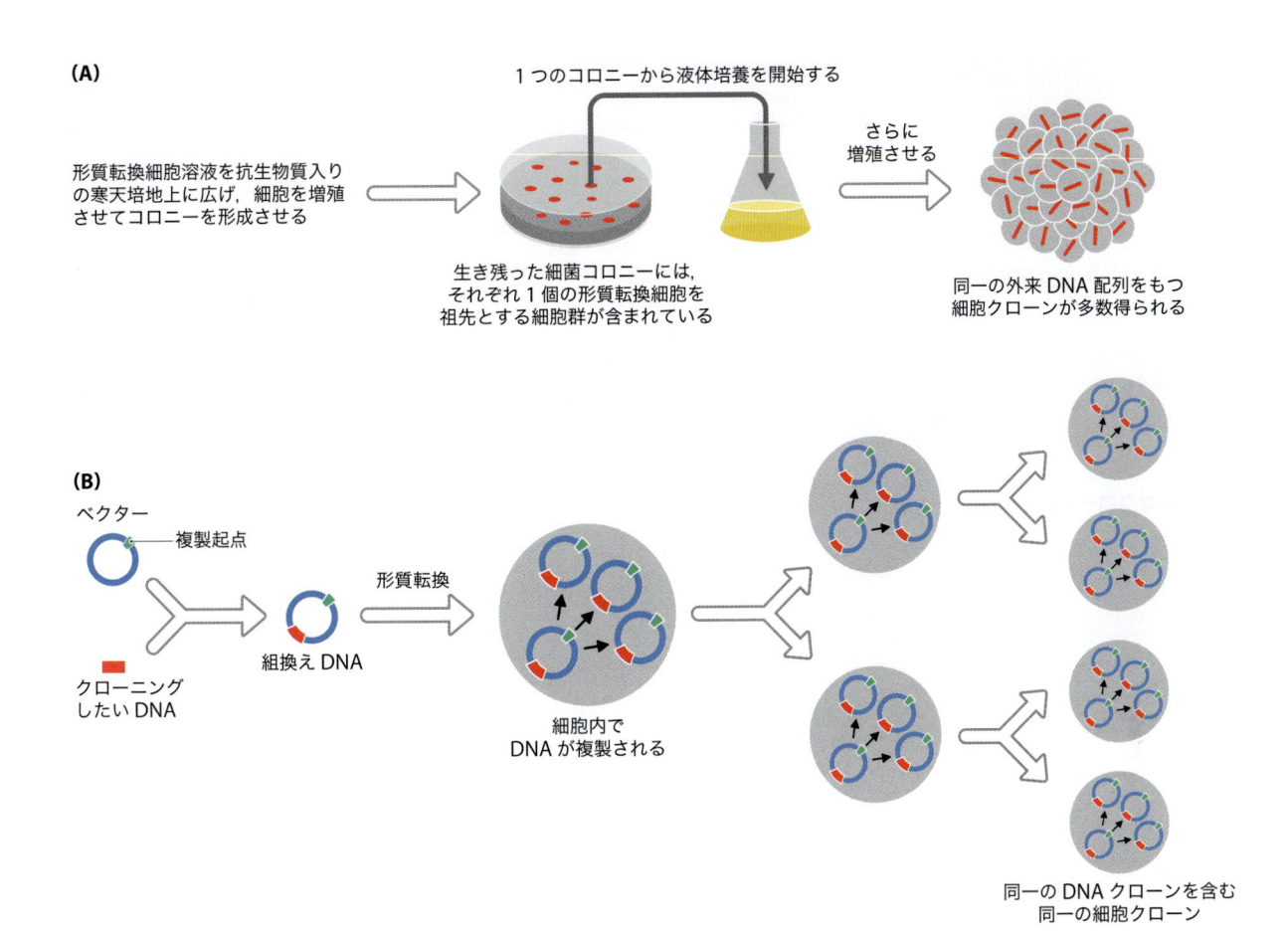

図3.2　細菌細胞を用いたDNAクローニング：DNAコピー数の増幅と各形質転換細胞由来のクローンの分離　(A)組換えDNAによって形質転換された細胞の数が増えると，組換えDNAのコピー数もそれに比例して爆発的に増える。形質転換した細胞を抗生物質入り寒天培地のプレートに広げてまいた後，固形培地中で生育させる。個々の細胞はプレート上の別の場所で物理的に離れて生育し，生き残った細胞はその場で何回か細胞分裂し，独立した目に見えるコロニーを形成する。個々のコロニーを採取し，液体培養で増殖させ，第2回目の増幅を行う。わかりやすくするために，クローン化DNA断片はベクター分子を除いて示してある。(B)ベクターにはそれ独自の複製起点があり，細菌細胞内で，細菌の染色体とは**独立**して複製できる。また，細菌の染色体よりもずっと頻繁に複製する場合もある。話を簡単にするために，この図では組換えDNAの増幅を非常に控えめに3倍に記してあるが，細菌細胞内で100コピーあるいはそれ以上に増えるプラスミドもあり，その場合，DNAクローンのコピー数は爆発的に増えることになる。

ベクター分子

ヒトDNAの断片は，細菌細胞や酵母の細胞内に入れても，ふつう単独では複製できない。細胞内で複製できるのは，DNA分子上にその細胞で機能する「複製起点」が存在する場合である。複製起点とは，ある種類の細胞の中でDNA複製を開始できるDNA配列のことである（このような分子は**レプリコン**と呼ばれている）。宿主細胞内で自然に増えるというDNA分子上の複製起点の利点を有効に利用すれば，問題は容易に解決する。

　細菌の中でクローニングを行うためには，細菌の染色体とは独立に複製する染色体外レプリコンを通常は用いる。**プラスミド**(plasmid，プラスミドは小さな環状の二本鎖DNAで，コピー数が非常に多くなるまで複製し続けるものもある)とバクテリオファージ(細菌に感染するウイルス)が，その代表的なものである(よく用いられるクローニングベクターの例については**表3.1**を参照)。非常に長いDNA断片を酵母でクローニングすることなどを目的とする場合は，染色体上に存在する複製起点の利点を活かした方法を用いる。

ベクター	宿主細胞	クローニングできるDNAの最大長	注釈
プラスミド	大腸菌	5〜10 kb	宿主の染色体とは独立に複製し，コピー数が非常に多くなる。そのため，短いDNA断片のクローニングなど幅広い用途に使われている
細菌人工染色体(BAC)	大腸菌	およそ200 kb	人工的に加工したプラスミドベクターで，コピー数が少ない。そのため，長いDNA断片も安定に増やすことができる
酵母人工染色体(YAC)	出芽酵母(*Saccharomyces cerevisiae*)	1 Mb以上	組換え体は効率よく小さくした線状染色体で，そのほとんどがヒトやその他の外来DNAからなっている

表3.1　さまざまなクローニングベクター

　クローニングベクターとして便利に使えるようにするには，元のプラスミド，バクテリオファージ，およびその他のレプリコンを遺伝学的に改変する必要がある。改変する理由の1つは，（後で述べるように）外来DNAをレプリコンに効率よく連結できるようにするためで，もう1つは，形質転換された細胞が簡単に見分けられるようにするためである。例えば，細菌でクローニングを行う場合，ベクターを遺伝的に加工し，ある抗生物質（宿主細菌は，その抗生物質存在下では生きられない）に対する耐性を付与する遺伝子を含むようにする。形質転換後，細胞をその抗生物質を含む寒天培地上で生育させると，形質転換しなかった細胞は死ぬが，形質転換した細胞は生き残る。目的とするDNAが組み込まれていない元のベクターDNAだけによって形質転換されている細胞も存在するので，スクリーニング系は組換えを起こしたDNAを含む細胞を同定することができるように工夫されている場合が多い。

物理的な方法によるクローンの分離

　異なるDNA断片を取り込んだ細胞は，どのようにしたら互いに分離することができるのだろうか。これは，コロニーが，物理的に距離が離れて形成されるかどうかにかかっている。細菌細胞を形質転換した後，例えば細胞溶液の一部をペトリ皿上の抗生物質入りの培地にまく（プレーティング）。形質転換に成功した細胞は，この培地上で生育し，増殖する。まき方が適切であれば，うまく分かれた細胞のコロニーが形成される（図3.2A参照）。各コロニーは1個の形質転換細胞に由来する，すなわち同一の祖先に由来する細胞（細胞クローン）で形成されているので，それぞれの細胞クローンは同一の外来DNA分子を含んでいる。

　十分に離れて形成された各々の細胞コロニーは，つづいて物理的に採取する（ピックする）ことができ，同じ外来DNA分子を含む同一の細胞の大量培養を始めることができる。こうして，対象となるDNA配列が非常に大量に増える（図3.2A）。その後，クローニングした外来DNAを細菌細胞から単離することができる。

組換えDNAの作製

　組換えDNAを作製するためには，目的とするDNA配列をDNAリガーゼによってベクターDNA分子に共有結合で連結し（ライゲーション），**組換えDNA**（recombinant DNA）を作る必要がある（次に組換えDNAは適切な宿主細胞に導入される。宿主細胞には，通常，細菌細胞か酵母細胞がよく用いられる）。これらの操作をする前に，目的とするDNAとベクターDNAとを調製する必要がある。これは効率よく連結を行うためであり，組換えDNAが最適な大きさになることを確認するためでもある。

細菌細胞中でDNAをクローニングするためには，比較的短いDNA断片を使う必要がある．複雑な生物由来の細胞からDNAを単離する場合，非常に長い核内DNA分子を物理的な切断力で断片化して，さまざまな種類の末端をもつ，まだクローニングするには長すぎる非常に不均一な断片の集合を得る．長い断片は，それよりも扱いやすい短い断片にする必要がある．短くて末端配列がより均一な形をしていると，ライゲーション効率が上がるからである．

組換えDNA技術は，1970年代に初めて開発された．決定的な突破口が開かれたのは，制限酵素がDNAを**特定の箇所**で切断する能力をもっていることがわかったからである．その結果，DNAを，よく整えられた小さな断片にすることができるようになった．つまり，同じ末端配列をもつ断片なので，同じように切断したベクター分子に，DNAリガーゼを用いて容易に連結できるようになったのである(**BOX 3.1**)．BOX 3.1に示すように，組換えDNAは通常環状であるが，非常に長いDNA断片を酵母細胞でクローニングする場合があり，この場合の組換えDNAは線状のDNA分子で，酵母人工染色体(yeast artificial chromosome：YAC)と呼ばれる．

DNAライブラリとDNAクローニングの使用例と限界

DNAクローニング技術が確立されると，すぐにこの技術は**DNAライブラリ**(DNA library)を作成することに用いられた．DNAライブラリとは，複雑な出発材料中に含まれるすべてのDNA配列に相当するDNAクローンの集合である．

例えば，白血球からDNAを単離すると，複雑なゲノムDNAが得られるが，これを多数の断片に切断し，ベクターDNA分子に連結することができる．こうして得られたさまざまな組換えDNA分子の混合液を細菌に形質転換すると，ゲノムDNAライブラリという非常に多数かつ多様なクローンの集合体を得ることができる．質のよいゲノムDNAライブラリを作ることができると，非常にたくさんの異なるDNAクローンを含んでいるので，ゲノム中に存在するすべてのDNA配列を各クローン上に含んだライブラリとなっている確率が高い．

もう1つの手法は，遺伝子に特化したDNAライブラリを作ることである．最近まで，ヒトの遺伝子の大部分はタンパク質を作っているので，ゲノムの全貌を明らかにするにはmRNAから出発するべきだと考えられてきた．しかし，RNAはクローニングできない．そこで，特殊なDNAポリメラーゼである逆転写酵素を用い，DNAにコピーする必要があった．逆転写酵素は，一本鎖RNAを鋳型としてコピーし，**相補的DNA**(complementary DNA：cDNA)を作る．cDNA鎖ができたら，もともとのRNAをリボヌクレアーゼ処理により壊し，コピーされたDNA鎖をもとに相補的なDNAをコピーして，二本鎖のcDNAを作る．

この，細胞由来の二本鎖cDNAを用いて，cDNAライブラリを作成する．細胞の種類によって異なる遺伝子が発現しているので，cDNAライブラリに含まれるDNAクローンの種類は，cDNAが白血球由来か脳細胞由来かなどの違いによって異なる．cDNAクローンを，これに相当するゲノムDNAクローンと比較することによって，エキソン-イントロン構造を決定することができる．

DNAクローニング技術は，遺伝学に革命をもたらした．生物のゲノム中に存在するすべてのDNA配列に相当するDNAクローンのセットを得る方法が生まれ，さまざまな生物のゲノムDNAのすべての配列を明らかにするゲノムプロジェクトが実現可能になった．ゲノム配列が明らかになってしまえば，遺伝子の構造を決定することができ，遺伝子発現を解析し，各遺伝子がどのように機能しているかを決定するため

BOX 3.1　制限酵素：細菌の守護神から遺伝学の道具へ

制限酵素の自然界での役割：宿主細胞の防御

制限酵素（制限エンドヌクレアーゼ，または制限ヌクレアーゼ）は細菌の酵素の1つで，二本鎖DNA分子上の短い配列を特異的に認識し，二本鎖を切断する。切断部位は，認識配列の内部あるいは近傍にある。

　制限酵素は，バクテリオファージ（細菌を殺すウイルス）などの病原体から細菌を守るために存在する。制限酵素は，侵入病原体のDNAを特異的に細かく切断することにより，病原体を無力化することができる。自身のゲノムを切断しないようにするために，宿主である細菌細胞は，自分自身のDNAをメチル化するDNAメチルトランスフェラーゼを産生し，制限酵素による切断から細菌自身を守っている。

　例えば大腸菌（*Escherichia coli*）RY13株が産生する制限酵素*Eco*RIは，GAATTCという配列を特異的に認識し，この認識部位（**制限部位**(restriction site)と呼ばれる）内部のDNA二本鎖を切断する。この大腸菌RY13株は，もともと*Eco*RIメチルトランスフェラーゼを産生しており，自身のゲノムを修飾している。すなわち，*Eco*RIメチルトランスフェラーゼは，同じGAATTCという配列を認識し，DNAの両方の鎖の中央のアデノシンをメチル化する。制限酵素*Eco*RIは，細菌ゲノム中で既にメチル化されているGAATTC配列は切断できないが，侵入してきた病原体DNAのGAATTC配列はメチル化されていないため，切断する。

分子遺伝学のツールとしての制限酵素

さまざまな種類の制限酵素があるが，DNAを操作し，解析するために広く使われているのは，II型制限酵素である。II型制限酵素は短い配列を認識するが，この配列は通常，回文配列（パリンドローム）である。回文配列とは，GAATTC配列のように5′→3′配列が両方の鎖で同じとなる配列である。そして，この酵素は，認識配列の内部または認識配列に非常に近い箇所でDNAを切断する。2本の鎖上の非対称な位置で切断が起こる場合が多く，その場合は5′末端が突出している断片（図1）もしくは3′末端が突出している断片が生じる。

　適切な条件を選べば，制限酵素を用いて複雑なゲノムDNAを切断し，何千あるいは何百万もの断片を生じさせることができる。これらの断片は，同じ酵素で切断したベクター分子にDNAリガーゼを用いて連結（**ライゲーション**）でき，組換えDNA分子を作製することができる（図2）。細菌細胞を用いてDNAをクローニングする際には，ベクター分子として環状プラスミドを用いるが，この環状プラスミドは特定の制限酵素の認識部位を1つしか含まないように設計してある。組換えDNA分子は，適切な細菌細胞に導入し，増幅することが可能である。

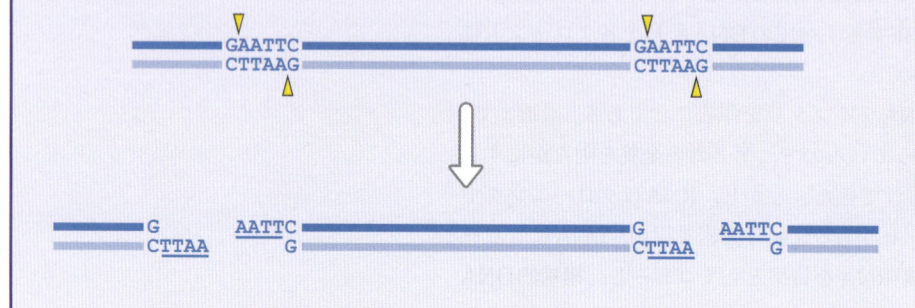

図1　制限酵素*Eco*RIによる二本鎖DNAの非対称な切断　下線を引いたAATT配列が，突出した5′末端の例であることに注意。

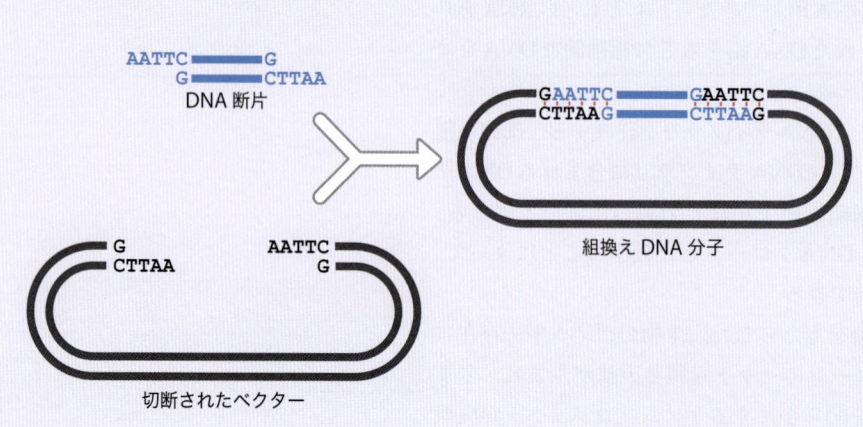

図2　組換えDNAの作製　この例では，ベクター上に1カ所しか存在しない*Eco*RI部位で切断が起き，その際に5′末端に突出したAATT配列ができる。クローニングするDNA断片にも5′末端に同じAATT突出部位が存在するが，これは*Eco*RIで切断してあるからである。AATT突出部位は，**付着末端**の例である。付着末端は，同じ突出部位をもつ別の断片と水素結合を形成することによって，分子間相互作用を促進する（図中の組換えDNA分子に，水素結合を縦の赤線で示した）。

の包括的研究の道筋ができる。

　欠点もある。細胞内のDNAをクローニングすることは，多大な労力を要し，時間もかかる。また，複数の異なるDNAサンプル中のDNA配列を，同時並行で素早く増幅することにも適していない。これには新しい技術が必要で，次節で述べる。

ポリメラーゼ連鎖反応（PCR）の基本

試験管内でDNAを増幅する方法であるPCR法は，1980年代の中ごろに初めて開発され，遺伝学に革命をもたらした。PCRを用いることによって，複数のDNAサンプル由来のDNA配列を，非常に速く，かつ容易に同時に増幅することができる。βサラセミア患者100人の血液中のDNAサンプルから，βグロビン遺伝子の各エキソンを増幅したい場合でも，現在では1人でごく短時間に実行可能である。

　PCRでは熱に安定なDNAポリメラーゼを用いて，（入手が容易な血液細胞や皮膚細胞から単離したゲノムDNAのような）複雑なDNAを出発材料として，そのなかで目的とする，あらかじめ決めた調べたいDNA領域のコピーを合成する。新しいDNA鎖の合成を開始するには，DNAポリメラーゼには一本鎖のオリゴヌクレオチド**プライマー**（primer）が必要である。プライマーは，出発材料となるDNA配列内のある配列に**特異的**に結合するよう，相補的な配列になるように設計する。

　複雑なゲノム配列のなかで，たった1カ所の狙った場所にプライマーが特異的に結合するようにするためには，オリゴヌクレオチドはおよそ20ヌクレオチド以上の長さが必要であり，標的DNA配列と完全に一致して，完全な塩基対を形成するように設計されていなくてはならない（結合の強さは，塩基対が何個形成されるかということと，塩基対がどの程度完全にマッチしているかということに依存する）。

　プライマーを結合させるためには，DNAを加熱する必要がある。温度が十分に高ければ，相補的なDNA鎖を互いに結び付けている水素結合が壊れ，DNAは一本鎖となる。これを冷やすことによって，オリゴヌクレオチドプライマーは，DNAサンプル中の完全に相補的な配列に結合することができる（**アニーリング**〔annealing〕，または**ハイブリダイゼーション**〔hybridization〕という）。プライマーが結合した後，高温でも安定なDNAポリメラーゼを用いて，プライマーから相補的なDNA鎖を合成する。

　PCRでは，両方のDNA鎖上の相補的な配列に結合する2種類のプライマーを設計する。2種類のプライマーがあれば，両方のDNA鎖のコピーを作製することができる。両プライマーは，増幅したいDNA配列の近傍の配列からなり，その配列に特異的に結合するのに十分な長さをもつように設計する。また，プライマーの向きは，新生DNA鎖が合成される方向にもう一方のプライマーがあるように設計する。DNAの変性，プライマーの結合，DNA合成からなるセットのサイクルをさらに行うことにより，それ以前に合成されたDNA鎖はプライマーの結合標的となり，連鎖反応が起こる（図3.3）。

　結果として，混合物であった出発材料のDNA内の増幅したいDNA配列だけが，何百万コピーも得られることになる。標的配列を増幅することができると，さまざまな研究への使い道が出てくる。例えば，増幅DNAの塩基配列を直接決定することなどである。

　また，PCRはとても感度が高く，安定しているので，ひどく状態の悪い微量の組織サンプル由来のDNA断片や，1個の細胞由来のDNAでさえ，うまく増幅することができる。その結果として，犯罪科学研究や考古学研究に幅広く応用されている。ま

図3.3 ポリメラーゼ連鎖反応(PCR) この反応では，次の(a)〜(c)を25〜30サイクル行う。(a) DNAの変性，(b) 増幅したい配列の両末端へのオリゴヌクレオチドプライマーの結合，(c) 新生DNA合成(増幅したいDNA配列がコピーされ，新しく合成されたDNA鎖にプライマーが取り込まれる)。左端に示す四角の数字は，DNA鎖の由来を示しており，元のDNA鎖が0で，1回目のPCR産物を1(1回目のサイクルで作られる)，2回目のサイクルで作られるものを2，3回目のサイクルで作られるものを3で表している。1回目のサイクルによって，5′末端が揃い(プライマーによって規定される)，3′末端が不揃いな(もう一方のプライマーを超えて進むため)，新しいDNA産物ができる。2回目のサイクル後は，これに加えさらに2個の不揃いの3′末端をもつ産物ができると同時に，増幅したい配列(左端に赤い四角で示してある)が2分子できる。この2分子の長さは同じである。この2つの配列の5′末端と3′末端は，プライマー配列なので揃っている。3′末端が不揃いの産物は，算術的に増えるが(分子数＝2n，nはサイクル数)，増幅したい産物は，はじめは指数関数的に増え，基質量が不足するまで，すなわち飽和期に達するまで増え続ける(図3.4参照)。約25サイクル後には，目的とする増幅産物がDNA鎖の大部分を占めることになる。

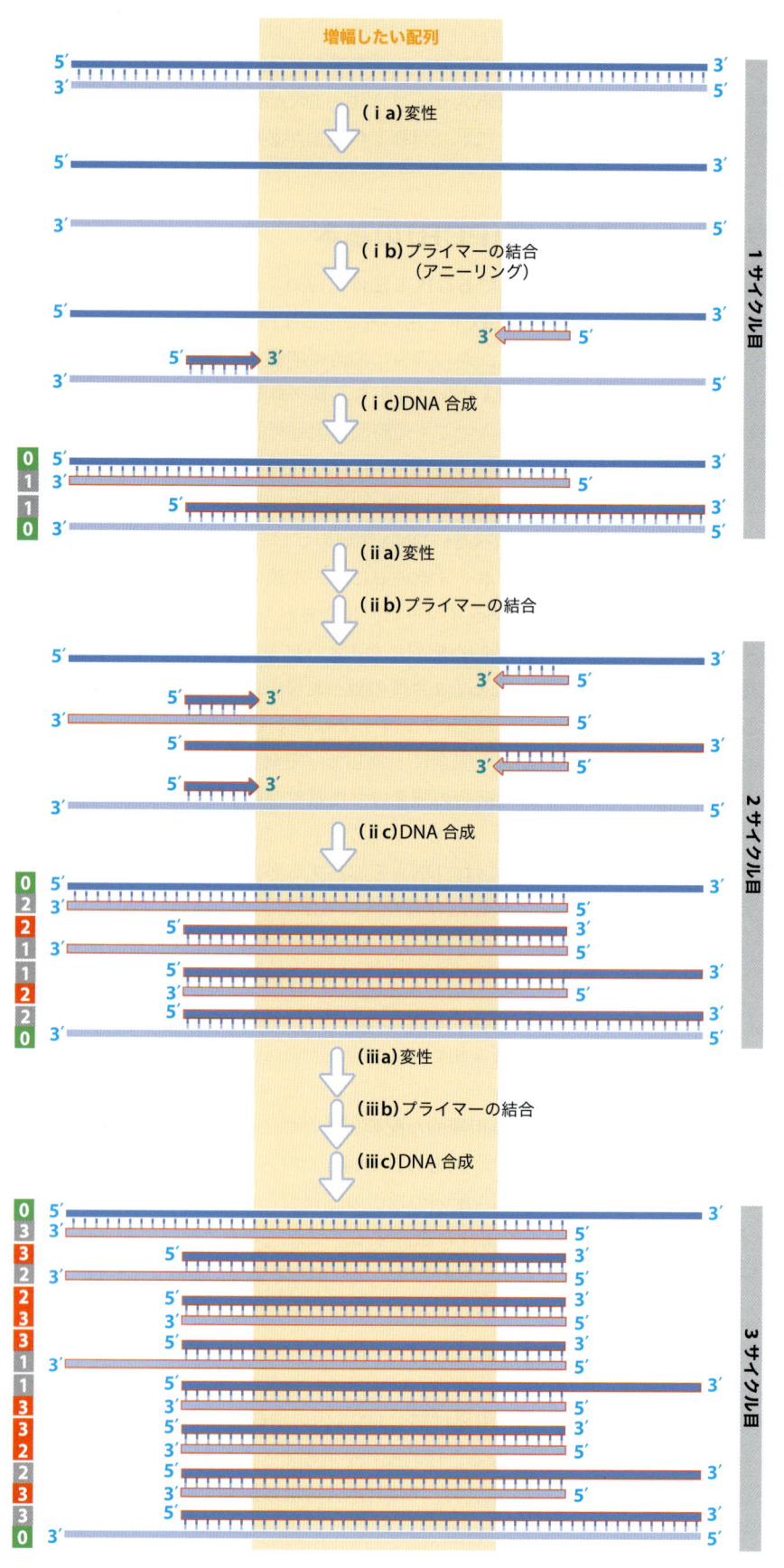

0 元のDNA鎖
2 3 5′末端と3′末端が揃っているDNA鎖(増幅したかった配列)
1 2 3 5′末端は揃っているが，3′末端がさまざまな長さをしたDNA鎖

た，PCRは，ホルマリンで固定された組織標本を解析するのに十分なほど強固である。PCRは，RNA転写産物の解析にも用いることができる。この場合，RNA転写産物をまず逆転写酵素によってcDNAに変換する（このタイプのPCRは，逆転写PCR〔reverse transcription-PCR：RT-PCR〕と呼ばれている）。

定量的PCRとリアルタイムPCR

一般的によく用いられているPCRでは，検出可能な量の産物，あるいは使用可能な量の産物が得られればよい。しかし，目的によっては，産物量を定量する必要がある。**定量的PCR**（quantitative PCR）には，さまざまな種類がある。よく使われているPCRの変法では，標準的なPCR装置を用い，対象サンプルおよび対照中の調べたい配列の相対的定量化を行う。一方で，特殊なPCR装置を必要とするPCR法もあり，この方法では，測定値はコピー数の絶対数として得られる。

　第11章では，PCRを用いて相対的定量を行う，さまざまな診断用のDNAスクリーニング法について解説する。PCR反応の対数増幅期（図3.4）にある蛍光標識したPCR産物を抽出し，試料（疾患と関連しているもの，あるいは異常と疑われるもの）由来のPCR産物が発する蛍光と，対照サンプル由来のPCR産物が発する蛍光の比を測ることにより解析を行う。定量化できる理由は，対数増幅期におけるPCR産物の量が，加えたDNA中の標的DNA配列の量に比例しているからである。

　リアルタイムPCR（real-time PCR）は定量的PCRの一種で，特殊なPCR装置を用いて行う。リアルタイムPCRを行うことによって，絶対定量（絶対コピー数の決定）を行うことができる。また，相対的な定量も可能である。この方法では，反応が終わってから定量するのではなく，PCR反応が進行中に定量化を行う（PCR装置中で，PCR反応が進行している間に増幅したDNAをリアルタイムに検出する）。特筆すべき応用例としては，（RT-PCRを用いての）遺伝子発現のプロファイル解析と，DNAのヌクレオチドの変化の検出で，これについては第11章で詳しく述べる。

3.2　核酸ハイブリダイゼーションの原理

二本鎖DNA分子中では，ペアを組んでいる塩基間の水素結合が，2本の相補的なDNA鎖を束ねる糊の役割をしている。AT塩基対では，AとTの間に2つの水素結合が形成され，GC塩基対では，GとCとの結合に3つの水素結合が関与している（図1.4参照）。したがって，GCに富むDNA領域は（GC塩基対の比率が高いという理由で），ATに富む領域より安定である。

　水素結合は1つでは弱いが，塩基対が長い領域にわたり形成されると，水素結合の累積により非常に強い結合となる（ベルクロは，この原理を用いている。ベルクロの1つのフックとループの結合は非常に弱いが，これが何千も集まると強い留め具となる）。

　二本鎖DNAは，さまざまな処理をして水素結合を壊し，2本のDNA鎖へと分離することができる（**変性**〔denaturation〕）。例えば，DNAを非常に高い温度で熱するか，あるいは高濃度のホルムアミドや尿素など極性の高い分子で処理すると，水素結合は壊れ，2本の相補DNA鎖は分離する。次に，ゆっくりと冷却することにより，分離していたDNA鎖が再び結合し，元の二本鎖DNAの塩基配列を正しく反映した形で，塩基対が再形成される（図3.5A）。

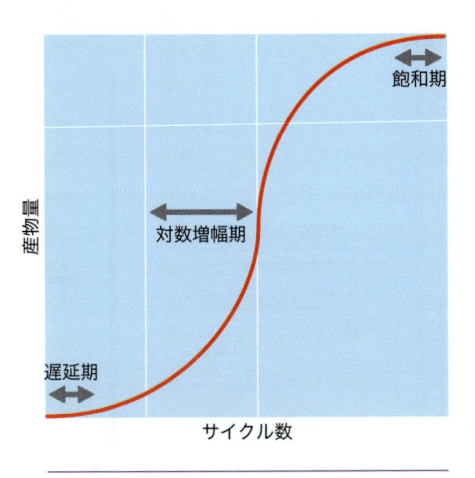

図3.4　PCR反応における各期（フェーズ）
まずはじめに遅延期があり，PCR産物量は次第に増え始める。対数増幅期が16〜18サイクルのころに始まり，約25サイクル目まで続く。対数増幅期では，PCR産物量は最初に用いたDNA量に比例するので，定量的なPCR産物量の測定が可能である。さらなるサイクルでは，最初は産物量が増えるが，飽和期が近づくにつれ増加しなくなる。これは，反応産物が鋳型DNAをめぐって残存プライマー分子と競合するようになり，反応効率が低下するからである。

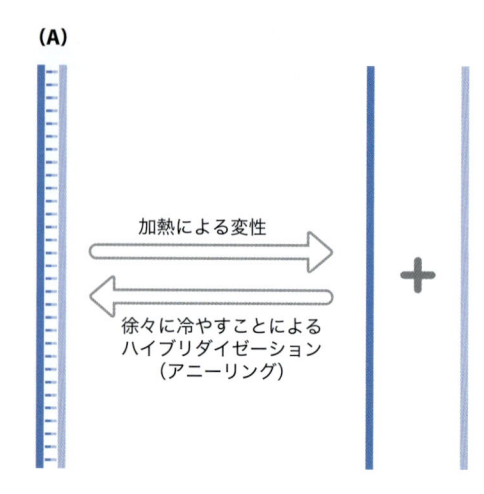

図3.5 相同性のあるDNA分子を変性してアニーリングさせると，人工二本鎖と元々のホモ二本鎖が形成される　(A)変性とは，二重らせん構造をとっている核酸中の水素結合が壊れることで，加熱することにより引き起こすことができる(あるいは，尿素やホルムアミドなどの極性の高い化学物質にさらすことにより起こる)。ある条件下では，分かれていた鎖が再び合わさり(ハイブリダイゼーションする，あるいは再びアニールする)，元の二本鎖DNAが再構成される。(B)2つの異なるDNA試料由来の相同性のある配列(非常に似た塩基配列をもつ鎖)を変性させて混合した後に起こる人工二本鎖形成。変性DNA分子の一部は元の二本鎖DNA(ホモ二本鎖)を再び形成するが，一部では，部分的に相補的な配列どうしが合わさって形成される人工二本鎖が作られる。

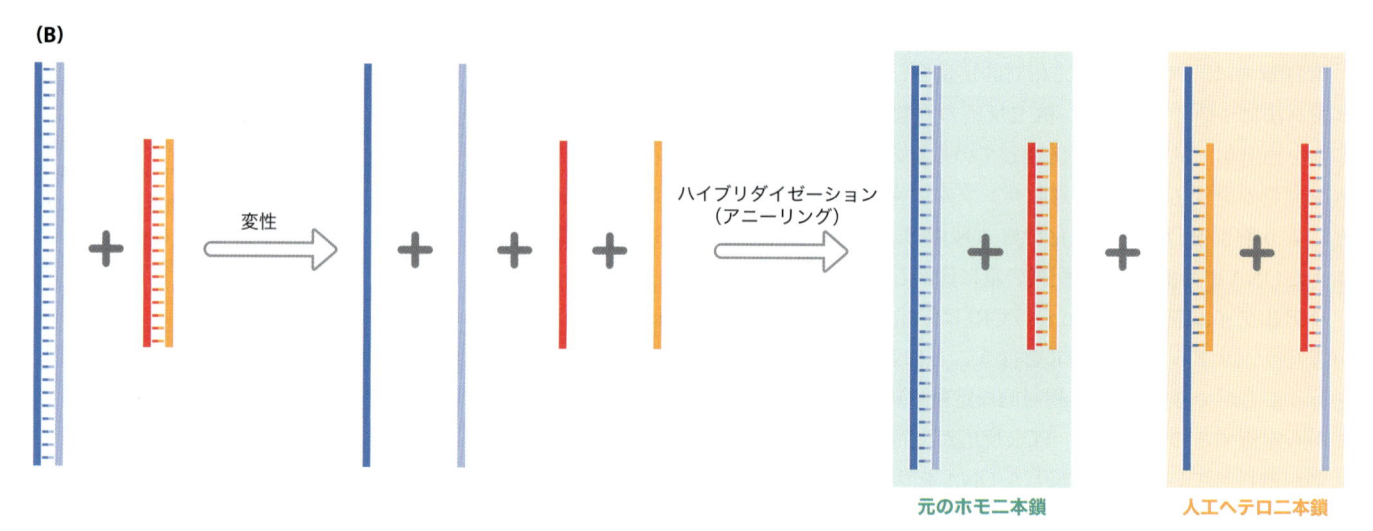

人工ヘテロ二本鎖の形成

2本の相補的な核酸分子が合わさって，二重らせん構造をもった核酸を形成することを，核酸の**ハイブリダイゼーション**(hybridization)と呼ぶ(アニーリングともいう)。塩基の相補性が相互に非常に高い2本の一本鎖核酸は，実験条件下でハイブリダイゼーションさせて，人工二本鎖を作ることが可能である。例えば，2つの異なる試料由来であるが，配列の相同性が非常に高い2つのクローニングされた二本鎖DNA断片を混合する。そして，その混合物を，水素結合がすべて切れるまで加熱すると，2つの試料由来の何百万分子もの二本鎖DNAが一本鎖となる(図3.5B)。

ここで，混合物をゆっくり冷やすと，2種類の二本鎖DNAが形成される。まず第一に，一本鎖DNA分子の一部が元の相手分子と塩基対を形成し，元の二本鎖DNA(ホモ二本鎖)が再形成される。しかし，これに加えて，ある場合には，一本鎖DNA分子は，別の試料由来のDNA中の相補鎖DNAと塩基対を形成し，人工**ヘテロ二本鎖**(heteroduplex)を形成する(図3.5B参照)（ヘテロ二本鎖という用語は，2本の相補鎖の全長中に不完全な塩基対形成がある，すべての人工的に形成された二本鎖に用いることに注意。図3.5Bの例では，短いDNA鎖は全長にわたって完全に塩基対を形成しているが，青色で示す鎖の多くの部分は塩基対を形成していない。非常にまれに，2つの異なる試料由来のDNAが，同じ長さで塩基対形成も完全な相補的DNA鎖を形成することがある。この場合には，人工ホモ二本鎖が形成されうる)。

人工二本鎖の形成は（そのほとんどがヘテロ二本鎖である），分子遺伝学で広く用いられている核酸ハイブリダイゼーション法の本質であるといえる。説明に好都合なので，図3.5Bではクローニングされた二本鎖DNAを描いている。しかし，この後に解説するように，出発材料となる核酸試料には，DNAばかりでなくRNA（通常，既に一本鎖の形をとっている）や合成オリゴヌクレオチドも含まれる。そして，一方あるいは両方の出発核酸試料が，種々さまざまな断片の混合物である場合が多い（例えば，細胞の全RNA〔種々のRNAが混在した抽出物〕や全ゲノムDNAの断片の混合物など）。クローニングされたDNAと同様，出発材料となる核酸は何百万個もの細胞から単離する場合がほとんどなので，個々の配列は多コピー（しばしば数百万コピー）存在しているのが普通である。

ハイブリダイゼーション法：配列が既知の核酸を用い，調べたい核酸集合体中の似た配列を見つける

　核酸ハイブリダイゼーション法では，ハイブリダイゼーションの特異性を利用する。2本の一本鎖ポリヌクレオチド（DNAまたはRNA）またはオリゴヌクレオチド鎖は，両者の間にかなりの量の塩基対が形成されなければ，安定な二本鎖ハイブリッドを形成しない。結果として形成された二本鎖の安定性は，塩基どうしがどの程度マッチしているかに依存している。不適正な塩基対がなく完全にマッチしている二本鎖のみを検出する，あるいはミスマッチをある程度許容するといった，検出の条件を選ぶことができる。

　ハイブリダイゼーション法はさまざまな方法で行われ，研究と診断，両方の分野で多方面に応用されている。しかし，どれも共通の基盤となる原理に基づいている。それは，**配列が既知の**，よくわかっている核酸分子または合成オリゴヌクレオチド（**プローブ**〔probe〕と呼ぶ）を用いて，よくわかっていない核酸分子の集合体（対象となる試料サンプル）を調べることである。これを行うには，次のことが必要不可欠である。すなわち，両方の核酸集合体を一本鎖に分離して混合し，一本鎖プローブが調べたい試料中の相補的な鎖と人工二本鎖を作れるようにしなければならない。

　ハイブリダイゼーション法の目的は，プローブを用いて，試料サンプル中の相補的あるいは部分的に相補的なDNA鎖を同定することにあるので，プローブと試料中のDNAとの間に形成された二本鎖は，これを同定できるように何らかの方法で標識されている必要がある。このため，プローブあるいは調べたい試料のどちらかを，はじめに標識しておく必要がある（図3.6に1つの方法を示した）。

ハイブリダイゼーションの厳密性を高く，あるいは低くする

　ハイブリダイゼーション法は，ある核酸プローブの塩基配列とかなりかけ離れた配列を同定することにも用いることができる。仮に，ヒト遺伝子由来のDNAクローンから出発して，これを用いてマウスの相同遺伝子を同定することにしたとしよう。ヒトとマウスの遺伝子配列は，かなり異なっているかもしれないが，長いDNAプローブを用い，ハイブリダイゼーションの厳密性（ストリンジェンシー）を下げれば，両者の配列にかなりの違いがあっても，安定なヘテロ二本鎖が形成されうる（図3.7A）。

　反対に，塩基配列が完全に一致しているときのみ塩基対を形成するように，ハイブリダイゼーションの条件を選ぶこともできる。オリゴヌクレオチドプローブを選んだ場合，試料サンプル中のDNAがプローブの配列と完全に一致する配列を含む場合にのみ，プローブと試料中のDNAの二本鎖が形成されるという，厳密性の高いハイブ

図3.6　核酸ハイブリダイゼーション法におけるヘテロ二本鎖の形成　配列が既知の核酸またはオリゴヌクレオチドのプローブと，調べたい試料を，両方とも（必要に応じて）一本鎖にしておく。そして両者を混ぜてアニールさせる。両集団でもともと塩基対を形成していた断片の多くは再びアニーリングし，元のホモ二本鎖を再形成する（左下と右下）。これに加え，プローブと調べたい試料中の配列との間に部分的に相補性があった場合には，新しい人工二本鎖が形成される（下中央）。ハイブリダイゼーションの条件は，この新しい二本鎖形成に最適になるように調整する。このようにして，複雑な核酸集合体のなかから自身の配列に似た核酸と選択的にプローブが結合することにより，それを同定することができる。この図では，プローブが標識された例（＊）を示しているが，試料サンプル中の核酸を標識するハイブリダイゼーション法もある。

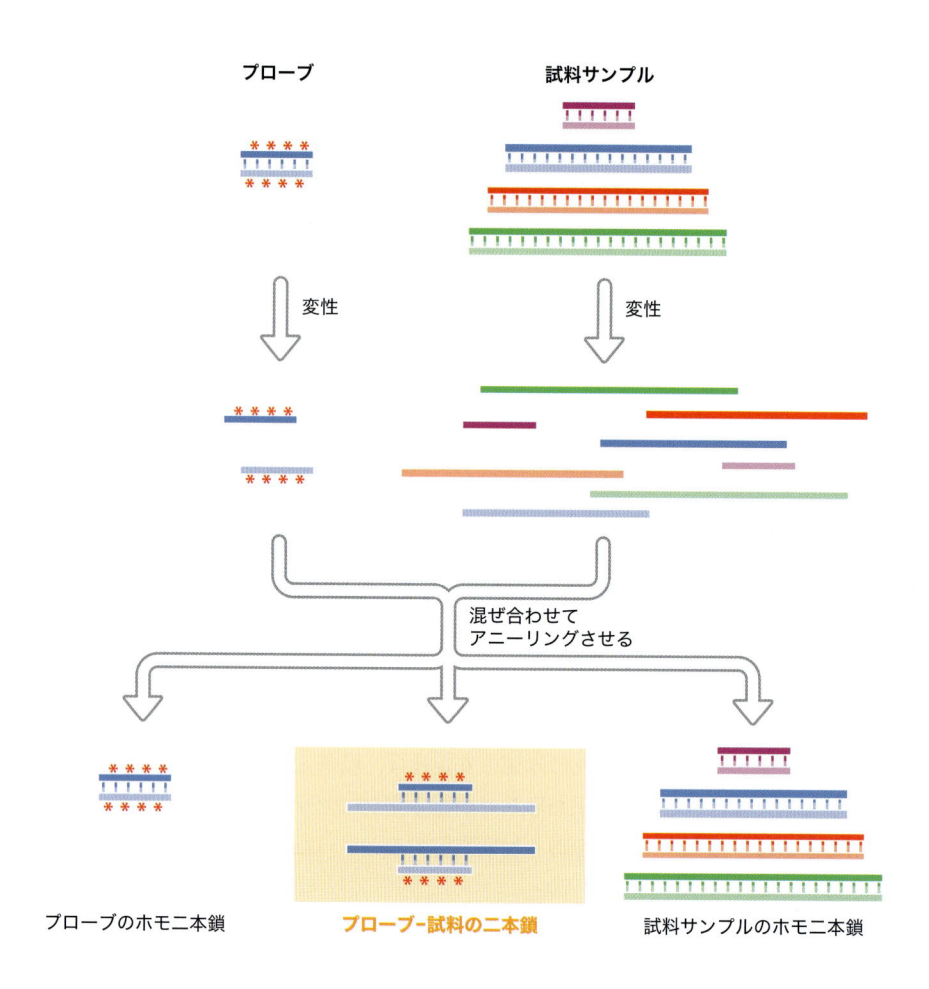

リダイゼーション条件を用いることができる（図3.7B）。このようなことが起こるのは，例えば18塩基対のなかで1カ所ミスマッチがあったとすると，二本鎖が熱力学的に不安定になるからである。したがって，オリゴヌクレオチドは，1塩基のみが異なるアレルを同定するために用いることができる（アレル特異的オリゴヌクレオチド）。

2種類のハイブリダイゼーション法

ハイブリダイゼーション法には多数の種類があるが，どれも大まかに2種類に分類することができる。1つ目は，図3.6に示すように，プローブ分子が標識されており，試料分子は標識されていない場合である。この場合，プローブはクローニングされた単一のDNAであることが多く，1種類あるいは複数種類の蛍光で標識したヌクレオチド存在下に，相補的なDNA鎖あるいはRNA鎖をポリメラーゼを用いて合成することにより標識する場合が多い（BOX 3.2）。もう一方の場合では，標識されていないプローブ分子を用い，調べたい試料分子のほうを標識する（後述を参照）。

　ハイブリダイゼーション法において，標識された核酸を用いる理由は，プローブ–試料サンプル二本鎖を同定できるようにするためである。しかし，どのようにしたら，検出したい二本鎖内の標識と，はじめに標識したプローブや試料DNAの標識とを区別することができるのだろうか。答えは，標識されていない核酸混合物を固体の支持体（プラスチック，ガラス，石英を用いることが多い）に固定し，標識した核酸の水溶液にさらすということである。標識された核酸の鎖が，支持体上に固定されている相補的な配列にハイブリダイゼーションすると，これらは支持体に物理的に結合する。しかし，支持体上に相補的な配列のない標識分子，あるいは非特異的に結合した標識

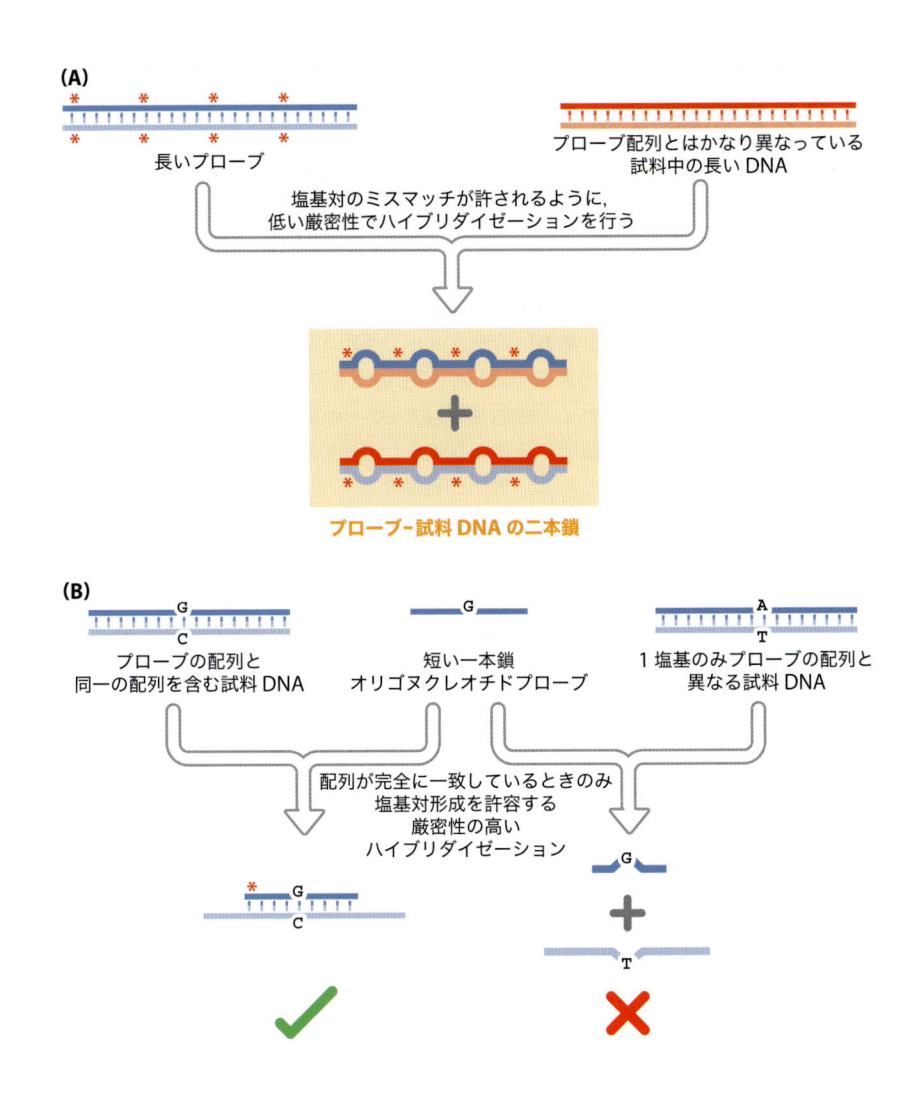

図3.7 ハイブリダイゼーションの厳密性を低くしたり高くすることによって，あるプローブの塩基配列とはかけ離れた配列を同定したり，あるプローブの塩基配列と完全に一致している配列を同定する どのようなハイブリダイゼーション法においても，プローブ中の配列と試料サンプル中の配列の相補鎖がペアを作る程度を調節することができる。例えば，塩濃度を上げて，なおかつ(あるいは)温度を下げると，ハイブリダイゼーションの厳密性を下げることができる。(A)ある場合では，調べたいDNA(あるいはRNA)の配列がプローブの配列とかなり異なっていても，長いプローブは熱力学的に安定な二本鎖を形成することができる。(B)一方で，高温かつ低塩濃度条件下では，配列が完全に一致しているときにのみ塩基対形成が可能な，厳密性が高い状態を作り出すことができる。短いオリゴヌクレオチドをプローブとして用いるときは，この条件を容易に用いることができ，1カ所の塩基のみが異なっているアレルを区別するハイブリダイゼーション法に使うことができる。

分子は洗い流すことができる。こうして，ハイブリダイゼーション法によって同定しようとしていた相補鎖が支持体上に残ることになる(図3.8)。

ハイブリダイゼーション法は，さまざまな目的のために用いられる(表3.2にいくつかの例を示す)。何十年もの間，大多数のハイブリダイゼーション法では，固定化した複雑な試験用サンプル中に含まれる似た配列を探すために，均一な標識プローブ(ほとんどの場合，1種類のDNAクローン)を用いてきた(図3.6および図3.8の左側を参照)。次節で述べるように，マイクロアレイによるハイブリダイゼーション法が非常によく用いられるようになった。この場合，標識した試料サンプルを調べるために，標識していない複雑なプローブの混合物を支持体の表面に結合させてある(原理については図3.8の右側部分を，詳細については次節を参照)。

マイクロアレイハイブリダイゼーション：固定したプローブとの大規模な並列ハイブリダイゼーション

1990年代の初めに開発された革新的で強力なハイブリダイゼーション技術により，莫大な数のハイブリダイゼーション法を，同じ条件下で，同じ試料を用いて同時に行えるようになった。DNAマイクロアレイまたはオリゴヌクレオチドマイクロアレイでは，ガラスやその他の適切な材質の表面に，高密度のグリッド(格子)状に何千あるいは何百万もの異なる種類の標識されていないDNAプローブまたはオリゴヌクレオ

BOX 3.2　核酸とオリゴヌクレオチドを標識する

ハイブリダイゼーション法では，プローブもしくは試料サンプルのいずれかを標識する．通常，これには出発材料となるDNAまたはRNAの標識DNAコピーを，適切なDNAポリメラーゼを用いて4種類の前駆体デオキシヌクレオチド（dATP，dCTP，dGTP，dTTP）存在下に作製することが必要となる．出発材料がRNAの場合，特殊なDNAポリメラーゼである逆転写酵素を使い，RNAを鋳型として相補的なDNAコピーを作製する．目的によっては，RNAポリメラーゼと4種類の前駆体リボヌクレオチド（ATP，CTP，GTP，UTP）を用い，DNAを出発材料として標識RNAコピーを作製する．

どのような方法を用いた場合でも，特殊な化学基（標識）をDNAコピーまたはRNAコピーに導入して，これを何らかの方法で特異的に検出する．多くの場合，4種類の前駆体ヌクレオチドのうち少なくとも1種類が修飾されており，標識の結合した塩基をもつ．あるいは，標識されたオリゴヌクレオチドプライマーが取り込まれるようになっている．

DNAやRNAとは異なり，オリゴヌクレオチドは，3′末端ヌクレオチドを出発ヌクレオチドとして，これにヌクレオチドを次々に加えることにより化学合成される．アミン基またはチオール基がオリゴヌクレオチドに取り込まれるので，次にアミンあるいはチオールと反応する標識を結合させる．

さまざまな標識法が利用可能である（表1）．蛍光色素（フルオレセインの誘導体など）が一般的には用いられるが，これは，適切な刺激を与えると蛍光色素は特定の波長の蛍光を放出するため，検出が容易だからである．その他の標識は，抗体への特異的結合や，非常に強く相互作用するタンパク質への特異的結合により検出する（表1参照）．これらの場合，検出しているタンパク質は，蛍光基（**蛍光色素分子**（fluorophore）または**フルオロクローム**（fluorochrome））に結合させるか，アルカリフォスファターゼやペルオキシダーゼなどの酵素に結合させておく．このことにより，色素の発色や化学蛍光によって検出可能が可能となる．

標識法	標識の例	標識の検出
蛍光	FITC（フルオレセインイソチオシアネート）	レーザースキャナーや蛍光顕微鏡を用いる
抗体検出	ジゴキシゲニン（ジギタリス（植物）中で発見されたステロイド）	蛍光色素分子か適切な酵素を結合させた，ジゴキシゲニン特異的な抗体を介する
特異的なタンパク質相互作用	ビオチン（＝ビタミンB_7）	蛍光色素分子か酵素に結合させたストレプトアビジンを介する（ストレプトアビジンは細菌タンパク質で，ビオチンに非常に高い親和性をもつ）

表1　核酸を標識するためによく用いられるシステム

チドプローブの混合物をあらかじめ固定する．それぞれのグリッドの四角内には，1種類のプローブの同一コピーが何百万と載っている（プローブの集団が載っている四角いグリッドを**フィーチャー**と呼ぶ）．例えば，オリゴヌクレオチドマイクロアレイでは，1.28 cm×1.28 cmの表面に何百万もの異なるフィーチャーを含む場合が多く，それぞれが約5 μm^2あるいは10 μm^2を占めている（図3.9）．

試料サンプル（蛍光標識され，変性したDNAまたはRNAの複雑な混合物を含む水溶液）を，マイクロアレイ上のさまざまに異なるプローブにハイブリダイゼーションさせる．洗浄ステップで，アレイに非特異的に結合している標識された試料サンプル分子を除いた後，結合して残った蛍光標識を，高分解能のレーザースキャナーで検出する．そして，それぞれのフィーチャーから発せられるシグナルを，デジタル画像処

3.2 核酸ハイブリダイゼーションの原理

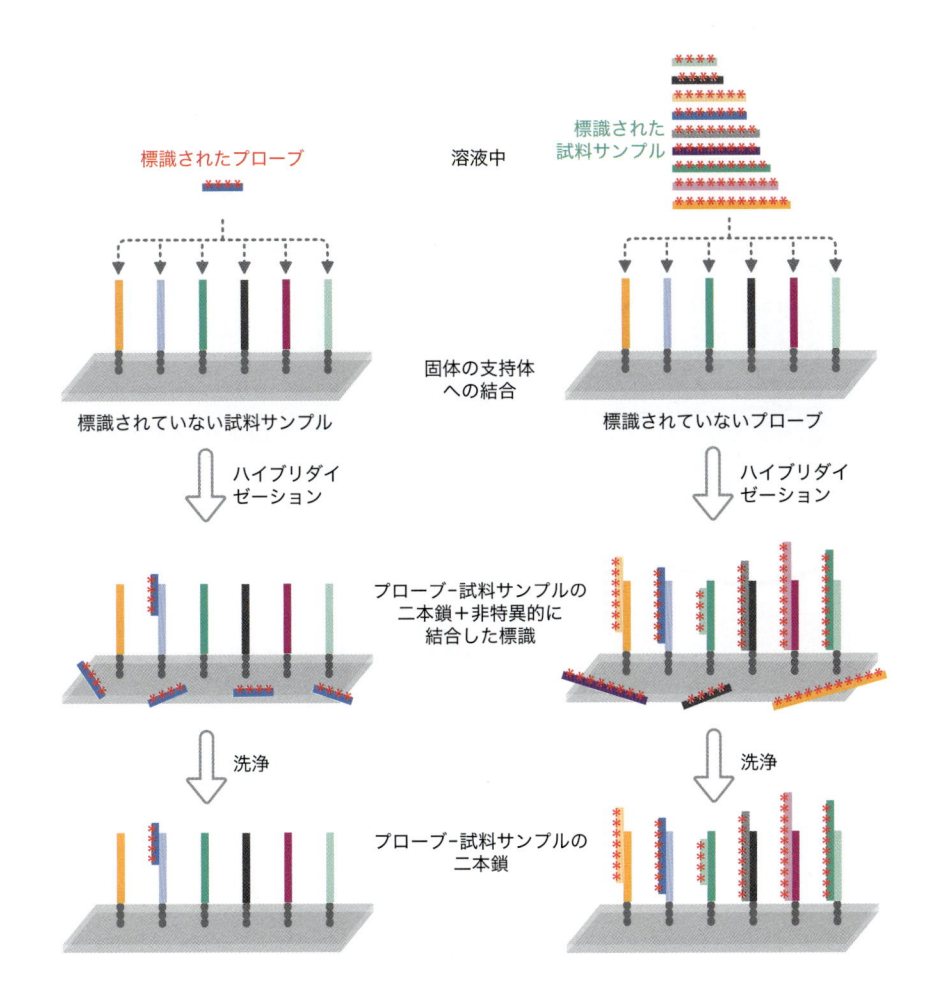

図3.8 基本となる2種類のハイブリダイゼーション法と，標識されたプローブ-試料サンプル二本鎖を固定する固体の支持体の用い方 両方のハイブリダイゼーション法において，標識されていない核酸(またはオリゴヌクレオチド)の混合物は，固体の支持体に結合し，変性状態にある。そしてこれを，必要に応じて変性させ標識された核酸(あるいはオリゴヌクレオチド)の混合物水溶液にさらす。標識された混合物中の一本鎖分子は，標識されていない混合物中に存在する相補的な配列にハイブリダイゼーションすることができ，こうして固体支持体に結合することとなる。結合しなかった他の標識された配列，あるいは支持体の誤った場所に非特異的に結合した標識された配列は，洗い流すことが可能である。その次に，結合した標識された核酸を解析したり，場合によっては，高温で洗うことで支持体上の標識されていないもう一方の鎖との間にある水素結合を壊して回収することもある。これまでのハイブリダイゼーション法では，図の左側に示すように，標識されたプローブ/固定化した試料サンプルという形をとることが多かったが(表3.2参照)，マイクロアレイハイブリダイゼーション法では，図の右側に示すように，標識された試料サンプル/固定化したプローブという形を用いる(図3.9参照)。

理ソフトウエアによって解析する。このソフトウエアは，蛍光ハイブリダイゼーションシグナルを蛍光強度に基づいて配色セットのなかの1色に変換する(図3.9参照)。

個々のハイブリダイゼーションシグナルの強度は，それぞれのフィーチャーに結合した標識分子の数を反映しているので，マイクロアレイハイブリダイゼーションは，さまざまなゲノムDNAサンプルや細胞の全RNA(あるいはcDNA)など，複雑な試料サンプル集団中の異なる配列を**定量化**するのに用いられる。よく応用される例として

表3.2 一般に用いられているハイブリダイゼーション法

プローブと試料サンプルの標識	ハイブリダイゼーションの方法	応用	例
標識されたプローブと，標識されていない試料サンプル(図3.6および図3.7A)	サザンブロット	試料サンプル中の遺伝子/DNAに含まれる中規模の変化を見つける(数百塩基対から数千塩基対の変化)	BOX 11.1の図1
	組織 in situ	組織や胚におけるRNA転写産物の追跡	
	染色体 in situ	スライド上に固定化した複数の染色体を試料サンプルとして用いて，大規模な変化を解析する	図10.6A，図11.7B，図11.8
標識されていないプローブと，標識された試料サンプル(図3.8)	マイクロアレイ比較ゲノムハイブリダイゼーション	DNA中の大規模な(100万塩基対程度の)変化をゲノムワイドに解析する	図11.5
	マイクロアレイに基づく発現プロファイル解析	非常に多くの遺伝子の発現を同時に解析する；がんのプロファイル解析など	図10.19

図 3.9 マイクロアレイハイブリダイゼーションの原理 マイクロアレイとは，固体の表面上に分子が高密度のグリッドの形に特別な結合で固定されているものである。オリゴヌクレオチドアレイまたはDNAマイクロアレイでは，数千から数百万の異なる合成一本鎖オリゴヌクレオチドプローブまたはDNAプローブが，グリッド上のあらかじめ決められた特定の場所に固定されている。点線で囲んだ部分を拡大して示すように，各々の四角いグリッドには，1種類のオリゴヌクレオチドプローブまたはDNAプローブの同一コピーが何千も載っている(フィーチャーと呼ばれる)。水溶液中に標識されたDNA断片またはRNA転写産物のヘテロな集合体を含む試料サンプルを変性させ，アレイ上のプローブとハイブリダイゼーションさせる。あるプローブ(例えばA1フィーチャー)が，試料サンプル中に多くの相補的配列を見出したとしよう。その結果，相補的な配列は，強いハイブリダイゼーションシグナルを出す。他のプローブ(例えばB1フィーチャー)については試料サンプル中に相補的な配列がほとんどなかったとすると，ハイブリダイゼーションシグナルは弱くなる。グリッドを洗浄および乾燥させた後，多数の異なるプローブに対するハイブリダイゼーションシグナルをレーザースキャンで検出すると，1回の実験で巨大な量のデータが得られる(図を簡単にするために，試料サンプルの核酸は末端で標識してあるが，内部のヌクレオチドが標識されている場合もある)。

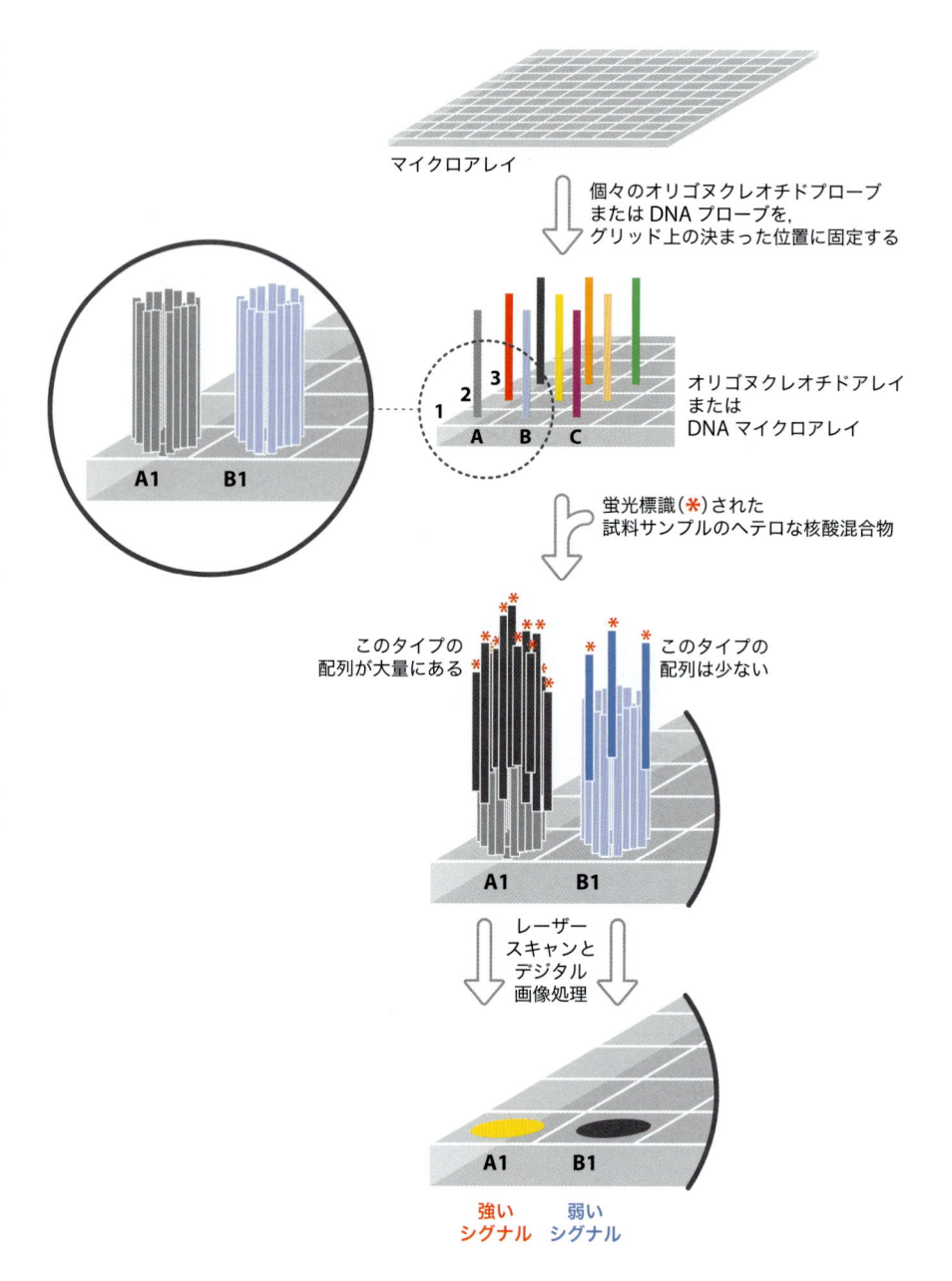

は，第11章で述べるように，さまざまな転写産物の定量化(発現プロファイル解析)や，ゲノムをスキャンして大規模な欠失や重複を見つけることが挙げられる。

3.3 DNA塩基配列決定法の原理

DNAの塩基配列を決定することは，DNAを分析する究極の方法である。非常にごく最近まで，サンガー(Sanger)ジデオキシDNA塩基配列決定法が主な方法として用いられていた。サンガー法では，各々のDNA配列を増幅しなくてはならない。個々の増幅されたDNAについて，いろいろな長さの標識DNAコピーが入れ子状になったセットを作り，ゲル電気泳動を用いて長さに従って分離する。

　この数年の間にまったく異なる技術が登場し，大規模並列DNA塩基配列決定が可能となった。単離したDNAから配列決定するのではなく，複雑なDNAサンプル中

に含まれる数百万ものDNA断片を，ゲル電気泳動をせずに同時に配列決定する。

　ジデオキシDNA塩基配列決定法は，依然として幅広く用いられている。例えば，各個体がある遺伝子中に変異をもっているかどうかを調べるときなど，特定のDNA配列を調べるために用いられている。新しいDNA塩基配列決定技術の登場により，配列決定できる分量が劇的に増え，複雑なDNAの集合体を配列決定できるようになった（例えばゲノムDNA配列を迅速に解読できるようになった）。このような技術が急速に開発されたおかげで，DNA塩基配列決定のランニングコストは急落し，全ゲノムの配列を迅速に決定することが急激に常態化しつつある。

ジデオキシDNA塩基配列決定法

PCRと同様，ジデオキシ塩基配列決定法では，プライマーとDNAポリメラーゼを用い，調べたいDNA配列のDNAコピーを作製する。配列決定に十分な量のDNAを得るために，DNA配列をPCRによって増幅する（細胞を用いてクローニングして増幅する場合もある）。結果として得られた精製DNAを用い，以下に示す反応を次々と行って塩基配列を決定する。個々の反応は，調べたいDNAを精製して変性させることから始める。次に，1個のオリゴヌクレオチドプライマーを結合させ，求めたい配列をもつ標識されたDNAコピーを作製するのに用いる（この際，DNAポリメラーゼと4種類のデオキシヌクレオチド〔dNTP〕を用いる）。

　調べたい配列の完全長コピーを作製するのではなく，DNA合成反応によって，5′末端配列は共通だが，さまざまな種類の3′末端をもつDNA断片の集合体を作製する（5′末端配列は，プライマー配列によって規定されている）。そのために，DNAの前駆体として，通常のdNTPに加えて低濃度のddNTPを同時に混ぜておく。ddNTPとはジデオキシヌクレオチドアナログのことで，糖の2′炭素だけでなく，3′炭素もOH基を欠いているということだけが通常のデオキシヌクレオチドとは異なっている（図3.10A）。

　dNTPが用いられているときにはDNA合成はスムーズに進むが，ひとたび伸長しているDNA分子にジデオキシヌクレオチドが取り込まれると，DNA鎖の伸長はただちに停止する（ジデオキシヌクレオチドは3′-OH基を欠くので，ホスホジエステル結合が形成されない）。DNA鎖の伸長が進むように反応を偏らせるために，各dNTPに対応するddNTPの比は約100：1に設定しておく。これによって，ヌクレオチドが取り込まれる場合，ddNTPが用いられるのはわずか1％程度となる。

　図3.10Bの例で示すddATPとdATPの間での競合について考えてみると，ヌクレオチドが取り込まれうる箇所は4つある。すなわち，出発材料のDNA中の塩基番号2, 5, 13, 16に存在するTの向かいの位置である。DNA合成反応によって多数のDNAコピーが生じるため，たまたま2の位置のTの向かいにジデオキシAが取り込まれたコピーが生じる場合もあるし，5の位置のTの向かいにジデオキシAが取り込まれたコピーが生じる場合もある。これは13と16でも同様である。実際上は，DNA鎖の伸長が**ランダムに阻害される**ため，5′末端は共通だがさまざまな3′末端をもつDNA鎖のセットが生じることになる。

　DNAを標識するためには蛍光色素が用いられる。DNAを標識するのに便利な方法は，図3.10Bに示すように，4種類のddNTPがそれぞれ異なる蛍光色素によって標識されるように調製することである。このようにすることで，反応産物は，取り込まれた塩基の種類によって異なる蛍光色素分子を有する標識ジデオキシヌクレオチドを3′末端にもつDNA鎖からなることとなる。

図3.10 ジデオキシ塩基配列決定法の原理

(A) 2′,3′ ddNTPの一般構造．リボースの2′炭素と3′炭素に結合しているヒドロキシ基がともに水素原子に置き換わっているため（四角で示す），この糖はジデオキシリボースである．(B) ジデオキシ塩基配列決定反応では，オリゴヌクレオチドプライマーを用いて，出発材料である精製した一本鎖DNAをもとにDNAポリメラーゼが相補鎖を合成する．配列決定のための反応にはddNTPが含まれるが，これが標準型のdNTPと競合して，鎖の伸長を終わらせるジデオキシヌクレオチドを挿入する．さまざまな標識系を用いることができるが，ここに示すように，塩基の種類によって異なる蛍光色をもった標識ddNTPを用いるのが便利である．DNAコピーは共通の5′末端をもつ（配列決定プライマーで規定されている）一方で，さまざまな3′末端をもつことになる．これは，標識されたジデオキシヌクレオチドがどの位置に挿入されたかによって，さまざまな長さのDNA断片が生じるからで，1ヌクレオチドだけ長さが異なる断片ができることになる．共通の5′末端をもち，1ヌクレオチドずつ長さが異なるDNA断片を，ゲル電気泳動によって長さをもとに分画する．蛍光シグナルを記録し，下に示す例のように，直線状の塩基配列として解釈する．

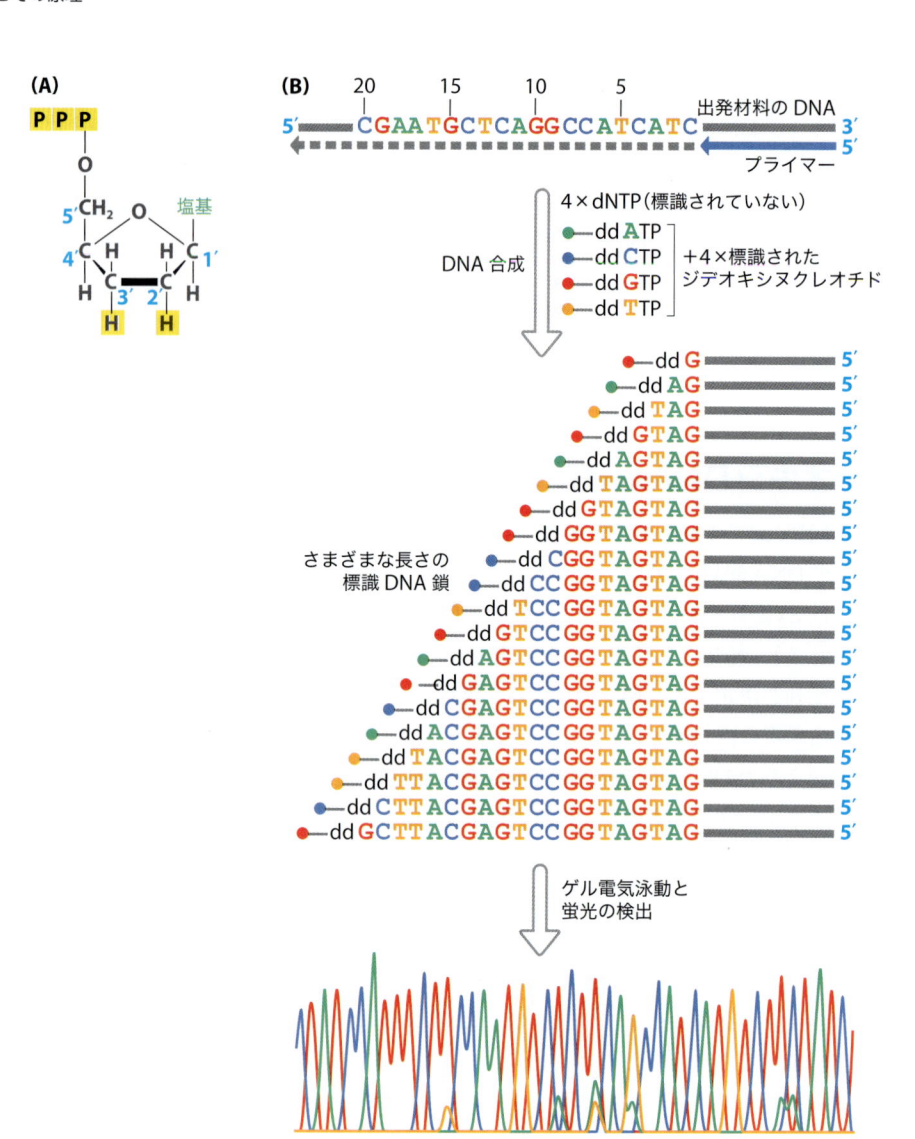

こうした操作が終わると，電気泳動によってDNA断片を長さに従って分け（BOX 3.3），蛍光シグナルを検出する操作を残すだけとなる．最近行われているジデオキシ塩基配列決定では，ゲル中を移動中のDNA断片にレーザー光線をあてる．これにより蛍光色素分子が励起し，一定波長の蛍光の放出が起こる．蛍光シグナルを測定し，図3.10Bの下部に示すように，異なる色で色付けをした蛍光色素分子の強度プロファイルの形に出力する．

ジデオキシDNA塩基配列決定法は，ゲル電気泳動を用いることが短所である（初期には，スラブ〔平板〕ポリアクリルアミドゲルを用いていたが，最近の装置ではキャピラリー電気泳動〔BOX 3.3〕を用いている）．ゲル電気泳動は，一度に大量のサンプルを処理することには適していないので，ジデオキシ塩基配列決定法による解読量には限界がある．したがって，ゲノムの塩基配列を決定するにはこの方法は適切ではない（ただし，初めてのヒトゲノム配列解読には，この塩基配列決定法が用いられたのであるが）．近年では，個々のエキソン領域など，短いDNA領域中の変異を調べるために用いられることが多い．

BOX 3.3　スラブゲル電気泳動やキャピラリー電気泳動により，核酸を長さに従って分離する

核酸には，おびただしい数の負に荷電したリン酸基があり，電場上では正の電極へと移動する。核酸が多孔性のゲルの中を通って移動するように電気泳動を行うことによって，核酸分子を長さに従って分離することができる。多孔性のゲルはふるいの役割を果たす。これは，短い分子はゲルの孔を容易に通過するが，長い断片には摩擦力が働き，移動が遅れるからである。

よく用いられるアガロースゲル電気泳動では，やや長いDNA断片（通常は約0.1 kb～20 kb）を分離することができる。パルスフィールドゲル電気泳動を用いると，これよりもずっと長いDNA断片（100万塩基対(1,000 kb)まで）を分離することができる。この電気泳動では，特殊な装置を用いる。電気の極性を規則的に変えて，DNA分子が立体構造を周期的に変えるように力をかけ，異なる方向へ移動するようにする。ポリアクリルアミドゲル電気泳動を用いると，より短い核酸を，抜群の分解能で分離することができる（通常，1 kb以下の短い断片の分離に用いられる）。また，ヌクレオチド1個分しか長さが違わないDNA断片を分離する，ジデオキシDNA塩基配列決定にも用いられる。

スラブゲル電気泳動では，アガロースゲルまたはポリアクリルアミドゲルの固相平板の片方の端を切り出してくぼみ（ウェル）を作り，個々のサンプルをそこに入れる。サンプルは，並列に並んだレーンを正極に向かって移動する（図1）。分離された核酸は，さまざまな方法で検出することができる。例えば電気泳動終了後，ゲルをエチジウムブロマイドやSYBRグリーンなどの核酸に結合する化学物質で染色し，紫外線を照射すると，蛍光を発する。電気泳動を行う前に，核酸を蛍光色素分子により標識しておく場合もある。この場合，電気泳動中に，ゲル中の定位置の反対側に設置されている記録場所を標識された核酸が連続的に通過するたびに，記録計が蛍光を検出する。

スラブゲル電気泳動の短所は，非常に労力がいることである。最近では，操作の大部分が自動化されているキャピラリー電気泳動が用いられる場合が多い。蛍光標識したDNAサンプルが，ポリアクリルアミドゲルを含む長くて非常に細いチューブ中を移動し，サンプルが定点を通過するたびに記録計が蛍光放射を検出する（図2）。近年，ジデオキシDNA塩基配列決定では，キャピラリー電気泳動が用いられている。また，第11章で概説するさまざまな診断用DNAスクリーニング法でも，キャピラリー電気泳動が用いられている。

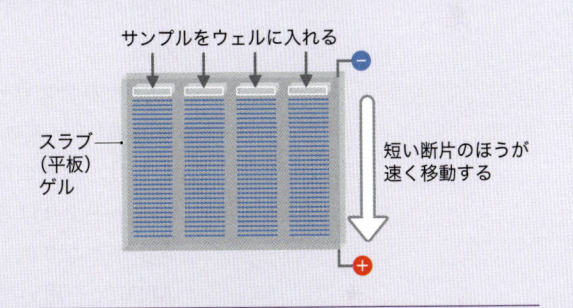

図1　スラブゲル電気泳動

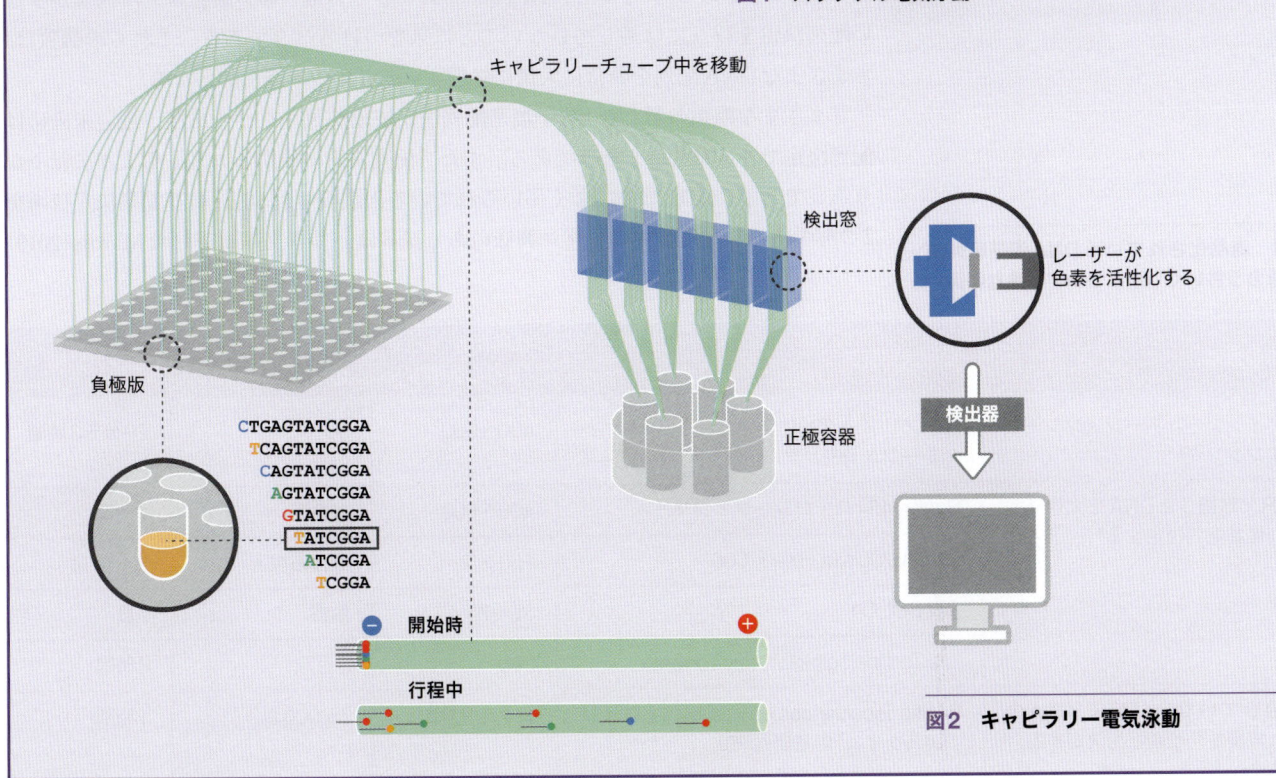

図2　キャピラリー電気泳動

大規模並列DNA塩基配列決定法（次世代塩基配列決定法）

2000年代の初頭から中頃にかけて，新しい技術である逐次的DNA合成による配列決定法が開発された。この方法では，DNA鎖の合成中にDNA配列がわかる。すなわち，この塩基配列決定法では，伸長しているDNA鎖に取り込まれる各々のヌクレオチドを観察することができ，その際にどのヌクレオチドが取り込まれたのかを識別する。

この新しい塩基配列決定技術は，次世代塩基配列決定法（next-generation sequencing：NGS）と呼ばれており，配列決定技術に劇的な変化をもたらした。従来のジデオキシ塩基配列決定法は，正確に標的をねらう方法である。すなわち，解読したい配列を精製する必要があり，これを選別して次から次へと配列決定していく。これとは対照的に，大規模並列DNA塩基配列決定法は，選別を必要としない。すなわち，出発材料の複雑なDNAサンプル中に存在するさまざまなDNA断片すべての塩基配列を，ゲル電気泳動せずに**同時**に決定することができる。したがって，得られる配列データ量には大きな差がある。

表3.3に示すように，さまざまなNGS技術が商品化されている。出発材料となるDNAの増幅を必要とするものもあれば，必要としないものもある（「1分子塩基配列決定法」）。個々のNGSは，リード長（出発材料のDNAをもとにして解読できるDNA配列の長さ），ラン（試行の時間）の長さ，並列に解読できるDNA配列の数などが異なる。

従来のサンガージデオキシ塩基配列決定法に比べると，NGS法は概して塩基の種類認識（ベースコール）の際の内部エラー率が高い。しかし，（精度によるフィルターをかけ，複数の配列決定リードを比べた後の）最終的に得られる配列情報は，はじめのリードよりはるかに正確である。さらに重要なことは，塩基あたりのランニングコストがかなり低いことである（例えば，Hiseq2000を用いた場合の配列決定コストは，ABI3730を用いてサンガージデオキシ塩基配列決定法によって配列決定した場合の34,000分の1である）。しかし，Hiseq2000およびその他の類似装置は，解読量が少ない配列決定を行うには適していないことに気をつけるべきである。これらの装置は，さまざまなDNA配列を非常に大量に処理するときにのみ経済的となる。

さまざまな種類の新たな1分子塩基配列決定技術が試されつつあり，近い未来には配列決定できる量も増えそうである。また，配列決定に要するコストもまだまだ下がりそうである。第11章で，よく用いられている大規模並列DNA塩基配列決定技術を2つ解説するが，新技術の化学に興味のある読者は，参考文献に挙げたMardis（2013）

表3.3　商品化されているDNA塩基配列決定技術のうちいくつかについての主な特徴

技術の種類	配列決定装置	リード長（ヌクレオチド）	1回のランあたりのリード数	ランの時間
チェインターミネーションシークエンシング	ABIプリズム3730サンガージデオキシシークエンシング	400〜900	96	20分〜3時間
PCRで増幅したDNAを大規模並列塩基配列決定する	Roche/454パイロシークエンサー	400〜600	100万	7時間
	Illumina/Solexa Hiseq2000	150×2	数百万以上	2〜10日
	ABI SOLiD4	35〜75	数億	7日
	Life Technologies社のIon Torrent	200	5百万	4時間
増幅していない（1分子）DNAの大規模並列塩基配列決定する	Pacific Biosciences社のSMRT（1分子リアルタイム）塩基配列決定	およそ3,000	75,000以下	1時間

の総説などを読むことをお勧めする。

　NGS技術は全ゲノムの塩基配列を決定するのに適しており，後の章で述べるように，ひとりひとりのゲノム配列を決定するさまざまなプロジェクトを進めるきっかけとなった。また，さまざまな正常組織や病変組織由来の全トランスクリプトームを（全RNAをcDNAに変換することにより）配列決定することにも用いられている。NGS技術の医学応用については後の章で述べる。

本章のまとめ

- 複雑なゲノムでは，個々の遺伝子，エキソン，その他の調べたい配列は，ゲノムのごく一部である場合が多い。このような特定の短いDNA配列について研究するには，次のうちどちらかの方法を用いなければならない。1つは，この配列を**精製する**（この配列をDNAポリメラーゼを用いて複製することによって，コピー数を人為的に増やす）方法で，もう1つは，調べたい配列を何らかの方法を用いて特異的に**追跡する**方法である。

- あるDNA配列の複数コピーは，細胞内で（DNAクローニングによる），またはポリメラーゼ連鎖反応（PCR）により試験管内で作製できる。

- 細胞を用いたDNAクローニングでは，増やしたいDNA配列を，まずベクター分子に連結する。ベクター分子は，適切な宿主細胞（細菌細胞である場合が多い）中で，自らを複製することができる。ベクター分子は，分子量の小さい環状プラスミドや，さまざまな種類のバクテリオファージなどで，宿主細胞内で容易に増えることができるように改変されているDNA分子である。

- 制限酵素は，染色体DNAなどの長いDNA分子を，さまざまな長さの短い断片に切断するのに用いられる。切断された短い断片は，同じように切断したベクター分子に容易に連結することができ，組換えDNA分子が生じる。

- 組換えDNA分子は，適切な宿主細胞に導入でき，これを形質転換と呼ぶ。形質転換は選択的に行うことができる。これは，各々の形質転換細胞は，通常**1分子**のDNAを取り込んでいるからである。形質転換された細菌細胞は何回も分裂し，同一コピーの組換えDNAが多数作られる。

- DNAライブラリはDNAクローンの集合で，ゲノムDNAからなる複雑な出発材料や，雑多なRNAのcDNAコピーで構成されている，多数の異なるDNA配列を集めたものである。

- PCRを用いると，*in vitro* DNA合成によって，複雑でヘテロなDNA中から増幅したいDNA配列が何回もコピーできる。特異的なオリゴヌクレオチドプライマーを，出発材料のDNAの増幅したい配列を取り囲む位置に結合するように設計し，それ自身が鋳型としてはたらくようなDNAコピー（これがさらなるコピーを作る）を作製するのに用いる。これにより，増幅したい配列のコピー数が急激に増える。

- 核酸ハイブリダイゼーションは，調べたいDNAまたはRNA配列を追跡するための重要な方法である。この方法は，塩基対形成の特異性に基づいている。2種類の異なる核酸の配列が似ているとき，特定の実験条件下で，安定な人工二本鎖を形成できる。

- 核酸ハイブリダイゼーションを行う場合，調べたい配列を含むテスト対象の核酸を一本鎖にし（変性），配列が既知の，変性した核酸からなるプローブと混合させる。目的は，試料サンプル中で一本鎖にしてある調べたい配列とプローブ中の既知の配列とが安定したハイブリッドを形成したヘテロ二本鎖ができているかどうかを調べることである。

- 多くの種類の核酸ハイブリダイゼーションでは，均等に標識されたプローブを用いて，固体表面に結合させた標識されていない試料サンプル中の類似配列を同定する場合が多い。

- マイクロアレイハイブリダイゼーションでは，標識していない何千ものオリゴヌクレオチドプローブ分子を，固体表面に規則正しく格子状に結合させ，標識した試料核酸溶液と並列にハイブリダイゼーションさせる。どの種類のオリゴヌクレオチドにどれだけの量の標識したDNAが結合したかを調べることにより，異なる種類のプローブそれぞれに相補的な配列がどのくらい存在するかが定量可能である。

- DNAの塩基配列を決定する場合には，DNAサンプルを一本鎖にし，DNAポリメラーゼを用いて，塩基配列が解読できるような方法で相補鎖DNAを合成する。

- 従来型のジデオキシDNA塩基配列決定法では，特定のDNAサンプルを選んで解読する。DNA合成過程では，通常のヌクレオチドと鎖の伸長を停止させるヌクレオチドの混合物を用い，1ヌクレオチドずつ長さが伸びた断片が入れ子になったセットを合成し，これをゲル電気泳動によって分離する。

- 大規模並列DNA塩基配列決定法（次世代塩基配列決定法）では，非常に多くの（時には数百万もの）DNAの鋳型を含む複雑なサンプルを，同時かつ均等に解読する。ゲル電気泳動は用いない。そのかわりにこの方法では，cDNAを合成中に4種類のヌクレオチドのうちどれが取り込まれたかを観察できるようにしている。

問　題

問題を解く鍵や選択問題が掲載されているwww.garlandscience.com/ggm-studentsを参照すること。

1. 調べたいDNA配列を増幅する（コピー数を増やす）ために主に用いられる2種類の実験方法は何か。この2種類の方法の主な違いを説明せよ。

2. 制限酵素（制限エンドヌクレアーゼ）とは何か。そして，その本来の働きは何か。

3. 制限酵素は，回文DNA配列を認識する場合が多く，認識配列を非対称に切断することが多い。例えば制限酵素 *Eco*RI は，GAATTCという配列を，認識配列中のグアニンとアデニンを連結している結合を切ることにより切断する。回文DNA配列とは何か。回文DNA配列を非対称に切断すると，なぜ「付着末端」をもつ断片が生じるのか。

4. 細胞中でDNAをクローニングする場合と比べ，PCR法にはDNAを増幅する方法としての長所が複数ある。その長所を4つ答えよ。

5. 細胞中でDNAをクローニングする場合と比べ，PCR法には大きな短所が2つある。それらを答えよ。

6. 核酸の標識は，DNAハイブリダイゼーション，DNA塩基配列決定，定量的PCRなどにおけるさまざまな種類の反応において，核酸を追跡するための重要な手段である。核酸を標識する際には，何らかの方法で標識したヌクレオチドを核酸に取り込ませるのがふつうである。ヌクレオチドは，通常，特別な方法で検出可能な化学基を共有結合させて標識する。よく用いられている方法が2種類あり，ある種の蛍光色素を結合させるものと，ビオチン基を結合させるものとである。これらの標識は，どのようにすれば特異的に検出可能か，説明せよ。

7. ハイブリダイゼーション法において，プローブとは何を意味するか。また，ハイブリダイゼーション法における重要な点は何か。

8. 概念的な設計に基づくと，「標準型」と「逆転型」のハイブリダイゼーション法がある。この2つはどのように異なるか，また，マイクロアレイハイブリダイゼーションはどちらに分類されるか。

9. あるハイブリダイゼーション法では，ハイブリダイゼーションの厳密性(ストリンジェンシー)をわざと低くしなければならないが，別のハイブリダイゼーション法では，厳密性を非常に高くする必要がある。ハイブリダイゼーションの厳密性とはどのようなものか。厳密性を高くしたり低くしたりするためには，どのようなことをすればよいか。また，どのような場合に，非常に高い，あるいは低い厳密性が，ハイブリダイゼーション法で用いられるか。

10. サンガーDNA塩基配列決定法におけるジデオキシヌクレオチドの働きは何か。

11. さまざまな種類のDNA塩基配列決定法において，標識ヌクレオチドが取り込まれるDNA合成反応が組み込まれている。これらの方法には，ゲル電気泳動の一種が用いられているものもあれば，ゲル電気泳動を用いず，自動化された方法が用いられているものもある。DNA塩基配列決定に用いられている場合，ゲル電気泳動を行う目的は何か。DNA塩基配列決定法のなかでゲル電気泳動を必要としないものがあるのはなぜか。

参考文献

DNAクローニングとPCR

Arya M et al. (2005) Basic principles of real-time quantitative PCR. *Expert Rev Mol Diagn* 5:209–219; PMID 15833050.

Brown TA (2010) Gene cloning and DNA analyses. An Introduction, 6th ed. Wiley-Blackwell.

McPherson M & Moller S (2006) PCR. The Basics, 2nd ed. Taylor & Francis Group.

マイクロアレイを用いたハイブリダイゼーション

Geschwind DH (2003) DNA microarrays: translation of the genome from laboratory to clinic. *Lancet Neurol* 2:275–282; PMID 12849181.

大規模並列DNA塩基配列決定

Liu L et al. (2012) Comparison of next-generation sequencing systems. *J Biomed Biotechnol* 2012; PMID 22829749. (増幅したDNAを利用する市販のプラットフォームの性能と特徴の比較)

Mardis ER (2013) Next-generation sequencing platforms. *Annu Rev Anal Chem* 6:287–303; PMID 23560931. (現在使われているさまざまな方法の化学反応について詳述している)

Tucker T et al. (2009) Massively parallel sequencing: the next big thing in genetic medicine. *Am J Hum Genet* 85:142–154 ; PMID 19679224.

遺伝学的多様性の原理

CHAPTER **4**

4.1 DNA配列の多様性の起源

4.2 DNA修復

4.3 ヒトの遺伝学的多様性のスケール

4.4 機能的な遺伝学的多様性とタンパク質多型

4.5 免疫機構における並外れた遺伝学的多様性

1.3節で述べた通り，それぞれの精子細胞と卵細胞は遺伝的に唯一無二の存在である。私たちは誰もが，その唯一無二の1つの精子細胞と1つの卵細胞が融合して生まれた単一の細胞から発生する。

遺伝学的多様性とは，個々のゲノムのDNA配列の差異のことである。私たちはそれぞれ2つの核ゲノム（父方ゲノムと母方ゲノム）を有しているため，遺伝学的多様性は個体間と同様に個体内においても存在する。どの**座位**(locus)——染色体上におけるDNA領域の特定の位置——においても，母方および父方の**アレル**(allele)は通常同一であるか，あるいはわずかに異なるDNA配列を有している（アレルが同一であれば**ホモ接合体**〔homozygote〕，1ヌクレオチドでも異なっていれば**ヘテロ接合体**〔heterozygote〕という）。

すべての細胞が有している遺伝的に受け継がれた多様性（**生得的**〔constitutional〕多様性）に加え，DNAの変化はそれぞれの細胞で生涯にわたって生じうる（**接合後**あるいは**体細胞性**の遺伝学的多様性）。その多くは無作為（ランダム）に生じ，全身のさまざまな細胞のDNAにわずかな違いを生み出す。しかしながら，成熟B細胞やT細胞においてはプログラムされた細胞特異的なDNAの変化が生じることで，多種多様な抗体やT細胞受容体を作り出すことが可能となっている。

DNA配列が異なるために私たち個人の違いの大部分が生じるのであるが，遺伝学的多様性のみで**表現型**(phenotype〔観察可能な形質〕)の違いが説明できるわけではない。受精卵は発生早期に2分割し，遺伝的に同一の双生児（一卵性双生児）が生まれることがあるが，彼らは成長して異なる個体となる。遺伝学的多様性はきわめて重要ではあるものの，表現型に影響を与える唯一のものではない。確率的な（ランダムな）要素，遺伝子－環境要因の相互作用，塩基配列の変化に起因しないエピジェネティックな多様性の組み合わせが，発生過程において表現型に影響を及ぼすのである。エピジェネティック効果と環境要因については第6章で遺伝子の制御について検討する際にふれる。

本章では，ヒトの遺伝学的多様性の一般的な**原則**と，DNAにおける多様性がどのようにタンパク質と非コードRNAの配列における多様性に関係するのか，ということについて取り上げる。疾患を引き起こす非常にまれな遺伝学的多様性についてはここではふれない。それについては後のいくつかの章，特に第7章（主に単一遺伝子疾患に関連した遺伝学的多様性），第8章（複合的な要因による遺伝性疾患に関連した遺伝学的多様性），および第10章（遺伝学的多様性とがん）で述べる。

4.1節ではDNA配列の多様性の起源について考える。DNA修復機構によってDNA配列の多様性の影響はできるだけ少なくなるように抑えられており，4.2節では私た

ちの細胞内で働くさまざまなDNA修復機構について概説する。4.3節では，ヒトの遺伝学的多様性の種類と，この多様性によって現れるさまざまな形質について俯瞰する。4.4節では機能的な遺伝学的多様性について扱う。この節では，遺伝学的多様性と翻訳後修飾の両者によって，タンパク質産物の配列多様性がどのように決定されるのかを大まかに検討する。また，ヒト集団における有利なDNAバリアントの拡散に関連した集団遺伝学についても扱う(ただし，疾患に関連した有害なDNAバリアントの集団遺伝学については第5章で検討する)。

遺伝学的多様性は，体内に侵入した異質かつ有害になりうる分子を認識する機構において最も高度に発達している。微生物病原体の構成分子や，摂取植物や真菌の毒素のような分子は他の生物に由来するものであるため，ヒトの遺伝的な制御とは関係ないことがある。そのような場合には，ヒトに対して働くものと，ヒトを脅かしうる微生物に対して働くものという，2種類のダーウィンの**自然選択**(natural selection)が対立することがある(本章の後半および以降の章で，さまざまな自然選択について述べる。ここでは，あるアレルあるいはアレルの組み合わせが表現型を決定し，それが生存や生殖の可能性に影響を与え，結果として集団において好ましいアレルの頻度が増加し，不利なアレルの頻度が減少するという，一連の過程としての自然選択について考える)。

微生物病原体の侵入を例に考える。自然選択は，侵入生物の**抗原**(antigen)を認識する免疫機構に関する遺伝子の遺伝学的多様性を最大化させるように働く。これらの遺伝子バリアントのなかには，他のバリアントよりも生存に有利なものがある。したがって，集団内のある個体が，他の個体と比べて特定の病原微生物の有害な影響に対してより抵抗力があるという可能性がある。しかし，自然選択は病原微生物に対しても働いており，ヒトの免疫機構による防御をすりぬけるために外表分子の遺伝学的多様性を最大化している。

4.5節で述べるように，私たちの免疫防御機構の前線で働く遺伝子は，潜在的に莫大な数になる外来抗原を認識する必要がある。ここでは，ヒト白血球抗原(human leukocyte antigen：HLA)の例外的な多様性の基礎と，その医学的重要性について述べる。免疫グロブリンとT細胞受容体の座位がどのようにして例外的な接合後の遺伝学的多様性を生み出し，1個人が莫大な数の抗体とT細胞受容体を作り出すことができるのかという点についても考察する。

これも自然選択の結果であるが，私たちが摂取した飲食物中の複合分子の分解において働く酵素のなかにも，高度な多型性が発達したものがある。これらの酵素は何世代にもわたり，植物や真菌の毒素のような有害分子の体内への取り込みに対して対処しなければならなかった。人工的な薬物の代謝もそれらの酵素が行っており，薬物の代謝や反応性における個人間のばらつきは，いくつかの酵素の高度な遺伝学的多様性により説明できる。この主題，つまり薬理遺伝学については，9.2節の薬物治療のなかでふれる。

4.1 DNA配列の多様性の起源

遺伝学的多様性の基礎にあるのはDNA配列の変化である。**変異**(mutation)とは，DNA配列の変化を生み出す過程(塩基配列あるいは特定のDNA配列のコピー数の変化)と，その変化(変化したDNA配列)による結果の両方を指す。事象としての変異はさまざまなレベルで生じうるものであり，異なった結果をもたらす。変異は正常表

現型(身長など)に寄与することもあるし，疾患表現型に寄与することもある。表現型に明らかな影響を及ぼさないこともあるし，非常にまれではあるが，なんらかの有利な影響をもたらすこともある。

変異は，DNAの変化が細胞内DNA修復機構で適切に修復されなかった結果として生じる。DNAの変化は環境中の放射線や化学物質などによって引き起こされることもあるが，多くは内因性の要因によって生じる。後者には染色体の分離，組換え，DNA複製およびDNA修復を制御する正常な細胞内機構の自然発生的エラーが含まれ，また，DNAに対する自然発生的な化学的損傷も含まれる。

変異は不可避なものである。変異は加齢を引き起こしたり，多くの疾患に関連したり，各個体に対しては有害な影響をもたらしうる。しかし，変異は有益な適応をもたらす自然選択の原動力ともなり，進化的な革新をもたらし，究極的には新しい種を生み出す源泉である。

染色体およびDNA機能における内因的エラーによる遺伝学的多様性

染色体の分離や組換え，DNA複製といった，染色体およびDNA機能に影響を与えるさまざまな過程における自然発生的なエラーは，遺伝学的多様性に大きく寄与している。これは，どの細胞機能も効率は100%ではない，つまりエラーが不可避であることから生じる。前述の過程における内因的エラーは有害な結果をもたらさないことも多いが，一部のエラーは疾患に大きく寄与することがある。そのようなエラーがどのようにして疾患を引き起こすのかについては第7章で詳細を述べる。この章では，そのようなエラーが遺伝学的多様性に一般的にどのように影響するのかについてより広い視点から考察する。

DNA複製エラー

DNA修復の一般的なエラーは避けられないものである。ヒトの二倍体細胞のDNAが複製されるたびに，新しいDNA分子を作るために60億個のヌクレオチドが正しい順序で挿入されなければならない。当然のことだが，DNAポリメラーゼはごくまれに間違ったヌクレオチドを挿入し，対形成しない塩基を作り出すことがある(塩基のミスマッチの起こりやすさは，正しく塩基対形成したときと誤った塩基対形成をしたときの結合エネルギーの相対的な違いを反映している)。

そのようなエラーの多くはDNAポリメラーゼ自身によってすぐに修復される。DNA複製に働くDNAポリメラーゼの多くには**校正機構**を備えた3′→5′エキソヌクレアーゼ活性がある。エラーによって間違った塩基が挿入された場合，3′→5′エキソヌクレアーゼが活性化され，新しく合成されたDNA鎖を3′末端から分解し，誤って挿入されたヌクレオチドとその直前の数塩基を除去するのである。そしてDNAポリメラーゼは合成を再開する。誤って対形成した塩基がDNAポリメラーゼによって除去されない場合，(以下で説明するように)DNAミスマッチ修復機構が働く。

短い縦列反復配列のあるDNA領域においては，別の種類のDNA複製エラーがしばしば生じる。例えば，ATジヌクレオチドの15連続反復やCAAトリヌクレオチドの10連続反復などの30ヌクレオチドからなる反復配列にDNAポリメラーゼが遭遇したとすると，DNA複製において合成中のDNA鎖と鋳型DNA鎖を揃えて並べる際に間違いが生じる可能性が高くなる。結果として，鋳型DNA鎖と新しく合成されたDNA鎖が反復単位1個分(あるいは数個分)ずれて対になり，**複製スリップ**(replication slippage)がしばしば生じることになる(以下で詳述)。このようなエラーも，多くの場合ではDNAミスマッチ修復機構によって首尾よく修復される。

　DNA複製エラーによって生じるDNA変化の大部分は同定・修復されるが，なかには残るものもある。私たちは非常に効果的なDNA修復経路を有しているが，DNA修復は100%効果的というわけではないため，このようなことが生じる。DNA配列内の修復されなかった変化は，変異の重要な発生源となる。しかし，このようにして生じた変異の大部分は疾患の発生には寄与しない。ゲノムの99%は非コードDNAであり，コードDNAに生じた変異の多くはアミノ酸の変化をもたらさない。また，機能性の非コードDNA配列(非コードRNAを指定する配列など)に起きた変化の多くはRNAの機能を損なうことなく許容される。

染色体の分離と組換えのエラー

染色体分離におけるエラーは，正常よりも少数あるいは多数の染色体を有し，DNA分子全体の数が変化した異常な配偶子や胚，体細胞を生み出す。染色体DNAのコピー数の変化が生じるのはまれなことではない。もしそれが生殖細胞系列で生じた場合には，胚細胞の死や先天性疾患(21番染色体のコピー数過剰により生じるダウン〔Down〕症など)を引き起こすが，性染色体のコピー数の変化はより許容されやすい。体細胞においては，染色体DNAコピー数の変化は多くのがん細胞で共通してみられる特徴である。

　自然発生的なエラーには，DNA鎖の特定の配列のコピー数変化を引き起こすものもあるが，それは数Mbの長さに及ぶこともある。そのような変化は，非アレル性の(ただしその多くは関連のある)配列が並ぶ際に生じる，通常とは異なる組換えメカニズム(あるいは組換えと類似のメカニズム)によって起こりうる。その場合，DNA配列が部分的にずれた状態で染色分体は対合する。引き続いて生じる交差(あるいは姉妹染色分体交換)により，その配列のコピー数が増減した染色分体が生じる。結果として生じた配列の重複または欠失は，機能的な変化をもたらすこともあれば，もたらさないこともある。そのメカニズム，およびその変異がどのようにして疾患を引き起こすかについては第7章で述べる。

さまざまな内因性および外因性の原因が，化学構造を変化させることによってDNAに損傷を与えうる

DNAは比較的安定な分子である。それにもかかわらず，そのインテグリティー(健常性)は常に脅かされており，DNAの共有結合が切断されたり，不適切な化学物質の結合が生じたりすることがある。DNA損傷のほとんどは，細胞内で自然発生的に生じるものである(通常の細胞内代謝により細胞に有害な化学物質が生じる)。DNA損傷のうちのごく一部は，外因性の原因により生じる。

　DNAへの化学的損傷はDNAの糖-リン酸骨格の共有結合の切断を伴うことがあり，一本鎖あるいは二本鎖切断が生じる(**図4.1**A)。あるいは塩基が欠失したり(塩基を糖に結合させているN-グリコシド結合の切断により生じる；図4.1B)，化学的に何らかの修飾を受けるということもある。

　塩基修飾の多くは塩基上の化学基を置き換えることや，メチル基，分子量の大きなアルキル基，その他の化学物質などの化学基の付加といった過程が含まれる(図4.1C)。塩基修飾により，2塩基間に共有結合が形成されることもある(**架橋**〔crosslinking〕)。2つの塩基は同一鎖上に存在することもあるし(図4.1Di)，相補的DNA鎖にそれぞ

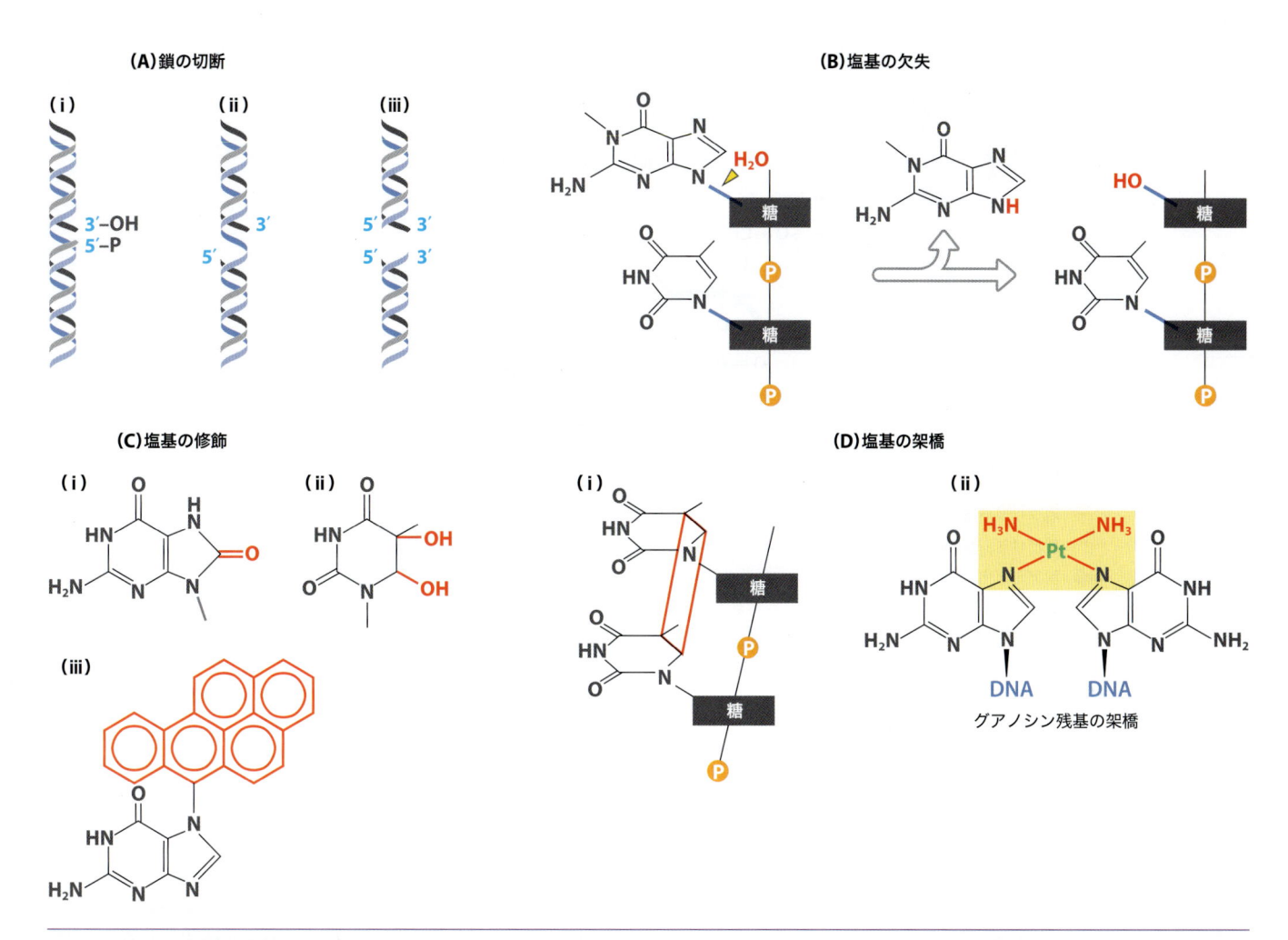

図4.1　DNAの化学的損傷の4分類　(A) DNA鎖の切断。一本鎖はホスホジエステル結合の開裂(i)，あるいはより複雑な一本鎖切断(ii)によって壊れることがあり，末端が破壊されていくつかのヌクレオチドが削除されてしまうことがある。二本鎖DNA切断(iii)は，両鎖がきわめて近接した部位で切断された際に生じる。(B) 塩基の欠失。加水分解は，塩基を糖に結合させるN-グリコシド共有結合（濃い青色で示してある）を切断する。(C) 塩基の修飾。変化した結合あるいは付加された化学基を赤で示す。例に挙げたものは，アデニンと塩基対を形成し変異を引き起こす8-オキソグアニン(i)，変異原性はないがDNAポリメラーゼを阻害するチミジングリコール(ii)，共有結合によるDNA付加物(iii，この例ではベンゾ[a]ピレンのような芳香族炭化水素がグアニン残基のN7に結合している)である。(D) 塩基の架橋。同一のDNA鎖(鎖内架橋)あるいは相補的なDNA鎖(鎖間架橋)にある2塩基間の新しい共有結合の形成を含む。前者はシクロブタン型ピリミジン二量体(1本のDNA鎖の隣接したピリミジンの4・5位炭素原子の結合)を含む(i)。これは太陽からの紫外線によって生じる損傷のうちで最も多いものである。抗がん剤であるシスプラチン$(NH_3)_2PtCl_2$は，対側の鎖のグアニンのN7窒素元素どうしを共有結合させることによって鎖間の架橋結合を生じさせる(ii)。

れ存在することもある（図4.1D ii）。化学的修飾を受けた塩基はDNAあるいはRNAポリメラーゼを阻害することがあり，誤った塩基対形成が生じる。これらが修復がなされなければ，変異を引き起こす可能性がある。

DNAへの内因性の化学的損傷

DNAへの化学的損傷のほとんどは，自然発生的に生じる不可避なものである。通常の状態下でも，私たちのそれぞれの有核細胞では毎日，DNAの20,000〜100,000か所で傷害が生じている。以下に挙げるように，主に3種類の化学的な変化が生じうる。加水分解および酸化的損傷が特に重要であり，DNAヌクレオチドにおけるさまざまな共有結合を破壊する(図4.2)。

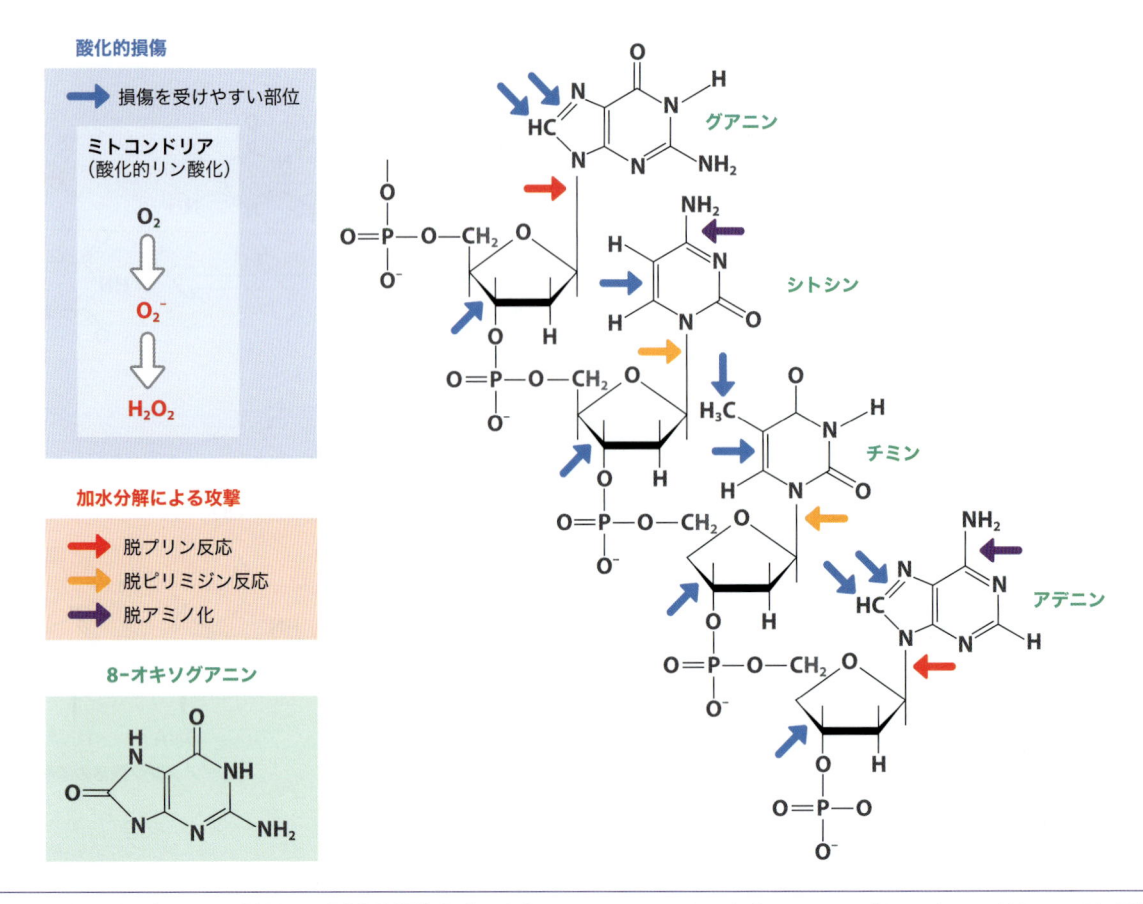

図4.2 自然発生的加水分解による攻撃および酸化的損傷を受けやすいDNA部位 すべての有核細胞は加水分解による攻撃の結果，毎日5,000以上のプリン（AとG）と300以上のピリミジン（CとT）を失っている。塩基をデオキシリボース糖に結合させているN-グリコシド結合は，H_2Oによって開裂する（反応については図4.1B参照）。脱アミノ化では，アミノ基は酸素原子に置換されカルボニル基を生じる。それぞれの細胞では，1日あたり約100〜500個のシトシンがウラシルに置換されている（図4.5の左側参照）。より少ない数ではあるが，アデニンはヒポキサンチンに置き換えられる。さらに，正常な代謝が活性酸素種を生み出し，塩基間だけでなく糖残基間の化学結合を開裂してDNA鎖の切断を引き起こす。

- **加水分解損傷**。加水分解は細胞の水性環境においては避けられないものである。加水分解は塩基と糖の結合を切断し，糖から塩基を切り出して脱塩基部位を作り出すことがある。プリン塩基の喪失（脱プリン反応）が特に一般的である（図4.1B参照）。加水分解はまた，塩基からアミノ基を取り去り（脱アミノ化），カルボニル基に変えることがある。シトシンはしばしば脱アミノ化されてウラシルとなり，アデニンと塩基対をなす（図4.5の左側参照）。アデニンは脱アミノ化されてヒポキサンチンを生じることがあるが，ヒポキサンチンはシトシンと塩基対を形成することによってグアニンのようにふるまう。

- **酸化的損傷**。正常な細胞内の代謝は，強い求電子性の（それゆえ反応性が非常に高い）分子やイオンを生じる。最も重要なものは，スーパーオキシドアニオン（O_2^-），過酸化水素（H_2O_2），ヒドロキシルラジカル（$OH^·$）といった，酸素の不完全な1電子還元によって形成された**活性酸素種**（reactive oxygen species：ROS）である。ROSは細胞のさまざまな部位で産生されており，ある種の細胞間および細胞内シグナル伝達において重要な役割を担っているが，その多くはミトコンドリア（この場所では，電子が酸素を早すぎる段階で還元することがある）で産生されている。

内因性のROSは糖の共有結合を攻撃し，DNA鎖を切断する。それらはDNAの塩基（特にプリン）も攻撃する（図4.2参照）。各塩基から多くの誘導体が産生される

が，そのなかにはアデニンと対形成する7,8-ジヒドロ-8-オキソグアニン(8-オキソグアニンあるいは8-ヒドロキシグアニンとも呼ばれる)のように高度の突然変異誘発性をもつものがある。他の誘導体には突然変異誘発性はないが，DNAおよびRNAポリメラーゼを阻害する(図4.1C参照)。

- **DNAの異常メチル化**。第6章で詳しく述べるように，私たちのDNAのシトシンの多くはメチル基転移酵素によってメチル化される。細胞はまた，さまざまな種類の分子をメチル化する非酵素依存性の反応において，メチル基の供与体として*S*-アデノシルメチオニン(SAM)を使用している。しかし，SAMはDNAを不適切にメチル化し，有害な塩基を生み出すことがある。1つの有核細胞において毎日約300～600個のアデニンが3-メチルアデニンに変換され，有害な塩基となる。このような塩基は二重らせんを歪め，重要なDNA-タンパク質相互作用を阻害する。

外因性の突然変異誘発物質によるDNAの化学的損傷

DNAへの化学的損傷の一部は，放射線や環境中の有害物質など，変異を引き起こしうる外的要因(**突然変異誘発物質**〔mutagen〕)によって生じる。電離放射線(X線やγ線など)は細胞内分子と相互作用してROSを産生し，糖-リン酸骨格の化学結合を切断してDNA鎖を開裂する(下記参照)。非電離紫外線放射は，DNA鎖上で隣接したピリミジン間に共有結合を作り出す(図4.1D i 参照)。

私たちの身体は，飲食物や呼吸する空気などに含まれるさまざまな有害な環境化学物質にさらされている。化学物質のなかには，細胞内分子との相互作用によりROSを産生するものもある。DNAと共有結合して巨大なDNA付加物を形成し，二重らせんのゆがみを引き起こす化学物質もある。例えばタバコの煙や自動車の排気ガスは，DNAに結合できる巨大な芳香族炭化水素を含んでいる(図4.1C iii 参照)。求電子性のアルキル化剤は塩基の架橋が可能である。

4.2 DNA修復

細胞はDNA損傷の種類に応じて，その検出と修復に関するさまざまな機構を有している。ある種のDNA損傷は正味の影響が1塩基の変化のみで，小さなものである。一方，DNA架橋結合のような，より大きな問題となりうるものもある。それらはDNAの複製を阻害(複製フォークの停止)したり，転写を阻害(RNAポリメラーゼの停止)することがある。

さまざまな分子センサーがそれぞれ異なった種類のDNA損傷を認識し，適切なDNA修復経路を作動させる。もしDNA損傷がかなり重大で，初期の修復の効果が得られなければ，細胞周期の一時的(これについては第10章のがんについての文脈中で考察する)あるいはより永続的な停止が誘導されることもある。その他にも，リンパ球でしばしば起こることだが，アポトーシスが誘導されることもある。

DNA修復過程には，DNA損傷を引き起こす分子機構を単純に逆にたどることも含まれる。しかし，この修復過程はヒト細胞ではまれである。例としては，*O*-6-メチルグアニンDNAメチル基転移酵素によってO-6位のグアニンのメチル基を除去し，DNAリガーゼを用いてホスホジエステル結合の切断(**DNAニック**)を修復するという過程が挙げられる。

通常のDNA修復経路は，損傷を受けた過程を直接的に逆転させるものではない。そのかわりに，DNA損傷の種類に応じて，いくつかのDNA修復経路が使われている。

多くの場合，修復は1本のDNA鎖にのみ必要だが，鎖間の架橋（図4.1Dⅱ参照）や二本鎖DNAの断裂（図4.1Aⅲ）の場合のように，2本の鎖両方に対して修復を必要とすることもある。

　DNA複製エラーおよび化学物質によるDNA損傷は，一生を通じて絶え間なく起こっている。しかし，避けられないことではあるが，DNAの修復過程で生じるエラーも存在する。また，以下に述べるように，塩基の変化のなかには検出が難しいものもある。DNA損傷の検出と修復の効率が完全でないことは，変異を生み出す重要な要因である。不完全なDNA修復が健康におよぼす影響は，4.2節の最後にあるBOX 4.1で考察する。その前に，次の2つの項で主なDNA修復機構について考察する。それぞれの種類のDNAの変化がどのように修復されるかについての行程を示した表4.1を参照してほしい。

一本鎖DNAにおけるDNA損傷あるいは変化配列の修復

通常，DNAの損傷あるいは複製エラーは，DNA損傷部位や誤って挿入された塩基をもつ1本の鎖を生み出すが，相補的なDNA鎖はその部位にエラーをもたずに正常のまま残っている。その場合，修復が正確に行われるように，損傷のない相補的な鎖が鋳型として利用される。

- 塩基除去修復（base excision repair：BER）。この経路は，1塩基の修飾，あるいは1塩基が加水分解によって切り出されて無塩基部位が生じた傷害部位（それぞれの有核細胞につき1日あたり約20,000か所でそのような事象が生じている）を特異的

表4.1　頻度の高いDNA損傷と変化の種類，およびそれらがヒト細胞においてどのように修復されるか　[a]ウラシルDNAグリコシラーゼや*N*-メチルプリンDNAグリコシラーゼのように，各DNAグリコシラーゼはそれぞれの修飾塩基に特異的である。

DNA損傷／変化	DNA修復機構	説明
複製エラーによる塩基ミスマッチ	ミスマッチ修復（図10.17）	10.3節で詳細に述べる
複製スリップによって生じる小挿入／欠失（図4.8）		
小規模な1塩基修飾（酸化，脱アミノ化，メチル化など）	塩基除去修復（BER）（図4.3A）	修飾された塩基に対して，DNAグリコシラーゼ[a]が脱塩基部位を作るために塩基を取り除く。すべての脱塩基部位において残された糖-リン酸は除去され，適切なヌクレオチドを挿入することでギャップが埋められる
加水分解によって生じる1塩基の欠失（**脱塩基部位**）		
らせん構造をゆがめる巨大なDNA損傷（巨大なDNA付加物；DNA鎖内架橋など）	ヌクレオチド除去修復（NER）（図4.3B）	変化した部位を含む数ヌクレオチドからなる配列の除去と再合成がかかわる
一本鎖DNA切断（DNAニック以外）	塩基除去修復の変法	切断部位にポリ（ADPリボース）ポリメラーゼが結合することで開始される
二本鎖DNA切断	相同組換え（HR）介在性DNA修復（図4.4）	正確なDNA修復であるが，鋳型として利用するための正常な相同DNAが必要である（複製後のS期，または時にG_2期に限られる）
	非相同末端結合（NHEJ）	鋳型DNA鎖によらないので細胞周期のいつでも利用することができる。HR介在性DNA修復よりも精度は低い
DNA鎖間の架橋	HRおよびファンコーニ（Fanconi）貧血DNA修復経路	機構については不明である

BOX 4.1　DNA損傷への反応やDNA修復における欠陥が健康に及ぼす影響

DNA損傷は生涯を通じて蓄積されていく。私たちが年をとるにつれて必然的に体細胞変異の頻度は増大し，結果としてがん発症やさまざまな細胞過程の効率の低下のリスクが高まり，老化に寄与する。DNA損傷への反応およびその修復にかかわる遺伝子として，170個以上のヒト遺伝子が知られている（参考文献を参照）。また，非常に多くの単一遺伝子疾患が，これらの経路で働く遺伝子の生殖細胞系列の変異により生じることが知られている（表1にいくつかの例を挙げている）。

予想されるように，これらの疾患ではしばしばがん感受性の増大や老化の促進がみられるが，非常に多くにおいて発達の異常がみられ，神経系の異常もきわめて一般的である。多くの種類の細胞が常に置き換えられているが，非分裂性の神経細胞は特に脆弱なのである。神経細胞は酸素およびエネルギー需要が高く（結果的に酸化的損傷の頻度が高くなる），非常に長い時間をかけてDNA損傷が蓄積する。下記に挙げた染色体およびゲノムの不安定性では，さまざまな臨床的特徴に加えてしばしば細胞異常がみられる。

疾患の特徴

- **がん（cancer：C）感受性**の増大。驚くことではないが，多くの遺伝性DNA修復欠損症でこのことは明らかである。ミスマッチ修復の障害によるゲノム不安定性は，増殖能の高い組織（とくに腸管上皮細胞など）でがんを引き起こしうる。色素性乾皮症患者は紫外線に対する防御能をほとんどもたず，日光への曝露は皮膚がんを引き起こす（図1A）。
- **早老症（progeria：P）**。老化を促進するかのような臨床的特徴をもつ疾患があり，ウェルナー症候群の患者で顕著にみられる（図1B）。ウェルナー症候群では若年で白髪，白内障，骨粗鬆症，2型糖尿病，動脈硬化が出現し，一般的に

DNA修復/DNA損傷への反応機構	単一遺伝子疾患	疾患の特徴[a] C	P	N	I
ミスマッチ修復	遺伝性非ポリポーシス大腸がん（リンチ（Lynch）症候群）	+	−	−	−
ヌクレオチド除去修復（NER）	色素性乾皮症	+	−	+	−
TCR（転写共役修復）	コケイン（Cockayne）症候群	−	+	+	−
	硫黄欠乏性毛髪発育異常症	−	+	+	−
一本鎖切断（SSB）修復	眼球運動失行を伴う失調症1型	−	−	+	−
	軸索神経障害を伴う脊髄小脳失調症1型	−	−	+	−
鎖間架橋修復	ファンコーニ（Fanconi）貧血	+	+	+	+
二本鎖切断（DSB）修復（NHEJ）	Lig4症候群	+	−	+	+
	重症複合免疫不全症	−	−	−	+
DNA損傷シグナル伝達/DSB修復	毛細血管拡張性運動失調症	+	−	+	+
	ゼッケル（Seckel）症候群	−	−	+	+
	原発性小頭症1型	−	−	+	−
相同組換え（HR）	ブルーム（Bloom）症候群	+	−	+	+
テロメア維持（TM）	先天性角化不全症	+	+	+	+
ミトコンドリアDNAにおける塩基除去修復（BER）	脊髄小脳変性症てんかん	−	−	+	−
	進行性外眼筋麻痺	−	−	−	−
HR，BER，TM	ウェルナー（Werner）症候群	+	+	−	−

表1　DNA修復/DNA損傷への応答に関連する遺伝性疾患の例　[a]C：がん感受性，P：早老症，N：神経学的特徴，I：免疫不全。

BOX 4.1　（つづき）

は50歳より前にがんあるいは動脈硬化のために死亡する。
- **神経学的な（neurological：N）特徴**。神経細胞死と神経変性は共通する特徴である。毛細血管拡張性運動失調症の患者は，重度の失調をもたらす小脳変性を経て，10歳になる前に車椅子生活になる。小頭症は多くの疾患でみられ，時に神経変性と学習障害を伴う。
- **免疫不全（immunodeficiency：I）**。表4.2と4.3節で述べるように，DNA修復で働くタンパク質には，BおよびTリンパ球でのみ働く特別な遺伝的機構においても作用するものがある。例えば，免疫グロブリンとT細胞受容体の産生は，NHEJ修復経路の構成要素を必要とする。これらの構成要素の欠損は，典型的には低ガンマグロブリン血症やリンパ球減少，あるいは重症複合免疫不全症を引き起こす。

細胞分析がゲノムと染色体の不安定性を明らかにする

ミスマッチ修復（10.3節で述べる）の障害をもつ患者のDNAは，マイクロサテライトDNAとして知られる短鎖反復配列多型を分析すると，ゲノム不安定性の際立った証拠を示す。DNA修復障害をもつ人の細胞では，毛細血管拡張性運動失調症，ファンコーニ貧血，ブルーム症候群などでみられるような，疾患に特徴的な自然発生的な染色体異常が高頻度に認められる（非常に高頻度の姉妹染色分体交換がみられる）。

染色体分析もまた，検査に基づく簡単な診断の道筋を提供する。ファンコーニ貧血（進行性の骨髄不全と悪性腫瘍リスクの増大に加え，多彩な発達異常が伴うことを特徴としている）は，鎖間架橋修復で働いている少なくとも13個の遺伝子のいずれかの変異によって生じる。DNAに基づくその診断は困難であるが，染色体に基づく診断はよりわかりやすい。培養リンパ球をDNA鎖間架橋を誘導するジエポキシブタンあるいはマイトマイシンCで処理し，特徴的な異常染色体形成を生み出す染色分体切断の存在を分析する（図1C）。

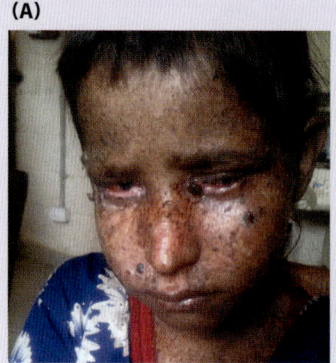

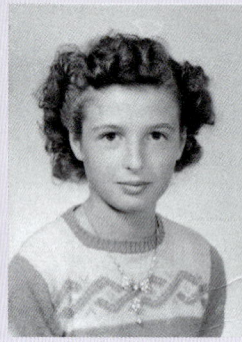

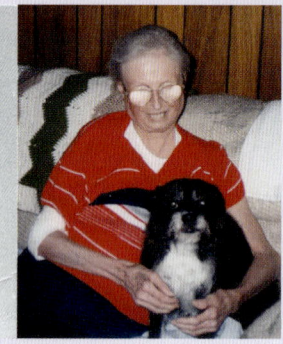

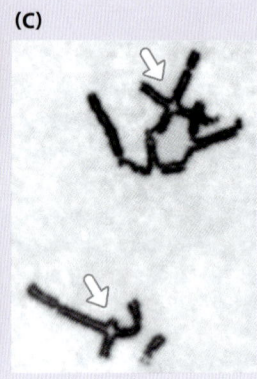

図1　DNA修復障害における異常表現型の例　(A)色素性乾皮症における広範な皮膚がん。(B)ウェルナー症候群における老化の加速。同一女性の13歳時（左）と56歳時（右）の写真。(C)マイトマイシンC処理後のファンコーニ貧血患者の細胞における特徴的な4射出形と3射出形の染色体形成。(AはHimynameislax [CC BY-SA 3.0] の厚意による。BはHisama FM, Bohr VA, and Oshima J [2006] *Sci Aging Knowl Environ* 10:pe18より。AAAS（左）およびInternational Registry of Werner syndrome（右）の許諾を得て掲載。CはNiall Howlett from Harney JA, Shimamura A and Howlett NG [2008] *Pediatr Health* 2:175–187の厚意による。Future Medicine Ltd.の許諾を得て掲載）

な標的としている。修飾された塩基を正しい塩基で置き換えるために，特異的なDNAグリコシラーゼが糖−塩基結合を切断し，塩基を除去して無塩基部位を作り出す。すべての無塩基部位において，残存した糖−リン酸残基は専用のエンドヌクレアーゼとホスホジエステラーゼによって取り除かれる。そのギャップは，DNAポリメラーゼ（正しいヌクレオチドを挿入する）とDNAリガーゼによって埋められる（図4.3A）。同じDNA修復機構が，1塩基よりも長い塩基置換に関係するより重要な**ロングパッチ修復**を行うこともあることは特筆すべきである。

- **一本鎖切断修復**。単純な一本鎖の切断（single-strand break：SSB；DNAニックとも呼ばれる）は，1つのホスホジエステル結合の切断によって生じる頻度の高い損

4.2 DNA修復

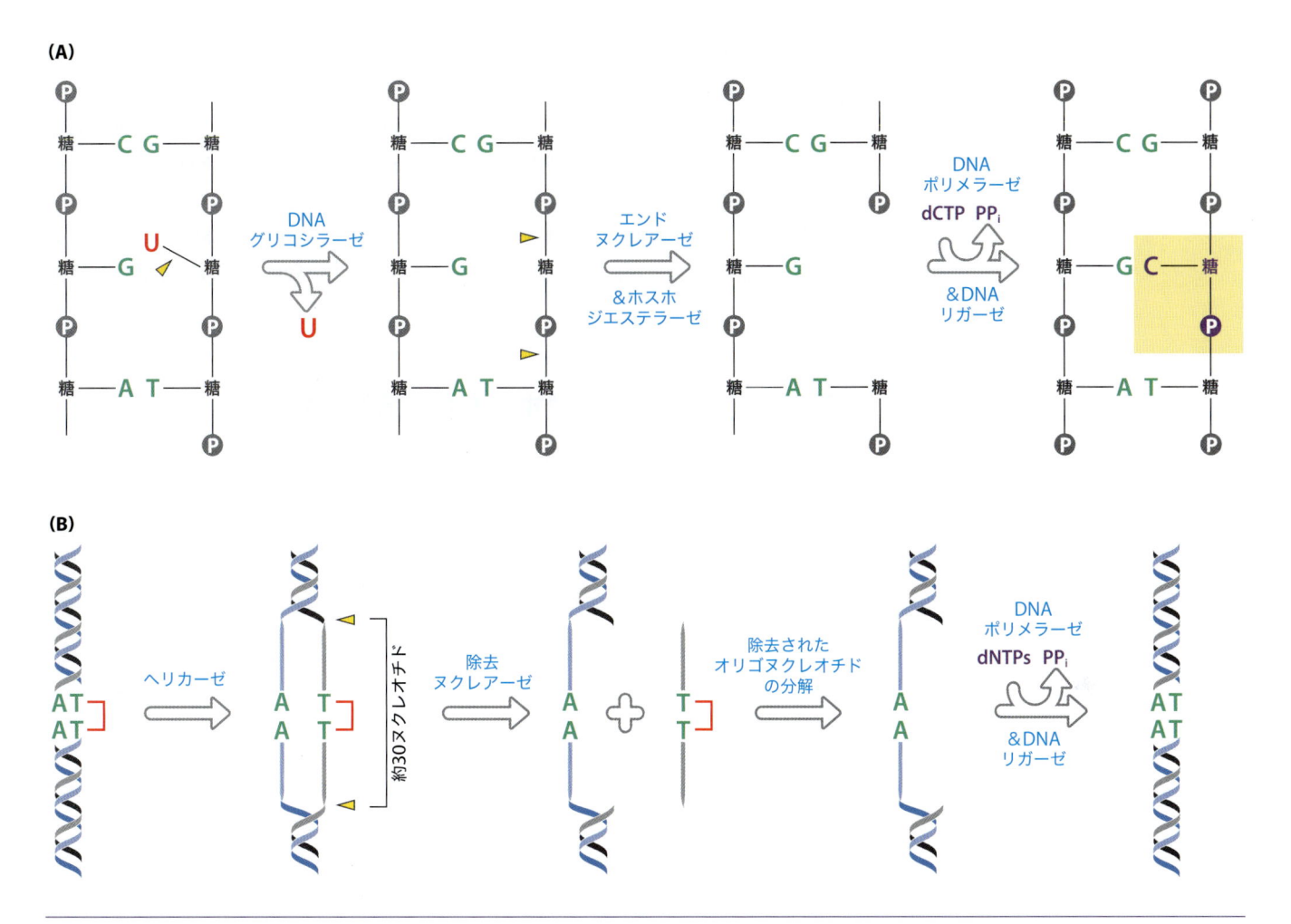

図4.3 塩基除去修復およびヌクレオチド除去修復 (A)塩基除去修復。この経路は，修飾された塩基や，脱プリン化や脱ピリミジン化によって生じた無塩基部位を修復する。塩基と糖を結ぶN-グリコシド結合を切断するDNAグリコシラーゼによって，修飾された塩基がまず除去され，無塩基部位が作り出される。細胞には，8-オキソグアニンDNAグリコシラーゼやウラシルDNAグリコシラーゼ（図で示したもの）のように，一般的な修飾塩基に対して特異的に作用するさまざまなDNAグリコシラーゼがある。無塩基部位は残った糖-リン酸残基を除去することによって修復され（これに特化したエンドヌクレアーゼとホスホジエステラーゼが使用される），さらに損傷を受けていない相補的なDNA鎖に合うように正しいヌクレオチドが挿入される。PPi：ピロリン酸。(B)ヌクレオチド除去修復。大きなDNA損傷が認識されると，この修復機構はその部位を含むかなり長い領域の二重らせんをゆるめる（DNAをほどくためにヘリカーゼを使用する）。引き続いて，除去ヌクレアーゼが損傷を受けたDNA鎖の傷害領域の両側に切り込みを入れ，損傷部位を含む約30ヌクレオチドからなるオリゴヌクレオチドが作り出され，分解される。結果として生じたギャップは，損傷を受けていない鎖を鋳型としてDNAを合成することによって修復され，DNAリガーゼによって切れ目が閉じられる。

傷である。それらはDNAリガーゼにより容易に修復される。酸化的攻撃によってデオキシリボース残基の分解が生じる際には，より複雑な切断が起こる。その場合には一種の塩基除去修復が生じる。すなわち，鎖の切断は感知分子であるポリADPリボースにより即座に検出され，結合される。ポリADPリボースは，該当部位に適切な修復タンパク質を呼び寄せることによって修復を開始する。多くのSSBの3′あるいは5′末端には損傷があり，修復する必要がある。ギャップはDNAポリメラーゼとDNAリガーゼによって埋められる。

- **ヌクレオチド除去修復**（nucleotide excision repair：NER）。この機構は，らせん構造を歪ませるような大きなDNA損傷部位の修復を可能とする。損傷部位が認識されると，その損傷部位を広げて，損傷部位の両側の少し離れたところでDNAが切り出され，処分される損傷部位を含む約30個のオリゴヌクレオチドが作り出される。

DNAの再合成は，対側のDNA鎖を鋳型として行われる(図4.3B参照)。活発に転写が行われているDNA領域を阻害する大きな損傷部位の修復が最優先される。損傷部位で行き詰ったRNAポリメラーゼが検知された後，特別な副経路である転写連動修復がこの種の修復を開始する。さもなければ，代替の包括的ゲノムNER経路が使用される。

- **塩基ミスマッチ修復**。この機構はDNA複製におけるエラーを修復する。塩基ミスマッチ修復のエラーはがんにおいて重要であり，この機構については第10章で述べる。

両側のDNA鎖に影響するDNA損傷の修復

二本鎖DNA切断(double-strand DNA break：DSB)は細胞内では通常まれである。しかし，これは自然に生じることもあり，免疫グロブリンとT細胞受容体の多様性を最大化するために，B細胞およびT細胞のDNA再構成において必要とされる(本章の最後のほうで述べる)。

　DSBは，内因性あるいは外因性に誘導されたROSによるDNAへの化学的傷害の結果として，偶然に起こることもある(しかしSSBに比べると頻度はずっと少ない)。このような場合にはDNA修復が必要とされるが，それが困難なことがある。例えば，2本の相補的なDNA鎖が十分に近接した部位で同時に損傷された場合，塩基対もクロマチン構造も2か所の切断部位の両端を保つのに十分になり得ない。DNA末端はしばしば塩基損傷を持続的に有しており，損傷部位の両端は物理的に離れがちであり，整列するのが難しくなる。

　修復されないDSBは細胞にとって非常に危険である。DNA切断は非常に重要な遺伝子の不活性化を招くし，切断されたDNA末端は他のDNAと組換えを起こしやすくなり，細胞にとって有害あるいは致死的となりうる染色体の再編成を引き起こす。DSBを修復するために，下に挙げた2つの主要なDNA修復機構が適用される。しかし，もし修復が不完全であれば，アポトーシスが引き起こされる傾向がある。

- **相同組換え(homologous recombination：HR)介在性DNA修復**。この高度に正確な修復機構は，鋳型DNAとして利用できる正常な相同DNA鎖を必要とする。したがって通常，この修復はDNA複製の後(かつ有糸分裂の前)に行われ，損傷を受けていない姉妹染色分体のDNA鎖を修復を進めるための鋳型として用いる(図4.4)。この機構は胚形成早期(多くの細胞が急速に増殖しているとき)や，DNA複製後の増殖細胞の修復の際に重要である。
- **非相同末端結合(nonhomologous end joining：NHEJ)**。切断された末端どうしが結合するため，鋳型鎖はここでは不要である。あらわになったDNA末端に特異的なタンパク質が結合し，特別なDNAリガーゼであるDNAリガーゼⅣを動員し，切断された末端を再結合させる。HR介在性DNA修復とは異なり，原理上，細胞はいつでもNHEJを用いることができる。しかしこの機構は，分化細胞およびDNA複製前のG_1期増殖細胞にとって最も重要である。

DNA鎖間架橋の修復

二重らせんの相補鎖上の塩基間において架橋が起こることがあり，これは内因性の代謝産物あるいは外因性の化学物質(とくに多くの抗がん剤)によって生じうる(図4.1Dⅱのシスプラチンの例を参照)。鎖間架橋は，NER，損傷乗り越え合成，HR，およ

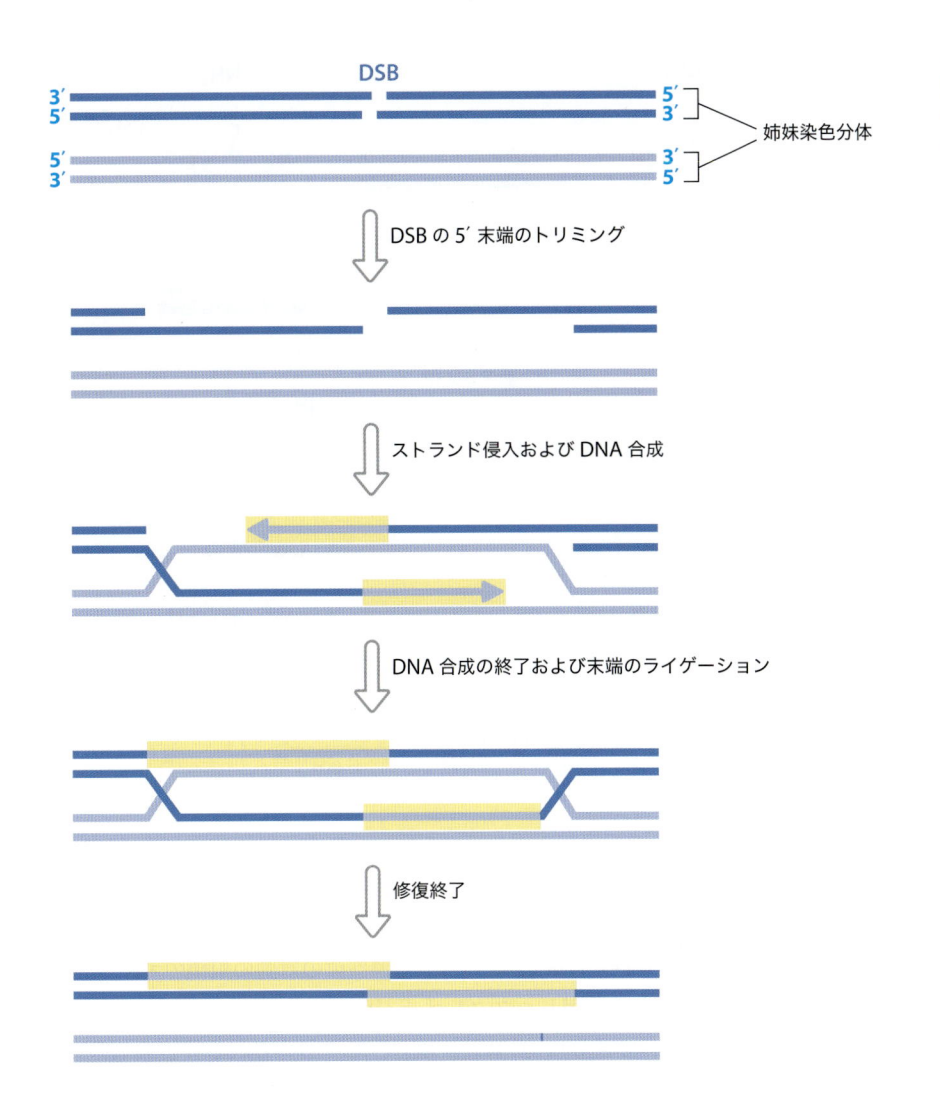

図4.4 二本鎖DNA切断の相同組換え介在性修復 最上部の染色分体の二本鎖DNA切断(DSB)は，姉妹染色分体の損傷を受けていないDNA鎖を鋳型として使用する必要がある(機構をわかりやすく示すために，慣例とは異なるが，上の染色分体は5′→3′鎖の上に3′→5′鎖を配置していることに注意)。第一段階はDSBの5′末端を除去し，3′末端をもつ一本鎖領域を突出させる。ストランド侵入の後，それぞれの一本鎖領域は姉妹染色分体の損傷を受けていない相補的DNA鎖と二本鎖を形成し，それを鋳型として新しくDNA合成を行う(黄色で強調された矢印で示してある)。DNA合成後，末端はDNAリガーゼによりふさがれる(姉妹染色分体から複製され，新しく合成されたDNAは黄色で強調してある)。両方の切断されたDNAに対し，損傷を受けていない姉妹染色分体がDNA合成中に正しいヌクレオチドの取り込みを行わせる鋳型として働くため，修復は非常に正確である。

びファンコーニ(Fanconi)貧血で変異がみられる遺伝子によってコードされる多数のタンパク質サブユニット複合体の組み合わせを用いることで修復される(ファンコーニ貧血のDNA修復機構；BOX 4.1も参照)。

検出されないDNA損傷，DNA損傷許容，損傷乗り越え合成

DNA損傷は検出されないままになってしまうことがある。例えば，CGヌクレオチド配列に見出されるシトシンは，非効率的なDNA修復の結果として変異を非常に起こしやすい。脊椎動物ではCGヌクレオチド配列はDNAメチル化の標的となることが多く，シトシンは5-メチルシトシン(5-meC)に変換される。シトシン残基の脱アミノ化は通常はウラシルを生じるが，これはDNAでは異質な塩基として効率よく認識され，ウラシルDNAグリコシラーゼによって除去される。しかし，5-メチルシトシンの脱アミノ化は正常なDNA塩基であるチミンを生じるため，変化した塩基として検出されないことがある(図4.5)。結果として，C→T置換は私たちのDNAの1塩基変化として最も起こりやすいものとなっている。

時に，DNA損傷部位は認識されるが，DNA複製前に修復されないことがある(損傷許容)。例えば，複製を阻害するDNA損傷部位は修復されずに回避されることが

図4.5 ヒトDNAにおいてなぜC→T変異が生じやすいのか シトシンの脱アミノ化は私たちの細胞において非常に一般的な反応であり，通常はウラシルを産生する。ウラシルはDNAではなく，通常はRNAで認められる塩基である。私たちの細胞はウラシルDNAグリコシラーゼという特別な酵素を有しており，DNAのウラシル残基を認識し，塩基除去DNA修復経路の一部としてウラシルの除去を行う(図4.3A)。しかし，他の脊椎動物のDNAと同様に，シトシンの多くは5位の炭素原子がメチル化される。5-メチルシトシンの脱アミノ化は，DNAに通常存在する塩基であるチミンを生じる。安定したCG塩基対がTGミスマッチ塩基対に置き換えられるが，この塩基ミスマッチは塩基ミスマッチ修復機構(DNA複製時のイベントに焦点を当てている)による検出をしばしば逃れる。続くDNA複製においてチミンはTA塩基対を作り出し，C→Tの変異が効率的に生じてしまう。

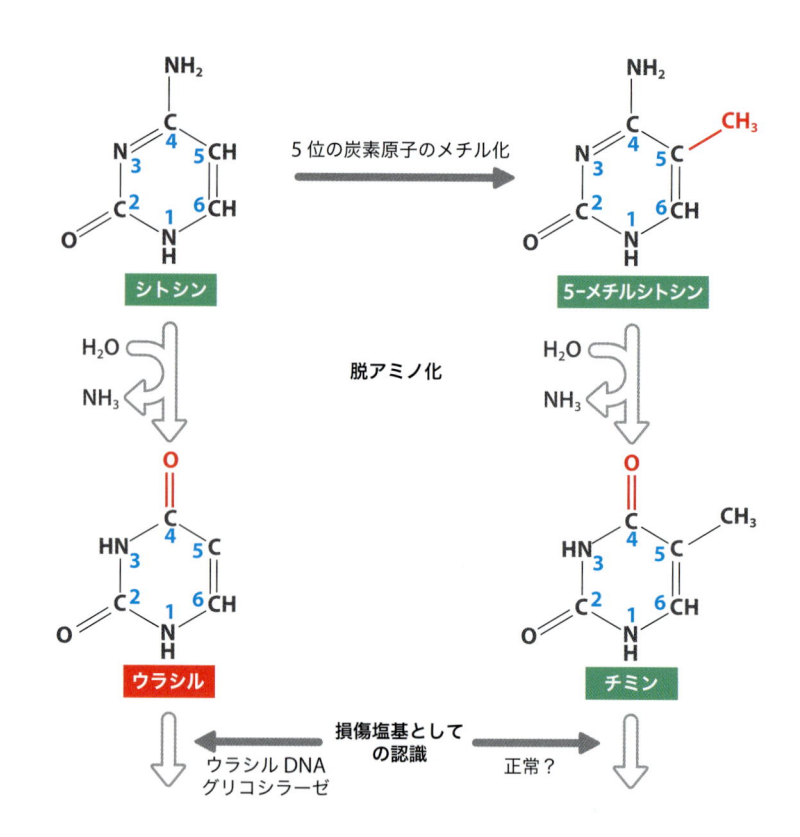

あり，損傷部位を越えてDNA合成を再開するためには非古典的なDNAポリメラーゼが必要となる(**損傷乗り越え合成**)。続いて，損傷部位の対側の娘鎖のギャップが埋められる(娘鎖を鋳型として使用したヌクレオチド除去修復によって，その損傷部位は後から修復することができる)。損傷乗り越え合成で用いられる非古典的DNAポリメラーゼのDNA複製の信頼性は低い(**表4.2**)。非古典的DNAポリメラーゼは，損傷部位の対側に塩基を取り込むことには高確率で成功するが，間違った塩基を挿入することによってエラーを生じやすい。結果として，複製フォークは維持されるが，代償として変異を生じやすくなる。

表4.2 非古典的なDNA依存性哺乳類DNAポリメラーゼ 表1.1に挙げた古典的なDNA依存性DNAポリメラーゼはDNA合成とDNA修復の際に広く用いられ，エラー率はきわめて低い。一方，ここに挙げた非古典的ポリメラーゼは，DNA複製における正確性は比較的低く，損傷されたDNAの回避や，免疫グロブリンおよびT細胞受容体を産生するBおよびT細胞に特異的な機構といった，特別な機構で使用されている。[a] 反応を妨害するDNA損傷部位を回避するのに利用される。[b] 免疫グロブリンの多様性を最大化するためにB細胞で利用される特別な機構。[c] 免疫グロブリンとT細胞受容体の多様性を最大化するためにそれぞれB細胞およびT細胞で利用される特別な機構。

DNAポリメラーゼ	役割
非古典的DNA依存性DNAポリメラーゼ	ほとんどは損傷されたDNAを回避するため，あるいは，B細胞およびT細胞における特別な遺伝的機構で使用するため
ζ(ゼータ)，η(エータ)，Rev1	損傷乗り越え修復[a]（反応を妨害するDNA損傷部位を回避するため）
ι(イオタ)，κ(カッパ)	損傷乗り越え修復[a]およびDNA修復におけるその他の役割
ν(ニュー)	鎖間架橋修復？
θ(シータ)	損傷乗り越え修復[a]，塩基除去修復，体細胞超変異[b]
λ(ラムダ)，μ(ミュー)	V(D)J組換え[c]，二本鎖切断修復，塩基除去修復
末端デオキシヌクレオチド転移酵素	V(D)J組換え[c]

4.3 ヒトの遺伝学的多様性のスケール

ヒトの遺伝学的多様性は，2つのカテゴリーに分類される塩基配列の変化によって生じる。第一に，DNA配列の変化にはDNA量に影響を与えないものがある(すなわち，ヌクレオチドの数が変わらない)。例えばきわめてよくあるものとして，1ヌクレオチドが別の1ヌクレオチドに置き換えられるものがある。よりまれなものとして，複数のヌクレオチドが同時に別の位置に移動するが，DNA量の付加も喪失も伴わないということが起こりうる。DNAの付加も喪失も伴わない染色体の切断によって生じる均衡型転座や逆位は，表現型に影響しない場合もあれば有害となる場合もある。

DNA変化の第二のクラスは，DNA配列の増減を生じるものである。大きなものから小さなものまで含めて，DNA配列には**コピー数**の変化がある。コピー数変化のうち最も大きなものは染色体分離異常によって生じるものであり，正常と比較して染色体数が増減し，核DNA分子全体のコピー数の変化が生じる。それらはほぼ間違いなく有害な変化である。多くは自然流産を招き，一部は第7章で述べるような発生異常を伴う症候群をもたらす。一方，最も小規模なDNA配列のコピー数変化というのは，1塩基の欠失や挿入を意味する。それらの中間の規模のコピー数変化は，特定の短いオリゴヌクレオチド配列の数の変化から数MbのDNAに及ぶものまで，幅広く存在する。

全体的にみて，最も一般的なDNA変化は小規模なものであり，1個あるいはごく少数のヌクレオチドのみが関与する。このような小規模な変化(**点変異**〔point mutation〕と呼ばれることもある)は，表現型に対して明らかな影響を及ぼさないことも多い。そのような場合，それらの変異は中立変異とみなされる。私たちのDNAの90%程度は保存性が乏しく，生物学的意義もはっきりせず，明らかな影響なしにDNA配列の小変化を許容するため，中立変異が成立することになる。

DNAバリアント，多型，ヒト遺伝学的多様性の網羅的カタログの開発

変異は，**DNAバリアント**(DNA variant)として知られるDNAの別の形を生じる。しかしどの部位においても，1つ以上のDNAバリアントが集団において一般的(0.01以上の頻度)であれば，そのDNAの多様性は**多型**(polymorphism)と呼ばれる。頻度が0.01以下のDNAバリアントは，しばしば**稀少バリアント**(rare variant)といわれる(0.01をカットオフ値とするのは恣意的であると考えられる。もともとは反復変異を除外するために提案されたものである)。

ヒトの遺伝学的多様性に関する知見は，多くの個人のDNAを分析することで得られている。ヒトは二倍体であるため，私たちはそれぞれ両親から受け継いだ2つの異なる核ゲノムをもつが，ヒトの遺伝学的多様性についての詳細な見解を得るためには多数の個人のDNAを比較する必要がある。ヒト遺伝子のドラフト配列(2001年に発表されたもの)は，複数のヒトDNA配列の継ぎはぎであった(したがって，ゲノムの異なる領域の配列は異なる提供者に由来するものである)。しかし，次世代塩基配列決定技術が利用可能となり，個人ゲノム解析計画が達成された。その結果，より大きな集団のゲノム塩基配列決定により，ヒトゲノムにおける多様性の網羅的カタログが得られつつある(**BOX 4.2**)。

BOX 4.2　個人および集団ゲノムの塩基配列決定

ヒトゲノム計画は，複数のヒト細胞株からのDNAクローンの配列を含んでいた。結果として得られた配列は，異なるヒトに由来するDNA配列成分の継ぎはぎであった。それ以降，多くのパイロット（試験的）研究から1個人のゲノム配列が得られた（**個人ゲノム塩基配列決定**）。より包括的な計画では，数千人のゲノム配列を得るために次世代塩基配列決定法（大規模並列DNA塩基配列決定法；3.3節参照）が使用され，**集団ゲノム塩基配列決定**が可能な時代に突入している。

1つの主な目的は，健常者の全ゲノム配列決定によって，正常なヒトのDNA多様性の網羅的カタログを得ることである。もう1つの主な目的は，疾患の遺伝的マーカーを同定するために，DNA多様性と表現型とを関連付けることである。このような場合，塩基配列決定は，表現型が十分に研究されている個人の**エキソーム**（exome，実際にはタンパク質をコードしている遺伝子のすべてのエキソンの総称）に焦点をしぼって行われる。最初の主な集団ゲノム塩基配列決定計画の2つである1000ゲノムプロジェクト（1,000 Genomes Project）とUK10Kプロジェクトについて以下に述べる。第10章および第11章で詳細に述べるように，大規模なゲノム塩基配列決定計画は，腫瘍や遺伝性疾患の患者の遺伝子の解読にも着手している。

1000ゲノムプロジェクト（http://www.1000genomes.org/）

2008年に開始され，1,000人のゲノム配列を決定するという当初の目的は，ヨーロッパ，東アジア，南アジア，西アフリカ，アメリカの集団を代表する2,500人のゲノムを網羅するという目標に後に引き上げられた。新規変異の頻度を評価するために，研究対象となったゲノムには両親とその子供というトリオ（3人組）のゲノムも何組か含まれている（子供のゲノムを両親のゲノムと比較することによって評価する）。中間発表についての詳細は，参考文献に挙げた1000ゲノムプロジェクトコンソーシアム（2010）の論文を参照してほしい。

ウェルカムトラストUK10K（Wellcome Trust UK10K）プロジェクト（http://www.uk10k.org/）

この計画は，表現型について詳細な観察が行われたイギリスの10,000人のゲノムの配列決定を含んでいる。そのうちの4,000人は，双子UK研究（参加者は18年以上観察研究されている）と，参加者が1991～1992年に生まれてからずっと観察されていたALSPAC研究（両親と90年代の子供のエイボン（Avon）縦断研究：Avon Longitudinal Study of Parents and Children）から引き継がれている。各集団のデータは被験者の健康と発達についての詳細な記述を含んでいる。残りの6,000人は，遺伝的な原因によると考えられる重篤な症状（高度の肥満，自閉症，統合失調症や先天性心疾患を含む）を有している。こちらではエキソーム解析が優先されている。

一塩基バリアントと一塩基多型

ヒトゲノムにおいて最も多い遺伝学的多様性は，一塩基置換によるものである。例えば，1つのバリアントが特定部位にGを有していて，別のバリアントがCを有しているということがありうる（図4.6A）。この種の多様性は一塩基バリアント（single nucleotide variant：SNV）を生み出す。もし2つ以上のDNAバリアントが存在し，集団におけるそれらの頻度が0.01を超える場合には，その多様性は一般的に**一塩基多型**（single nucleotide polymorphism）あるいは**SNP**（「スニップ」と発音する）と呼ばれる。

ヒトゲノムのSNVのパターンは2つの理由によりランダムではない。第一に，DNAは領域と配列ごとに異なった確率で変異を起こすという機械的な理由がある。例えば，ミトコンドリアDNAは核DNAよりもずっと高い確率で変異を起こす（ミトコンドリアで特に生じやすい活性酸素種が空間的に近くに存在することが理由の1つである）。また，他の脊椎動物と同様に，ヒトゲノムではC→Tの置換が多くみられる（CGヌクレオチド配列がしばしばメチル化シグナルとして働くためである。Cは，脱アミノ化によりTになりやすい5-メチルCになることがある；図4.5参照）。

変異がランダムには起こらない第二の理由は，私たちの進化的な起源に由来する。ある特定のヌクレオチドだけが多型性を有し，それらがほとんどバリアントを認めな

いヌクレオチドに囲まれていることを疑問に思うのは当然だろう。一般的に，SNP部位のヌクレオチドは特に変異を起こしやすいというわけではない（生殖細胞系列の1つのヌクレオチドの変異発生率は1世代ごとに約1.1×10^{-8}である。これはほぼ100 Mbあたり1ヌクレオチドであり，SNPも進化を通じて安定であると言える）。それにもかかわらず，SNP部位において別のヌクレオチドを保有していることは，現在のヒト集団で一般的なものとは異なる先祖由来の染色体断片を有していることを表している。第8章で述べるように，異なる先祖に由来する染色体断片を決定するためにSNPを用いることは，疾患の遺伝的素因をマッピングするのに重要である。特定の1ヌクレオチドの変化（SNPを含む）を分析する方法については第11章で触れる。

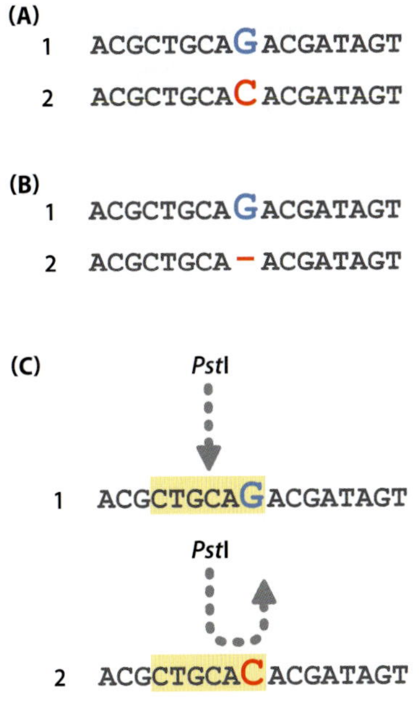

インデル（挿入欠失）とコピー数バリアントの境界は曖昧である

点変異のなかには，1つのヌクレオチドの挿入/欠失や，特定の部位の比較的少数のヌクレオチドの違いに基づくDNAバリアントを生じるものがある。これは挿入（**in**sertion）/欠失（**del**etion）による多様性あるいは多型の1つの例である（略して**インデル**〔indel〕と呼ぶ；図4.6B参照）。SNPあるいはインデルによって，制限酵素認識部位が与えられたり失われたりすることがある。このような場合にその部位に作用する制限酵素がDNAを切断することで，制限断片長多型（RFLP；図4.6C参照）が生じうる。

厳密にいうと，インデルはコピー数バリアントと考えるべきである（染色体DNAの特定部位のたった1ヌクレオチドのヘテロ接合性の欠失であっても，そのような欠失を有している人は，正常であれば2コピーあるヌクレオチドを1コピー分しかもっていないことになる）。しかし，現在の慣習では，**インデル**という用語は1から概ね50ヌクレオチド程度の欠失や挿入を表すのに使用されている（この数字の根拠は，多くの大規模並列DNA配列解析法により出力される配列結果はかなり短く，50ヌクレオチド以上の欠失や挿入を検出するには適していないためである）。**コピー数多様性**（copy number variation：CNV）という用語は，たいていは100ヌクレオチドから数メガ塩基に及ぶ，より大きな欠失や挿入を生じた配列のコピー数変化に対して使用される。

ヒトゲノムにおける挿入/欠失多型の頻度は，一塩基置換の約10分の1である。短い挿入や欠失は，長い挿入や欠失と比べてずっと生じやすい。したがって，すべての挿入および欠失の90％は1〜10ヌクレオチドの長さであり，11〜100ヌクレオチドの配列は9％，100ヌクレオチドを超える配列はたった1％にすぎない。それにもかかわらず，100ヌクレオチドを超える挿入/欠失は非常に多くのヌクレオチドを含んでいるため，一塩基置換よりもCNVはより多くのヌクレオチドに影響を与えるのである。

縦列反復数の変化によるマイクロサテライトおよびその他の多型

2.4節で述べたように，反復DNAはヒトゲノムの大きな部分を占めている。非常に短いDNA反復配列（1〜200塩基以下まで）の縦列コピーは一般的であり，多数の縦列反復をもつものは特にDNAが多様化しやすい。連続した多重縦列反復配列は，アレイとして知られている。構成の違いが明確なことから，反復配列はアレイの全長とゲノムにおける部位によって3つに分類されている。

図4.6　1塩基に影響するDNA多様性の種類　(A) GまたはCをもつことによって違いを生じた2つの変異型による一塩基バリアント（SNV）。(B) バリアント1はGをもち，バリアント2には存在しないという挿入/欠失（インデル）変異。(C) 1塩基の違いによって制限酵素認識部位の存在が変化することがある。ここでは，(A)で示したバリアント1に制限酵素*Pst*Iの認識配列（CTGCAG）が認められる。一方，バリアント2ではその部位に相当する配列（CTGCAC）が*Pst*Iによって切断されない。もしこのバリアントが一般的であれば，これは**制限断片長多型（RFLP）**の一例になるだろう。その部位を含む配列を増幅するようにPCRプライマーを設計し，それからPCR産物を*Pst*Iで切断することによって，RFLPは簡単に解析できる。

図4.7 マイクロサテライト長の多型 ここでは，マイクロサテライト座位は，縦列CA反復数の違いによって長さの異なる3つの一般的なアレルをもつと想定されている。コピー数の変化を生じる機構については図4.8を参照すること。

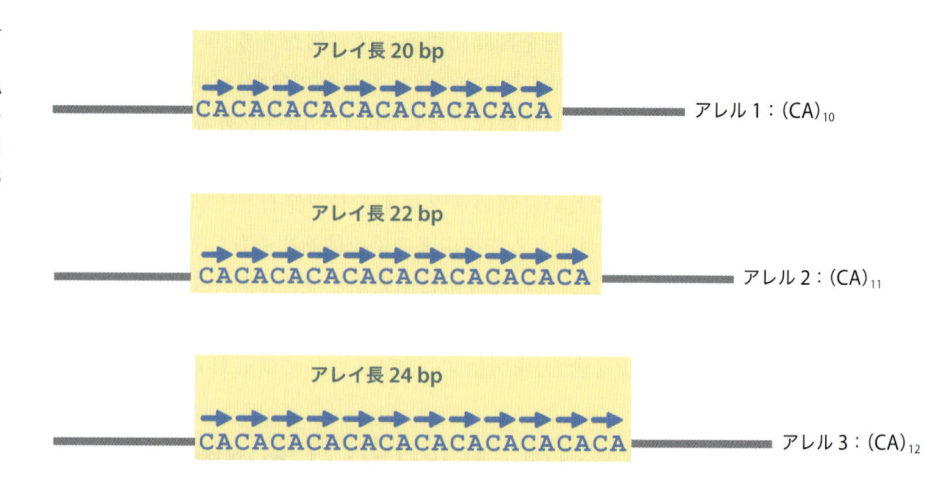

- **サテライトDNA**(アレイ長：たいていは20 kb〜数百 kb。セントロメアとその他のヘテロクロマチン領域に存在する)。
- **ミニサテライトDNA**(アレイ長：100 bp〜20 kbまで。主にテロメアとテロメア周辺部位に認められる)。
- **マイクロサテライトDNA**(アレイ長：100 bp未満の長さ。ユークロマチン中に広く分布している)。

縦列反復DNA配列の不安定性によって，縦列反復数の違いに基づくDNAバリアントが生じる(縦列反復数多型，あるいはVNTR多型という)。マイクロサテライトDNAアレイ(通常**マイクロサテライト**〔microsatellite〕という)はヒトのユークロマチンに数多く分布しており(概ね30 kbごと)，高度の多型性を有していることが多く，遺伝的マッピングに広く使用されてきた。

マイクロサテライトは非常に短い配列(1〜4塩基対の長さ)の反復であるため，マイクロサテライト多型は短鎖縦列反復配列多型(short tandem repeat polymorphism：STRP)としても知られている。SNP(ほとんどの場合，2つのアレルしか存在しない)とは異なり，マイクロサテライト多型はたいてい多数のアレルを有している(図4.7)。**複製スリップ**(replication slippage)の結果として，コピー数の変異が生じる。つまり，DNA複製の際に新生(新しく合成された)DNA鎖が鋳型DNAに対してずれてしまい，2本の鎖がわずかに一直線に整列しないことがある(図4.8参照)。

個人のマイクロサテライト多型は，まずPCRを使ってアレイを含む短い配列を増幅させ，その後にポリアクリルアミドゲル電気泳動でサイズに応じてPCR産物を分離することによってタイピングを行うことができる。それらの手法は，家系研究や(法的あるいは法医学的な目的で個人同定するための)DNAプロファイル決定などに広く用いられてきた。しかし，SNPの分析とは異なり，マイクロサテライト多型の分析を自動化するのは容易ではない。

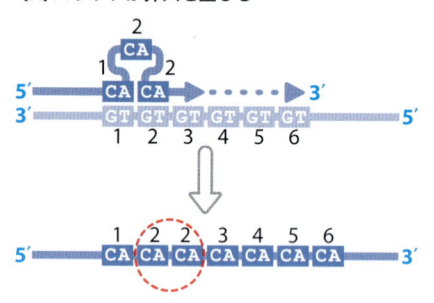

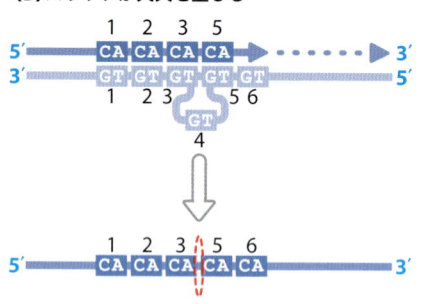

図4.8 マイクロサテライト多型はDNA複製中の鎖のスリップによって生じる 紺色の鎖は，水色の鋳型DNA鎖から生じる新しい(新生)DNA鎖を表している。通常のDNA複製では，新生鎖は部分的に鋳型から解離し，その後再会合する。縦列反復配列がある場合，新生鎖は再会合の際に鋳型鎖と誤って対形成することがある。そのため，新しく合成される鎖は，赤い破線の丸で示したように，鋳型鎖よりも多くの反復数をもったり(A)，少ない反復数をもったりする(B)。

構造多様性と低コピー数多様性

ごく最近まで，ヒトの遺伝学的多様性の研究は，1塩基のみに影響する変化やマイクロサテライト多型といった小規模な変異に焦点が絞られていた。現在では，DNA配列のほどほどに大規模な変化による多様性が非常に多いことが知られている。そのような**構造多様性**(structural variation)には2つのタイプがある。均衡型および不均衡

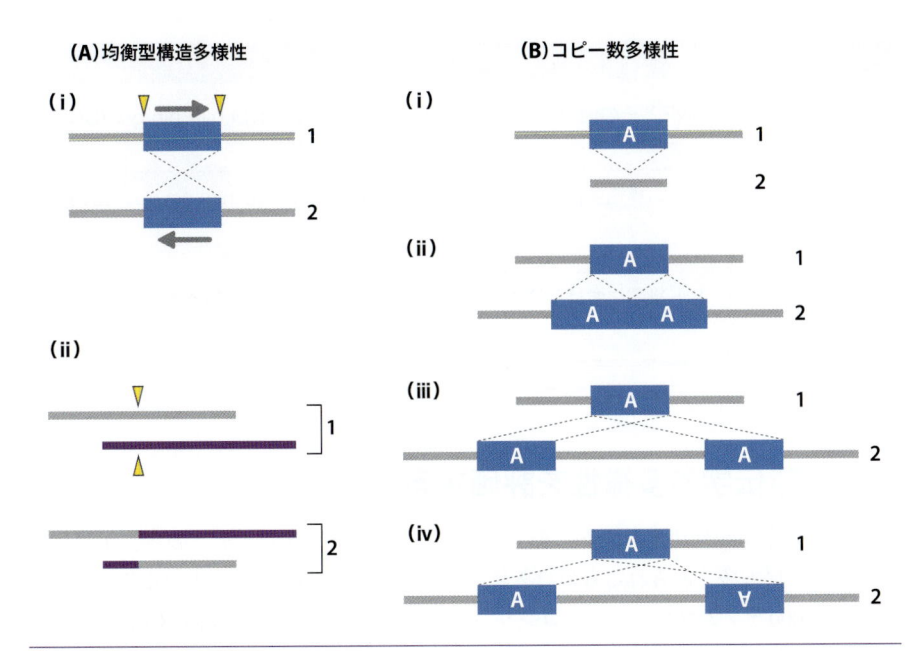

図4.9 構造多様性と低コピー数多様性 1，2という数字がそれぞれバリアントを示している。(A)均衡型構造多様性は，多くの逆位（i）や均衡型転座（ii）などの，ヌクレオチド数の変化のないバリアントを生み出す大規模な変化を含んでいる。(B)不均衡型構造多様性は，さまざまな低コピー数多様性（CNV）に加え，不均衡型の逆位や転座を含む。コピー数バリアントは，ほどほどの長さをもった配列のコピー数の変化である（ここではAと記した四角で表してある）。(i)バリアントが十分に大きなインデルとなる配列をもっている(1)，あるいはもっていない(2) CNV。これは挿入（例えば可動性配列）あるいは欠失により生じる。(ii)縦列重複によるCNV。大規模なVNTRは，ここで示したような1，2コピーよりも多いコピー数を有することもある。挿入や逆位といったさらなるイベントによって，正常な方向の散在性の重複（iii）や，1コピーの逆位を伴う散在性の重複（iv）が生じることもある。

型である。

均衡型構造多様性では，DNAバリアントは同じ内容のDNAを保有するが，DNA配列の一部がゲノム内の別の部位に位置している。そのような多様性は，染色体が切断され，断片が誤って再結合したものの，DNAの増減は伴わなかったときに生じる。そのような変異にはDNAの内容の変化を伴わない逆位や転座が含まれる（図4.9）。

不均衡型の構造多様性では，DNAバリアントはDNAの内容の変化を伴う。1個人が特定の染色体領域を得たり失ったりするまれな場合（均衡型相互転座を有する親から転座のある1つの染色体を子が受け継いで，もう1つの染色体を引き継がないような場合）には，実質的な染色体部位の増減が疾患を引き起こすことがしばしばある。不均衡型構造多様性には，中程度の長さから非常に長い配列のコピー数が異なるCNVも含まれる。このようなCNVには疾患に寄与するものもあるが，非常に多くのCNVは健常者集団において一般的にみられる。

コピー数多様性はさまざまな形式をとりうる。1つの形式としては，DNAバリアントが特定の配列を欠いたり得たりする大規模かつ単純な挿入/欠失変異である（図4.9B i 参照）。その他の形式としては縦列重複によって起こるものがあり，引き続いて生じる挿入や逆位によって複雑化することがある（図4.9B ii〜iv）。CNVにおいてコピー数が変化したDNA配列は，遺伝子配列や調節配列の一部，時には複数の遺伝子を含むことがある。結果として，CNVは疾患の主要な原因となることがある（後の章で詳述）。

表4.3　一般的なヒト遺伝学的多様性データベース　表現型と疾患に関連した変異に重点を置いたデータベースについては第7章および第8章で述べる。

データベース	記述	ウェブサイト
dbSNP	SNPとその他の短い遺伝学的多様性	http://www.ncbi.nlm.nih.gov/SNP/index.html
dbVar	ゲノム構造多様性	http://www.ncbi.nlm.nih.gov/dbvar/
DGV		http://dgv.tcag.ca/
ALFRED	ヒト集団におけるアレル頻度	http://alfred.med.yale.edu/alfred/index.asp

ヒトの遺伝学的多様性を評価する

集団ゲノム塩基配列決定計画から得られたデータは，1ヌクレオチドの変化が遺伝学的多様性で最も多くみられるものであり，DNAの変化の75%近くを占めることを示している。1000ゲノムプロジェクトコンソーシアム(1000 Genomes Project Consortium：参考文献参照)によって行われた14のヒト集団の1,092人の研究では，計3,800万個のヒトSNP(100ヌクレオチドあたり1個以上)が報告された。しかし，これらのSNPのほとんどは，どのヒト集団においてもまれなものであった。各個人は二倍体のゲノムを有し，多くのSNP座位に関してホモ接合性である。パーソナルゲノム解析によって，1個人の父由来・母由来のゲノム間の1ヌクレオチドの違いは，1,000ヌクレオチドあたり約1個生じていることが示されている。そのような多様性の多くはコード領域外にあり，大部分は中立変異である。

　構造多様性の頻度はより少なく，変異イベントの約4分の1を占め，CNVが最も多い。しかし，CNVはしばしばDNAの非常に長い領域に及ぶため，CNVに含まれるヌクレオチドの数はSNVに含まれるヌクレオチドの数よりもずっと多い。

　さまざまなデータベースがヒト(および他の種)の遺伝学的多様性の基礎データを編纂するために設立されている(表4.3参照)。

4.4　機能的な遺伝学的多様性とタンパク質多型

本章ではこれまで，DNAレベルでのヒトの遺伝学的多様性の種類とその起源に焦点を当ててきた。しかし，DNAの多様性は遺伝子産物に影響を及ぼし，後の章で述べるように疾患を引き起こすことがある。しかし，正常なヒトでは驚くほど多くの遺伝子が不活性化されている。私たちは平均して約120個の遺伝子不活性化バリアントを有し，約20個の遺伝子は両方のアレルで不活性化されている。これは憂慮すべきことのように思えるかもしれないが，遺伝子には生存に必要な機能を果たしていないものもある。例えば，血液型がO型のヒトはABO遺伝子の不活性化変異をホモ接合性に有しており，糖をH抗原に転移する糖転移酵素を作り出すことができない(H抗原はいくつかの種類の細胞，特に赤血球の表面の脂質やタンパク質に結合するオリゴ糖である)。血液型がA，B，およびAB型のヒトはこの酵素を産生し，N-アセチルガラクトサミン(Aアレル)あるいはガラクトース(Bアレル)をH抗原に転移させている。したがって，実際には血液型がO型のヒトはH抗原を産生し，他の血液型のヒトは余分な単糖が付加された関連抗原を産生しているのである。

　本節では，遺伝子産物レベルでの多様性に焦点を当てる。このなかには，機能的遺

伝学的多様性（通常，機能遺伝子産物に変化をもたらすDNA多様性）およびコード配列の変化をもたらす転写後機構が含まれる。4.5節では，機能的な多様性のうち重要な一群に焦点を当てる。免疫機構で重要な役割を果たすいくつかのタンパク質には，並外れて高度な多様性がみられる。DNAバリアントがどのようにして疾患の原因となるのかについては後の章，特に第7章で考察する。

ほとんどの遺伝学的多様性は表現型に中立的な影響をもたらすのみだが，一部は有害である

はじめに検討する機能的なDNAバリアントは，遺伝子産物の構造を変化させたり，遺伝子産物の産生率を変化させたりといった，遺伝子機能に影響をもたらすものである。しかし，私たちのDNAのヌクレオチドのごく一部のみが遺伝子機能にとって重要である。コードDNA配列はゲノムの1.2%にすぎない。さらに別のDNA配列が，機能的な非コードRNAを作り出している。また，別の配列は，転写，転写後，あるいは翻訳レベルで遺伝子の発現を制御している。

　ゲノムのうちどの程度の領域が機能的に重要であるか推定することは簡単ではない。1つの方法は，機能的に重要な配列を保存する純化選択の対象となるゲノムの割合を決定することである。これは伝統的には種間比較によって研究が行われていたが，集団ヒトゲノム塩基配列決定も，種内のDNA多様性の大規模な研究を可能にすることによって機能的な制約についての洞察を与えてくれている。現在，おそらく全体で約8〜10%のゲノムが機能的な制約をうけていると推計されている。私たちのヌクレオチドの90%以上の部位の変異は，本質的な影響のないものであるらしい。

　遺伝子機能にとって重要となる短い配列内に起こった変異であっても，多くのDNAの小規模な変化はまったく影響をもたらさないことがある。例えば，多くのコードDNA領域の変異はサイレントである。それらはタンパク質の配列を変化させず，（それらがスプライシングを変化させなければ；第7章参照）たいていはまったく影響をもたらさない。調節配列あるいは機能的な非コードRNAの配列における1ヌクレオチド変化もまた，まったく，あるいはほとんど影響を及ぼさないことがある。非コードRNAや調節配列の変化の機能的重要性についてはわかっていないことが比較的多いため，ここではコードDNA配列に焦点を当てる。もちろん，機能的DNAには有害な変異も生じ，有益な変異が生じることは非常にまれである。

有害な変異

遺伝学的多様性の一部のみが有害であり，詳細については他章，特に第7章で考察する。有害な変異は**純化（負の）選択**（purifying〔negative〕selection）を受けやすい。そのような変異をもつ人は生殖に成功する割合が低くなり，変異アレルは数世代を経るうちに集団から次第に除去される。有害なDNA変化には，コードDNA（アミノ酸配列の変化をもたらす）および非コードDNA（スプライシングの変化，遺伝子制御の変化，非コードRNAの機能変化をもたらす）におけるさまざまな種類の小規模変異が含まれる。

　さらに，構造多様性はしばしば遺伝子機能に負の効果をもたらしうる。もし切断点が遺伝子の発現の仕方に影響を与えるのであれば，均衡型の構造多様性でも遺伝子が不活性化される可能性がある。後の章で説明するように，一部の遺伝子産物は産生量が厳密に制御される必要があるため，コピー数の多様性による遺伝子配列の増減は有害なものとなりうる。

ヒト系統におけるダーウィンの正の選択および適応的なDNAの変化

DNA変異は，子孫に伝わる表現型において有益な効果をもたらすことがある。このようなDNAバリアントは**正の選択**(positive selection，有利なDNAバリアントを有する個体は生存や生殖に成功する可能性が高くなり，そのDNAバリアントの頻度が高まり集団に広がることになる)によって一般的になる。

正の選択は，ヒト系統でもさまざまな時代に生じてきた。ゲノムの一部の領域，特にHLA複合体(宿主細胞における外来抗原の認識およびT細胞の活性化に関与する遺伝子を含んでいる)は，ヒトと大型類人猿が進化上分岐する前から連続的な正の選択を受けてきた。このことに関与する選択では，ヘテロ接合体のほうが有利であると考えられており，それによってある種のHLAタンパク質は私たちがつくるタンパク質のなかでも最も多型性に富むことになった(4.5節で詳細を述べる)。さらに正の選択は，大型類人猿と私たちを区別する特徴(特に脳の発達におけるヒトの革新性や認知機能の向上など)を作り出した。人類史上比較的最近に生じた適応的な変化は，異なるヒト集団においてある種のDNAバリアント頻度の増加をもたらした。

選択されたバリアントの大部分は非コード調節DNAに生じたもののようであり，これは遺伝子発現の変化をもたらす。しかし，アミノ酸の変化が機能的な優位性をもたらすことがあり，その例が*FOXP2*遺伝子である。この遺伝子は，常染色体優性遺伝性の構音および言語障害(OMIM 602081)の患者で変異していた。*FOXP2*は，ブローカー(Broca)野(言語の生成に関与する領域)を含む脳のさまざまな領域の発達を制御していることが知られている。*FOXP2*は進化の過程で非常によく保存されているが，ヒト系統では変異が起こり，2つのアミノ酸変化を生じ，正の選択の結果により言語獲得に寄与している可能性が提唱されている(図4.10)。

環境変化への適応

50,000〜100,000年前の出アフリカの後，現生人類はさまざまな地域に定住し，日照の少ない緯度の地域での生活や高地での生活など，さまざまな環境にさらされた。その適応のなかには感染症，特にマラリアに対しての防御となるものもある。また，農

図4.10 FOXP2タンパク質におけるヒトに特異的なアミノ酸：言語習得を促進した正の選択の例？ *FOXP2*遺伝子は，口腔顔面の運動制御および発声を含む脳のさまざまな機能を制御していることが示唆されている。この遺伝子は非常によく保存されていて，チンパンジー，ゴリラ，マカクは同じFOXP2タンパク質配列を有しており，示してある置換はその共通配列からの変化である。1か所の保存された置換(ここで示したように，80番目のグルタミンがアスパラギン酸に変化している)と，ポリグルタミンクラスター中の1個のグルタミンの欠失およびヒトFOXP2配列(732アミノ酸)の133〜149番目のアミノ酸に相当する17個のアミノ酸の欠失という2か所のインデル以外は，マウスのタンパク質配列とまったく同じである(NCBI reference NP_683698.2)。進化における驚異的な保存性を考慮すると，現生人類とネアンデルタール人が発生する進化上の短い期間において2か所の置換が生じることは非常に珍しいことである。ヒトに特異的なT320NとN342Sの置換をもつように遺伝的に操作されたマウスの研究では，これらの変化が特に皮質線条体回路(運動および認知機能の発達に広く関与している)に影響を与えることが示唆された。

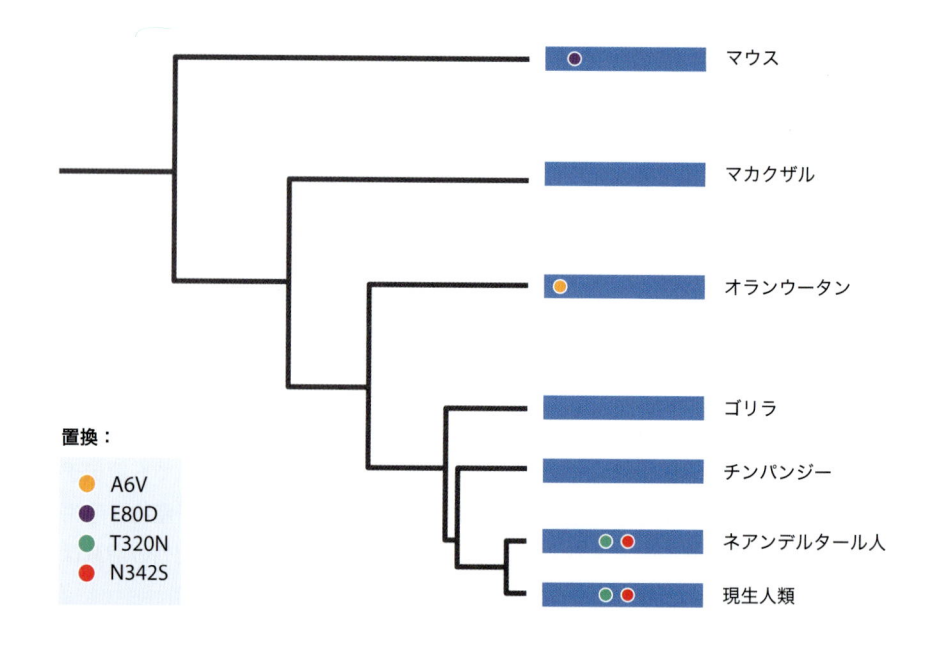

置換：
- A6V
- E80D
- T320N
- N342S

環境変化	適応とその効果	関連した遺伝的バリアント
日光の減少(UV曝露の減少)	色素沈着の減少。皮膚のメラニン色素の減少によって，激減した紫外線が真皮の深層(ビタミンD_3を合成するのに必要な光分解反応が生じる)に効率よく到達する	人類史上最近生じた**選択的スウィープ**の結果，ヨーロッパ人集団においてSLC24A5バリアント(祖先由来の111番のアラニンがトレオニンに置き換わっている)が広まっている(BOX 4.3参照)
高地への定住(低酸素分圧)	チベット人[a]集団における低ヘモグロビン値と毛細血管密度の上昇は，低酸素に対する防御となる	低酸素応答の重要な遺伝子であるEPAS1のバリアント
マラリアがはびこっている環境	赤血球の生理機能の変化が蚊媒介性の寄生虫である熱帯熱マラリア原虫(P. falciparum)や三日熱マラリア原虫(P. vivax)の伝染に影響を与え，マラリアへの耐性を向上させる	熱帯熱マラリア原虫に対するHBBあるいはG6PDの病的変異[b]；三日熱マラリアにおけるダフィー抗原[c]を発現しない不活性型DARCバリアント
生涯にわたる新鮮なミルクの摂取	成人においてラクターゼ産生が持続することでラクトースの効率のよい分解が可能になる	ラクターゼ遺伝子であるLCTの約14 kb上流にある−13910Tアレル
食事からの高デンプン摂取	デンプンを効率よく消化するために必要な酵素の産生が増加する	AMY1Aのコピー数増加(図4.11)

表4.4 ヒト集団の適応的進化における遺伝学的多様性の例 遺伝子記号は以下の遺伝子を意味する。SLC24A5：溶質輸送体ファミリー24メンバー5，EPAS1：内皮性PASドメインタンパク質1，HBB：βグロビン遺伝子，G6PD：グルコース-6-リン酸脱水素酵素，LCT：ラクターゼ遺伝子(ラクトースをガラクトースとグルコースに変換する)，AMY1A：唾液α-アミラーゼ遺伝子(デンプンを構成単糖の混合物に変換する)。[a]アンデス地方の人々は低酸素へ異なった適応を示す。[b]鎌状赤血球症，サラセミア，グルコース-6-リン酸脱水素酵素欠損症の変異を含む。[c]ダフィー(Duffy)抗原は普遍的に発現している細胞膜タンパク質であり，三日熱マラリア原虫(Plasmodium vivax)が赤血球に感染する際に必要である。

業の発達に伴った食事の変化に応じて選択されてきたDNAバリアントもある(**表4.4**にいくつかの例を挙げた)。

　局地の環境に適応するということは，ヨーロッパ人で皮膚の色素が減少したように，生理機能を下方制御することも関係しうる。日光の紫外線(UV)は皮膚の深層で生じる光分解反応に必要であるが，この反応はビタミンD_3の主要供給源である。赤道直下に住む人々の濃い色の皮膚は，強い紫外線への曝露によって生じるDNA損傷から皮膚の細胞を保護している。北方の高緯度地域に移住した人々は紫外線にはあまりさらされなくなるが，潜在的に低下したビタミンD_3を合成する能力は，メラニンの量を減少させ，皮膚を通過する紫外線を最大化させるという適応によって対償される。その適応に最も寄与しているのは，SLC24A5遺伝子の111番のアラニンをトレオニンに置き換える(A111T)非同義置換である。SLC24A5タンパク質はメラニンの産生を調整するカルシウム輸送体の一種であり，A111T変異はメラニン産生を欠損させる。**選択的スウィープ**(selective sweep)と呼ばれる現象の結果として，A111Tバリアントはヨーロッパの人口集団では固定されている(**BOX 4.3**)。

　マラリアがはびこっている地域に居住するための適応は，熱帯熱マラリア原虫(Plasmodium falciparum)の場合，ある種の血液疾患(特に鎌状赤血球症，サラセミア，グルコース-6-リン酸脱水素酵素欠損症)に関連した有害なアレル頻度の増加にしばしば関係している。これらの疾患に関連した変異アレルのヘテロ接合体は表現型にはほとんど変化を示さず，マラリアに対して比較的強い耐性をもつようになる。これには**平衡選択**(balancing selection)が関連している。つまり，変異ヘテロ接合体は，変異および正常アレルのホモ接合体よりも高確率で生殖に成功するのである(**ヘテロ接**

BOX 4.3　有利なDNAバリアントの選択的スウィープ

有利なDNAバリアントの正の選択は，DNA配列中の遺伝学的多様性に特徴的な痕跡を残す。例えば，22番染色体のある領域上の有利なDNAバリアントに対して正の選択が生じる前の，大きな集団を想定しよう。もし，選択が生じる前の集団中の個体の22番染色体を解析することができるとしたら，そこには遺伝的バリアントの何十万通りもの組み合わせが認められるだろう（図1A）。

ここで，変異によってある22番染色体コピーに有利なDNAバリアントが生じ，それが次世代に伝わったと仮定する。もし有利なバリアントが強い正の選択を受けるとすれば，そのバリアントを有している人は生存率や生殖の成功率が有意に上昇する。そのバリアントを含む22番染色体をもつ子孫が増加するにつれて，選択されたDNAバリアントの頻度が増加し，一般的なアレルとなる（図1B）。

ここでは22番染色体コピーの全体がユニットとして伝わるわけではない。つまり，組換えによって，22番染色体のあるセグメントがもう一方の22番染色体の同じ部位と置き換わるのである。望ましいDNAバリアントを含む22番染色体コピーの短いセグメントと，その近傍にある「ヒッチハイクアレル」は，**選択的スウィープ**（selective sweep）のなかで頻度を増していく（図1B）が，セグメントは組換えにより徐々に短くなっていく。

選択的スウィープに曝されたゲノム領域は，ヘテロ接合性の度合いが驚くほど低下している。*SLC24A5*座位を含むヨーロッパ人の15番染色体上のゲノム領域はその実例である（図2）。

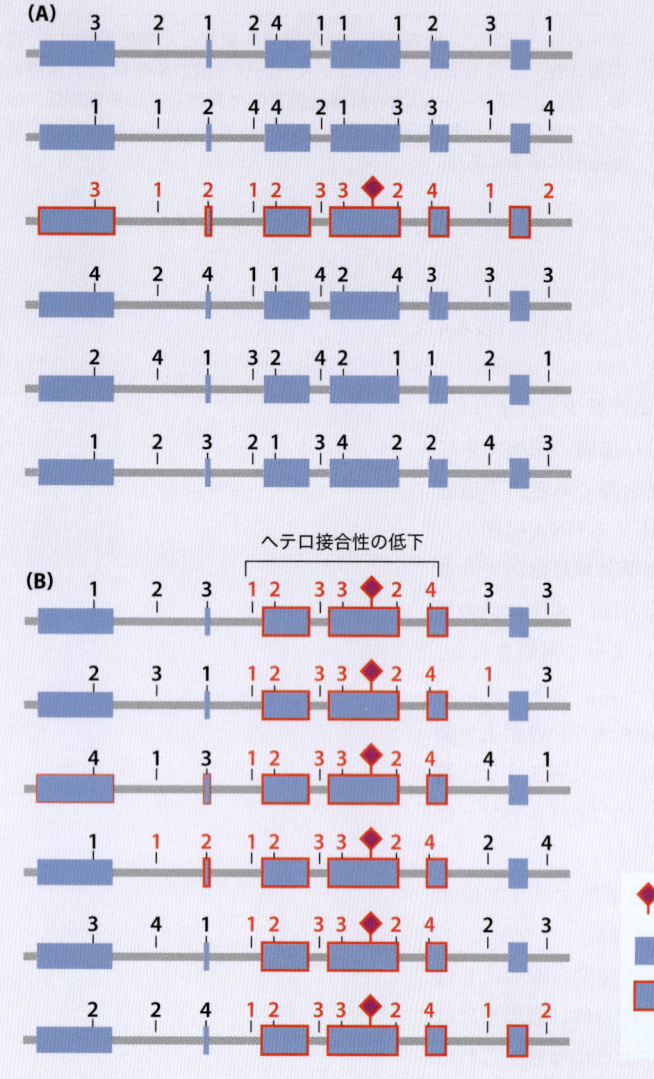

図1　有利なDNAバリアントに対する選択的スウィープの一般的効果　(A)選択が生じる前のヘテロ接合性のプロファイル。創始者の22番染色体上に（赤で囲った遺伝子と一緒に）有利なDNAバリアントが生じたと想定している。ここでは，集団中それぞれの22番染色体上に存在する，イントロンと遺伝子外にある4つの一般的なアレルからなるマイクロサテライトマーカー（1〜4）を使って，遺伝学的多様性を分析していると想像してほしい。6例の22番染色体が示すように，著しいヘテロ接合性が期待される。(B)多くの世代を経て正の選択が生じた後のヘテロ接合性のプロファイル。創始者の22番染色体の垂直性の伝播，組換え，有利なバリアントに対して継続的に生じる正の選択によって，その有利なDNAバリアントおよび近接して連鎖しているDNAバリアントの頻度が増加し，その染色体領域のヘテロ接合性は低下する。

BOX 4.3 （つづき）

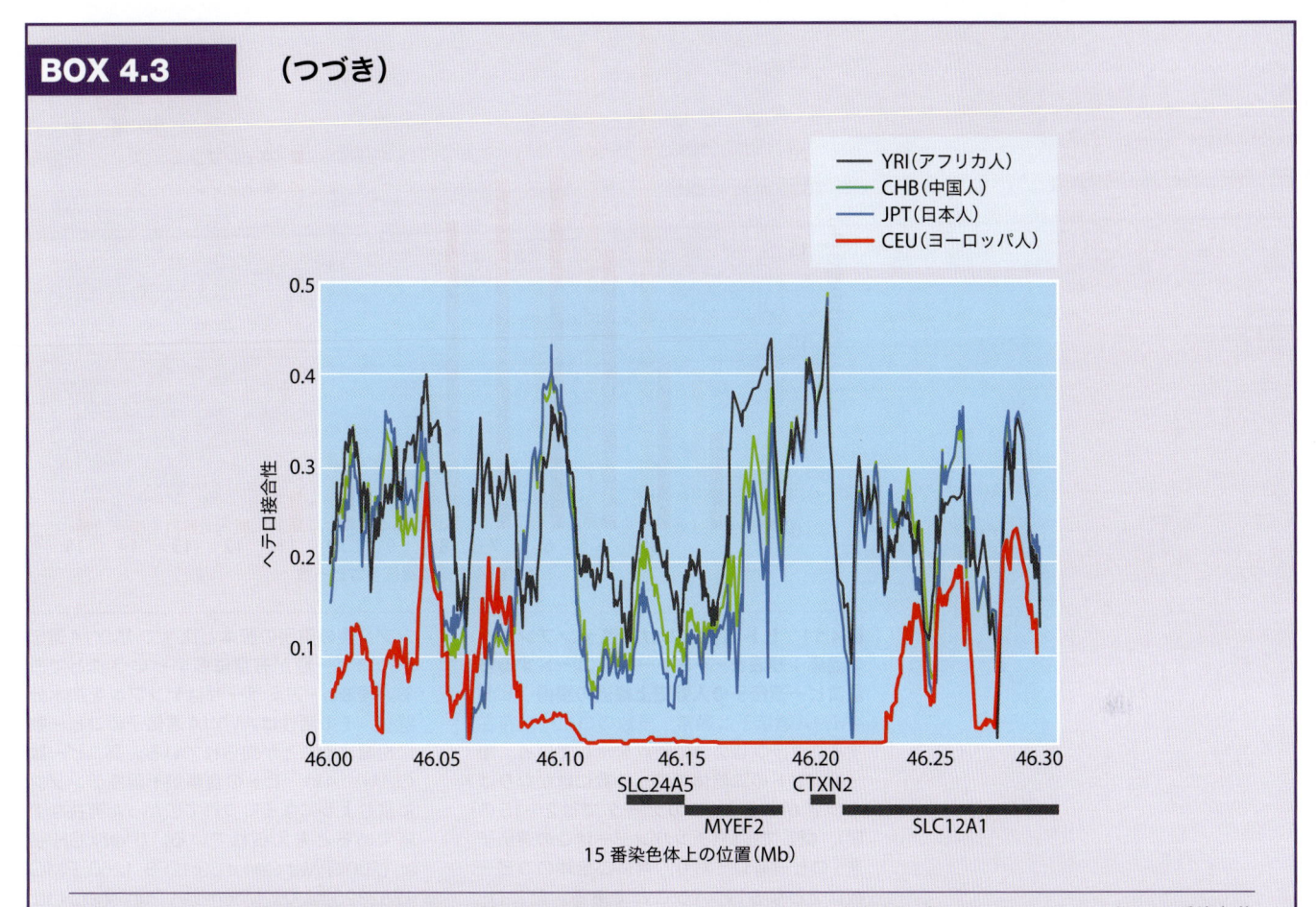

図2　ヨーロッパ人集団におけるSLC24A5遺伝子の有利なDNAバリアントに作用する強い選択的スウィープ　15番染色体上のSLC24A5遺伝子を含む領域のヘテロ接合性レベルが，高密度のコモンSNPの10 kb間隔平均によって算出されている。アフリカ人，中国人，日本人の集団で観察されたこの染色体領域のヘテロ接合性のプロファイルについては特筆すべき点はない。しかし，ヨーロッパ人集団では皮膚の色素の沈着減少に関連するSLC24A5の特定のバリアントに対して強い選択的スウィープが作用しており，これはほぼすべてのヨーロッパ人の15番染色体が，SLC24A5の望ましいバリアントと，隣接するMYEF2およびCTXN2座位のヒッチハイクアレルを含む領域を共有していることを意味する。結果として，この染色体領域のヘテロ接合性が著しく低下している。(Lamason RL, Mohideen MA, Mest JR et al. [2005] *Science* 310:1782-1786; PMID 16357253より。AAASの許諾を得て掲載)

合体の優位性〔heterozygote advantage〕）。この詳細については第5章で述べる。

　農業の発達はヒトの食物に重大な変化をもたらした。小麦と米の栽培は高デンプン食につながり，ウシとヤギの家畜化により一部の人々は生涯にわたって新鮮乳を消費するようになった。高デンプン食と長期間のミルク消費への適応反応には，デンプンとラクトース（ミルクの主要な糖）の代謝に必要な酵素の産生増加が関係している。デンプンを代謝する主要な酵素である唾液α-アミラーゼは，*AMY1A*によって産生される。私たちに最も近い動物であるチンパンジーがこの遺伝子を1コピー（つまり二倍体ではコピー数が2で一様）もっている一方で，ヒトは通常多数の*AMY1A*遺伝子をもっている。高デンプン食を摂っている人は，低デンプン食に慣れている人と比較して，*AMY1A*のコピー数が有意に多く，唾液α-アミラーゼを産生する能力が高い（図4.11）。

　他の哺乳類と同様に，世界のヒト集団のほとんどはラクトース不耐性である。成人になって少量以上の牛乳を飲むと腹痛，放屁，下痢が生じる（ラクトースの消化能力は，

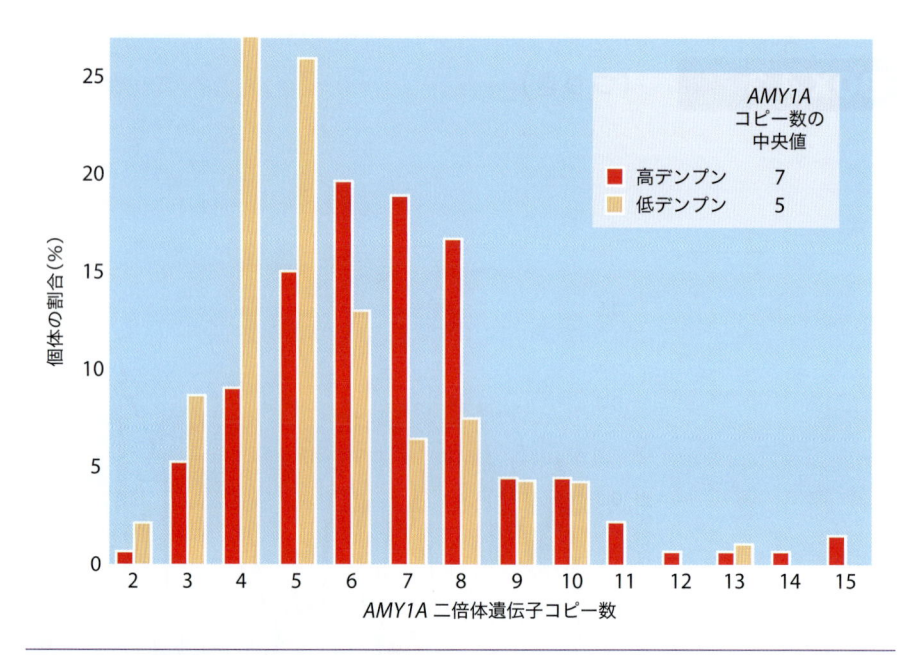

図4.11 ヒト集団における高デンプン食への適応：唾液α-アミラーゼをコードする多重コピー遺伝子の人類史上最近の獲得 ヒトAMY1A遺伝子は通常，多数のコピーが存在する。グラフは2つの要点を示している。第一は，ヒトの二倍体のコピー数にはかなりばらつきがあるが（このデータでは2〜15の間），概して多い（チンパンジーはこの遺伝子を1コピー有しており，常に二倍体のコピー数は2となる）ということである。第二は，高デンプン食を摂取する集団の個体は，低デンプン食の集団の個体と比べてAMY1A遺伝子のコピー数が有意に多いということである。唾液α-アミラーゼはデンプンを加水分解し，その活性はAMY1A遺伝子のコピー数に相関することが知られている。高コピー数のAMY1Aは，ヒトの食事が不溶性デンプンに富むようになるにつれて広がった有益な適応であると考えられている。(Perry GH et al. [2007] *Nat Genet* 39:1256–1260; PMID 17828263より。Macmillan Publishers Ltd. の許諾を得て掲載)

離乳後に小腸のラクターゼのレベルが低下するにつれて急激に減少する）。しかし，ウシやヤギを家畜とした人々のなかでは，動物のミルクを生涯飲む文化的伝統が発達した。この文化的習慣の強い垂直性伝播によって，ラクターゼ遺伝子である*LCT*の生涯を通じた発現を可能にする調節DNAバリアントが選択された（ラクターゼ持続症）。それぞれの場合において，開始コドンの約14 kb上流にある調節DNA領域に変異が生じている。

遺伝子重複と1遺伝子の選択的プロセシングによるタンパク質多様性の創出

多様なタンパク質を作り出すことはさまざまな機構によって達成されるが，この節ではそれらの機構のうちの2つについて考察する。すなわち，遺伝子重複と転写後プロセシングである。4.5節では，タンパク質の多様性が外界からの病原体を認識するのにきわめて重要となる特徴的なケースにおいて使用される別の機構について議論する。

遺伝子重複による多様性

遺伝子重複はヒトゲノムにおいて一般的であり，タンパク質にさまざまな形態を生み出す可能性を提供している。例えば遺伝子重複の結果として，嗅覚受容体遺伝子は多

様なレパートリーを生み出している。嗅覚受容体遺伝子ファミリーは，ヒトにおいてタンパク質をコードする最も大きな遺伝子ファミリーであり，約340個の嗅覚受容体（OR）遺伝子と約300個の関連偽遺伝子から構成される。機能的なOR遺伝子はしばしばミスセンスアレルを有し，平均的なヒトにおいてOR遺伝子座位の約3分の1はヘテロ接合性である。つまり，私たちはおそらく約450個程度の嗅覚受容体バリアントを作る。

ほとんどのにおい物質は，いくつかのORバリアントに結合する。さまざまな受容体への結合の組み合わせの符号によってどのにおいであるかを正確に同定することができ，私たちは非常に多くのにおいを潜在的に感じ取る能力を得ている。しかし，特定のにおいを感知する能力には個人間で顕著な差異があり，OR遺伝子ファミリーはどのヒト遺伝子ファミリーよりも多様性に富んでいる。偽遺伝子に加えて，機能的な遺伝子座位の機能を失わせる変異をもつアレルが一般的であり，個人間で高度な多様性がある（図4.12）。

免疫グロブリンとT細胞受容体の遺伝子は，同じ産物のバリアントをコードする多重遺伝子の最も極端な例である。生殖細胞系列のDNAと大部分の体細胞は，3つの免疫グロブリン遺伝子と4つのT細胞受容体遺伝子をもっている。しかし，成熟したB細胞およびT細胞ではそれぞれ免疫グロブリンとT細胞受容体の細胞特異的な再構成が生じ，それは各人が免疫グロブリンとT細胞受容体の各クラスについて莫大な数の多様な遺伝子バリアントをもつことを意味する（詳細は4.5節で述べる）。

非常に類似した多数の遺伝子を有することは，1つのアレルをどのように定義するのかという疑問を呼び起こしうる。一般的には1人のヒトは個々の遺伝子座位についてたいてい2つのアレルを有しているが，重複遺伝子は非常に類似した遺伝子産物を作り，あたかも個人が多数のアレルを有しているかのようにみえる。例えば，重複した*HLA-DRB1*と*HLA-DRB5*遺伝子はともにHLA-DRβ鎖の多型を生み出し，個人は4つの異なるHLA-DRβタンパク質を作り出すことができる（HLA-DRβの場合，それらがどの程度まれなものであるか，そして異なる遺伝子にコードされているかどうかにかかわらず，同一のHLAタンパク質は伝統的にアレルとして知られていることに留意されたい）。

転写後に導入される変異

タンパク質や機能性非コードRNAの配列における多様性は，そのすべてがDNAレベルでの変化によるものというわけではない。バリアントのなかには選択的な転写後プロセシングに起因するものもある。つまり，DNAレベルでの1つのアレルから，タンパク質および非コードRNAの異なる変異体（**アイソフォーム**〔isoform〕）が生み出されることがある。選択的RNAスプライシングは一般的なものであり，一部の転写産物においてエキソンをスキップし，配列の異なる別の形のタンパク質を作り出すことができる。転写産物の特定のヌクレオチドは，RNA編集として知られるプロセスによって変化することもある。これらの機構の詳細については，第6章の遺伝子制御を理解する箇所でふれる。

4.5　免疫機構における並外れた遺伝学的多様性

ヒトにおいて最も多型性に富む遺伝子は，体内へ侵入した独立した（私たちとは異なった）遺伝的コントロールを受けている外来分子に対処するものである。複雑な防御機

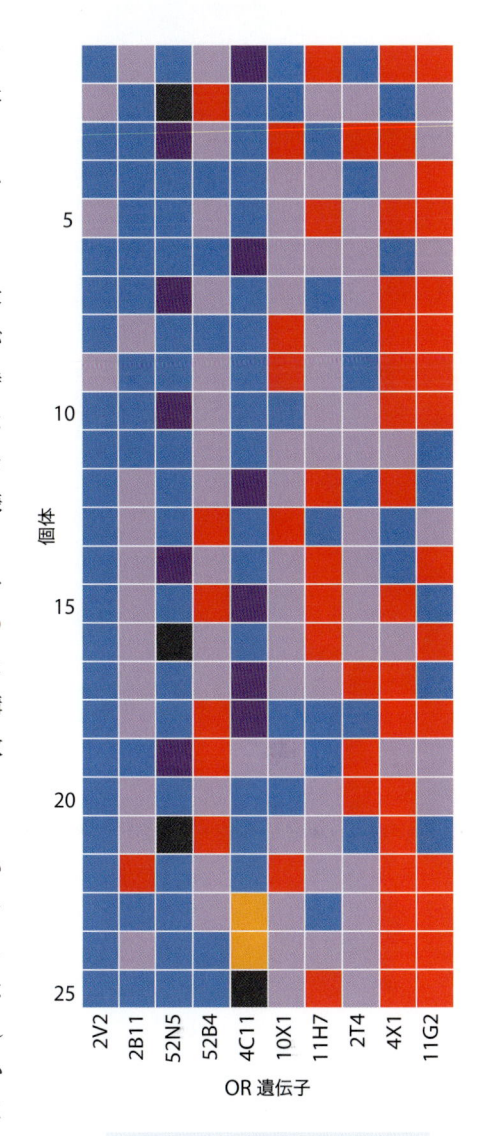

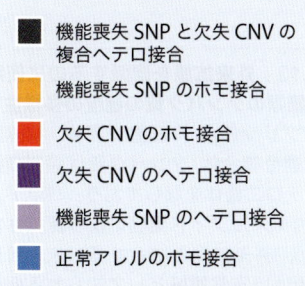

図4.12　嗅覚受容体（OR）遺伝子の遺伝学的多様性　10個のOR遺伝子でコール（読み取り）された遺伝型であり，集団中には正常アレルも不活化アレルも存在する。行はそれぞれ個体（個人）を表している。列は各遺伝子を表している。（データはDoron Lancet and Tsviya Olender, Department of Molecular Genetics, Weizmann Institute of Science, Rehovotの厚意による）

構は，危険な微生物病原体や，摂取する食物に含まれる潜在的に有害な植物や真菌毒素から私たちを保護している（微生物あるいはウイルスに感染した細胞を殺したり，毒素を代謝したりすることによって，危険性を減少させたり，それらを排出したりする）。

外来分子を認識するために使用される防御機構で作動する遺伝子は，多型性に富んでいる。それらは非常に多様な微生物や毒素に対応できるように，さまざまなバリアントを産生するための体細胞再構成を受ける。ある種の免疫機構遺伝子は並外れた遺伝学的多様性を示し，それが本節の主題である。さらに，多型性を有する一連の多数の酵素は食物（実際上は外来分子である）の代謝に関与しており，ここでの遺伝学的多様性は薬物への反応に対する個人差の根拠となる。疾患治療における遺伝薬理学に関する側面については9.2節で議論する。

4クラスの免疫機構タンパク質における著しい遺伝学的多様性

私たちの免疫機構は困難な役割を担っている。免疫機構は，潜在的に有害な微生物およびウイルス病原体から私たちを守るための絶え間ない戦いに従事している。私たちは，目の回るような数の病原体の隊列から身を守らなければならないだけではない。新しいタイプの病原体が変異によって急速に発達し，新たな挑戦を挑んでおり，それらにも常に適応しなければならない。

微生物病原体の認識に関与している遺伝子は，抗原認識にかかわるタンパク質の多様性を最大化するために定常的な正の選択を受けている。下記および図4.13で述べるように，2つの大分類に属する4種類のタンパク質がとりわけ重要となる。

- **免疫グロブリン**。骨髄のB細胞の表面に発現，あるいは可溶性免疫グロブリン（抗体）として活性化B細胞から分泌され，主な役割は特定の外来抗原を認識して結合することである。免疫グロブリンは微生物が放出する毒素に結合して中和したり，ウイ

図4.13 外来抗原を認識するのに使用される4種類のタンパク質の極度の多様性 免疫グロブリン(Ig)，T細胞受容体，MHC(主要組織適合複合体)タンパク質は類似の構造物とヘテロ二量体をなしており，球状ドメイン（鎖内ジスルフィド架橋により保持されている）と，外来抗原と結合するN末端**可変領域**（対側はIg**定常領域**として知られる保存された配列を有する）からなる。これらは細胞表面受容体である（ただし，活性化されたB細胞のIgは分泌されて抗体となる）。各タンパク質鎖をコードしているのは数個のヒト遺伝子のみだが，それにもかかわらず，BおよびTリンパ球の特別な遺伝的機構およびHLA抗原のヘテロ接合性の選択によって，多くの異なるタンパク質が作られる。$β_2M$は，$β_2$ミクログロブリンというクラスⅠHLA抗原の多型のない軽鎖である。*私たちは10^7〜10^8種類の抗体と，ほぼ同数のT細胞受容体を産生できると推計される。**古典的（非古典的なもの）HLA抗原をコードする遺伝子についてはBOX 4.4の図1を参照。

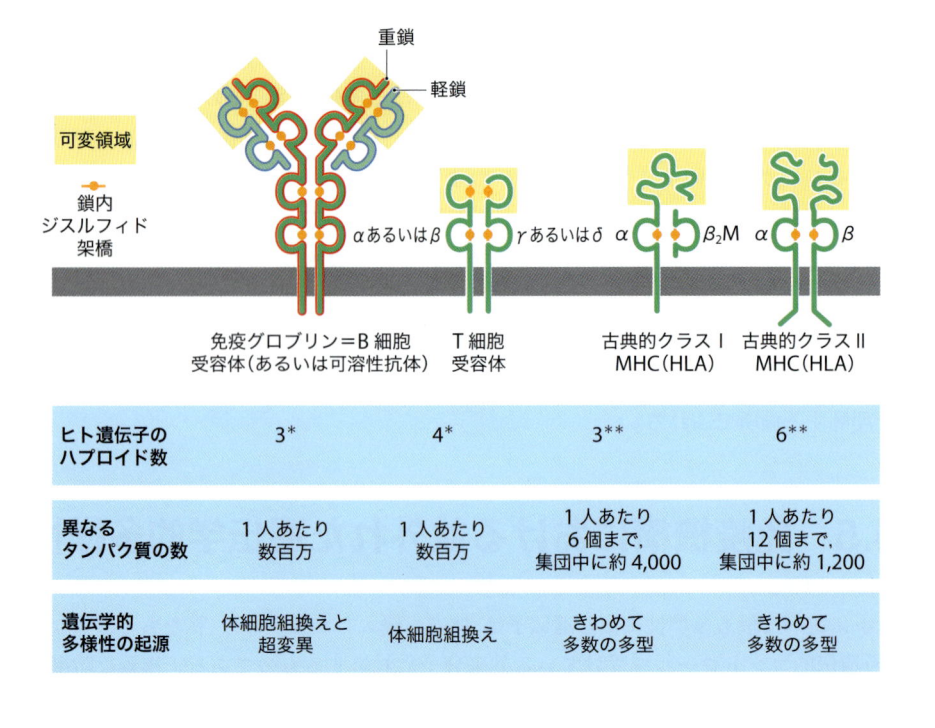

	免疫グロブリン=B細胞受容体（あるいは可溶性抗体）	T細胞受容体	古典的クラスⅠ MHC(HLA)	古典的クラスⅡ MHC(HLA)
ヒト遺伝子のハプロイド数	3*	4*	3**	6**
異なるタンパク質の数	1人あたり数百万	1人あたり数百万	1人あたり6個まで，集団中に約4,000	1人あたり12個まで，集団中に約1,200
遺伝学的多様性の起源	体細胞組換えと超変異	体細胞組換え	きわめて多数の多型	きわめて多数の多型

ルスの宿主細胞への感染を抑制したり，補体介在性の溶菌や貪食を活性化させる。
- **T細胞受容体**。T細胞の表面に提示され，主要組織適合複合体（MHC：ヒトにおいてHLA複合体として知られている）によってコードされているタンパク質と一緒に細胞性免疫において働く。
- **クラスⅠMHC（HLA）タンパク質**。ほとんどすべての有核細胞の表面に発現し，細胞傷害性T細胞がウイルスやその他の細胞内病原体に感染した宿主細胞を認識して殺すことを可能にしている。
- **クラスⅡMHC（HLA）タンパク質**。きわめてわずかな種類の細胞に発現し，特に外来抗原をヘルパーT細胞に認識されるように提示する，免疫系細胞の表面に存在する。

図4.13で説明したように，前述のそれぞれの種類のタンパク質には並外れた多様性がある。重要な点は，**1個体**それぞれが尋常でなく多様な免疫グロブリンとT細胞受容体を作るということである（これは細胞間の遺伝学的多様性による。つまり，単一個体のB細胞はそれぞれ異なる免疫グロブリンを，T細胞はそれぞれ異なるT細胞受容体を産生する）。対照的に，MHCタンパク質の高度な多様性は**集団レベル**で顕著となる。MHCタンパク質には高度な多型性があるが，1個人は限られた種類しかもたず，少数の多型性MHC座位それぞれにせいぜい2つのアレルをもつのみである。

ランダムな遺伝学的多様性と，的を絞った接合後（体細胞性）の遺伝学的多様性

両親から受け継いだ遺伝学的多様性と同様に，私たちのDNAは，1細胞の接合子から発生するにつれて何らかの変化を受ける。接合後（体細胞性）の遺伝学的多様性には，私たちのすべての細胞においてランダムに生じる変異が関係している。それゆえ，私たちの細胞すべては接合子に由来するが，私たちは遺伝的に異なる細胞を有する遺伝学的**モザイク**（mosaic）なのである。

1個体の細胞間における遺伝学的多様性の多くはコピー数バリアントによるものであり，コピー数変化のモザイクパターンはヒト神経細胞の特徴である。小規模な変異は接合後にも生じ，機能的な影響をまったくもたらさないことが多い。遺伝した変異はすべての有核細胞で表れる一方，体細胞性変異はそれが生じた細胞と，その前駆細胞から細胞分裂によって生じた細胞系列にのみ存在する。体細胞性変異のなかには，発生の早い段階で生じれば疾患を生じるものや，異常な腫瘍細胞集団となるものがある（病的変異のモザイク現象についてはBOX 5.3で考察する）。

ランダムな体細胞性変異に加え，成熟BおよびT細胞のDNAにはプログラムされた変化が生じるように設計されている。それらはそれぞれ，免疫グロブリン遺伝子とT細胞受容体遺伝子に的が絞られている。これらの変化は抗体やT細胞受容体を多様化させるために正の選択を受けており，私たちが抗体やT細胞受容体の莫大なレパートリーをもつことを可能とし，あらゆる外来異物を認識する潜在能力を最大化している。

私たちはそれぞれの親からちょうど3つの免疫グロブリン遺伝子（*IGH*，*IGK*，*IGL*）と4つのT細胞受容体遺伝子（*TRA*，*TRB*，*TRD*，*TRG*）を受け継いでいる。しかしながら，成熟B細胞の免疫グロブリン遺伝子と成熟T細胞のT細胞受容体遺伝子は，**細胞に特異的な方法**でDNA変化を受けるように設計されている。つまり，遺伝学的多様性はこれらの遺伝子に的が絞られているが，高度なランダムさを示し，DNAの変

化は正確には1個人内でもあるB細胞と別のB細胞，あるいはあるT細胞と別のT細胞で異なる。これらの接合後変化の正味の効果は，1個人に動員可能な莫大な数の免疫グロブリン遺伝子バリアントとT細胞受容体遺伝子バリアントをもたらすことである。次項で述べるように，このことには4つの機構が関与している。

接合後の遺伝学的多様性に関する正の選択の他の例として，がん細胞に生じるものがある。第10章で説明するように，これらは特異的に的を絞った体細胞超変異が関与している。

細胞特異的な免疫グロブリンとT細胞受容体の産生を可能にする体細胞の機構

ヒトの接合子は計6個の免疫グロブリン遺伝子と8個のT細胞受容体遺伝子を有しているが，成熟B細胞とT細胞で生じる体細胞のDNA変化のおかげで数百万もの異なる免疫グロブリン(Ig)遺伝子バリアントとT細胞受容体遺伝子バリアントを得ることができる。以下に述べるように，これには異なる機構が関与している。

体細胞組換えによる組み合わせ多様性

それぞれのIgとT細胞受容体遺伝子は，タンパク質の個別の配列を指定する一連の反復遺伝子断片からなる。個体のそれぞれにおいて，別々のB細胞あるいはT細胞のタンパク質産生では，異なった遺伝子領域の組み合わせが使用される。遺伝子断片のさまざまな組み合わせは，成熟B細胞のIg遺伝子と，成熟T細胞のT細胞受容体遺伝子で生じる体細胞組換えによって可能となっている。

例として，Ig重鎖を指定する遺伝子断片について考えてみよう。抗体認識に関与する可変領域は，V(可変領域の最初の部分をコードしている)，D(多様性領域)，およびJ(接合領域)の3種類の繰り返し遺伝子断片にコードされている。定常領域は免疫グロブリンの機能的なクラス(IgA，IgD，IgE，IgG，IgM)を決定し，繰り返しC遺伝子領域(イントロンによって分割されたコード配列をもつ)によってコードされている。それぞれのタイプの断片において，繰り返しの配列は似ているが，ある程度の差異を示している。

Ig重鎖を産生する最初の段階では，成熟B細胞のIGH遺伝子の2回の連続的な組換えイベントが必要である。最終的な結果として，1個のV遺伝子断片，1個のD遺伝子断片，1個のJ遺伝子断片が結合して，可変領域を規定する連続的なVDJコード配列が形成される(図4.14)。

一度組み立てられると，VDJコード単位は転写を活性化する。RNAスプライシングにより，VDJ転写産物が最も近傍にあるC遺伝子断片の転写されたコード配列と結合される。最初はC_μ(図4.14参照)，それから選択的スプライシングを通じてC_μあるいはC_δに結合する。1つのB細胞によって作られる最初の免疫グロブリンは膜結合性のIgMであり，その次がIgDである。その後，B細胞は外来の抗原やヘルパーT細胞に刺激されるとIgM抗体を分泌する。

免疫応答ではその後，B細胞が異なるクラスの抗体を産生するためにクラススイッチ(アイソタイプスイッチとも呼ばれる)を受ける。ここでは別のタイプの体細胞組換えによって，異なるC遺伝子断片がJ遺伝子断片の最も近傍に置かれる。IgG，IgEあるいはIgA抗体を産生するために，それぞれC_γ，C_εあるいはC_α遺伝子断片が置かれる。

可変領域を多様化させる体細胞組換えイベントにおけるキーポイントは，(それぞ

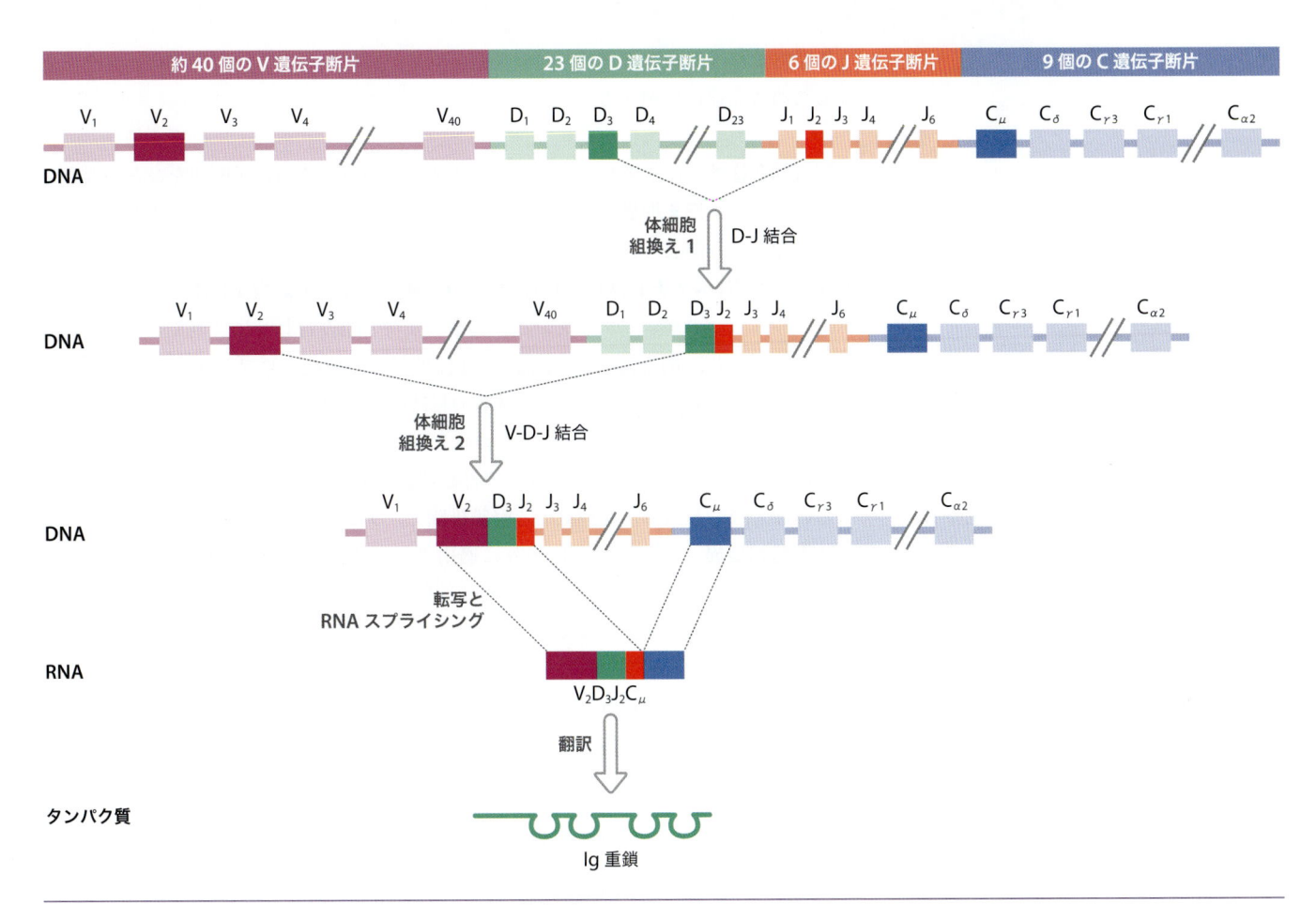

図 4.14 B細胞のIGH遺伝子の体細胞組換えは，細胞特異的な免疫グロブリン重鎖を産生するために使用される ヒトIGH遺伝子は，4種類の遺伝子断片それぞれについて，重複しているがわずかに異なる繰り返しを有している。4種類とは，V（可変領域の最初の部位），D（多様性領域），J（接合領域），C（定常領域。ここでは示していないが，それぞれのC遺伝子断片はイントロンによって分割されたコード配列をもつ）である。免疫グロブリン重鎖は，これら4種類の断片（ここでは色で塗りつぶした四角で示されている）それぞれからのコード配列を1つにつなげることによって作られる。2回の連続的な体細胞組換えにより，まずD-J結合が生じる。次に，実際的には1つの大きな新規エキソンである成熟した機能的なVDJコード配列単位が生じる。この例では完成した組み合わせは$V_2D_3J_2$だが，組み合わせの選択は**細胞特異的**である。一度機能的なVDJエキソンが組み立てられると，このエキソンから転写が開始され，RNAスプライシングによりVDJコード配列と最も近傍にある定常（C）領域遺伝子断片，この場合はC_μのコード配列が結合する。他の種類の体細胞組換え（**クラススイッチ**として知られるが，ここでは示していない）では，異なるクラスの免疫グロブリンを産生するためにC_μのかわりに他のC遺伝子断片を使用できるように，C遺伝子断片の位置を変えることができる。

れの異なる繰り返し遺伝子断片が結合されるという条件で）個々の成熟BあるいはT細胞でそれぞれ組換えがランダムに生じている点である。すなわち，遺伝学的多様性が**細胞特異的**な組換えによって生じるのである。ある成熟B細胞では図4.14の$V_2D_3J_2$の組み合わせが生じるが，同一個体における隣のB細胞では例えば$V_4D_{21}J_9$や$V_{38}D_{15}J_4$が生じているかもしれない。T細胞受容体β鎖の可変領域もまた同様のVDJ組換えによって作られるが，Ig軽鎖とT細胞受容体α鎖では多様性遺伝子領域（D）が欠如しているので，1回のVJ組換えが関与している。

さらなる多様性の生成

以下に列挙したように，IgとT細胞受容体の多様性を生み出すために，2つあるいは3つのさらなる機構が役割をはたしている。これらの機構はV(D)J組換えとともに，免疫グロブリンおよびT細胞受容体について数兆の異なる抗原結合部位を作り出す潜在的な能力を与えてくれる。必要に応じ，外来抗原を首尾よく認識する個々のB細胞

とT細胞受容体が誘導を受け，元の細胞と同じ抗原特異性をもつ同一クローンを産生するために急速に増殖する。

- **接合部多様性**。IgあるいはT細胞受容体遺伝子の異なる遺伝子断片をひとつなぎにする体細胞組換え機構は，選択された遺伝子断片の接合部のヌクレオチドをさまざまに加えたり除去したりする。
- **タンパク質（ペプチド）鎖の組み合わせの多様性**。IgとT細胞受容体はヘテロ二量体であり，二つのユニークなタンパク質鎖の独特の組み合わせによって多様性は増大する。しかし，例えば1つのB細胞は1種類だけの免疫グロブリンを産生することに留意されたい。それぞれの二倍体B細胞は6つの免疫グロブリン遺伝子をもつが，それぞれのB細胞では重鎖を作るために2つのIGHアレルのうち1つのみが（ランダムに）選択され（**アレル排除**），4つの軽鎖遺伝子のうち1つのみが使用される（κあるいはλ鎖のどちらかを選択する**軽鎖排除**と，アレル排除の組み合わせ）。
- **体細胞超変異**。この機構はIgのみに適用され，体細胞組換えが機能的なVDJあるいはVJユニットを産生したあとに可変領域の多様性をさらに増大させるために使用される。外来抗原によってB細胞が刺激されると，活性化誘発性シチジンデアミナーゼが活性化B細胞によって産生され，シチジンをウリジンに脱アミノ化する。ウリジンは塩基除去修復（前述部分を参照）によってさまざまに修復され，最終的な結果として可変領域の多数のヌクレオチドの変異が生じる。

MHC(HLA)タンパク質：機能と多型

HLA複合体は，ヒトの主要組織適合複合体（MHC）である。後者の名称は，特定のMHC遺伝子が移植片拒絶反応の主要決定因子であるという観察に由来する。ただしこれは人工的な状況であり，MHC遺伝子の通常の機能は免疫機構の細胞を補助することであり，とりわけウイルスのような細胞内病原体を内部にもつ宿主細胞をT細胞が認識するのを助けている。

　MHC遺伝子のなかには（古典的MHC遺伝子と呼ばれる）きわめて多型性に富むものもある。それらは遺伝学的多様性を最大化するために正の選択を受けている（多数のMHC座位についてヘテロ接合性である人は微生物病原体に対してより保護されており，生殖成功率もより高くなる）。古典的なMHCタンパク質は，ヘテロ二量体として細胞表面に配置される（図4.13参照）。それらは病原タンパク質の細胞内分解によって生じたペプチド断片に結合するように働き，T細胞が認識できるようにそれらを宿主細胞の表面に提示する（**抗原提示**〔antigen presentation〕）。それから，感染した宿主細胞を破壊するために適切な免疫応答が開始される。以下に述べるように，古典的MHCタンパク質には主要な2種類のクラスがある。

クラスⅠMHCタンパク質

クラスⅠMHCタンパク質は，ほとんどすべての有核宿主細胞に発現している。それらの仕事は，ウイルスあるいはその他の細胞内病原体に感染した宿主細胞を細胞傷害性T細胞（細胞傷害性Tリンパ球〔cytotoxic T lymphocyte：CTL〕）が認識して殺すのを助けることである。細胞内病原体が宿主細胞内でタンパク質を合成するとき，タンパク質分子の一部は細胞質ゾルのプロテアソームによって分解される。その結果生じたペプチド鎖は小胞体に輸送される。ここでは新しく作られたクラスⅠMHCタンパク質がペプチドに結合し，それが細胞表面に運ばれ，そこで適切な受容体をもつCTL

に認識される。

　細胞特異的な体細胞組換え(図4.14の体細胞組換えに類似)のために，個々のCTLは，**特異的な**クラスⅠMHC-ペプチド結合体を認識する特有のT細胞受容体を産生する。もし結合タンパク質が病原体に由来していれば，CTLは宿主細胞の殺傷を誘導する。なお，正常な宿主細胞のタンパク質の一部も細胞質ゾルで分解を受け，その結果生じる自己タンパク質もクラスⅠMHCタンパク質と結合して細胞表面に提示されることに留意されたい。しかし，この場合には通常は免疫応答は生じない(自己免疫応答を最小限にするために，胎生期初期にMHC-自己タンパク質を認識するCTLは消去されるようにプログラムされている)。

クラスⅡ MHCタンパク質

クラスⅡMHCタンパク質は，樹状細胞やマクロファージ，B細胞といった抗原提示を専門とする細胞で発現される。これらの細胞はクラスⅠMHCタンパク質も発現しているが，他の多くの細胞とは異なり，リンパ球免疫応答を開始するのに必要な共刺激分子も産生する。

　クラスⅠMHCタンパク質が**内因性**のタンパク質に由来するペプチド(感染後にその細胞で作られたウイルスタンパク質のように細胞質ゾルで作られるタンパク質)に結合する一方で，クラスⅡMHCタンパク質は**外因性**のタンパク質に由来するペプチドに結合する。それら外因性のタンパク質は，微生物あるいはその産物のエンドサイトーシスによって細胞内に輸送され，限定的なタンパク質分解しか生じないエンドソームに到達したものである。結果として生じるペプチド断片は，過去に組み立てられたクラスⅡMHCタンパク質と結合し，細胞表面に輸送される。そこでは，適切な受容体をもったヘルパーTリンパ球が，特異的なクラスⅡMHC-ペプチドの組み合わせを認識する(ヘルパーT細胞は，化学的シグナルを他の免疫系細胞に送ることによって免疫応答を統合する重要な役割をもっている)。

MHC制限

T細胞は，外来抗原が分解されてMHC分子と結びついた後にのみ，外来抗原を認識する(**MHC制限**)。細胞のすべての正常タンパク質の一部もまた分解され，結果として生じたペプチドはMHC分子と複合体を作って細胞表面に提示される。MHCタンパク質は自己と非自己を区別できず，ウイルスに感染した細胞の表面でさえ，何千ものMHCタンパク質の大部分はウイルスタンパク質ではなく宿主細胞タンパク質に由来するペプチドと結合している。

　MHC制限の合理的根拠は，細胞内病原体をどのように検知するかという問題を単純かつ明快に解決できることである。MHC制限によってT細胞は細胞内のすべてのタンパク質に由来するペプチドライブラリーを調べることができるが，**ペプチドが細胞表面に提示された後にのみそれが行える**。

MHC多型

MHC多型は病原体により生じるものである。強い選択圧により，MHCが介在する検知を逃れようとする変異病原体が登場する。MHCは病原体を検知する可能性を最大化するために，2つの反撃戦略を進化させた。まず，遺伝子の重複によって多数のMHC遺伝子が生じ，異なるペプチド結合特異性を有する異なるMHCタンパク質の産生が可能となった。次に，多くのMHC遺伝子は並外れた多型性をもっており，すべてのタンパク質のなかで最も豊富な多型を生み出している(**表4.5**)。

表4.5 6個の最も多型に富んだHLA座位の統計 データはEuropean Bioinformatics InstituteのIMGT/HLAデータベースに基づく（2013年4月17日公開の3.12.0）。これらの座位，および追加の座位の統計はhttp://www.ebi.ac.uk/ipd/imgt/hla/stats.htmlで利用できる。

HLA遺伝子	-A	-B	-C	-DPB1	-DQB1	-DRB1
アレルあるいはDNAバリアントの数	2,244	2,934	1,788	185	323	1,317
タンパク質バリアントの数	1,612	2,211	1,280	153	216	980

　古典的なMHCタンパク質の多型性は，抗原結合ポケットを形成するアミノ酸に集中している。つまり，異なるアレルは異なるペプチド結合特異性を示す。長年にわたる平衡選択の形成（超優性選択とも呼ばれる）は，MHC多型を促進するようである。ヘテロ接合性は好ましいものであり（おそらく多くの異なるHLAタンパク質を産生する能力は，病原体に対するより高い防御能力を与える），ある種のヘテロ二量体遺伝型は他と比較してより高い適応度を示すようである。

　平衡選択は，大型類人猿からの進化的分岐に至る種形成イベントの前に起源をもつようである。それゆえ，HLA多型は種を超えた多型性を示しているという点で例外的である。ヒトのあるHLAアレルが，別のヒトのHLAアレルよりもチンパンジーのHLAアレルの配列に近いということもありうる。例えば，ヒトHLA-DRB1*0701とHLA-DRB1*0302は270か所のアミノ酸のうち31か所で違いがみられるが，ヒトHLA-DRB1*0701とチンパンジーPatr-DRB1*0702は270か所のうち2か所しか違いがみられない。

HLA機構の医学的重要性

HLA機構は主に2つの理由から医学的に重要である。第一に，高度のHLA多型性は，臓器あるいは細胞の移植において問題を引き起こすことである。第二に，特定のアレルが個々の疾患，特に多くの自己免疫疾患とある種の感染症のリスク因子となることである。別のHLAアレルは防御的な因子となり，個々の疾患とは負の相関関係にある。

移植と組織適合性検査

臓器や細胞の移植後，レシピエントの免疫機構は，宿主細胞とは異なるHLA抗原をもつ移植されたドナー細胞（グラフト/移植片）に対する免疫応答をしばしば開始させる。この免疫応答が，移植片への拒絶を生じるのに十分であることがある（しかし角膜移植では最小限の免疫応答しか生じない。角膜はクラスI HLA抗原の発現が非常に少ないなど，いくつかの方法で免疫反応から積極的に保護される免疫学的な特権をもつ部位の1つである）。

　骨髄移植とある種の幹細胞移植では，移植片がレシピエントの細胞を攻撃する能力のあるT細胞を含むとき，移植片対宿主病（graft-versus-host disease：GVHD）を引き起こしうる。マイナー（非HLA）組織適合性抗原の違いのため，ドナーとレシピエントのHLAが一致しているときでもGVHDは起こりうる。

　移植後の免疫応答を抑制するために免疫抑制剤が使用されるが，移植の成功は主にドナーとレシピエントの細胞間のHLAの適合の程度による。組織適合性検査（組織タイピングとも呼ばれる）は，将来のレシピエントにとって最もよい組み合わせがみつかるように，ドナー組織のHLAアレルの検査を含んでいる。重要なHLA座位は最も多型性に富むもの，つまり*HLA-A*，*-B*，*-C*，*-DRB1*，*-DQB1*，*-DPB1*である（表4.5お

およびBOX 4.4)。

HLA疾患関連

宿主細胞の表面でペプチド断片を提示することによってHLAタンパク質はT細胞に外来抗原を認識させ，ウイルスあるいは他の細胞内病原体を含む細胞に対する免疫応

BOX 4.4　HLA遺伝子，アレルおよびハプロタイプ

HLA遺伝子

HLA複合体は，6番染色体短腕上に3.6Mbにわたって存在する。複合体中の253遺伝子は，図1に示すようにHLA-DPB1(セントロメアに最も近い)からHLA-Fまで，タンパク質をコードする18個のHLA遺伝子を含んでいる。クラスI領域の遺伝子は，クラスI HLA抗原の重鎖を作る(多型のないクラスI HLA抗原の軽鎖であるβ_2ミクログロブリンは，15番染色体上の遺伝子にコードされている)。クラスII領域は，クラスII HLA抗原の両鎖をコードする遺伝子を有している。介在領域はHLA遺伝子を含まないが，免疫機構の機能にかかわる複数の遺伝子を含んでおり，時にクラスIII領域と呼ばれることもある。

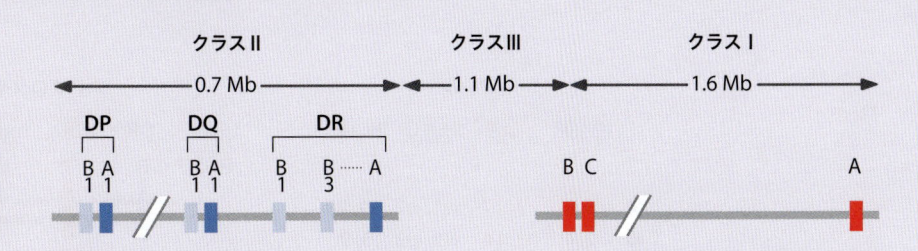

図1　6p21.3のHLA複合体中の古典的な(多型的な)HLA遺伝子　クラスII HLA領域の遺伝子は，水平な線の上に示されたように(DP, DQ, DR)，特定のクラスにおいて対をなして二量体を形成するα鎖(濃い色)とβ鎖(薄い色)をコードする。古典的なクラスI HLA遺伝子は，多型性のあるクラスI α鎖をコードする。このクラスI α鎖は，15番染色体上の遺伝子にコードされる多型性のないβミクログロブリン鎖と二量体タンパク質を形成する。クラスI およびクラスII HLA領域のなかには，ここでは示されていない多型性のない他のHLA遺伝子や，多数のHLA関連偽遺伝子が存在する。クラスIII領域はある種の補体遺伝子を含む。HLA複合体のなかには免疫機能に関連したさらなる遺伝子が認められるが，ステロイド21-水酸化酵素遺伝子のような機能的に無関係な遺伝子も含まれる。

HLAアレル

並外れた多型性のために，古典的で多くの多型を有するHLA遺伝子アレルは，何十年にもわたってタンパク質レベルでタイピングされてきた(適切な識別抗血清パネルによる血清学的手法を用いて)。この方法で識別可能なアレルの数は非常に多く，例えば28個のHLA-Aアレル，50個のHLA-Bアレル，10個のHLA-Cアレル(歴史的な理由でCwと呼ばれている。定期的なHLAワークショップで命名が更新されていたため，"w"はworkshopを表す)がある。

実質臓器移植の場合のように迅速なタイピングが必要なとき，血清学的なHLAタイピングはいまだに使用されている(移植に際し，臓器の冷却から血液供給が回復されて温められるまで時間は最小限にとどめる必要がある)。しかし，現在のHLAタイピングの多くは，非常に多くのアレルが同定可能なDNAレベルで行われる(表4.5参照)。その複雑さのために，DNAレベルで同定されたHLAアレルの命名はかなり扱いにくいものとなっている。例として表1を参照してほしい。

命名	意味
HLA-DRB1	HLA遺伝子(HLA-DR抗原のβ鎖をコードしている)
HLA-DRB1*13	血清学的に定義されたHLA-DR13抗原をコードするアレル
HLA-DRB1*13:01	HLA-DR13抗原をコードする1つの特定のHLAアレル
HLA-DRB1*13:01:02	同義突然変異によるDRB1*13:01:01とは異なるアレル
HLA-DRB1*13:01:01:02	コード領域外の変異をもつDRB1*13:01:01とは異なるアレル
HLA-A*24:09N	HLA-A24抗原をコードするアレルの配列に関連したヌルアレル

表1　HLAアレルの命名　詳細はhttp://hla.alleles.org/参照

BOX 4.4 （つづき）

HLAハプロタイプ

HLA複合体の遺伝子は高度にクラスター化しており、6番染色体の約2%のみの領域に限局している。1本の染色体上の互いに近接した遺伝子は、それら遺伝子を分ける短い区間で組換えが生じる機会が非常にまれなため、たいてい一緒に遺伝する。そのような遺伝子は**強固に連鎖している**といわれる（遺伝的連鎖については8.1節で詳しく考察する）。

ハプロタイプ(haplotype)とは、個別の染色体上の連鎖した座位の一連のアレルのことである。ハプロタイプは最初、HLA複合体に関する人類遺伝学において使用された。家系研究においてアレルの継承をたどることによってどのようにハプロタイプが確立されるかについては図2を参照してほしい。HLA遺伝子は非常に近接して連鎖しているため、HLA複合体内での組換えはまれであることに留意されたい。

	アレル					ハプロタイプ			
	HLA-DR	HLA-B	HLA-C	HLA-A		DR	B	C	A
父	6, 8	7, 27	w1, w7	19, 28	父	8 / 6	7 / 27	w7 / w1	19 / 28	a / b
母	2, 4	8, 14	w2, w3	3, 9	母	2 / 4	8 / 14	w3 / w2	3 / 9	c / d
Zoe	2, 8	7, 8	w3, w7	3, 19						
Bob	2, 6	8, 27	w1, w3	3, 28						
Jack	4, 8	7, 14	w2, w7	9, 19						
Julie	4, 6	14, 27	w1, w2	9, 28						
Anne	2, 6	8, 27	w1, w3	3, 28						

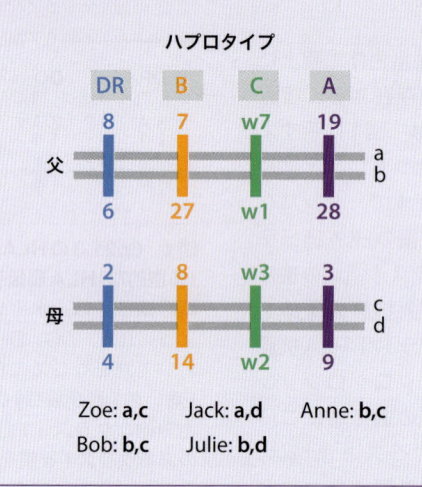

Zoe: **a,c**　Jack: **a,d**　Anne: **b,c**
Bob: **b,c**　Julie: **b,d**

図2　家系研究から抽出したHLAハプロタイプ　父、母、そして彼らの3人の娘（ZoeとJulie、Anne）と2人の息子（BobとJack）に、左に示したように4個のHLA抗原について血清学的な試薬を用いて組織のタイピングが行われた。親のアレルのどちらがそれぞれの子に遺伝したかをたどることによって、親のHLAハプロタイプを推測することができる。父は一方の6番染色体にHLAハプロタイプDR8, B7, Cw7, A19（ハプロタイプa）を有し、もう一方の6番染色体にHLAハプロタイプDR6, B27, Cw1, A28（ハプロタイプb）を有している。同様に、母はハプロタイプc（DR2, B8, Cw3, A3）とハプロタイプd（DR4, B14, Cw2, A9）をもっている。父はハプロタイプaをZoeとJackに伝え、Bob, Julie, Anneにハプロタイプbを伝えている。母はハプロタイプcをZoe, Bob, Anneに、ハプロタイプdをJackとJulieに伝えている。

答を開始させる。HLAタンパク質は特異的な外来抗原を認識する能力が異なっているので、異なるHLAプロファイルをもつ人は、ある種の感染性疾患への感受性が異なることが予想される。

　自己免疫疾患では、自己抗原と外来抗原を区別する通常の能力が損なわれており、自己反応性T細胞が宿主細胞に対して攻撃を開始する。特定のHLA抗原は、1型糖尿病や関節リウマチといった個々の疾患と非常に強く結びついている。一般的にHLA複合体の遺伝的バリアントは、自己免疫疾患への感受性を決定する最も重要な遺伝的リスク因子である。HLAバリアントがどの程度病原性に直接的に関与しているか、そしてHLA遺伝子の近傍に位置する他のバリアント（およびHLA複合体の外側の遺伝子）がどの程度寄与しているかを決定することは、主要な研究分野の1つである。HLAと個々の疾患との関連については第8章で詳細に考察する。

本章のまとめ

- 私たちの細胞のDNAには，たいていは表現型に重要な影響を与えない変化(変異)が多数集積している。

- 変異のなかには，遺伝子の働き方や発現に悪影響を与えるものがある。それらは疾患に関連することがあり，それらを有する人々の少なくとも一部は生殖への適応度が低くなるため，そのような変異は集団から排除されていく傾向がある(純化選択)。

- ごくまれに変異が利益をもたらすことがあり，それが個体の生殖適応度を向上させる場合，その頻度が上昇していくことがありうる(正の選択)。

- DNAの大規模な変化は，染色体の分離や組換えの異常によりもたらされることがある。小規模な変化は典型的には，DNA複製エラーやDNAへの化学的攻撃が修復されなかった場合に生じる。

- 生細胞や個体内のDNAは，DNA内の共有結合を破壊したり塩基間に不適切な共有結合を形成したりする，あらゆる種類の化学的攻撃によって損傷を受ける。片方あるいは両方のDNA鎖が切断されることもあるし，塩基やヌクレオチドが欠失することもある。また，不適切な化学基がDNAに共有結合することもある。

- DNAへの化学的攻撃は外的要因(電離放射線や有害な化学物質など)から生じることもあるが，たいていは自然発生的に生じるものである(DNAは化学的にある程度不安定な結合を有しており，細胞内で自然に生じる高度の反応性をもつ化学物質による攻撃を受けやすい化学基をもっている)。

- DNAへの化学的損傷の種類に応じて，異なる細胞経路がDNA損傷の修復に使用される。損傷を起こした化学的な過程を直接元に戻すことはまれであり，個々の経路はさまざまな分子的な要素を含んでいることが多い。

- DNAバリアントは多くの場合で低頻度である。もっとも一般的なバリアントの頻度が0.01よりも高い場合，DNA多型と呼ばれる。

- 一塩基バリアント(あるいは多型)は，ある特定の部位で1つの塩基が他の塩基に置換されることがかかわっている。塩基置換はランダムに生じるのではなく，例えばCからTへの置換は脊椎動物のDNAでは特に一般的である。

- インデルとは，1個あるいはいくつかのヌクレオチドの挿入/欠失よって，バリアントが異なる部位のことである。

- DNAバリアントのなかには，縦列反復DNA配列を異なるコピー数もち，長さの多様性を生じるものがある。マイクロサテライトバリアントは，1～4個のヌクレオチドの単純な反復配列の縦列コピー数の多寡によってわずかな長さの違いを示すDNA配列である。

- 構造多様性はDNAの大規模な変化により生じる。均衡型構造多様性では，バリアントのDNA量は変化しない。不均衡型の構造多様性ではバリアント間で相当な長さの変異があり，しばしば長い塩基配列のコピー数の変異の結果として生じる。

- 集団ゲノム塩基配列決定によって多数の個人の全二倍体ゲノム配列が決定され，ヒトの遺伝学的多様性の網羅的なデータが得られている。

- 異なるヒト集団の遺伝的バリアントに対する人類史上最近に起きた正の選択によって，さまざまな地域の環境や主食の変化への適応が可能となった。

- 遺伝子重複は嗅覚受容体の多様なレパートリーの基礎となっている。

- 外来抗原を効率よく認識するために，私たちはそれぞれ並外れて多様な免疫グロブリンとT細胞受容体を産生する。私たちはそれぞれの親からたった3個の免疫グロブリン遺伝子と4個のT細胞受容体遺伝子しか受け継がないが，成熟B細胞およびT細胞では，細胞特異的な体細胞再構成によって莫大な数の免疫グロブリンとT細胞受容体遺伝子バリアント

- ヒトにおける最も多型性に富んだタンパク質は，HLA複合体（ヒト主要組織適合複合体）中の遺伝子によって産生される。HLAタンパク質は処理された外来抗原に由来するペプチドを認識して結合し，特異的なT細胞受容体が認識できるようにそれらを細胞表面に提示する。

- HLAタンパク質の高度な多型性の存在は，組織や臓器移植のレシピエントはしばしば外から入ってきた組織に対して強い免疫応答を開始させることを意味している。組織タイピングによって，ドナーの組織と将来のレシピエントが発現するHLA抗原との間の適切な適合が検索される。

問題

問題を解く鍵や選択問題が掲載されているwww.garlandscience.com/ggm-studentsを参照すること。

1. 私たちのDNAの生得的多様性の多くは内因性の原因から生じるものである。それは何か？

2. 一本鎖DNA切断は細胞にとって問題であるが，二本鎖DNA切断は多くの場合緊急事態である。その理由を説明せよ。

3. どのような状況において細胞はヌクレオチド除去修復経路を用いるか？

4. DNAの二本鎖切断の修復は，DNA複製の前よりも複製後の細胞においてより正確であるべきなのはなぜか？

5. ヒトゲノムDNAにおいて，DNA多型とアレルとは何を意味するか。そして，アレルという用語はタンパク質レベルでの遺伝学的多様性について言及するときにはどのように違った意味で使われているか？

6. ヒトゲノムにおける一塩基置換のパターンはランダムではない。他の脊椎動物のゲノムと同様にCからTへの置換が目立って多い。これはなぜか？

7. 一塩基多型（SNP）はゲノム全体に分布しているが，塩基部位の一部でのみ生じる。特定の塩基のみが多型になり，ほとんどバリアントを認めない塩基配列に囲まれているのはなぜか？

8. 自然選択の一般的な概念を説明せよ。配列とその機能を保存するための選択圧について話すとき，どのような種類の選択が含まれるか？ そしてそれがどのように働くか？

9. 正の選択とは何か？ 正の選択がヘテロ接合性を向上させた遺伝子の例，発現を増加させた遺伝子の例，あるいはコピー数を増加させた遺伝子の例をそれぞれ挙げよ。

10. 遺伝子レベルとタンパク質レベルの遺伝学的多様性の関係は複雑であり，1遺伝子の遺伝的バリアントがアミノ酸の変化を生じるかどうかによって単純に決まるものではない。他にはどのような因子が関係しているか？

11. 遺伝学的モザイクとは何か。そしてそれはどのように広く行きわたるか？

12. ヒトの接合子は6個の免疫グロブリン遺伝子，すなわち*IGH*，*IGK*，*IGL*座位それぞれの2個のアレルしかもたないが，私たちは莫大な種類の抗体を産生することができる。それはどのようにして可能になるのか？

参考文献

DNA損傷とDNA修復

Barnes DE & Lindahl T (2004) Repair and genetic consequences of endogenous DNA base damage in mammalian cells. *Annu Rev Genet* 38:445–476; PMID 15568983.

Ciccia A & Elledge SJ (2010) The DNA damage response: making it to safe to play with knives. *Mol Cell* 40:179–204; PMID 20965415.（DNA損傷と修復に関する権威ある総説。さまざまな種類のDNA損傷の頻度や，DNA損傷への応答と修復の遺伝性疾患に関する詳細な一覧を含む）

Rass U et al. (2007) Defective DNA repair and neurodegenerative disease. *Cell* 130:991–1004; PMID 17889645.

個人および集団ゲノム塩基配列決定

Levy S et al. (2007) The diploid genome sequence of an individual human. *PLoS Biol* 5:e254; PMID 17803354.

The 1000 Genomes Project Consortium (2010) A map of human genome variation from population scale sequencing. *Nature* 467:1061–1073; PMID 20981092.

The 1000 Genomes Project Consortium (2012) An integrated map of genetic variation from 1,092 human genomes. *Nature* 491:56–65; PMID 23128226.

Wheeler DA et al. (2008) The complete genome of an individual by massively parallel DNA sequencing. *Nature* 452:872–877; PMID 18421352.

構造多様性，コピー数多様性，およびインデル

Alkan C et al. (2011) Genome structural variation and genotyping. *Nature Rev Genet* 12:363–376; PMID 21358748.

Conrad DF et al. (2010) Origins and functional impact of copy number variation in the human genome. *Nature* 464:704–712; PMID 19812545.

Mills RE et al. (2011) Mapping copy number variation by population-scale genome sequencing. *Nature* 470:59–65; PMID 21293372.

Mullaney JM et al. (2010) Small insertions and deletions (INDELs) in human genomes. *Hum Mol Genet* 19:R131–R136; PMID 20858594.

ヒトの変異率

Campbell CD, Eichler EE (2013) Properties and rates of germline mutations in humans. *Trends Genet.* 29:575–584; PMID 23684843.

Lynch M (2010) Rate, molecular spectrum and consequences of human mutation. *Proc Natl Acad Sci USA* 107:961–968; PMID 20080596.

機能的多様性，正の選択および適応進化

Fisher SE & Marcus GF (2006) The eloquent ape: genes, brains and the evolution of language. *Nature Rev Genet* 7:9–20; PMID 16369568.

Fu W & Akey JM (2013) Selection and adaptation in the human genome. *Annu Rev*

Genomics Hum Genet 14:467-489; PMID 23834317.

Grossman SR et al. (2013) Identifying recent adaptations in large-scale genomic data. *Cell* 152:703–713; PMID 23415221.

Hulse AM & Cai JJ (2013) Genetic variants contribute to gene expression variability in humans. *Genetics* 193:95–108; PMID 23150607.

Olson MV (2012) Human genetic individuality. *Annu Rev Genomics Hum Genet* 13: 1–27; PMID 22657391.

接合後の遺伝学的多様性

McConnell MJ et al. (2013) Mosaic copy number variation in human neurons. *Science* 342:632-637; PMID 24179226.

O'Huallachain M et al. (2012) Extensive genetic variation in somatic human tissues. *Proc Natl Acad Sci USA* 109:18018–18023; PMID 23043118.

免疫機構における遺伝学的多様性

Bronson PG et al. (2013) A sequence-based approach demonstrates that balancing selection in classical human leukocyte antigen (HLA) loci is asymmetric. *Hum Molec Genet* 22:252–261; PMID 23065702.

Murphy K (2011) Janeway's Immunobiology, 8th ed. Garland Science.(旧版邦訳：笹月健彦監訳『免疫生物学』原書第7版　南江堂，2010)

Parham P (2009) The Immune System. Garland Science.(邦訳：笹月健彦監訳『エッセンシャル免疫学』第2版　メディカル・サイエンス・インターナショナル，2010)

Shiina T et al. (2009) The HLA genomic loci map: expression, interaction, diversity and disease. *J Hum Genet* 54:15–39; PMID 19158813.

Spurgin LG & Richardson DS (2010) How pathogens drive genetic diversity: MHC, mechanisms and misunderstandings. *Proc R Soc B* 277:979–988; PMID 20071384.

単一遺伝子疾患：遺伝様式，表現型の多様性，アレル頻度

CHAPTER 5

遺伝子はDNAの機能的単位であり，細胞が必要とする何らかの産物，すなわちタンパク質のポリペプチド鎖もしくは機能的非コードRNAを産生する。ただし本章では遺伝子を抽象的実体とみなし，単一遺伝子疾患──疾患への遺伝子の関与が基本的に1つの座位によって決定される疾患──という枠組みのなかで遺伝子についての考察を行う。個々の疾患は低頻度でも，単一遺伝子疾患は疾患発症の重要な要因を占める。単一遺伝子疾患を理解することにより，一般的な疾患(後の章，特に第8章と第10章で取り上げる)でみられる複雑な遺伝的感受性を理解するための土台となる知識を得ることができる。

本章ではまず，単一遺伝子疾患の遺伝様式について着目し，遺伝様式から疾患リスクを推定するための基本的な知識について解説する(第11章では，遺伝カウンセリングにおいて必要となる，さらに高度な疾患リスク計算法について解説する)。

さらに，個人の目にみえる特性に遺伝子がどう影響を与えるかについても考察する。**表現型**(phenotype)という用語は，個人，組織，あるいは細胞の目にみえる特性を指す言葉として幅広く使用することができる。一方，遺伝学者は，もっと狭い意味で表現型という用語を用いる。すなわち，1つあるいは数個の遺伝子の発現の違いに応じて特異的に生じる特徴の記載のみに使用している。これらの特徴は有害なこともあり，そのような場合には疾患表現型という言葉を用いる。

疾患に関連しない観察可能な特徴を言い表すときは，通常，**形質**(trait)という言葉を使う。例えば，青い眼や血液型O型などである。表現型は，解剖学的特徴，形態学的特徴，挙動もしくは認知機能など，いろいろな側面から測定し，記録することができる。洗練された検査法を用いれば，生理学的，細胞学的，分子レベルでも詳しく調べることができる。

遺伝学的多様性──私たちのDNA塩基配列にみられる違い──は，表現型に対して重要な影響を及ぼす(一卵性双生児はよく似ている)。しかし，遺伝学的多様性が表現型の唯一の決定因子というわけではない。**エピジェネティック**(epigenetic)な効果(遺伝学的機構と異なり，DNA配列に依存しない効果)や，確率論的要因，そして環境要因もまた表現型に影響を与えている。

これからみていくように，遺伝学的多様性と表現型の関係はかなり複雑である。単一遺伝子疾患の場合であっても，1家系内の罹患者の表現型はしばしば差異を示す。ただし，ここでは単一遺伝子疾患の分子レベルの機序については取り扱わない。この点については後の章，特に第7章で説明する。

そして，集団内のアレル頻度に影響を与える因子について全般的に考察し，次いで疾患アレルの頻度(ある種の単一遺伝子疾患のリスクを計算するのに実用上重要であ

5.1 導入：専門用語，電子媒体の情報源，家系図

5.2 メンデル遺伝様式とミトコンドリアDNA遺伝様式の基本概念

5.3 メンデル遺伝表現型の不確実性，異質性，表現度の差異

5.4 集団におけるアレル頻度

る)に焦点を当てて本章を結ぶこととする。さらに，ありふれた単一遺伝子疾患とまれな単一遺伝子疾患が存在する理由についても説明する。

5.1 導入：専門用語，電子媒体の情報源，家系図

背景となる専門用語および単一遺伝子疾患についての電子的な情報源

核DNAに含まれる個々の遺伝子もしくはDNA配列には染色体上に固有の位置があり，それが**座位**(locus，複数形はloci)を規定する。例えば，ABO式血液型の座位と表現したり，あるいは*D3S1563*座位(3番染色体上に位置する多型DNAマーカー配列)と表現したりする。

アレルとアレルの組み合わせ

ヒトの遺伝学においては，**アレル**(allele)という用語は，**1本の染色体上**の座位に保持されている遺伝子あるいはその他のDNA配列の1コピーのことを指す。私たちヒトは二倍体生物なので，通常，どの染色体上の座位にも2つのアレルが存在する。1つのアレルは母親から引きついだ染色体上に受け継がれ(アレル)，もう1つのアレルは父親から引きついだ染色体上に受け継がれる(父系アレル)。**遺伝型**(genotype)という用語は，個人が単一の座位(もしくは多数の座位)にもつアレルの組み合わせを表す(訳注：genotypeの訳語としては遺伝子型が用いられることが多いが，日本人類遺伝学会の遺伝学用語に従い，本書では遺伝型とした)。個々の座位における2つのアレルが同一の場合には，その個人はその座位に関して**ホモ接合性**(homozygous)であるとされ，ホモ接合体と呼ぶことができる。アレルが異なる場合には(たとえ塩基1個しか違わない場合であっても)，その個人はその座位に関して**ヘテロ接合性**(heterozygous)，すなわちヘテロ接合体であるとされる。

　私たちヒトは基本的に二倍体生物であるが，男性は2種類の性染色体(X染色体とY染色体)をもっている。X染色体とY染色体は構造的にみても遺伝子の内容からみても，大きく異なっている。その結果として，X染色体とY染色体の間には，直接的な対応関係にあるDNA配列(アレル)はほとんど存在しない。したがって，男性はこのような座位に関しては(通常1つのアレルしか所有していないため)**ヘミ接合性**(hemizygous)である。女性は通常，X染色体上の各座位に2つのアレルを有している。

優性表現型と劣性表現型

ヒトの遺伝的形質は，多数の遺伝子の発現や環境要因に依存することが多い。しかし，一部の形質に関しては，**単一の座位**における特定の遺伝型が主たる決定因子として働き，この遺伝型は，通常の環境下で形質が発現するためには必要かつ十分である。このような形質は多くの場合，**メンデル型**(Mendelian)と呼ばれているが，これは染色体上の1つの座位が関与していることを示唆している。より正確な用語として，単一遺伝子性という表現がある(これは，染色体上の座位とミトコンドリアDNA上の座位の両方を意味する)。全体としては重要であるものの個々の単一遺伝子疾患はまれであり，一般的な遺伝性疾患は複数の座位に依存している。

　ヒトの単一遺伝子疾患(あるいは形質)が核の遺伝子によって決定される際，その疾患(あるいは形質)がヘテロ接合体(正常なアレルと変異アレルを保持する)で発症する場合には**優性**(dominant)であるといわれ，そうでない場合には**劣性**(recessive)であ

るといわれる。場合によっては，単一座位における変異から生じる2種類の表現型が，ヘテロ接合体で同時に発現することがあるが，これは**共優性**(co-dominant)と呼ばれる。例えば血液型のAB型は，**ABO式**血液型座位の異なるアレルによって決定される，A型とB型の血液型表現型の共優性発現の結果生じる。後述するように，ミトコンドリアDNAの遺伝様式は異なっており，関連する表現型にとって重要な意味をもつ。

単一遺伝子疾患に関する電子媒体情報

さまざまな電子媒体の情報源が，ヒトの単一遺伝子疾患および形質に関する広範囲にわたる情報を提供している(BOX 5.1)。*GeneReviews*は多くの一般的な単一遺伝子疾患に関する優れた要約を提供しており，生物医学研究文献をコンピュータ上で検索する際に広く利用されているPubMedシステムを通じてアクセスすることができる。そこで本書では，単一遺伝子疾患に関する GeneReviews 関連の論文には，8桁のPubMed識別子(**PMID**)を表記した。Online Mendelian Inheritance in Man(**OMIM**)データベースは包括的なものであり，いくつかの疾患に対しては6桁のOMIMデータベース番号を記載した。

家族の病歴の調査と家系図の記録

多くの場合，家族歴を追跡することによって，ヒトの疾患がどの程度まで遺伝学的原因をもつのかを確定することができる。医療専門家であれば，家族の一部について医療記録を利用することができるだろう。接触しやすい家族の一員から情報を得ることで，既に死亡している家族，あるいは接触が難しい家族の詳細な病歴を取得すること

BOX 5.1　ヒトの単一遺伝子疾患ならびに原因遺伝子に関する電子媒体の情報源

包括的で確かな電子媒体の情報源について，いくつかを以下に列挙する。疾患固有のデータベースも多数存在しているが，その一部は7.2節で詳述する。

Genecards(http://www.genecards.org)。遺伝子に焦点をおいたデータベースで，約50,000件の自動生成項目を含み，ほとんどは疾患特異的なヒト遺伝子に関連する内容である。各遺伝子に関する大量の生物学的情報も提供されている。

GeneReviews™(http://www.ncbi.nlm.nih.gov/books/NBK1116/；疾患名をアルファベット順に並べたリストについてはPMID 20301295を参照)。この一連の単一遺伝子疾患に関する臨床的および遺伝学的レビューは，NCBIのBookshelfプログラムを通して利用できる。それぞれのレビューには8桁のPubMed識別子(PMID)が割り振られている。通常，2030で始まり，例えばハンチントン病の場合にはPMID 20301482となる。ここには一般的な単一遺伝子疾患のうちの375件が記載されており，列挙されている疾患に関しての臨床情報については，OMIM(以下を参照)よりも記載が多い。

OMIM(http://www.ncbi.nlm.nih.gov/omim)。Online Mendelian Inheritance in Man データベースは，ヒトのメンデル表現型およびその基礎にある遺伝子に関する最も包括的な情報源である。登録項目には長年にわたり蓄積されたテキストが記載されており，項目の最初の部分には多くの場合，現在の理解というよりもむしろ歴史的な研究の進展過程が反映されている。

OMIMの各項目には6桁の識別番号が与えられており，その1桁目は遺伝様式を示している。1桁目の当初の規則は次の通りであった。1：常染色体優性，2：常染色体劣性，3：X連鎖，4：Y連鎖，5：ミトコンドリア型。ただし1994年5月以降の新しい項目に関しては，常染色体優性と常染色体劣性との間の識別方法は継承されておらず，常染色体形質および遺伝子に関する新しい項目のすべてに6の数字から始まる6桁の番号が割り振られるようになった。詳細についてはMcKusick(2007)によるレビューを参照されたい。

図 5.1　家系図で用いられる記号

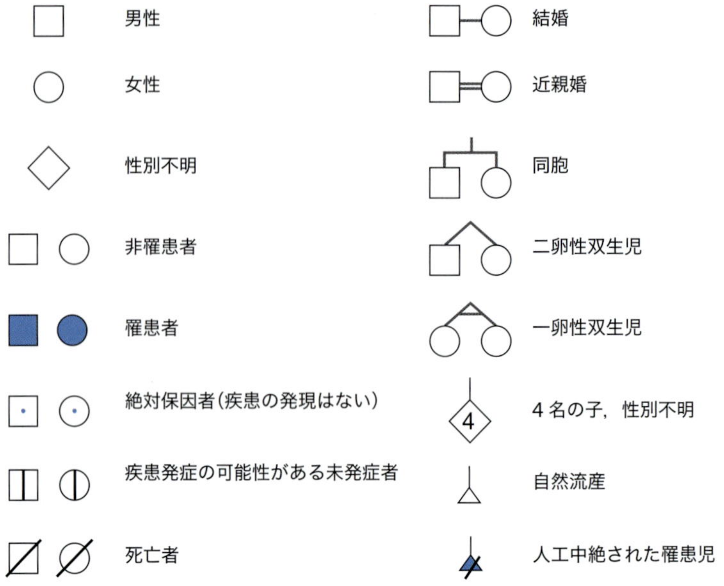

□	男性	□─○	結婚
○	女性	□=○	近親婚
◇	性別不明		同胞
□ ○	非罹患者		二卵性双生児
■ ●	罹患者		一卵性双生児
⊡ ⊙	絶対保因者(疾患の発現はない)	◇4	4名の子，性別不明
	疾患発症の可能性がある未発症者	▽	自然流産
⌀	死亡者		人工中絶された罹患児

ができる。

家系図(pedigree)とは，図5.1に描かれているような標準記号を用いた，家族系統樹の図形表現である。ほとんどの場合，各世代にはローマ数字のラベルが付けられており，数字は図の上から(一番若い世代に向かって)下へいくほど大きくなる。各世代の個人にはアラビア数字が振られているが，この数字は左から右方向へと大きくなる。複数の世代にまたがる拡大家族も家系図として記載することができる。最初に家系内で確認された(医療者の注意をひいた)症例は**発端者**(proband〔男性発端者はpropositus，女性発端者はpropositaとも呼ばれる〕)とされ，矢印で示される。

同胞(sib)という用語は，兄弟もしくは姉妹を表すのに使用され，複数の兄弟や姉妹には同胞群(sibship)という用語が用いられる。2人の家族構成員を結びつける家系図の段階数に従って，第一度近親(親と子，同胞)，第二度近親(祖父母と孫，伯父/伯母と甥/姪，異父/異母の同胞〔半同胞〕どうし)，第三度近親(いとこ)などに分類される。1人もしくはそれ以上の共通の祖先をもつ夫婦は，**近親婚**(consanguineous)とされる。

5.2　メンデル遺伝様式とミトコンドリアDNA遺伝様式の基本概念

メンデル形質は，常染色体(ヒト1～22番染色体)もしくは性染色体(XもしくはY染色体)いずれかの座位によって決定される。女性はすべての座位に関して二倍体である(すなわち23対の相同染色体を保持している)が，男性は異なる。女性同様に男性は，各常染色体と，性染色体の先端部にある**偽常染色体**(pseudoautosomal)配列(以下を参照)上の座位では2コピーを有している。しかし男性は，X染色体とY染色体上の座位の大部分に関してはヘミ接合性である(偽常染色体領域を除くと，男性はX染色体とY染色体上に位置する大部分の座位では1コピーだけをもつ)。

この結果として，5種類の基本的メンデル遺伝形式が存在している。すなわち，常染色体優性，常染色体劣性，X連鎖優性，X連鎖劣性，Y連鎖の遺伝形式である(男性

にはY染色体配列のヘテロ接合体は存在しないため，Y連鎖優性やY連鎖劣性の遺伝形式は存在しない。ただし，XYYの核型をもつまれな男性は，2本のY染色体を重複してもっている）。さらに，ミトコンドリアDNA変異においてはユニークな遺伝様式が存在するが，これはヒト遺伝性疾患の大きな原因となり得る。

常染色体優性遺伝

優性遺伝形式を示す疾患はヘテロ接合体で発症する。罹患者は通常，1つの変異アレルと1つの正常アレルを疾患座位にもっている。常染色体優性遺伝では，疾患座位は常染色体上(XもしくはY以外の任意の染色体)に存在しているので，男女どちらの性でも罹患者になる可能性がある。

　罹患者が非罹患者との間に子をもうける場合，それぞれの子がその疾患を発症する確率は，通常50%となる(罹患者は，変異アレルと正常アレルのいずれかを子に伝達する可能性がある)。罹患者は，どちらかの親が罹患している場合が多い(常染色体優性遺伝の代表例として図5.2を参照のこと)。

　常染色体優性遺伝疾患はまれであるため，罹患者はほとんどの場合でヘテロ接合体となる。しかし，ごくまれではあるが，ともにヘテロ接合性罹患者である両親からホモ接合性の罹患者が生まれるケースがある。変異が遺伝子産物に及ぼす影響により，ホモ接合性罹患者とヘテロ接合性罹患者は同じ表現型を示すこともある。より一般的には，軟骨無形成症(PMID 20301331)およびワールデンブルグ(Waardenburg)症候群I型(PMID 20301703)などの病態で報告されている通り，ホモ接合性罹患者はヘテロ接合性罹患者よりもより重篤な表現型を示す。あるいは，家族性高コレステロール血症(OMIM 143890)のように，ホモ接合性の人はヘテロ接合性の人よりも非常に若い年齢で疾患を発症する。

　モデル生物ではほとんどの場合，ホモ接合性罹患体とヘテロ接合性罹患体との間の表現型の違いを区別する(例えばマウスでは，それぞれ優性表現型および半優性表現型と呼ばれる)。ただし，ヒトの遺伝学では，ホモ接合性罹患者はきわめてまれにしか発生しないという理由から，優性表現型という用語をヘテロ接合性罹患者に用いている。

常染色体劣性遺伝

常染色体劣性遺伝疾患は，性別を問わず男女どちらにも起こる可能性がある。通常は，ヘテロ接合体の非罹患者である両親から生まれる(両親は1つの変異アレルをもって

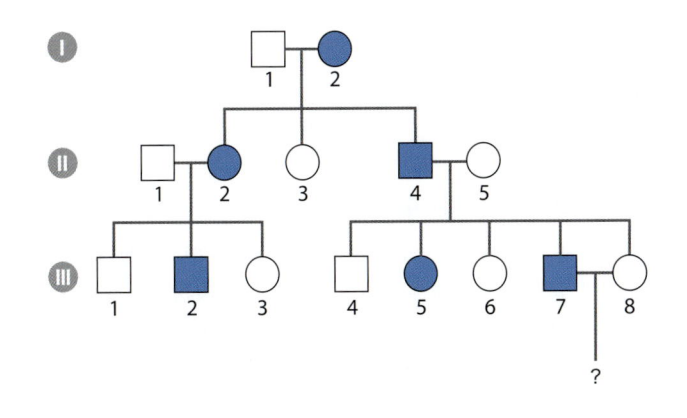

図5.2　常染色体優性遺伝形式を示す家系図
男性・女性の罹患者が存在し，同頻度で疾患が発症している。罹患者は通常，ヘテロ接合体(1つの変異アレルと1つの正常アレルを保有)であり，通常少なくともどちらかの親が罹患者である。クエスチョンマーク(?)は罹患児が生まれる確率を示す。この場合，父親のIII-7が罹患者であるため，確率は1/2となる(変異アレルを子に伝達する可能性は50%であり，正常アレルを伝達する可能性も50%である)。

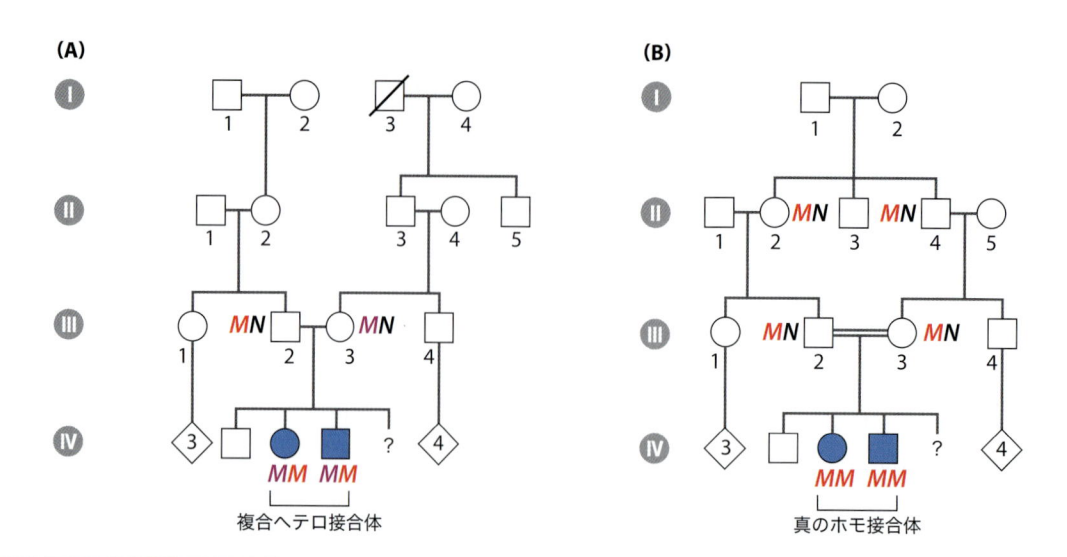

図5.3　常染色体劣性遺伝形式を示す家系図
(A) 一般的な常染色体劣性遺伝疾患の家系図。第Ⅳ世代における罹患者の両親は保因者であり，正常なアレル(*N*)と変異アレル(*M*)を1つずつ有している。血縁関係が不明な場合，保因者である両親はおそらく別々の変異アレル(ピンク色または赤色の*M*で示されている)を1つずつ有しており，罹患児達は複合ヘテロ接合体となる。家系図からは，第Ⅰおよび第Ⅱ世代における変異アレルをもつ保因者は不明である。Ⅲ-2とⅢ-3の次に生まれる子が罹患者となる確率は，性別にかかわらず1/4である(片方の親が変異アレルを伝達する可能性は50％であり，両親双方から変異アレルを受け継ぐ可能性は1/2×1/2=1/4である)。(B) 近親婚の関与。ここではⅢ-2とⅢ-3がいとこ婚であるということが判明している。彼らは保因者であると予想され，1つの変異アレル(*M*)と，1つの正常アレル(*N*)を保有している。Ⅱ-2とⅡ-4は，両親のうち1名(Ⅰ-1もしくはⅠ-2)から同じ変異アレル(赤の*M*)を受け継いでいると類推できる。つまり，Ⅲ-2とⅢ-3が同一の変異アレルを保有し，その間に生まれた罹患児は2つの同一の変異アレルを受け継ぎ，真のホモ接合体となる。彼らの4番目の子が罹患する確率(クエスチョンマーク)は1/4であり，性別とは無関係である。

いるが疾患には罹患しないので，無症候性の**保因者**(carrier)と呼ばれる)。罹患者は，疾患座位に2つの変異アレル，すなわちそれぞれの親から1つずつ受け継いだ2つの変異アレルをもつ。罹患児の両親が，表現型の観点からは正常な保因者であると想定すると，将来これらの両親に生まれるそれぞれの子が罹患する可能性は通常25％である(片親が変異アレルを伝えるリスクは1/2であるため，その両親とも変異アレルを子に伝えるリスクは1/2×1/2=1/4となる)。

私たちは誰もが，劣性表現型に関連する単一の有害アレルを複数の座位にもっている(このような変異アレルを2つもつと疾患を発症し，出生前に死に至る場合もある)。ある常染色体劣性遺伝疾患の頻度がきわめて高い場合，保因者の数は多いことが予想される。このような場合では，罹患児の両親がもつ変異アレルは同一ではないことが多く，2種類の異なる変異アレルをもつ罹患者を**複合ヘテロ接合体**(compound heterozygote)と呼ぶ(図5.3A)。

近親婚

多くの劣性遺伝疾患，特に稀少疾患の特徴として，両親が近親関係にあるため，罹患者が両親それぞれから同一の変異アレルをしばしば引き継ぐという点が挙げられる。このような両親の関係を**近親婚**にあるという。図5.3Bの例では，第Ⅳ世代の罹患者の両親はいとこどうしであり，彼らは共通の遺伝子を1/8受け継いでいることになる(BOX 5.2に計算方法が示されている)。両親Ⅲ-2とⅢ-3はそれぞれ，同じ共通の祖先(この場合，共通の祖父母すなわちⅠ-1もしくはⅠ-2)から同一の変異アレルを受け継いでいる。

遺伝様式がはっきりしない稀少疾患において，両親が近親婚であることが明らかであるなら，罹患者の両親が非罹患者である常染色体劣性遺伝疾患が強く示唆される。ただし図5.3Aに示されているように，近親婚が明らかでない場合には，後述のような別の説明が成り立つ。

保因者における疾患関連表現型

常染色体劣性遺伝疾患の保因者は無症候性と考えられるが，正常な集団とは異なる特殊な疾患関連形質を発現する可能性がある。例として鎌状赤血球症(OMIM 603903)を挙げる。罹患者はβグロブリン変異をホモ接合性でもち，異常ヘモグロビンHbSが産生され，赤血球は硬直した三日月(あるいは鎌)の形をとる。鎌状赤血球は寿命が

BOX 5.2　近親関係と血縁者の遺伝的関連度

究極的にはすべてのヒトは互いに血縁関係にあるが，最も高い割合で遺伝子を共有しているのは血縁者である。もっとも近い血縁関係にある家族構成員（親／子および兄弟姉妹など，遺伝子の50％が共通している）間での結婚は，劣性遺伝疾患のホモ接合体を非常に高確率で生じる可能性があるため，法律で禁じられており，ほぼあらゆる社会で社会的に禁止されている。しかし，いとこどうしの結婚は，中東，インド亜大陸の一部，アジアの一部の特定の共同体では頻繁に行われていると考えられる。いとこどうしはかなり高い割合で遺伝子を共有しているため，いとこ婚夫婦の子孫は高度のホモ接合性となることがあり，劣性遺伝疾患に罹患する可能性が高い。

子供がまれな劣性アレルをホモ接合性でもつリスクは，その両親の血縁関係に正比例するため，近親関係の推定が重要である。ある個人が，別の個人の直系の子孫である場合，共通の遺伝子をもつ割合は$(1/2)^n$である。この場合のnは，両者を隔てている世代数である。その結果，共通する遺伝子の割合は，親と子の間で1/2，祖父母と孫の間で$(1/2)^2 = 1/4$，曾祖父母と曾孫の間で$(1/2)^3 = 1/8$となる。

近縁係数の計算

近縁係数（coefficient of relationship）は，定義としては，1世代以上前の共通祖先から遺伝的に受け継いだ結果として，2人の人の間で共有されるアレルの割合である（もっと大雑把に言えば，同じ家系にあるために受け継がれた，共有される遺伝子の割合である）。この近縁係数を計算するためには，1家系内の共通の祖先までたどって，2人の個人を結び付ける遺伝的経路を検索する。1世代を経るごとに，共通の祖先から共有される遺伝的要素は1/2ずつ減少する。

図1の例を検討してみよう。I-2には3人の子がいる。すなわち，共通の父I-1をもつ同胞である男の子と女の子，加えて異父兄弟のII-5である。異父同胞（半同胞）であるII-3とII-5は1人の共通祖先をもつため，彼らを共通の祖先に結び付ける経路は1つである。したがって，共通の母親を通じてII-3をII-5に結び付けるオレンジ色の経路は2段階を経るため，共有する遺伝子を有する寄与率は$1/2 × 1/2 = 1/4$となる。

I-1とI-2は，第II世代の同胞，第III世代のいとこ，第IV世代のはとこ（またいとこ）の共通の祖先である。2人もしくはそれ以上の共通の祖先で結び付けられる親族の近縁係数を計算するには，各経路によって生じる寄与率を計算し，それらを合算する必要がある。したがって，第III世代のいとこどうしに関しては，共通の祖父I-1を通じて彼らを結び付けている緑色の経路が4段階を経ているため，寄与率は$(1/2)^4 = 1/16$となり，共通の祖母I-2を通じて彼らを結び付けているオレンジ色の経路にも4段階があり，同様に寄与率は$(1/2)^4 = 1/16$となる。2つの経路を合算すると，2/16，すなわち1/8の遺伝子を共有することとなる。さらに複雑な近親結婚では，4人もしくはそれ以上の直近の共通祖先をもつが，その原理は常に同じである。各共通祖先の経路をたどり，寄与率を合算すればよい。

近交係数（coefficient of inbreeding）とは，少し前の世代の祖先から受け継いだ結果として，ある座位で同一アレルをホモ接合性でもつ確率である。両親が近親婚のためにホモ接合性となる座位の割合でもあり，両親の近縁係数の1/2となる。したがって，両親がいとこどうしの場合，近交係数は1/16となる。ただし，近親婚の頻度がきわめて高い家系であっても，近交係数はそれほど高くはないことを留意する必要がある。

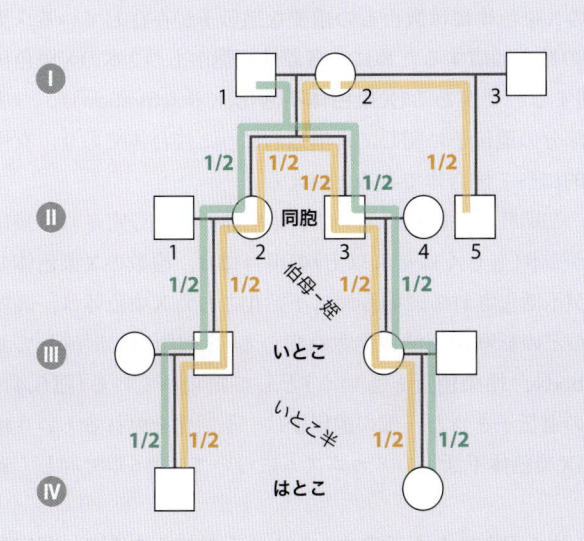

共有される遺伝子の割合

親-子：1/2

祖父母-孫：$1/2 × 1/2 = 1/4$

兄弟姉妹（同胞）：$1/2 × 1/2 + 1/2 × 1/2$
　　　　　　　　　$= 1/4 + 1/4 = 1/2$

異父母の兄弟姉妹（半同胞，例えばII-3とII-5の関係）：$1/2 × 1/2 = 1/4$

伯父／伯母-甥／姪：$(1/2)^3 + (1/2)^3$
　　　　　　　　　$= 1/8 + 1/8 = 1/4$

いとこ：$(1/2)^4 + (1/2)^4$
　　　　$= 1/16 + 1/16 = 1/8$

いとこ半：$(1/2)^5 + (1/2)^5$
　　　　　$= 1/32 + 1/32 = 1/16$

はとこ：$(1/2)^6 + (1/2)^6$
　　　　$= 1/64 + 1/64 = 1/32$

図1　家系の構成員間で共有される遺伝子の割合

短いため，貧血が誘発され，さらに微小血管の閉塞が生じて低酸素状態となるため，組織に損傷が生じる。

鎌状赤血球症の保因者は，完全に無症候性というわけではない。鎌状細胞のアレルは正常なβグロビンと共優性発現する変異βグロビンを産生するので，ヘテロ接合体は軽度の貧血を発症する可能性がある（鎌状赤血球形質という）。ただし，極度の疲労，（高地における）低酸素症，重度の感染症などといった，強いストレス下では，赤血球の鎌状化がヘテロ接合体でも発生することがあり，その結果，鎌状赤血球症に関連する合併症をいくつか発症する可能性がある。鎌状赤血球症は劣性遺伝形式をとる一方で，鎌状赤血球形質はヘテロ接合体で発現するため優性遺伝形式をとることには留意する必要がある。

X連鎖遺伝とX染色体の不活化

X連鎖遺伝について解説する前に，まずヒト（ならびにその他の哺乳類）において，性染色体の数の違いを代償する機序について考察する必要がある。女性は2本のX染色体を有しているが，男性はX染色体1本とY染色体1本を保有している。

染色体の数が異なる場合，通常は深刻な影響，多くの場合で致死的な影響を及ぼす。私たちの46本の染色体のうち，たった1本が欠失しても致死的である（ただし45，XのターナーTurner症候群を除く）。反対に余分な染色体が存在すると，通常は致死的影響を及ぼすか，21トリソミー（ダウン Down症候群）などの症候群をきたすこととなる。その原因は，遺伝子量の問題にある。ある種の遺伝子に関しては，産生される遺伝子産物の量は厳密に制御されなくてはならない（遺伝子のコピー数が1つもしくは3つの場合，遺伝子産物が少なすぎたり多すぎたりするため，有害となりうる）。

Y染色体上には遺伝子がほとんど存在しないので，Y染色体に関する性差の影響は最小限に抑えられている。しかも，Y染色体上の数少ない遺伝子の大部分は，男性特異的な役割をもつか，X染色体上に同等の遺伝子が存在するコピーである（これらX-Yの遺伝子ペアは，主として性染色体先端部の偽常染色体領域内に集中している）。

X染色体の不活化

Y染色体とは異なり，ヒトのX染色体には数百もの重要な遺伝子が存在している。男性と女性で異なるX染色体の数を補償するために，各雌性細胞がもつ2本のX染色体の一方の遺伝子発現を抑制する必要がある（**X染色体不活化**〔X-inactivation〕）。つまり，男性はX染色体上の大部分の遺伝子に関しては**構造的に**ヘミ接合体であり，女性は同じ遺伝子に関して**機能的に**ヘミ接合体であるといえる。

X染色体不活化の機序は，初期胚の各細胞においてX染色体の数が算定された後に開始される。X染色体の数が2本（もしくはそれ以上）の場合には，複数のX染色体のうちの1本を除いてすべてが不活化される。転写時に不活化されたX染色体は，高度に凝縮された染色体（ほとんどの転写が不活性化されている）を細胞内で形成しており，これはバー小体（Barr body，性染色質ともいう）として知られている（図5.4）。ただし，偽常染色体領域内の遺伝子を含む一部の遺伝子は，不活化を免れるという点に注意しておく必要がある（X染色体不活化のメカニズムについては第6章で詳しく考察する）。

ヒトの場合，2本のX染色体のどちらを不活化するかという最初の決定は，着床前の胚でランダムに行われ，8細胞期付近で開始される。父親由来のX染色体が不活化される細胞もあれば，母親由来のX染色体が不活化される細胞も存在する。初期胚に

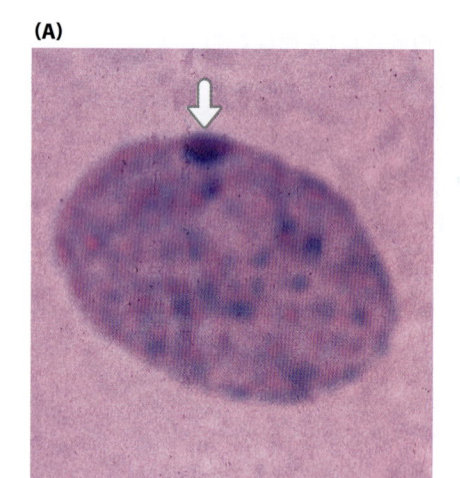

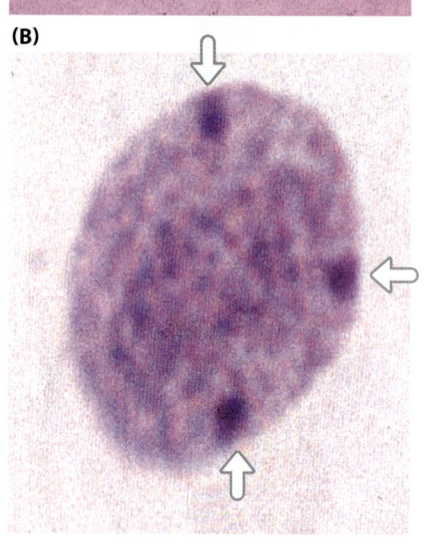

図5.4　バー小体　(A)XX染色体をもつ女性の細胞は，X染色体の1つが不活化され，これがバー小体（矢印）を形成する。(B)49，XXXXY染色体をもつ男性の細胞は，1本の活性化されたX染色体と，バー小体（矢印）を形成する3本の不活化されたX染色体を有する。(画像はMalcolm Ferguson-Smithの厚意による)

おいて不活化されるX染色体が各細胞で選択されると，X染色体不活化は，その細胞に由来するすべての細胞に引き継がれる。したがって，疾患座位でヘテロ接合性を示す女性は，正常なアレルが発現する細胞クローンと，変異アレルが発現する細胞クローンとをもつ遺伝学的**モザイク**(mosaic)である。以下に述べるように，これはX連鎖疾患において女性が表現型を呈することを示唆している。

X連鎖劣性遺伝

X連鎖劣性疾患では，罹患者はほとんどが男性で，罹患者は通常，非罹患者の両親のもとに生まれる。罹患男性の母親はしばしば保因者である(母親が罹患者の男性血縁者をもつ場合は明らかである)。明らかな特徴として，男性はY染色体を息子に引き継ぐため，男性間の世代間の伝達は存在しない(図5.5A)。ただし，(例えば血友病などの病態をもつ)罹患男性と保因者の女性から罹患男児が生まれた場合，その家系内には男性間の世代間伝達が存在しているかの**ようにみえる**(図5.5B)。この両親はそれぞれ変異X染色体を伝えることもありうるので，罹患者の女児が生まれる場合も考えられる。

X連鎖劣性遺伝疾患においては，単一の変異アレルをもつ女性保因者がきわめて深刻な影響を受ける場合がまれにあり，顕性ヘテロ接合体(manifesting heterozygote)として知られている。X染色体の不活化のため，X連鎖の遺伝子変異を有する女性保因者はモザイクとなる。一部の細胞では正常なX染色体が不活化され，他の細胞では変異アレルを有するX染色体が不活化され，その影響はしばしば皮膚疾患として認められる。顕性ヘテロ接合体の発現は偶然に起こりえる(その疾患の発症にきわめて重要な組織の大部分の細胞で，正常アレルをもつX染色体の不活化が生じている)。

顕性ヘテロ接合体は，ランダムでないX染色体不活化のために生じることもある。これは，変異X染色体のかわりに正常X染色体が不活化されると何らかの利点がある場合に起こりうる。例えば，X染色体上の切断点が疾患の原因であるようなX-常染

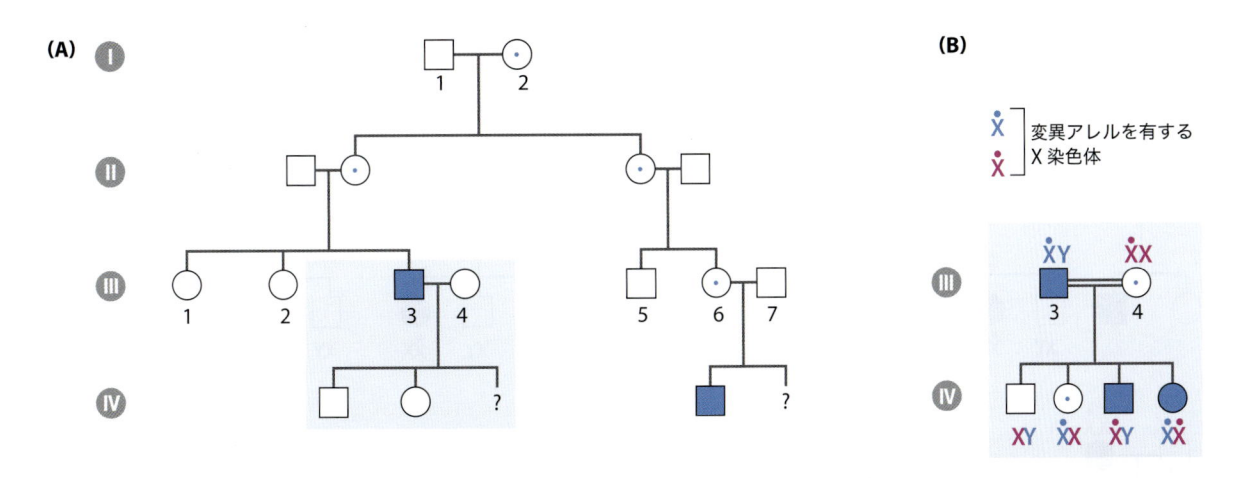

図5.5 X連鎖劣性遺伝を示す家系図 (A)第Ⅲおよび第Ⅳ世代における罹患者男性は，(女性保因者を介して)I-2から共通の変異アレルを受け継いでいる。Ⅲ-6のような保因者である母親の子の罹患確率は1/4であるが，確率は性別に依存する。男児は1/2のリスクをもつが，女児にリスクは存在しない(ただし保因者となるリスクは1/2である)。青色の囲み内では，Ⅲ-3とⅢ-4から2人の正常な子が生まれており，次の子が罹患するリスクは通常きわめて低い(父親は男児には変異XアレルをⅠ伝達せず〔伝達されるのはY染色体〕，娘は母親から正常なX染色体を受け継ぐ)。(B)近親婚の複雑性。Ⅲ-3とⅢ-4は近親婚であり，同じ変異アレルを保有しているとする。この場合，罹患者と保因者から生まれる子が罹患する確率は1/2であり，性差は存在しない。一見して男性=男性の親子間で伝達があったように見えるのは錯覚である(罹患児は，その父親からではなく母親から変異アレルを受け継いでいる)。罹患女児はホモ接合体であり，1個の変異アレルがX染色体不活化を受けても，正常なアレルをもつことはない。

色体転座をもつ女性に，X連鎖遺伝疾患が発現する可能性がある。X-常染色体転座染色体が不活化されると，隣接した常染色体遺伝子の発現も抑制され，遺伝子量の問題が生じるので，正常X染色体が優先的に不活化される。X不活化の偏りは逆に作用する可能性もある。すなわち，一部の女性保因者では変異X染色体がランダムではなく不活化されるので，無症候性である。第6章でそのメカニズムについて考察する。

X連鎖優性遺伝

常染色体優性遺伝疾患と同様に，X連鎖優性遺伝疾患の罹患者は男女どちらにも生じる場合があり，通常は少なくとも片親が罹患者である。ただし，罹患男性よりも罹患女性の方が圧倒的に多く，罹患女性は通常，罹患男性に比べ軽微な（しかし，ばらつきも大きい）表現型を呈する。

罹患女性が多くなる理由は，男性−男性間の世代間伝達が存在しないためである。罹患者の母親（と非罹患者の父親）の子が罹患する確率は50％である。しかし，X染色体を1本しかもたない罹患者の父親に生まれる男児は非罹患者である（男児には父親のX染色体は受け継がれない）が，罹患者の父親に生まれた女児は必ず父親のX染色体を受け継ぐため，常に罹患する（図5.6Aに家系図の例が掲載されている）。

罹患女性に認められるより軽微な表現型は，X染色体不活化によって生じる。変異アレルは，一定割合の細胞に存在する不活化X染色体上に位置している。ある種のX連鎖優性遺伝疾患の場合，実際には罹患者はすべて女性である（男性の場合にはより重篤な表現型をとるため出生前に死亡してしまうが，罹患女性の場合には表現型が軽微であるため，生き延びて生殖活動が可能である）。この点について図5.6Bで色素失調症の例を挙げて説明する。このような疾患の別の例としてはレット（Rett）症候群が挙げられるが，この疾患については6.3節で概要を説明する。

図5.6　X連鎖優性遺伝を示す家系図　(A)罹患者の親をもつ子が罹患する確率は1/2である。罹患女性がその男児や女児に変異Xアレルを伝える確率は50％である（リスクに性差は存在しない）。ただし，罹患の父親から生まれる子のリスクは，性別に左右される。男児は罹患せず，罹患リスクは女児に集中する（それぞれが子供を有する第III世代の3名の罹患男性で示されるように，父親は息子にY染色体を受け渡すため，変異X染色体は伝達されない。しかし，変異X染色体はそれぞれの娘たちに必ず受け継がれる）。(B)男性早期致死にいたるX連鎖優性遺伝。この例には，罹患した孫（矢印）の誕生後に調査された色素失調症の3世代の家系図中で，4人の罹患女性が示されている。第II世代の罹患男児は自然流産となった。(Minić S et al. [2010] *J Clin Pathol* 63:657–659; PMID 20591917 より。BMJ Publishing Group Ltd.の許諾を得て掲載)

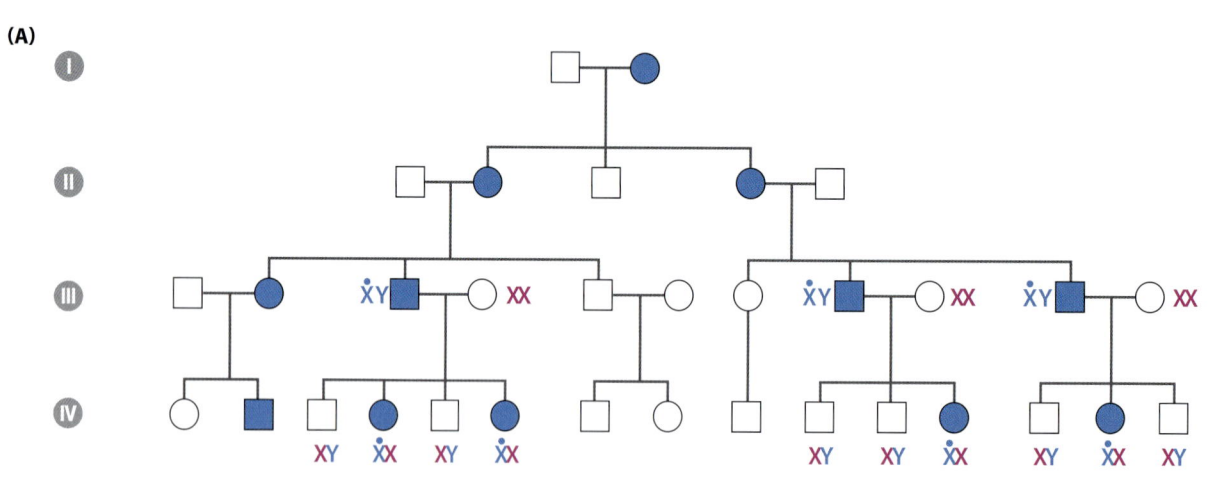

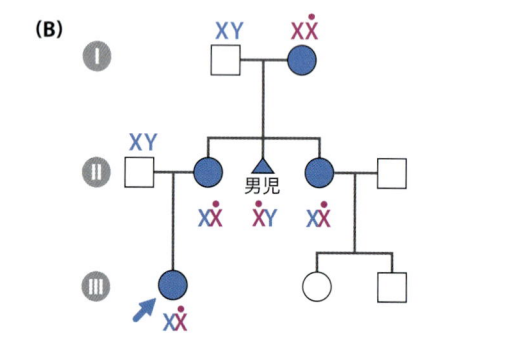

偽常染色体遺伝とY連鎖遺伝

女性の減数分裂においては，2本のX染色体が対を成す相同染色体のように組換えられる。しかし男性の減数分裂においては，X染色体とY染色体との間の組換えはきわめて限定されている。X染色体とY染色体は大きさ，組成，遺伝子量が非常に異なっており，X染色体とY染色体の減数分裂における対合はきわめて限定されている。

かなりの構造上の違いがあるにもかかわらず，X染色体とY染色体はいくつかの遺伝子を含む短い共通の領域，すなわち偽常染色体領域をもつ。この偽常染色体領域は，短腕と長腕の末端にあるテロメア関連反復配列の直前に位置している(図5.7)。偽常染色体領域は，相同常染色体上の対合を起こす配列と同様に，X染色体とY染色体の間において，男性の減数分裂中に対合して組換えを行うことができる唯一の領域であるという特徴をもつ(各減数分裂では，主要偽常染色体領域内で必ずX-Y交差が生じる。非主要偽常染色体領域では組換えはまれである)。

偽常染色体領域以外では，X染色体とY染色体との間の組換えは生じることはなく，残りの大きな中心領域は，X特異的領域ならびにY特異的領域である。X特異的領域は，女性の減数分裂において組換えを起こし，この領域内の配列は男児もしくは女児に伝達されうる。Y特異的領域は，組換えにはまったく関与しないため，**男性特異的領域**とも呼ばれる。いくつかの例外を除けば(図5.7を参照)，X特異的領域内と男性特異的領域内の配列は非常に異なっている。

偽常染色体遺伝

男性の減数分裂における組換えの結果，偽常染色体領域内における個々のX-Y遺伝子ペアは，実質的なアレルとなる。これら領域内の個々のアレルは，X染色体とY染色

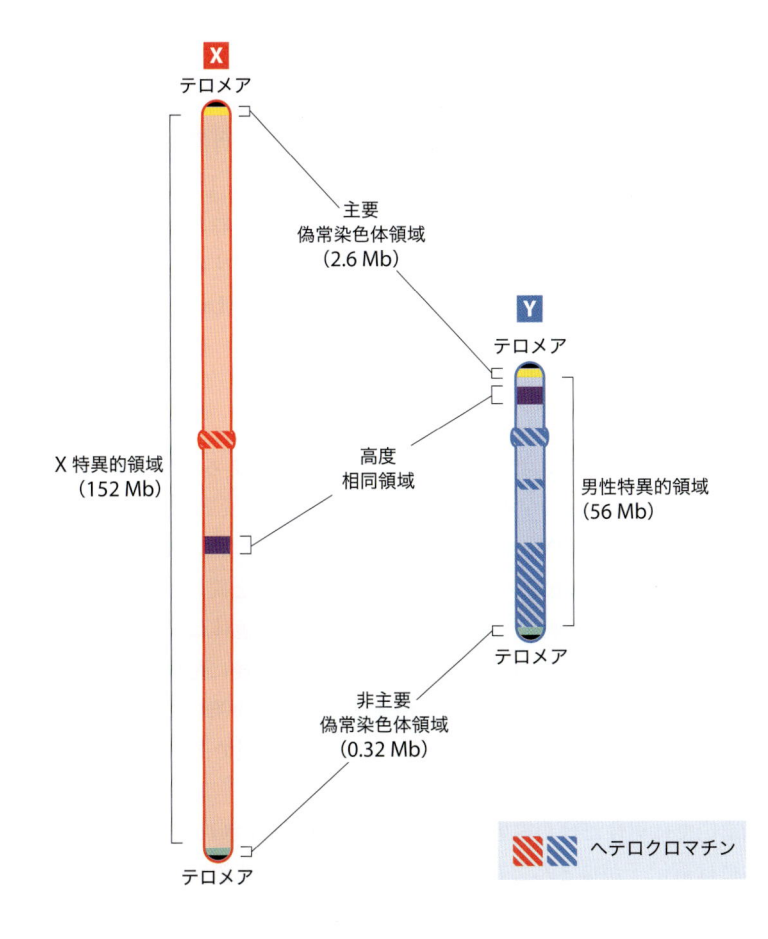

図5.7 ヒトX染色体とY染色体：相違点と主要相同領域 X染色体とY染色体は，大きさ，ヘテロクロマチン構成(Y染色体長腕の大部分はヘテロクロマチンで構成されている)ならびにDNA配列の点で大きく異なっている。図中の色は，X特異的配列(赤色)，Y特異的配列(青色)，ヘテロクロマチン(斜線)，X染色体とY染色体で共有されている配列(その他の色)を示している。X染色体とY染色体における主要偽常染色体領域(黄色)は，長腕における非主要偽常染色体領域(緑色)と同様に，本質的に同一配列である。偽常染色体領域は，X-Y対合や男性減数分裂時の組換えに関与する。X染色体およびY染色体の大部分を占める中心領域は組換えには関与せず，X染色体特異的もしくはY染色体特異的(通常は女性には伝達されないため，**男性特異的領域でもある**)である。進化的に最近起こったX-Y転位事象の結果，主要偽常染色体領域に近いYp上の配列とXq21における配列(紫色の四角で示されている)は，約99%の配列相同性を有していることが判明した。

図5.8 偽常染色体遺伝とX-Y組換え (A) この家系において罹患者は，主要偽常染色体領域における変異をヘテロ接合性で有しており，疾患は優性遺伝形式を示している。罹患女性は，男児と女児の両方に引き継がれる可能性のある変異をX染色体上に保有している。罹患男性は，変異アレルを含むY染色体を罹患男児に受け渡すが，罹患女児に対しては変異アレルを含むX染色体も受け渡すこともある。これは，主要偽常染色体領域内で必ず起こるX-Y組換えの結果として生じる。(B) 交差が変異アレルの近傍で発生すると，そのアレルはX染色体とY染色体との間で転位する。

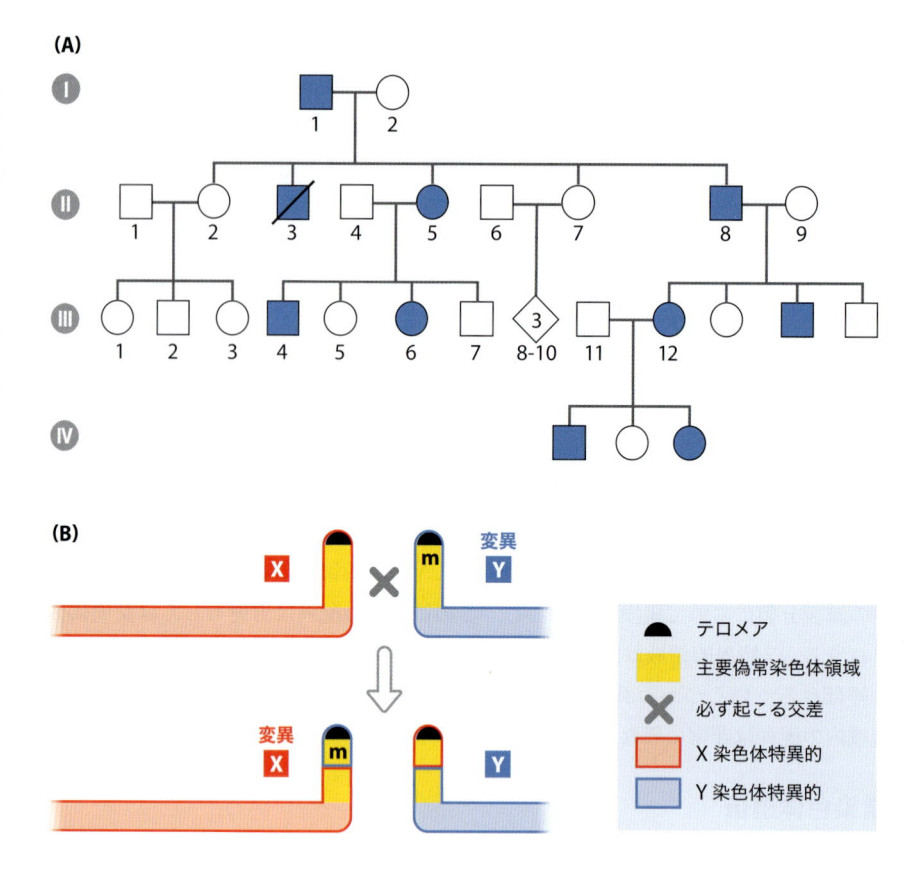

体の間を移動することができるので，X連鎖でもY連鎖でもない。そのかわり，遺伝様式は常染色体遺伝と類似している(図5.8)。

偽常染色体領域内には遺伝子はほとんど存在しないため，偽常染色体によって生じる病態についてはこれまであまり記載されてこなかった。ただし，*KAL*の変異によりカルマン(Kallmann)症候群(PMID 20301509)が生じる可能性があり，また*SHOX*ホメオボックス遺伝子は2種類の疾患の座位となっている。1つの*SHOX*遺伝子コピーが変異によって損傷を受けると，その結果として生成されるヘテロ接合体はレリ-ヴェイユ(Leri-Weill)軟骨骨異形成症(OMIM 127300)を呈する。両*SHOX*遺伝子の変異を伴うホモ接合体は，より重度の病態であるランガー(Langer)型中間肢骨異形成症(OMIM 249700)を呈する。

Y連鎖遺伝

Y染色体のY特異的領域は，非組換え男性特異的領域である(図5.7参照)。集団遺伝学では，(組換えによる除去が不可能であるために，有害変異を除去する方法として)非組換え領域はしだいにDNA配列を喪失することになったはずだと考えられている。数百万年の進化の過程を経て，Y染色体は度重なる短縮を続け，現在ではX染色体の38%にあたるDNAしか保持していない(X染色体とY染色体は，常染色体の同種相同対として発生し，一方の染色体が性決定領域を獲得した後に配列が分岐し始めたと考えられている)。DNA喪失の結果，Y染色体の男性特異的領域にはほとんど遺伝子が存在しない。コードしているタンパク質はわずか31種類であり，そのほとんどが男性特異的機能に関与している。

Y連鎖遺伝では男性だけが罹患し，遺伝は男性間に限定されるはずである。しかし，Y染色体には遺伝子がほとんど存在しないことから，Y連鎖疾患はまれである。多毛

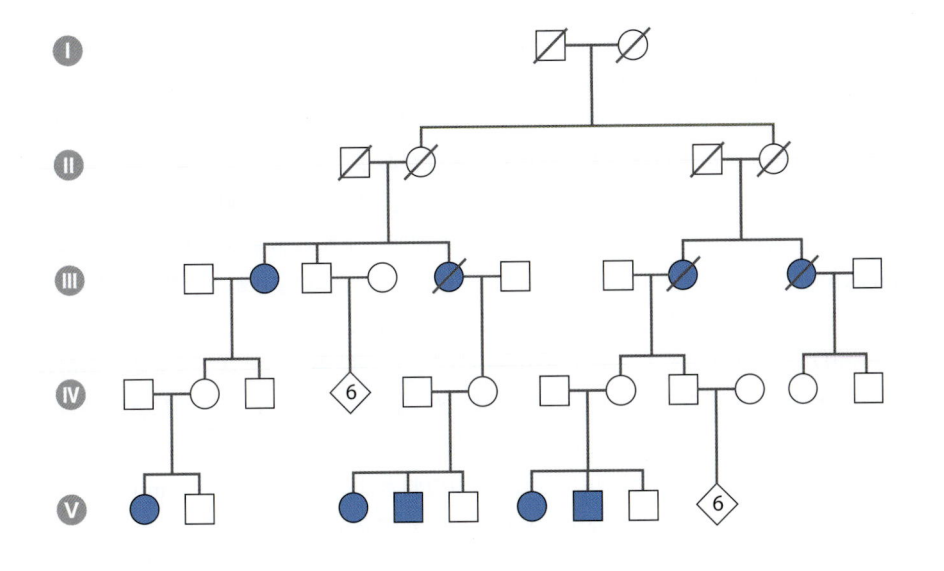

図5.9 ミトコンドリアDNA疾患に関して母系遺伝を示す家系 ミトコンドリアDNA疾患は女性からしか遺伝継承しない(これは,精子内のmtDNAが初期胚期にすぐに分解されてしまうためである)。ただし,罹患女性は,男児と女児の両方にこの疾患を引き継ぐ可能性がある。mtDNA疾患に共通の特徴は不完全な浸透度である。例に示すように,第IV世代における3人の明らかな保因者女性は,罹患女性を母親にもち,次世代に罹患女児を出産しているため,確実な保因者と考えられるが,臨床的症状は呈していない(第Iおよび第II世代における女性もまた変異mtDNAの保因者であると想定される)。このような家系内多様性の1つの原因は,可変ヘテロプラスミーにある。ここで原因となった変異は,さまざまな難聴と関連付けられるミトコンドリア12S rRNA遺伝子の塩基置換であることが示されている。(Prezant TR et al. [1993] *Nat Genet* 4:289–294; PMID 7689389より。Macmillan Publishers Ltd.の許諾を得て掲載)

耳(hairy ears, OMIM 425500)のような一部のY連鎖形質に関する主張は現在疑わしいと考えられているが,男性らしさがY染色体に連鎖していることは誰もが認めるところである。Y染色体の長腕上の中間部分の欠失は,男性不妊の重要な原因である(ただし不妊男性は,細胞質内精子注入などの処置によって生殖補助が行われなければ,通常は染色体を子孫に伝達することができない)。

ミトコンドリアDNA疾患の母系遺伝

ミトコンドリアゲノムは,37遺伝子から構成される小さな(16.5 kb)環状のゲノムである(図2.11参照)。ミトコンドリアは細胞内の活性酸素種の主要な産生源であり,ミトコンドリアゲノムは活性酸素種の近傍に位置していることから,核DNAよりもはるかに変異を生じやすい。よって,ミトコンドリアDNA(mtDNA)内の変異は,ヒト遺伝性疾患の重大な原因となる。主として,筋肉や脳といった多くのエネルギーを要する組織がmtDNA疾患の影響を受ける。

ミトコンドリアDNA疾患は男女両方に生じうるが,罹患男性は子には病態を伝えることはない。精子は接合体にmtDNAを供給するが,父親由来のmtDNA(父系mtDNA)はごく初期の胚で(ユビキチンによってタグが付けられた後に)破壊されてしまうため,父系のmtDNA配列バリアントがその子供に認められることはない。すなわち,遺伝継承は母系のみを通じて行われる(**母系**遺伝)。ミトコンドリアDNA疾患のその他の共通した特徴は,家系内での表現型の個人差がきわめて大きいという点である(図5.9)。

可変ヘテロプラスミーと臨床的多様性

各細胞には複数のミトコンドリアが含まれており,多くの場合,細胞ごとに数百から数千ものmtDNAコピーが存在している。一部の罹患者ではすべてのmtDNA分子が原因変異を保有しているが(ホモプラスミー),罹患者は多くの場合,正常なmtDNAと変異mtDNAを混合集団でもつ細胞を有している(**ヘテロプラスミー**〔heteroplasmy〕)。臨床的特徴は多くの場合,エネルギー必要量の多い組織細胞内における正常なmtDNA分子と変異mtDNA分子の比率によって決まる。

ヒトの卵細胞は核DNAについては半数体であるが,これには10万以上のmtDNA

分子が含まれている。ヘテロプラスミーの母親から生まれる子においては，組織内細胞の正常なmtDNA分子と変異mtDNA分子の比率が，母子間および同胞間で大きく異なる可能性がある(可変ヘテロプラスミー)。その結果，同じ家系内の罹患者でも，臨床症状の個人差がきわめて大きくなる可能性がある。

1世代においてさえ生じるヘテロプラスミーの急速な変動を説明するために，ミトコンドリア遺伝ボトルネック仮説では，発生初期に生殖細胞系列がきわめて少数のmtDNA分子しか含んでいないボトルネック段階を経ると想定された。偶然によって，この段階の生殖細胞系列が体細胞よりもはるかに高い，あるいははるかに低い割合の変異mtDNA分子を保有してしまう場合がある。その結果，ヘテロプラスミーの母親は，自身の体細胞に存在しているよりもはるかに高い，あるいははるかに低い割合の変異mtDNA分子を含む卵を産生する可能性がある。

可変ヘテロプラスミーに寄与するもう1つの要素は，個体内におけるmtDNA変異体の急速な変化である。大きな欠失や重複のある変異mtDNAは急速に変化することがあるので，異なる組織において，あるいは同一組織でも異なる時期において，mtDNAバリアントが異なる分布を呈する可能性がある。

5.3　メンデル遺伝表現型の不確実性，異質性，表現度の差異

5.2節では，基本的に単一の遺伝子によって決定される表現型に関する遺伝様式について説明した。また，女性におけるX染色体不活化および男性におけるヘミ接合性の影響，常染色体優性遺伝疾患に関するホモ接合体とヘテロ接合体間の区別，常染色体劣性遺伝疾患の保因者における疾患症候の偶発的発現，X染色体とY染色体の偽常染色体領域に位置する遺伝子による常染色体遺伝形式の模倣，ミトコンドリアDNA遺伝の固有の特徴など，一部の合併症についても解説してきた。

本節では，遺伝様式の不確実性に関連するより広範囲にわたる合併症と，DNA変異と表現型の間の関連において異質性によって生じる問題について論じる。さらに，単一家系内におけるメンデル遺伝性疾患患者が多様な表現型を呈することについても考察する。

小規模家系における遺伝様式の定義に関する課題

遺伝性疾患患者の家系は小規模な場合が多く，罹患者が1名のみの場合もある。もし疾患が稀少であり，原因となる遺伝子が不明の場合，どのようにして遺伝形式を研究すればよいのだろうか？　遺伝形式を知るということは，罹患児が生まれるリスクを計算する根拠となるので，遺伝カウンセリングにおいて重要なことである。しかし，疾患遺伝子を同定し，変異の解析が実施されるまで，家系調査から類推される遺伝形式は単なる作業仮説としかみなされない。

遺伝性疾患の病歴を有さない家系内に1名の罹患児が存在するということは，劣性遺伝疾患である可能性を示唆するものであり，その後に生まれる子が罹患者となる確率は1/4である。あるいは疾患は優性遺伝疾患であり，罹患者がヘテロ接合体であることも考えられる。このような場合，片方の親が疾患遺伝子を保有しているものの表現型を呈していない可能性，あるいはその疾患が*de novo*(新規の)変異によるものである可能性がある(後述参照)。

遺伝形式を理解するためのひとつの方法として，同じ疾患をもつ複数の家系を調査し，罹患児の全体的割合(**分離比**と呼ぶ)を計算するという方法がある．ただし，この方法は多くの問題を伴う．第一に，疾患には異質性があり，異なる家系においては別の遺伝子により生じている可能性がある．第二に，多くの場合では調査対象となりうる子供の総数が少なすぎるため，信頼性の高い推定値を得ることができない．

罹患者家系を確認する方法に関連する問題も存在する．すなわち，調査対象となる患者や家系を特定する上で発生する問題である．疾患が常染色体劣性遺伝疾患であることを確定する場合を考えてみよう．家系をいくつか集め，分離比が4対1であることを実証しようとしたとしよう．しかし，ここには**確認バイアス**が存在する．保因者を見いだす独立した方法が存在しないかぎり，罹患児を通してしかそうした家系は特定できないであろう(両親が2人とも保因者で，その子供が非罹患者の場合には，その家系は正常と考えられ，調査対象に含まれないわけである)．少なくとも既に1人の罹患児のいる家系が対象とされることになり，分離比は必然的に高くなる．このような確認バイアスは劣性の疾患で顕著だが，すべての疾患でわずかなバイアスによって推定分離比がゆがめられる可能性がある．

幸いなことに，たとえ稀少な単一遺伝子疾患であっても，疾患遺伝子を迅速に同定できる時代へと急速に移行しつつある．次世代DNAシークエンサーによる迅速な塩基配列決定は，現在，同じ疾患をもつ罹患者の**エキソーム**(exome，実際にはタンパク質コード遺伝子のすべてのエキソン)のスクリーニングに幅広く使用されている．後の章で述べるように，いくつかの稀少単一遺伝子疾患の原因遺伝子は，その疾患をもつ数少ない非血縁罹患者からのエキソーム塩基配列決定によって同定された．

新たな変異とモザイク現象

単一遺伝子疾患の場合，限定された集団で観察される変異アレルの頻度は，時を経ても非常に安定していると考えられる．変異アレルの比率は世代間で継承されるが，一部は変異アレルをもつ人が変異を子孫に伝達しないために失われてしまう．この場合，次世代に伝達されない変異アレルの喪失分が新たな変異が出現することで代償され，変異アレルの頻度が一定に保たれる．

重篤な疾患に罹患している人は子孫を残すことができない，あるいは，極めて難しいことが多い(疾患が人生の晩期まで発症しないのでない限り)．ただし重篤な常染色体劣性遺伝疾患においては，罹患者1人あたりに対し，次世代に変異アレルを伝達できる無症候性の保因者が数多く存在する．変異アレルが伝達されない割合はきわめて低いため，新規変異の発生率も低い．

重篤な優性遺伝疾患の場合，変異アレルは罹患者に集中している．疾患アレルをもつほとんどの個体が生殖を行わない場合には(疾患がいわゆる先天性疾患であるため)，新規の変異の発生率はきわめて高くなる．しかし，ハンチントン(Huntington)病のように症状が比較的晩期に発症する場合には，変異アレルをもつ個体は十分に生殖が可能であり，新規変異の発生率もきわめて低いと考えられる．

重篤なX染色体劣性遺伝疾患においても，新規の変異の発生率は非常に高くなる．このことにより，罹患男性が生殖を行わない場合の変異アレルの消失が打ち消される．しかし，保因者女性は通常，次世代へ変異アレルを引き継ぐことができる．

新たな変異が生じた結果，疾患の家族歴のない家系に罹患者が生まれる可能性があり，孤発(**散発**)例となる．十分に研究が進んでいない稀少疾患の場合には，散発例の存在により，その後に生まれる子の罹患リスクの算定が困難となる．罹患者は，(de novo変異が発生したか，または片親で疾患が発症しなかったという理由で）ヘテロ接合体，あるいは保因者の両親に生まれたホモ接合体，またはX連鎖劣性遺伝疾患の保因者である母親に生まれたヘミ接合体の男児，という3通りの可能性がある．

接合後変異とモザイク現象

ほとんどの変異は，DNAの複製や修復における内因性の誤りの結果として生じる．変異は配偶子形成時に発生することもあり，新規変異アレルをもつ精子や卵が形成される．また，*de novo*の病的変異は，接合後もいつでも発生しうる．接合後変異が発生した場合，各個体は異なる遺伝子変異群を含む，遺伝学的に異なる細胞集団をもつ**モザイク**（mosaic）となる．

　接合後変異から体細胞モザイク現象が生じるが，これは該当する個体にしか影響を与えない（BOX 5.3）．ただし，発生の比較的早い段階でしばしば生じる特定の接合後変異からは，**生殖細胞系列モザイク**（germ-line mosaicism）現象が生じることがある．生殖細胞系列の変異細胞（生殖細胞系列モザイクまたは性腺モザイク）をかなりの割合でもつ個体は無症状であるが，正常配偶子と変異配偶子を産生する．その個体が罹患児をもつリスクは，減数分裂で生じた変異をもつ罹患児が誕生するリスクに比べ，はるかに高い．

表現型と疾患原因遺伝子および変異との関係における異質性

表現型と遺伝子との間には1対1の対応は存在していない．3段階の異質性を以下に示す．以下ならびに後の章で述べるように，非遺伝要因（環境やエピジェネティック要因）ならびに別の遺伝要因の両方が，単一遺伝子疾患の表現型にも影響を及ぼすと考えられる．

座位異質性

同一の臨床的表現型は，しばしば2座位以上の遺伝子の変異に起因している．多くの場合，異なる遺伝子の産物が複合体として一体となって働くか，あるいはそれら遺伝子の産物が共通経路内で作用する．また，一方の遺伝子が他方の遺伝子の主要な調節因子となる場合もある．

　座位異質性により，一般的な劣性遺伝疾患に共に罹患している両親から非罹患児が複数誕生することを説明できる．古典的な例として，劣性遺伝の難聴がある（感音性聴覚障害は多くの場合で常染色体劣性遺伝を示すが，聴覚障害者はしばしば別の聴覚障害者と婚姻し，子をもつことを選択する）．もし2人の聴覚障害者が同一座位の変異をもつホモ接合体ならば，その子供たちはすべて聴覚障害をもつことになる．しかし，両親が各々異なる座位の変異のホモ接合体ならば，子供たちはすべて二重ヘテロ接合体となり，全員が正常な聴覚をもつことになる（図5.10）．

　単一遺伝子疾患の背景にある遺伝子が明らかになるに従って，非常に多くの疾患が座位異質性を示すことが明らかになりつつある．数多くの異なる遺伝子が，さまざまな段階で，広範囲にわたって生物学的経路（例えば聴覚や視覚など）に寄与していると予想されている．したがって，常染色体劣性遺伝の難聴にしろ，網膜色素変性症（桿体および錐体光受容体の変性を伴う遺伝性網膜疾患）にしろ，さまざまな遺伝子に生じた変異によって発症している可能性がある．

　かなり特異的な表現型を示す疾患であっても，さまざまな座位のいずれか1つの変異に起因している場合がある．例えばアッシャー（Usher）症候群は，顕著な感音難聴，

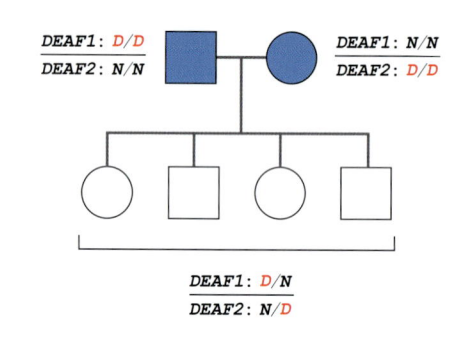

図5.10　座位異質性により，常染色体劣性遺伝形式の難聴に罹患している両親に非罹患児が生まれる理由が説明可能である　難聴の両親が，それぞれ異なる常染色体劣性難聴座位（*DEAF1*および*DEAF2*とする）に2つの変異アレルを有していると仮定する．正常なアレルを*N*，難聴関連アレルを*D*として示す．この場合，父親由来の精子は*DEAF1*D*アレルと*DEAF2*N*アレルを有しており，母親由来の卵は*DEAF1*N*アレルと*DEAF2*D*アレルを有している．したがって子供たちはすべて，両方の座位でヘテロ接合体となるため，難聴は遺伝しないことになる．各子供が正常な表現型を示すのは，2座位における正常なアレルの相補性に由来している．もし，両親の常染色体劣性難聴が同一遺伝子内の異なる変異に由来する場合には，その座位の2つの変異アレルを受け継ぐことから，子供すべてが難聴となる．

BOX 5.3　接合後(体細胞)変異と，すべてのヒトが遺伝学的モザイクである理由

新規の病的変異は，完全に正常なヒトにおける配偶子形成中に発生すると考えることができる。ほとんどの変異がDNA複製および修復における内因性エラーの結果生じ，配偶子形成中に変異が発生して新しい変異アレルを有する精子と卵が産生されるが，同じような変異は接合後の個体にも生涯を通じて生じうる。接合後変異の結果として，各個体は遺伝的に異なる(異なる変異をもつ)細胞集団を有する遺伝学的**モザイク**(mosaic)となる。

ヒト変異発生率は，1世代あたり1遺伝子ごとに約10^{-6}であるため，受胎時に野生型アレルをもつヒトが，子にそれを変異アレルとして伝達する可能性はおおよそ百万分の1である。ここでは，接合体から配偶子に至るまでの生殖細胞系列で発生する変異の確率を検討している。接合体から配偶子までの生殖細胞系列では，女性では約30回の細胞分裂が行われ，男性では数百回の細胞分裂が継続して行われる(30歳までに約400回で，毎年約23回ずつ増加していくが，これは精子形成が生涯を通じて継続されるためである)。

では，体細胞系列における接合後変異について考えてみよう。単一細胞の接合体から成人のヒトに至るまでの過程で，合計約10^{14}の体細胞分裂が行われる。これほど多くの細胞分裂が行われるため，接合後変異は不可避である(われわれヒトは皆，非常に多くの変異を有するモザイクである)。非常に多くの潜在的に有害な体細胞変異を有していても，適正に機能することのできない細胞数は通常きわめて少ないため，一般的には問題とならない。その細胞では通常は発現しない有害な遺伝子変異が保持されていても，細胞は正常に機能していることが多い。また，たとえその細胞が遺伝子変異の結果として異常に機能していたとしても，その変異細胞由来の細胞が多数産生されるというわけではない。

ただし，異常な機能をもつ変異細胞由来の細胞が多数生じた場合，その個体は疾患リスクをもつ(図1)。体細胞変異によって生じる最大の疾患リスクは，それらががんに至る過程を開始・加速させるという点である。第10章で述べるように，がんのなりやすさは遺伝継承する可能性があるが，体細胞変異が大きく発症に寄与している点が他の遺伝疾患とは異なる。

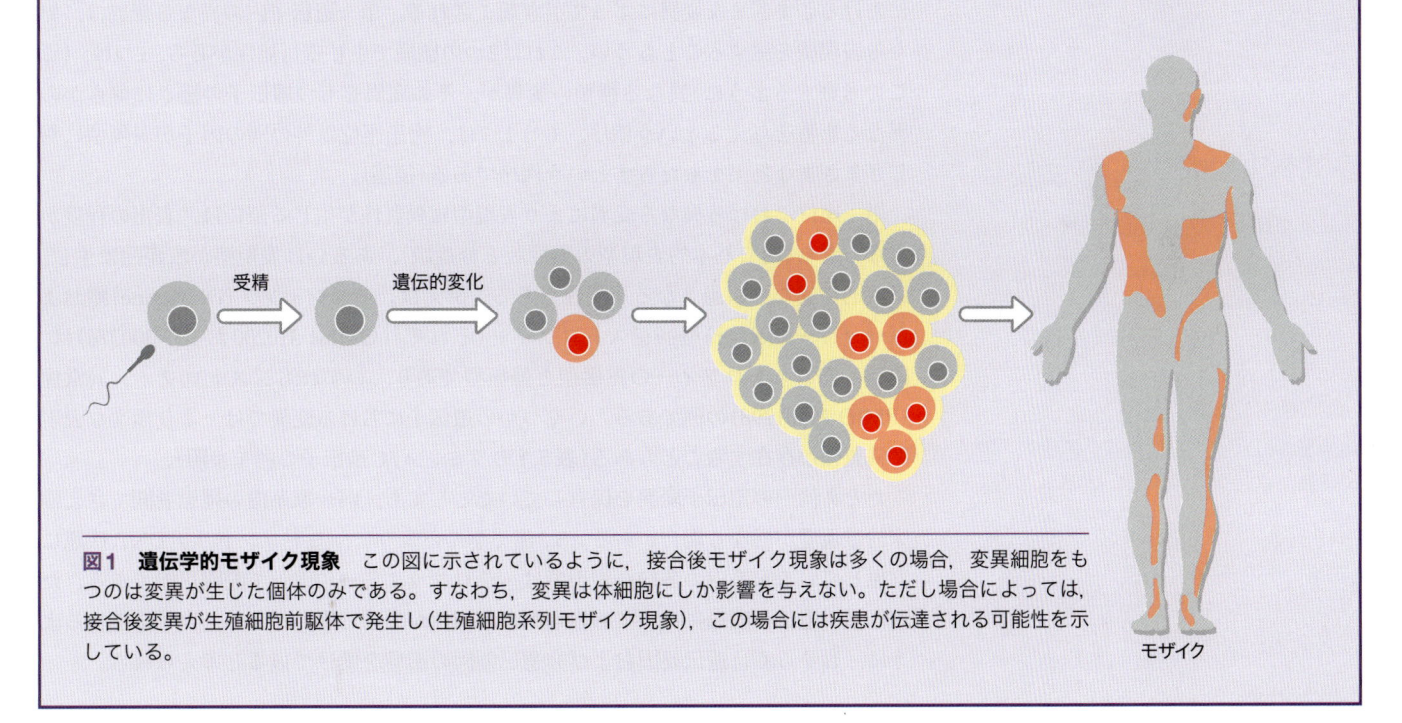

図1　遺伝学的モザイク現象　この図に示されているように，接合後モザイク現象は多くの場合，変異細胞をもつのは変異が生じた個体のみである。すなわち，変異は体細胞にしか影響を与えない。ただし場合によっては，接合後変異が生殖細胞前駆体で発生し(生殖細胞系列モザイク現象)，この場合には疾患が伝達される可能性を示している。

前庭機能障害および網膜色素変性を伴うが，この常染色体劣性遺伝疾患は少なくとも11座位のうちいずれか1つの座位の変異によって生じる。

バルデー-ビードル(Bardet–Biedl)症候群(PMID 20301537)は，別の好例である。この疾患は多面的であり(多くの異なる器官と機能が障害される)，主要な特徴は，網膜外層における光感受細胞の変性(夜盲症，視野狭窄，視力低下を引き起こす)，学習障害，腎疾患，多趾・多指症，肥満，性腺異常などである。この疾患は常染色体劣性

図5.11 バルデー-ビードル症候群における顕著な座位異質性 表中の割合は，すべての原因遺伝子のうちに変異アレルが占める割合を示している（遺伝子の染色体上の位置が遺伝子の下か横に示されている）。7種の遺伝子（*BBS1, BBS2, MKKS, PTHB1, BBS10, BBS12, MKS1*）の変異が，バルデー-ビードル症候群で同定された病因変異のほぼ4分の3を占めている。（Zaghloul NA & Katsanis N [2009] *J Clin Invest* 119:428–437; PMID 19252258より。American Society for Clinical Investigationの許諾を得て掲載）

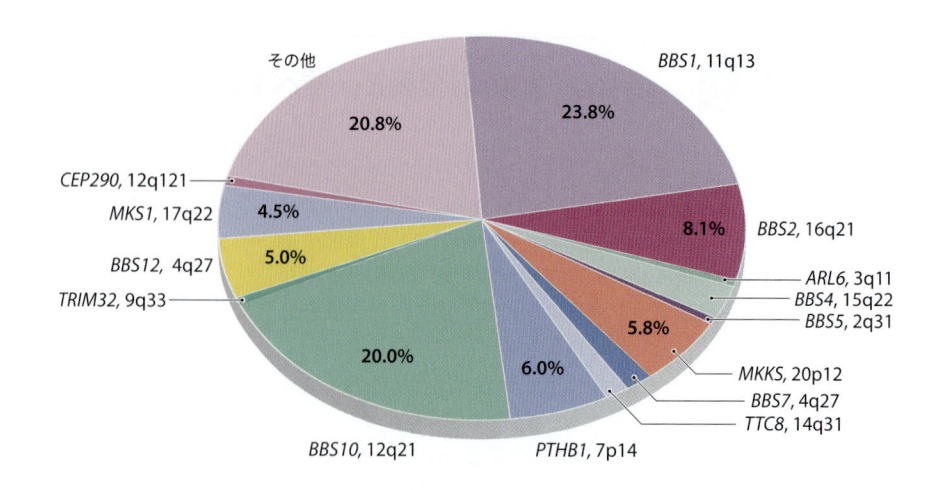

遺伝であり，疾患は少なくとも15個の遺伝子のいずれかの変異によって生じ，これらすべての遺伝子は線毛機能の調節に関与している（図5.11）。

アレルと表現型の異質性

1つの遺伝子の異なる変異が同じ効果をもち，類似した表現型を呈する可能性がある。例えば，βサラセミアはβグロビンの欠乏から生じ，ヘモグロビンβ鎖（*HBB*）遺伝子におけるさまざまな変異によって引き起こされる。単一遺伝子内の異なる変異は，異なる表現型を呈することも多い。これは2つの機序で生じる可能性がある。1つは，（ここで考察するように）異なる種類の変異が，その変異をもつ遺伝子の働きに何らかの異なる影響を与えるという機序，もう1つは，疾患座位以外の別の因子が表現型に対しさまざまな効果をもたらすという機序である（後述）。

単一座位における異なる変異により表現型に異質性が生じる際には，表出の程度が異なったり（同じ基本的表現型の重症版と軽症版），あるいは表現型が広範囲に生じ，最終的に異なる疾患となる可能性もある。例えば，デュシェンヌ（Duchenne）型およびベッカー（Becker）型筋ジストロフィー（それぞれOMIM 310200および300376）は，同種の筋ジストロフィーの重症型と軽症型であり，いずれもジストロフィン異常症（PMID 20301298）の例である。いくつかの遺伝子における変異では，より極端な表現型異質性が存在することもある（表5.1のラミンA/C遺伝子の例を参照）。

たとえ同一の遺伝子変異を保有していたとしても，同一家系内の罹患者間でさえ臨床的表現型が異なる場合がある。5.2節で学んだように，ミトコンドリアDNA疾患に罹患している家系内の多様な表現型はヘテロプラスミーによって説明可能である。ただし単一遺伝子疾患においても表現型の多様性が生じる場合があり，以下に述べるように，おそらくは遺伝要因および非遺伝要因の影響を受けていると考えられる。

非浸透と加齢による浸透

単一遺伝子疾患の**浸透度**（penetrance）は，変異アレルをもつ個体が疾患表現型を発現する確率を示す。定義上，優性遺伝疾患はヘテロ接合体で発症し，100％の浸透度を示すと予想される。これは，一部の優性疾患では正しい。しかし，他の優性遺伝疾患では，浸透度はより多様性が高く，世代を飛び超えて疾患が発症する場合があり，疾患アレルを継承していることが確実な個体でも罹患しない場合が存在する（**非浸透**〔non-penetrance〕，図5.12）。

疾患分類	疾患名	遺伝様式[a]	OMIM番号
リポジストロフィー（脂肪異栄養症）	リポジストロフィー，一部家族性	AD	151660
	リポジストロフィーを伴う下顎先端症候群A型	AR	248370
筋/心疾患	肢帯型筋ジストロフィー1B型	AD	159001
	エメリー–ドレフュス(Emery–Dreifuss)型筋ジストロフィー2型	AD	181350
	エメリー–ドレフュス型筋ジストロフィー3型	AR	181350
	先天性筋ジストロフィー	AD	613205
	拡張型心筋症ⅠA型	AD	150330
	マルーフ(Malouf)症候群（拡張型心筋症，高ゴナドトロピン性性腺機能低下症を伴う）	AR	212112
	心臓–手症候群，スロベニア型	AD	610140
神経疾患	シャルコー–マリー–トゥース(Charcot–Marie–Tooth)病2B1型	AR	605588
早老症	ハッチンソン–ギルフォード(Hutchinson–Gilford)早老症候群	AD	176670
	非定型ウェルナー(Werner)症候群		
	非定型早老症候群		

表5.1 ラミンA(*LMNA*)遺伝子の変異から生じる，臨床的表現型の顕著な異質性　[a]AR, 常染色体劣性；AD, 常染色体優性

非浸透は驚くべき事象ではない。たとえ単一遺伝子疾患——定義上は表現型が主として1座位の遺伝型で決定される——であっても，疾患の発症に対しては他の遺伝子やエピジェネティック要因，環境要因が部分的な役割を果たしている可能性がある。

晩発性疾患における発症年齢の多様性

疾患の表現型が発現するのに時間がかかる場合がある。疾患が出生時に存在している場合，疾患は先天性と呼ばれる。ただし一部の疾患は晩期発症であるため，疾患の浸透度は幼少期には非常に低いが，加齢とともに増加していくことになる。加齢関連浸透度とは，症状が晩期に発症することを意味し，成人期に初めて疾患が発症することは非常に多い。

成人発症型疾患では，疾患の症状は緩徐に進行するが，これはさまざまな機序で生じる。例えば，有害な産物がゆっくりと産生され，時間とともに蓄積していく場合がある。疾患の病因に緩徐な細胞死プロセスが関与している場合，生存細胞数が致命的な低レベルにまで低下して臨床症状が現れるまでには，ある程度の期間を要すると考えられる。遺伝性腫瘍においては，腫瘍抑制座位の変異が継承されており，腫瘍細胞の形成開始には第二の変異として体細胞変異が必要である。この第二の変異はランダムに生じるが，発生確率が時間経過とともに増加するため，加齢によって増加する。

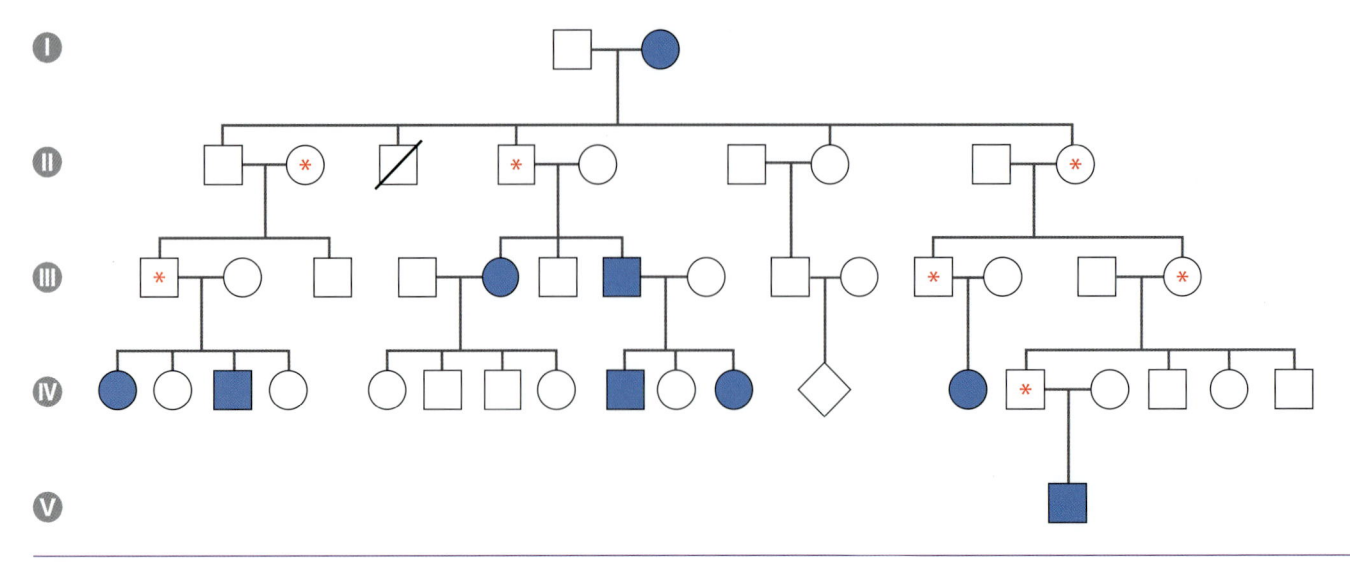

図5.12　常染色体優性疾患における非浸透　赤色の＊が付いた個体は，非症候性の疾患遺伝子保因者である。彼らは第I世代の罹患高祖母から変異アレルを受け継いでいるが，いずれも疾患表現型を発現していない。この例では，父親から変異アレルを受け継いだ子のみが疾患を発症している（いずれの場合も，赤色の＊の付いた非罹患者は母親から変異アレルを受け継いでいる）。本文中に述べるように，インプリンティングと呼ばれるエピジェネティックな機序が，表現型に対してこの種の片親起源効果を生じさせている。

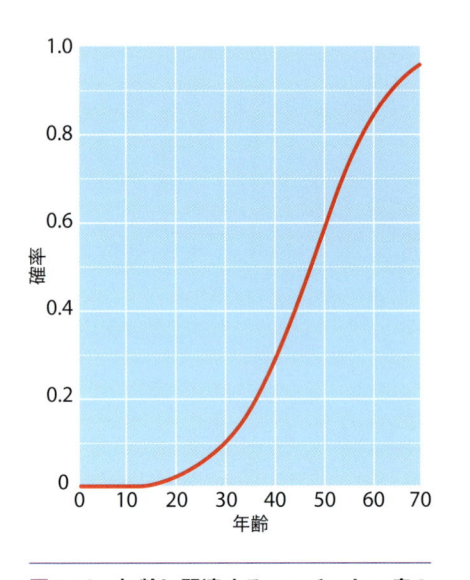

図5.13　加齢に関連するハンチントン病の発症　図の曲線は，ハンチントン病アレルをもつ個人が，ある年齢までに発症する確率を示す。(Harper PS [2010] Practical Genetic Counselling, 7th ed. より。Taylor & Francis Group LLC. の許諾を得て掲載)

　ハンチントン（Huntington）病（PMID 20301482）は，晩発性単一遺伝子疾患の古典的な例である。患者では，変異アレルが細胞（特に神経細胞）にとって有害な異常タンパク質を産生する。ニューロンの消失は緩徐であるが，最終的には破壊的な神経変性状態へと至る。ハンチントン病はきわめて浸透度が高い。症状の発症は通常中年期から晩年期に生じるが，若年型も知られている（図5.13）。

　変異をもつ無症候者の疾患発症リスクを計算するために，晩発性疾患の発症年齢曲線が遺伝カウンセリングで使用されている。ハンチントン病では，罹患者の親をもつ非罹患者は，**事前**リスクが50％であり，年齢とともに低下する（図5.13を参照）。例えば60歳までに症状が現れない場合，疾患発症確率は20％未満まで低下する。

家系内におけるメンデル遺伝性疾患の表現度の差異

　ミトコンドリアDNAの変異から生じる表現型はきわめて多様性が高い。これは，ミトコンドリアの特殊な特性であるヘテロプラスミーがその原因である（5.2節参照）。一部の種類のメンデル遺伝性疾患もまた，優性表現型が顕著であるものの，発現にばらつきが生じる場合があり，同一家系内の罹患者が異なる病型をとる場合がある（これは時に表現度の差異とも呼ばれる――家系図例については図5.14を参照）。ただし，非浸透のように，劣性遺伝家系にも表現度の差異が認められる場合がある。

　非浸透は表現度の差異の究極の到達点とみなすことができ，家系内で表現度の差異を生じる因子は，非浸透を生じる因子と同じである。例として，非遺伝要因――エピジェネティック調節や環境要因（図5.15B），確率要因など――が挙げられる。さらにその他の遺伝要因，特にメンデル座位の調節や相互作用を行う修飾遺伝子などは，表現型の発現に影響を与える。修飾遺伝子座位におけるアレルの多様性は，メンデル座位の発現に対してさまざまな影響を与えていると考えられる（図5.15B）。

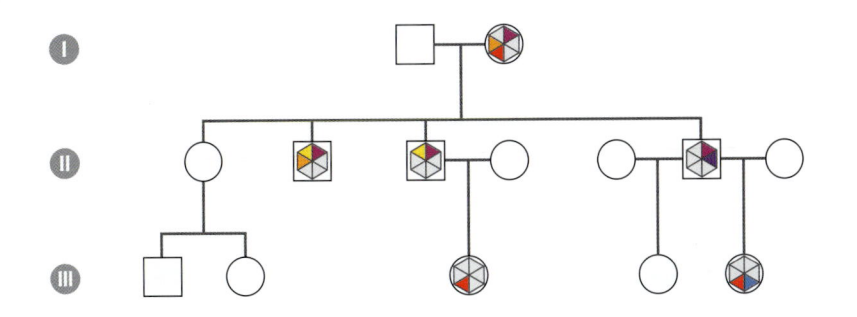

インプリンティング

特定の表現型は，片親起源効果(parent-of-origin effect)を示す常染色体優性遺伝を呈する。両性とも罹患者となる場合があり，変異アレルは父親・母親どちらからも受け継がれるが，片方の性の親から遺伝継承したときのみ表現型を呈する。ある種の病態では，疾患が発現するのは父親から変異アレルが受け継がれた場合のみである(想定される家系図については図5.12を参照)。ベックウィズ-ヴィーデマン(Beckwith-Wiedemann)症候群などの他の病態では，疾患表現型は疾患アレルが母親から遺伝継承した場合にのみ発現する(図5.16)。

片親起源効果は，第6章で詳述する**インプリンティング**(imprinting，刷り込み)として知られているエピジェネティックな機序で生じる。発現しない変異アレルは多くの場合，「インプリンティングされたアレル」と表現される。ベックウィズ-ヴィーデマン症候群では父親から遺伝継承したアレルが発現しないため，「父系がインプリントを受ける」と称される。

表現促進

世代間で一貫して表現型が異なる疾患がある。脆弱X精神遅滞症候群，筋強直性ジストロフィー，ハンチントン病といった疾患は，DNA複製を経る際に性質が変化しうるという不安定な変異(多くの場合，動的変異と呼ばれる)によって生じる。その結果として，家系内の罹患者間で表現型が変化しうるが，この変化は一方向性である。すなわち，罹患者の世代が下るごとに発症年齢が早まり，重症度も増加していく。この現象は，**表現促進**(anticipation)と呼ばれている(図5.17)。分子レベルのメカニズムについては第7章で詳細に考察する。

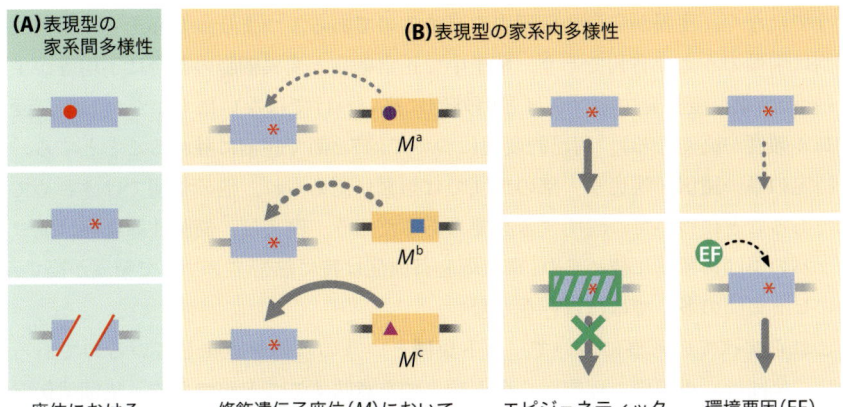

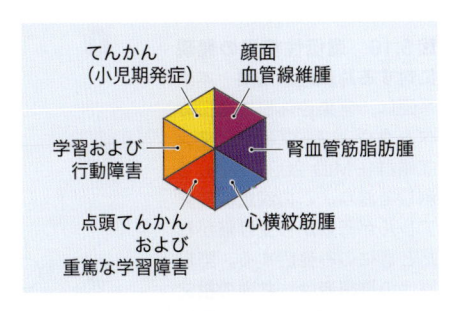

図5.14 結節性硬化症家系内の表現型の多様性 結節性硬化症は，*TSC1*遺伝子もしくは*TSC2*遺伝子の変異で生じる常染色体優性遺伝疾患である。これら2つの遺伝子は，がん抑制タンパク質複合体の2個のサブユニットを産生し，細胞の成長および増殖を調節するシグナル経路で作用する。この疾患は多くの身体部位に影響を与え，脳，皮膚および多臓器に腫瘍様病巣が形成され，多くの場合で発作や学習障害を伴う。ただし，英国北東部の患者家系で明らかなように，この疾患の**表現型**はかなりの多様性を有している。(家系情報はDr. Miranda Splitt, Northern Region Genetics Service UK and Institute of Genetic Medicine, Newcastle Universit より提供)

図5.15 メンデル遺伝性疾患において表現型の多様性(ばらつき)が生じる主な理由
(A)**表現型の家系間多様性**。同じメンデル遺伝性疾患をもつ非血縁個体間では，疾患座位の変異(赤色で示す)はそれぞれ異なっていることがあり，遺伝子発現と疾患表現型もそれぞれ異なる。(B)**表現型の家系内多様性**。1家系内の罹患者は，疾患座位に同一変異を保有していると想定されるが，遺伝要因と非遺伝要因の影響により，表現型が異なる場合がある。前者の場合では，罹患者は1つもしくはそれ以上の修飾座位に異なるアレルを有している可能性がある。修飾遺伝子は，疾患座位と相互作用する物質を産生して表現型を調節する。修飾遺伝子のアレルが異なれば，それぞれ異なる効果を疾患遺伝子に及ぼす。また，非遺伝要因が表現型の多様性を説明する場合がある。その1例がエピジェネティックな調節である。この場合，クロマチン構成の変化(緑色の斜線囲み)，あるいは子宮内発生中における特定のウイルスや化学物質などの環境要因(緑色の円)への曝露により，疾患アレルは抑制を受けることがある。

図5.16 遺伝性疾患の発現に対する片親起源効果 本家系図は，常染色体優性遺伝のベックウィズ-ヴィーデマン症候群（PMID 20301568）を示しており，この疾患は変異アレルが母親から受け継がれたときにのみ発症する。第Ⅲ世代の罹患者は，共通の祖父Ⅰ-2から変異アレルを受け継いだはずであるが，第Ⅱ世代の祖父の10人の子のいずれもが（複数の罹患児をもつことになる2人の娘Ⅱ-2とⅡ-8も含めて）疾患症候を示していない。(Viljoen D & Ramesar R [1992] J Med Genet 29: 221–225; PMID 1583639より。BMJ Publishing Group Ltd.の許諾を得て掲載)

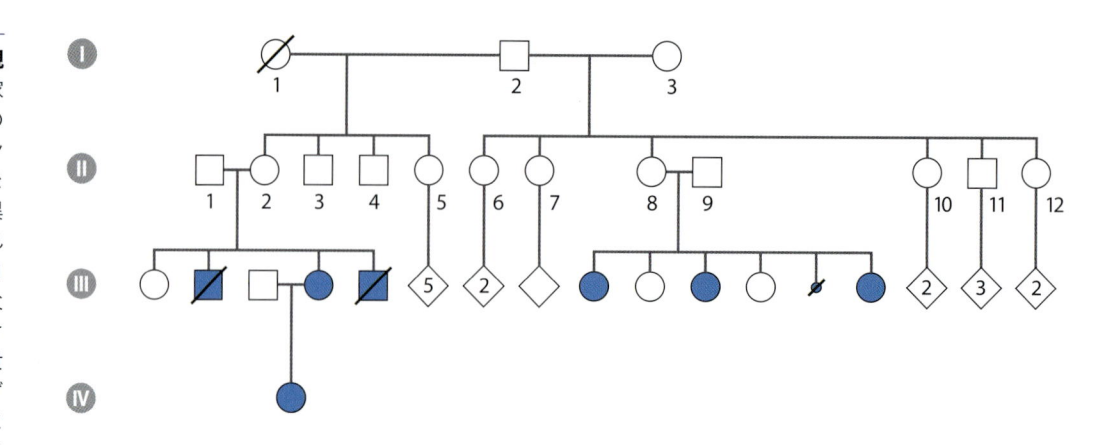

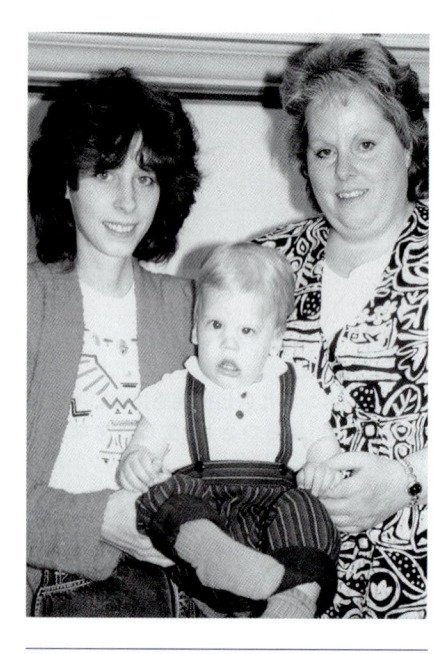

図5.17 筋強直性ジストロフィーに罹患した3世代家族 重症度は世代を経るごとに増大している。祖母（右）はわずかな症状を呈しているにすぎないが，母親（左）は特徴的な細面を示しており，顔面の表情もやや乏しい。乳児はより重症であり，三角形の開口をはじめとする，新生児期発症型の筋強直性ジストロフィーの顔面特徴を備えている。この乳児は，3塩基の配列の繰り返しを1,000回以上も有しているが，母親と祖母はそれぞれ約100回の繰り返しに留まる。(Jorde LB, Carey JC & Bamshad MJ [2009] Medical Genetics, 4th ed.より。Elsevierの許諾を得て掲載)

5.4　集団におけるアレル頻度

比較的ありふれており，かつ重症であるような遺伝性疾患は，自然選択によって排除されてきた。しかし，2つの疑問が残る。高い変異発生率は，有害な疾患アレルが存続する理由として十分だろうか？　さらにもしそうであるならば，単一遺伝子疾患で比較的頻繁に発症するものとまれなものが存在するのは何故であろうか？　本節では，アレル頻度とそれらに影響を与える因子について，主に検討することとする。

ある集団の単一遺伝子疾患の頻度は，関連する疾患座位における，原因アレルの集団内頻度と関連がある。ある遺伝子が特に変異しやすい場合，疾患アレルの頻度は高くなると考えられる。ジストロフィン遺伝子のように非常に巨大な遺伝子，あるいは構造的不安定さをもたらす多くの反復配列を含んでいる遺伝子では，変異が特に生じやすいことが予想される。

鎌状赤血球貧血およびサラセミア症候群などの非常に一般的な単一遺伝子疾患は，微小な遺伝子の変異から生じている。以下に述べるように，頻度の高い常染色体劣性遺伝疾患だからといって，変異率が高いわけではない。常染色体優性遺伝疾患であっても，疾患が一般的だからといって原因となる座位の変異率が必ずしも高いわけではない。このことについては以下に述べる。

一部の疾患は，**利己的変異**によって生じる可能性がある。軟骨無形成症（PMID 20301331）はよくみられる単一遺伝子疾患であるが，たった1個のヌクレオチドが変異することによって生じ，線維芽細胞増殖因子受容体3（fibroblast growth factor receptor 3：FGFR3）タンパク質の高度な特異的変化（380番目のグリシン残基がアルギニンに置換）が起こる。このヌクレオチドの変異は高頻度で生じるとは考えられていない。そうではなく，変異が自身の伝達力を高めるのである。つまり，変異をもつ男性生殖細胞は増殖のうえで有利であり，精子中で正常細胞と変異細胞の割合に不均等が生じる（その結果，変異発生率はさほど例外的に高いわけではないにもかかわらず，変異アレル頻度が高くなる）。利己的変異については7.2節で詳細に触れることとする。

特定の単一遺伝子疾患が一部の集団では頻繁に認められ，他の集団ではきわめてまれであることについて，説明する必要もあるだろう。例えば，囊胞性線維症は北ヨーロッパの集団に頻繁に認められ，鎌状細胞貧血症は特に熱帯アフリカで頻度が高いが，他のヒト集団の多くではほぼ存在しない。

これらすべての考察において，**ヒト集団**というのは何を意味しているのであろうか？　集団は，小規模な種族から全人類までを意味することができる。集団遺伝学における理想的な集団とは，任意交配（結婚）に対する障壁を伴わない大規模な集団のこ

とである。以下に述べるように，集団遺伝学の重要な原則のいくつかは，この種の集団を基盤としている。

実際のところ，さまざまな障壁があるために，結婚は多くの場合で任意交配(結婚)からは程遠い。地理的障壁は，遠隔地に住んでいる人たちもしくは到達しにくい場所に居住している人たちが，遺伝学的多様性に乏しく特徴的なアレル頻度をもつ集団を形成することを意味する。しかし，1つの都市内においてでさえも，特徴的なアレル頻度を示す民族集団が多数存在している。そして以下に述べるように，このような集団内においてでさえも，交配(結婚)はランダムには行われない。

アレル頻度とハーディ–ワインベルグの法則

アレル頻度は集団間で大きく異なる。**遺伝子プール**(gene pool，集団内での特定座位のすべてのアレル)という概念から，アレル頻度(これらはしばしば**遺伝子頻度**として文献中で不正確に記載されている)を計算するための基準が得られる。

特定のアレル(例えば，座位AにおけるアレルA^*1など)では，**アレル頻度**(allele frequency)は座位Aにおける集団内のすべてのアレルのうちでA^*1が占める割合を表しており，0〜1の数値として示される。実際上，A^*1のアレル頻度は，遺伝子プールからランダムに選択されたアレルがA^*1となる**確率**となる。

ハーディ–ワインベルグの法則

ハーディ–ワインベルグ(Hardy–Weinberg)の法則(または平衡，原則，理論)は，交配(結婚)が任意に行われ，アレル頻度が時間を経過しても一定であるような，**理想化された**大規模集団におけるアレル頻度と遺伝型頻度の間の数学的関連性を提供する。

座位Aには2種類のアレルA^*1とA^*2だけが存在し，これらの頻度はそれぞれpとq(したがって$p+q=1$)であると仮定する。それぞれの遺伝型は，同時に2個のアレルを選ぶ組み合わせとなる。したがって，遺伝型の頻度を計算するためには，はじめに遺伝子プール(いうなれば父系アレル)から1個のアレルを選択し，次いで(いうなれば母系アレルとして)第二のアレルを選択する確率を見積もる必要がある。

まず，A^*1をはじめに選択し(pの確率)，次に再度A^*1を選択(pの確率)することを想定する。集団が大規模な場合には，2つの確率はそれぞれ独立した事象であるため，A^*1を最初に選択し，次にA^*1を再度選択する確率は，2つの確率の積，すなわちp^2となる。これは，遺伝型$A^*1.A^*1$を得ることのできる唯一の方法であるため，その頻度はp^2となる(図5.18)。

今度は，遺伝型$A^*1.A^*2$について考えてみよう。これは2種類の方法で取得することができる。1つの方法では，はじめにA^*1(確率p)と，次にA^*2(確率q)を選択して，同時確率pqが得られる。第二の方法では，はじめにA^*2(確率q)を，次にA^*1(確率p)を選択することにより，やはり同時確率pqを得る。その結果，遺伝型$A^*1.A^*2$の頻度は$2pq$となる。

要約すると，適切に理想化された集団内では，ハーディ–ワインベルグの法則によりホモ接合性遺伝型の頻度をアレル頻度の2乗として求めることができ，ヘテロ接合性遺伝型の頻度は，アレル頻度の積の2倍として得られる。集団内のアレル頻度が世代間で一定である場合には，遺伝型頻度もまた変化しないという重要な結論が得られる。

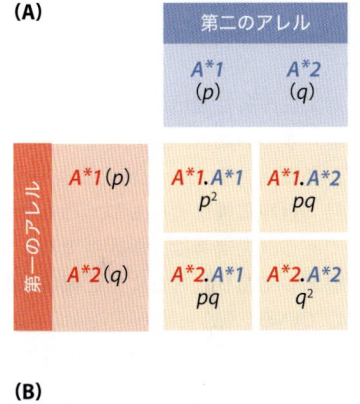

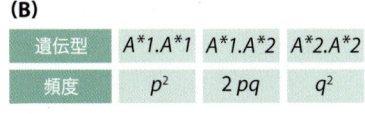

図5.18 遺伝型頻度がアレル頻度にどう関係するかの図解 本例では，座位AにA^*1とA^*2の2つのアレルが存在し，それぞれの頻度がpとqであると考える。遺伝型は2つのアレルの固有の組み合わせであり，1つは父親から，もう1つは母親から受け継ぐ。(A)まず，想定されるすべてのアレル対の組み合わせの表を最初に構築する。それぞれの頻度は2つのアレルの頻度の単純な積である。(B)次に，同じ2つのアレル($A^*1.A^*2$は結果的に$A^*2.A^*1$と同じとなる)を含む，すべての対の組み合わせを合算し，3つの固有の遺伝型の頻度を求める。ただしハーディ–ワインベルグの法則では，遺伝型頻度が次の二項展開によってアレル頻度に関連付けられる。2つのアレルの場合は(ここに示されているように)$(p+q)^2=p^2+2pq+q^2$，3つのアレルの場合は$(p+q+r)^2$，4つのアレルの場合は$(p+q+r+s)^2$といった具合である。

ハーディ-ワインベルグの法則の応用と限界

ハーディ-ワインベルグの法則は，臨床では主として遺伝学的リスクを計算するための手段として利用されている。単一遺伝子疾患をもつ家系では，通常1種類もしくは2種類のみの変異アレルが原因遺伝子として特定されるが，集団内では疾患座位にさまざまな変異アレルが存在すると考えられる。ハーディ-ワインベルグの法則を単一遺伝子疾患に応用するには，通常，さまざまな変異アレルすべてを総括し，1種類の疾患アレルとみなす。すなわち，疾患表現型に対する効果に従って，2種類のアレルだけを想定する。1つは表現型に対し影響を与えない正常なアレル(N)で，もう1つは任意の変異アレルとなりえる疾患アレル(D)である。アレルNに頻度pを与え，アレルDに頻度qを与えた場合には，遺伝型頻度は次のようになる。NN(正常なホモ接合体)の頻度はp^2，ND(ヘテロ接合体)の頻度は$2pq$，DD(疾患ホモ接合体)の頻度はq^2である。

単一遺伝子疾患に対するハーディ-ワインベルグの法則は，実際には主に常染色体劣性遺伝疾患に焦点をあてて利用されており，DNA検査を多数の人々に対して実施することなく，保因者の頻度を計算することが可能となる(BOX 5.4)。この法則の

BOX 5.4 常染色体劣性遺伝疾患の保因者リスク計算のためのハーディ-ワインベルグの法則の利用

常染色体劣性遺伝疾患に関する遺伝カウンセリングにおいては，多くの場合，保因者であるリスクを評価するための計算が必要とされる。遺伝カウンセリングを求める発端者は通常，近縁に罹患者をもつ，これから親になろうとしている人である。発端者は，保因者であるリスクが非常に高いことを懸念しており，さらには配偶者が保因者であるリスクも懸念している。

発端者が保因者である可能性は，メンデルの法則を用いることによって計算できるが，ハーディ-ワインベルグの法則を用いると，その配偶者が保因者となりうるリスクも計算することができる。両親が保因者であった場合には，2人の間に生まれる子は罹患する可能性がそれぞれ1/4となる。

図1に具体的な例を取り上げてみる。健常なクライエント(矢印)には嚢胞性線維症の姉がおり，彼と妻の間の子に嚢胞性線維症が起こる可能性を心配している。彼の妻はアイルランド人であり，アイルランド人集団は世界中で最も嚢胞性線維症の罹患率が高く，1,350人に1人の割合である。

発端者の両親は保因者であると想定され，それぞれ1個の正常アレルNと1個の変異アレルMを保有している。クライエントは健常であるため，彼は両親のアレルから想定される3種類の組み合わせのうちいずれか1種類を受け継いでいるはずである。つまり，両親からのN(ホモ接合性の正常)，父親からのNと母親からのM(保因者)，父親からのMと母親からのN(保因者)である。したがって，メンデルの法則によれば，彼が保因者であるリスクは2/3である(図1を参照)。

彼の妻が保因者であるリスクは，アイルランド人の集団からランダムに選択した人が保因者である可能性と同じである。正常アレルに頻度pを与え，嚢胞性線維症アレルに頻度qを与えると，ハーディ-ワインベルグの法則から，罹患個体の頻度はq^2であり，保因者である頻度は$2pq$となる。集団調査では，嚢胞性線維症はアイルランド人集団では1,350人に1人の割合で罹患することが示されている。つまりq^2 = 1/1350であるので，q = $1/\sqrt{1350}$，すなわち$1/36.74$ = 0.027となる。

$p+q=1$であるため，$p=0.973$の値が得られる。したがって，妻が保因者であるリスク($2pq$)は，$2 \times 0.973 \times 0.027$ = 0.0525，すなわち5.25%である。発端者と妻が共に保因者である複合リスクは2/3×0.0525＝0.035，すなわち3.5%である。

稀少な常染色体劣性疾患の場合，pの値は1にきわめて近くなるので，保因者頻度は$2q$となりうる。ただし，疾患が特に稀少な場合には，将来親となることが見込まれる両親が近親婚である可能性はより高くなり，ハーディ-ワインベルグの法則を利用しても，あまり正確な確率は得られない。

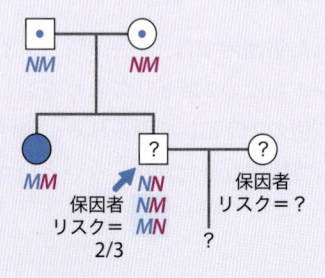

図1 疾患リスク推定のための，メンデルの法則とハーディ-ワインベルグの法則を組み合わせた利用

利用は，特に厳密には成り立たないようなランダムな任意交配(結婚)やアレル頻度が一定であるといった，特定の仮定に依存している。以下に述べるように，アレル頻度は集団内で変化する可能性があるが，このような変化は多くの場合緩徐であり，変化の度合いも小さいので，遺伝型のハーディ-ワインベルグの分布の法則にはあまり悪影響を及ぼさない。ただし，特定の種類の選択的交配(結婚)は，ハーディ-ワインベルグの法則によって予測される遺伝型の相対的頻度をかなり混乱させることがある。

選択的交配(結婚)

任意交配(結婚)に対する地理的障壁に加えて，ヒトはさまざまな方法で自身に類似した相手を好んで選択する。例えばその相手は，同じ民族集団や宗派の構成員である可能性がある。異なる共同体の構成員間での結婚頻度は低いので，アレル頻度は共同体ごとに大きく異なることがある。したがって，遺伝学者たちは細心の注意をもって集団を定義し，もっとも適切なアレル頻度を用いて遺伝学的リスクを計算せねばならない。

別の種類の同類交配(選択結婚)もしばしば生じる。例として，ヒトは同様の地位や知識をもつ相手を選択する傾向にある。この種の積極的同類交配(選択結婚)により，ホモ接合性遺伝型の頻度が高くなり，ヘテロ接合性遺伝型の頻度が低くなる。このことは疾患にも当てはまる。聴覚障害や視覚障害を有して生まれた人は，同一疾患に罹患している相手を選択する傾向にある。

近親婚は同類交配(選択結婚)の強力な発現の一形態であり，一部の社会ではきわめて頻繁に行われる(BOX 5.2を参照)。この場合，ハーディ-ワインベルグの法則から予測した値とは大きく異なる遺伝型頻度が生じる可能性がある。近親婚の結果，保因者間の結婚の頻度が高まり，結果として常染色体劣性遺伝疾患の頻度が高まる。

アレル頻度は集団内でどのように変化するか

アレル頻度は，世代間でさまざまな形で変化しうる。アレル頻度の変化は多くの場合できわめて緩徐だが，集団の構成が急速に変化すると，アレル頻度が大きく変化する場合もある。集団でアレル頻度が変化する基本的な原理を以下に列記する。

- **純化(負の)選択**(purifying〔negative〕selection)。遺伝性疾患の罹患者が生殖不能な場合，疾患アレルは集団から失われる。この効果は，早期発症型の優性遺伝疾患――非浸透が顕著な疾患は例外として，変異アレルをもつ者すべてが思春期までに罹患する――で顕著である。
- **新規変異**。既存アレルの変異によって，新規アレルは定常的に作り出されている。一部の変異は，遺伝子の機能喪失あるいは機能異常を引き起こすことで，新規の疾患アレルを生み出す。通常の変異では，遺伝子の機能はさまざまな形で損なわれる。非機能性アレルの機能を回復することのできる「**復帰変異**(revertant mutation)」はきわめて特異的であり，したがってかなりまれである。
- **移住者の流入**。ある集団が，異なるアレル頻度をもつ移住者の大規模な流入を受けた場合，全遺伝子プールが変化することになる。
- **配偶子のランダムな抽出**。集団内の一定の割合の個体だけが生殖を行う。したがって，集団内のすべてのアレルのうち，生殖を行う個体に存在するアレルだけが次世代に引き継がれる。すなわち，集団における全アレルの**一部**が抽出され次世代に引き継がれるが，純粋に統計的理由から，その抽出結果は集団全体を正確に代表する

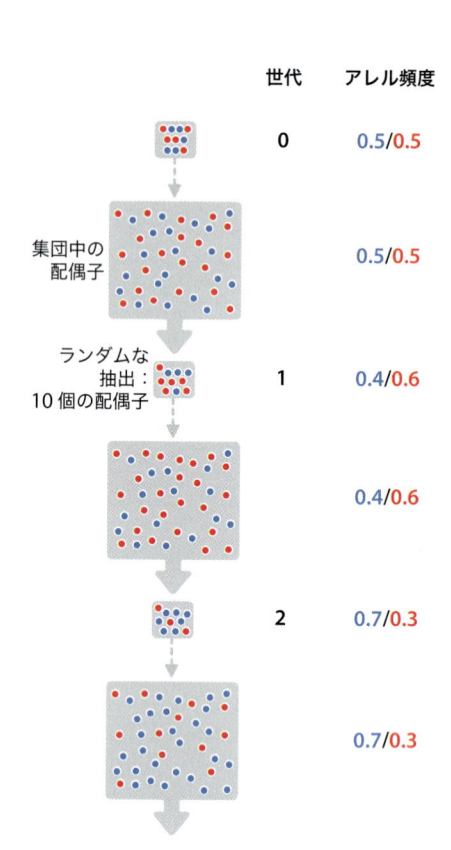

第5章 単一遺伝子疾患：遺伝様式，表現型の多様性，アレル頻度

図5.19 小規模集団における配偶子のランダムな抽出により，アレル頻度に大きな変化が生じる 小さな四角は，生殖可能な個体によって次世代に引き継がれる配偶子を表している。大きな四角は，集団中のすべての配偶子を示している。次世代に引き継がれる配偶子のアレル頻度と集団内のアレル頻度とが偶然によって大きく異なる場合，赤いアレルと青いアレルの頻度は世代間で大幅に変化する可能性がある。このような**遺伝的浮動**は，小規模集団では影響が大きくなる。(Bodmer WF and Cavalli-Sforza LL [1976] Genetics, Evolution and Manより。WH Freeman & Companyの許諾を得て掲載)

ものではない。集団の規模が小さいほど，アレル頻度のランダムな変動は大きくなる。この効果は，**遺伝的浮動**(genetic drift)として知られており，この遺伝的浮動により，小規模な集団内では世代間のアレル頻度の変化が比較的急速に起こる可能性がある(図5.19)。

集団ボトルネックと創始者効果

遺伝的浮動は，集団の規模が小さいときにもっとも影響が大きくなる。激烈な人口減少(**集団ボトルネック**)を，ヒト集団はこれまでの進化の過程で数回経験している(図5.20A)。これは，縮小した集団(遺伝学的多様性は非常に低い)が再拡大する前の人口減少をさす。集団ボトルネックを経た結果，ヒトの遺伝学的多様性は，われわれに最も近縁な種であるチンパンジーと比べるときわめて乏しい。

移住によって別の種類の集団人口減少が，繰り返し生じてきた。移住の際には，小規模な集団が移動し，独立したコロニーを形成する。ここでも，小規模な集団は，元の母集団における遺伝学的多様性の部分集団であり，元の母集団とは異なるアレル頻度を有している。形成されたコロニーがその後増加するため，創始者のアレル頻度を

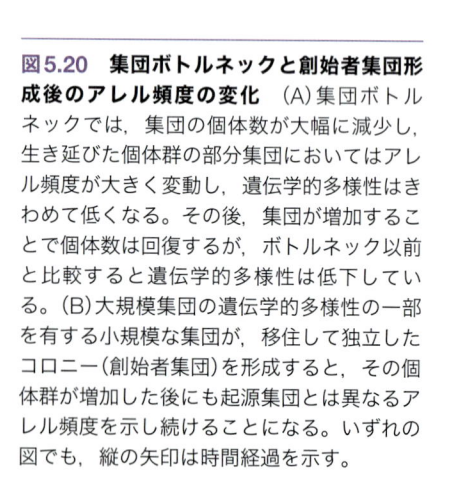

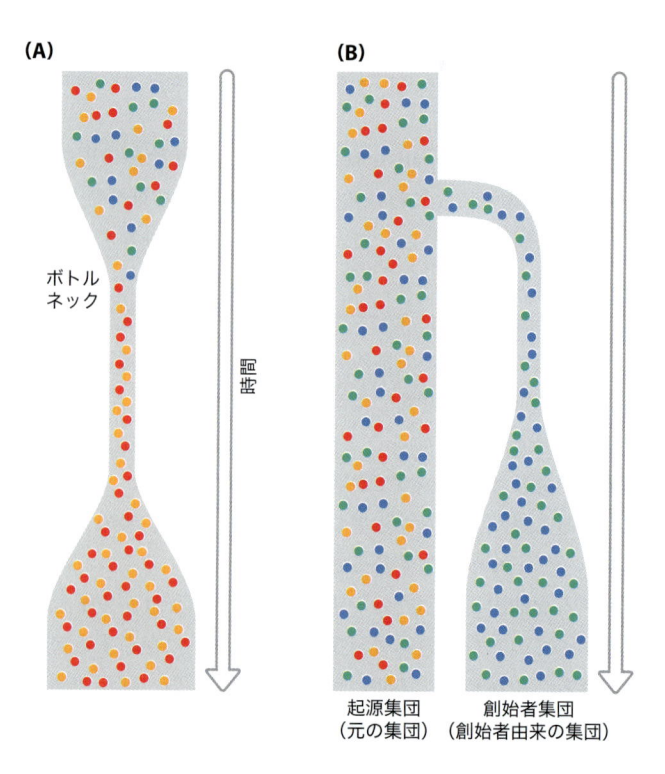

図5.20 集団ボトルネックと創始者集団形成後のアレル頻度の変化 (A)集団ボトルネックでは，集団の個体数が大幅に減少し，生き延びた個体群の部分集団においてはアレル頻度が大きく変動し，遺伝学的多様性はきわめて低くなる。その後，集団が増加することで個体数は回復するが，ボトルネック以前と比較すると遺伝学的多様性は低下している。(B)大規模集団の遺伝学的多様性の一部を有する小規模な集団が，移住して独立したコロニー(創始者集団)を形成すると，その個体群が増加した後にも起源集団とは異なるアレル頻度を示し続けることになる。いずれの図でも，縦の矢印は時間経過を示す。

反映し，遺伝学的多様性がきわめて限定された，特徴的なアレル頻度をもつ新しい集団が形成される（**創始者効果**〔founder effect〕，図5.20Bを参照）。

創始者コロニーにおいて疾患アレルの頻度が高い場合には，その創始者コロニーを起源とする新しい集団では疾患頻度が高まると予想される。創始者効果の結果として，世界中のさまざまな集団において，特定の単一遺伝子疾患の頻度が上昇している。常染色体劣性遺伝疾患では，変異アレルの大部分は次世代に変異アレルを受け継ぐ無症候性の保因者において認められる。

フィンランド人やアシュケナージユダヤ人の集団は，近年の急速な人口増加，高い教育レベル，きわめて発達した医療サービスなどの理由から，特に創始者効果の調査対象とされてきた。先史時代における中東からの農業の導入後，フィンランドでは居住が開始されたが，これはヨーロッパで最後であった。現在の集団へとつながる人口増加は，南フィンランドに移住者が到達したほんの2,000～2,500年前に始まったにすぎない。その後17世紀になって，無人地帯だったフィンランド北部への居住で第二の人口増加が始まった。

アシュケナージユダヤ人（9世紀にラインラントに，その後東ヨーロッパ諸国に移住した集団の子孫）およびセファルディユダヤ人（主としてスペイン，ポルトガルおよび北アフリカから移住）が，1,000年以上もの間，固有の集団を形成していた。わずか数百年前まで，アシュケナージユダヤ人はユダヤ人の少数民族にすぎなかったが，急速に集団が拡大し，現在では世界中のユダヤ人集団の80%を占めるまでになっている。創始者効果は多くの他の集団でも認められている（その例は**表5.2**を参照）。

創始者効果の顕著な特徴として，罹患した個体は通常，共通祖先の変異に由来する変異アレルを有している点がある。例えば，アーミッシュの9家系におけるエリス-ファンクレフェルト（Ellis-van Creveld）症候群の罹患者は，正常染色体では認められない*EVC*遺伝子の同一病的変異と，近傍に位置する病的ではない配列変化とをホモ接合性で有していた。この場合では，系統研究により創始者効果が確かめられた。すべての罹患者は共通の男女，すなわち1774年に移民したSamuel King氏とその妻を

表5.2 創始者効果により特定の集団で高頻度に認められる単一遺伝子疾患の例 [a]AR，常染色体劣性；AD，常染色体優性

疾患と遺伝形式[a]（OMIM）	集団	コメント
アスパルチルグルコサミン尿症；AR（208400）	フィンランド人	保因者頻度＝30人に1人
エリス-ファンクレフェルト（Ellis-van Creveld）症候群；AR（225500）	アーミッシュ，ペンシルバニア州	保因者頻度≒8人に1人。1774年にペンシルバニア州に移住した1組の男女に遡る
家族性自律神経失調症；AR（223900）	アシュケナージユダヤ人	保因者頻度＝30人に1人
ヘルマンスキー-パドラック（Hermansky-Pudlak）症候群；AR（203300）	プエルトリコ人	南スペインからの移住者によってもたらされたと考えられている
アルツハイマー（Alzheimer）病3型，早期発症；AR（607822）	アンデス山系の遠隔地の村落	全患者は1700年代のはじめにコロンビアに入植したバスク人起源の男女の子孫
ハンチントン（Huntington）病（HD）；AD（143100）	ベネズエラのマラカイボ湖周辺の漁村	世界の他のどの地域よりもHD患者が多い。約200年前，HDアレルをもつ1人の女性が10人の子を出産した。マラカイボ湖の現在の住民の多くが，彼らの祖先と疾患原因アレルの由来をこの家系に遡ることができる
筋強直性ジストロフィー，1型；AD（160900）	ケベック州，サグネ-ラック-サン-ジャン地域	500人に1人の有病率（他の大部分の集団と比べ30～60倍の頻度）。フランス系の入植者によってもたらされた

始祖にもつことまで辿ることができた。

アレル頻度の決定における変異と選択

安定した大規模な集団(移住者流入と遺伝的浮動がさほど重要な因子ではない)を考えると，集団における変異アレルの頻度(および遺伝性疾患の頻度)は，2種類の相反する要因，すなわち変異と選択の均衡によって決定される。

罹患個体の生殖能が正常集団に比べて低くなる場合，純化選択によって集団から疾患アレルが除去される。遺伝学用語である**適応度**(fitness：*f*)がここでは適用され，生殖能の指標となる。適応度には0～1の値が用いられるが，これは個体の生殖能と，生殖可能年齢まで生存する子を残せるかという能力をランク付けするものである。したがって，適応度0(遺伝的致死)は生殖能を有さないことを意味し，変異アレルは実質的にその子孫には引き継がれない。純化選択による集団からの変異アレルの消失は，新規変異によって新しい変異アレルが作り出されることによって均衡が保たれ，集団における疾患アレル頻度は一定に維持される。

常染色体優性遺伝疾患の場合，疾患アレルをもつ個体はすべて罹患者であると考えられる(非浸透は考慮に入れない)。さらに，疾患により個体の適応度は大きく異なる。

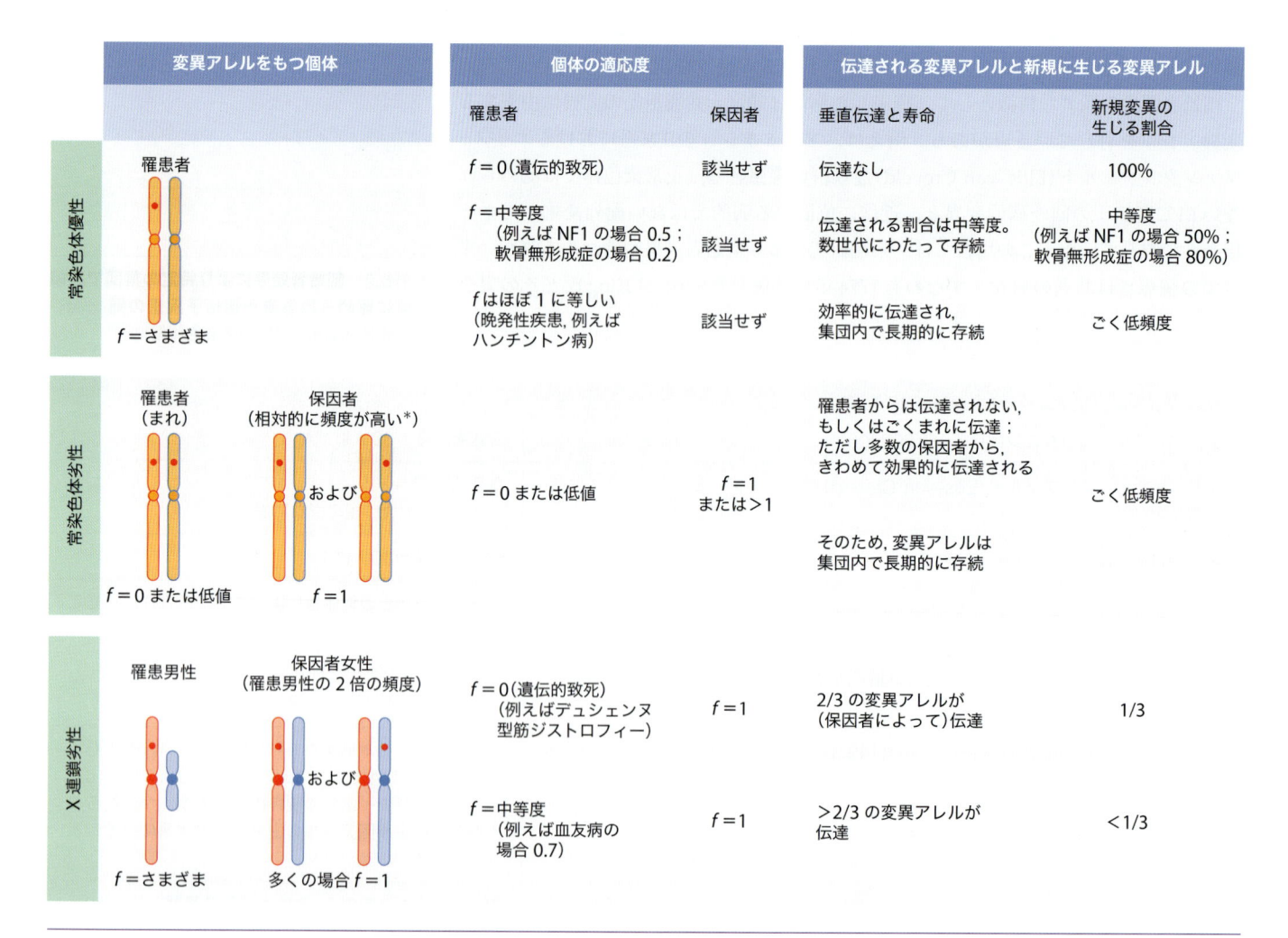

	変異アレルをもつ個体	個体の適応度		伝達される変異アレルと新規に生じる変異アレル	
		罹患者	保因者	垂直伝達と寿命	新規変異の生じる割合
常染色体優性	罹患者 *f*=さまざま	*f*=0(遺伝的致死)	該当せず	伝達なし	100%
		f=中等度 (例えばNF1の場合0.5；軟骨無形成症の場合0.2)	該当せず	伝達される割合は中等度。数世代にわたって存続	中等度 (例えばNF1の場合50%；軟骨無形成症の場合80%)
		*f*はほぼ1に等しい (晩発性疾患，例えばハンチントン病)	該当せず	効率的に伝達され，集団内で長期的に存続	ごく低頻度
常染色体劣性	罹患者(まれ) *f*=0または低値 　 保因者(相対的に頻度が高い*) および　*f*=1	*f*=0または低値	*f*=1 または>1	罹患者からは伝達されない，もしくはごくまれに伝達；ただし多数の保因者から，きわめて効果的に伝達される そのため，変異アレルは集団内で長期的に存続	ごく低頻度
X連鎖劣性	罹患男性 *f*=さまざま 　 保因者女性(罹患男性の2倍の頻度) および　多くの場合*f*=1	*f*=0(遺伝的致死) (例えばデュシェンヌ型筋ジストロフィー)	*f*=1	2/3の変異アレルが(保因者によって)伝達	1/3
		f=中等度 (例えば血友病の場合0.7)	*f*=1	>2/3の変異アレルが伝達	<1/3

図5.21 単一遺伝子疾患における個体の適応度と変異アレルの伝達/発生 *ある特定の常染色体劣性疾患の保因者は，正常な個体に比べ高い適応度をもつ可能性がある点に注意(ヘテロ接合体の優位性：次ページを参照)。

多くの場合で罹患個体の適応度はきわめて低い。ただし，晩発性疾患に罹患している個体では，正常な個体に準じた適応度を有する可能性がある。この場合，罹患者は青年期には健康であり，正常に生殖することができる(図5.21に一部の例を示す)。

劣性遺伝疾患の場合，変異アレルは1つの変異アレルをもつ保因者にも認められる。常染色体劣性遺伝疾患では，保因者の数は罹患者の数を遥かに凌ぐ。ハーディーワインベルグの法則によれば，$2pq$(保因者)のq^2(罹患者)に対する割合＝$2p/q ≒ 2/q$ (pはほとんどすべての劣性疾患で1にきわめて近い)となることを思い出してほしい。例を1つ挙げると，囊胞性線維症は北ヨーロッパの集団でおおよそ2,000人に1人の割合で発生する。したがって，$q^2 = 1/2000$となる。その結果，$q ≒ 1/45$および$2/q ≒ 2/(1/45) = 90$となる。いいかえれば，この集団には囊胞性線維症罹患者1人に対し，保因者が約90人存在するということになる。常染色体劣性遺伝疾患の保因者は通常は無症候性であるため，変異アレルをきわめて効果的に伝達することができ，常染色体劣性遺伝疾患では新規の変異はまれにしか発生しない。

X連鎖劣性遺伝疾患では，罹患男性1人につき，2人の女性保因者が存在する。これは，X染色体上に位置する変異アレルが，3種類のX染色体の間の組換えによって伝達されるためである。3種類のX染色体とは，男性の1本のX染色体と，女性の2本のX染色体を指す。症状を示すヘテロ接合体を無視し，保因者の適応度が1に近いという近似計算を行った場合には，罹患男性が生殖を行わないという条件の下では，自然選択により集団から3つの変異アレルのうちの1つが失われる。失われたアレルは新規の変異アレルによって置き換えられるため，変異のうちの3分の1が新規変異となる。

ヘテロ接合体の優位性：
自然選択が劣性遺伝疾患の保因者に有利に働いた場合

創始者効果の結果により，一部の集団において遺伝性疾患の発症率が特に高くなる理由について述べてきた。劣性遺伝疾患がある集団で特に多く見受けられる別の理由として，一定の条件下では，一種の自然選択が特定の保因者の頻度を高める方向に働くという可能性がある。

自然選択は，集団内の不利なアレルを排除し(純化選択)，有利なアレルの頻度の増加を促進するように働く(正の選択)。その理由は，自然選択は個体の遺伝学的**適応度**(生殖能，および生殖年齢まで生き延びることのできる子を残せる能力)を通して作用するからである。不利なアレルとは，適応度を減少させるアレルであり，有利なアレルとは，適応度を増加させるアレルである。ただし，場合によっては，不利なアレルが同時に有利なアレルでもありうる。変異アレルの保因者が正常個体より高い適応度を備えている場合(**ヘテロ接合体の優位性**〔heterozygote advantage〕)，**平衡選択**(balancing selection)と呼ばれるある種の自然選択により，集団内で有害な疾患アレルの頻度が高まる可能性がある。

鎌状赤血球貧血は，ヘテロ接合体優位性の古典的な例である。この貧血は，熱帯熱マラリア原虫(*Plasmodium falciparum*)によって発生するマラリアの流行地域(または最近まで流行していた地域)の集団でごく一般に認められるが，マラリアがまれな集団には存在していない。西アフリカのマラリア流行地域の一部では，鎌状赤血球貧血アレルの頻度が0.15にまで達しており，これは変異の頻発では説明できないほど高い頻度である。

鎌状赤血球遺伝子をヘテロ接合性でもつ人は，マラリア原虫が寄生できない赤血球

を有している(マラリア原虫はヒト赤血球内で増殖するという生活環をもつ)。結果として，そのような人は熱帯熱マラリアにかなりの耐性をもつことになる。しかし，正常アレルのホモ接合体はマラリアに頻繁に感染し，しばしば重症化して時には死に至る。したがって，ヘテロ接合体は，正常アレルのホモ接合体および疾患アレルのホモ接合体の両方に比べて適応度が高い(疾患アレルのホモ接合体は血液疾患により適応度がほぼ0となる)。

マラリアに対する抵抗性によるヘテロ接合体の優位性は，サラセミアやグルコース-6-リン酸脱水素酵素欠損症といった溶血性貧血を特徴とする，他の常染色体劣性遺伝疾患でも引き合いに出されている。北ヨーロッパの集団における嚢胞性線維症やアシュケナージユダヤ人におけるテイ-サックス(Tay-Sachs)病もまた，おそらくはある種の感染症に対する保因者の高い抵抗性によって生じた，ヘテロ接合体優位性に端を発している可能性が高い。

軽度のヘテロ接合体優位性であっても，それが何世代にもわたって継続した場合には，アレル頻度を大きく変化させることは十分にありうる(定常的なアレル頻度を想定しているハーディ-ワインベルグ予測は無効化される)。

創始者効果とヘテロ接合体の優位性の区別

創始者効果により集団内によく認められる疾患は，通例1つ(もしくは場合によっては2つ)の変異アレルに端を発している。変異アレルをもつ集団内のほとんどの人々が，祖先を同じくする同一の変異を保有していることが予想される。それとは逆に，ヘテロ接合体の優位性は，1つの遺伝子に対して同様の効果をもつような複数の異なる変異によって生じると考えられる。

家系の証拠が得られない場合でも，創始者効果に対する強固な裏付けを得ることは可能である。DNA分析により，集団の複数個体において，マーカーDNA座位に隣接する非病的アレルの一般的ハプロタイプ内に，同一の病的変異を伴うアレルが明らかになる場合がある。これとは逆に，集団内に複数の異なる疾患アレルが存在する場合，もしくは疾患アレルが異なるハプロタイプ内に位置していることを実証できるならば(異なる変異が生じていることを示唆している)，ヘテロ接合体の優位性が適用されるであろう。ただし場合によっては，創始者効果，ヘテロ接合体の優位性，集団サイズがきわめて小さいときに遺伝的浮動によって生じるさまざまな寄与因子を区別することは困難となる。

本章のまとめ

- ヒトの一部の疾患および形質は，単一座位における遺伝学的多様性によってかなりの部分が決定される。
- 変異アレル(1座位における遺伝子の個々の変異体)の世代間における遺伝学的伝達の結果として，親族(拡大家族)の複数名が同一の単一遺伝子疾患に罹患する可能性がある。
- 優性遺伝疾患では，罹患者は通常はヘテロ接合体である。つまり，疾患座位において1つのアレルは欠陥をもつか有害であるが，他のアレルは正常である。
- 劣性遺伝疾患では，罹患者は疾患座位に2つの疾患アレルをもつ。1つの疾患アレルと1つの正常アレルをもつ人は通常は罹患していない保因者であるが，次世代に有害な(変異)アレルを伝達する可能性がある。

- 常染色体劣性遺伝疾患に罹患している人は，2つの同一変異アレル(真のホモ接合体)もしくは2つの異なる変異アレル(複合ヘテロ接合体)を保有している可能性がある。
- X染色体とY染色体はまったく異なる遺伝子群を有しており，男性はX・Y染色体上のほとんどの遺伝子について1つの機能アレルを有しているヘミ接合体である。
- X連鎖劣性遺伝疾患は，男性に偏って発症する(男性は単一のアレルをもつが，1つの変異アレルをもつ女性は通常は無症候性の保因者である)。
- 初期女性胚の各細胞では，1本のX染色体がランダムに不活化される。子孫のクローン細胞集団は，不活化された母系X染色体もしくは不活化された父系X染色体をもつことになる。X連鎖変異アレルの女性保因者が，正常X染色体が偏って多くの細胞で不活化された場合には罹患者となる可能性がある。
- 正常な細胞と変異細胞とを混合して有している遺伝学的モザイクでは，病態はそれほど重篤ではない場合があるが，変異アレルを子孫に伝達し，子孫の各細胞が有害変異をもつと，より重篤となる場合もある。
- 一部の種類の変異はDNA複製の際に非常に不安定であり，次の世代に伝達した場合にはより重篤な病態を呈する(表現促進)。
- 同じ家系内の罹患者でも，異なる表現型を呈することがある。これは，疾患遺伝子座位に影響する他の複数の座位(修飾遺伝子)に異なるアレルをもつためである。
- 細胞はそれぞれがミトコンドリアDNA(mtDNA)のコピーを複数有しており，mtDNA疾患家系内の罹患者は，ヘテロプラスミーによりさまざまな症状を呈する可能性がある(1細胞あたりの正常mtDNAコピーに対する変異mtDNA比率が変わることによる)。
- インプリンティングされる遺伝子による疾患では，変異遺伝子を継承した個体は，罹患する場合と罹患しない場合がある。これは，変異アレルが父親から継承されるか母親から継承されるかに依存する。
- 遺伝子と表現型との間には1対1の対応関係は存在していない。同一遺伝子内の異なる変異により異なった疾患が生じる場合もあるし，同一疾患が異なる遺伝子の変異によって生じる場合もある。
- 単一遺伝子疾患のなかには，特定の民族集団において高頻度で認められるものがある。劣性遺伝疾患の保因者頻度が高いことがあるが，これは，変異アレルをもつ無症候性の保因者が，2つの正常アレルをもつ個体に比べて生殖能が高かったことに起因する(ある種の感染症に対する高い抵抗性を付与することで，単一の変異アレルはヘテロ接合体に優位性を与える可能性がある)。
- (個体が生殖不能である場合には)変異アレルは集団から失われるが，(新規変異によって作られる)変異アレルによって平衡が保たれる。劣性遺伝疾患および晩発性優性遺伝疾患では，アレルはほとんど集団から失われないため，新規変異率は低い。思春期前に発症する重度の優性遺伝疾患では，新規変異の比率がきわめて高い可能性がある。
- ハーディ-ワインベルグの法則を用いて集団内のアレル頻度を計算することができる。この法則では，アレル頻度の二乗としてホモ接合体遺伝型の頻度を求めることができ，ヘテロ接合体遺伝型の頻度は，アレル頻度の積の2倍として求めることができる。

問 題

問題を解く鍵や選択問題が掲載されているwww.garlandscience.com/ggm-studentsを参照すること。

1. 下記の家系において想定される遺伝様式はどのようなものか。

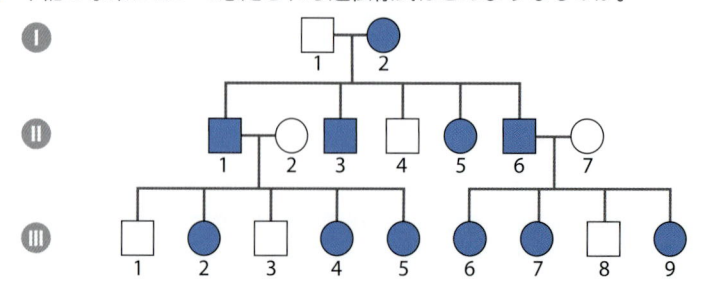

2. 下記の家系において想定される遺伝様式はどのようなものか。Ⅱ-7は第二子を妊娠している。第二子が罹患する確率を求めよ。

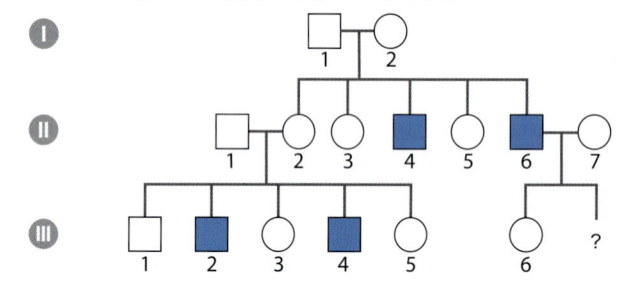

3. X連鎖劣性遺伝においても，女性保因者が症状を呈する場合がある。どのような機序でこのようなことが起こるのか説明せよ。

4. 偽常染色体領域および偽常染色体遺伝について説明せよ。

5. 鎌状赤血球症は常染色体劣性遺伝疾患である。しかし，鎌状赤血球症の変異をもつ保因者は，無症候性ではない可能性がある。その理由を説明せよ。

6. 新規の変異は劣性遺伝疾患ではまれだが，重症X連鎖劣性遺伝疾患においては，変異のおよそ3分の1が*de novo*で生じたものである。その理由を説明せよ。

7. 単一遺伝子疾患における多様な表現型（非浸透を含む）に関する説明を4つ述べよ。

8. ハーディ－ワインベルグ平衡は，集団遺伝学における重要な原則である。その意味と，メンデル遺伝性疾患へ有効に適用する方法について述べよ。

9. ある常染色体劣性遺伝疾患は，ある集団内で3,600分の1の頻度をもつ。2人の罹患同胞をもつ女性が，この集団内の血縁関係のない非罹患男性と最近結婚し，子供をもつことを望んでいる。メンデル型分離の法則とハーディ－ワインベルグ平衡を組み合わせることで，この両親から生まれる子が罹患者となる確率を求めよ。［ヒント：メンデル型分離を用いて彼女が保因者であるリスクを計算し，次にハーディ－ワインベルグ平衡を用いて彼女の将来の夫の保因者リスクを計算する。最後に，メンデル型分離を用いて，両者が保因者であった場合に罹患児をもつ確率を計算する］

10. 平衡選択とは何か。これによって，ある種の劣性遺伝疾患が高頻度で認められることをどう説明できるか。

参考文献

単一遺伝子疾患

McCusick VA (2007) Mendelian inheritance in Man and its online version, OMIM. *Am J Hum Genet* 80:588–604; PMID 17357067.

Pagon RA et al. (eds) GeneReviews™. http://www.ncbi.nlm.nih.gov/books/NBK1116/; PMID 20301295.(BOX 5.1 も参照)

メンデル遺伝に関する概説

Bennett RL et al. (2008) Standardized human pedigree nomenclature: update and assessment of the recommendations of the National Society of Genetic Counselors. *J Genet Counsel* 17:424–433; PMID 18792771.

Wilkie AOM (1994) The molecular basis of dominance. *J Med Genet* 31:89–98; PMID 8182727.

Zschocke J (2008) Dominant versus recessive: molecular mechanisms in metabolic disease. *J Inherit Metab Dis* 31:599–618; PMID 18932014.

X連鎖遺伝とX染色体不活化

Franco B & Ballabio A (2006) X-inactivation and human disease: X-linked dominant male-lethal disorders. *Curr Opin Genet Dev* 16:254–259; PMID 16650755.

Mangs AH & Morris BJ (2007) The human pseudoautosomal region (PAR): origin, function and future. *Curr Genomics* 8:129–136; PMID 18660847.

Migeon BR (2007) Females are Mosaics. X Inactivation and Sex Differences in Disease. Oxford University Press.

Orstavik KH (2009) X chromosome inactivation in clinical practice. *Hum Genet* 126:363–373; PMID 19396465.

アレル頻度，モザイク現象，および遺伝的リスクの算出方法

Aidoo M et al. (2002) Protective effects of the sickle cell gene against malaria morbidity and mortality. *Lancet* 359:1311–1312; PMID 11965279.

Harper PS (2001) Genetic Counselling, 5th ed. Hodder Arnold.

Hartl D & Clark AG (2007) Principles of Population Genetics, 4th ed. Sinauer Associates.

Hurst LD (2009) Fundamental concepts in genetics: genetics and the understanding of selection. *Nature Rev Genet* 10:83–93; PMID 19119264.

McCabe LL & McCabe ER (1997) Population studies of allele frequencies in single gene disorders: methodological and policy considerations. *Epidemiol Rev* 19:52–60; PMID 9360902.

Van der Meulen MA et al. (1995) Recurrence risks for germinal mosaics revisited. *J Med Genet* 32:102–104; PMID 7760316.

遺伝子制御と
エピジェネティクスの原理

CHAPTER **6**

6.1 遺伝子発現に対する遺伝的制御

6.2 遺伝子制御におけるクロマチン修飾とエピジェネティック要因

6.3 メンデル遺伝性疾患と片親性ダイソミーにおける異常なエピジェネティック制御

　私たちのすべての細胞は根本的には受精卵から発生しており，各々の有核細胞は同じDNA分子を含んでいる。しかしながら，1つの細胞においては遺伝子のうちの一部のみが発現しており，細胞の種類ごとに発現している遺伝子の種類が異なる。遺伝子の発現パターンによって，その細胞の形状や性質，そして最終的には運命(例えば肝細胞になるのか，マクロファージになるのか，精子になるのかといったこと)が定まる。

　第2章において遺伝子発現の基本的な概要を説明した。ここでは，遺伝子発現を制御するプロセスについて考えたい。遺伝子産物の産生や安定性には，異なるレベルでの遺伝子制御が影響している。すなわち，転写，mRNAや成熟非コードRNAを作るための転写後プロセシング，mRNAの翻訳，翻訳後修飾，遺伝子産物の折りたたみ(フォールディング)，複数のサブユニットからなる機能分子への組み込み，そして遺伝子産物の分解などである。

　mRNAの分解やタンパク質の折りたたみに関しては第7章で論じる。本章では，転写，転写後プロセシング，翻訳の各々の段階における遺伝子の制御について主に論じていきたい。これには調節性塩基配列とタンパク質の相互作用の複雑なネットワークが関与しているが，そのような調節配列は**シス作用性**(cis-acting)なのか**トランス作用性**(trans-acting)なのかによって，大きく二分することができる(BOX 6.1で詳述)。

　遺伝子がどのように発現するのかを決める制御の多くは，遺伝的なものである(塩基配列に依存している)。シス作用性の調節配列の変異はしばしば1つもしくは少数の近傍遺伝子の一方のアレルにしか影響を及ぼさないが，トランス作用性の遺伝子制御を担う調節配列の変異の場合は，ゲノム内に広く分布する複数の遺伝子の発現に影響を及ぼす可能性がある。

　私たちの細胞は皆同一のDNAを有しているにもかかわらず，異なる遺伝子発現パターンをもつさまざまな種類の細胞がなぜ生まれるのかというのは当然の疑問であろう。その答えは私たちのDNAの外にあり，これにはDNA配列に依存しないような追加要因も含まれる。私たちの体内のすべての有核細胞において，DNAがどのように機能し，どのように保全されているのかは，(DNA配列に依存した)遺伝的制御と，(DNA配列に依存しない)**エピジェネティック**(epigenetic)な制御の仕組みによって決まっている。

　後述するように，エピジェネティックな制御の仕組みは，異なる染色体領域にまたがるクロマチン構造に異なる変化をもたらすことができる。ある特定の短い領域においてクロマチンが非常にゆるんだ構造になることで，その領域の遺伝子に転写因子が作用して，それら遺伝子の発現が可能になる。その一方で，他の領域ではクロマチンが非常に密に凝縮した構造になることで，遺伝子が発現できないこともある。

BOX 6.1　シス作用性およびトランス作用性の遺伝子制御

シス作用性(cis-acting)調節配列が遺伝子制御に及ぼす効果は，単一のDNA分子に限られる。一例を挙げるならば，遺伝子プロモーターを考えればよい。父系遺伝した11番染色体におけるヒトインスリン遺伝子の上流にあるプロモーターは，父系インスリン遺伝子の発現しか制御せず，母系インスリン遺伝子のほうを制御することはない（概念図として図1A，Bを参照のこと）。

シス作用性RNA配列は，それが存在する単一のRNA転写産物の発現を制御する。こうした配列はしばしばmRNA内の非翻訳領域（図1D）に存在するが，スプライシング前のmRNAにおける個々のスプライシング調節配列は，完全にエキソン内やイントロン内に存在することもあるし，エキソンとイントロンの境界にまたがって存在することもある。

トランス作用性(trans-acting)遺伝子制御では，制御を行うタンパク質やRNA分子が自由に拡散移動し，標的である短い核酸配列を認識して結合する。そのため，離れた位置にある遺伝子の双方のアレル（図1C）や，それらのRNA産物に対しても制御を行う（図1D）。しばしばトランス作用性遺伝子制御は，認識可能な標的配列をもつ**複数の遺伝子**や，それら複数の遺伝子のRNA転写産物を制御する。

図1には示されていない種類のシス型制御として，DNAもしくはDNAに結合したままの新生転写産物に作用して制御を行う非コードRNAも知られている。こうした遺伝子制御の種類は，X染色体不活化やインプリンティングといった特定のエピジェネティックな現象において特に重要である。これらについては6.2節で，エピジェネティックな遺伝子制御の解説のなかで述べる。

図1　シス作用性およびトランス作用性調節の例　（A，B）相同染色体の近傍遺伝子A，Bに対する，正のシス作用性調節配列1〜4（オレンジ色の円）による制御。父系DNAは青色で，母系DNAは赤色で示されている。(A)遺伝子Aは配列2および3によって制御を受けており，遺伝子Bは近位部の配列4および遠位にある配列1により制御を受けている。(B)調節配列を破綻させるような変異は，同一染色体上にある制御を受ける遺伝子の発現を損なわせる。父系配列2および3の喪失により，父系アレルAの発現は不活性化され，母系配列1の喪失により母系アレルBの発現は大幅に減弱する。(C)遠位にある遺伝子Z（同一もしくは他の染色体にある）から生じるトランス作用性調節タンパク質Zは，父系・母系双方の染色体上（図では黒の単一の染色体として示している）の調節配列2に結合する。(D)mRNAにおけるシス作用性調節配列は，しばしば非翻訳領域（untranslated region：UTR）に存在する。ここでは例として，トランス作用性調節配列であるタンパク質XやマイクロRNA Yが，遺伝子A付近の5′および3′UTRにあるシス作用性調節配列に作用し，その結果，遺伝子Aの発現が調整されている模式図を示す。

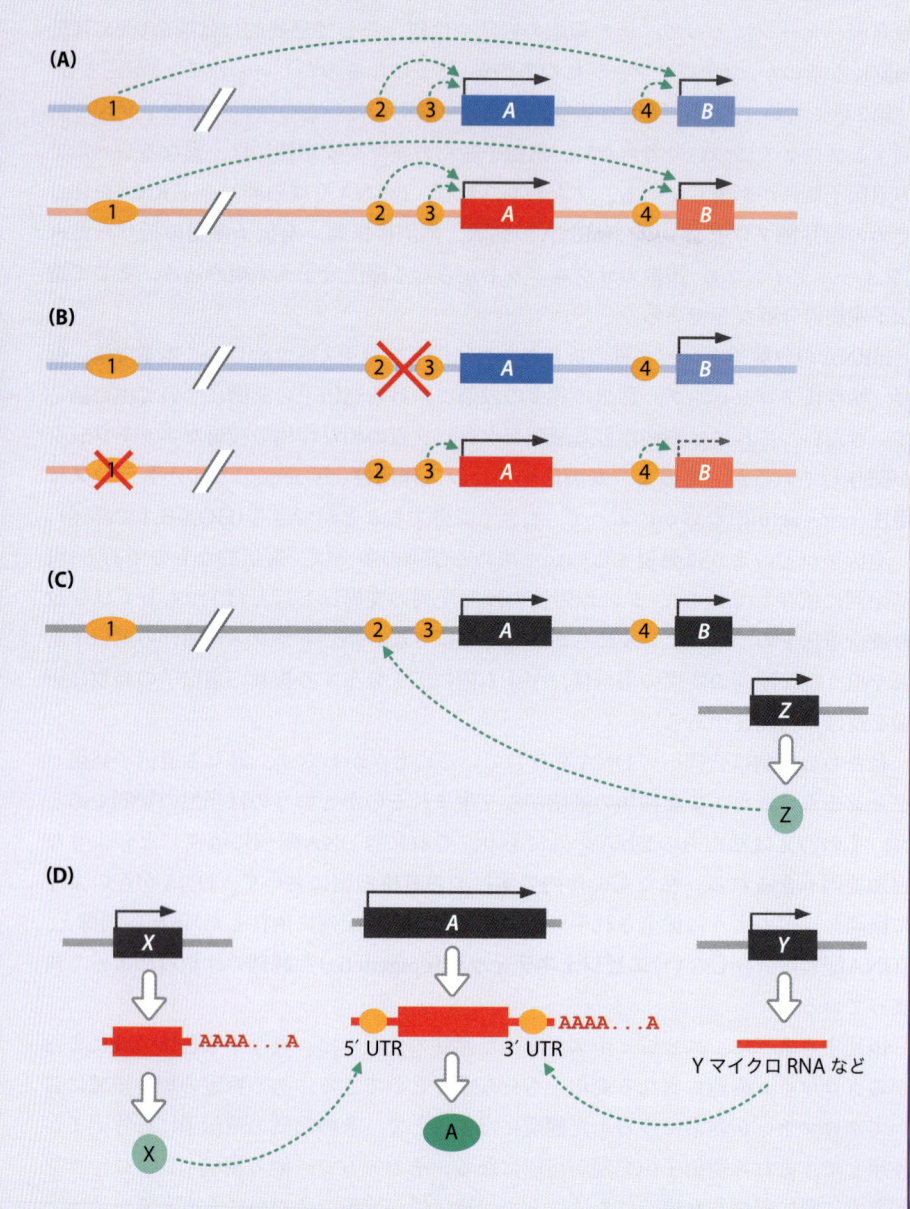

クロマチン構造の変化は，DNAメチル化，ヒストン修飾，そしてヌクレオソームの位置変化に大きく分別されるが，非コードRNAもまた重要な役割を果たしている。環境要因はこうしたプロセスに影響しうるが，確率論的な要因もまた影響をもちうる。

遺伝的制御がどのように遺伝子発現を司っているのかを説明するところから本章を始める。そして，エピジェネティックな制御の原理について考える。本章の最後では，異常な染色体の遺伝的形質や，エピジェネティック制御に関与する遺伝子に影響を及ぼす単一遺伝子変異によって生じる異常なエピジェネティック制御について述べる。第7章では，タンパク質の折りたたみに関連したまったく異なるタイプのエピジェネティック調節異常について述べ，第8章および第10章では複雑疾患へのエピジェネティクスの寄与について述べる。

6.1 遺伝子発現に対する遺伝的制御

図2.11で述べたように，ミトコンドリアゲノムでは固定された転写開始点から転写が起こる。そしてそれぞれのDNA鎖から，複数の遺伝子からなる大きな転写産物が作られ，その後切断を受ける。それに対して核遺伝子の転写は個別に行われる。この転写は，本節で述べるような遺伝的要因や，6.2節や6.3節で考察するようなエピジェネティックな要因によって制御されている。しかしながら最近，遺伝子研究者は，転写後の調節，とりわけRNAプロセシングや翻訳の重要性により着目してきている。

プロモーター：遺伝子の主なオン/オフスイッチ

私たちの非常に長い染色体DNA分子の中で，各々のDNA鎖に付随しているのが，シス作用性調節を行う**プロモーター**(promoter)と呼ばれるDNA配列である。プロモーターは，DNA鎖のどの部分が転写されるのかを決めるうえで重要な役割を果たしている。各々のプロモーターは非常に短い配列の集合であり，しばしば転写開始点から数百ヌクレオチド以内にかたまって存在している。各々のDNA鎖の転写は，染色体が「開かれた」構造を呈したDNA上の固有の地点から始まる(後述)。

核遺伝子は3種類のRNAポリメラーゼによって転写される。核小体のRNAポリメラーゼであるRNAポリメラーゼⅠは，細胞質リボソームを構成する4種類のリボソームRNA(rRNA)のうちの3種類(28S，18S，5.8S rRNA)の合成に寄与している。RNAポリメラーゼⅠは，13，14，15，21，22番染色体の短腕において，約50回に及ぶ縦列反復配列(各々が28S，18S，5.8S rRNAの配列を含む)の集合体を転写する。RNAポリメラーゼⅡは，タンパク質をコードしているすべての遺伝子や長鎖非コードRNA遺伝子，そして多数のマイクロRNA(microRNA：miRNA)遺伝子を含むいくつかの短いRNA遺伝子を転写する。RNAポリメラーゼⅢは，tRNA遺伝子と5S rRNA遺伝子，そして短いRNAを作るいくつかの遺伝子を転写する。

RNAポリメラーゼは単独では働かず，各々が複雑なタンパク質複合体によって補助されている。例えばRNAポリメラーゼⅡの場合，DNAの特定領域に段階的に5つの複合サブユニットタンパク質(基本転写因子群，後述)が集合することで，コア転写開始複合体が形成される。

転写開始複合体のいくつかのタンパク質サブユニットがプロモーターの短いDNA配列を認識して結合し，他のものは先に結合したタンパク質に結合していくことで集まってくる。タンパク質をコードした遺伝子においては，ほとんどのコアプロモー

図6.1 RNAポリメラーゼIIによる遺伝子転写の際にしばしば認められるいくつかのコアプロモーター共通配列　TATAボックスは，転写因子IIDのTATA結合タンパク質サブユニットによる結合を受ける。イニシエーター(Inr)配列はTATAボックスから25〜30 bp離れており，転写開始点(赤字のA)を決めている。下流コアプロモーター配列(downstream core promotor element：DPE)は，転写開始点の赤字のAから＋28〜＋32 bpの位置にあるときのみ機能を果たす。転写因子IIB(TFIIB)はBRE(TFIIB認識配列)に結合し，RNAポリメラーゼIIに転写開始点を指し示す。しかしながら，こうした因子はプロモーター活性にとって必要あるいは十分なものではなく，多くの活性化ポリメラーゼIIプロモーターはこれらの因子を欠いている。図中のNは任意のヌクレオチドを表す。(Smale ST & Kadonga JT [2003] *Annu Rev Biochem* 72:449–479; PMID 12651739より。Annual Reviewsの許諾を得て掲載)

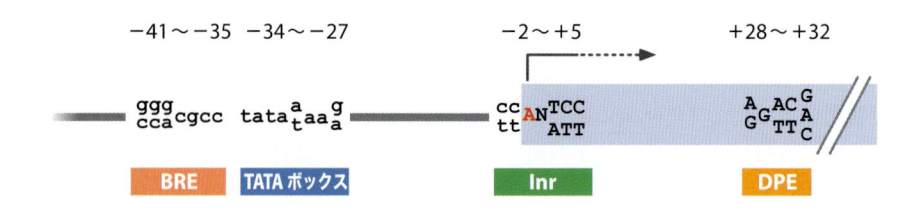

ター配列は転写開始点の上流にあり，遺伝子配列との間に間隔が空いていることが重要である。

図6.1はいくつかの重要なコアプロモーター配列を示しているが，コアプロモーター配列の構成は非常に多様性に富んでいるため，いくつかのプロモーターでは図6.1に示した配列が欠如していることもある。さらなるシス作用性配列は次節で示す。

基本転写装置が一度完全に集まれば，DNAヘリカーゼ活性を有する部分がDNAのらせんを局所的に巻き戻し，鋳型鎖に活性化RNAポリメラーゼが結合する。

転写の調節，組織特異的制御，エンハンサー，サイレンサー

遺伝子発現の例えとして，ラジオの出力を想像すればよい。これまで説明してきた基本転写装置はラジオの電源スイッチのようなものであり，転写の開始に必要である。これはすべての細胞において必要とされ，コアプロモーターのシス作用性配列に結合する普遍的転写因子を利用している。しかし，シグナルを増幅させたり減弱させたりするような音量調節も大切であり，細胞の種類や発生段階の違いに応じて必要とされる。

音量調節は異なる回路によって行われる。まず，普遍的でない付加的な転写因子は，しばしばコアプロモーターよりもシス作用性調節配列に結合する。後で述べるように，これらの配列は制御する標的遺伝子から離れていることが時々ある。次に，結合した転写因子によって補助活性化タンパク質(コアクチベーター)や補助抑制タンパク質(コリプレッサー)が呼び込まれる。加えて，さまざまな種類の長鎖非コードRNAが転写を制御するが，それらはしばしばエピジェネティックな制御において働く(6.2節で述べる)。

エンハンサー，サイレンサー，インスレーター配列

多くの転写因子のDNA結合部位はしばしば転写開始点から1.5 kb以内に位置しており，転写開始点の上流もしくは下流いずれの場合もあり得る。イントロンを有する遺伝子では，シス作用性調節配列は遺伝子のすぐ上流か，最初のイントロンの中に位置する。しかしながら調節配列は，制御を及ぼす遺伝子のプロモーター領域からかなり離れて位置することもある。

プロモーターにおいては，配列が存在する位置や間隔が重要だが，いくつかのシス作用性調節DNA配列は，位置とは関係なく独立して転写を調節する。これらは，転写を促進する**エンハンサー**(enhancer)と，転写を抑制する**サイレンサー**(silencer)に分けられる。エンハンサーもサイレンサーも標的の転写開始部位の近くに位置することもあるが，標的遺伝子から離れて位置していることも多い(図6.2A)。エンハンサーのような離れた位置にある調節配列が標的遺伝子に作用するためには，両者の間にあるDNA配列がループを形成する必要がある。このことにより，エンハンサーと結合しているタンパク質が，標的遺伝子のプロモーターに結合しているタンパク質と接触

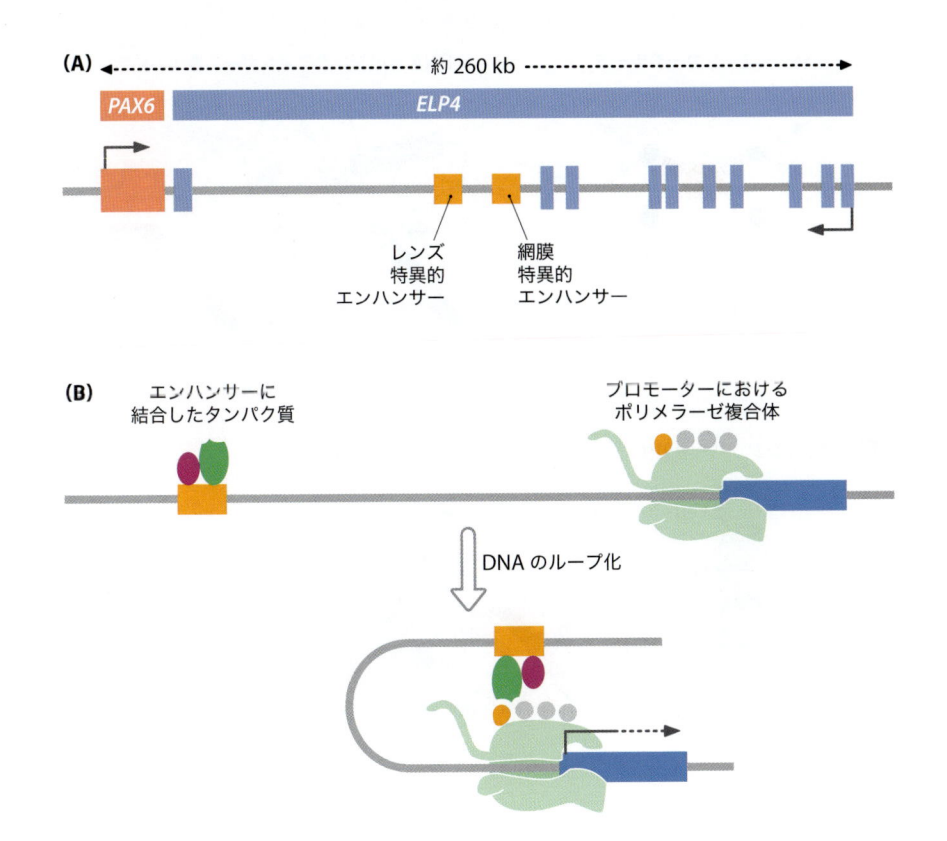

図6.2 DNAのループ化が，離れた位置にあるエンハンサーやサイレンサーに結合しているタンパク質をプロモーター結合タンパク質に引き合わせる (A)離れた位置にあるエンハンサーの一例。30 kb の *PAX6* 遺伝子は無虹彩症(OMIM 106210)において変異しており，近傍の *ELP4* 遺伝子の長いイントロン内に離れて位置するレンズ特異的および網膜特異的エンハンサー(オレンジ色の四角形)によって制御を受けていることが知られている。縦長の青色の四角形は *ELP4* のエキソンを示す(図をわかりやすくするため，*PAX6* のほうはイントロン・エキソン双方をまとめて1つの四角形で図示している)。エキソンとエンハンサーの長さの比は実際のスケールと一致するものではない。(B)DNAのループ化は，ある遺伝子(濃い青色の四角形)のプロモーターに結合しているタンパク質の一部と，この遺伝子を制御している離れた距離にあるシス作用性配列(オレンジ色の四角形)に結合しているタンパク質とが直接物理的に相互作用することを可能としている。図ではプロモーターのところにはRNAポリメラーゼのみを表記している。

できるようになる(図6.2B参照)。

　エンハンサーのような離れた位置にある調節配列は，制御を及ぼす標的遺伝子を正しく認識する必要がある。調節配列が対象以外の遺伝子に影響を及ぼさないようにするために，境界を定める別の種類の調節配列(境界因子〔boundary element〕)が必要である。いくつかの境界因子は，近傍のユークロマチン領域とヘテロクロマチン領域との間のバリアーとしての役割を果たす。別のタイプには，制御タンパク質と結合することによりエンハンサーとプロモーターの不適切な相互作用を防ぐ**インスレーター**があり，特にCTCF制御因子が挙げられる(例として図6.22B参照)。

転写因子の結合

タンパク質**転写因子**(transcription factor)は，配列特異的にDNAを認識して結合するタンパク質であり，遺伝子発現に重要なシス作用性DNA配列に直接，あるいはそのすぐ近くの領域に結合する。コアプロモーター配列に結合する普遍的な転写因子に加えて，他にも多くの転写因子がエンハンサーのような離れたところにあるシス作用性配列に結合する(後述)。

　いくつかの遺伝子はすべての細胞において発現する必要があるが(「ハウスキーピング」遺伝子)，多くの遺伝子は特定の組織や特定の発生段階においてのみ発現する。これはおそらく，それらの遺伝子のプロモーターが，コア領域ではない部分に結合する組織特異的あるいは発生段階に応じた転写制御因子によって調節を受けているからだと思われる。他のDNA結合タンパク質と同様に，転写因子も，ジンクフィンガーやロイシンジッパーといったDNAに物理的に結合するモチーフを含むDNA結合ドメインを介して，典型的には特定の短い配列(多くの場合4～9ヌクレオチド)を認識していく(図6.3)。

　いかなる転写因子にもヒトゲノム中におそらく数万～数十万の潜在的な結合部位が

図6.3 いくつかの転写因子やDNA結合タンパク質で用いられているDNA結合モチーフの一例 (A)ジンクフィンガーモチーフは，4つのよく保存されたアミノ酸（通常ヒスチジンもしくはシステイン）によって亜鉛（ジンク）イオンに結合することで，ループ（フィンガー）を形成する。ジンクフィンガーが順次連なって集まることがよくある。いわゆるC2H2（Cys$_2$/His$_2$）ジンクフィンガーは典型的には23個のアミノ酸からなり，隣り合うフィンガーがひと続きの7〜8個のアミノ酸によって隔てられている。ジンクフィンガーの構造は，αヘリックスとβシート，あるいは（図で示したように）2つのαヘリックスから形成され，亜鉛イオンに配位して結びつけられる。どちらの場合においても，モチーフとDNAの最初の接触は，αヘリックスがDNAの主溝に結合することによってもたらされる。(B)ロイシンジッパーはひと続きのアミノ酸によるらせん構造であり，らせんの片方に疎水性のロイシン残基(Leu)を多く含む。これらの疎水性パッチによって，近距離にある2つのαヘリックス単量体が一緒になってコイル構造を呈することが可能となる。この領域から遠いところでは2つのαヘリックスは互いに離れているので，全体としては二量体はY字型の構造を呈する。二量体は，洗濯バサミが服の端をつかむように二重らせんをつかむと考えられている。ロイシンジッパータンパク質は普段はホモ二量体であるが，時折ヘテロ二量体を呈することがある（後者のほうが遺伝子調節においては重要な，組み合わせによる制御機構をもたらす）。

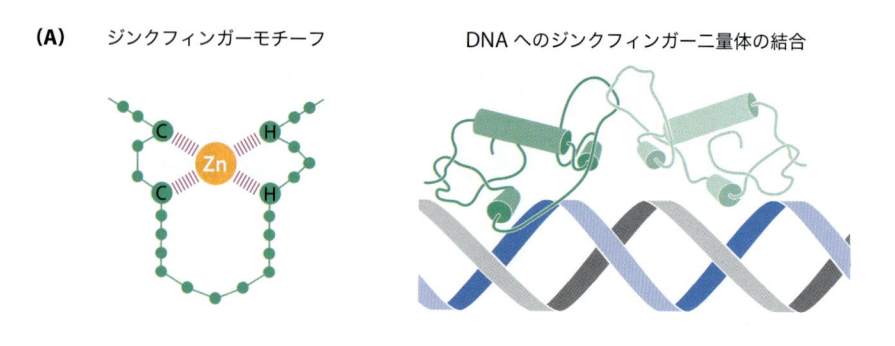

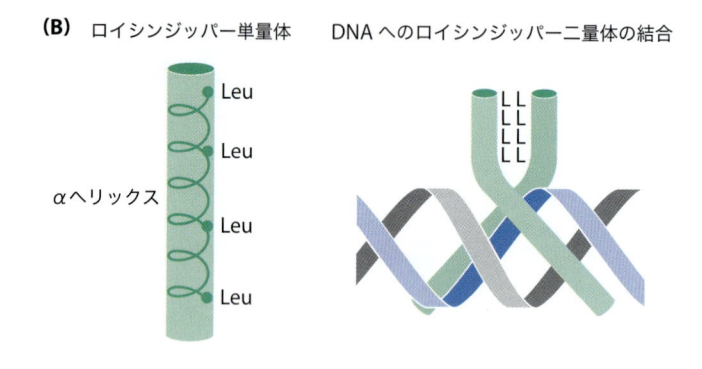

あるが，実際にはそのなかのほんの一部にしか結合しない。これには2つの理由がある。まず，結合部位のクロマチン構造が開かれ，ヌクレオソームとの直接的なコンタクトが生じずに結合可能な状態になっていなければならない。次に，結合というのは**組み合わせの事象**であり，複数の転写因子が近隣の認識配列に結合することで協調的に働く必要がある。

転写活性化ドメインは，転写を促進する転写因子にみられる。転写抑制因子(転写リプレッサー)は6.2節で述べるように，遺伝子発現を抑制する特殊なタンパク質複合体を動員してくる。他にも，DNAに直接結合するかわりに，（DNAに結合している）他の制御タンパク質と相互作用することによって転写を調節するタンパク質もある。こうしたタンパク質は，転写を促進する転写**コアクチベーター**と，転写を抑制する転写**コリプレッサー**の2種類に分けられる。

RNAプロセシング(RNAスプライシングとRNA編集)における遺伝的制御

異常なRNAスプライシングを引き起こす変異は疾患の原因として比較的多くみられるため，スプライシングの遺伝的制御を理解することは，病因の理解に重要である。RNA編集は，RNAプロセシングのなかではそれほどよく解明されているわけではない。

RNAスプライシングの制御

転写と同じようにRNAスプライシングは異なる種類の制御を受けており，いくつかのスプライシングパターンは普遍的なものであるが，組織特異的なものも存在する。図6.4Aに示されているように，スプライソソームとして知られている大きなリボ核タンパク質複合体によって行われる基礎的なスプライシング機構には，3つの基本的

図6.4 RNAスプライシングを制御するシス作用性配列 ピンク色の四角は転写されたエキソン配列を示す。(A)スプライシング機構に寄与する3つの基本的なRNA配列。赤字で示しているのは基本的に不変の部位であり、スラッシュは数十ヌクレオチド～最大で数百kbと長さが変化しうるギャップを示している。スプライソソームはいくつかの種類の核内低分子RNA(snRNA)を含み、このなかにはスプライス供与配列と塩基対を形成するU1 snRNA、分岐部位配列と塩基対を形成するU2 snRNAが含まれる。(B)スプライス供与部位(SD)、スプライス受容部位(SA)、分岐部位(BS)の配列に加えて、他の調節RNA配列もスプライシングを促進したり(オレンジ色)、抑制したり(黒)する。この例におけるエキソンは、2つのエキソンスプライシングエンハンサー(ESE)と1つのエキソンスプライシングサイレンサー(ESS)をもっており、イントロンスプライシングサイレンサー(ISS)が両側に配置されている。破線は、いくつかの組織や環境下で通常のスプライス供与部位(SD)のかわりに選択的スプライス供与部位(sd)が利用された際の、エキソンの選択的(スプライシングの)3′末端を示している。

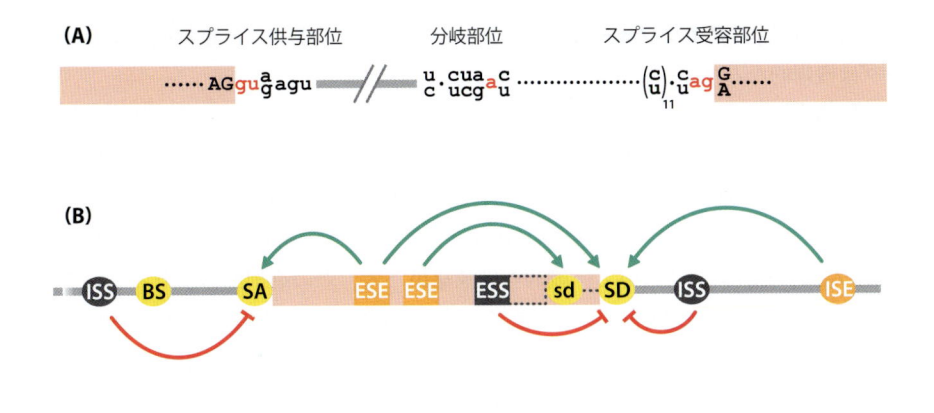

なシス作用性調節RNA配列が必要である。**スプライス供与部位**(splice donor site)は、RNAレベルでイントロンの5′末端を決める不変(どのRNAでも共通する)GUヌクレオチド配列を含む。**スプライス受容部位**(splice acceptor site)は、RNAレベルでイントロンの3′末端を決める不変AGヌクレオチド配列を含み、先行するポリピリミジン配列を含む大きな配列内に埋め込まれている。さらなる調節配列である分岐部位がスプライス受容部位に近接して存在しているが、これは不変Aヌクレオチドを含み、スプライス反応の開始に関与する。不変GUおよびAGシグナル周囲の配列は可変であり、スプライス部位でいくつかは効果が強く頻繁に用いられるが、別のものは効果が弱くごくまれにしか用いられない。

スプライシングはさらに、スプライシングエンハンサー配列(スプライシングを促進する)とスプライシングサプレッサー配列(スプライシングを抑制する)という2種類の短いシス作用性調節RNA配列(通常は8ヌクレオチド)によって制御を受ける。これらはスプライスジャンクション近傍のエキソンやイントロン内に位置している(図6.4B)。スプライソソームを適切な位置に保持するために、スプライシングエンハンサーがSRタンパク質(セリン–アルギニンジペプチドの反復ドメインを有しているためこのように呼ばれる)に結合する。スプライシングサプレッサーは、結合したスプライソソームを取り除く活性をもつhnRNPタンパク質に結合する。組織や細胞種に応じて異なるSRタンパク質やhnRNPタンパク質が発現しているため、組織ごとにスプライシングパターンが異なることになる。

選択的スプライシング

ヒトのタンパク質コード遺伝子の90％以上が何らかの選択的スプライシング(alternative splicing)を受けており、1つの遺伝子から作られた一次転写産物は異なったスプライシングを受ける(図6.5にいくつかの種類を示しており、図6.4Bでどのようにしてその産生が調節されているのかを示した)。時々、転写産物の一部にはイントロン配列が含まれたままのことがある。**エキソンスキッピング**(exon skipping)は、1つもしくはそれ以上のエキソンがその全長にわたって転写産物に含まれないことである。他にも、エキソン–イントロンの正確な境界の位置にはいくらかの変動性があり、1つの遺伝子に由来する転写産物は異なる長さのエキソンをもちうる。

変化をもつ転写産物の一部は機能的には重要でないのかもしれない(スプライシングエラーはたまに起こる)。しかし、選択的スプライシングのパターンはしばしば組織特異性を示し(そのため、例えばあるスプライシングパターンは脳に、別のスプライシングパターンは肝臓にみられる)、異なる発生段階ごとに特徴的なスプライシングパターンが用いられる際にも一貫した差異をみせることがある。個々の遺伝子から

選択的転写産物(**アイソフォーム**〔isoform〕)を作ることによって，選択的スプライシングは機能的なバリエーションを増やすことができる。

選択的アイソフォームは細胞内に残されることもあれば，他の分子と作用して異なる役割を果たすために，別の細胞区画へと分泌・輸送されることもある。例えば，WT1 ウィルムス(Wilms)腫瘍タンパク質(図6.6A)の−KTSアイソフォームはDNA結合転写因子として作用するが，+KTSアイソフォームはmRNA前駆体と作用してRNAスプライシングにおいて一般的な役割を果たす。この選択的スプライシングパターンは，何億年もの間保存されてきている。ERBB4タンパク質(上皮増殖因子受容体ファミリーのメンバーであるチロシンキナーゼ)には，ホスファチジルイノシトール3-キナーゼシグナル分子との結合部位を有するCYT1と，それが欠如しているCYT2の2種類のアイソフォームがある(図6.6A参照)。

時々，選択的スプライシングによって共通の遺伝子からまったく異なるタンパク質が生み出されることがある。例えば，*CDKN2A*遺伝子の選択的スプライシングによって2つのまったく異なるタンパク質が生み出されるが，それにもかかわらずこの2つのタンパク質はよく似た機能を有する(図6.6B参照)。

RNA編集

いくつかのRNA転写産物では，特定のヌクレオチドは自然に脱アミノ化やアミノ基転移を受ける。これがmRNAのコード配列で生じると，タンパク質のアミノ酸配列はゲノムDNA配列から予想されたものとは異なってくる。

例えばいくつかのRNA転写産物における一部のアデニンは，自然に脱アミノ化してイノシンへと変換され，(シトシンと塩基対を形成することで)グアニンのように振る舞う。コード配列におけるA→I変換はグルタミン(Q)を指定するCAGコドンで最もよく生じ，結果としてできるCIGコドンはCGGのように振る舞うため，アルギニン(R)を指定することになる。そのため，このタイプのRNA編集(RNA editing)はQ/R変換とも呼ばれる。Q/R変換は，イオンチャネルや神経伝達因子受容体を作るmRNAが成熟する過程で非常によくみられる。

例えば，アポリポタンパク質B mRNAを作るのに用いられるC→U変換や，WT1ウィルムス腫瘍遺伝子からmRNAを作るのに用いられるU→C変換など，数種類のRNA編集が知られている。かつてはまれなものだと考えられていたRNA編集だが，近年では以前考えられていたよりも普遍的なものであるといわれている。しかしながら，その規模に関してはまだ議論されており，その重要性もいまだ不明瞭である。

トランス作用性調節タンパク質による翻訳制御

転写パターンを変化させるのに比べ，翻訳レベルにおける制御は細胞が環境刺激の変化に対してより迅速に反応することを可能にする。mRNAは需要に応じて適切なタイミングで翻訳されるよう，不活性化状態で貯蔵されている。制御はmRNAが翻訳される場所にも及んでおり，いくつかのmRNAは細胞内の特定の領域にあるリボ核タンパク質粒子に輸送される。一例としてtau mRNAが挙げられ，これは神経細胞の樹状突起よりも軸索の近位部に選択的に局在している。

mRNAレベルで遺伝子発現を調節するため，トランス作用性の制御因子は，mRNAの非翻訳領域にある特定のシス作用性RNA配列に結合する。一本鎖RNAは(より強固な構造をもつDNAと違って)非常に可塑性に富むが，分子内水素結合(図2.4および図2.6参照)の結果として典型的には高度な二次構造を呈する。図6.7Aに示す

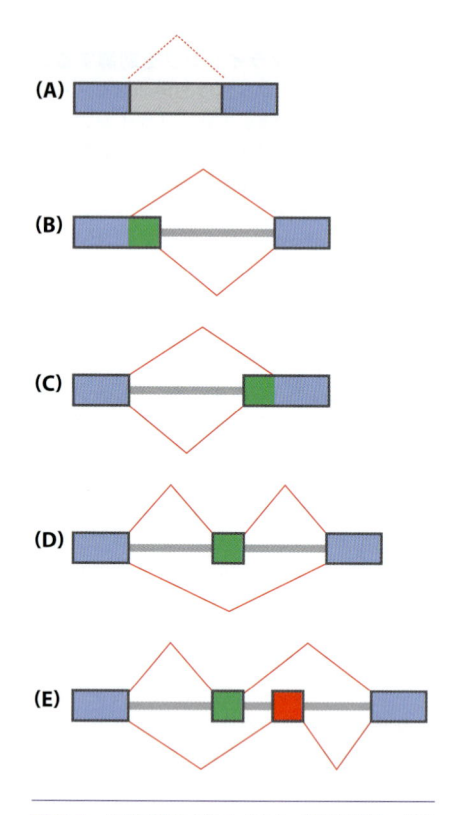

図6.5 選択的スプライシングの種類 (A) イントロン配列(灰色)が，転写産物から除かれたり保持されたりする。(B, C) 選択的スプライス供与部位(B)もしくは選択的スプライス受容部位(C)を利用するか否かによって，緑色で示す配列が転写産物に含まれるか否かが決まる。(D) 緑色で示すエキソンは含まれることもあればスキップされることもある(**カセットエキソン**)。(E) 選択的エキソン。成熟mRNAは緑色もしくは赤色で示すエキソンを含むが，両方を含むことはない。青色の四角は常に成熟mRNAに含まれるエキソンを示す。

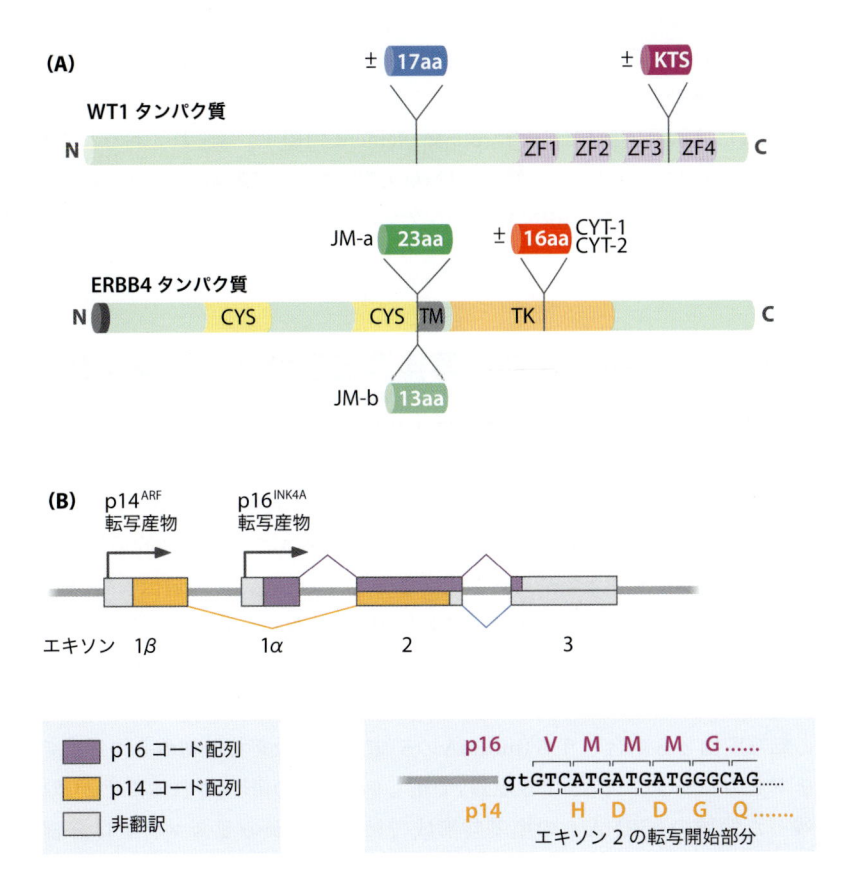

6.1 遺伝子発現に対する遺伝的制御　**165**

図6.6　ヒト遺伝子の選択的スプライシングの例　(A)選択的スプライシングによってバリアントタンパク質が生み出される。選択的スプライシングによって，WT1ウィルムス腫瘍タンパク質の中央付近に17アミノ酸(17aa)ペプチドが，また第3・第4ジンクフィンガー(ZF)ドメインの間にLys-Thr-Serトリペプチド(KTS)が付け加わるバリアントが生まれる。ヒトERBB4タンパク質には4つのアイソフォームが存在する。膜貫通ドメイン(TM)の手前のところで23アミノ酸ペプチドもしくは13アミノ酸ペプチドのどちらを含むかによって，2種類のスプライスバリアントが作られる(それぞれJM-aおよびJM-bアイソフォームとして知られている)。さらにチロシンキナーゼ(TK)ドメインの内部では，ホスファチジルイノシトール3-キナーゼへの結合部位を有する16アミノ酸ペプチドを含むか否か(ペプチドを含む場合はCYT-1アイソフォーム，含まない場合はCYT-2アイソフォーム)のスプライスバリアントがある。(B)*CDKN2A*遺伝子の選択的スプライシングにより，p16-INK4Aとp14-ARFという細胞周期調整に働く2つのまったく異なるがん抑制タンパク質が産生される。双方のタンパク質の配列をコードした単一エキソンであるエキソン2は，異なるリーディングフレームで翻訳される。

鉄反応配列の例のように，タンパク質に結合するRNA配列はしばしばヘアピン構造を呈する。

翻訳制御の例として，フェリチン(細胞内での鉄分貯蔵の際に用いられる鉄結合タンパク質)とトランスフェリン受容体(食餌からの鉄分の吸収を助ける)という，鉄代謝にかかわる2種類のタンパク質を細胞がどのように制御しているかを考えてみる。鉄分の量が少ないときには食事中から鉄分を最大限吸収することが最優先であり，トランスフェリン受容体mRNAはタンパク質産物を作れるように分解から守られる。対照的に鉄分の量が多いときには，細胞内に鉄分を貯蔵できるように，フェリチンの

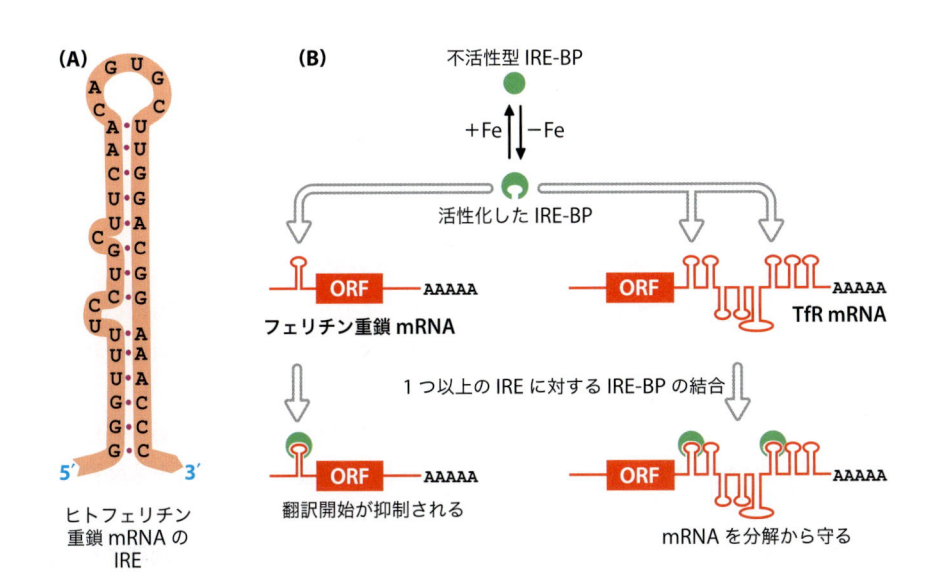

図6.7　フェリチンおよびトランスフェリンmRNAにおける鉄反応配列　(A)フェリチン重鎖mRNAの5′非翻訳領域における鉄反応配列(IRE)のステムループ(自己相補的ループ)構造。(B)鉄分の量が少ないとき，特異的なIRE結合タンパク質(IRE-BP)が活性化され，フェリチン重鎖遺伝子とトランスフェリン受容体(TfR)mRNAの3′非翻訳領域にそれぞれ存在するIREに結合する。結合はフェリチンの翻訳を抑制するが，トランスフェリン受容体mRNAを分解から守ることで，そのタンパク質合成を最大化する。鉄分の量が多いときはIRE結合タンパク質は不活性化しており，今度はフェリチンの合成が最大となり，トランスフェリン受容体の産生は減少する。図中のORF(オープンリーディングフレーム)はDNAから転写されたmRNA配列内におけるコード領域を表す。

生成が活発化している。こうした変化の過程で，フェリチンおよびトランスフェリン受容体のmRNAの合成量は変わっているわけではない。そのかわり，これらのmRNAには鉄反応配列（iron-response element：IRE）が含まれており，これにIRE結合タンパク質（このタンパク質の量は鉄の濃度によって調節されている）が特異的に結合することによって，mRNAからのタンパク質合成が調節されているのである（図6.7B参照）。

マイクロRNAによる転写後遺伝子サイレンシング

mRNAに結合することで作用を及ぼすIRE結合タンパク質によるトランス作用性調節は，比較的まれな例外である。**RNA干渉**（RNA interference，**BOX 6.2**）と微小RNA制御因子（とりわけマイクロRNA）の発見は，大きな変化をもたらした。マイクロRNA（microRNA：miRNA）は一本鎖の調節RNAであり，標的遺伝子の転写産物にある相補的な配列と塩基対を形成することによって，その遺伝子発現を抑制する。典型的には20〜22ヌクレオチド長であり，RNA干渉でも用いられるエンドヌクレアーゼによる細胞質内での切断を含む，多重の処理（プロセシング）を受けて作られる。

　miRNAは，ヘテロ二本鎖を形成するのに適した長さの相補的配列を有するいかなる転写産物とも結合しうる（miRNAの5′末端から数えて最初の8つ程度のヌクレオチドをカバーする「種となる配列」で正しい塩基対が形成されることが重要であり，残った領域のmiRNAとの塩基対形成ではいくらかのミスマッチは許容される）。miRNAの長さは限られており，かつ多少の塩基対のミスマッチが許されることもあり，1種類のmiRNAは多数の遺伝子の転写産物を制御しうる（図6.8）。

　私たちは数百のmiRNA遺伝子を有しており，それらはしばしば組織特異的な発現を示す。miRNAの多くは発生初期において重要な役割を果たしているが，さまざまな細胞や組織が機能を果たす際にも重要な制御因子であることが判明している。少なくとも私たちのタンパク質コード遺伝子の50%はmiRNAによって制御を受けていると考えられ，個々のmRNAは基本的に複数のmiRNA制御因子によって認識される塩基配列をもっている。ちょうどタンパク質転写因子と同じように，miRNAもまた複雑な制御ネットワークに含まれており，次節で述べるように幅広い種類のRNAによる負の制御の支配下にある。

　最近，miRNAが標的とするmRNAの発現を低下させるためにどのようにして**遺伝子サイレンシング**（gene silencing）を行っているのかが解明されてきた。これまでの研究結果からすると，標的mRNAの分解が促進されるのに加えて，その翻訳もある程度停止状態におかれると考えられる。

リプレッサーの抑制：
内因性RNAによるmiRNAの競合的抑制

私たちがもつ偽遺伝子の多くは転写されることが知られている。そのうちのいくらかは純化選択を受けているようであり，機能的に重要であることが示唆される。染色体10q23上にあるヒト*PTEN*遺伝子が，非常に類似した配列をもつ，染色体9p21上のプロセシングを受けた偽遺伝子である*PTENP1*によって制御されているという画期的な研究が2010年に報告されているが，これは偽遺伝子の機能的役割に対する最初の洞察を与えてくれた。

　*PTEN*はチロシンリン酸化タンパク質を作るが，これは非常に厳格に制御されてい

BOX 6.2　細胞の自然防御機構としてのRNA干渉

高等生物の細胞内においては長い二本鎖RNAの存在は正常なものではなく，ウイルスや転位因子から細胞を守るための**RNA干渉**（RNA interference：RNAi）と呼ばれる防御機構を活性化させる。二本鎖RNAは細胞に感染したウイルスによって生み出されるが，転写が活性化されたトランスポゾンによって生じることもある（トランスポゾンは動物細胞内においてはしばしば多くのメチル化を受けて不活性化されているが，不適切に発現した場合には，逆向きのコピーどうしから互いに相補的な配列をもつRNA転写産物を作りうる）。

RNAiの核心は，二本鎖RNAに作用する異なる種類のエンドリボヌクレアーゼにある。細胞質のエンドリボヌクレアーゼは**ダイサー**（dicer）と呼ばれており，長い二本鎖RNAを非対称的に一連の短い二本鎖RNA断片に切断する。これは図1に示す通り，**低分子干渉RNA**（short interfering RNA：siRNA）として知られている。二本鎖siRNAはアルゴノート型エンドリボヌクレアーゼ（Ago）とその他のタンパク質とで形成される複合体の結合を受けた後，RNA二本鎖は解け，そのうちの片方のRNA鎖はAgoリボヌクレアーゼによって分解され，一本鎖RNA（ガイド鎖）がアルゴノート複合体に結合したまま残される。そうすると複合体が活性化し，一本鎖RNAが相補的なRNA配列に塩基対形成することで，複合体は細胞内の標的RNAへと導かれる。

図1に示したのはアルゴノート複合体の一種で，RNA誘導サイレンシング複合体（RNA-induced silencing complex：RISC）である。この場合，一本鎖のガイドRNAが相補的な長い一本鎖RNAに結合した後，Ago酵素がRNAを切断して分解する。ウイルスやトランスポゾンのRNAはこうして不活性化される。哺乳類の細胞はこうしたRNA干渉機構をもっているものの，それでも長い二本鎖RNAが出現するとインターフェロン反応が起こり，**非特異的に遺伝子が不活性化されて細胞死がもたらされる**ことに留意されたい。

図1　RNA誘導サイレンシング複合体によるRNA干渉
動物細胞において不自然な長い二本鎖RNA（double-stranded RNA：dsRNA）は，二本鎖RNAに特異的に作用するダイサーと呼ばれるエンドリボヌクレアーゼによって非対称的に切断を受け，低分子干渉RNA（siRNA）と呼ばれる3′末端が突出した小さなRNA断片（20〜22ヌクレオチド）が作り出される。siRNAは，ここで示すRNA誘導サイレンシング複合体（RISC）のようなアルゴノート型エンドリボヌクレアーゼ（Ago）を含むタンパク質複合体の結合を受ける。AgoリボヌクレアーゼはsiRNAに作用して，そのうちの1本のRNA鎖を分解し，ガイド鎖として1本だけRNA鎖を残す。ガイド鎖という名前の由来は，相補的配列をもついかなるウイルスやトランスポゾンRNAとも塩基対を形成しうる点にある。ガイド鎖はRISC複合体をウイルスやトランスポゾンの転写産物へと導き，それによってAgoエンドリボヌクレアーゼによる対象の切断が可能となる。切断された転写産物は保護キャップやポリAを欠いており，エキソヌクレアーゼによって分解される。

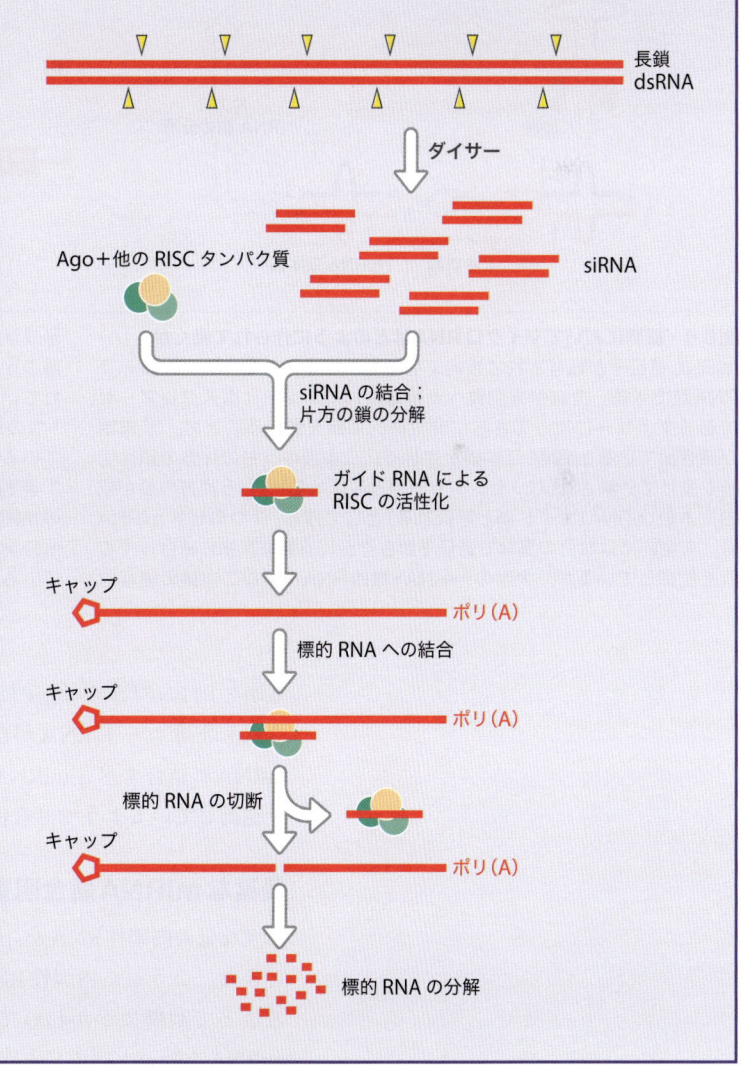

る（細胞はこのタンパク質のわずかな減少をも敏感に感知しており，*PTEN*の異常な発現は腫瘍においてよくみられる）。*PTENP1*からはタンパク質は作られない（PTENとは配列が変化しており，転写開始点にあるメチオニンの開始コドンが壊れている）。

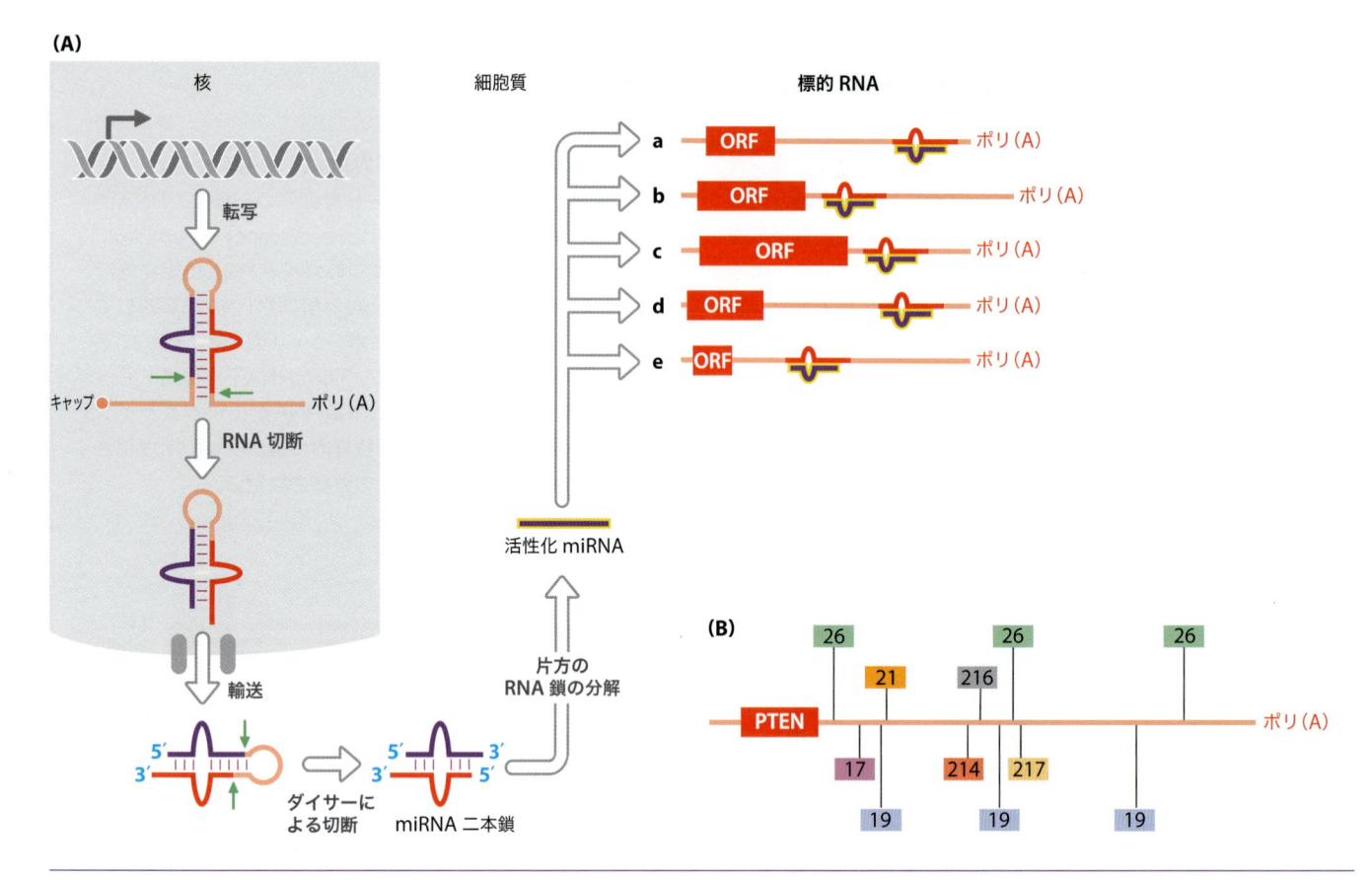

図6.8 細胞においてマイクロRNAはどのように作られて働くか (A) miRNA遺伝子が転写されて核内で切断を受けることで，ステムループRNAができる。それが細胞質へと輸送されてエンドリボヌクレアーゼであるダイサーによってさらに非対称的切断を受けることで，3′末端が突き出ているmiRNA二本鎖が生じる。二本鎖のうちの片方の鎖は切断を受けて分解され（パッセンジャー鎖と呼ばれる），もう片方の鎖が成熟一本鎖miRNA（ガイド鎖と呼ばれる）として残る。1つのヒトmiRNAは，典型的には数百の異なる遺伝子から作られる転写産物に結合してこれを制御しているが，大半のmiRNA−標的RNAヘテロ二本鎖の塩基対形成は不完全である。この図では5つの遺伝子(a〜e)から作られた5種類のmRNAが描かれており，miRNAが結合する相補的配列は赤で示されている。ORF：オープンリーディングフレーム（＝コード領域）。(B) 1つのmRNAはしばしば複数のmiRNA結合部位をもつ。ここで示されている例は，7つのmiRNAファミリーに属するmiRNA群の結合部位を3′非翻訳領域にもつ，ヒト*PTEN*がん抑制遺伝子のmRNAである。このmRNAは，miR-19とmiR-26の結合部位をそれぞれ3つ，miR-17, miR-21, miR-214, miR-216, miR-217の結合部位をそれぞれ1つもっている。

しかし*PTENP1*からは，*PTEN* mRNAの3′非翻訳領域にある多くのmiRNA結合部位を残した非コードRNAが作られる。どうやら*PTENP1* RNAは，通常ならば*PTEN* mRNAに結合すべきmiRNAを自分自身に結合させて隔離することで，*PTEN*の発現を制御しているようである（図6.9に概念図を示した）。

豊富なmiRNA競合阻害剤としての環状RNA

膨大な量の内因性RNAが，miRNAの標的RNAへの結合を制御していることがわかってきた。こうした内因性RNAは，miRNAの標的RNAと競合してmiRNAに結合することで制御にかかわっている（こうした競合的に働く内因性RNAは利用可能なmiRNAを吸い上げてしまうことから，"miRNA sponge"と呼ばれることもある）。これには偽遺伝子のRNAに加えて，驚くほど豊富に存在するさまざまな長さの非コードRNAや環状RNAも含まれる（例えばヒトの線維芽細胞では実に25,000種類以上の環状RNAが作られている）。環状RNAはタンパク質をコードしている配列とかなりのオーバーラップをもち，mRNAの非翻訳配列と一致する配列も含んでいるため，miRNA結合部位も有している。環状RNAは，最初と最後のエキソンを連結する頭

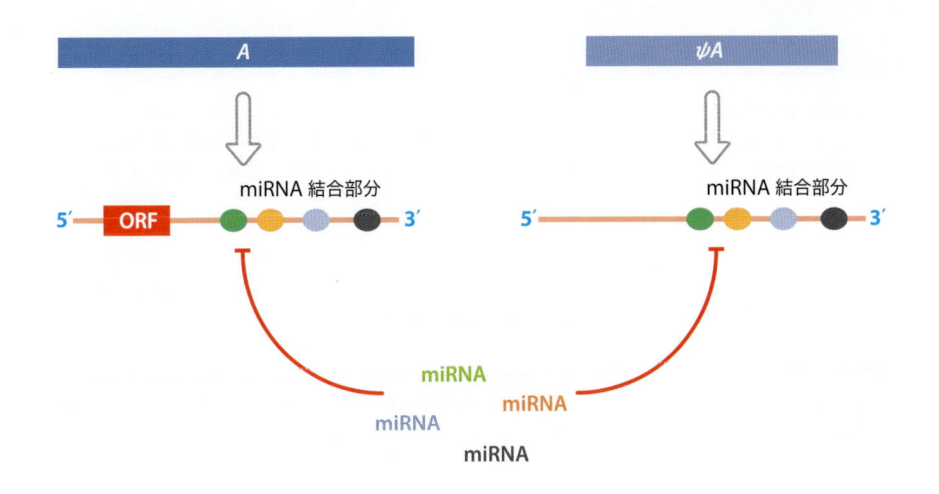

図6.9　内因性RNAによるmiRNAの競合的阻害　ここに示す例では，タンパク質コード遺伝子Aと，これに類似した偽遺伝子ψAから産生されるRNA転写産物は，特定のmiRNAに対する共通の結合部位を有する。偽遺伝子のRNAは，遺伝子AのmRNAと競合して同じ種類のmiRNAの結合を受けることができる。長鎖非コードRNAや環状RNAといった他の種類のRNAも同様の働きを示すことができる。

尾スプライシング反応(head-to-tail splicing reaction)によって作られる(参考文献のTauli et al. [2013]のレビュー参照)。

6.2　遺伝子制御におけるクロマチン修飾とエピジェネティック要因

さまざまな種類の細胞が別々の遺伝子セットを発現するようにプログラムされているとしても，一個体のすべての有核細胞が単一の受精卵を起源とし，同じDNA分子セットをもっているのであれば，私たちはまず最初にどのようにしてさまざまな種類の細胞を生み出すのだろうか。初期胚の未分化細胞は，より特異化の進んだ細胞系譜やさまざまな種類の最終分化細胞を，どのようにして生み出すのだろうか。

　異なる細胞系譜と細胞分化の確立には，DNA配列そのものではなくエピジェネティックな要因に依存する，発生期の遺伝子発現変化プログラムが関与している。最も広義の**エピジェネティクス**(epigenetics)には，DNA配列に影響を与えることなく何らかの方法でゲノムの機能の仕方に継承される変化を生み出すような，すべての現象が含まれる。このなかには，遺伝子がどのように発現するか，あるいはセントロメア配列のような染色体機能を決定する配列がどのように働くか，といったレベルのことが含まれる。

　エピジェネティックな影響は，ある世代の細胞から次世代の細胞へと安定して受け継がれ，ある種の細胞記憶を提供している。例えば，ある細胞がいったん肝細胞になるようプログラムされた場合，娘細胞もまた，肝細胞となるように同じプログラムを保持している。自然界には少なくともいくつかの例がある。有名な例として，植物におけるエピジェネティックな影響は，減数分裂を通してある個体から次世代へと受け継がれる。しかし，エピジェネティックな影響は可逆的でもある。

　エピジェネティックな影響の大部分は，DNAやヒストンの修飾，あるいはヌクレオソームの位置の変化が関与しており，最終的にクロマチン環境の変化が生じる。クロマチン状態の変化により，遺伝子発現の変化が起こり，これが娘細胞に伝達される(**表6.1**に例を示す)。

表6.1 哺乳類細胞におけるDNAとクロマチン修飾に関連するエピジェネティックな現象の例

現象	メカニズム/解説
初期胚におけるエピジェネティックな再プログラム化	卵と精子は分化した細胞であり，それらのゲノムは異なるエピジェネティック標識をもっている。受精卵が形成されると，それらのゲノムは次第に再プログラム化され，受け継がれたエピジェネティック標識の大部分は消去される。胚盤胞の段階までに内部細胞塊の細胞は多能性をもち，最終的に体のすべての細胞に分化する。さまざまな細胞系譜の確立と細胞分化を可能にするため，エピジェネティック標識は内部細胞塊の細胞の子孫において再構築される
配偶子形成におけるエピジェネティックな再プログラム化	生殖細胞の発生期におけるゲノムワイドな脱メチル化の波として容易に検出され(親のエピジェネティック標識の消去)，続いて包括的な新規DNAメチル化が生じ，DNAメチル化と遺伝子発現のグローバルなパターンが再構築される
構成的ヘテロクロマチンの確立	セントロメアの確立はCENP-Aとして知られているヒストンH3の特定のバリアントに依存している
X染色体不活化	長鎖非コードRNA(*XIST* RNA)により，女性の細胞の2本のX染色体のうち1本のほぼすべての遺伝子が不活性化される
ゲノムインプリンティング	各染色体上のさまざまな遺伝子座位(しばしば遺伝子クラスターに組織化されている)における，どちらの親に由来するかによる片アレルの不活性化
ヘテロクロマチン化を引き起こす位置効果	DNAの大規模な変化により，遺伝子が不活性化されるヘテロクロマチン環境への再配置が起こる

遺伝子発現の変化を引き起こすクロマチン構造の変化

クロマチン環境に依存して，DNA配列の特性は変化する。高度に凝縮したクロマチンに埋め込まれている機能的な遺伝子には転写因子が接近することができず，発現は抑制されているといわれている。しかし，クロマチン構造がよりオープンで弛緩した構造に変化すると，タンパク質因子が転写開始のためにプロモーターや関連する調節配列に結合できるようになる。反対に，通常は発現している遺伝子が転座や逆位により構成的ヘテロクロマチン(永久的に凝縮したヘテロクロマチン)領域内(あるいは近傍)に転位すると，発現は抑制される(**位置効果**〔position effect〕の1例)。したがって，遺伝子発現はDNA配列だけでなくクロマチン構造にも依存している。

クロマチン構造の変化はしばしばDNA鎖やヒストンの特定の化学修飾によって生じる。例えばDNAは，シトシンの数パーセントにメチル基を付加することや，メチル化シトシンからメチル基が除去されることにより修飾を受ける。メチル化シトシンはシトシンと同様に振る舞い，グアニンと対をなすため，塩基配列が変化したとはみなされないことに注意してほしい。脊椎動物では一般的に，DNA配列の高度なメチル化は，高度に凝縮したクロマチンに特徴的に認められる。ゆるんだ構造のクロマチン(「オープン」クロマチン)では，DNAメチル化は低レベルである(図6.10)。

ヒストン修飾には，異なる種類のヒストン上の特定のアミノ酸位置における，さまざまな種類の翻訳後修飾が含まれる。例えばヒストンのアセチル化はオープンクロマチンに関連しており，ヒストンの脱アセチル化は凝縮したクロマチンと関連する(図6.10参照)。

ある世代の細胞から次の世代の細胞へと受け継がれるDNAメチル化およびヒストン修飾のパターンは，しばしば**エピジェネティック標識**(epigenetic mark)あるいは

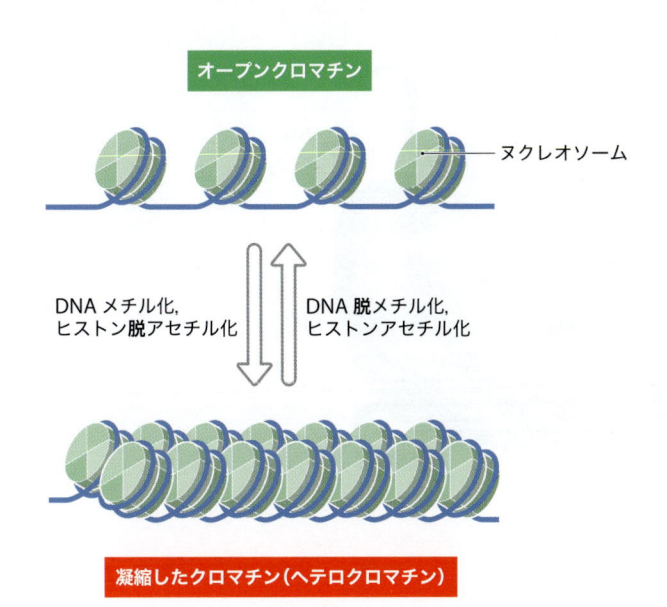

図6.10 クロマチン状態の変化はDNAとクロマチンの修飾により生じる DNAメチル化は凝縮したクロマチンに関連しているが，複数の種類のヒストンメチル化はオープンクロマチンおよび凝縮したクロマチン（ヘテロクロマチン）に関連していることに注意（表6.2参照）。

エピジェネティック設定と呼ばれる。さまざまな酵素がエピジェネティック標識の作成を担っている。「ライター（writer）」と呼ばれる酵素群はDNAやヒストンに化学基を付加し，共有結合的な修飾を行う。反対に，「イレイサー（eraser）」と呼ばれる酵素群は化学基を除去する。

加えて，「リーダー（reader）」と呼ばれるさまざまなエフェクタータンパク質は，DNAやヒストン上の特定の化学基に結合することに関与しており，これによって定義づけられたエピジェネティック標識を読み取る。リーダーはさらなる因子を引き寄せ，染色体凝縮のようなクロマチンの変化，あるいはヌクレオソームの間隔や構造の変化を引き起こす（**クロマチンリモデリング**〔chromatin remodeling〕）。DNA鎖に対してヌクレオソームの位置を調整することにより，プロモーターや他の調節DNA配列はヌクレオソームのない状態になり，転写因子の接近が可能になる。

ヌクレオソームの構造はまた，ヌクレオソームの標準的なヒストンが，制御因子を呼び込むマイナーなヒストンバリアントに置換されることでも変化する。以下に述べるように，このことには，転写の活性化やセントロメアの構築のようなさまざまな効果がある。クロマチン修飾に関する私たちの知識の大部分は，DNAメチル化パターンやヒストン修飾・置換に関する研究から得られたものであるが，多くの非ヒストンタンパク質や非コードRNAもまた，クロマチン構造の修飾に重要な役割を担っている。

ヌクレオソームのヒストン修飾

ヌクレオソームは，8つのヒストンタンパク質からなるコアに146塩基対のDNAが巻きついたものである。ヒストンコアは，4種類のヒストンタンパク質（H2A，H2B，H3，H4）が各々2つずつ，すなわち合計8つのヒストンタンパク質から構成されている。ヒストンタンパク質は正に帯電しており（リシンやアルギニン残基が過剰であるため），N末端のヒストン尾部が突出している。ヒストン尾部は**図6.11**Aでは孤立して描かれているが，実際は隣接するヌクレオソームに接触している。

各々のN末端ヒストン尾部は，特定のアミノ酸の位置においてさまざまな化学修飾のパターンを呈する。各々のヒストン尾部の個々のアミノ酸は，メチル化，アセチ

図6.11 ヒストン修飾 (A)正電荷のN末端ヒストン尾部がヌクレオソームから突出し，他のヌクレオソーム(本図には表示されていない)と結合している。(B)ヒストンH3とヒストンH4尾部修飾のマップ。H3の9番目のリシンがメチル化されたり(H3K9me)アセチル化される(H3K9ac)が，メチル化とアセチル化を同時に受けることはないことに注意。いくつかのリシン残基は，ジメチル化あるいはトリメチル化を受ける(表6.2参照)。(C)リシン修飾の例。リシンの標準的な側鎖(K)，アセチル化を受けたリシン(Kac)，トリメチル化されたリシン(Kme3)。

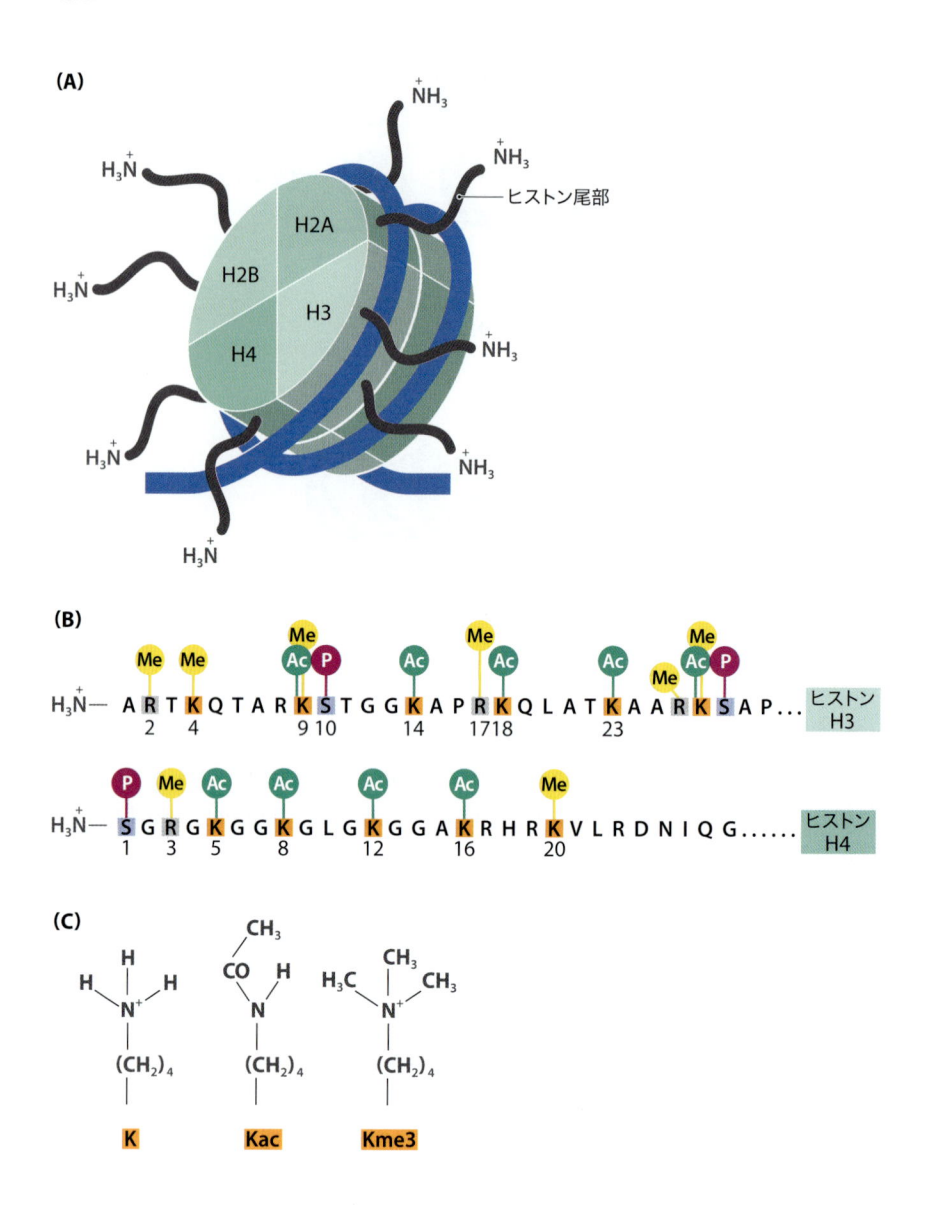

ル化，リン酸化を受ける(図6.11B参照)。また，ユビキチン化を含む他の修飾の標的ともなる。特定の種類のアミノ酸は，N末端ヒストン尾部修飾の恰好のターゲットである。アセチル化はリシン残基でのみ生じ，リン酸化の多くはセリン残基で生じる。しかし，メチル化はリシンとアルギニン残基の両方で生じうる。

リシンのアセチル化は，正電荷の消失につながる(図6.11C)。そして，アセチル化したヒストン尾部は，アセチル化していないヒストン尾部よりも隣接するヌクレオソームとの相互作用が少なくなる。したがって，ヒストンのアセチル化により，クロマチン構造はより弛緩することになる。特定の位置のアミノ酸では，リシンは1～3個のメチル基を含むような修飾を受けることもある。しかし，これらのケースでは，側鎖の正電荷は保たれる(図6.11C参照)。

ヒストン修飾は，特定のアミノ酸の位置に化学基を付加あるいは除去する一連の酵素群によって実行される。例えば，複数のヒストンアセチル基転移酵素群(HATs)，ヒストン脱アセチル化酵素群(HDACs)，そして一連のヒストンリシンメチル基転移酵素群(KMTs)やヒストンリシン脱メチル化酵素群(KDMs)が挙げられる。

ヒストン修飾とヒストンバリアントのクロマチン構造に対する影響

ヒストン修飾は，修飾されたアミノ酸を認識して結合する非ヒストンタンパク質により「読み取られる」。そして，クロマチン構造に変化を与えるために他のタンパク質が呼び込まれる。ブロモドメインをもったタンパク質はヌクレオソームのヒストンのアセチル化リシンを認識し，クロモドメインをもったタンパク質はメチル化リシンを認識する。そして個々のドメインの多様性により，特定のリシン残基の認識が可能になる。クロマチン結合タンパク質はしばしばヒストン修飾を認識する複数のドメインをもっている。

ある種のヒストン修飾は，オープンクロマチンと転写の活性化，あるいは凝縮したクロマチンと転写抑制と関連している。例えば，H3K4(ヒストンH3のN末端から4番目に位置するリシン)のメチル化は，活発に転写される遺伝子のプロモーターやエンハンサーのオープンクロマチンと関連している(表6.2)。対照的に，ヒストンH3の9番目のリシンのトリメチル化(H3K9me3)は，転写の抑制と顕著に関連しており，構成的ヘテロクロマチンとユークロマチンの非活性化遺伝子に広くみられる(表6.2参照)。

ヒストン修飾に加え，コアヒストンはマイナーバリアントにより置換されることがある。典型的には，通常のヒストンと比べ数個のアミノ酸だけが異なっているマイナーバリアントにより，特にヒストン2Aやヒストン3が置換される。ヒストンのマイナーバリアントは間期を通じて合成され，しばしば前もって合成されたクロマチンにヒストン交換反応によって挿入される。ヒストン交換反応は，クロマチンリモデリング複合体により促進される。マイナーバリアントがいったん挿入されると，それらは特定の結合タンパク質を引き寄せ，特定の機能のためにクロマチン状態の変化に影響を与える。よく研究されている例に，セントロメア特異的なヒストンH3バリアントのCENP-3Aがあり，これはセントロメアにおける動原体の構築を担っている。表6.3に他の例を示す。

遺伝子発現の制御において，修飾されたヒストンやヒストンバリアントは典型的にはDNAメチル化や脱メチル化と一緒に働く(図6.12)。H3K9me3は，ヘテロクロマチンタンパク質1 (heterochromatin protein 1)に結合する。すると，ヘテロクロマチンタンパク質1はDNAメチル基転移酵素を引き寄せ，それがまた転写を抑制する方

表6.2 さまざまなクロマチン状態におけるヒストン修飾の特徴例

アミノ酸	ユークロマチン					ヘテロクロマチン	
	プロモーター		エンハンサー		遺伝子本体	条件的ヘテロクロマチン	構成的ヘテロクロマチン
	活性	不活性	活性	不活性	不活性		
H3K4	H3K4me2, H3K4me3		H3K4me1, H3K4me2				
H3K9	H3K9ac	H3K9me3		H3K9me2, H3K9me3	H3K9me2, H3K9me3	H3K9me2	H3K9me3
H3K27	H3K27ac	H3K27me3	H3K27ac			H3K27me3	
H4K12	H4K12ac					H4K12ac	H4K12ac
H4K20							H4K20me3

表6.3 ヒストンH2AとヒストンH3バリアントの例

ヒストン	バリアント	説明
H2A	H2AX	DNA修復と組換えに重要(二本鎖切断の際に導入される)
	H2A.Z	活性化遺伝子のプロモーターに関連している。また抑制型ヘテロクロマチンの広がりを防ぎ,ゲノムの安定性の維持に重要である
H3	H3.3	転写活性化に重要
	CENP-A	セントロメア特異的なH3バリアント。動原体の組み立てに必要であり,紡錘糸が接着する

図6.12 染色体上の隣接する領域の異なるクロマチン状態に対するDNAおよびヒストン修飾の役割 簡略化のために,各々のヌクレオソームでは8つのN末端ヒストン尾部のうち1つだけが示されている。メチル化修飾は黄色で塗りつぶされた円で表示されている。DNAメチル化は小円で,ヒストンメチル化は大円で示されている。いくつかのヒストンメチル化は転写を抑制することに注意(赤色の線の円)。しかし,他のタイプは転写活性化と関連している(緑色の線の円)。Hacと記した緑色の塗りつぶしの円はヒストンアセチル化を示す。これはH3やH4の多数のリシンに適用される。ヘテロクロマチンタンパク1(HP1)のようなクロマチンエフェクタータンパク質や,抑制性ポリコームグループタンパク質複合体のPRC1やPRC2は,しばしば長鎖非コードRNAの仲介により呼び込まれ,特定のヒストン修飾に結合する。クロマチンリモデリングは,転写因子の結合が可能となるヌクレオソームのないDNA領域の構築にかかわっている。RNAPⅡ,RNAポリメラーゼⅡ。

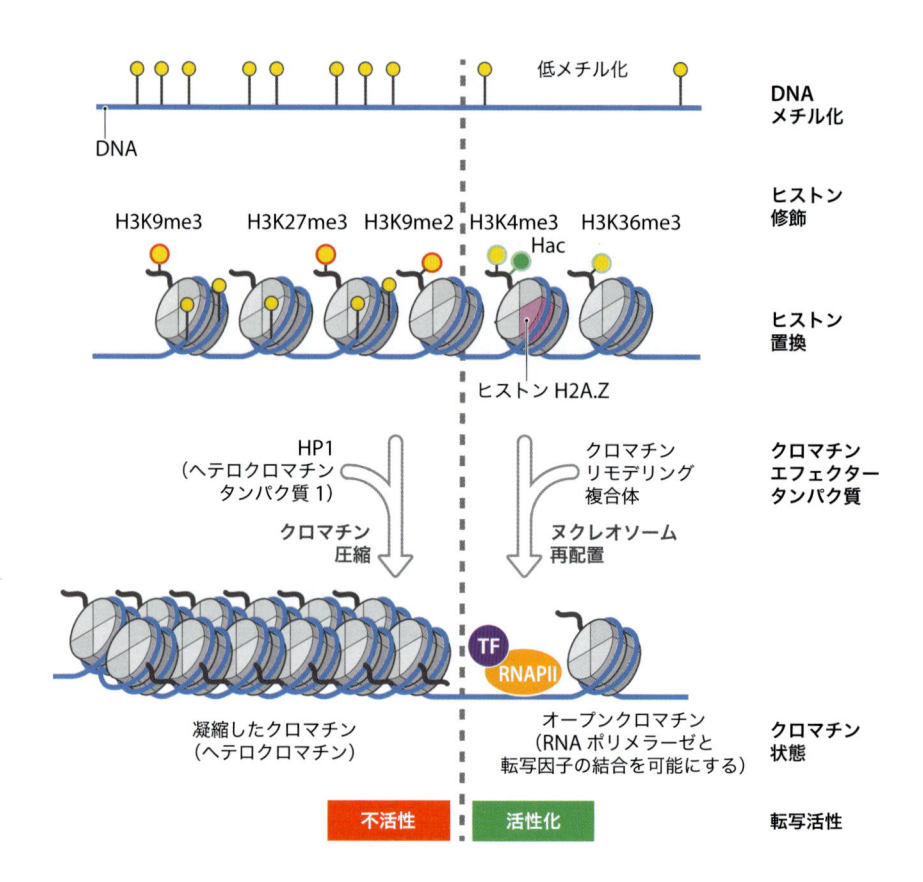

向に働く。さらに,DNAメチル基転移酵素と5-メチル化CG結合タンパク質が,ヒストン脱アセチル化酵素と適切なヒストンメチル基転移酵素を引き寄せ,転写抑制を増強する。

哺乳類細胞におけるDNAメチル化の機能

ヒストンはきわめて多様な修飾を受けるが,DNAの共有結合修飾はメチル化のみであり,DNAメチル化は哺乳類の発生に必要不可欠である。この主要な機能は,遺伝子発現の制御にある。DNAメチル化が遺伝子サイレンシングのパターンを安定化したり固定する結果,クロマチンの高メチル化領域においては転写が抑制される。セントロメア周辺のヘテロクロマチンにみられるサテライト反復配列や,散在するトランスポゾンのような頻繁に繰り返されるDNA配列は,高度にメチル化されている。し

かし，遺伝子本体(エキソンやイントロン)や遺伝子間領域におけるDNAメチル化もまた，散発性ではあるが重要である。

DNAメチル化パターンの場合，活発に転写されている遺伝子と抑制されている遺伝子を区別するのは，主要なシス作用性調節配列のDNAメチル化レベルである。したがって，活発に転写されている遺伝子のプロモーターとエンハンサーのDNAメチル化レベルは相対的に低い。特徴的なヒストン修飾およびH2A.ZやH3.3のようなヒストンバリアントと共に，そのような低メチル化領域は局所的なオープンクロマチン環境のシグナルとなっている。その結果，転写因子の標的配列への接近と結合が増強され，転写が活性化される。反対に，プロモーターやエンハンサー配列の有意なレベルのDNAメチル化によりクロマチンが凝縮し，転写因子の接近が困難になることで，遺伝子の転写は抑制される。

他のエピジェネティック標識と同様，全体的なDNAメチル化パターンは細胞種や発生段階により異なっている。遺伝子サイレンシングにおける一般的な役割に加えて，DNAメチル化は，ゲノムインプリンティングやX染色体不活化，そしてレトロトランスポゾン配列の抑制においても重要な役割を担っている。レトロトランスポゾンはゲノム上のさまざまな場所に多様なDNA配列を挿入することができることから，新規のエキソンの組み合わせや(図2.15)，新たな制御配列およびエキソンを生むことができるため，ゲノムにとって進化的に有利な要素となる。ヒトゲノムの約43%がレトロトランスポゾンの反復配列から構成されているが，ゲノムがレトロトランスポゾンで埋もれてしまわないように，活発に転位するレトロトランスポゾンの数は注意深く制御されている。DNAメチル化は転写を抑制することにより，トランスポゾンの過剰な増殖に対する必要不可欠なブレーキとして働く。

DNAメチル化：発生初期および配偶子形成におけるメカニズム，遺伝，包括的な役割

哺乳類細胞におけるDNAメチル化には，メチル基を特定のシトシン残基に付加して5-メチルシトシン(5-meC)を形成することが含まれる。シトシンのメチル化は，回文(パリンドローム)配列であるCGヌクレオチド配列(CpGジヌクレオチドとも呼ばれる。pはリン酸を示す)内で生じる。

5-メチルシトシンは，通常はグアニンと塩基対を形成する(メチル基はDNA二重らせんの外側に位置し，塩基対形成に与える影響は最小限である)。5-メチルシトシンは，クロマチン構造と遺伝子発現を制御する特定の5-メチルCG-結合タンパク質により認識される(後述)。体細胞では，約70〜80%のCGヌクレオチド配列がメチル化シトシンをもつ。しかし，そのメチル化のパターンは，ゲノムや遺伝子によってさまざまである(BOX 6.3)。

DNAメチル化のメカニズム

DNAメチル化は，DNAメチル基転移酵素(DNA methyltransferase：DNMT)により生じる。DNMT1酵素は，既存のDNAメチル化パターンの維持に働く。メチル化DNA分子の複製の間，親のDNA鎖はメチル化シトシンのパターンを保持する。新規に合成された相補的DNA鎖は非メチル化シトシンを取り込むことにより形成されるためメチル化されておらず，一方の鎖だけがメチル化されたヘミメチル化DNAができる(図6.13A)。

元のDNAメチル化パターンを維持するため，通常DNMT1は複製フォークに存在

BOX 6.3　ゲノムや遺伝子間のCpG島とDNAメチル化パターン

DNAメチル化は，発現を必要としない細胞領域において転写を不活性状態に「固定する」ために通常は用いられる。したがって，ヘテロクロマチンや遺伝子間領域は高レベルのDNAメチル化を受けている。セントロメア周辺ヘテロクロマチンのようないくつかの領域の高メチル化は，ゲノムの安定性に重要である。これらの領域でメチル化レベルが著しく低下すると，体細胞分裂組換えやゲノムの不安定性につながる。遺伝子もまたDNAメチル化を受けている。しかしながら，ヘテロクロマチンや遺伝子間領域と比較して，この場合のDNAのメチル化は通常は減少しており，より多様である。

本文に述べられているように，私たちの細胞におけるDNAメチル化はシトシンに限定されており，CGヌクレオチド配列において生じる（CGジヌクレオチドはシトシンメチル化の標的である）。結果としてできる5-メチルシトシンは，自然に起こる脱アミノ化によってチミンとなる（図4.5）。そして脊椎動物の進化の過程では，CG配列の絶え間ない侵食があった。他の脊椎動物のゲノムのように，私たちのCG配列は予想されるよりも明らかに少ない（私たちのゲノムの41%がG-C塩基対であり，GとCがそれぞれ20.5%である。予想されるCG配列の頻度は20.5%×20.5%＝4.2%となるが，実際に観察される頻度は1%以下である）。

CGの欠乏した私たちのDNA内には約30,000か所のDNAの小さな領域が島状にあり，この島内ではCGの頻度は期待値どおりで，シトシンのメチル化は抑えられている。このような**CpG島**（CpG island（CG島ともいう。pはリン酸によるCとGの結合を意味する））はしばしば1kbまたはそれ以下の長さで，遺伝子と顕著に関連している。図1に示されているように，約50%のCpG島は既知の転写開始点の近傍に位置している。さらに25%のCpG島は，遺伝子本体の中に認められる。

転写開始点に関連したCpG島は，遺伝子が転写されない場合でもメチル化されないことに注目してほしい。遺伝子が抑制されるか発現するかはこの場所ではなく，転写開始点から2kbまでに位置することが多い，CpG島の「岸」の部分のCpGのメチル化状態に関連しているようである。

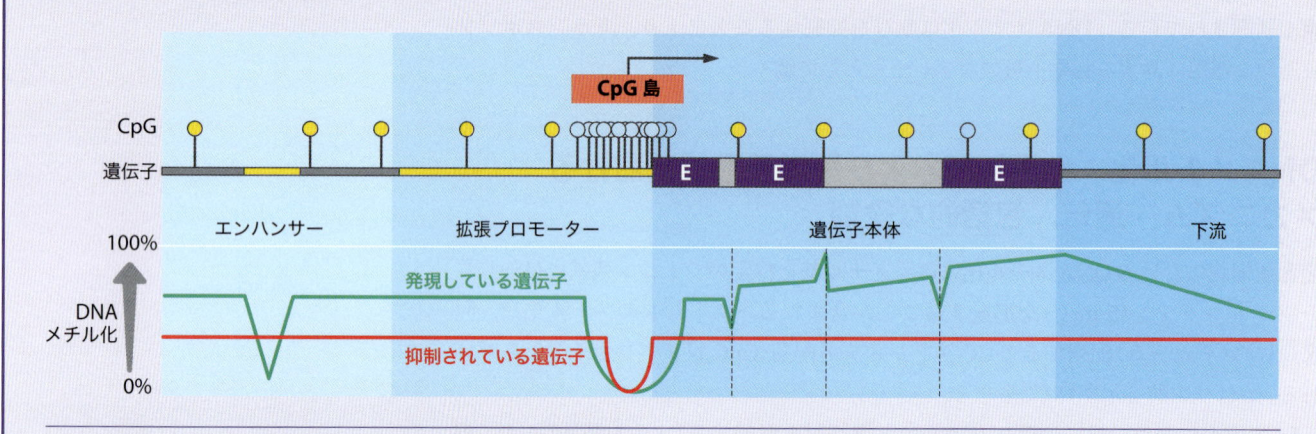

図1　理想化したヒト遺伝子のCpGの密度とDNAメチル化レベル　この例では，転写開始点（矢印）近傍に1つのCpG島をもち，3つのエキソン（E）からなる遺伝子を考える。遺伝子のCpG密度は最上段に示され，白抜きの円は非メチル化CpGを示し，黄色の塗りつぶしの円はメチル化CpGを示す。遺伝子が発現する場合，遺伝子本体のDNAメチル化は高レベルを示すが，転写開始点や上流のエンハンサーはシトシンのメチル化が認められず，トランス作用性のタンパク質因子の接近が可能になる。遺伝子の転写が非活性状態のときでさえも，CpG島内のシトシンはメチル化されない状態が保たれている。（Hassler MR & Egger G [2012] *Biochimie* 94:2219–2230より。Elsevier Masson SASの許諾を得て掲載）

しており，新生（合成中の）DNA鎖をメチル化する。ここでは，反対側の親DNA鎖上のメチル化CGと対をなすCGヌクレオチド配列のみがメチル化される。つまり，メチル化された親DNA鎖が，元のメチル化パターンの鋳型として働く（図6.13B参照）。結果として，対称的なCGメチル化パターンが親細胞から娘細胞へと忠実に伝達される。

DNMT3AとDNMT3Bは，新規DNAメチル基転移酵素である。これらは，適切なCGヌクレオチド配列をメチル化することができる（図6.13A参照）。ゲノムは2つの

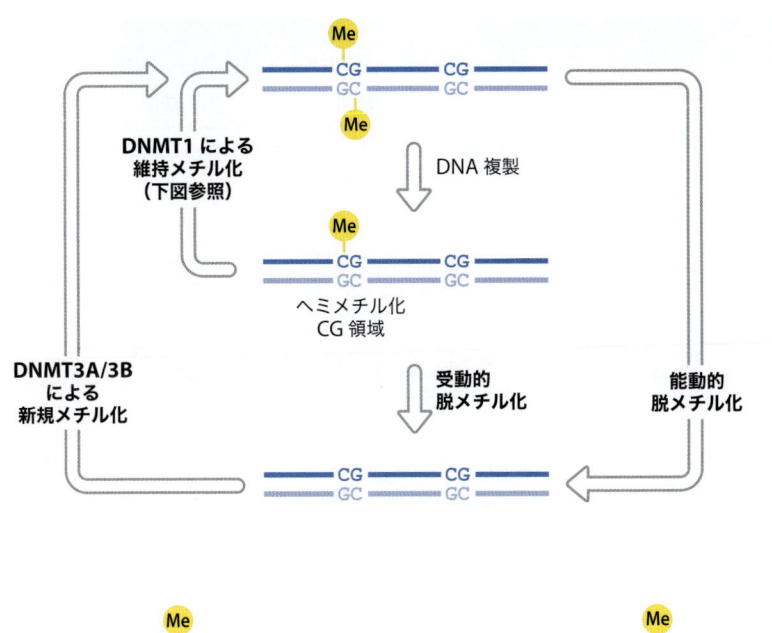

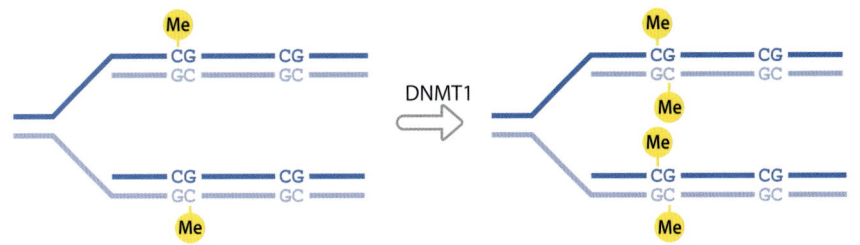

図 6.13 哺乳類における DNA メチル化と脱メチル化のメカニズム メチル化された CG ヌクレオチド配列を含む DNA 分子の複製の間,親鎖はメチル化シトシンを保持するが,新しく合成された DNA には非メチル化シトシンが組み込まれる。通常は DNMT1 が利用可能であり,親鎖のメチル化 CG と対をなすようにして,新規に合成された鎖のすべての CG ヌクレオチドを特異的にメチル化し,元のメチル化パターンを再生する(下の図に詳細が示されている)。DNMT1 が利用できない場合,ヘミメチル化 DNA は次の複製で非メチル化 DNA を生じさせる(受動的脱メチル化)。非メチル化 DNA はまた,発生の特定段階においては能動的な脱メチル化過程によっても生成される(図 6.14 参照)。DNMT3A と DNMT3B は,発生の特定時期における新規メチル化に用いられる(図 6.14 参照)。

主要な段階でエピジェネティック標識が包括的に初期化される。これらの酵素は,その際のエピジェネティックな再プログラム化に重要な役割を果たす。この2つの段階それぞれにおいて,全体的な DNA 脱メチル化が起こった後,新規の DNA メチル化により異なるメチル化パターンが確立される。

初期発生と配偶子形成における DNA メチル化

主なエピジェネティック再プログラム化は初期胚で生じる。卵と精子の DNA は高度にメチル化されている(しかし,卵と精子は大きく異なる DNA メチル化パターンをもっている)。いったん精子と卵が受精すると,導入された精子のゲノム(この段階では雄性前核内にある)の活発な DNA 脱メチル化が開始される。雄性前核と雌性前核が融合後,受精卵の包括的な脱メチル化が始まり,これが着床前胚の初期胚盤胞期まで続く(図 6.14)。それからゲノムの再メチル化の波が起こり,さまざまな細胞系譜を生み出す初期の分化段階が同時に生じる。ゲノムのメチル化は体細胞系譜においては顕著であるが,栄養芽層由来の系譜(胎盤や卵黄嚢などを生じる)ではゆるやかである。

また,重要なエピジェネティック再プログラム化は配偶子形成でも生じる。最終的に配偶子を生み出す**始原生殖細胞**(primordial germ cell)は,最初に高度にメチル化される。それらが生殖隆起に入るとゲノムは徐々に脱メチル化され,エピジェネティック標識の大部分が消去される(図 6.14 参照)。その後,新規メチル化によりエピジェネティック標識が再構築される。

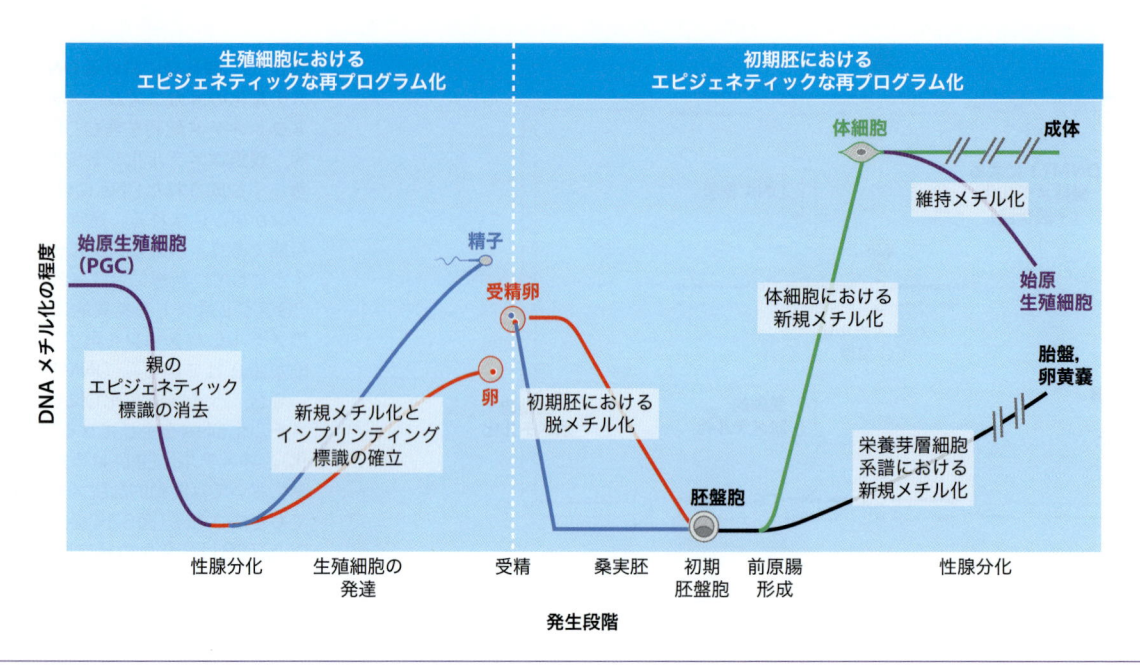

図6.14　哺乳類の発生におけるDNAメチル化の変化　配偶子形成と初期胚発生に付随して，メチル化全般の著しくかつ頻繁な組織特異的変化が生じる．精子特異的にDNAをメチル化できないマウスは不妊を呈するが，その原因はわかっていない．横軸は時間軸だが，図右側の出生から成体期の部分を省略して示している（二重斜線）．

エピジェネティックな制御における非コードRNA

豊富な非コードRNA（noncoding RNA：ncRNA）は，遺伝子制御において重要な役割を担っている．ncRNAには小分子非コードRNAや長鎖非コードRNAが含まれる．前者は多くの生物においてエピジェネティックな制御に重要であるが，哺乳類のエピジェネティックな制御における役割は限定的である．したがって，哺乳類のmiRNAは主に転写後の遺伝子サイレンシングに関して注目されてきた（しかしいくつかのmiRNAは，クロマチン修飾で重要となる酵素を抑制する）．そして，内在性のsiRNAはいくつかの生物においてセントロメアのエピジェネティックな制御に重要であるが，哺乳類において同様の役割をもっているかは明らかでない（もし似た働きをもつとすれば，その役割は配偶子形成や初期胚発生に限定的なものと考えられる）．

対照的に，哺乳類の長鎖非コードRNAは，遺伝的な（塩基配列に依存した）制御およびエピジェネティックな制御の両方にきわめて重要である．長鎖非コードRNAは，特定のクロマチン修飾タンパク質複合体を決められたクロマチン位置に呼び込むことにより，エピジェネティック制御において作用している．これは，塩基対形成に依存しないメカニズムにより生じる（図6.15D，E）．RNAは比較的しなやかで，鎖内で塩基対を形成し，複雑な二次，三次構造に折りたたまれる（図2.4および図2.6）．これにより，RNA分子に適切な表面形状や裂け目が作られ，高度に特異的な分子間相互作用や特定のタンパク質との結合を可能にしている．

X染色体不活化やゲノムインプリンティングのようなエピジェネティックな現象において，特異的な長鎖非コードRNAがどのように決定的な役割をもっているのかについて以下に述べる．特に，抑制性ポリコーム（polycomb）タンパク質複合体は，しばしば非コードRNAにより呼び込まれて特定の標的遺伝子を抑制する．

図6.15 非コードRNAを用いたエピジェネティックシグナルの付与 （A〜C）標的配列に対して調節RNAが塩基対形成することによる配列特異的認識モデル。(A)新生転写産物，(B)ほどけたDNA二重らせんの一本鎖，(C)閉じたDNA二重らせん(三重らせんの形成)。(D, E)長鎖非コードRNAの動員。(D)複合体表面媒介相互作用を介しての標的DNA配列の認識によるもの。(E)新生転写産物としてクロマチンに係留されることにより，局所的に働くことによるもの。RNAPⅡ，RNAポリメラーゼⅡ；RBP，RNA結合タンパク質；A，アダプタータンパク質(仮説)；CMC，クロマチン修飾タンパク質複合体；ssDNA，一本鎖DNA；dsDNA，二本鎖DNA；オレンジ色の旗，エピジェネティックシグナルとして働くDNAやヒストンに結合する化学基。(Bonasio R et al. [2010] *Science* 330:612–616; PMID 21030644より。AAASの許諾を得て掲載)

シス作用性とトランス作用性の制御

これまで述べてきた長鎖非コードRNAに関するエピジェネティックな役割のほとんどは，シス作用性の制御に関連している(表6.4)。これらの場合では，長鎖非コードRNAの初期の転写産物は，隣接する遺伝子上で作動するクロマチン修飾複合体をつなぎとめる役割をしている可能性がある。いくつかのケースでは，シス作用性の非コードRNAは，クラスター上の複数の遺伝子を抑制する(6.3節で述べるように，時に超長鎖アンチセンス転写産物の作製に関連している)。X染色体不活化のような特別なケースでは，X染色体上の何百もの遺伝子が非コードRNAにより不活化される(後述)。

哺乳類のいくつかの長鎖非コードRNAは，トランス作用性の制御因子として働く。1つの例として，HOTAIR(HOXアンチセンス遺伝子間RNA)が挙げられる。これは12q13上の*HOXC*ホメオボックス遺伝子クラスター内の遺伝子により作られ，5′と3′末端で特定のタンパク質制御因子(それぞれPRC2ポリコーム抑制性複合体と，LSD1イレイサーを含む複合体)と結合し，足場として働く。そして，それらを他の染色体上の遺伝子(2番染色体上の*HOXD*遺伝子クラスター内の多数の遺伝子を含む)に呼び込んで発現を抑制する。

ゲノムインプリンティング：母親および父親から受け継がれるアレルの発現の差異

私たちは，哺乳類の二倍体細胞では父親由来と母親由来のアレルの両方が発現しているように習慣的に考えている(両アレル発現)。しかし，私たちの遺伝子のうち少なからぬ割合が，両アレルのうちどちらか片方しか発現していない。すなわち，他方のアレルは不活性化されている(単一アレル発現)。これはランダムに起こることがあり，個体の一部の細胞では父親由来のアレル(父系アレル)が不活性化され，別の細胞では母親由来のアレル(母系アレル)が不活性化されるといったことが生じる(表6.5)。しかしながら，いくつかの遺伝子では，父系あるいは母系のアレルが常に不活性化されている。つまり，どちらの親由来であるかに依拠して，片アレルの不活性化が起こっていることを示している(**ゲノムインプリンティング**〔genomic imprinting〕)。

単一アレル発現はかなりの割合の遺伝子で自然に生じるため，母系と父系の遺伝子は哺乳類においては機能的に等価ではない。その結果，哺乳類は一部の脊椎動物と異なり，自然状態においては単性生殖(受精なしの生殖。半数体の染色体セットが卵母細胞内で複製される)できない。哺乳類の卵を操作し，人工的に2つの母親由来ゲノムをもつ二倍体の胚を作製することは可能ではあるが，常に胚性致死に至る。母系のゲノムはそれのみでは発生を支えることはできず，母系ゲノムと父系ゲノムの両方が

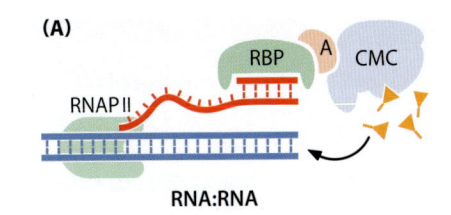

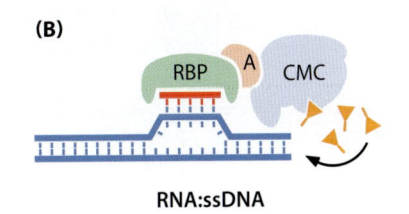

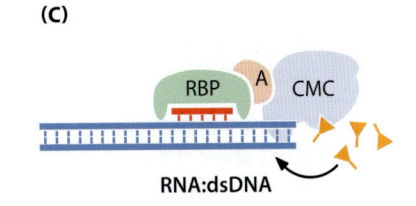

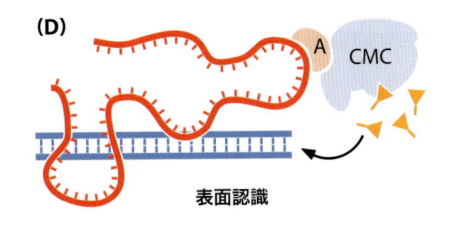

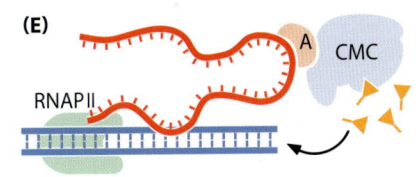

RNA	染色体上の位置	作用様式	標的遺伝子	クロマチン修飾タンパク質複合体	ヒストン修飾[a]
Airn (108 kb)	マウス17番染色体のインプリンティングドメイン	シス	父親由来の17番染色体の3つの隣接する遺伝子	G9a	H3K9me
Kcnq1ot1 (91 kb)	マウス7番染色体のインプリンティングドメイン	シス	父親由来の7番染色体の11の隣接する遺伝子	G9a	H3K9me
				PRC2	H3K27me3
				PRC1	H2K119ub1[b]
Xist (17 kb)	マウスX染色体のXic	シス	不活化X染色体上のほぼ全遺伝子	PRC2	H3K27me3
HOTAIR (2 kb)	12q13のHOXCホメオボックス遺伝子クラスター	大部分はトランス	2q31のHOXDクラスターの複数の遺伝子；ゲノム中の多くの単一遺伝子	PRC2	H3K27me3
				LSD1	H3K4me2/me3の脱メチル化

表6.4 既知のクロマチン修飾抑制性タンパク質複合体を通して遺伝子サイレンシングを引き起こす，哺乳類の長鎖非コードRNAの例 [a]173ページの表6.2のリシンメチル化に関連するヒストン修飾を参照。[b]ヒストンH2Aの199番目のリシンのモノユビキチン化。

発生には必要である。発生に重要なある遺伝子群は父親から受け継がれた場合にのみ発現でき，別の遺伝子群は母親から受け継がれた場合のみ発現できるため，哺乳類では単性生殖は失敗する。

遺伝子のインプリンティングパターンはシス作用性調節配列によって確立されるが，これらの調節配列は精子のDNAと卵のDNAでメチル化パターンが異なっているため，ある種のインプリンティングを受けている。メチル化の状態が異なる領域(differentially methylated region：DMR)は，低メチル化の場合と高メチル化の場合ではまったく異なる挙動を示す。

分類	メカニズム	解説
どちらの親由来かに依存する	ゲノムインプリンティング	いくつかの遺伝子は父系の染色体からのみ発現し，いくつかの遺伝子は母系の染色体からのみ発現する
	胎盤におけるX染色体不活化	父系のX染色体が常に不活化される
どちらの親由来かに依存しない	体細胞におけるX染色体不活化[a]	父系または母系のX染色体上の大部分の遺伝子のランダムな不活性化(図6.18A参照)
	細胞特異的免疫グロブリンやT細胞受容体の産生	一度に1アレルだけを用いて，成熟B/T細胞が免疫グロブリンやT細胞受容体鎖を作る。ランダムに選ばれたアレルによる遺伝子再構成で機能的鎖が作成されると，フィードバックメカニズムが働いてさらなる遺伝子再構成が妨げられる(4.5節参照)
	細胞特異的嗅覚受容体の産生	各嗅細胞は，単一の嗅覚受容体(OR)遺伝子(数百のOR遺伝子から選ばれる)の単一のアレルを発現しているため，1つの特異的な匂いに反応して興奮する。1つの単一アレルエンハンサーに対する競合に依存している
	確率的なメカニズム	きわめて一般的である可能性がある

表6.5 哺乳類において自然にみられる単一アレル発現を生み出すメカニズム [a]少なくとも真獣類(有胎盤類)ではあてはまる。有袋類では父系のX染色体が常に不活化される。

アレルはどちらの親由来かによって異なる挙動を示すことがあるが，個体内における体細胞分裂の間，転写活性や不活性化のパターンは一定に保たれている。しかし，アレルは本質的な意味で母系か父系かが決まっているわけではない。つまり，インプリンティングは不可逆的である必要がある。男性は母親から不活性な片アレルを受け継ぐがことがあるが，精子を通して同じアレルを次世代に伝える際，そのアレルが再活性化されるようインプリンティングは消去される必要がある(図6.16)。

ゲノムインプリンティングの程度と重要性

140以上のマウス遺伝子がインプリンティング遺伝子(インプリンティングを受ける遺伝子)であることが実験的に示されており，ヒトでも少数のインプリンティング遺伝子が確認されている(http://igc.otago.ac.nz/でインプリンティング遺伝子の目録が入手可能である)。

多くの既知のインプリンティング遺伝子は，胚と胎盤の発生・成長において役割を担っている。よく知られた理論として，母親と父親の間の進化上の利益の衝突のためにゲノムインプリンティングが生まれたとするものがある。父親由来の遺伝子が増殖するためには，たとえ母親を犠牲にしても，子どもが丈夫にに生まれる方が有利である。しかし，母親由来の遺伝子が増殖するには，母親が十分に健康で複数回の妊娠ができることが要求される。

哺乳類の発生は，受精卵が胚と胚体外膜(栄養芽層を含む。これらは発生を支え，胎盤の一部となる)を生み出すという点で特別である。前述の議論から，父系遺伝子は胎盤を介して母親から得られる栄養素を最大化することにより，胎児の成長(そして一般的な体の健全さ)を促進すると考えられている。したがって，父系遺伝子にとっては胚体外膜や胎盤の発育を促進することに利益がある。対照的に母系遺伝子は，母親の健康や将来の妊孕性を損なわないように，栄養の移行を限定するように働く。父系遺伝子と母系遺伝子の衝突理論は，ヒトにおける片親性二倍体という珍しい症例(図6.17)や，人工的に作られた片親性二倍体マウスにより部分的に支持されている。

父系-母系の衝突理論は，なぜゲノムインプリンティングが哺乳類で進化したのかに対する部分的な説明でしかない。すべてのインプリンティング遺伝子が子宮内の成長における役割をもっているわけではなく，またすべてのインプリンティング遺伝子が両親間の衝突理論から予想される方向にインプリンティングされるわけではない。この理論はまた，インプリンティングが多くの遺伝子で組織特異的であることを説明できない。例えば，インスリン様増殖因子2(insulin-like growth factor 2：*IGF2*)遺伝子は，多くの組織で母系の遺伝子がインプリンティングされているが，脳や成体の肝臓などでは両アレルが発現している。また，アンジェルマン(Angelman)症候群にかかわっている*UBE3A*遺伝子は，神経細胞では父系遺伝子がインプリンティングされているが，グリア細胞や他の組織では両アレルが発現している。

メチル化の差異による性特異的インプリンティングの確立

インプリンティング遺伝子はしばしばクラスター状に認められ，インプリンティング制御領域(imprinting control region：ICR)として知られている共通のメチル化の状態が異なる領域の支配下にある。生殖細胞の発生期間に，親のインプリンティングは消去される。その後，性特異的な新規DNAメチル化パターンがICRのCGヌクレオチド配列内に作られる際に，ゲノムインプリンティングが確立される。

精子と卵は全体のDNAメチル化パターンがまったく異なるが，初期胚における大規模な脱メチル化により，父系ゲノムと母系ゲノムのDNAメチル化の違いの大部分

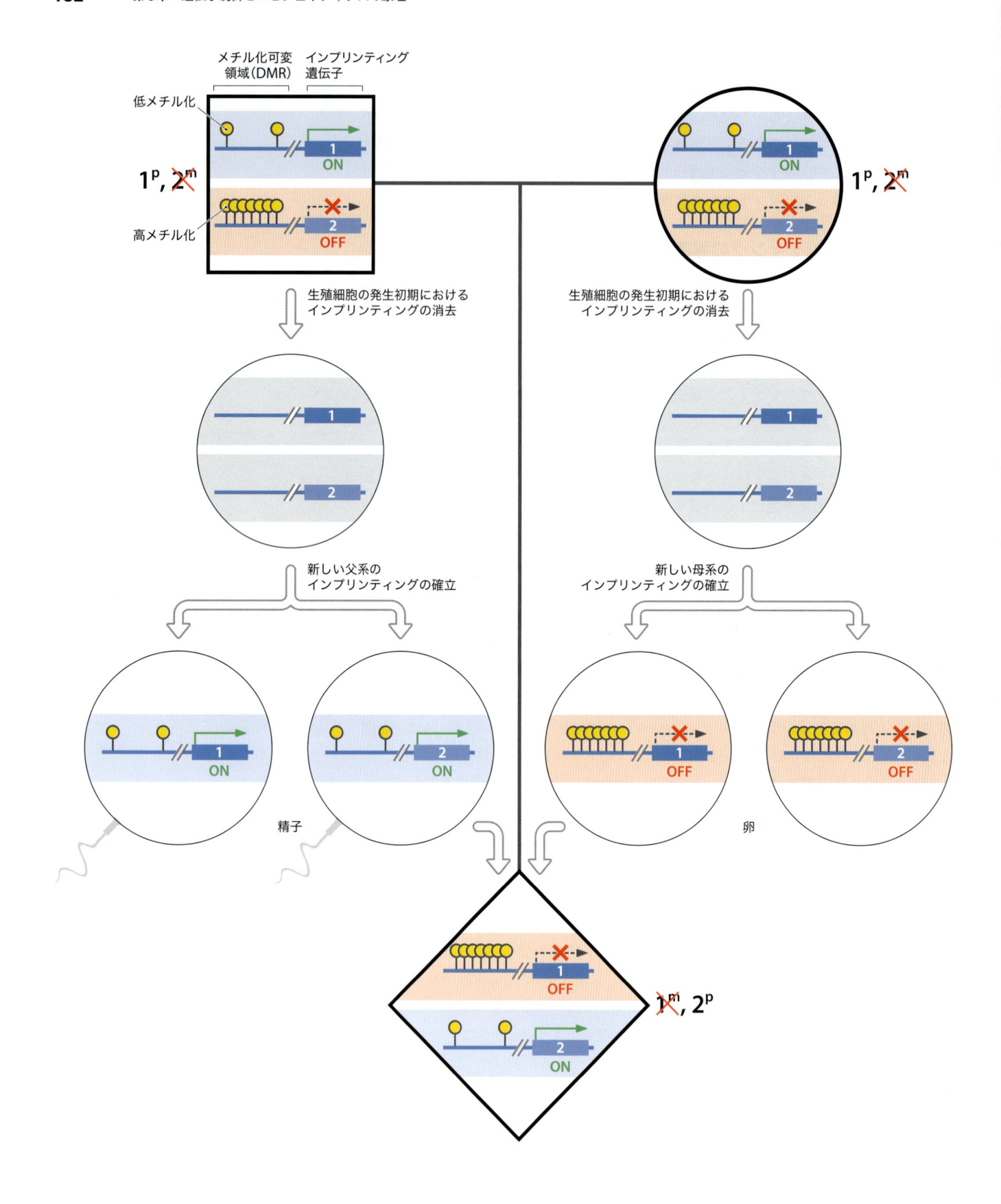

は除去される。この重要な例外がICRであり，ICRにおけるDNAメチル化の性差は体細胞においては保持される（しかし，始原生殖細胞において消去される）。

ICRがどのようにしてインプリンティング遺伝子の発現を制御しているかについて

図6.16 インプリンティングは世代間で逆転することがある この例では，メチル化可変領域(DMR)は，母親から遺伝するとき高度にメチル化されている。そのため，隣接するインプリンティング遺伝子は発現抑制されている。父親から遺伝する場合にはDMRは低メチル化されており，遺伝子は発現している。遺伝子が1と2の2つのアレルをもち，上図の男性と女性はヘテロ接合体であるとする。1ᵖはアレル1が父系染色体から遺伝したことを示し(薄青の影)，2ᵐはアレル2が母系の染色体から遺伝したことを示す(ピンク色の影)。赤色のXは不活性化したアレルを示す。生殖細胞の発生初期，急速なDNA脱メチル化が生じ，父系と母系のエピジェネティック設定は消去される(図6.14の左部分を参照)。DNAメチル化標識を含む親のインプリンティングの喪失は，染色体がその親のエピジェネティックな独自性の大部分を失うことを意味し，灰色の影で示されている(図の中央)。生殖細胞の発生後期には，個々の性による新しいインプリンティングが確立する。父親の精子はすべて活性型のアレル1または活性型のアレル2をもつ。母親の卵はすべて不活性型のアレル1または不活性型のアレル2をもつ。図に示されている受精では，親と同じ遺伝型(1, 2)の子を産生することができるが，インプリンティングは逆転し，アレル1が不活性化しており(母親から受け継いでいる)，アレル2が機能的である。

の私たちの知識の大部分は，ヒトの発生障害に関連するインプリンティング遺伝子クラスターに関する研究から得られたものである。これらのメカニズムについては，インプリンティング障害を扱う6.3節で考察する。これからみていくように，長鎖非コードRNAもしばしばインプリンティング遺伝子のクラスターと関連しており，インプリンティングの制御に重要である。

X染色体の不活化：遺伝子量の性差の補正

7.4節で述べられているように，生得的な染色体数の変化(異数性)は通常は致死性であるか，重大な異常をもたらす。染色体の喪失は特に有害であり，モノソミーはたった1つの例外を除いて初期胚で致死となる(女性胚由来のX染色体の喪失は生存でき，ターナー〔Turner〕症候群〔45, X〕となる)。

異数性は，**遺伝子量**(gene dosage)が異常となるために問題を引き起こす。私たち

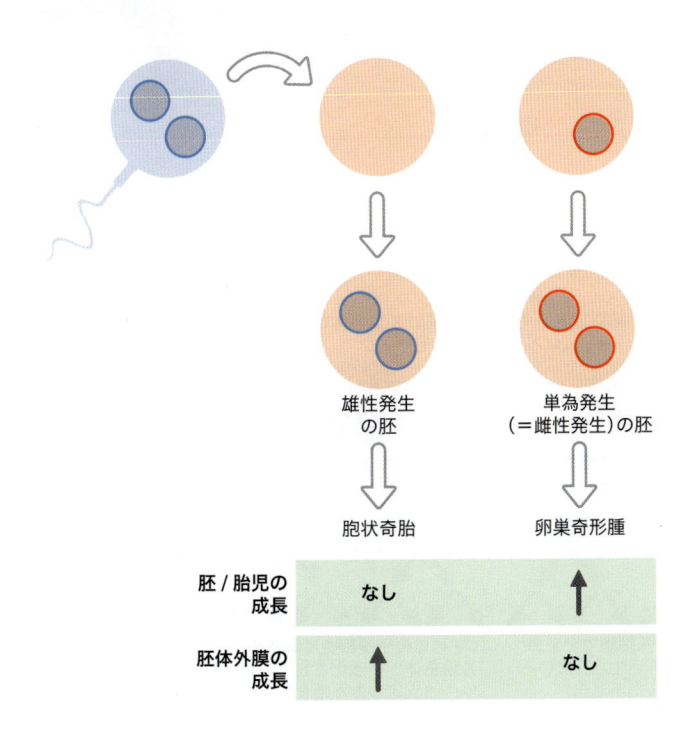

図6.17 片親性二倍体と父系・母系ゲノムの発現の差異 ごくまれに，受精卵が父系DNAのみから構成されるゲノムで形成され，**雄性発生**の胚が生み出される(通常はここで示すように，倍数体の精子が染色体を欠く卵に受精した場合に生じる)。これは，栄養芽層の広汎な過形成(成長過多)を伴うが胎児成分をもたない，胞状奇胎として知られる異常な受胎産物を生み出す。逆の状況では，受精卵のゲノムは母系DNAのみからなり，**単為発生**の胚を生じる。これは重要な胚体外膜をもたず，無秩序な胚組織から構成される卵巣奇形腫を生じる。

は精緻な遺伝子間相互作用システムをもっており，ゲノム中の遺伝子産物は共同して働くことがあるが，その際に関与する遺伝子産物の相対的な量は厳密にコントロールされる必要がある(例えば，個々の成分量の変化は制御システムに大混乱を与えることがある)。平均的な染色体には，コピー数の変化(異常な遺伝子量を生み出す)が明らかに有害である遺伝子が複数存在する。ただし，哺乳類ではどういうわけかコピー数の違いが許容されることがある。それは，女性は2本のX染色体をもつが，男性は1本のX染色体と1本のY染色体をもつ，という点である。

　Y染色体特異的遺伝子はごく少数であり，その多くが男性特異的な機能に関連している。一方でX染色体は800以上のタンパク質コード遺伝子と，あらゆる種類の重要な細胞機能において働く多くのRNA遺伝子をもっている。最初にMary Lyonによって提起されたように，遺伝子量補正のメカニズムは，女性細胞の2本のX染色のうちの1本の染色体をヘテロクロマチン化することにより(**X染色体不活化**〔X-chromosome inactivation〕)，男性と女性の細胞におけるX染色体の遺伝子発現を等量にすることである。

X染色体の数え上げと不活化の選択

胚発生の初期において，細胞は何らかの方法でX染色体が何本含まれているかを数え上げる。そして，ランダムに選ばれた1本のX染色体を除いてすべてが永久に不活化される。発生のごく初期においては2本のX染色体は共に活性をもつが，X染色体不活化は細胞が分化し始める際に始まる。これはマウスにおいては後期胞胚期に起こり，ヒトにおいてもおそらく同じであろうと考えられている。不活化したX染色体は細胞周期の間，高度に凝縮したヘテロクロマチン状態に保たれており，細胞核の周辺部にバー小体(Barr body，性染色質ともいう)として確認できる(図5.4参照)。

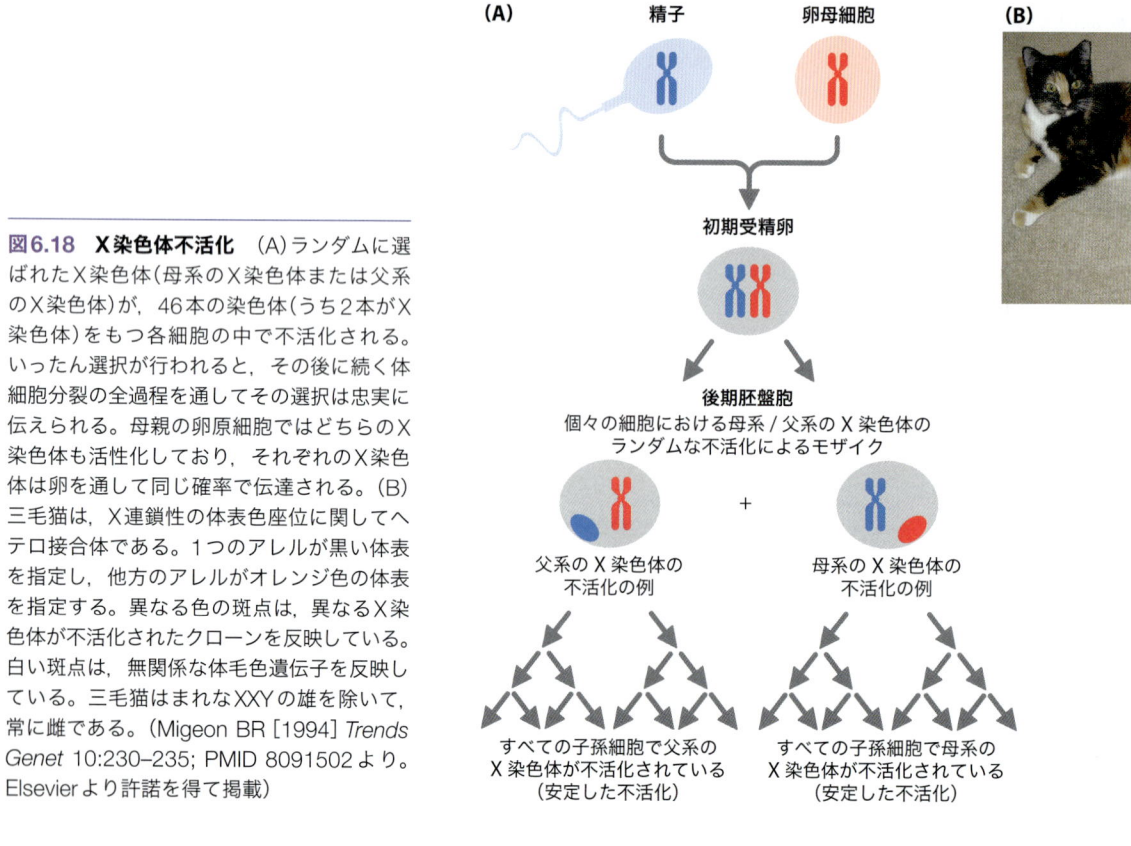

図6.18　X染色体不活化　(A)ランダムに選ばれたX染色体(母系のX染色体または父系のX染色体)が，46本の染色体(うち2本がX染色体)をもつ各細胞の中で不活化される。いったん選択が行われると，その後に続く体細胞分裂の全過程を通してその選択は忠実に伝えられる。母親の卵原細胞ではどちらのX染色体も活性化しており，それぞれのX染色体は卵を通して同じ確率で伝達される。(B)三毛猫は，X連鎖性の体表色座位に関してヘテロ接合体である。1つのアレルが黒い体表を指定し，他方のアレルがオレンジ色の体表を指定する。異なる色の斑点は，異なるX染色体が不活化されたクローンを反映している。白い斑点は，無関係な体毛色遺伝子を反映している。三毛猫はまれなXXYの雄を除いて，常に雌である。(Migeon BR [1994] *Trends Genet* 10:230–235; PMID 8091502より。Elsevierより許諾を得て掲載)

母系または父系のX染色体のどちらを不活化するかという選択はランダムになされる。しかし，ある細胞においてどちらの親由来のX染色体が不活化されるにせよ，そのすべての娘細胞で同じX染色体が不活化される（図6.18A）。したがって，成人女性は細胞クローンの「モザイク」を呈し，各々のクローンは胚生期の初期に前駆細胞において確立されたX染色体不活化のパターンを保っている。図6.18Bに示した三毛猫はその典型的な例である。

X染色体不活化は体細胞分裂を通して安定であるが，世代にまたがった安定性はない。ある女性の母親由来のX染色体は，母親においては等しい確率で活性あるいは不活性状態であり，女性自身の細胞において彼女の父親由来のX染色体が不活化されるのも同じ確率である。

XIST RNA と X 染色体不活化の開始

ヒトX染色体の不活化はXq13にあるX染色体不活化センター（X-inactivation center：XIC）において開始され，染色体全長に伝播する。これは，ヘテロクロマチンが広がる傾向を示す極端な例であるかもしれない（6.3節では，疾患におけるヘテロクロマチンの広がりをより詳細に考察する）。

2つのXIC配列の一時的な対形成は，おそらくX染色体を数え上げるメカニズムであろう。この領域内においてXIST遺伝子は，17 kbにスプライスされポリAが付加される非コードRNAをコードしている。この非コードRNAは，**不活化**されたX染色体でのみ発現している X 染色体不活化特異的転写産物（**X**-inactivation-**s**pecific **t**ranscript：XIST）である。

*XIST*は主に，ヘテロクロマチン化をXICから外方へと広げることにかかわっている。*XIST* RNAとそれが呼び込むポリコームタンパク質の両方が，不活化されるX染色体に沿って広がり，染色体の全長にわたる遺伝子サイレンシングを開始させると考えられている。その結果，不活化されたX染色体ではヘテロクロマチンに典型的な修飾（H3K9me2，H3K9me3，H3K27me3，非メチル化H3K4，脱アセチル化H4，そしてしばしば起こるヒストンH2AのマクロH2Aヒストンバリアントによる置換）が広がる。既にX染色体の不活化が行われた分化細胞では，*XIST*が喪失しても再活性化を引き起こすことはない。つまり，*XIST*はX染色体不活化の確立には必要であるが，その維持には必要とされない。

X染色体不活化のメカニズムはいまだよくわかっていない。*XIST*に加えて，XIC内にはその他にも多数のより長い非コードRNAがある。そのなかのいくつかはマウスにおいてX染色体不活化メカニズムに役割をもつことが知られているが，ヒトXICとマウスの相当物であるXicの組成はかなり異なっている。

X染色体不活化の回避

X染色体の数個の遺伝子は，Y染色体，特に末端偽常染色体領域に活性型の対応する遺伝子をもつ（このような遺伝子は領域にも存在する；図5.7参照）。したがって，Y染色体に機能的な対応する遺伝子をもつX染色体の遺伝子には遺伝子量補正が必要ないため，X染色体不活化では染色体のすべてが不活性化されるわけではない。しかしながら，X染色体不活化を回避し，*Xist* RNAの作用が及ばない遺伝子がごくわずかに限られるマウスと異なり，ヒトX染色体上では約15％の遺伝子が何らかの方法でX染色体不活化を回避している。

エピゲノムとエピジェネティックな制御の分子基盤の解明

エピゲノム(epigenome)とはゲノムのエピジェネティック標識の全集合を指しており，これは個々の細胞種の性質であり，多様性および柔軟性に富む。シトシンメチル化やヒストン修飾パターンのようなエピジェネティック標識は必ずしも転写活性の変化と関連しているわけではなく，かつて考えられていたように安定でもない。

多くは細胞から娘細胞へ，体細胞分裂を通して忠実に受け継がれるが，一部にはずっと不安定なものもある。例えば，あるコード配列内のシトシンメチル化パターンは，細胞周期の間に変化する。ヒストンアセチル化はもっと素早く変化する。時にヒストンアセチル化パターンは，アセチル基が最初に付加されてからたったの2時間で変化することがある。

哺乳類においてはエピジェネティック標識の極端な巻き戻しが可能であることが知られている。世界初のクローン哺乳類であるヒツジのドリーの誕生は，その印象的な証明である。ドリーは，最初にヒツジの卵母細胞から核を除去し，別のヒツジの完全に分化した子宮上皮細胞から採取された核を，除核された卵母細胞に注入して生まれた。導入された核のエピジェネティック標識は，卵母細胞の細胞質により再プログラム化され(効果的に巻き戻され)，受精卵の未分化な核を模倣した。したがって，哺乳類における細胞の分化は明らかに可逆的であるといえる。

国際ヒトエピゲノムコンソーシアム(IHEC)

エピジェネティックな制御メカニズムに関する私たちの知識は限られている。2010年にIHEC(http://www.ihec-epigenomes.org/)が立ち上がり，ヒト細胞のエピジェネティック標識のゲノムワイドなデータ収集が開始された。最初の目標は，10年の間にさまざまなヒト組織と個体の1,000のエピゲノムの特性を明らかにすることであり，ヒトの健康の増進にこれらの発見を応用する見込みである。

しかし，プロジェクトには議論がある。エピゲノムはさまざまな組織・細胞において多様であるうえに可塑性があり，環境や発生時期，年齢などの影響も受ける。対照的にゲノムは一貫して安定しており，個体内の有核細胞間，あるいは同種生物の異なる個体間においてさえもごくわずかな違いしかない。したがって，私たちはヒトゲノムは自信をもって語れるが，ヒトエピゲノムは細胞種特異的であり，細胞内においてさえも環境に応じた多様性を示す。

また，研究遂行上の重大な制限や技術上の困難もある。多くの細胞種は研究のために手に入れるのが容易ではない(そして利用可能な代用培養細胞におけるエピジェネティック標識は，自然に存在する細胞を忠実に反映しているわけではない)。そして，多種のクロマチン修飾(多様である)の抗体検出の質を改善することが明らかに必要である。

6.3 メンデル遺伝性疾患と片親性ダイソミーにおける異常なエピジェネティック制御

ヒトの遺伝子および機能的DNA配列の作用における制御異常は，複数の機序で起こる。DNA配列の変化によって，クロマチン環境の大幅な変化が必ずしも伴わなくても，DNA配列の働きに影響がでる可能性がある。第7章では，塩基配列やコピー数の変化によって直接的に疾患が誘導される機序を述べる。本節では特に，エピジェネ

ティックな制御異常に注目する。この異常は，片方の親から同じ染色体の2コピーが誤って受け継がれることによってまれに起こる。それに加えて，一部の遺伝性疾患はエピジェネティックな制御異常を示す場合もある。

エピジェネティックな制御異常の原理

エピジェネティックな異常変化(**エピ変異**〔epimutation〕)が1か所もしくは複数の座位で起こると，エピジェネティックな制御異常を示すメンデル遺伝性疾患を速やかに発症する可能性がある。しかし，**最初の**イベントはしばしば特定座位におけるある種の遺伝的な(配列変化を伴う)変異として起こる。ゲノムの別の場所にある遺伝子のエピジェネティックな修飾を調節するタンパク質もしくはRNAをコードする遺伝子に，そのような変異が存在する場合がある。また，近傍遺伝子のエピジェネティックな修飾を制御するシス作用性調節配列に変異が存在する場合もある。それぞれの場合で，エピ変異が疾患の表現型を決める。このようなエピ変異は最初の遺伝的な変異の下流にあるので，しばしば**二次性エピ変異**として分類される(図6.19)。

一方，**一次性エピ変異**は，塩基配列の変化を伴わずに発生することもある。この場合，例えば環境による変化などによって，エピジェネティックな制御が変化するようにクロマチンの状態が再プログラム化される(例えば，代謝にかかわる因子の変化は，DNAメチル化やヒストン修飾の状態に影響を与える可能性がある)。一次性のエピ変異は複雑疾患において重要である可能性があり，第8章では複雑疾患における遺伝的およびエピジェネティックな要因の役割を説明する。エピジェネティック要因は特にがんにおいて重要な役割をもつので，これについては別途，第10章で検討する。ここでは，染色体の分離異常によるものや，特定のメンデル遺伝性疾患の特徴となるエピジェネティックな制御異常に注目する。

クロマチン修飾因子を指定する遺伝子の変異による「クロマチン病」

先に詳述したように，DNAをメチル化したり，コアヒストンの特定のアミノ酸にさまざまな化学基を加えたりするクロマチン「ライター」酵素によって，エピジェネティック標識は刻まれる。それら標識は，特定の「リーダー」タンパク質によって認識・結合されることもあれば，特定の「イレイサー」酵素で除去されることもある。

クロマチンのライター，イレイサー，リーダーを生成する個々の遺伝子は，ゲノム上の数多くの遺伝子を制御している可能性があり，このような遺伝子の変異は数多くの座位で遺伝性のクロマチン構造の異常を引き起こす可能性がある。いくつかのケースでは，正常な遺伝子制御が乱れることで，致死となることもありうる。これは，クロマチン修飾因子の標的遺伝子の多くが，発生の初期に重要な働きをするからである。しかし，いくつかの疾患は，クロマチン修飾因子座位の変異が原因となる。これらのいわゆる「クロマチン病」は，発達障害(精神遅滞を伴うことが通常で，表現型が変化することもある)を引き起こすことが一般的である(表6.6)。患者は生殖不全であることが多く，通常は孤発例となる。

レット症候群：古典的なクロマチン病

レット(Rett)症候群(PMID 20301670)は進行性のX連鎖性神経発達障害であり，もっぱら女子にのみ発症する。通常，罹患児は6〜18カ月までの発達は正常だが，その後

図6.19 一次性と二次性のエピ変異 (A) 二次性のエピ変異は，シス作用性もしくはトランス作用性のエピジェネティック制御因子の変異によって，クロマチンの状態が変化すると生じる。制御因子の変化によって，クロマチンの状態が変わる。図示した例では，転写が可能な環境から（上図），抑制的なヘテロクロマチン環境に変わる（下図）。(B) 一次性のエピ変異では，塩基配列にまったく変化がなくても，クロマチンの状態が変化する可能性がある。図で想定した例では，環境の変化によってDNAやクロマチンの修飾に重要な代謝関連因子の濃度変化が起こり，クロマチンの状態の変化が引き起こされる。

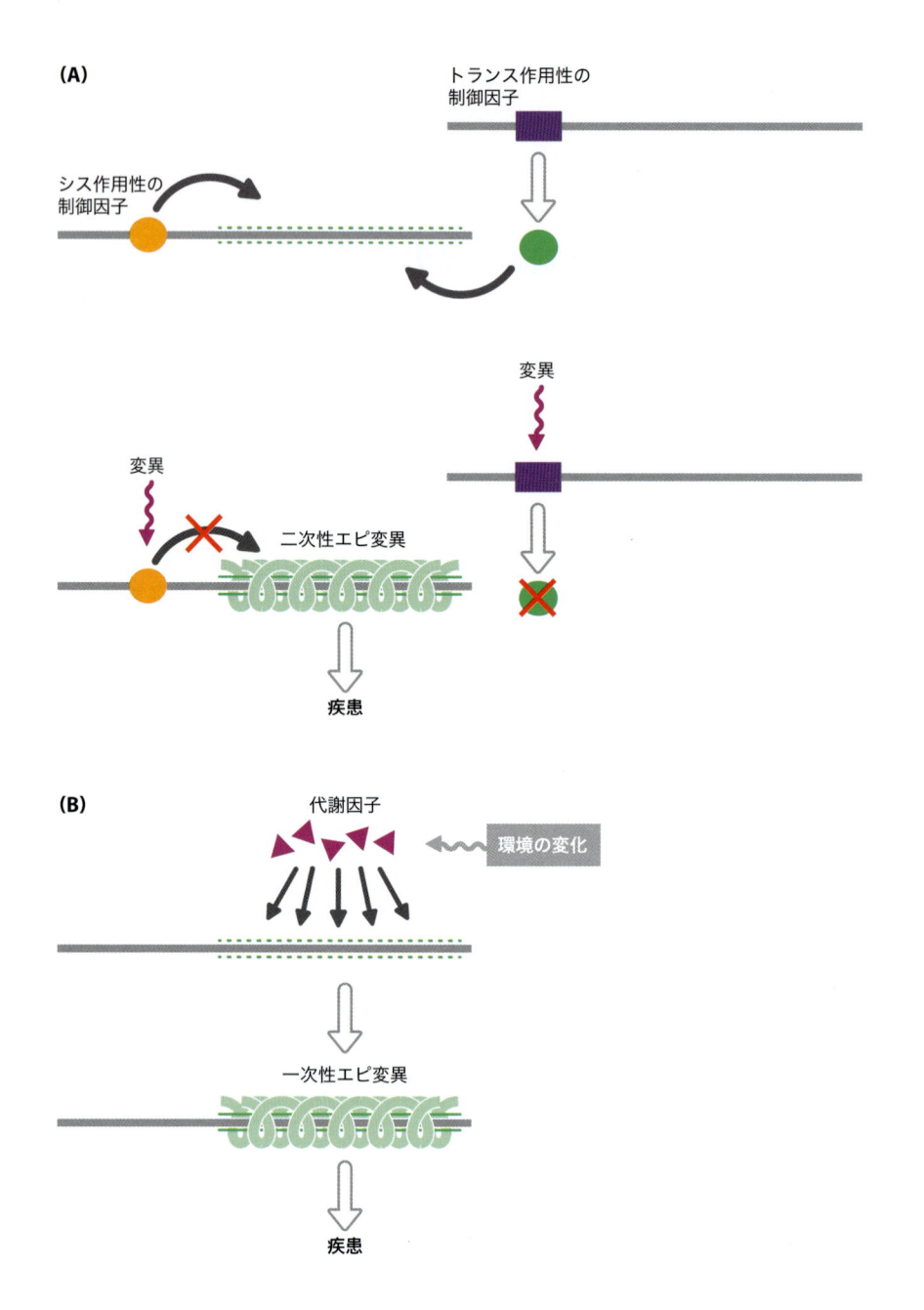

しばらくは言語能と運動能が急速に退行し（しばしば発語不能となる），やがて状態が長期にわたり固定される。

罹患児は退行期の間に手を意図的に用いることができなくなり，常同性運動を示すようになるが，特に手をもむような特徴的な動きがよく知られている。この期間の発育遅滞は小頭症を引き起こす。レット症候群では精神遅滞が重篤になることがあり，てんかんが一般的で，自閉症の徴候もしばしば認められる。状態は経過および重症度とも多様性を示し，会話や歩行がまったく身につかない場合もあれば，いくらかの異常のみのこともある。

古典的なレット症候群は，制御性MECP2タンパク質をコードするX連鎖性の*MECP2*遺伝子の変異が原因となる（このタンパク質は5-メチルシトシンを認識して結合し，特に神経の成熟に重要となる）。表現型の一部はX染色体不活化のパターンによって決まる。すなわち，ニューロンで正常なX染色体が比較的高い割合で不活化されると，表現型が特に重篤になると予想される。

クロマチン修飾因子の分類		遺伝子	関連疾患（参考文献）	表現型		
				発達関連	MR[a]	その他
ライター	DNAメチル基転移酵素	DNMT3B	ICF症候群（OMIM 242860）	顔面異常	不定	免疫不全；セントロメアの不安定性
	ヒストンアセチル基転移酵素	CREBBPまたはEP300	ルビンスタイン-テイビ（Rubinstein-Taybi）症候群（PMID 20301499）	特徴的な顔貌；指異常	あり	
イレイサー	ヒストンリシン脱メチル化酵素	KDM5C	クラウス-イエンセン（Claes-Jensen）型症候群性X連鎖精神遅滞	さまざま（しばしば軽度の顔貌の異形；小頭症）	あり	
リーダー	メチル化CG結合タンパク質	MECP2	レット症候群（PMID 20301670）	187ページの本文を参照	不定	187ページの本文を参照
	クロマチンリモデラー	ATRX	X連鎖αサラセミア・精神遅滞症候群（PMID 20301622）	頭蓋，顔貌，骨格，生殖器の奇形；発達遅延と小頭症	あり	サラセミア（ATRXは特にαグロビン遺伝子を制御する）

表6.6 **クロマチン修飾遺伝子の変異によって発症するクロマチン病の例** [a]MR，精神遅滞。

以前には，機能性MECP2タンパク質がまったく産生されないと致死的であることが予想されており，これが男性の発症がまれであることの理由ではないかとされていた。接合後の不活性化変異が原因で男性患者が発生する場合があり，またMECP2の特定のミスセンス変異をもち重篤な新生児脳症を呈する場合もある。

ヘテロクロマチンの制御異常による疾患

エピジェネティックな制御によって，私たちの細胞ではヘテロクロマチンとユークロマチンの特徴的なパターンが形成される。ヘテロクロマチンはまず核形成部位で生成されるが，この部位には反復DNAやサイレンサー配列が含まれる。ヘテロクロマチンは染色体上の長い距離にわたって広がることもあり，不活化されたX染色体では染色体全体に広がっている。ヘテロクロマチンの伝播によって，オープンクロマチンから転写の抑制された凝集クロマチンへの変換が行われる。この伝播はヌクレオソーム間のやりとりによって促進される。

重要な遺伝子のサイレンシングを避けるため，細胞はヘテロクロマチンの伝播を制限する複数の機構を進化させた。その機構の1つはインスレーターの一種である**バリア配列**によるものであり，それによって遺伝子が周囲の環境から保護される。ヌクレオソーム鎖を中断させるため，バリア配列はヌクレオソームが比較的少なくなるように選ばれた配列を含むことがある。

ヘテロクロマチン状態の変化によって，正常な遺伝子の発現が大きく異なる2つの機序で障害されることがある。しばしば活性化している遺伝子がヘテロクロマチンの影響を不適切に受け，発現が抑制されることがある。もう1つの制御異常として，ヘテロクロマチンの縮小と遺伝子の発現抑制の解除がある。

遺伝子の不適切な発現抑制

ヘテロクロマチンの制御異常によって，通常発現されるべき遺伝子の発現が抑制され

図6.20 バリア配列除去後のヘテロクロマチンの拡大 ユークロマチンにある遺伝子が，近接するヘテロクロマチン（図では緑色の部分）によって発現抑制されないよう，バリア配列によって保護されている。図で示した逆位のような大規模な再配置によって，保護的なバリア配列が移動することがあり，結果，遺伝子Aは近傍のヘテロクロマチン領域から隔離されなくなってしまう。これによって，ユークロマチンであった領域がヘテロクロマチン化することになり，遺伝子の発現が抑制される（これを位置効果という）。

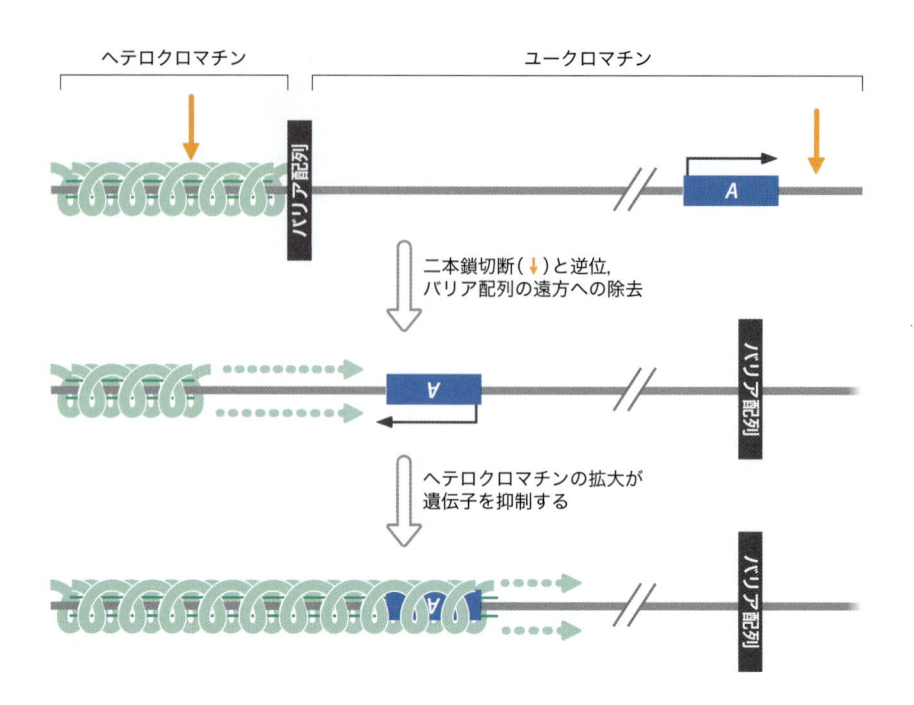

ることがある。長距離の**位置効果**（position effect）が，ある遺伝子が構成的ヘテロクロマチンのきわめて近傍に（例えば染色体の転座や逆位などによって）再配置されたことによって起こる場合がある。この場合，ユークロマチンとヘテロクロマチンの境界がリセットされる可能性があり，広がったヘテロクロマチンによって遺伝子の発現が抑制される（図6.20）。

ある特殊な変異によってヘテロクロマチンの形態が変化し，内部もしくは近傍の遺伝子が抑制されることもある。脆弱X連鎖精神遅滞やフリードライヒ（Friedreich）運動失調症など，ある種の劣性遺伝疾患でみられる非コード領域の3塩基反復配列の極度の拡大が，このような異常を引き起こすこともある。オリゴヌクレオチド反復配列の不安定な拡大が原因となる疾患におけるこのタイプのヘテロクロマチン異常については，7.3節で考察する。

ヘテロクロマチンの縮小

*BRCA1*などある種のがん抑制遺伝子の主要な機能は，構成的ヘテロクロマチンの質を維持することにある。第10章で詳述するように，これら遺伝子の変異によってヘテロクロマチンの組織が崩壊することがある。これによりセントロメアのヘテロクロマチンが縮小することで，ゲノムの不安定化や体細胞分裂組換えが引き起こされる。

ヘテロクロマチンの縮小と遺伝子の不適切な発現を誘導するような変異も，遺伝性疾患の原因となる。古典的な例として，筋ジストロフィーとしては3番目に多い顔面肩甲上腕型筋ジストロフィー（facioscapulohumeral dystrophy：FSHD）がある。この疾患は，2つの遺伝的な変異を同時に受け継ぐと引き起こされる。1つ目の変異によって，テロメアの近くにある4q35のマクロサテライト縦列反復配列にあるヘテロクロマチンが縮小し，2つ目の変異によって，反復の最もテロメア側にポリアデニル化部位が誘導される。この2つの変異が組み合わさることで，転写因子DUX4の不適切な発現が可能となってしまう。この転写因子は通常，体細胞では発現が抑制されており，また，筋細胞には有害であると考えられている。さらに複雑なことに，この疾患は遺伝的に不均一である。一般的なFSHD1では4q35のマクロサテライト配列のコピー数

BOX 6.4　顔面肩甲上腕型筋ジストロフィーにおけるヘテロクロマチンの縮小，遺伝子発現抑制の消失，二遺伝子性の遺伝

顔面肩甲上腕型筋ジストロフィー（FSHD, PMID 20301616）は優性遺伝であり，表現型もかなり多様である。筋力低下は幼児期から晩年までいずれの時期でも（ただし典型的には10歳代である）発症する可能性があり，一般には顔面と肩甲で始まり，足の背屈筋と腰帯が続く。典型的な特徴として，体の左右の筋肉の著しい非対称性があり（図1），延髄性筋萎縮や外眼筋・呼吸筋の萎縮がある。

分子的研究から，この疾患は2つのDNAバリアントを同時に受け継ぐことによって発症することが示されている。一方のDNAバリアントによって，4q35にあるD4Z4という名前の縦列反復型のマクロサテライト配列がある領域のヘテロクロマチンが縮小するエピジェネティックな変化が引き起こされる（図2A；マクロサテライトとは，反復単位がしばしば200～数千塩基対に達する巨大なサイズの配列をもつ，セントロメア以外にあるサテライトDNAを示す言葉である）。そしてもう片方のDNAバリアントによって，D4Z4反復配列の最もテロメアに近い部位のすぐ下流に，ポリアデニル化シグナルが誘導される。

D4Z4の個々の反復単位は3,300塩基対の長さであり，それぞれが*DUX4*レトロ遺伝子のコピーを含んでいる。この遺伝子は，体細胞では発現が抑制されているヘテロクロマチンの遺伝子であるが，精巣の生殖細胞では強く発現しており，転写活性化因子をコードしている。正常な個体はD4Z4の長い縦列反復配列をもち，通常，反復は11～100回である。この長い配列は，18番染色体にある*SMCHD1*遺伝子が産生するタンパク質によって制御されるCpGメチル化が関与する機序によって，通常はヘテロクロマチンを形成している（図2A）。

FSHD1型

この疾患の最も一般的な型では，患者のD4Z4は縦列に1～10回反復するだけであり，反復数の減少によってD4Z4配列のヘテロクロマチンが著しく減少することがある（図2B）。D4Z4のコピー数が減少しただけでは発症に十分ではなく，正常な人でもD4Z4のコピー数が1～10個しかない場合もある（図2C）。さらに追加の遺伝子バリアントが必要であり，それはD4Z4反復配列の最もテロメアに近い部分の近傍にあるポリアデニル化部位である。患者はポリ（A）シグナルをもつが，健康な人はもたない。

ヘテロクロマチンの減少によって，反復単位の内部にある*DUX4*遺伝子の転写が可能になる。しかし*DUX4*転写産物はポリアデニル化されていないと不安定であり，この場合，急速に分解される。反復配列の端のすぐ下流にポリアデニル化部位が追加されると，末端の*DUX4*配列の転写産物がスプラ

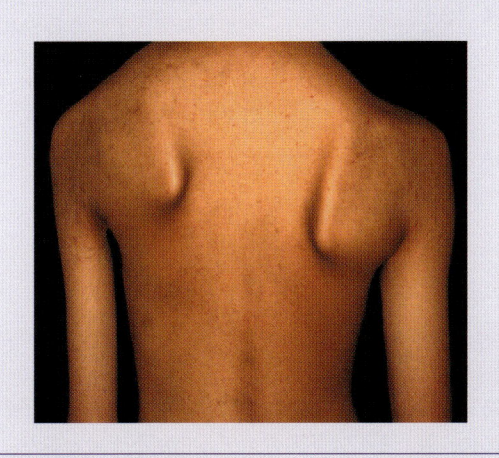

図1　顔面肩甲上腕型筋ジストロフィーにおける筋肉の著しい非対称性　FSH Societyの厚意による。

変異によってヘテロクロマチンが縮小するが，もう1つの型であるFSHD2では，DNAメチル化を制御する18番染色体上の遺伝子の変異によってヘテロクロマチンが縮小する（BOX 6.4）。

片親性ダイソミーとインプリンティング異常

精子と卵のゲノムそれぞれが，互いにかなり異なるエピジェネティック標識を伝達することを思い出してほしい。配偶子のエピジェネティック標識の大部分は初期胚で消去されるが，残存したインプリンティングは体細胞で維持される。古典的定義のインプリンティング遺伝子は100個以上あり，その多くは発生の初期に重要な役割をもつ。ある場合には母系のアレルが一貫して，もしくは優先的に発現抑制される（一部の細胞ではいわゆる単一アレル発現であるが，その他の細胞では両アレルが発現してい

BOX 6.4 （つづき）

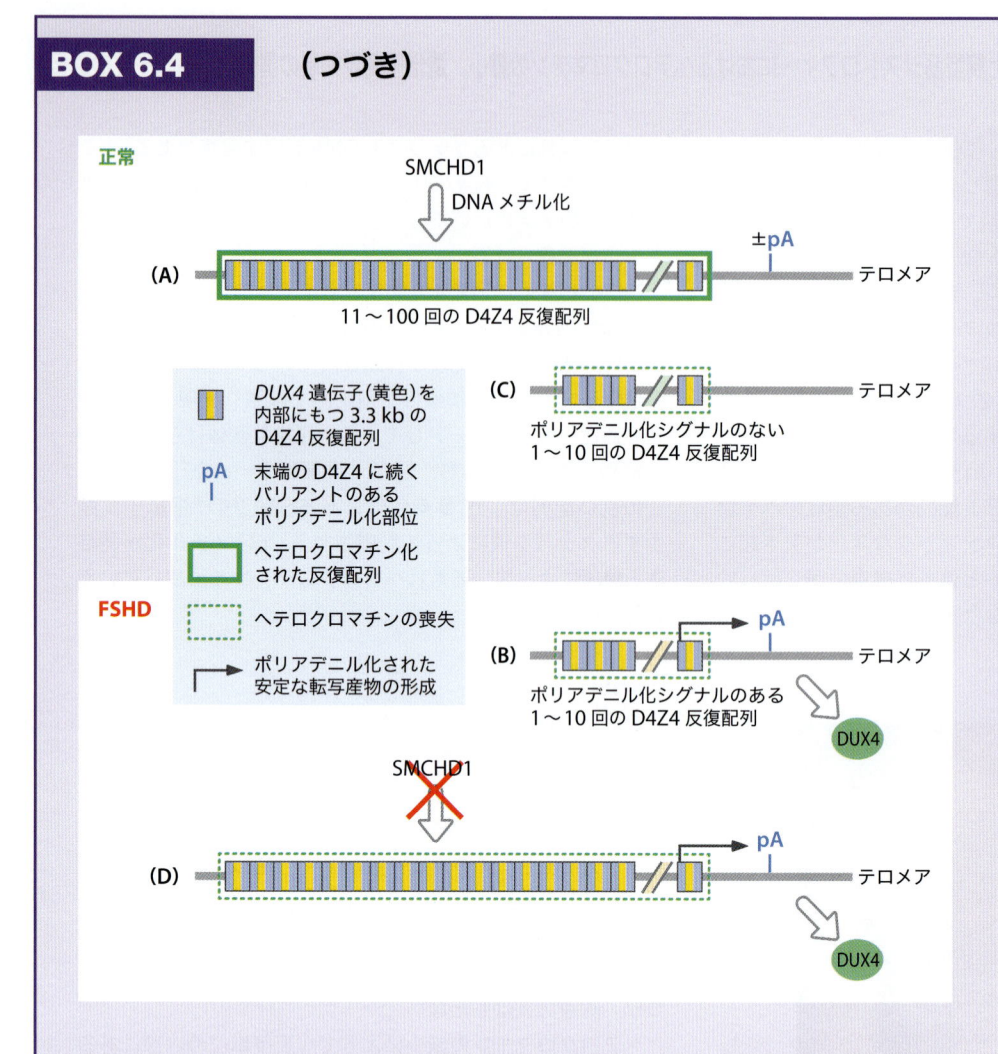

図2　FSHDにおけるヘテロクロマチンの減少と，ヘテロクロマチンのDUX4レトロ遺伝子の不適切な活性化　(A) 11〜100回のD4Z4反復配列をもつヘテロクロマチン化した正常な4番染色体。(B) FSHD1では，D4Z4配列の反復が1〜10回と減少しており，ヘテロクロマチン化が著しく損なわれている。下流にポリアデニル化部位が存在し，末端のDUX4配列の転写・翻訳が可能となっている。(C) 下流のポリアデニル化シグナルが欠如しており，たとえヘテロクロマチンが減少していても，DUX4配列は安定な転写産物を産生できない。(D) FSHD2では下流にポリアデニル化配列が存在し，さらにはメチル化制御因子であるSMCHD1の産生不全があるため，D4Z4配列が長いにもかかわらずヘテロクロマチンが減少している。

イシングを受け，ポリアデニル化シグナルを獲得することが可能となる。このポリアデニル化した安定的な転写産物は続けてプロセシングおよび翻訳され，DUX4を作りだす。

FSHD2型

この型におけるヘテロクロマチンの減少の原因は，コピー数の変化ではない。患者は長いD4Z4反復配列をもっていることもある。ここでは，18p11にあるSMCHD1遺伝子の変異のために，長いD4Z4配列のメチル化が不十分となり，ヘテロクロマチンが減少する（図2D）。これによってDUX4の転写が可能となり，反復配列の末端の下流にポリアデニル化バリアントがあると，安定なDUX4転写産物が産生され，異所性のDUX4発現が可能となる。

る）。また他の遺伝子の場合には，父系のアレルが一貫して，もしくは優先的に発現抑制される。

　偶然，片親性の二倍性（図6.17で示したように雄性発生もしくは雌性発生の胚ができる）が起こることがある。この場合，初期胚の時期にほとんどが致死となる（この種の胚では，胎児の発達に必要な複数のインプリンティング遺伝子が発現しない）。しかしときどき，インプリンティング遺伝子の制御異常が1つの染色体の遺伝子のみに限定され，発達障害を引き起こすことがある。このようなことは，インプリンティング遺伝子の座位それ自体，もしくは近傍のDNA配列の変化によって誘発されることもあれば，インプリンティング遺伝子のエピジェネティックな制御異常によって誘発されることもある（別の遺伝子が変化することによる，下流への影響であることが多

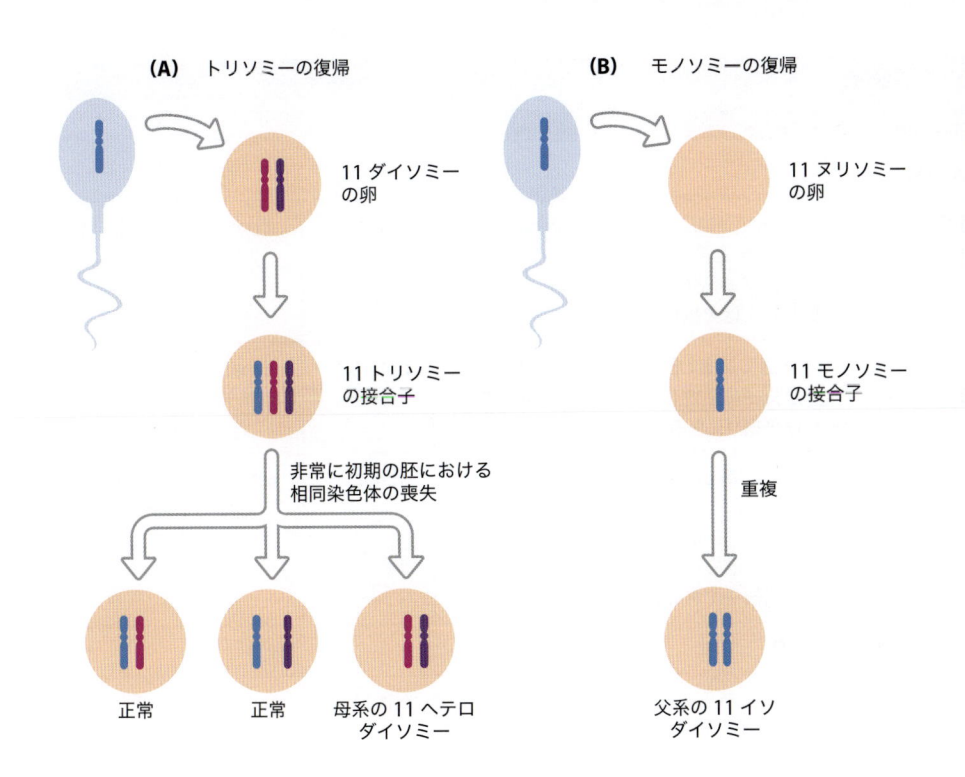

図6.21 片親性ダイソミーは，接合後のトリソミーやモノソミーに対する救済処置が原因となることがある (A)中央の段に，トリソミーの接合子の一例を示す(この例では11番染色体が，母系の相同な染色体2本と父系の1本の計3本ある)。11トリソミーは致死的であるが，このトリソミーは胚のごく初期にある細胞で11番染色体が1本失われることによって修正される場合がある。修正された細胞は成長において有利であり，最終的には正しい数の染色体をもつ個体を形成する。このようなダイソミーの細胞(そして個体)は，父系と母系の11番染色体を正常に1本ずつもつ場合もあれば，母系の相同な11番染色体を2本もつ片親性のヘテロダイソミーとなる場合もある。(B)モノソミーは染色体を複製することで復帰することもあるが，その場合には(2つの染色体が相同ではなく同一である)片親性のイソダイソミーとなる。

い)。

　父親もしくは母親由来の1つの染色体を2コピーもつ接合子が成長する場合，**片親性ダイソミー**(uniparental disomy)が生じる。このようなことは，一方の親由来の2本の相同染色体と，他方の親由来の1本の相同染色体によって，トリソミーの受胎産物が形成される際に最もよく起こる。後者の相同染色体が発生のごく初期に失われると，ヘテロダイソミーとなる(図6.21A)。別の機序としてモノソミーからの復帰(monosomy rescue)があり，その場合はイソダイソミー(ある染色体の同一複製をもつことを意味する。図6.21B参照)となる。次項で説明するように，片親性ダイソミーが発生に重要なインプリンティング遺伝子を偶然含んでいると，発生障害が起こる可能性がある。

インプリンティング座位における遺伝子制御の異常

　インプリンティング座位においては，親由来の両アレルのうち片方のみが(少なくとも特定の組織においては)一貫して発現しており，この通常の単一アレル発現パターンが変化すると疾患になる可能性がある。特定のインプリンティング遺伝子は胎児の成長と発達に重要であり，この遺伝子の発現に異常があると，しばしば明らかな発達障害が生じる。通常では発現しているアレルが存在しない，もしくは異常をもつことがあり，その遺伝子の産物の欠如は疾患を引き起こすことがある。別のケースでは，量感受性遺伝子が過剰発現することによって疾患となることもある(**表6.7**)。

　ヒトのインプリンティング異常を解析することによって，その根底にある遺伝子制御の理解が促進される。例えば，ベックウィズ-ヴィーデマン(Beckwith–Wiedemann)症候群(PMID 20301499)やさまざまなタイプのシルバー-ラッセル(Silver–Russell)症候群(PMID 20301568)と関連しているため，テロメア近傍の11p15.5領域にある10個以上のインプリンティング遺伝子群がよく研究されている。この遺伝子群は2つのインプリンティング制御領域ICR1とICR2を含んでいる。

　ICR1とICR2によって制御される11p15.5の重要な遺伝子を**図6.22A**に示す。ICR1

疾患	診断上の臨床的特徴[a]	インプリンティング異常の分子的機序	原因 UPD[b]	原因 その他の原因[c]
インプリンティング遺伝子の過小発現による病態				
プラダー–ウィリ症候群	DD；出生時の低体重；筋緊張低下；食欲亢進	複数の SNORAD116 (HB11-85) snoRNA 遺伝子を含む，15q11.2 のインプリンティング遺伝子の活性化アレルの発現抑制もしくは欠損 (BOX 6.5参照)	mat.15, 約25%	Δpat.15q11-q13, 約70%
アンジェルマン症候群	(重篤な)DD；発語不能；てんかん；運動失調	15q11.2 にある UBE3A インプリンティング遺伝子の活性化アレルの発現抑制もしくは欠損 (BOX 6.5参照)	pat.15, 約5%	Δmat.15q11-q13, 約75%
シルバー–ラッセル症候群	IUGR；発育不良；低身長	11p15.5 にある IGF2 (図6.22参照) もしくは 7q31-q32 にある MEST (PEG1) の活性化アレルの発現抑制もしくは欠損 (IGF2 と MEST は母系のインプリンティング遺伝子である)	mat.11	pat. の ICR1 メチル化の欠損, 約35〜50%
			mat.7, 約8%	
インプリンティング遺伝子の過剰発現や胎児成長促進による病態				
ベックウィズ–ヴィーデマン症候群	巨人症/過成長；巨舌症；臍欠損	11p15.5 にある IGF2 (通常，母系の11番染色体では発現が抑制されている) の両アレル発現，成長を制限する遺伝子である CDKN1C を抑制する ncRNA の両アレル発現 (図6.22参照)	pat.11	mat. の ICR2 メチル化の欠損, 約50%；mat. の ICR1 メチル化の増加, 約5%；CDKN1C の変異, 約5%
新生児一過性糖尿病	IUGR；寛解する新生児糖尿病	6q24 にあるインスリン分泌の制御因子である PLAGL1 (通常，母系の6番染色体では発現抑制されている) の両アレル発現	pat.6	30%

表6.7 幼児期のインプリンティング疾患の例 [a]DD，発達遅延；IUGR，子宮内胎児発育遅延。[b]UPD，片親性ダイソミー；pat.，父系；mat.，母系。[c]ICR1, ICR2: インプリンティング制御領域1および2；Δ，欠失。

と近傍の2つのエンハンサー配列によって，IGF2 (インスリン様増殖因子2。父系の発現を示す) と H19 (母系の発現を示す非コードRNA) が制御される。また ICR2 によって，KCNQ1 (母系発現を示し，カリウムチャネルをコードする)，KCNQ1OT1 アンチセンス RNA 転写産物 (KCNQ1 opposite strand transcript 1。父系発現を示す)，CDKN1C (細胞増殖の抑制因子。母系発現を示す) が制御される。

ICR1 と ICR2 はともに低メチル化で活性化し，広範なメチル化で抑制される。しかし，親のインプリンティングは正反対であり，母系の11番染色体では ICR1 が低メチル化され，ICR2 が広範なメチル化を受ける一方，父系の11番染色体では ICR1 が広範なメチル化を受け，ICR2 が低メチル化である。また，これらが用いる制御機構もかなり異なる (図6.22B 参照)。

ICR あるいは重要なインプリンティング遺伝子のメチル化パターンや塩基配列の重大な変化によって，疾患が引き起こされることがある。シルバー–ラッセル症候群の最もよくある原因は，両方の11番染色体にある ICR1 の低メチル化であり，IGF2 の両アレルの発現が抑制されている。これはしばしば，母系の11ダイソミーや母系11pの重複によって誘発される (表6.7参照)。

ベックウィズ–ヴィーデマン症候群は胎児の過成長を特徴とする。この疾患では両方の11番染色体にある ICR1 が過度にメチル化され，IGF2 の両アレルが発現し，過剰な成長が引き起こされる。この疾患はまた，両方の11番染色体の ICR2 が低メチル化

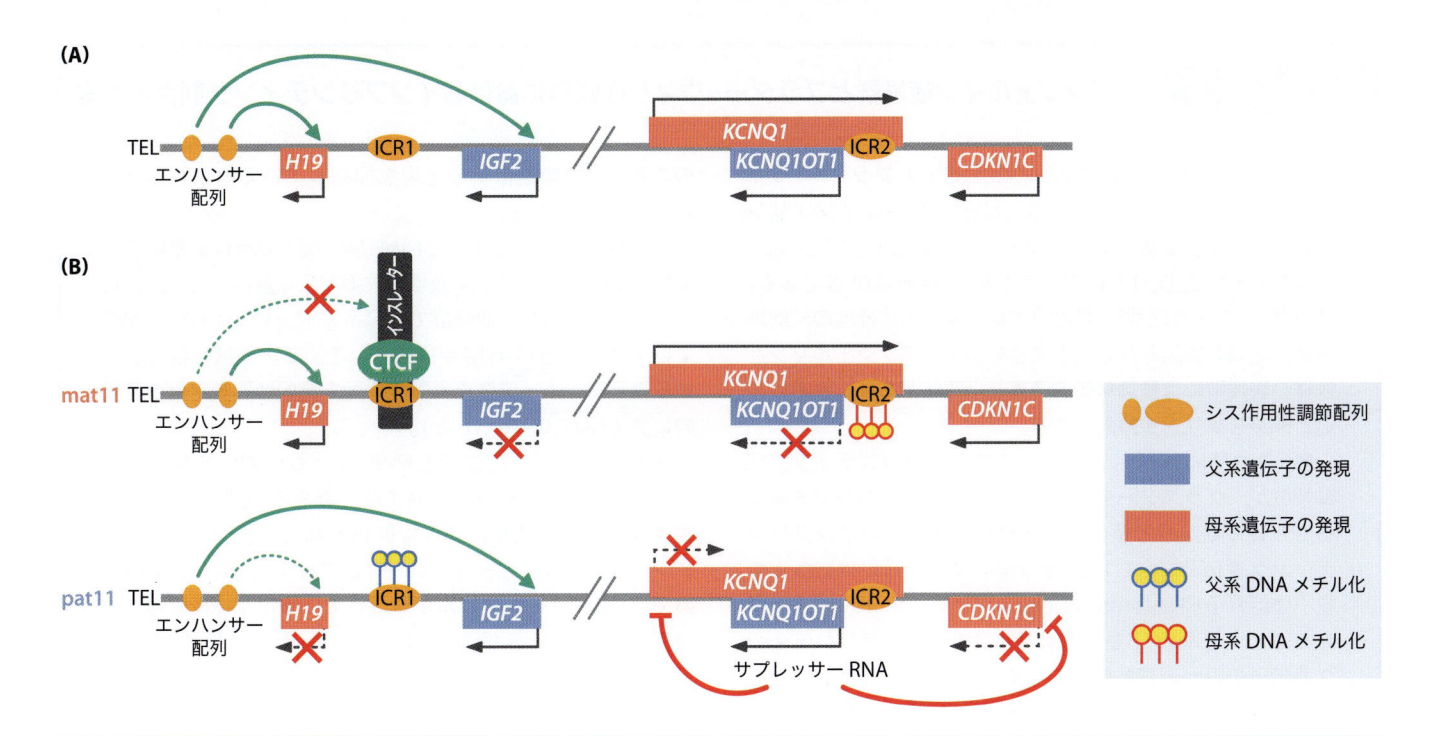

図6.22　11p15のインプリンティングクラスターでのインプリンティング制御機構　(A) ヒトの11p15のインプリンティング遺伝子クラスターの末端にある遺伝子群と，インプリンティング制御領域(ICR1, ICR2)のマップ。インスリン様増殖因子2遺伝子(*IGF2*)と*KCNQ1*の間のギャップ(斜線で示している)は約600 kbであり，少なくとも5つのインプリンティング遺伝子を含む。矢印は転写の方向を示す。TEL，テロメア。(B) 母系と父系の11番染色体(mat11とpat11)の11p15クラスターにあるインプリンティング遺伝子の制御。ICR1はインスレーターとして働く。mat11ではICR1は低メチル化状態であり，CTCFが結合する。CTCFによって，バリアとして働くその他のタンパク質が呼び込まれ，*H19*近傍にあるエンハンサー配列による遠距離の*IGF2*の活性化が遮断される。pat11ではICR1が高度にメチル化され，CTCFが結合していない。このため，エンハンサー配列が*H19*でなく*IGF2*を選択的に活性化することが可能になっている。ICR2は*KCNQ1*のイントロンに位置し，アンチセンスRNA遺伝子*KCNQ1OT1*のプロモーターとして働く。この遺伝子はシス作用性のサプレッサーRNAをコードする。pat11のICR2は低メチル化状態であり，*KCNQ1OT1*サプレッサーRNAの転写が可能であり，これによって近傍遺伝子の*KCNQ1OT1*と*CDKN1C*の転写が阻害されている。mat11ではICR2は高度にメチル化しており，*KCNQ1OT1*の転写が阻止され，近傍遺伝子の発現が可能となっている。

され，成長制御遺伝子*CDKN1C*の両アレルが抑制された場合にも起こることがある。父系の11ダイソミーがよくみられる原因である。

15q11-q12に位置するインプリンティング遺伝子クラスターもよく研究されており，これらはアンジェルマン(Angelman)症候群やプラダー–ウィリ(Prader–Willi)症候群に関連している。この場所には，クラスター中のすべての遺伝子を制御する二部に分かれたインプリンティング制御領域が含まれている(BOX 6.5)。

インプリンティングと生殖補助

インプリンティング異常のもう1つの側面として，生殖補助医療(assisted reproductive technology：ART)を利用した出生において，この種の異常が明らかに増加していることへの懸念が挙げられる。現在，体外受精は経済的に豊かな国々で広く受け入れられており，出生の1〜4%を占めている。胚形成の初期はエピジェネティックな制御に重要な時期であり，環境要因の影響を受けやすい。ゆえにARTによって胚がストレスにさらされ，エピジェネティックな性質を変化させている可能性がある。

インプリンティング異常は非常にまれなため，生殖補助における異常頻度が増加していることを統計的に裏付けることは困難である。ただし，卵細胞質内精子注入法によって一次性のエピ変異が導入されたとしても，通常その変異は生殖細胞系列におけ

BOX 6.5　アンジェルマン症候群とプラダー–ウィリ症候群におけるインプリンティング制御の異常

アンジェルマン症候群（PMID 20301323）とプラダー–ウィリ症候群（PMID 20301505）は，15q11-q13のインプリンティング遺伝子群のインプリンティング異常が原因となる，まれな（出生20,000人に対して1人）神経発達障害である。プラダー–ウィリ症候群（PWS）では，罹患者は軽度の知的障害と，肥満の原因となる食欲亢進を示す。アンジェルマン症候群の表現型には重篤な知的障害と小頭症があり，患者は笑いと微笑を繰り返す傾向がある。

ある1か所にある，二部に分かれたインプリンティング制御領域が，クラスター全体（父系の15染色体のみで発現する，もしくは父系で優先的に発現する数多くのインプリンティング遺伝子を含む）を制御する。この領域には数多くの核小体低分子RNA（small nucleolar RNA：snoRNA）遺伝子もあるが，母系の15番染色体では2つのインプリンティング遺伝子のみが選択的に発現している（図1）。それら2つのインプリンティングsnoRNA遺伝子は，拡張した転写単位にあるイントロン内部に位置しているように見える。この転写単位には，2種類のタンパク質（SNURFとSNURPN）をコードする少数のエキソンと，多数の非コードエキソンが含まれる。*UBE3A*と，そしておそらくは*ATP10A*との重なりによって，このきわめて長い転写産物は父系の15番染色体のこれら2つの遺伝子の発現を抑制しているのかもしれない。

アンジェルマン症候群とPWSは，図1で示した遺伝子を含む5 Mbの同一のDNA領域の欠損が主な原因となる。ただし，アンジェルマン症候群では母系の15q11-q13が，PWSでは父系の15q11-q13が原因となる。この領域は低コピー数反復配列によって挟まれており，本質的に不安定化する傾向にある（図7.9Cで示した）。

アンジェルマン症候群とPWSはともに遺伝的な欠損によって引き起こされる。前者では，母系の*UBE3A*アレルの喪失または不活性化が重要な問題となる（*UBE3A*はユビキチンタンパク質リガーゼをコードしており，通常，大半の組織ではUBE3Aの両アレルが発現しているが，神経細胞では母系の*UBE3A*のみが活性化している）。しかしPWSの表現型は，正常であれば父系の15番染色体のみで発現する上記とは別の遺伝子の発現の欠如が原因となる。そのような遺伝子として，脂肪生成を制御する*NDN*遺伝子と，*SNORD116*/*HBII-85*遺伝子（標準的なsnoRNAとして働くだけでなく，標的遺伝子の選択的スプライシングの制御因子としても作用するタイプのsnoRNAをコードする）がある。

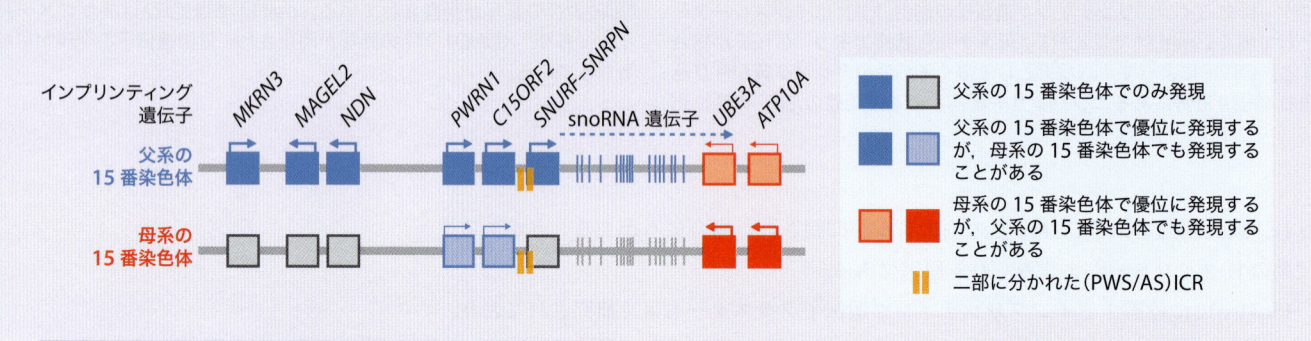

図1　プラダー–ウィリ症候群（PWS）とアンジェルマン症候群（AS）に関係する15q11-q13のインプリンティング遺伝子クラスター　矢印はそれぞれの遺伝子の転写の方向を示す。著しく長い破線の青色の矢印は，*UBE3A*と重なると考えられている，複数の非コードエキソンを含む長い転写単位の存在を示している。この長い転写産物のイントロンに，数多くのsnoRNA遺伝子（個々の縦線）が認められる。これらは，いくつかのタイプのsnoRNAを含み，下記の2種類のsnoRNAは複数コピー存在する：*SNORD116*（以前はHBII-85と呼ばれていた）と*SNORD115*（同じく以前はHBII-52）。ICR，インプリンティング制御領域。

るエピジェネティックな再プログラム化によって修正され，以後の世代には伝達されないことがマウスの実験から示されている。

本章のまとめ

- 遺伝子発現の制御は大部分が遺伝的なものであり，塩基配列に依存している。
- シス作用性調節配列は，その制御対象となるDNAもしくはRNAと同じ分子内に存在する。
- トランス作用性の遺伝子制御因子は，細胞内を移動し，DNAもしくはRNA分子内の標的配列に結合する。トランス作用性のタンパク質は核酸結合ドメインを用いて標的に結合し，トランス作用性のRNAはしばしば塩基対形成を用いて結合する。
- 遺伝子プロモーターは，多重の短い配列で構成される。コアプロモーター配列には，普遍的転写因子が結合する。その他のシス作用性調節配列には，しばしば組織特異的もしくは発生段階特異的な制御因子が結合する。
- RNAのスプライシングは主に，スプライスジャンクションにあるシス作用性のRNA配列を認識することで決定される。それに加え，スプライスエンハンサーおよびスプライスサプレッサー配列が，イントロンとエキソンの両方に存在していることもある。
- ほぼすべての遺伝子について，複数の異なる転写産物が産生され，タンパク質の異なるアイソフォームが生成されうる。それによって機能的な差異も増大する。
- 転写後の制御は，しばしば小さなマイクロRNAによって実行される。それぞれのmiRNAは，複数の標的mRNAの非翻訳領域にある部分的に相補的な配列に結合し，発現を下方制御する。
- ヒト細胞におけるDNAメチル化とは，CpGヌクレオチド配列に含まれるシトシンのメチル化を意味する。
- クロマチン構造のエピジェネティックな制御は，内部にあるDNA上の標的配列への転写因子の接近を調整するために必要となる。クロマチン構造は，(CpGの)DNAメチル化と，ヌクレオソームのヒストン修飾(例えば特定のアミノ酸がメチル化，アセチル化，リン酸化される)によって決まる。
- 遺伝子が発現するためには「オープン」クロマチンが必要である。この状態ではDNAのメチル化の程度は低く，ヌクレオソームのヒストンがアセチル化している。DNAが広範にメチル化され，ヒストンのアセチル基が欠けているクロマチンは強く凝縮しており，その結果，遺伝子の発現が抑制されている。
- DNAメチル化とヒストン修飾のパターンは，細胞の世代間で安定的に受け継がれうるエピジェネティック標識の顕著な例である。「ライター」もしくは「イレイサー」と呼ばれる専用の酵素が知られており，適切な化学基がそれぞれ追加もしくは除去される。
- メチル化CGとヒストンの化学修飾されたアミノ酸は，特定のタンパク質(「リーダー」と呼ばれる)によって結合され，読み取られ，クロマチンの構造や機能の変化が誘導される。
- クロマチンリモデリングとして，プロモーターやエンハンサーにおけるヌクレオソーム周囲の空隙の変化(これによって転写因子の接近が促進もしくは抑制される)や，標準的なヒストンがバリアントに置き換えられること(これによってある機能，例えば転写活性化などが促進される)が挙げられる。
- 長鎖非コードRNAは，哺乳類細胞のエピジェネティックな制御において重要であり，しばしばシス作用性の制御因子として働く。
- 哺乳類の精子と卵のDNAは，特定のシス作用性調節配列のメチル化に差異があり，その近傍の遺伝子の母系および父系のアレルが異なった制御を受ける。ある遺伝子では，母親由来のDNAのみが発現し，また別の遺伝子では父親由来のDNAのみが発現する。
- X染色体不活化とは，女性(と哺乳類の雌)の2本のX染色体の1本が，ヘテロクロマチン化していることを意味する。
- バリア配列によって，ヘテロクロマチンが近傍のユークロマチン領域から隔離される。そ

れらの配列が欠損もしくは逆位や転座によって転位すると，近傍のユークロマチン領域がヘテロクロマチン化することがあり，遺伝子のサイレンシングが起こる（位置効果）。

- 片親性ダイソミーとは，1対の相同な染色体が片方の親のみから受け継がれることを意味する。両方の染色体に1つ以上のインプリンティング遺伝子があると，疾患になることがある

問　題

問題を解く鍵や選択問題が掲載されているwww.garlandscience.com/ggm-studentsを参照すること。

1. 遺伝子制御において，プロモーターとエンハンサーの類似する点と異なる点は何か。

2. スプライソソームによる基本的なRNAスプライシング反応においては，3タイプのシス作用性調節RNA配列が重要である。それら配列の位置および特徴を述べよ。

3. まれに，RNA転写産物の選択的スプライシングが偶然引き起こされることがある。しかし，かなりの確率で，選択的スプライシングには機能的な意味があると考えられている。選択的スプライシングが機能的な重要性をもちうることを示唆するものとして，どのような根拠があるか。

4. miRNAの産生には，細胞のRNA干渉機構の数多くの構成要素が利用される。細胞におけるRNA干渉の通常の役割は何か？

5. エピジェネティックな制御に必要なクロマチン構造の変化を可能にする，3つの主要な分子機構を簡潔に述べよ。

6. 通説では，父親と母親で進化における利害が対立したため，哺乳類では遺伝子インプリンティングが進化したと考えられている。この理論の要点は何か。またこの理論では，哺乳類におけるインプリンティング遺伝子の知見に説明できない点があるが，それはどのようなものか。

7. 細胞分裂が起こっても，DNAメチル化のパターンは安定的に受け継ぐことが可能である。しかし，親から子に伝わる配偶子のDNAメチル化のパターンは小児期に変化してしまう。この変化はどのように起こるのか。

8. レット症候群はメンデル遺伝するクロマチン病の古典的な一例であり，変異の入った遺伝子の座位から距離がある座位におけるクロマチンの状態が変化することで発症する。この発症がどのように起こるか説明せよ。レット症候群の患者がほぼ女性に限定されるのは何故か？

参考文献

エンハンサー，サイレンサー，インスレーター，そして一般的な遺伝子制御

Gaszner M & Felsenfeld G (2006) Insulators: exploiting transcriptional and epigenetic mechanisms. *Nat Rev Genet* 7:703–713; PMID 16909129.

Kolovos P et al. (2012) Enhancers and silencers—an integrated and simple model for their function. *Epigen Chromatin* 5:1; PMID 22230046.

Latchman DS (2010) Gene Control. Garland Science.（邦訳：五十嵐和彦，深水昭吉，山本雅之監訳『遺伝情報の発現制御』　メディカル・サイエンス・インターナショナル，2012）

選択的スプライシングとRNA編集

Kim E et al. (2008) Alternative splicing: current perspectives. *BioEssays* 30:38–47; PMID 18081010.

Tang W et al. (2012) Biological significance of RNA editing in cells. *Mol Biotechnol* 52:1–100; PMID 22271460.

マイクロRNAと競合的内因性RNA

Baek D et al. (2008) The impact of microRNAs on protein output. *Nature* 455:64–71; PMID 18668037.

Memczak S et al. (2013) Circular RNAs are a large class of animal RNAs with regulatory potency. *Nature* 495:333–338; PMID 23446348.

Poliseno L et al. (2010) A coding-independent function of gene and pseudogene mRNAs regulates tumour biology. *Nature* 465:1033–1038; PMID 20577206.

Taulli R et al. (2013) From pseudo-ceRNAs to circ-ceRNAs: a tale of crosstalk and competition. *Nat Struct Mol Biol* 20:541–543; PMID 23649362.

遺伝子制御におけるエピジェネティクス（概説）

Bonasio R et al. (2010) Molecular signals of epigenetic states. *Science* 330:612–616; PMID 21030644.

Portela A & Esteller M (2010) Epigenetic modifications and human disease. *Nat Biotechnol* 28:1057–1068; PMID 20944598.

ヒストン修飾とDNAメチル化

Chen Z & Riggs AD (2011) DNA methylation and demethylation in mammals. *J Biol Chem* 286:18347–18353; PMID 21454628.

Deaton AM & Bird A (2011) CpG islands and the regulation of transcription. *Genes Dev* 25:1010–1022; PMID 21576262.

Smallwood SA & Kelsey G (2012) De novo DNA methylation: a germ cell perspective. *Trends Genet* 28:33–42; PMID 22019337.

Suganuma T & Workman JL (2011) Signals and combinatorial functions of histone modifications. *Annu Rev Biochem* 80:474–499; PMID 21529160.

遺伝的およびエピジェネティックな制御における長鎖非コードRNA

Batista PJ & Chang HY (2013) Long noncoding RNAs: cellular address codes in development and disease. *Cell* 152:1298–1307; PMID 23498938.

Brockdorff N (2013) Noncoding RNA and Polycomb recruitment. *RNA* 19:429–442; PMID 23431328.

Magistri M et al. (2012) Regulation of chromatin structure by long noncoding RNAs: focus on natural antisense transcripts. *Trends Genet* 28:389–396; PMID 22541732.

Mercer TR & Mattick S (2013) Structure and function of long noncoding RNAs in epigenetic regulation. *Nat Struct Mol Biol* 20:300–307; PMID 23463315.

Rinn JL & Chang HY (2012) Genome regulation by long noncoding RNAs. *Annu Rev Biochem* 81:145–166; PMID 22663078.

ゲノムインプリンティング，X染色体不活化，ヘテロクロマチンの拡大

Barkess G & West AG (2012) Chromatin insulator elements: establishing barriers to set heterochromatin boundaries. *Epigenomics* 4:67–80; PMID 22332659.

Barlow DP (2011) Genomic imprinting: a mammalian epigenetic discovery model. *Annu Rev Genet* 45:379–403; PMID 21942369.

Pinter SF et al. (2013) Spreading of X chromosome inactivation via a hierarchy of defined Polycomb stations. *Genome Res* 22:1864–1876; PMID 22948768.

Sado T & Brockdorff N (2013) Advances in understanding chromosome silencing by the long non-coding RNA Xist. *Phil Trans R Soc B* 368:20110325; PMID 23166390.

Yang C et al. (2011) X-chromosome inactivation: molecular mechanisms from the human perspective. *Hum Genet* 130:175–185; PMID 21553122.

Wutz A (2011) Gene silencing in X-chromosome inactivation: advances in understanding facultative heterochromatin formation. *Nat Rev Genet* 12:542–553; PMID 21765457.

エピジェネティック制御異常

De Waal E et al. (2012) Primary epimutations introduced during intracytoplasmic sperm injection (ISCI) are corrected by germline-specific epigenetic reprogramming. *Proc Natl Acad Sci USA* 109:4163–4168; PMID 22371603.

Demars J & Gicquel C (2012) Epigenetic and genetic disturbance of the imprinted 11p15 region in Beckwith–Wiedemann and Silver–Russell syndromes. *Clin Genet* 81:350–361; PMID 22150955.

Hahn M et al. (2010) Heterochromatin dysregulation in human diseases. *J Appl Physiol* 109:232–242; PMID 20360431.

Horsthemke B & Wagstaff J (2008) Mechanisms of imprinting of the Prader–Willi/Angelman region. *Am J Med Genet* 146A:2041–2052; PMID18627066.

Ishida M & Moore GE (2012) The role of imprinted genes in humans. *Mol Aspects Med* 34:826–840; PMID 22771538.

Lemmers RJ et al. (2012) Digenic inheritance of an SCMD1 mutation and an FSHD-permissive D4Z4 allele causes facioscapulohumeral muscular dystrophy type 2. *Nat Genet* 44:1370–1374; PMID 20724583.

Lemmers RJLF et al. (2010) A unifying genetic model for facioscapulohumeral muscular dystrophy. *Science* 329:1650–1653; PMID 23143600.

Sahoo T et al (2008) Prader–Willi phenotype caused by paternal deficiency for the HBII-85 C/D box small nucleolar RNA cluster. *Nat Genet* 40:719–721; PMID 18500341.

DNAおよび染色体における，疾患の原因となる遺伝学的多様性

CHAPTER 7

第4章では，遺伝学的多様性のいくつかの基礎的な原則について概要を示した。ヒトゲノムにみられる2種類の遺伝学的多様性（1つは構造的多様性をもたらす大規模な変化，もう1つは点変異）の両方について，網羅的に示した。そして，遺伝子産物レベルでの配列変化が，DNAレベルでの配列変化とどのように関係しているかを解説した。ここでは，ヒトの疾患の原因となる一部の遺伝学的多様性に焦点をあてる。

　本章では，疾患の原因となるDNA変化が起こるいくつかの機序を解説する。単一遺伝子疾患や染色体異常を引き起こす，頻度は低いが浸透度の高いバリアントを主に説明するが，疾患でのタンパク質調節異常についても幅広い観点から言及する。続いて第8章では，頻度の高い複雑疾患に感受性を与える浸透度の低い変化について解説する。第10章では，主に体細胞変異のような遺伝学的多様性が，どのようにがんに関係しているのかについて検討する。

　7.1節では，遺伝学的多様性がどのように疾患を引き起こすのかについての概略を述べる。ここでは変化したヌクレオチド数（とその影響を受けた遺伝子の数）の程度に従って，病因となる変化を異なるレベルで起きたものとして考える（変化したDNAのサイズにより，異なる変異機序が関与すると考えられる）。7.2節では，1ヌクレオチドのみ（最も一般的な変異），もしくは数ヌクレオチドの変化が関与する病的変異について述べる。これらは主に1つの遺伝子の発現に影響を与える。7.3節では，異なるレベルにおいてさまざまな遺伝学的機序が中〜大規模な変異を引き起こすことにより，数10ヌクレオチドから数Mbに至るDNA変化がもたらされることについて述べる。非常に大規模な変異や染色体切断のなかには，光学顕微鏡検査でも検出可能な，染色体レベルで認識できる変化を引き起こすものもある。それらについては，染色体分離異常によって引き起こされる別の種類の染色体異常とともに，7.4節で考察する。

　先に第5章で考察したように，有害な変異と疾患との関連は単純ではない。第5章で示された原則に従うと，単一遺伝子疾患の原因になると考えられる有害な変異があったとしても，疾患の重篤さの程度に差があったり，無症状であることもある。モザイク，他の遺伝子座位との相互作用，環境要因，エピジェネティックな要因などによっても，表現型に多様性が生じる。7.5節および7.6節では，DNAバリアントの疾患への影響について考察する。7.5節では分子病理学を総合的な視点でとらえ，7.6節ではタンパク質の折りたたみの変化と凝集に焦点をあてる。最後に7.7節では，遺伝型と表現型を相関させることの困難さについて考察する。そして，単一遺伝子疾患の表現型が，別の座位の遺伝学的多様性や環境要因などのさまざまな要因によってどの程度影響されるかについて述べる。

7.1 遺伝学的多様性と疾患の関連

7.2 病的な塩基置換と微細挿入・欠失

7.3 反復DNAがもたらす中規模から大規模の病的変異

7.4 染色体異常

7.5 病的バリアントの表現型への影響

7.6 タンパク質構造の観点からみた分子病理学

7.7 遺伝型−表現型の相関関係と，単一遺伝子疾患にはなぜしばしば単純ではないものがあるのか

7.1 遺伝学的多様性と疾患の関連

ヒトDNAの多様性の大部分は何も起こさないと考えられている。その最大の理由は，ヒトゲノムのほんのわずかな部分だけが機能的に重要だからである（イントロンや遺伝子外DNAのヌクレオチドの大部分は，小さな変異によって変化しても表現型に明らかな影響を及ぼすことはなく，その変異は許容される）。2つ目の小さな理由として，遺伝子には余剰なもの（冗長性）があるという点がある。つまり，遺伝子のなかにはほとんど同じコピーがあるなど，複数存在するものがある。例えば1つのリボソームRNA（rRNA）遺伝子を不活性化する変異があったとしても身体に影響はないが，これはそれぞれのタイプのrRNAが，ほとんど同一の数百の遺伝子コピーから作られるためである。

病的変異は，DNAにおいて偶然に起こるのではない。例えば，最も一般的な病的変異である1塩基置換は，ランダムに起こるわけではない。ある種のDNA配列は点変異しやすい（変異の**ホットスポット**）。そして後に詳述するように，DNAの反復配列の並び方の違いもまた，大規模なDNA変化などの変異を起こしやすい。

疾患を引き起こす遺伝学的多様性は，大きく分けて2つの仕組みによって働く。第一に，遺伝子産物の配列変化を引き起こすことである。その結果，遺伝子産物の機能が喪失する。つまり，変異した遺伝子産物においては，通常ならば有するはずの機能が損なわれている（あるいは正常に機能する能力が大幅に減少している：**ハイポモルフ**〔hypomorph〕）。一方で，変化した機能を獲得することもあり（場合によっては新たな機能のこともある：**ネオモルフ**〔neomorph〕），これは何らかの理由で有害となる（細胞死を招く，不適切に機能するなど）。後に詳しく述べるが，機能喪失または機能獲得の多くはタンパク質の構造変化によって起こる。

変異が疾患の原因となる第二の仕組みは，合成される遺伝子産物の量が変化することである（図7.1）。タンパク質をコードしている遺伝子の小規模な病的変異によって，mRNAが不安定になり，正常な遺伝子産物を合成できなくなることがある。また，遺伝子のコピー数の変化や，遺伝子発現を制御する調節配列に対して悪影響を及ぼす変異により，遺伝子産物の量が減少または増加することもある。一部の遺伝子は，遺伝子産物の量が一定に維持されるように発現が厳密に制御されなければならないので，このことは大きな問題となる（後に詳述する）。

多くの病的変異はそれぞれの遺伝子に影響を与えるが，変異（や染色体異常）のなかには，複数の遺伝子に同時に影響を与えるものもある。例えば大規模な欠失や重複は，同時に複数遺伝子のコピー数を変化させ，悪影響をもたらす。加えて，調節遺伝子の変異は，その遺伝子によって制御されている多くの標的遺伝子の発現に間接的にではあるが影響を与える。

7.2 病的な塩基置換と微細挿入・欠失

コード配列内の病的1塩基置換

コード配列内の1塩基置換によって，mRNAのコドンは別のコドンに変化する。しかしながら，遺伝暗号には相当量の冗長性がある。次に述べるように，2種類を除いた残りのアミノ酸は，複数（2〜6個）のコドンによって指定される。

遺伝暗号の冗長性の結果として，変異したコドンは元々のコドンが指定していたアミノ酸と同じものを指定することが多い。このようなアミノ酸を変化させないコード

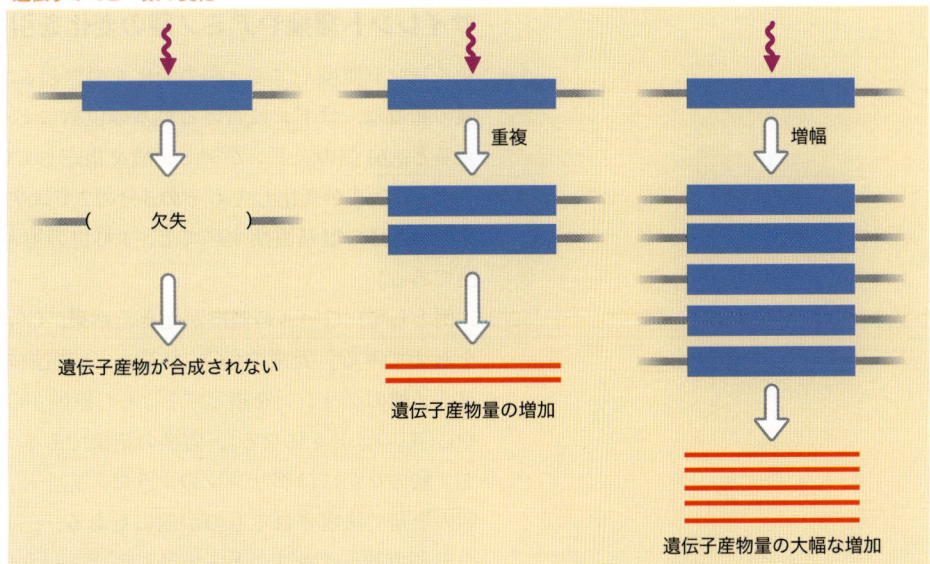

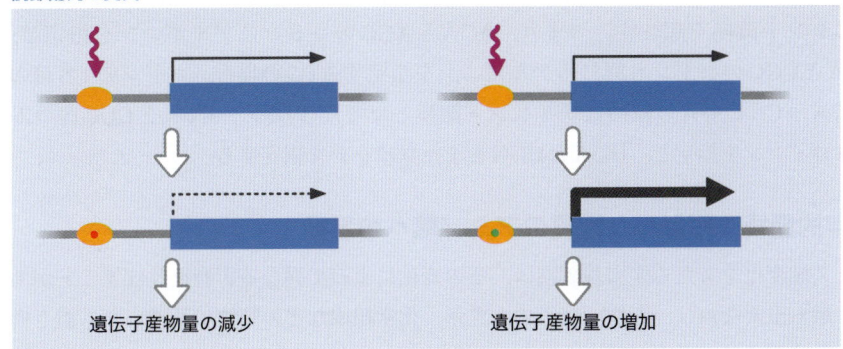

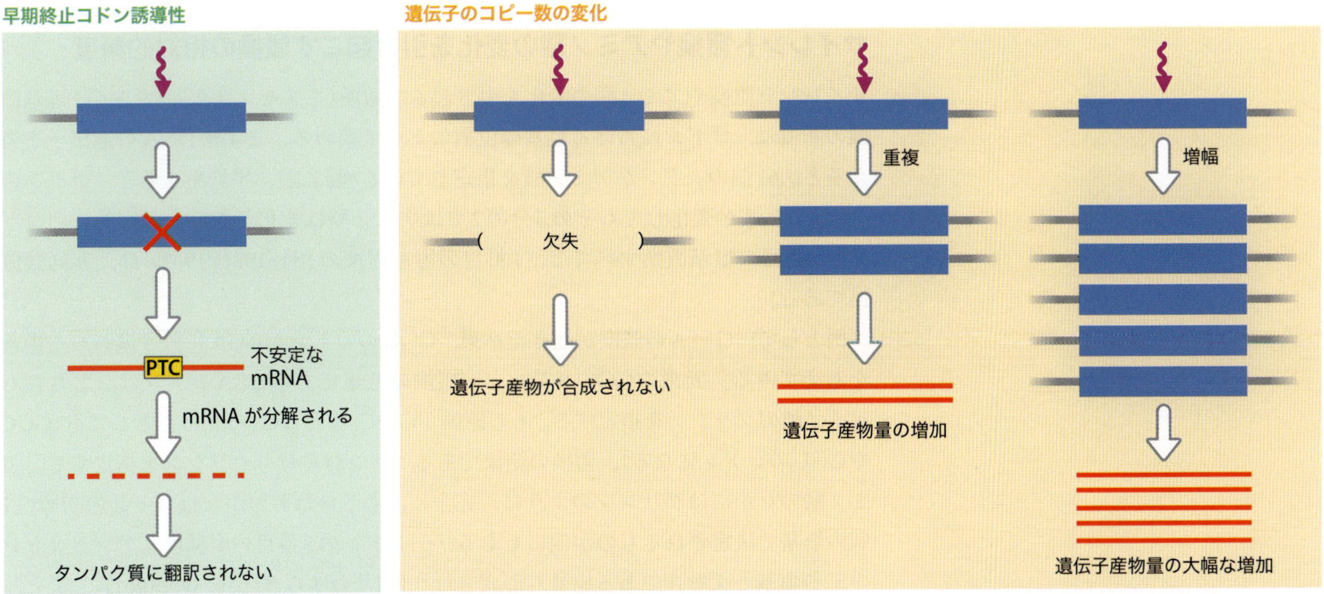

配列の置換は，**同義（サイレント）置換**(synonymous〔silent〕substitution)という。この場合アミノ酸に変化がないので，表現型も変化しないと予想されていた。しかしながら次に検討するように，サイレント置換の一部は疾患の原因となっており，その多くはRNAのスプライシングを変化させることによる。

もう1つは**非同義置換**(nonsynonymous substitution)である。これにはいくつかの種類がある（表7.1）。主なものは，アミノ酸が別のアミノ酸に置き換わるもので，これを**ミスセンス変異**(missense mutation)という。ミスセンス変異が表現型に及ぼす影響の程度は軽いこともあるが，次に述べるように大きな悪影響を及ぼすこともある。

図7.1　遺伝子産物量の変化により疾患を起こす変異　疾患の原因となる（または疾患への感受性を上昇させる）変異には，遺伝子産物の配列を変化させず，合成される遺伝子産物の量を変化させるものがある。早期終止コドン（PTC）をもたらす変異ではmRNAの分解経路が活性化されるので（BOX 7.1で説明する），遺伝子産物が合成されない。一方で，欠失や重複によって遺伝子のコピー数の変化が起こるが（7.3節で詳述する），多くのがんでは遺伝子の増幅がみられる（第10章で説明する）。エンハンサーやサイレンサーなどシス作用性調節配列の変異も，転写産物の量を増減させる。

表7.1　非同義置換の分類　[a] 3′非翻訳領域には3つのリーディングフレームすべてに終止コドンがある。その結果として終止コドン喪失性変異が起こると，正しい終止コドンの「読み過ごし」が起こるが，次の終止コドンを早い段階で認識するので伸長したC末端は大体は長くない。タンパク質機能への影響は，伸長したC末端がタンパク質の折りたたみや安定性に問題をもたらさない限り，大きくない。

分類	定義	例とコメント
ミスセンス変異	あるアミノ酸を指定するコドンから，別のアミノ酸を指定するコドンへの置換	GGA（グリシン）からCGA（アルギニン）への変化など。アミノ酸の置換が物理化学的特性を大きく変化させるときは影響が大きい
ナンセンス（終止コドン獲得）変異	あるアミノ酸を指定するコドンから，早期終止コドンへの置換	G→Tへの置換により，GGA（グリシン）からUGA（終止コドン）へと変化し，不安定なmRNAや短いタンパク質が産生される（BOX 7.1参照）
終止コドン喪失性変異	終止コドンから，アミノ酸を指定するコドンへの置換	UGA（終止コドン）からGGA（グリシン）への変化。翻訳の読み過ごしが起こり，3′非翻訳領域の最初の部分が翻訳され，タンパク質はC末端が伸長する[a]

サイレント置換やアミノ酸の変化を引き起こす置換の相対的頻度

サイレント置換やアミノ酸の変化を引き起こす置換（ミスセンス変異）などの1塩基置換の頻度は，コドンにおける塩基の位置によって変わる。まず核DNAの遺伝子を考えると，61個のコドンがアミノ酸を指定している（図7.2）。平均をとると，コドンの3番目の塩基が変化してもその3分の2ではアミノ酸は変化しない。対照的に，コドンの2番目の塩基置換すべてと，1番目の塩基置換の184/192（約96％）は，非同義置換である。

例として，G→Aの置換が起きた結果，GGGのコドンがGGAに置き換わった場合を考えてみる。元来のGGGコドンと，置換の結果であるGGAコドンは，どちらもアミノ酸のグリシンを指定する。もし置換がG→C，またはG→Tだったとしても（GGCやGGUのコドンになる），置換の結果であるコドンはやはりグリシンを指定する。アミノ酸のなかにはグリシンのように，完全に，あるいはおおかたはコドンの初めの2個の塩基で決定されるものが他にもある——コドンの3番目の塩基は，アンチコドンの5′側塩基と柔軟性のある塩基対形成を行う（**塩基のゆらぎ**〔base wobble〕）。

コドンの1番目の塩基の冗長性によって，一部のアルギニンとロイシンのコドンはサイレント置換を起こす。つまり，**AGA**と**AGG**のコドンはアルギニンを指定し，**CGA**と**CGG**のコドンも同じくアルギニンを指定する（この場合，コドンの1番目の塩基A→C，C→Aの置換はサイレント置換となる）。同様に，**CUA**と**CUG**のコドンはロイシンを指定し，**UUA**と**UUG**もまたロイシンを指定する。

保存的置換：類似した性質のアミノ酸への置換

アミノ酸変化をもたらす塩基置換は，その変化によって異なる影響を及ぼすことがある。最も重要な点は，極性，分子の大きさ，化学組成などの特性に基づいた，置き換わったアミノ酸と元来のアミノ酸との類似性である（下記を参照）。おそらく，アミノ酸置換の30％弱には機能的な重要性はほとんどない。残りはおよそ二分され，タンパク質の機能に多少の負の影響を与えるものと，非常に大きな負の影響を与えるものとがある。

あるアミノ酸が化学的分類において同じ種類のアミノ酸に置き換わる塩基置換は**保**

図7.2　遺伝暗号　コドン右側の薄い灰色の縦線は，核DNA遺伝子とミトコンドリアDNA遺伝子のmRNAで同様に解釈される60個のコドンを示している。AGA，AGG，AUA，UGAの4種類のコドンは，核DNAとミトコンドリアDNAでは解釈が異なる。コドンの右側の青い縦線で核遺伝子での解釈を，左側の赤色の縦線でミトコンドリア遺伝子での解釈を示している。核遺伝子では「普遍的」遺伝暗号は61種類あり，20種類のアミノ酸を指定している。冗長度が異なっており，1種類のコドンが1つのアミノ酸を指定するもの（メチオニン，トリプトファン）から，6種類のコドンが1つのアミノ酸を指定するもの（アルギニン，ロイシン，セリン）まである。残りのUAA，UAG，UGAの3種類のコドンは通常は終止コドンとして機能する（周囲の配列内容によっては，UGAは21番目のアミノ酸であるセレノシステインを指定し，UAGはグルタミンを指定することもある）。ミトコンドリアDNAの遺伝子では，60種類のコドンがアミノ酸を指定し，4種類の終止コドン（AGA，AGG，UAA，UAG）がある。

AAA	Lys	CAA	Gln	GAA	Glu	UAA	終止
AAG		CAG		GAG		UAG	
AAC	Asn	CAC	His	GAC	Asp	UAC	Tyr
AAU		CAU		GAU		UAU	
ACA	Thr	CCA	Pro	GCA	Ala	UCA	Ser
ACG		CCG		GCG		UCG	
ACC		CCC		GCC		UCC	
ACU		CCU		GCU		UCU	
終止 AGA	Arg	CGA	Arg	GGA	Gly	Trp UGA	終止
AGG		CGG		GGG		UGG	Trp
AGC	Ser	CGC		GGC		UGC	Cys
AGU		CGU		GGU		UGU	
Met AUA	Ile	CUA	Leu	GUA	Val	UUA	Leu
AUG	Met	CUG		GUG		UUG	
AUC	Ile	CUC		GUC		UUC	Phe
AUU		CUU		GUU		UUU	

側鎖の特性		アミノ酸[a]	コメント
極性	塩基性（正の電荷）	Arg(R)；Lys(K)；His(H)	アルギニンとリシンはアミノイオン($-NH_3^+$)の単純な側鎖をもつ；ヒスチジンは正の電荷をもつイミド基の複雑な側鎖をもつ
	酸性（負の電荷）	Asp(D)；Glu(E)	カルボキシルイオン($-COO^-$)で終わる単純な側鎖をもつ
	アミド基	Asn(N)；Gln(Q)	$-CONH_2$で終わる単純な側鎖をもつ
	ヒドロキシ基	Ser(S)；Thr(T)；Tyr(Y)	セリンとトレオニンはヒドロキシ基の短い単純な側鎖をもつ；チロシンは芳香族の側鎖をもつ
	チオール基（極性あり）	Cys(C)	ポリペプチドの一定の距離離れたシステインどうしの間にジスルフィド架橋(-S-S-)が形成される。これはタンパク質の折りたたみに重要である
非極性		Gly(G)；Ala(A)；Val(V)；Leu(L)；Ile(I)；Pro(P)；Met(M)；Phe(F)；Trp(W)	グリシンは最も単純な側鎖である単一水素原子をもつ；フェニルアラニンとトリプトファンは複雑な芳香族の側鎖をもつ

表7.2 アミノ酸は側鎖の化学的特性により6つのグループに分類される [a]アミノ酸の構造は図2.2参照。アミノ酸の物理化学的特性についてはhttp://www.ncbi.nlm.nih.gov/Class/Structure/aa/aa_explorer.cgiを参照。

存的置換 (conservative substitution) と呼ばれ，タンパク質の機能に対する影響は少ない。アミノ酸の化学的分類と，それぞれの分類群の顕著な特徴については**表7.2**に列記した（化学的構造については図2.2参照）。

非保存的置換：ポリペプチド/タンパク質への影響

化学的分類の異なるアミノ酸への置換はより重大な結果を引き起こすと考えられており，それにはいくつかの考慮すべき点がある。第一は，そのアミノ酸がタンパク質の機能において重要な役割を果たしているかどうかである。例えば，酵素の活性化部位で重要な役割をするアミノ酸であったり，複数の相互作用分子（特定の代謝産物，タンパク質，核酸配列など）を結合させるために使われる特定の認識配列の重要な部分のアミノ酸であったり，機能を活性化するための化学修飾（糖鎖付加やリン酸化など）に必要な側鎖をもっているような場合である。

第二は，タンパク質の折りたたみやタンパク質構造に潜在的に影響するかどうかである（タンパク質構造の要約は2.1節と30ページのBOX 2.2参照）。例えば熱力学反応からは，一般的に球状タンパク質が折りたたまれると，非極性・非荷電のアミノ酸は内部に埋まり，極性のあるアミノ酸は外側になり，水性環境にさらされるようになる。このパターンを変える置換はタンパク質の不適切な折りたたみを引き起こす可能性がある。

アミノ酸のなかには，特定構造の要素としては許容されないものがある。例えばプロリンはαヘリックス構造に適合しない。もし，あるアミノ酸がプロリンに置換されると，αヘリックス構造は破壊される。反対に，ある種のアミノ酸には特定の構造上の役割がある。最小の側鎖（単独の水素原子）をもつグリシンと，プロリン（ループ状の側鎖がポリペプチドの主鎖に繋がる唯一のアミノ酸）は，ポリペプチドの主鎖が鋭

角に曲がることに重要である。プロリンとグリシンはタンパク質の折りたたみにしばしば重要な役割を果たしている。著明な例は，コラーゲンの三重鎖らせん構造である。グリシンは3アミノ酸残基ごとに必要とされ，プロリン（またはヒドロキシプロリン）も頻回に必要とされる。

　システインはタンパク質の折りたたみにおいて特殊な役割を果たしている。同じポリペプチド内で**一定距離**離れた位置にあるシステインのチオール基(-SH)は，ジスルフィド架橋(-S-S-)を形成するよう相互作用する。これは球状のドメインを形成するために重要なことである（例えば，図4.13の免疫グロブリンスーパーファミリータンパク質）。システインが他のアミノ酸に置換されることは，分子内のジスルフィド結合を壊すことになる。結果として，システインはタンパク質の進化において最も保存されているアミノ酸となっている。

　タンパク質の単純な機能喪失や不正な折りたたみに加え，ミスセンス変異はまた，細胞や組織に何らかのダメージを与えたり，その機能を変化させるような，新たなタンパク質特性をもたらすこともある。この点については7.5節で遺伝的バリアントの影響を検討する際に詳しく考察する。

早期終止コドンとRNAスプライシング異常を引き起こす変異

mRNA上の正しい終止（ストップ）コドンによって，リボソームはmRNAから解離し，予定通りのポリペプチドを放出する。しかしながら病的変異の多くでは，直接的か間接的にかかわらず，コード配列内にインフレームの（読み枠のずれのない）早期終止コドンが挿入される。

　ナンセンス変異(nonsense mutation)は非同義置換であり，アミノ酸を指定するコドンが終止コドンに直接置き換わることである。核DNAでは，mRNAにおいてUAA，UAG，UGAの3つの終止コドンのどれかが置換により形成されることを意味する。ここで注意すべきは，ミトコンドリアの遺伝暗号は核DNAとは異なっていることである。ミトコンドリアDNAでは，UGAコドンはトリプトファンを指定し，AGAとAGGはアルギニンではなく終止コドンを指定する（図7.2参照）。

　フレームシフト変異(frameshift mutation)によって，早期終止コドンが間接的に形成されることがある。コード領域において3の倍数ではない塩基配列が欠失または挿入されると，翻訳のリーディングフレーム（読み枠）のずれが起こる（フレームシフトの原則については24ページBOX 2.1の図1参照）。リーディングフレームが変化すると，すぐにインフレームの早期終止コドンが出現する。フレームシフトはDNAレベルの欠失や挿入によってしばしば起こるが，イントロン残存のようなスプライシングを変化させる変異によっても起こることがある。

　DNAレベルでは，コードDNAへの1〜2ヌクレオチドの欠失または挿入はきわめて一般的な疾患の原因である。加えて，大きな遺伝子は，1個またはそれ以上のエキソンが失われるような大きな遺伝子内欠失を起こしやすく，それらもまたフレームシフトを引き起こす。また，コードDNAにはトランスポゾンが偶発的に挿入されることがある（これら大きな欠失や挿入については7.3節で考察する）。

　ナンセンス変異とフレームシフト変異のあるmRNAは最終的に，ナンセンス変異介在性分解という機序によって分解されるか，正常よりも短いタンパク質に翻訳される(BOX 7.1)。このようにして作られた短いタンパク質は，正常アレルから合成された正常タンパク質を阻害し，正常タンパク質の機能に影響を与えることがある(**優**

BOX 7.1　mRNA監視機構としてのナンセンス変異介在性分解（NMD）

さまざまなRNA監視機構がRNAの完成度を管理しており，スプライスミスがないか（転写されたイントロン配列が不適切にmRNAに残っていないか；図7.3B2参照）や，ときどき起こる転写時の塩基の取り込みエラーがないかなどをチェックしている。これらのエラーは，有害となりうるインフレームの早期終止コドン（premature termination codon：PTC）を出現させる。異常な転写産物は短いタンパク質を作り，正常タンパク質の機能を阻害する可能性がある。

　細胞を保護するため，**ナンセンス変異介在性分解**（nonsense-mediated decay：NMD）として知られるmRNA監視機構により，インフレームの早期終止コドンがあるほとんどのmRNA転写産物は分解される。主要なNMD経路はRNAスプライシングに依存的である（単一エキソン遺伝子はRNAスプライシングを受けないため，NMDを免れる）。エキソン連結部複合体という多くのサブユニットからなるタンパク質複合体が，RNAスプライシングの間，転写産物の各エキソンの3′末端の少し上流に置かれ，成熟RNAのエキソンどうしの境界に近い部位に結合したまま残る。

　最初のリボソームはmRNAに結合するとその上を移動しながら，元来の終止コドンが現れてmRNAから分離するまで，それらの複合体を順次取り除いていく。しかし，インフレームの早期終止コドンがあると，リボソームはmRNAから早い段階で離れる。その場合にはエキソン連結部複合体の一部がRNAに結合したままとなり，これは通常，mRNA分解のシグナルとなる。しかしながら，インフレームの早期終止コドンが最後のエキソン内や直前にあると，しばしばNMDを免れ，翻訳が行われて短いタンパク質が作られる（図1）。

　ナンセンス変異，フレームシフトを起こす挿入や欠失，（イントロンの残存などを伴う）ある種のスプライシング変異は，NMDを活性化させる。

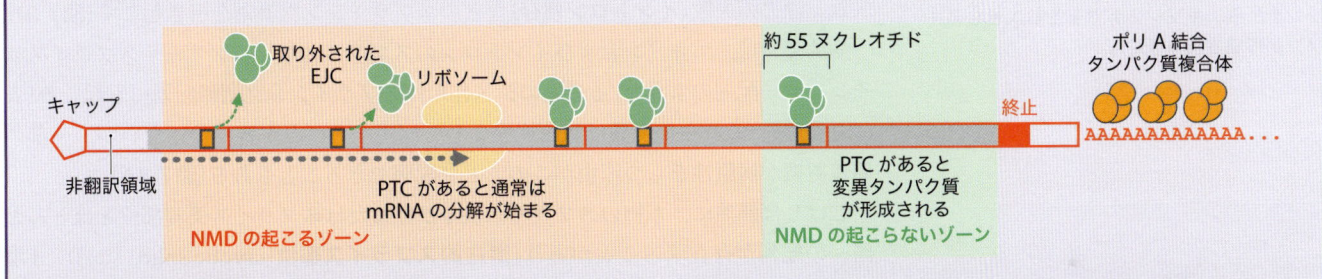

図1　ナンセンス変異介在性分解　哺乳類の細胞における主要なナンセンス変異介在性分解（NMD）経路は，スプライシング依存性である。スプライシング機構の構成要素の1つであるエキソン連結部複合体（exon-junction complex：EJC）は，転写産物のエキソン配列の3′末端から20～24ヌクレオチド上流に結合し，成熟RNAでは結合したまま残っている。イラストは成熟mRNAである。灰色の部分はコード配列で，エキソンは6個である（赤色の縦線で分断されている）。縦のオレンジ色の四角は，EJCの結合部である。mRNAに結合した最初のリボソームはmRNAに沿って移動し，終止コドンが現れてmRNAから離れるまで，順次EJCを取り去る。ピンク色のエリア内に早期終止コドン（PTC）があると，複数のEJCがmRNAに結合したままとなり，これは通常mRNA分解のきっかけとなる。しかしながら，mRNAの終わりのほう（緑色のエリアで示したように，最後のエキソンの始まりから最大55ヌクレオチド上流まで）に早期終止コドンがあると，mRNAは翻訳されて短いタンパク質を合成するので，mRNA分解が起こった場合よりも強い表現型を生じることがある。

性ネガティブ効果）。7.5節ではこの影響について考察する。

スプライシングの病的変異

RNAスプライシングに影響を与える病的変異の頻度は高い。その多くは，特定の遺伝子がどのようにRNAスプライシングを起こすのかを制御するシス作用性RNA配列を指定するDNA配列に起こる。ここではこの点に焦点をあてる。しかし，疾患は，スプライシングをトランス作用性に制御する因子をコードする遺伝子の変異によっても起こることがあるという点に留意する必要がある。

　163ページの図6.4Aで示したように，RNAスプライシングを制御する基本的なシ

図7.3 スプライス部位の変異によりエキソンスキッピングやイントロン残存が起こる

エキソン配列は青の四角の中の黒の破線で示し，個々の特定のヌクレオチドはアルファベット大文字で表記した。イントロン配列は灰色の太線で示し，重要なヌクレオチドを小文字で表記した。細い赤色の破線は後にRNAレベルでスプライシングされる位置であり，そこでRNA転写産物内の各エキソン配列が結合する。(A)正常な状態では，3つのエキソンはイントロンで分断されており，イントロンの5′末端はGT，3′末端はAGという保存性の高い2ヌクレオチドである。(B1，B2)イントロン1の保存性のある3′末端のGがTに変異すると，スプライス受容部位が不活性化される。起こりうる結果としては，次に来るスプライス受容部位(イントロン2の3′末端)が使われるのでエキソン2のスキップが起こり(B1)，エキソン2のヌクレオチド数が3の倍数ではない場合，フレームシフトが起こる。またもう1つの結果として，イントロン1がスプライスされず，イントロン1の配列がmRNAに残存したままになることもあり，その場合，もともとのエキソン1からエキソン2までを含む大きなエキソンが形成される(B2)。

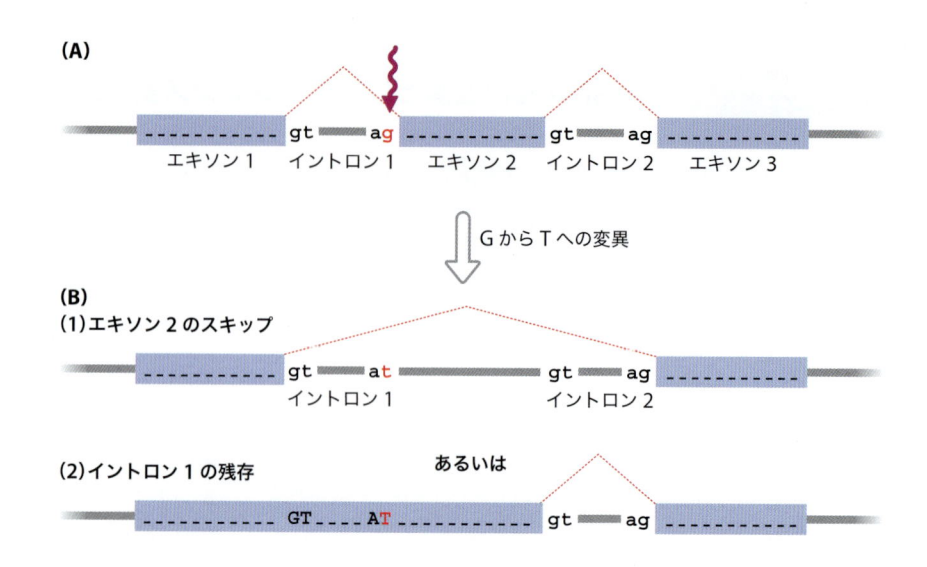

ス作用性調節配列は，スプライス部位かその近辺にある。それらの配列の点変異は，RNAスプライシングに大きな影響を与える。特に，イントロン5′末端のGT(RNAではGU)や，3′末端のAGのような，高度に保存されたヌクレオチド配列が変化したときに顕著であり，エキソンの脱落(**エキソンスキッピング**〔exon skipping〕)や，イントロン除去の失敗(**イントロン残存**)などのスプライシング異常を引き起こす(図7.3)。

病的変異は，エキソンおよびイントロンのスプライスエンハンサーやスプライスサイレンサー配列のような，その他のシス作用性スプライシング調節配列にも起こる(表6.4B参照)。これらの変異は病的変異として同定することが容易ではないが，一部の同義置換が病原性をもつ理由がこのことで説明できることもある(図7.4A)。

しばしば偶然に，本物のスプライス供与部位またはスプライス受容部位とほとんど同一の配列が存在することがあり(**潜在的スプライス部位**〔cryptic splice site〕)，1塩基置換により新たなスプライス部位が出現することがある。潜在的スプライス部位の活性化により，エキソンの短縮や伸長が起こる(図7.4B，Cに例を示した)。

異常なスプライシングはさまざまな結果を引き起こす。タンパク質をコードする遺伝子では，コードエキソン配列の喪失(エキソンのスキッピングまたは短縮による)や，エキソン配列の追加(エキソンの伸長またはイントロンの残存による)により，RNAレベルでの翻訳リーディングフレームのフレームシフトが起こる。このような場合には早期終止コドンが出現し，RNAは分解されるか，短くなったタンパク質が合成される(BOX 7.1参照)。翻訳リーディングフレームに変化がない場合でも，疾患の原因となることがある。これは，重要なアミノ酸が失われたり，エキソンの伸長の場合には余分なアミノ酸が含有されることでタンパク質が安定性を失ったり，その機能が阻害されるためである。コード配列におけるイントロンの残存は，ナンセンス変異を引き起こすと考えられている(どの3つのリーディングフレームにおいても比較的高頻度に終止コドンがあるためである)。

病的点変異の発生と頻度

4.1節で詳述したように，1塩基置換は，DNAの自然な化学分解が適切に修復されなかった結果であることが多い。ヒトのDNAの1塩基置換のなかにはとりわけ高頻度で起こるものがある。特にC→Tへの変化はよく起こり，CGヌクレオチド配列のシトシンは，ヒト(と脊椎動物)細胞では変異のホットスポットである。CG配列のシト

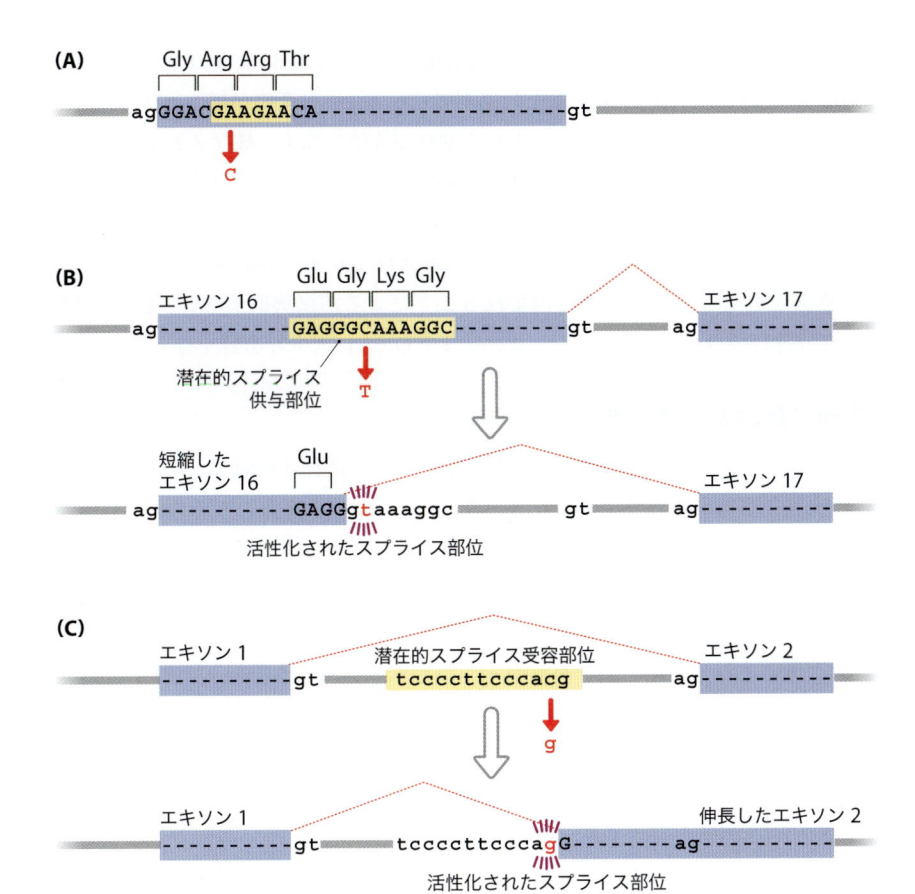

7.2 病的な塩基置換と微細挿入・欠失　209

図7.4　病原性があると認識されにくい変異：同義置換と潜在的スプライス部位を活性化する変異　エキソン（青い四角）のヌクレオチドは大文字で，イントロンのヌクレオチドは小文字で表記した。細い赤色の破線は，後にRNAレベルで起こるエキソン配列のスプライシングを示す。(A) A→Cの変異により，アルギニンコドンの1つであるCGAが別のCGCに変わるが，これはエキソンの始まりにある黄色で示されたスプライスエンハンサー配列（図6.4B参照）を変化させるので，病原性をもつ。(B) カルパイン3遺伝子のエキソン16で同定されたホモ接合性のC→Tの同義置換によって，肢帯筋ジストロフィーが発症する（PMID 7670461）。この同義置換によって，グリシンコドンの1つであるGGCが別のGGUに変わるが，同時にこのエキソン内の潜在的スプライス部位（GAGGGCAAAGGC）を活性化させ，機能的なスプライス供与部位に変化させる。結果としてエキソン16が短縮する（正常エキソン16の終わりの44ヌクレオチドがRNA転写産物に含まれない）ことで，翻訳リーディングフレームが変わり，早期終止コドンがエキソン17の初めのほうに出現する。(C) 3′側スプライス部位の共通配列によく似たイントロン内の潜在的スプライス部位の活性化（スプライス受容部位については図6.4Aを参照。この図で強調するように，この変異は重要なAGヌクレオチド配列を作り出す）。結果として起こる異常なRNAスプライシングの結果，イントロン1の3′末端はエキソン2の配列と融合して伸長したエキソン2が作りだされ，フレームシフトを起こすかタンパク質の構造や折りたたみを阻害することで，疾患の原因となる。

シンはメチル化の標的部位であり，メチル化されたシトシンはアミノ基が取り去られてチミンになりやすく（96ページの図4.5参照），DNA修復システムにとっては変異した塩基として見つけにくいのである。

　微細な挿入と欠失は，しばしば**複製スリップ**（replication slippage）によって起こる。典型的には，単一ヌクレオチドや短いオリゴヌクレオチドが縦列に反復している場所のDNA複製時に起きるエラーである。DNA複製の間，新生鎖はたびたび鋳型DNA鎖とペアを間違える（それぞれの鎖の反復配列間ではずれた塩基どうしでも安定した塩基対形成が可能である。機序については100ページの図4.8参照）。縦列反復配列が多数ある場合はとくに複製のスリップが起きやすい。偶然から，コード配列にはそのような反復配列が存在するものがときどきある。例えばあるタンパク質では，平均すると約4回に1回の頻度で連続した2個のリシンがAAAAAAの6ヌクレオチドによって指定されるが，同じヌクレオチドの連続した繰り返しは非常に複製スリップを起こしやすい。このケースでは娘鎖はAが5個か7個になりやすく，欠失や挿入によるフレームシフトを起こしやすいのである。

ヒトゲノムの変異率

家系構成員の網羅的ゲノム配列解読によって，ゲノム規模での生殖細胞系列のヌクレオチドの置換率は，1世代1ヌクレオチドあたり10^{-8}であることが示されている。これは，両親から受け継ぐ3 Gbの半量体ゲノムそれぞれに，変異により平均約30か所の新規塩基置換があることに相当する。

　変異の頻度は染色体や遺伝子によって変化する。遺伝子にそなわっている配列の特徴には変異の標的となりやすいものもある。遺伝子はGC含量が高く，CGヌクレオ

チド配列を多く含んでいる場合がある。CG配列のシトシンは変異のホットスポットであり，標準的な変異率の10倍以上の確率でCからTへの変化が起こる。

ミトコンドリアゲノムは遺伝子の占める割合が極端に高く，核ゲノムよりも何倍も変異率が高い。ミトコンドリアゲノムは脆弱であるが，おそらくは活性酸素種の大半がミトコンドリアで作られているためであると考えられている(4.1節参照)。このような有害な励起原子に近接していることでDNAはより多くの損傷を受ける。さらには核DNAと違ってクロマチンに包まれることによる防御機構がない。DNA複製のエラーが修復されないことも，ミトコンドリアDNAに大きな影響を与える。

最終的に病因となるもの

両親から受け継いだゲノムに起こった新たな変化の一部だけが病因となる。しかしながら，両親も過去に起こった変異の保因者であるため，わたしたちのゲノムは多くの有害な変異を含むことになる。しかし，ゲノムのなかからすべての病原性——すなわちすべての病的変異——を同定することは簡単なことではない。

1,000人ゲノムプロジェクト(1000 Genomes Project)が示した通り，民族的背景にもよるが，遺伝子の機能が喪失すると考えられる変異を誰しもが約100個(平均20個の遺伝子はホモ接合性に不活性化されている)保有しており，加えてタンパク質構造に深刻な影響を与えるミスセンスバリアントを約60個もっている。平均的なヒトは，損傷を受けた400個以上のDNAバリアントをもっていることが予想される。これほど多くの病的変異をもつことは不可能のように思える。しかし，それら変異の多くは重要ではない遺伝子にみられるバリアントであり，ABO式血液型遺伝子などがその例である。

生殖細胞系列変異率への両親の年齢と性別の影響

両親の年齢が上がるにつれ，遺伝性疾患の発生頻度は上がりやすい。母親の年齢が21トリソミーに影響することは7.4節で検討する。微細な変異に関しては，男性の生殖細胞系列の新規変異によるものの頻度が高く，父親の年齢の影響は以下に示すように明らかである。

受精卵から**始原生殖細胞**(primordial germ cell〔生殖細胞系列になるために初期胚で別系統に置かれる細胞〕)を経て数多くの細胞分裂を行うため，配偶子では新規変異の頻度が高いとされる。それぞれの細胞分裂に先だってDNA複製が起こり，DNA複製時のエラーが修復されなかったものが遺伝子変異となるからである。卵母細胞と精子細胞が形成されるには2回の減数分裂が必要である。しかしながら男性と女性では，第一減数分裂細胞を形成する前に必要な体細胞分裂の回数は異なっている。女性では，すべての卵細胞は出生前に形成されている。一方で男性では，思春期の発来以降にも精原幹細胞の分裂により精子が継続的に形成される。それゆえ，配偶子を形成するために必要な細胞分裂回数は男性のほうが多く，特に年配の父親の場合ではこれが顕著になる(図7.5)。

父親の年齢が影響する疾患と利己的な精原細胞選択

先天性疾患の例外的な一部は，見かけ上著しく高確率で自然に発症する。軟骨形成不全症は出生3万人に1人の割合で発症するが，父親の年齢の強い影響を受け，父親の生殖細胞系列から変異が伝わることで起こる(表7.3の例を参照)。これは，生殖細胞遺伝子の変異率が例外的に高くなっている可能性を示している(平均変異率の1,000倍まで上がる)。しかしながら，精子での変異率の研究からは，原因となる変異(単一ア

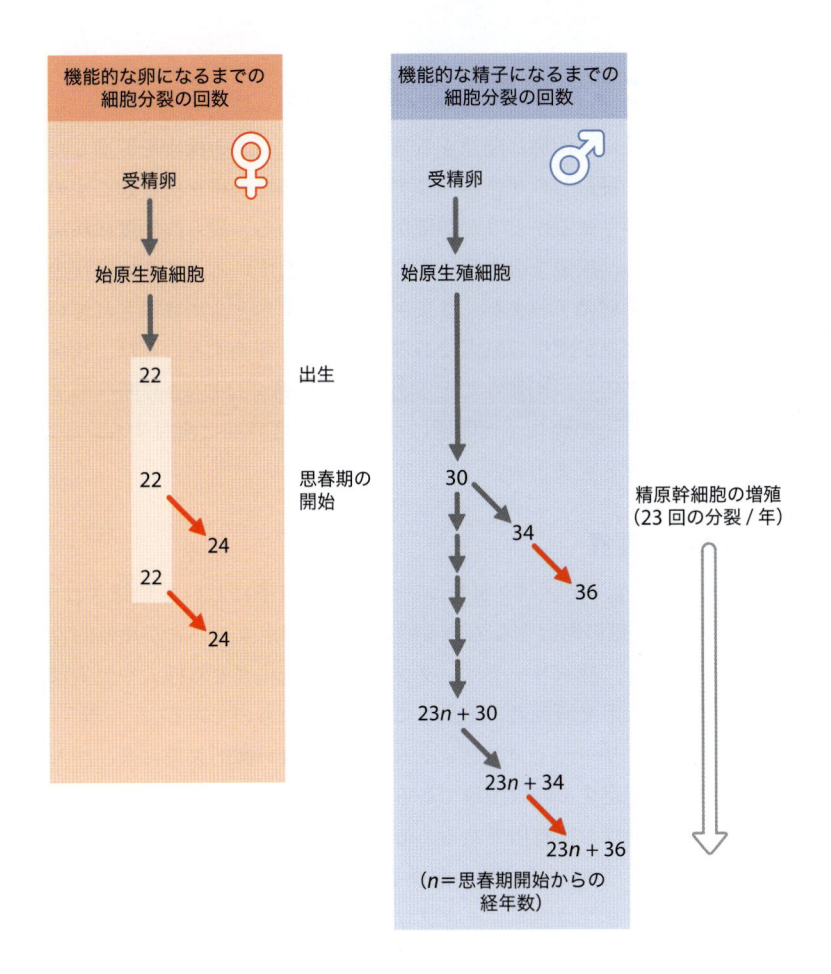

図7.5 配偶子を形成するために必要な細胞分裂回数の男女差と父親の年齢による違い
数字は，ヒトの受精卵から配偶子になるまでに完了する細胞分裂の回数である。精子と卵は，数多くの体細胞分裂(灰色の矢印)の後に起こる2回の減数分裂(赤色の矢印)の結果として形成される。女性では，出生するまでの間におよそ22回の体細胞分裂が行われ，第一減数分裂細胞が形成される。実際には第一減数分裂の途中までが行われるが，排卵時に活性化されるまでそこで休止している。母体年齢が何歳であっても，受精卵から卵になるまでにはおよそ24回の細胞分裂が必要である。一方で，男性の配偶子形成は生涯を通じて持続するのでこれとは異なる。思春期の開始時に最初に精子を産出する精原幹細胞になるまで，受精卵はおよそ30回の細胞分裂を経る。精原幹細胞から配偶子に分化するまでには，4回の体細胞分裂と，その後の2回の減数分裂を要する。そのため，男性の思春期の開始時に，配偶子は30＋4＋2＝36回の細胞分裂を経て形成される。その後，精原幹細胞は16日程度の間隔で(1年で約23回)分裂する。男性の思春期の平均的な始まりを14歳とすると，64歳の男性の精子は34＋(23×[64−14])回の体細胞分裂と2回の減数分裂，つまり1,186回の細胞分裂が関与した過程を経て形成される。

ミノ酸を変化させるミスセンス変異)は，特に高頻度で起こっているわけではないことが示されている。そうではなく，変異の結果生じる変異タンパク質が精原幹細胞の調節異常を引き起こし，変異をもつ精原幹細胞を選択的に増殖促進させるのだと考えられている。変異をもつ幹細胞が高頻度で増殖することで，父親由来の変異が多いことと，父親の年齢の影響を説明できる。それぞれの場合において変異タンパク質は，線維芽細胞増殖因子受容体や，増殖因子受容体−RASシグナル伝達経路に作用するその他のタンパク質である。原因となる変異は機能獲得変異であり，それについては7.5節で考察する。

表7.3 精原幹細胞の利己的な選択が関連すると示唆されている，父親年齢が影響する疾患 [a]PubMed識別子。[b]軟骨形成不全症におけるFGFR3(線維芽細胞増殖因子受容体3遺伝子)変異によるG380R変化は，cDNA参照配列のヌクレオチド1138番におけるG→CまたはG→Aの変化によって起こる。さらなる情報は参考文献のGoriely & Wilkie (2012)の論文を参照されたい。

疾患名	GeneReviews PMID[a]	遺伝子	変異/アミノ酸変化	新規変異の推定出生頻度	変異の由来
アペール(Apert)症候群	20301628	FGFR2	p.Ser252Trp/ np.Pro253Arg	約1/65,000	父100%
クルーゾン(Crouzon)/パイフェル(Pfeiffer)症候群	20301628	FGFR2	＞50変異	約1/50,000〜1/100,000	父100%
軟骨形成不全症	20301331	FGFR3	p.Gly380Arg[b]	1/30,000	父100%
ムエンケ(Muenke)症候群	20301588	FGFR3	p.Pro250Arg	約1/30,000	父100%
ヌーナン(Noonan)症候群	20301303	PTPN11	多くの変異	約1/10,000	父100%

疾患を引き起こす点変異の調査と登録

ヒトゲノム配列の解読は，疾患に関連する遺伝的バリアントの探索を促進した。さまざまな方法を用いて，疑わしいゲノムバリアントが実際に疾患を引き起こすのかどうか，疾患感受性を上昇させるかどうかが確かめられている。最も高頻度に疾患を引き起すのは点変異である。疾患を引き起こすことが知られている，あるいは疾患への関連が疑わしい病的点変異のデータが，さまざまなデータベースに登録されている。

特定されたある点変異が疾患の原因であるかどうかを評価することは，状況により比較的容易なこともあるし，困難なこともある。第11章ではDNA診断へのアプローチについて考えるが，その際にこの問題についても再度詳細に検討する。ここでは，以下の項に短くポイントをまとめる。

コードDNAの点変異

病的点変異の大部分は，タンパク質をコードする遺伝子において記録されている。コードDNAでは，疾患の原因となるある種の変異は特定することが比較的容易である。ナンセンス変異や，翻訳リーディングフレームを変化させる挿入や欠失は，自らが病因であることを大声で研究者に主張しているようなものである。

ミスセンス変異や，リーディングフレームが変化しない微細欠失および挿入が病因であることを正しく判定するのは困難である。このような場合，進化遺伝学的および集団遺伝学的解析がしばしば有用である。あるアミノ酸が進化の過程で強く保存されてきたものであれば，そのアミノ酸の置換や欠失は病因となりやすい。第11章で詳述するように，さまざまなコンピュータプログラムが利用できる。重要なアプリケーションの1つでは，もともとのアミノ酸と置換されたアミノ酸の物理化学的特性の相違の予測に基づいて，そのミスセンス変異が病原性をもつ可能性を評価することができる。過去に登録された変異のデータベースで検索を行うことも有用である（下記参照）。

RNA遺伝子やその他の非コードDNAの点変異

非コードDNAにおける病的点変異は一般的に同定するのが難しいが，例外がある。すなわち，スプライス部位にある変異，特にイントロン最末端に位置する保存性の高いGTとAG配列における変異である。非翻訳配列とその他の調節配列はコードDNAよりも進化的な保存性が低く，この部位の変異を評価するのはたいへん難しい。RNA遺伝子内の変異を同定するのもまた容易ではなく，多くのRNA遺伝子は進化的に保存性が比較的低いので評価が難しい。RNAは，広範囲に鎖内水素結合（図2.4および図2.6参照）をもつ複雑な二次構造をしているので，二次構造に影響を与える変異は重大な結果をもたらす可能性がある。

スプライス部位の変異を除けば，非コードDNAの点変異は単一遺伝子疾患の原因となることは非常に少ないと考えられる。しかし，遺伝子の発現に重要な変化を与えることによって，頻度の高い複雑疾患の重大な素因となっていることがある。ごく少数のRNA遺伝子だけが単一遺伝子疾患に関係しているが（表7.4の例を参照），多くのマイクロRNA（microRNA：miRNA）は，がんなど単一遺伝子疾患以外の疾患の発症機序において重要であることが知られている。

ヒトの病的変異のデータベース

ヒトの遺伝的変異のデータベースは，大きな一般的なものから，より特異的なものま

RNA分類	座位[a]	疾患名	PMID[b]
miRNA	MIR96	常染色体遺伝性難聴50型（OMIM 613074）	19363479
	MIR184	EDICT症候群（OMIM 614303）	21996275
snRNA	RNU4ATAC	小頭骨異形成原発性小人症1型（OMIM 210710）	21474760
長鎖ncRNA	TERC	常染色体優性（AD）先天性角化異常症1型（OMIM 127550）	11574891
		再生不良性貧血（OMIM 614743）の感受性	12090986

表7.4 単一遺伝子疾患で変異しているRNA遺伝子の例 [a]座位についてのさらなる情報は，Human Gene Nomenclature Database www.genenames.org のリストを参照。[b]PubMedデータベースwww.ncbi.nlm.nih.gov/pubmedでは，関連雑誌論文の詳細を得ることができる。参考文献のMakrythanasis & Antonorakis (2012)の総説も参照のこと。

で作られている（表7.5）。座位特異的なデータベースは，それぞれの疾患に関係する特定の単一遺伝子（または複数の遺伝子）に焦点をあてている。登録されたデータには病的変異と正常バリアントの両方があるので，新たに同定された変異が病的かどうかを評価するのに役立つ。これについては第11章で改めて述べる。

7.3 反復DNAがもたらす中規模から大規模の病的変異

2.4節でも述べた通り，ヒトゲノムの大部分はDNAの多様な反復配列で成り立っている。さまざまな種類のDNA重複がゲノムを形作るうえで重要な役割を果たしており，このことが生物学的な複雑性を生み出している。しかし，逆の側面もある。DNAの反復配列は，別の機序が働く結果として，疾患の原因となるような変化をDNA分子が受けやすくなる素因となる。前節でみてきたように，1つもしくは2つのヌクレオチド，またはその他の短いオリゴヌクレオチドの縦列反復配列は複製スリップのホッ

表7.5 疾患関連変異の種々の変異データベースの例 [a]座位別の巨大データベースが http://www.centralmutations.org/Lsdb.php で管理されている。Human Genome Variation Societyもその他の多くの有用な変異データベースへのリンクを維持している（http://www.hgvs.org/dblist）。さらなる情報は，Horaitis O & Cotton RG (2005) Current Protocols in Bioinformatics, Chapter 1, Unit 1; PMID 17893115 および Samuels ME & Rouleau G (2011) Nature Rev Genet 12:378–379; PMID 21540879を参照。

データベース名	内容	ウェブサイト
ゲノムワイドデータベース		
Human Gene Mutation Database	ヒト遺伝性疾患に関連する核遺伝子の，生殖細胞系列変異の包括的データ	http://www.hgmd.org
COSMIC	がんの体細胞変異の包括的目録	http://www.sanger.ac.uk/genetics/CGP/cosmic/
MITOMAP	ミトコンドリアゲノムのデータベース。主にmt-tRNA，mt-rRNA，コード配列および調節配列の疾患関連変異	http://www.mitomap.org
座位別のデータベース[a]		
Phenylalanine Hydroxylase Locus Knowledgebase	PAH座位の変異の一覧，主にフェニルケトン尿症を起こす変異が中心	http://www.pahdb.mcgill.ca
変異カテゴリー別のデータベース		
SpliceDisease Database	疾患に関連するスプライシング変異	http://cmbi.bjmu.edu.cn/sdisease

トスポットになり，しばしば微小な挿入や欠失の原因となる。同様に，DNAの縦列反復配列や散在性反復配列によって大規模な挿入や欠失も頻繁に起こるが，このことが本節の重要なテーマである（光学顕微鏡で見ることができるようなさらに大きな遺伝物質の変化については，7.4節の染色体異常のところで述べる）。

大規模な変異を誘発するような反復配列の多くはイントロン内や遺伝子領域外にあるが，後でみるようにコード配列内に存在することもある。大規模な変異によって遺伝子の構造やコピー数に不利な変化が生じたり，遺伝子発現に悪影響がもたらされるという機序により，疾患が発症する。ここからは，このような変化を引き起こす主要な遺伝学的機構について以下の各節で詳しく述べていく。まずは異なるタイプのDNA変化について概要を説明する。

大きなイントロン（通常は多様な反復配列を含む）を多数もつ遺伝子は，遺伝子内で欠失を起こしやすい。1つ以上のエキソンが排除されると，最終的に3の倍数ではない数のヌクレオチド欠失となる場合には，翻訳リーディングフレームにずれが生じる（一般的な説明についてはBOX 2.1の図2Cを参照）。同様に，中〜大規模の挿入も遺伝子内で起こることがある。また，1遺伝子中で複数のエキソンの重複が起こることもある（翻訳のフレームシフトやタンパク質の伸長を引き起こす可能性がある。タンパク質は伸長すると不安定になり，正しく折りたたまれなかったり機能的に不利な状態になることがある）。

大規模な病的変異は，よく似た配列（**相同反復配列**）をもつ低コピー数反復配列間の組換えによって引き起こされることが多い。低コピー数反復配列にはさまざまなファミリーがあり，それぞれ区別される。例えば短い散在性配列や，自然に起こった重複配列（数百kb長に及び，複数の遺伝子を含むことがある）などがそうである。

よく似た2つの反復配列が同じ染色体腕上の近い場所に存在する場合，配列の同一性が強いことによって染色分体の対合の間違いが引き起こされることがある。そのため，非アレル間の反復配列が対を形成する。つまり，一方の染色分体上の反復配列①が，別の染色分体上の反復配列②と対を形成するのである。対形成の間違いが起こった領域に引き続いて組換えが起こると，反復配列のコピー数に変化が生じる。この過程を**非アレル間相同組換え**（non-allelic homologous recombination：NAHR）という。一方で，同じDNA分子上の相同反復配列間でも組換えは起こり，そのような**染色分体内組換え**もまたNAHRの一種である。ここでは異なるNAHR機構について，挿入や欠失，逆位がどのようにして発生し，どのようにしてそれらが疾患を引き起こすのかについて，例を示していく。

挿入に関しては，DNAトランスポゾンの自発的でランダムな挿入によって起こることはごくまれであり，AluリピートやLINE1（L1）リピートのようなレトロトランスポゾンの相補DNA（cDNA）コピーが原因となることのほうが多い（転位が可能なのはごく一部のAluリピートやL1配列だけである；図2.14参照）。生殖細胞系列ではトランスポゾンの強力な抑制機構がこのような現象を最小限に抑えようとするが，実際に起こってしまうこともある。例えばトランスポゾンコピーがコードDNAに挿入された場合には，通常の遺伝子発現が停止してしまう。

特定のオリゴヌクレオチドの縦列反復配列の正常範囲を超える伸長が関係するような，異なるタイプの挿入については次の2つの節で詳しく述べる。コード配列の中にある3ヌクレオチド縦列反復配列が，翻訳リーディングフレームを維持したまま中等度に伸長するものがある。さらに，非コードDNAにおけるオリゴヌクレオチド縦列反復配列が膨大なコピー数まで伸長し，隣接した遺伝子の発現に影響を与えることもある。

コードDNAにおけるオリゴヌクレオチドの短い縦列反復配列の病的伸長

遺伝子の多くはコード配列上に3ヌクレオチドの縦列反復配列を有している。1ヌクレオチドや2ヌクレオチドの縦列反復配列とは異なり，3ヌクレオチドの縦列反復配列は数が変化しても翻訳リーディングフレームには影響しない。3ヌクレオチドの縦列反復配列の一部は許容され，単一アミノ酸の反復を伴ったタンパク質を産生するよう翻訳される。ときどき同じアミノ酸がかなり長く連続することになり，後述するポリグルタミンやポリアラニンのように機能ドメインとなる。

一部の縦列反復配列は多型性があるが，そうでないものもある。前者の場合，ある反復数を上回る大きさにまで伸長した配列は，疾患を引き起こすこともある。

病的ポリアラニン伸長

ポリアラニン領域は，発生において重要となる転写因子の一部にみられ，2つの折りたたまれたドメイン間での非極性の可動性リンカーやスペーサーとしての機能を果たしている。個々のポリアラニン領域は，異なるアラニンコドン（特にGCG，GCT，GCA）によってコードされていることが多い。多型であることはまれで，ごくわずかなアラニンコドン数の増加が疾患を引き起こす。

ポリアラニン伸長による9つの疾患が知られているが，筋ジストロフィーの一種を除くとすべてが発生に関する先天性異常症である。タンパク質の種類にもよるが，多型ではないポリアラニン鎖は通常10〜20のアラニン残基からなる。そこからさらに平均4〜10アラニン残基分配列が伸長すると，疾患を発症する（いくつかの例は表7.6参照）。先天性のポリアラニン異常は，転写因子の機能喪失によって起こると考えられている（ポリアラニン配列の伸長は，異常なタンパク質の折りたたみを誘導したり，細胞内におけるタンパク質の正常な局在化の妨げとなっている可能性がある）。

ポリグルタミンをコードするCAGリピートの不安定な伸長

ポリアラニンとは異なり，ポリグルタミン（ポリ(Q)と呼ばれることが多い）は高い極性をもつ。中等度の長さのポリグルタミン鎖はいくつかのタンパク質にみられ，特定の標的遺伝子の転写制御に関与している。ポリアラニンと違い，ポリグルタミン配列は通常1種類のコドン（CAG）で指定されており，長さに著しい多型がみられる（おそらく複製スリップの結果と考えられる）。

ポリグルタミン配列はいったん閾値となる長さに達すると，非常に長く伸長する（表7.7）。DNAレベルでは，伸長したアレルは減数分裂や体細胞分裂において不安定である（ポリアラニン伸長をコードするアレルとは異なる点である）。そのため，ポリグ

疾患の種類	アラニンの反復数 正常	アラニンの反復数 疾患
眼咽頭型筋ジストロフィー（OPMD）	10	11〜17
瞼裂狭小，眼瞼下垂，逆内眼角贅皮	14	22〜26
合多指症2型	15	22〜29
手足生殖器症候群	18	24〜26

表7.6 ポリアラニン関連疾患における反復配列伸長の例 ポリアラニン鎖は多型性がなく，疾患における伸長の程度はごくわずかである。（データはBrown and Brown [2004] *Trends Genet* 20:51–58; PMID 14698619より）

表7.7 ポリグルタミン関連疾患における反復配列伸長の例 正常集団のポリグルタミン配列には多型性があり，疾患においてはポリアラニン伸長と比べてかなり高い反復数まで伸長する（表7.6参照）。これは，ポリアラニンとポリグルタミンの伸長機構の違いを反映している。ここでは脊髄小脳失調症（SCA）については1つのタイプしか示していないが，SCA1，SCA2，SCA3，SCA6，SCA7，SCA17もすべてポリグルタミンの伸長が原因となっている。SCAの主な特徴は緩やかに進行する歩行の協調運動障害であり，しばしば手や発話，眼の動きなどの不調和や，小脳の萎縮を伴うが，異なるタイプのSCAでは小脳内の異なる領域が影響を受ける。

疾患の種類	グルタミンの反復数 正常	グルタミンの反復数 疾患
ハンチントン病	6〜35	36〜121
球脊髄性筋萎縮症（SBMA；ケネディー（Kennedy）病）	6〜36	38〜62
歯状核赤核淡蒼球ルイ体萎縮症	3〜38	49〜88
脊髄小脳失調症7型（SCA7）	7〜18	38〜200

ルタミンをコードする配列が閾値を超えると，既に伸長している反復配列は短い配列に比べてより長く，より速いスピードで伸長する傾向がある。

以下と次節で詳しく述べるように，コード配列上のCAGリピート伸長の不安定さは，非コード配列でのさまざまな種類のオリゴヌクレオチドにみられる，短鎖反復配列の伸長における不安定さと共通点がある。ある世代から次の世代へと引き継ぐ際に（しばしば1個人において母細胞から娘細胞に移行する際にも）反復配列の長さが伸長することがあるため，**動的変異**（dynamic mutation）ともいわれている。後述するが，反復配列が伸長すると疾患の重症度も増す。

4つの代表的なタイプの晩発性神経変性疾患は，CAGリピートの不安定な伸長によって長いポリグルタミン鎖が産生されるために起こる（表7.7参照）。いずれの場合も，変異アレルによって産生された毒性物質の蓄積が疾患の根底にあると考えられている。毒性のある細胞内産物の影響は特に神経細胞（通常寿命がたいへん長く，喪失すると補充されることはない）に目立ってみられる。有害な影響は疾患によって異なる神経成分にみられる。例えば，脳幹や脊髄の運動ニューロンは主に球脊髄性筋萎縮症で侵されており，小脳の異なる領域のニューロンは別のタイプの脊髄小脳失調症で影響を受ける（表7.7参照）。

伸長が起きる仕組みについてはまだ明確になっておらず，また最近までは，極端に長いポリグルタミン鎖をもったタンパク質が毒性をもつ細胞内凝集体を作り出すことによって発症が起こると考えられていた。しかし最近の動物モデル実験から，一部の症例では毒性RNAが発症機序に関与している可能性があることが示唆されている。例えば，主要なハンチントン（Huntington）病遺伝子*HTT*のマウス相同遺伝子におけるCAGリピートの伸長を含んだRNA転写産物は，実験条件下では神経毒性を有することがわかっている。

毒性タンパク質や毒性RNAに対する疑問点は，ハンチントン病類縁疾患2型（Huntington disease-like 2）にも関連している。これは最近までは，*JPH3*遺伝子の5′非翻訳領域におけるCTGリピートの不安定な伸長によるものといわれていた。しかし今では，相補的なCAGリピート配列を含んだアンチセンス転写産物が産生されていることがわかってきている。このRNA転写産物の翻訳が，ハンチントン病とよく似たポリグルタミンの病原性をもたらしていると考えられる（図7.6）。

非コード短鎖縦列反復配列の病原性をもった不安定な伸長

別の種類の非コード短鎖縦列反復配列が，ゲノムの特定領域で不安定な伸長をすることがある。その一部は，プロモーター領域や非翻訳配列，遺伝子のイントロンに存在する。多くの場合3〜6ヌクレオチドの反復で構成され，伸長すると疾患の原因となる。

7.3 反復DNAがもたらす中規模から大規模の病的変異　217

図7.6　ハンチントン病類縁疾患2型に関与するJPH3座位における双方向の転写：毒性RNAによるものなのか，毒性タンパク質によるものなのか？　JPH3遺伝子のセンス鎖転写産物におけるエキソンの構成を，コード配列は青色の四角で，非翻訳領域は薄い灰色の四角で示している。JPH3遺伝子は選択的スプライシングを受け，CTG縦列反復配列を含んだエキソン2Aが転写産物では可変的に使われている。一部の転写産物ではエキソン1とエキソン2Aのみを結合し，エキソン2Aの後ろにあるポリアデニル化シグナル(pA)を働かせる。その他の転写産物の場合はエキソン2Aを使わず，エキソン1と2B，3，4，5を結合したうえで，エキソン5の後ろにあるポリアデニル化シグナルを使用する。この疾患は当初，伸長したCUG反復配列を有するエキソン2Aを含んだ毒性のセンス鎖転写産物に起因すると考えられていた。しかし，JPH3遺伝子からはCAG反復配列を含んだアンチセンス鎖転写産物も産生されていることが明らかになってきた(それにはエキソン2A付近の内部プロモーターが使用されている)。この転写産物の翻訳によってポリグルタミン伸長を伴う毒性タンパク質が産生され，疾患が引き起こされている可能性がある。疾患モデルマウスでは，JPH3遺伝子のオルソログをアンチセンス鎖転写産物だけが発現するように遺伝子操作した後も，ハンチントン病に類似した病原性が残る(PMID 21555070)。

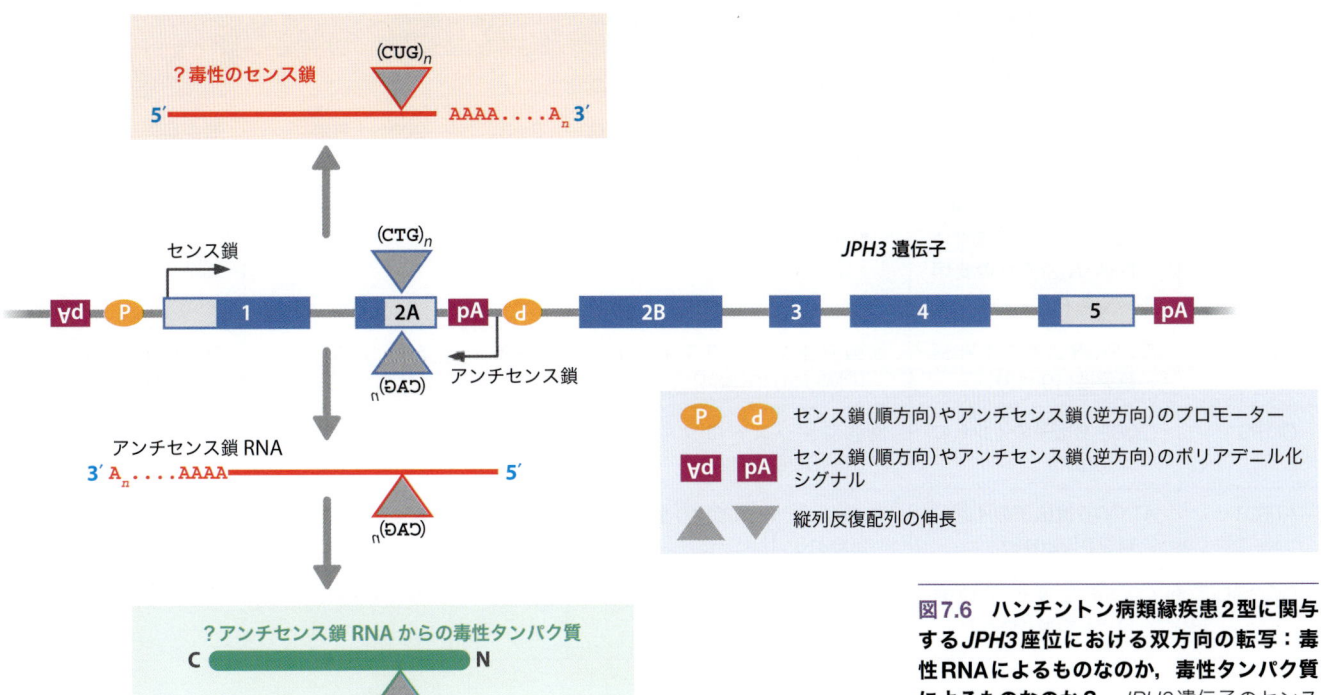

それ以外の場合では遺伝子が少ない領域の配列であるため疾患を引き起こさない。

オリゴヌクレオチドの縦列反復配列の大規模な伸長は，**脆弱部位**(fragile site)と呼ばれる染色体異常を引き起こす原因の1つとなっている。脆弱部位とは，DNA複製を部分抑制する化学物質で処理した細胞の分裂中期染色体で観察される狭窄またはギャップといったゲノムの特定領域である。脆弱部位は，通常型(ほとんどすべての人にみられ，染色体構造に内在性のものと考えられている)と，稀少型(ごくわずかな人にみられ，非コード縦列反復配列の大規模な伸長に由来する脆弱部位もこれに含まれる)に分類することができる。脆弱部位は主に遺伝子の少ない領域に位置するが，FRAXA(Xq27.3)，FRAXE(Xq28)，FRA11B(11q23.3)の3つの稀少型脆弱部位は，遺伝子内かその近辺に位置してそれらの発現を妨げ，疾患を引き起こす。FRAXAについてはこの後詳しく述べる。これら以外の多くの不安定で大規模な非コード短鎖縦列反復配列の伸長は，脆弱部位を作り出すことなく疾患を引き起こす(**表7.8**)。

疾患の原因となるような不安定に伸長した非コード縦列反復配列では，中間段階のものが同定されることがある。正常数の反復配列に中規模な伸長が起こると正常アレルが**前変異**(premutation)段階になり，伸長した反復配列は不安定になるが，通常は大規模な伸長と関連した疾患を引き起こすほどの長さには至らない。例えばFMR1遺伝子の5′非翻訳領域で55～200近くのCGGリピートをもつアレルは，脆弱X症候群の前変異段階といえる(疾患を発症する原因とはならないが不安定さがあり，世代から世代へと伝わるなかで反復数が脆弱X症候群の閾値である200にすぐに達する可能性がある)。

非常に多い反復数をもつ人は，疾患範囲の下限の反復数をもつ人と比べて症状が重篤であり，より若い年齢で発症する。変異が動的であるため，家系内で次世代へ遺伝する際には変異アレルの反復数が増加し，次世代における疾患の重症度が増すことがある。これは**表現促進**(anticipation)と呼ばれている(144ページの図5.17参照)。

いくつかの関連疾患では，伸長した反復配列がタンパク質をコードする遺伝子の発

反復単位	位置	関連疾患	コピー数[a] 正常	コピー数[a] 疾患	機構
GAA	*FXN*遺伝子のイントロン1(9q21)	フリードライヒ(Friedreich)運動失調症(PMID 20301458)	6〜32	200〜1,700	機能喪失
CGG	*FMR1*遺伝子の5′非翻訳領域；これは脆弱部位FRAXA(Xq28)の要因にもなる	(知的障害を伴う)脆弱X症候群(PMID 20301558)	5〜54	>200(最大数千)	
CTG	*DMPK*遺伝子の3′非翻訳領域(19q13)	筋強直性ジストロフィーⅠ型(PMID 20301344)	5〜37	50〜10,000	変異RNAが細胞毒性，またはトランスドミナント効果を有する(BOX 7.2参照)
CCTG	*CNBP*遺伝子のイントロン(3q21)	筋強直性ジストロフィーⅡ型(PMID 20301639)	10〜26	75〜11,000	
ATTCT	*ATXN10*遺伝子のイントロン9(22q13)	脊髄小脳失調症10型(PMID 20301354)	10〜29	500〜4,500	
GGGGCC	*C9ORF72*遺伝子の非コード領域(9p21)	前頭型認知症，筋萎縮性側索硬化症(PMID 20301623)	0〜23	最大1,600	

表7.8 非コード短鎖縦列反復配列の病的伸長の例 [a]それぞれが，正常アレルにみられる最大値と大規模な伸長を伴う疾患アレルの最小値の中間に値する反復数を伴った，不安定な**前変異アレル**を有することがある(*FMR1*遺伝子の例についてはBOX 7.2参照)。

現を抑えることで疾患が発症する。その他にはRNAが毒性を示したり，別のRNAに作用して問題を起こすようである(表7.8および**BOX 7.2**参照)。

誤った対形成が起きた縦列反復配列における染色分体間の病的配列交換

ヒトの遺伝子や遺伝領域の多くは，長い縦列反復DNA配列をかなり含んでいる。そのなかには，エキソンや遺伝子全体の反復，さらには複数の遺伝子の反復までもが含まれている(例は48ページの図2.12参照)。遺伝子やコード配列を含む縦列反復配列は，疾患の要因となるような非アレル間相同組換えを引き起こしやすい。

通常，相同染色体間の組換えは，染色体どうしでDNA配列が完全に並列し，対合が起こった後に行われる。しかし，非常によく似た縦列反復配列が存在する領域では，対合する染色体に局所的なずれが起こりやすくなり，結果として2本の染色分体のDNA分子が本来と異なる並び方をすることがある。そのために整列がずれ，片方の染色分体上の1か所以上の反復配列が，もう一方の染色分体上の本来対応するはずの反復配列と対を形成することができなくなってしまう。

引き続いて起こるミスマッチ配列を含む組換えは**不等交差**(unequal crossover：UEC)と呼ばれ，一方の染色分体には挿入(縦列反復配列数の増加)を，もう一方の染色分体には欠失(縦列反復配列数の減少)をもたらす。同様の過程は姉妹染色分体間にもみられ，**不等姉妹染色分体交換**(unequal sister chromatid exchange：UESCE)と呼ばれている(図7.7)。不等交差と不等姉妹染色分体交換は，並び間違えた染色分体間の相互的な交換を引き起こし，その結果，一方の染色分体は余剰なDNA配列を獲得し，もう一方の染色分体は同等の配列を失うことになる。遺伝子のコピー数の変化や，機能的な遺伝子配列の一部が欠失したハイブリッド遺伝子の形成によって，疾患が起こる。

対合する染色分体上の反復配列の並び間違いは，**相互的ではない配列交換**によっても疾患を引き起こす。この場合，相互作用した配列の片方は変化せず，もう一方のみ

> **BOX 7.2** *FMR1*関連疾患および筋強直性ジストロフィー：非コード縦列反復配列の不安定性による異なる発生機序

*FMR1*関連疾患：エピジェネティックな遺伝子抑制，タンパク質の機能喪失，毒性RNAの可能性

Xq27.3にある*FMR1*遺伝子の5′非翻訳領域でのCGGコピーの反復は，健常者においては5〜54回である。*FMR1*遺伝子は，シナプスの適切な発達やその働きに重要となる制御性RNA結合タンパク質を産生する（このタンパク質は，標的mRNAに結合して翻訳を阻害することで作用する）。

CGGリピートが200回以上から数千回になる場合，完全変異（full mutation）と呼ばれる。このタイプの伸長を示す罹患者は，Xq27に脆弱部位（FRAXA）を呈し（図1），脆弱X症候群を発症する。最も特徴的な症状は，知的障害である（罹患者が男性の場合は重度のことが多いが，女性の場合は軽度である）。また，行動異常もよくみられる。脆弱X症候群の原因は，機能喪失である。つまり，伸長したCGGリピートがシトシンメチル化の標的にされることで，この領域の高メチル化や上流の調節領域の異常なメチル化が生じ，その結果として*FMR1*のエピジェネティックな抑制が起こる。点変異もまた，タンパク質の機能喪失を伴う*FMR1*不活性化により脆弱X症候群の原因となることがある。

55〜200回のCGGリピートを有するアレルは，**前変異ア レル**である。前変異アレルが古典的な脆弱X症候群を引き起こすことはないが，それらは不安定であり，次世代に伝達される際に完全変異になる可能性がある。前変異アレルの保因者は脆弱X症候群にはならないが，脆弱X症候群とは明確な関係がない別の疾患に罹患するリスクがある。特に，脆弱X関連振戦/失調症候群（fragile X tremor-ataxia syndrome：FXTAS）という神経変性疾患である。前変異を有する場合，*FMR1*遺伝子は完全に転写され，*FMR1*センス鎖転写産物に加えて，同じ領域からアンチセンス鎖転写産物が産生される。毒性RNAがFXTASの原因であると考えられている（参考文献Santoro et al.［2012］およびHagerman & Hagerman［2013］の総説を参照）。

筋強直性ジストロフィー：変異RNAが核内に封入され，選択的スプライシングが間違った制御を受ける

筋強直性ジストロフィーは，特に進行性の筋肉の崩壊や筋強直（筋収縮後に弛緩することができない）を示す多系統疾患である。この疾患には2つのタイプがあり，異なる2つの遺伝子の非コード領域の反復配列が不安定な伸長を示すことが原因である（表7.8参照）。ここでいう2つの遺伝子とは，*DMPK*（タンパク質キナーゼ遺伝子）と*ZNF9*（RNA結合タンパク質を産生する遺伝子）である。

タイプの異なる反復配列（タイプ1ではCTG，タイプ2ではCCTG）が翻訳されると，まったく異なるポリペプチド配列が産生される。しかしながら，RNAレベルでは2つのタイプの反復配列にはCUG配列が共通してみられ，このことが発症機序を考えるうえで重要だと考えられている。動物実験から，疾患の原因は発現産物によるものであり，伸長した反復配列をもつ遺伝子それ自体はまったく関係ないことが示唆されている（伸長したCTGリピートを宿主のアクチン遺伝子に挿入するだけでマウスの疾患モデルが構築できる）。

変異RNAは，細胞質に輸送されるかわりに核内に蓄積される。伸長したRNA反復配列は，特定のRNA結合タンパク質と結合する巨大なヘアピン構造を形成し，変異RNAは個々に塊（あるいは封入体）のように見える小さな凝集体を形成する。特に，CUGモチーフと結合しやすいタンパク質が選択的に結合する。このタンパク質とはすなわち，MBNL1やmuscleblindファミリーに属するその他のスプライシング調節因子のことである（ショウジョウバエの相同タンパク質が筋肉や視細胞の最終分化にかかわるためこのように名付けら

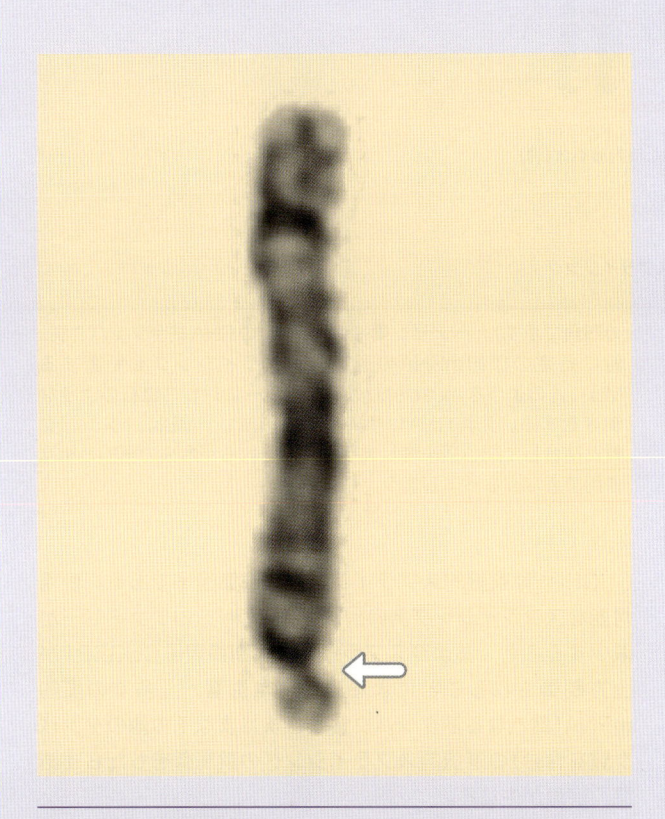

図1 FRAXA脆弱部位 矢印はFRAXA脆弱部位の場所を示している。脆弱X症候群の罹患者ではXq27の狭窄として見られる。(Graham Fews, West Midlands Regional Genetics Laboratory, UKの厚意による)

BOX 7.2 （つづき）

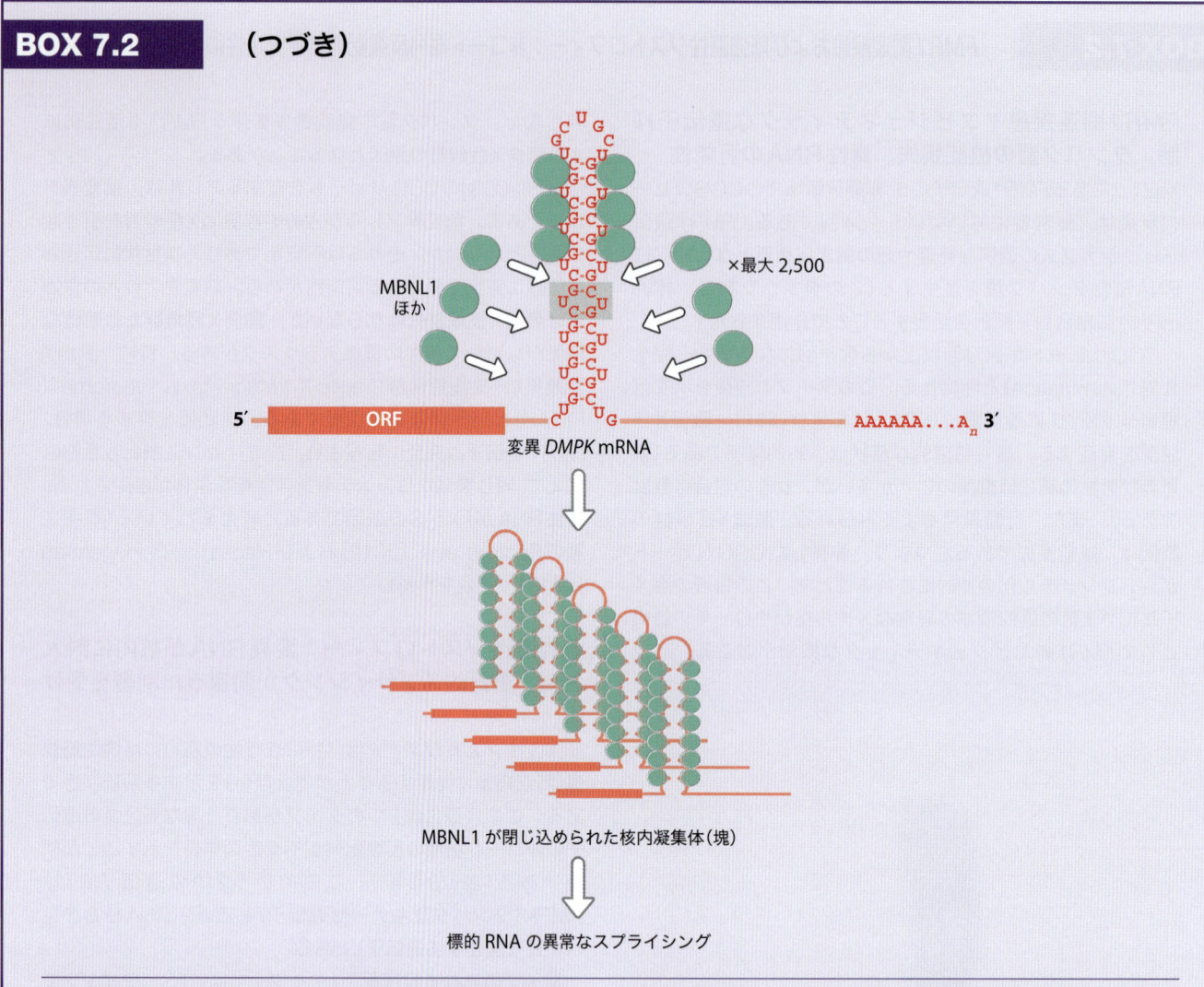

図2 伸長したCUGリピートをもつ変異RNAは，muscleblind選択的スプライシング調節因子に結合して不活性化する I型の筋強直性ジストロフィーでは，変異DMPK mRNAは核内にとどまっている。3′非翻訳領域でのCUGリピートの大量の伸長は巨大ヘアピン構造の形成をもたらし，反対側のCUGリピートとの間のG-C塩基対によって安定化される（灰色の四角で示す）。ヘアピン構造は，ある種のRNA結合タンパク質，特に特定の標的mRNAの選択的スプライシングを制御するMBNL1のようなmuscleblindファミリーに対して磁石のような働きをする。変異RNAは核内で塊を形成し，MBNL1タンパク質と結合して閉じ込めてしまうので，それらが本来の標的と相互作用できなくなってしまう。

れた；図2）。

　伸長したCUGリピートに大量に結合するので，MBNL1や関連タンパク質は変異RNAの塊に効果的に閉じ込められてしまう。つまり，それらは本来の標的mRNAに近づけず，正常に機能することができなくなってしまう。さらなる影響として，変異RNAあるいは核内凝集体は，CUGBP1（CUG結合タンパク質1）と呼ばれるCUGリピートに結合する別のタンパク質の産生増加を促すようである。MBNL1と同様に，CUGBP1は選択的スプライシングの調節因子である。使用可能なスプライシング調節因子のmuscleblindファミリーが減少すること，およびスプライシング調節因子CUGBP1が上方制御されることによる複合的な影響が，多くの標的mRNA（鍵となる筋タンパク質やさまざまなその他のタンパク質を含む）の選択的スプライシングの誤制御をもたらす結果，疾患が生じる。

に変異が起こる（**遺伝子変換**〔gene conversion〕，図7.8）。頻度の高い単一遺伝子疾患のステロイド21-水酸化酵素欠損症では，疾患原因のほとんどが，並び間違いを起こ

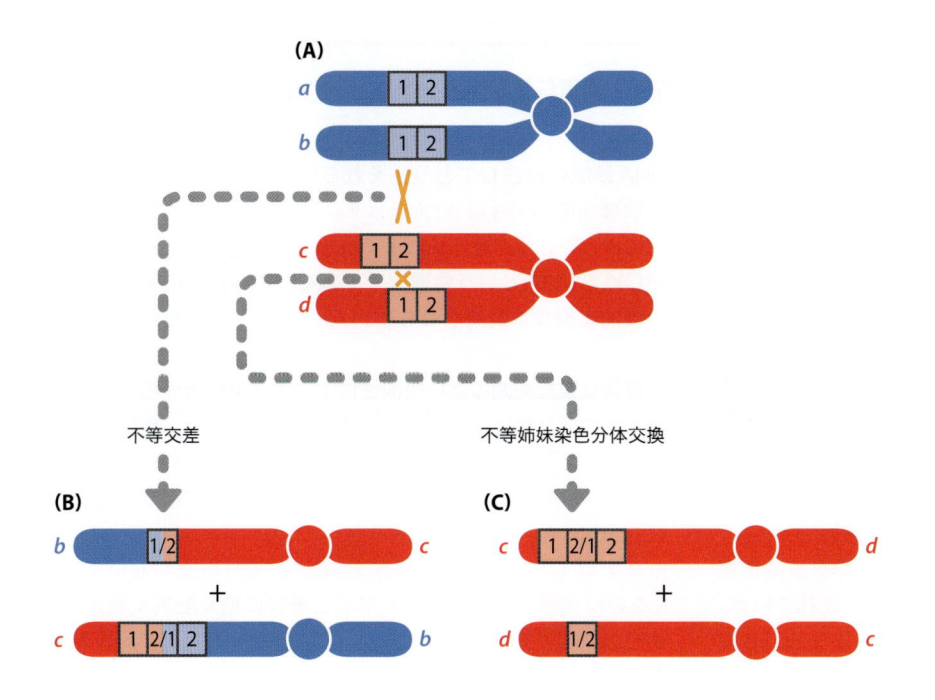

図7.7 不等交差と不等姉妹染色分体交換による欠失と挿入 (A)非常によく似た2つの縦列反復配列(1, 2)をもつ染色分体の誤った対合。非常に高い配列同一性をもつ2つの縦列反復配列は，整列した染色分体上のDNA間での誤った対形成を促進し，ある染色分体上の反復配列1は，もう一方の染色分体の反復配列2と整列する。染色分体の誤った整列は，染色分体bとcのような相同染色体の非姉妹染色分体間でも起こる。この場合，正しく整列していない領域での組換え（大きなオレンジ色の×印）が不等交差をもたらす(B)。一方で，1本の染色体の姉妹染色分体(c, d)のずれた反復配列間で，不等姉妹染色分体交換（小さなオレンジ色の×印）のような組換えが生じることもある(C)。いずれの場合も2種類の染色分体ができる。一方は3つの反復配列を有し，もう一方は1つのみとなる（配列1と2の融合部分。1/2, 2/1と表す）。

した長い縦列反復配列間の配列交換の結果として欠失や遺伝子変換が起きることに起因している(BOX 7.3)。

核DNAやミトコンドリアDNAにおける遠く離れた反復配列間の病的配列交換

大きな介在する配列よって分離されている相同反復配列もまた，並び間違えた反復配列間での交換である非アレル間相同組換えを起こしやすい。**直列反復配列**(direct repeat〔同じ5'→3'方向へ向かう〕)の場合，反復配列間の介在する配列は欠失または重複する。これはエキソンの欠失や重複を意味し，フレームシフト変異や，複数の遺伝子の欠失や重複を引き起こすこともある（以下に示す通り，どちらも病因となりうる）。また，**逆方向反復配列**(inverted repeat〔5'→3'方向に関して逆に向かう反復配列〕)間での交換は，介在する配列の逆位を引き起こす可能性があり，これも病因となりうる。これについては本節の最後の項で説明する。

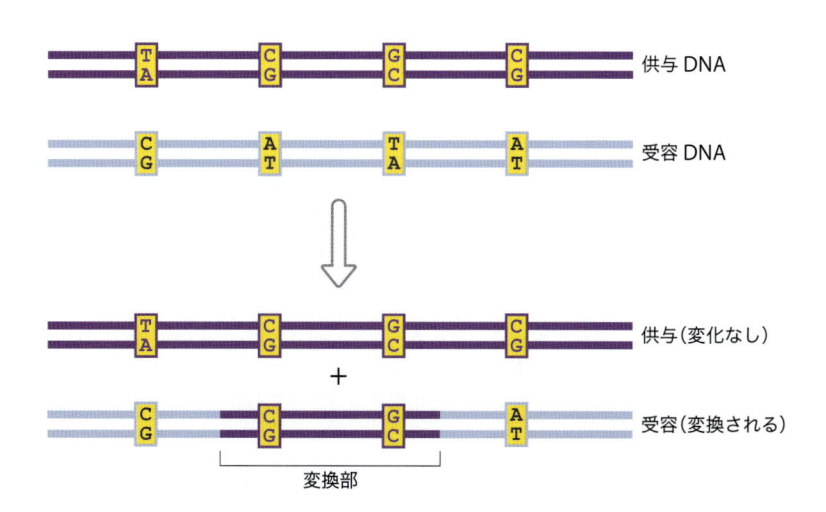

図7.8 遺伝子変換の原理 遺伝子変換とは，アレルどうし，あるいは（ずれた反復配列などの）非アレル性の2つの関連する配列の間で起こる，非相互的な配列交換である。配列情報は対となった一方の配列（供与配列）からコピーされ，他方の配列（受容配列）の相当する部分を置き換える。変換される配列の大きさ，つまり変換部は，哺乳類の細胞においては数百ヌクレオチドである。予想される遺伝子変換メカニズムの詳細については参考文献欄のChen et al.(2007)を参照。

BOX 7.3　ステロイド21-水酸化酵素欠損症は，遺伝子-偽遺伝子配列の交換によってもたらされる疾患である

ステロイド21-水酸化酵素は，グルココルチコイドホルモンのコルチゾールやアルドステロン(ナトリウムとカリウム量を制御する)を合成する，副腎で必要とされるシトクロムP450酵素である。この酵素の遺伝的欠損が，先天性副腎皮質過形成で最もよくみられる原因である。この疾患の古典的な先天性の病型では，副腎男性ホルモン(アンドロゲン)の過度な生合成が罹患者に男性化をもたらすので，女児はたいてい男性化した外性器をもって生まれる。古典的には，罹患者は「単純男性化」の病型を示すが，尿中に大量のナトリウムを排出することもあり，その場合には電解質と水分の致死的な不均衡を起こす可能性がある(「塩類喪失」表現型)。

ステロイド21-水酸化酵素は，HLA複合体のクラスIII領域に位置するCYP21A2遺伝子によってコードされている。CYP21A2遺伝子は，縦列に重複しているおよそ30kbのDNA領域に存在しており，それら縦列している30kbの反復領域間の相同性は98％を示す。結果として，他の反復配列にはCYP21A2遺伝子によく似たコピーが存在する。それがCYP21A1Pという偽遺伝子である。この偽遺伝子は多くの機能を損なう変異をもち(図1A)，タンパク質を産生しない。

縦列反復配列間の高い相同性によって，染色分体の対合で局所的な並び間違いが起こりやすくなる。つまり，機能的なCYP21A2遺伝子を含む反復配列と，他方の染色分体のCYP21AP偽遺伝子を含む反復配列とが誤った対形成を行う(図1B)。

ステロイド21-水酸化酵素欠損症の99％以上において，2つの反復配列間の誤った対形成とそれに続く配列交換が，疾患の原因であると考えられている。疾患をもたらす変異の

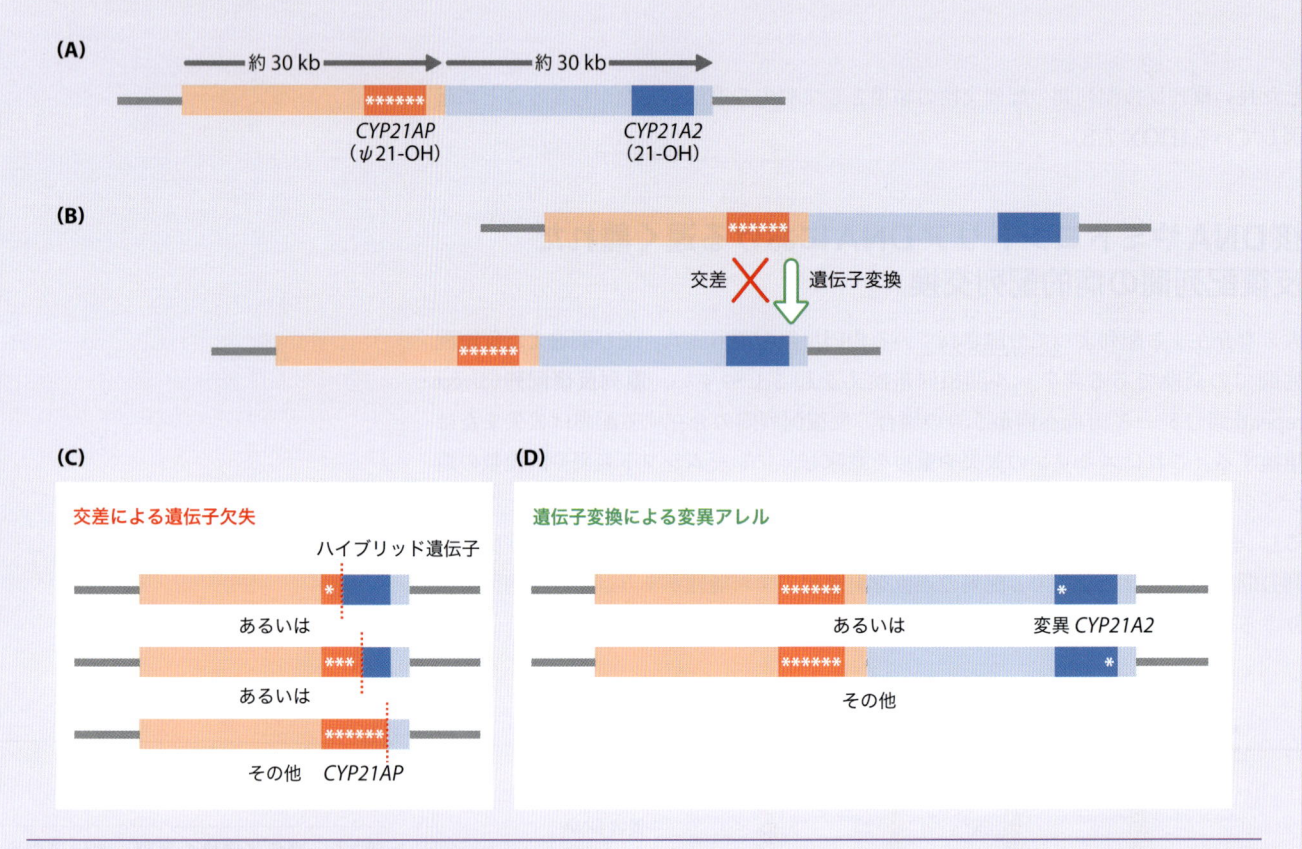

図1　CYP21A2遺伝子とそれによく似た偽遺伝子をもつ縦列重複反復配列では，疾患の原因となる配列交換が起こりやすい　(A)ステロイド21-水酸化酵素遺伝子CYP21A2と，よく似た偽遺伝子CYP21AP(＊で示す多くの不活性化変異を有する)は，他の遺伝子(単純化のためにここには示していない)も含む30kb長の縦列重複反復配列に位置している。(B)98％にも達する配列相同性によって，非アレル反復配列間の誤った対形成が促される。引き続く相互交換(組換え，Xで示されている)，あるいは非相互交換(遺伝子変換)は，機能的な配列の喪失をもたらす。(C)不等交差は，ハイブリッド遺伝子を含む30kb反復配列を1つもつ染色体を生み出すことがある。この遺伝子は，一部がCYP21APで一部がCYP21A2であったり，あるいはCYP21AP偽遺伝子のみで形成される(縦の破線は交差の位置を示している)。(D)遺伝子変換により，本来のCYP21A2遺伝子の一部が，偽遺伝子の相当配列に置き換えられる。変換が起こるのはたいてい数百ヌクレオチド長程度で，異なる領域に生じることもあり，偽遺伝子のどんな部分由来の不活性化変異のコピーでも導入してしまう。

BOX 7.3　（つづき）

変異のクラスと場所	正常21-OH遺伝子配列 (CYP21A2)	病的点変異	対応するCYP21AP偽遺伝子配列
イントロン2，スプライシング変異	CCCA**C**CCTCC	CCCA**G**CCTCC	CCCA**G**CCTCC
エキソン3，コドン111〜113の8ヌクレオチド欠失	**GGA GAC TAC** TCx Gly Asp Tyr Ser	G.. ... ... TCx **Val**	G.. ... ... TCx
エキソン4，ミスセンス：I173N	AT**C** A**T**C TGT Ile Ile Cys	ATC A**A**C TGT Ile **Asn** Cys	ATC A**A**C TGT
エキソン6，多数のミスセンス変異（コドン237〜240）	A**T**C G**T**G GAG A**T**G Ile Val Glu Met	A**A**C G**A**G GAG A**A**G **Asn Glu** Glu **Lys**	A**A**C G**A**G GAG A**A**G
エキソン7，ミスセンス：V282L	CAC **G**TG CAC His Val His	CAC **T**TG CAC His **Leu** His	CAC **T**TG CAC
エキソン8，ナンセンス：Q319X	CTG **C**AG GAG Leu Gln Glu	CTG **T**AG GAG Leu **終止**	CTG **T**AG GAG
エキソン8，ミスセンス：R357W	CTG **C**GG CCC Leu Arg Pro	CTG **T**GG CCC Leu **Trp** Pro	CTG **T**GG CCC

表1　ステロイド21-水酸化酵素遺伝子の病的点変異は，よく似た偽遺伝子からコピーされる　遺伝子変換の範囲（偽遺伝子配列由来のコピー領域）は通常，数百ヌクレオチドもない。Collier S et al. (1993) *Nat Genet* 3:260–265; PMID 8485582を参照。

約75％は，不等交差や不等姉妹染色分体交換によってもたらされた約30 kbの欠失である。もし，交差の位置が遺伝子と偽遺伝子間にある場合には，機能をもたない融合型21-水酸化酵素遺伝子が1つ形成される。あるいは，交差の位置が対をなす遺伝子と偽遺伝子のちょうど後ろにある場合，21-水酸化酵素偽遺伝子が残る（図1C）。

病的変異の残りの25％あまりは点変異である。しかしほとんどの場合，点変異は偽遺伝子由来の機能を損なう変異をもつ配列をコピーする遺伝子変換によってCYP21A2遺伝子に導入され，本来の配列を置換してしまう（図1Dおよび表1）。遺伝子変換が原因となるヒトの他の疾患については，参考文献のChen et al. (2007) を参照すること。

染色体の微小欠失と微小重複

縦列反復配列の誤った対形成と同様に，間隔が離れた直列反復配列どうしも，染色分体が相同染色体内で整列する際に誤った対形成をすることがある。誤って対形成した直列反復配列が引き続いて交差を行うと，介在する配列の欠失や重複が起こる（図7.9A）。同様の交換は，同じDNA鎖上で誤って対形成した短い直列反復配列間でも起こることがあり（染色体内の組換えの一種），これもまた欠失の原因となる（図7.9B）。

例として，アンジェルマン症候群（Angelman syndrome：AS）とプラダー–ウィリ症候群（Prader–Willi syndrome：PWS）の原因となる，繰り返し起こる新規欠失について考えてみよう。詳しくはBOX 6.5で述べたが，ASやPWSに関連するインプリンティング遺伝子は，15q11のインプリンティング遺伝子クラスターに位置している。AS-PWSの責任領域を含みながら15q13にまで及ぶ5 MbのDNA断片は，この領域を挟みこむ低コピー数反復配列（図7.9Cの黄色い矢印部分）間の組換えの結果として，欠失や重複が生じやすい。5 Mbの欠失はASやPWSの主な原因となるが（由来する親

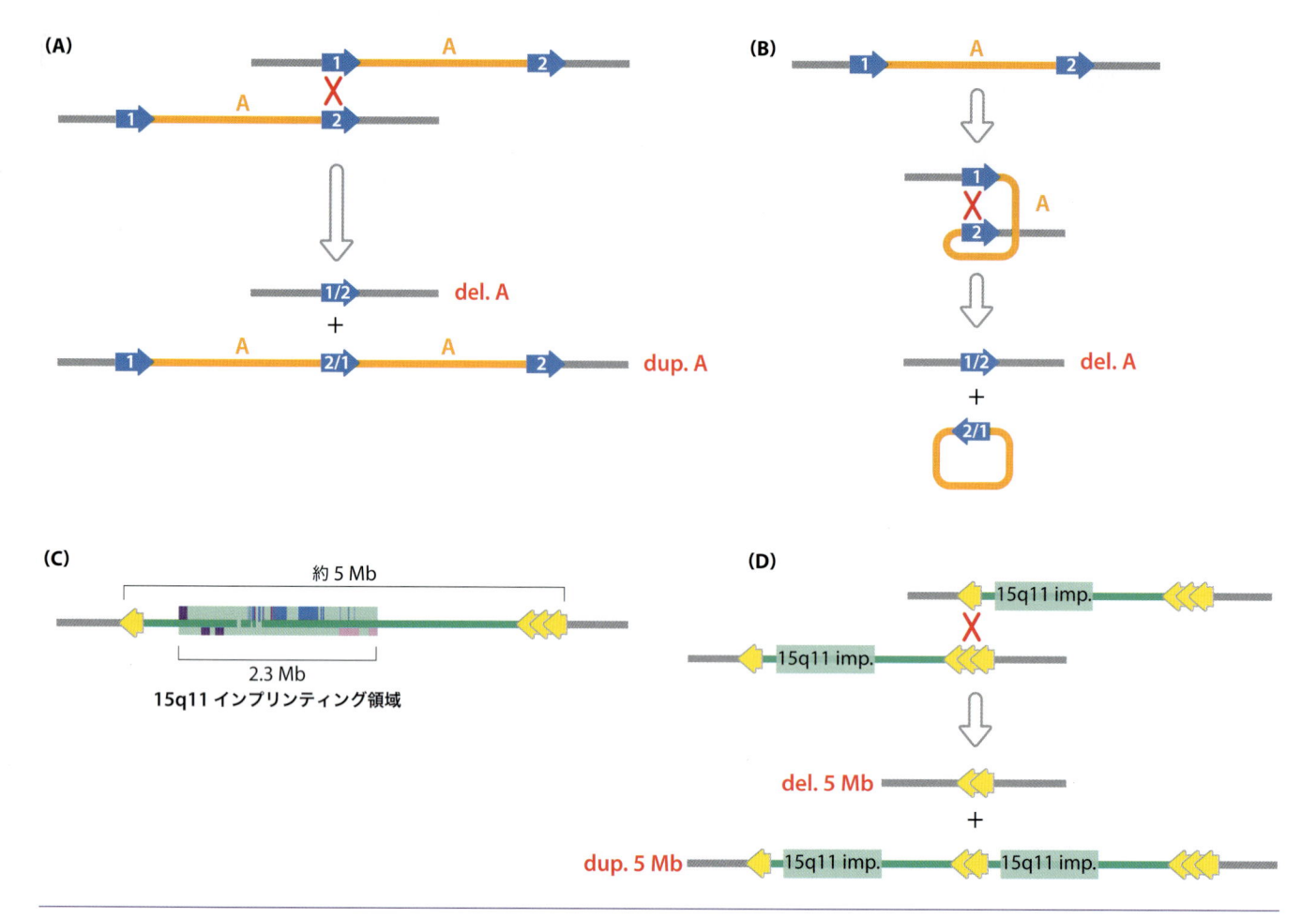

図7.9　低コピー数直列反復配列間の非アレル間相同組換えによる欠失および重複　太い矢印は非常によく似た（同方向の）低コピー数直列反復配列を表している。（A）DNA配列Aを挟みこむ低コピー数反復配列1と2は，同一もしくは非常によく似た塩基配列を有している。そのため染色分体の誤った整列が起こりやすく，一方の染色分体上の反復配列1が，もう一方の染色分体上の反復配列2と対になると，その後の交差によって配列Aが欠失した染色分体（図中del. A）と，配列Aが2コピーになった染色分体（図中dup. A）ができる。（B）同じDNA分子上にある直列反復配列間の染色分体内組換えの場合も，配列Aの欠失を引き起こす。配列Aを含んだ環状DNAのような産物にはセントロメアが存在せず，細胞分裂後に消失する。（C, D）では具体的な例を示す。（C）低コピー数反復配列ファミリー（太い矢印）はおよそ5 MbのDNA領域に隣接しており，この15q11の領域は2.3 MBのインプリンティング遺伝子クラスターを含んでいる（BOX 6.5の図1に詳しく示した）。（D）15q11のインプリンティング領域を挟みこむ反復配列が誤って対形成して配列を交換すると，5 Mbの欠失（del. 5 Mb）の素因となり，アンジェルマン症候群（母親から伝わった15番染色体の場合）や，プラダー–ウィリ症候群（父親から伝わった15番染色体の場合）を引き起こす。相互的な5 Mbの重複（dup. 5 Mb）をもつと，より軽症の知能の遅滞や行動異常を生じる。

に従う；194ページの表6.7参照），5 Mb領域の相互的な重複の場合は表現型が軽度になる（図7.9D）。

　他の多くのメガベース規模の欠失や重複と同様に，ASやPWSに共通してみられる5 Mbの欠失は，染色体の染色標本の標準的な光学顕微鏡検査では検出不可能である。そのため，このような染色体レベル以下の変化は，染色体の**微小欠失**，または**微小重複**と呼ばれている。後者については重複領域に量感受性遺伝子が含まれている場合には病因となりうる。遺伝子発現への影響や臨床的な影響については7.5節で考えていく。

ミトコンドリアDNAにおける直列反復配列による欠失

　MITOMAPデータベースには，120種類以上の大規模な（単独の）ミトコンドリアDNAの欠失が，疾患に関連したものとして登録されている。ミトコンドリアDNA

欠失サイズ(bp)	反復配列の配列と位置(該当遺伝子)[a]	
	反復配列1	反復配列2
4420	AACAACCCCC 10942〜10951 (ND4)	AACAACCCCC 15362〜15371 (CYTB)
4977	ACCTCCCTCACCA 8470〜8482 (ATP8)	ACCTCCCTCACCA 13447〜13459 (ND5)
7521	AGGCGACC 7975〜7982 (CO2)	AGGCGACC 15496〜15503 (CYTB)
7664	CCTCC**G**TAGACCTAACC 6325〜6341 (CO1)	CCTCCTAGACCTAACC 13989〜14004 (ND5)
7723	TCACAGCCC 6076〜6084 (CO1)	TCACAGCCC 11964〜11972 (ND4)

表7.9 **ミトコンドリアDNAにおいて，直列反復配列は病的欠失のホットスポットになる** [a]ミトコンドリアDNAの遺伝子地図については45ページの図2.11を参照。対を形成する直列反復配列は，7664 bpの欠失を起こす場所以外は同一である(太字で示した)。4977 bpの欠失は特によくみられる。

の欠失は，古典的なミトコンドリア疾患に関与していることに加え，パーキンソン(Parkinson)病などの頻度の高い疾患や老化現象の原因の1つとなっている可能性がある。しかし留意すべきは，ほとんどのミトコンドリアDNA欠失は散発性であり，子孫へは遺伝しないことである。

ほとんどの場合，ミトコンドリアDNAの欠失配列には，短い直列反復配列(しばしば完全な一致を示す)が隣接している(例は**表7.9**を参照)。より大きな直列反復配列の物理的結合が，ミトコンドリアDNAの複製中(反復配列が一本鎖として露出する際)や，二重鎖切断を修復する際(こちらのほうが可能性が高い)に欠失を生み出す。

4,977 bpの欠失配列は，2つの大きな直列反復配列(13 bp)に挟まれている。これはミトコンドリアDNAによる疾患においてもっとも多い欠失であり，ミトコンドリアDNAの体細胞変異としても最も頻度が高い。したがってこれは「共通欠失(common deletion)」と呼ばれている。

逆方向反復配列間での染色分体内組換え

単一染色分体上の逆方向反復配列では，介在する配列がループ状になることにより，誤った対形成が起こる。誤って対形成した配列での組換えは，介在する配列の逆位を生み出す(**図7.10**A)。このような逆位は，例えば遺伝子の一部の再配置，遺伝子の分断，重要なシス作用性調節配列から遺伝子を分離することなどによって，疾患を引き起こす。

わかりやすい例として血友病Aが挙げられる。血友病Aの約50%は，血液凝固第VIII因子を作り出す*F8*遺伝子を大規模な逆位が分断するために起こる。*F8*遺伝子のイントロン22にある低コピー数反復配列*F8A1*は，2つのよく似た反復配列*F8A2*と*F8A3*と誤って対形成しやすい。*F8A2*と*F8A3*は*F8*遺伝子の上流に位置し，*F8A1*とは5′→3′方向が逆の反復配列である。誤って対形成した*F8A*反復配列間で引き続いて起こる組換えは，約500 kbに及ぶ介在する配列の逆位を引き起こし，*F8*遺伝子分断の原因となる(図7.10B)。

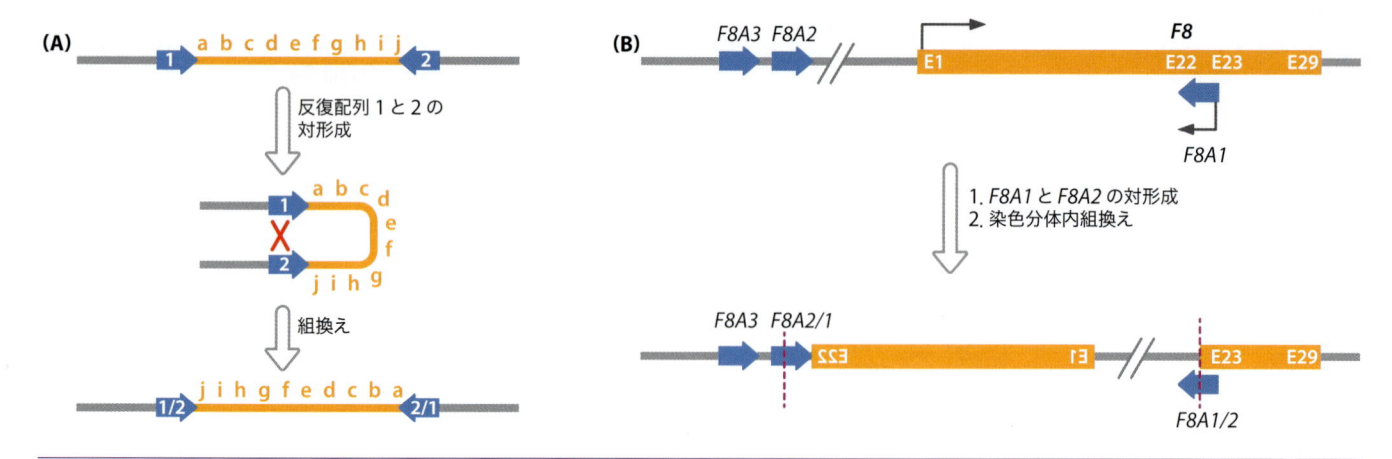

図7.10 逆方向反復配列間の染色分体内組換えによって逆位が起こり，血友病Aのよくある原因となる　(A)同じDNA鎖の逆方向反復配列1および2では，介在する配列がループを作ることで対形成の誤りが起こることがある．対形成した反復配列間で引き続いて組換えが起こると，反復配列の融合(1/2と2/1)と，介在する配列の逆位ができる．(B)血友病Aの約50%では，変異は血液凝固第VIII因子遺伝子(*F8*)を分断する大きな逆位である．191 kbの*F8*遺伝子は29のエキソンからなり，大きなイントロン22の中には小さな遺伝子*F8A1*があり，これは逆鎖から転写される．*F8A1*は，*F8*遺伝子の上流に位置する*F8A2*と*F8A3*という2つの非常に近い配列を含む低コピー数反復配列ファミリーに属している．これら反復配列のいずれかと*F8A1*との間で起こる誤った対形成は，介在する配列がループを作ってミスマッチ反復配列間で組換えを起こすことで逆位を誘発する(例えばこの図では*F8A1*と*F8A2*，つまり縦の赤色の点線は逆位の境界を示している)．結果として起こる逆位は*F8*遺伝子を分断し，反対方向に向かい合っている2つの断片(一方はエキソン1〜22を含み，他方はエキソン23〜29を含む)へと分割する．

7.4 染色体異常

疾患の原因となるヒトDNA配列の大規模な変化の多くは，染色体レベルではより容易に研究がなされる．例えば，染色体分離時のエラーで生じる染色体コピー数の変化がこれに該当する．標準的な細胞遺伝学的**核型分析**(karyotyping)は，適切な分裂中期や前中期の染色体標本を化学的に染色して濃淡の帯を蛍光顕微鏡で見えるようにし，染色体異常を同定するために観察する．この技術と命名法に関連する詳細はBOX 7.4を参照してほしい．別の方法としては，異常を同定したりスクリーニングするために，DNAハイブリダイゼーションを行う．これについては第11章で詳細を説明する．

体内での細胞の分布によって，染色体異常は2つのタイプに分類できる．**生得的**(constitutional)異常は，体内のあらゆる有核細胞に異常がみられ，発生過程においてごく早期に出現する．異常をもつ精子や卵が受精を行った結果として起こるが，初期胚の異常によっても生じることがある．体細胞異常(または後天的異常)は，ある特定の細胞や組織だけに生じる異常である．そのため，このタイプの異常をもつ人は遺伝学的**モザイク**(mosaic)である(同じ受精卵に由来するが染色体やDNA含量の変化を伴う，2種類の細胞群を有している)．

生得的異常か体細胞異常かにかかわらず，染色体異常はさらに2つのカテゴリーに分類できる．つまり，構造異常(染色体の切断が正しく修復されないことで起こる)と数的異常(染色体の数的変化はしばしば染色体の分離エラーにより起こる)である．ヒトの染色体異常の命名の方法については表7.10に示す．

染色体の構造異常

4.1節で詳述したように，(二本鎖DNAの切断に起因する)異常な染色体の切断は，DNA損傷が修復されないで残った結果か，組換えの過程の失敗によって起こる．G$_2$

BOX 7.4 ヒト染色体分染法と，関連した命名法

染色体標本と染色体分染の方法

光学顕微鏡で染色体を調べるためには，その染色体が適度に凝縮していなければならないので，分裂中期（または前中期）の染色体標本が必要である。末梢血サンプルを採取し，分離した白血球を，例えばフィトヘマグルチニンなどの分裂促進剤を使って分裂を刺激する。分裂中期に達した細胞を最大数にするために，白血球は紡錘体形成阻害剤（例えばコルセミドなど）を含んだ栄養培地で培養する（細胞は分裂中期に入るがその後のM期に進行しない）。前中期の標本も同様にして得ることができる。前中期の染色体は濃縮の程度がやや低いので，解析しやすい。

染色体のバンドは，染色体標本を変性剤で処理することで得られる。もしくは酵素で消化した後，DNAと結合する色素を用いて染色する。ある色素はATが多い配列に好んで結合し，他の色素はGCが多い配列に結合する。これらの色素は，全染色体の各領域をAT，GC塩基対の相対的な頻度を反映して染め分ける。

ヒト染色体バンドを調べる最も一般的な方法は**G分染法**（G-banding）である。染色体をトリプシンによって酵素処理した後，ギムザによって染色する。ギムザはATが多い領域に選択的に結合するので，濃いバンド（ギムザ陽性：ATが多い）と淡いバンド（ギムザ陰性：GCが多い）の縞模様が作られる。遺伝子はGCが多い領域に多く存在するので，G分染法の濃いバンドには遺伝子が少なく，淡いバンドには遺伝子が豊富である。

ヒト染色体と染色体バンドの命名法

ヒト染色体の命名法は，ヒト細胞遺伝学命名法の国際的な常任委員会（International Standing Committee on Human Cytogenetic Nomenclature）によって，何年かおきに定められている（2013年に発行された最近のISCNレポートは参考文献を参照のこと）。その命名法では，常染色体には見た目のサイズによって1から22番までの番号が割り当てられ，染色体の短腕と長腕を示すのにそれぞれpとqの記号を使う。染色体はセントロメアの位置に従って，**中部動原体型**（セントロメアが染色体の中央もしくは中央に近い位置にある），**次中部動原体型**（セントロメアが中央やテロメアからある程度の距離がある），**端部動原体型**（セントロメアがテロメアに近い）と記載される。

それぞれの染色体の腕部は，共通した特定の形態的な特徴によって，多くの領域に分割される（染色体腕部の大きさによって，1～3までの領域がある）。それぞれの領域は，染色体分染法の解像度に従って，バンド，サブバンド，サブサブバンドと順々に分割されている（図1）。

領域，バンド，サブバンド，サブサブバンドの番号付けは，セントロメアからの相対的な位置関係に応じてなされる。染色体の腕部に3つの領域があるなら，セントロメアに最も近い領域が領域1であり，テロメアに最も近い領域が領域3である。例えば図1の(A)で示したバンドは，いくつかの理由から4q21とされる。つまり，4番染色体の長腕部に位置すること（＝4q），この染色体の腕部の（3つの領域の）2番目の領域に位置すること（＝4q2），この領域中でセントロメアに最も近いバンド（バンド1）であること（＝4q21）である。4q21の最後の2つの数字は，2と1のバンド領域を意味するので，2-1（トゥー・ワン）と発音する（21ではない）。同様に，図1(C)にあるサブサブバンド4q21.22の4qに続く数字は，2-1.2-2（トゥー・ワン・ポイント・トゥー・トゥー）と発音する。

染色体命名法において，近位と遠位という用語は，セントロメアからの染色体の相対的な位置を示すために使われている。したがって，Xqの近位という用語は，X染色体の長腕のセントロメアに近い領域を意味する。同様に，3pの遠位という用語は，3番染色体の短腕のセントロメアから最も遠い位置を示す（＝テロメアに最も近い）。

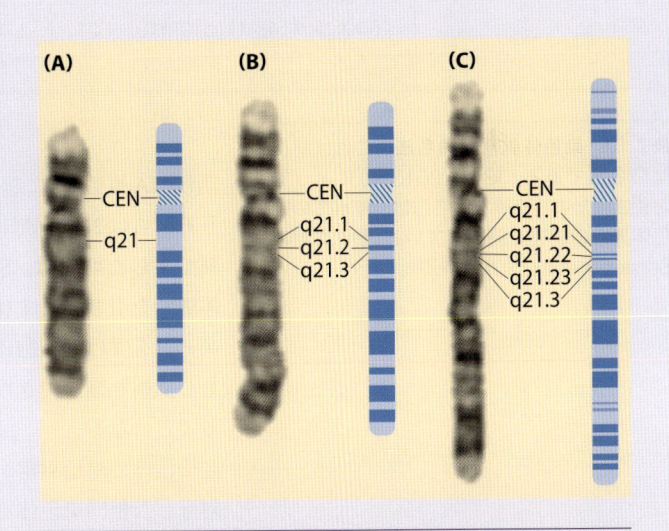

図1 さまざまな分解能の染色体分染法により，バンド，サブバンド，サブサブバンドを見分けることができる ヒトの4番染色体のG分染法のパターンを分解能の順に示す（右側は模式図）。一倍体の染色体セットにつき(A)は約400，(B)は550，(C)は850のバンド分解能レベルである。分解能が高まるに従って，サブバンド，サブサブバンドと分かれて見えるようになる。CENはセントロメア。すべての染色体のバンド例は図2.8を参照のこと。(Cross I & Wolstenholme J [2001] in Human Cytogenetics: Constitutional Analysis, 3rd ed (Rooney DE, ed)より。Oxford University Pressの許諾を得て掲載)

異常のタイプ	例	説明/注釈
数的異常		
三倍体	69,XXX；69,XXY；69,XYY	倍数性の一種
トリソミー	47,XX,+21	染色体の増加は＋で示す
モノソミー	45,X	異数性の一種；常染色体の欠失は－で示す
モザイク	47,XXX/46,XX	混数性の一種
構造異常		
欠失	46,XY,del(4)(p16.3)	端部欠失(切断点は4p16.3)
	46,XX,del(5)(q13q33)	中間欠失(5q13-q33)
逆位	46,XY,inv(11)(p11p15)	腕内逆位(切断点は同じ腕内)
重複	46,XX,dup(1)(q22q25)	1q22-q25までの領域が重複
挿入	46,XX,ins(2)(p13q21q31)	2p13の切断点に2q21-q31の断片が挿入されることによる2番染色体1コピーの再構成
環状染色体	46,XY,r(7)(p22q36)	7p22と7q36の切断点どうしの結合
マーカー染色体	47,XX,+mar	マーカー染色体(由来不明の過剰染色体)を含む細胞を示す
相互転座	46,XX,t(2;6)(q35;p21.3)	2q35と6p21.3に切断点をもつ均衡型相互転座
ロバートソン転座(1つの派生染色体が生成)	45,XY,der(14;21)(q10;q10)	均衡型14番21番ロバートソン転座。q10は本来は染色体バンドではないが，セントロメアを意味する。転座により1本の染色体が生じた場合にderを用いる
	46,XX,der(14;21)(q10;q10),+21	1本の正常な14番染色体と，14番と21番染色体のロバートソン転座，および2本の正常な21番染色体をもっているダウン症候群

表7.10　染色体異常の命名法　これは簡便な命名法である。ISCN(2013年)によって定義されたより複雑な命名法は，すべての染色体異常の記述を網羅している(参考文献のSchaeffer et al.[2013]参照)。

期(DNA複製後)に起こった染色体の切断は，実際には**染色分体**の切断である。つまりそれらは2本の姉妹染色分体のどちらか一方にのみ影響を及ぼす。これに対してG₁期で生じた切断は，S期(DNA複製の時期)までに修復されなかった場合には，染色体切断を引き起こす(両方の姉妹染色分体が影響を受ける)。染色体の切断で高度なダメージを受けた細胞は，細胞死経路が発動されることによってたいていは除去される。もし損傷を修復できないまま生き残ると，結果として構造異常をもった染色体が生じることになる。

染色体の構造異常が生じる組換えエラーの多くは，減数分裂の際に起こる。通常は対合した相同染色体で組換えが起こることによって，非姉妹染色分体間で切断と再結合が行われることが保証されている。しかし，もし組換えが誤って対合した相同染色体間で起こったら，結果として染色体の構造異常が生じる。染色分体内組換えもまた，構造異常の原因となる。

ある種の体細胞組換えは，B細胞やT細胞では自然にみられ，DNAは抗体やT細胞受容体を作るために再構成されるようプログラムされている。これらの組換え過程の異常は，がんの発症に関連する可能性のある染色体構造異常の原因となることがある。

染色体構造異常は，しばしば切断された2つの染色体の断端の異常な連結の結果として生じる。これにはいくつかのメカニズムがあり，次項で詳述する。

大規模な重複，欠失，逆位

染色体腕部内で起こるやや大きな重複と欠失は，7.3節で説明したタイプの誤って対合した染色分体間の組換えの結果として起こる。しかし，染色体のそれぞれの腕部に切断が起こった場合には，より大きな変化が発生する。もし1本の染色体内で2つの切断が生じた場合には，その染色体断片の不正確な結合の結果として，染色体の構成要素が失われるか（欠失），回転して反対向きに再構成されるか（逆位），リング状の染色体（環状染色体）ができてしまうことがある（図7.11）。

セントロメアが1つの構造異常染色体は，その後の体細胞分裂でも安定して伝わってゆく。しかし，修復された染色体がセントロメアを失った場合や（**無動原体**染色体），2つのセントロメアを所有する場合には（**二動原体**染色体），通常は体細胞分裂時の分離が不安定になって，それらの染色体は最終的には失われる。

染色体転座

2本の染色体がそれぞれ1箇所ずつで切断されると，切断端どうしが誤って再結合することで，染色体間でも断片の交換が起こる（**転座**〔translocation〕）。**相互転座**とは一般に，2つの染色体間で断片が相互に交換された状態のことである（図7.12A）。一方の染色体に由来する無動原体染色体断片（セントロメアを欠如するもの）が，もう一方の無動原体染色体断片と交換されると，どちらの産物もセントロメアをもち，体細胞分裂において安定である。セントロメアをもち，構造が再構成されたこのような染色体のことを，**派生染色体**（derivative chromosome）と呼ぶ。無動原体染色体断片と，セントロメアをもつ断片との間で交換が起こると，無動原体染色体および二動原体染

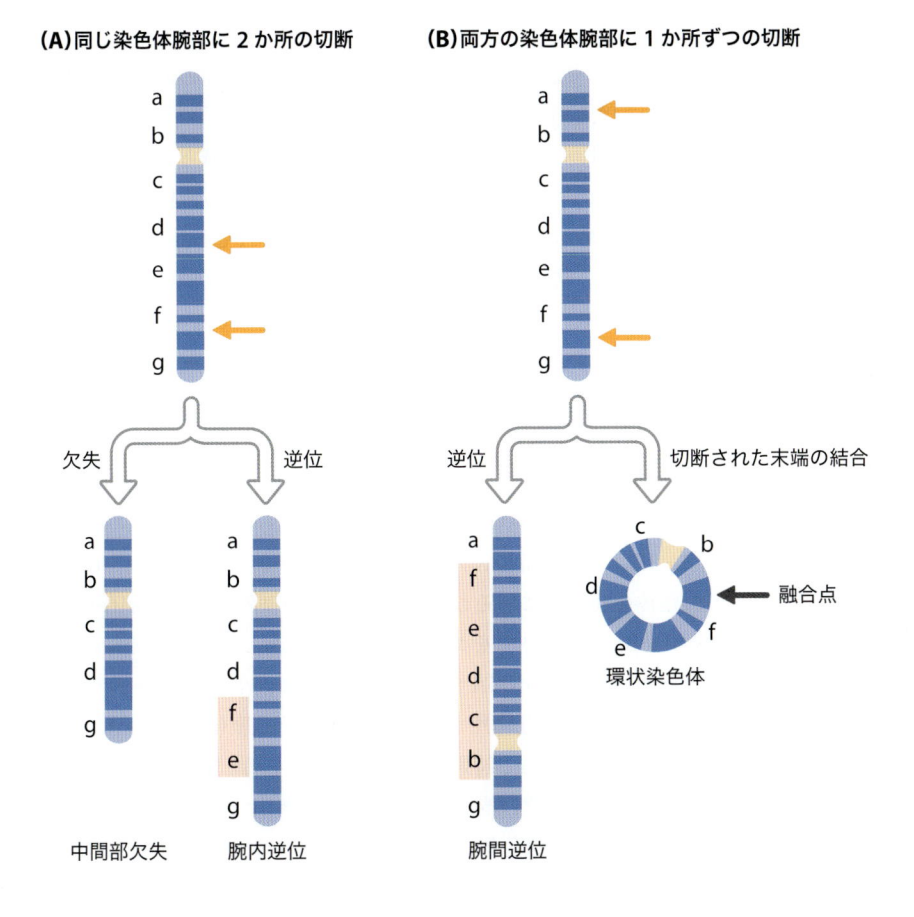

図7.11　1本の染色体上に生じた2か所の切断の不正確な修復により生じる安定な産物
(A)同じ染色体腕部内で発生する2か所の切断（オレンジ色の矢印）の不正確な修復では，その中間部の断片が喪失し（この図では仮想の領域eとfを含む），末端側の断片と再結合することがある（欠失）。あるいは中央の断片が180°逆転し，末端側断片の断端と再結合することもある（セントロメアを含まないため腕内逆位と呼ばれている）。(B)同じ染色体の違う腕部で1か所ずつ切断が起こったとき，中央の断片（この例では仮想の領域bからfにわたる）が逆向きになり，末端側断片と再結合する可能性がある（腕間逆位）。また，中央の断片はセントロメアを含むので，2つの末端が結合すると安定した環状染色体が形成され，セントロメアを欠く端部側の断片は失われる。セントロメアを保持する他の修復された染色体と同様に，環状染色体は娘細胞に安定的に伝わってゆく。

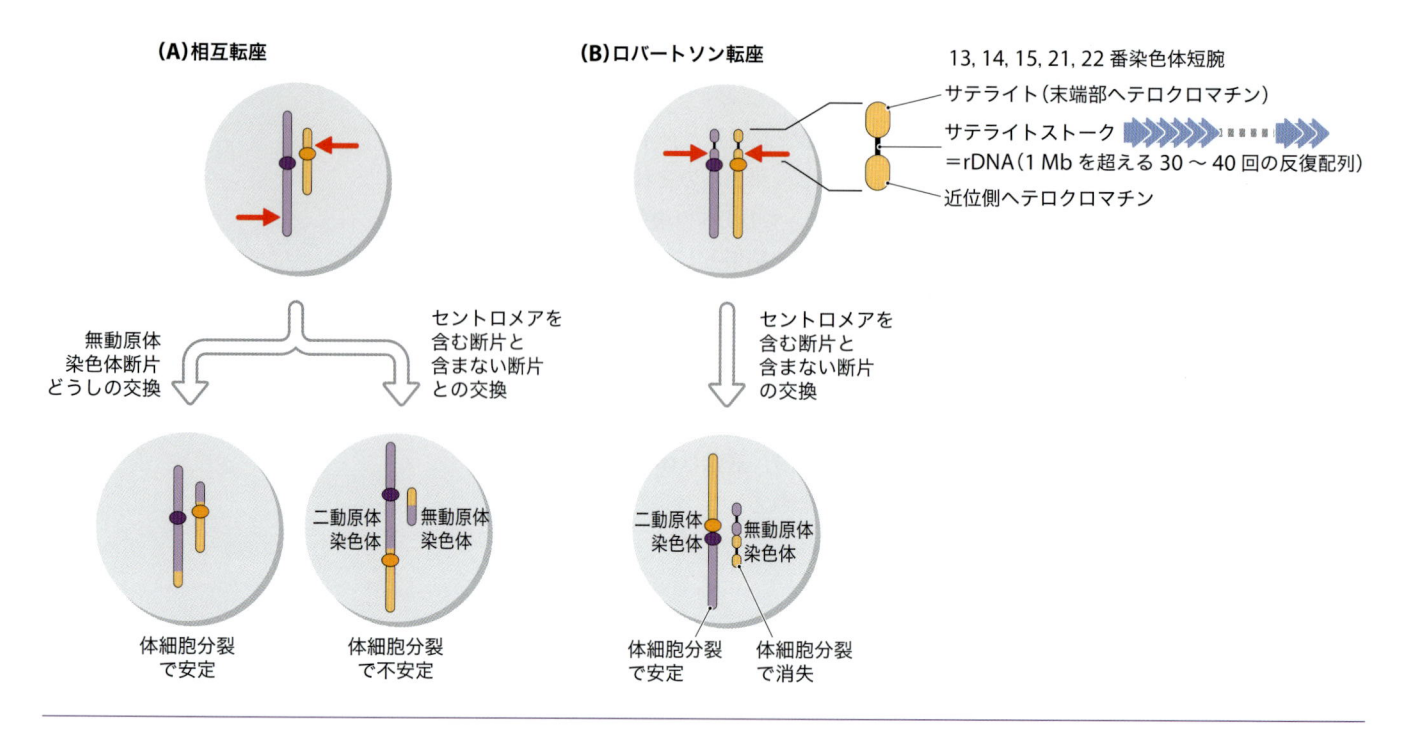

図7.12　相互転座とロバートソン転座　(A) 相互転座。無動原体染色体断片どうしの交換の場合，転座によって生じる**派生染色体**は体細胞分裂で安定しているが，セントロメアを含む染色体断片が無動原体染色体断片と交換されると，派生染色体は通常不安定性を示す。(B) ロバートソン転座（動原体融合）。きわめて特殊な相互転座であり，無動原体染色体断片とセントロメアを含む染色体断片との交換により二動原体染色体を生じるが，体細胞分裂時に安定である。これが起こるのは，端部動原体型染色体(13, 14, 15, 21, 22番染色体)の短腕2つで切断が生じた場合のみである。図に示した通り，ヒトの端部動原体型染色体は共通の構造をもつ。末端部ヘテロクロマチン領域(サテライトと呼ばれる)が近位側のヘテロクロマチン領域と結合しているが，その間には，3種のrRNAを産生する縦列反復DNA配列であるリボソームDNA(rDNA)からなるサテライトストークが介在している。セントロメア近傍での切断により二動原体染色体が生じるが，この2つのセントロメアは非常に近接しているためあたかも1つのセントロメアのように働く。小さな無動原体染色体断片は消失しても表現型には影響しない。

色体が生じ，通常これらは体細胞分裂で不安定となる(ただし後述の通り，二動原体染色体が安定となる例外的な転座がある)。

染色体転座が生じる際には，二重鎖切断をもつ2つの染色体領域どうしは非常に近接して存在している(そのために二本鎖切断が修復される前に誤った結合が起こる)。核内における染色体の分布はランダムではなく，染色体はそれぞれ決まった「テリトリー」を占有する傾向がある。物理的に近接する染色体間ほど，互いに転座が起こりやすい。例えば，ヒトの4, 13, 18番染色体は核の周辺部に位置していることが多く，互いに高頻度に転座を起こすが，核内部に位置する物理的に離れた染色体との間にはあまり転座を起こさない。ある種のがんでは特定の転座がよくみられるが，これは転座を生じる2本の染色体どうしが近接して物理的に相互作用していることを反映している。

1つの例外的な染色体どうしの相互作用として，ヒトの5つの端部動原体型(端部着糸型)染色体(13, 14, 15, 21, 22番染色体)の非常に短い短腕間での相互作用が挙げられる。これらの染色体の短腕部にはそれぞれ30〜40回の縦列反復配列が存在し，3つのリボソームRNA(28S, 18S, 5.8S)をコードする配列を含んでいる。それら5つのリボソームDNA(rDNA)領域は，rRNAを合成するために核小体に集合する。近接した5つの染色体腕部で起こる相互作用が，ロバートソン転座(Robertsonian translocation)または動原体融合と呼ばれる特殊な転座の原因である。2つの異なる端部動原体型染色体の短腕での切断と，その後に起こる無動原体断片とセントロメアをもつ断片との交換によって，無動原体染色体と二動原体染色体とが生じる(図7.12B)。

ロバートソン転座に伴って生じる無動原体染色体は体細胞分裂時に消失し，何ら影響がない（そこには反復性の非コードDNAと，他の端部動原体型染色体上にも多くのコピーが存在しているrRNA遺伝子のみが含まれる）。もう一方の産物は特殊な二動原体染色体で，体細胞分裂時に安定である。2つのセントロメアは非常に近接しており（動原体融合），大きな1つのセントロメアとして機能することが多いため，染色体は規則正しく分離される（ただしこのような染色体は配偶子形成時には問題を生じることが多い）。

複数の染色体切断によって，さらに複雑な転座が生じる可能性がある。挿入には少なくとも3か所で切断が起こる必要がある。このときには染色体の腕内2か所の切断点により生じた断片が，同一の染色体，あるいは異なる染色体に挿入されることが多い。

同腕染色体

さらに珍しいタイプの構造異常として，染色体分離異常後の組換えによるものがある。ここで生じるのは対称な**同腕染色体**（isochromosome）で，特定の染色体の2つの長腕または2つの短腕からなる。ヒトでは同腕染色体は滅多にみられないが，i(Xq)やi(21q)は例外で，ときどきダウン（Down）症候群の原因となることもある。

完全長染色体の獲得もしくは喪失による染色体異常

染色体の数的異常として，倍数性，異数性，混数性の3種類が区別されている（表7.11）。

染色体の異常	臨床像
倍数性	
三倍体(69,XXXまたは69,XYY)	全妊娠の1〜3%を占める。ほとんどが生まれてくることができず，長く生き残ることはない
異数性（常染色体）	
ヌリソミー（相同染色体1組の欠失）	胚発生の着床前の段階で致死となる
モノソミー（1本の染色体の欠失）	胚発生の途中で致死となる
トリソミー（染色体が1本過剰）	通常は胚生期または胎児期に致死となるが[a]，13トリソミー（パトー（Patau）症候群）や18トリソミー（エドワーズ（Edwards）症候群）は満期まで生きのびることがある。21トリソミー（ダウン症候群）は40歳を超えて生きることもある
異数性（性染色体）	
性染色体過剰	47,XXXや47,XXY，47,XYYのヒトは比較的小さな問題しかもたず，人生を全うする
性染色体の欠失	45,Yは生存不可能であるが，45,X（ターナー（Turner）症候群）の約99%が自然流産となる。生きて生まれた場合，知的発達は正常だが妊孕性はなく，わずかな身体的な診断的特徴をもつ

表7.11 染色体の数的異常における臨床像
[a] ヒトでは，受精から発生の8週の終わりまでを胚生期と呼ぶ。胎児の成長はこのときから始まり，生まれるまで続く。

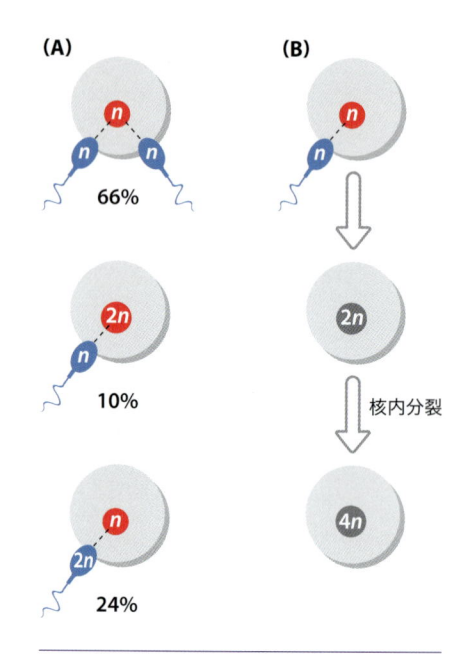

図7.13 三倍体と四倍体の起源 (A)ヒト三倍体の起源。二精子受精（上段）が第一の原因であり，66%の事例でみられる。三倍体はまた，減数分裂時にときおり起こる不分離といったエラーにより生じる二倍体配偶子によっても生じる（図7.14参照）。二倍体の卵による受精（中段）や二倍体の精子による受精（下段）は，それぞれ10%，24%の事例でみられる。(B)四倍体の場合では，正常な受精が起こり，配偶子どうしが融合して正常な接合子を生じる。しかし，その後，DNA複製に続く細胞分裂が伴わない場合に四倍体が生じる（核内分裂）。

倍数性

ヒトの認識される妊娠の3%が三倍体の胚である（図7.13A）。原因として多いのは，1つの卵に2つの精子が受精すること（二精子受精）だが，一部の三倍体は二倍体の配偶子が受精することで起こる。すべての常染色体が3コピーあると，常染色体の遺伝子量は均衡が保たれていると予想されるが，三倍体の児は滅多に妊娠満期まで生き残ることはなく，症状は長くは生きられないものである（ただし二倍体と三倍体のモザイクは生存可能である）。三倍体の児の致死性はX染色体と常染色体にある遺伝子の産物量の不均衡による可能性があり，X染色体の不活化では補正することができないのであろう。

四倍体（図7.13B）はずっと頻度が低く，常に致死的である。多くは受精卵の第一卵割の完了異常によるもので，DNAは複製され4Cとなるが，細胞分裂が正常に起こらないために生じる。生得的な（全身の）倍数体はまれで致死的なものであるが，ある種の細胞はすべての健常人において自然に倍数体状態となっている。例えば，私たちの筋線維では細胞融合が繰り返し起こり，多核の**合胞体細胞**が生じている。

異数性

一般に，有核細胞は染色体の完全なセットをもっているが（正倍数性），ときに1本以上の染色体が過剰になっていたり不足していたりする（**異数性**〔aneuploidy〕）。トリソミーでは，二倍体細胞であるにもかかわらず，特定の染色体が3コピーになっている。例えばダウン症候群の21トリソミーがこれに当てはまる（47,XX,+21や47,XY,+21）。一方，モノソミーでは，他は二倍体の状態であるが，ある染色体が不足した状態である。例えばターナー(Turner)症候群のX染色体モノソミーがこの状態である（45,X）。がん細胞ではしばしば多数の染色体異常を伴う極端な異数性がみられる。

異数性は主に2つの機序で発生する。1つは**不分離**(nondisjunction)で，対合した染色体が第一減数分裂後期において分配（分離）に失敗して同じ娘細胞に移動してしまう場合や，第二減数分裂や体細胞分裂時に姉妹染色分体が分離に失敗する場合である。減数分裂時の不分離により22本または24本の染色体を含む配偶子が生じ，これが正常な配偶子と受精するとモノソミーまたはトリソミーの接合子となる（図7.14）。不分離が体細胞分裂時に起こると，正常細胞と異数体細胞とが混じったモザイクとなる。

分裂後期遅滞(anaphase lag)も結果として異数性を引き起こす。染色体や染色分体が分裂後期に遅れて移動すると，他の染色体と時間的な遅れが生じ，2つのうち1つの娘細胞の核に正しく取り込まれない。娘細胞の核に取り込まれなかった染色体は，最終的には分解される。

染色体数の異常は重篤で，多くの場合で致死的な結末となる（表7.11）。たとえ21トリソミー（ダウン症候群）の患者がもつ過剰21番染色体が，正常な両親に由来する完全な正常染色体であったとしても，それが存在することにより出生時から（先天的な）多くの異常が生じる。13トリソミーや18トリソミーの胚も満期まで生き残ることがあるが，ともに重度の発生異常を生じ，それぞれパトー(Patau)症候群，エドワーズ(Edwards)症候群と呼ばれる。その他の常染色体トリソミーは生きて出生することができない。常染色体モノソミーはトリソミーよりもさらに重篤で，必ず胚発生の初期に致死となる。異数体における遺伝子量の問題がどのようにして疾患を引き起こすのかについては7.5節で扱うこととする。

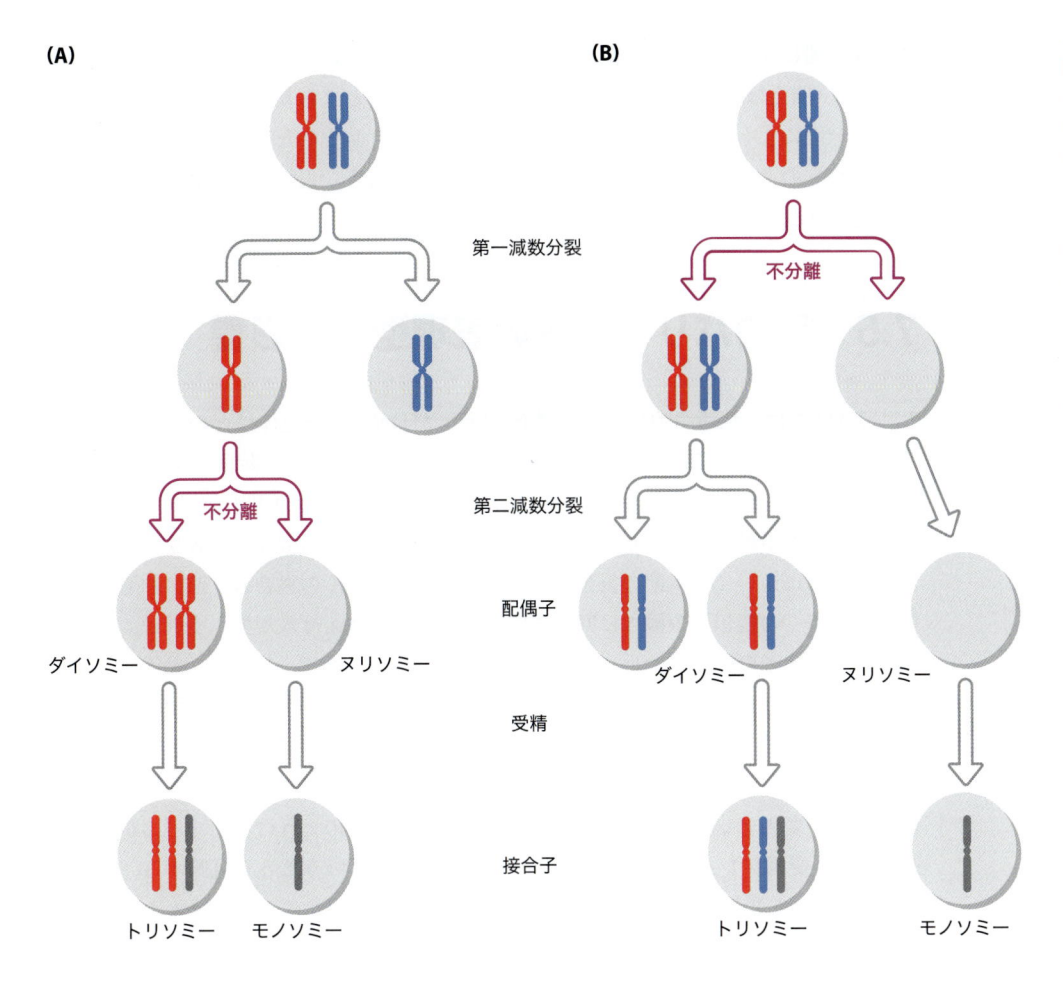

図7.14 減数分裂時の不分離とその結果 減数分裂時の不分離では，相同染色体対の分離の失敗が起こり，本来は各娘細胞にそれぞれが配置されるべきところが，同じ娘細胞側に移動する。この現象は第二減数分裂時(A)または第一減数分裂時(B)に起こる。その結果，相同染色体をともに欠く配偶子(ヌリソミー)や2コピーの染色体をもつ配偶子(ダイソミー)が形成される。ダイソミーでは，2コピーある染色体は片親由来である場合(第二減数分裂時の不分離)と，それぞれが別の親由来である場合(第一減数分裂時の不分離)とがある。1コピーの染色体を含む正常な配偶子(灰色で示した)と受精すれば，トリソミーまたはモノソミーを生じる。

ダウン症候群における母親の年齢の影響

原則として，配偶子に過剰21番染色体を生じるような染色体不分離は，精子形成および卵形成のどちらの減数分裂においても起こりうるが，実際にはその約70％が母親の第一減数分裂時に起こる。これはおそらく女性の第一減数分裂にきわめて長い時間がかかることに起因している(胎生3カ月から始まって途中で停止し，排卵後に完了する)。これは1回の減数分裂に数十年かかることを意味する。それとは対照的に，男性の減数分裂は思春期から高齢期まで精巣内で継続的に起こっている。過剰21番染色体の由来にはこのような性差があるだけでなく，母親の加齢のきわめて大きな影響がある。20歳の女性がダウン症候群の子を産むリスクが約1/1,500であるのに対し，45歳の女性では約1/25にまで上昇する。

混数性

混数性とは，1つの個体内に2つもしくはそれ以上の遺伝的に異なる細胞系列が存在することを意味する。通常，異なる細胞集団は1つの接合子由来である(**モザイク**)。珍しいケースではあるが，異なる接合子に由来する異なる細胞系列をもつ個体も存在し，**キメラ**(chimera)と呼ばれる。自然発生するキメラとしては，二卵性双胎の接合子や，その直後の胚発生のごく初期の細胞が凝集して起こる場合がある。通常は致死的となる異常(例えば三倍体など)が，混数体では致死とならないことも多い。

一部が正常細胞，一部が異数体細胞からなる異数体モザイクはよくみられる。このようなモザイクは，胚発生初期の体細胞分裂のうちの1つで起こった染色体不分離や

染色体遅滞に起因する(その結果できたモノソミー細胞は一般に致死である)。倍数体モザイク(例えばヒトの二倍体/三倍体のモザイク)はときおりみられる。体細胞分裂時の不分離によって一倍体染色体セットが増加したり減少したりすることはまずないので,ヒトの二倍体/三倍体モザイクはほとんどの場合,正常な二倍体接合子の割球の核の1つと,第二極体が融合することにより生じる。

7.5 病的バリアントの表現型への影響

7.2～7.4節では,疾患の原因となる遺伝的変化がDNAや染色体にどのようにして起こるかを述べた。ここでは,それら病的バリアントの表現型への影響について考える。2つの重要な考慮すべき点がある。1つ目は,遺伝子機能への病的バリアントの影響である。最も単純な例は,そのバリアントが単一の遺伝子の機能に影響する場合であるが,これについては本節の後半で述べる。しかし,多くの場合は,直接的もしくは間接的に多くの遺伝子の働きに同時に影響を及ぼす。例えば大規模な変異は,隣接する多くの遺伝子の配列やコピー数を直接変えることができる。加えて,調節遺伝子の単純な変異は,多くの標的遺伝子の発現に間接的に影響して複雑な表現型を引き起こす可能性がある。2つ目に考えるべき点は,変異した遺伝子において,正常コピーと異常コピーがどれだけあるのかということである。つまり,二倍体である核遺伝子に関しては,変異アレルと正常アレルが互いの存在下でどのように作用するのか,もしくは2本の変異アレルを併せもつ場合の影響を考えるということを意味する。ミトコンドリアDNA変異の場合は状況はずいぶん異なり,予想することができない。それは,ヒトの各細胞は多くのコピー数のミトコンドリアDNAをもつからであり,また,核DNAとは異なりミトコンドリアDNAの複製は細胞周期によって制御されないからである(BOX 7.5)。

他にも,相互作用している要因についても考慮する必要がある。影響を受けた遺伝子は単独で働いているわけではなく,個々の病的バリアントが表現型にどの程度の影響を与えるかには,多くの要因——遺伝的(他の座位の)要因,エピジェネティック要因,環境要因など——が影響する。第8章では特に複雑疾患について考察するが,異なる座位の複数の遺伝的バリアントが関与するような場合には,状況はさらに複雑になる。

単一の遺伝子の機能に影響する変異：機能喪失型と機能獲得型

単一の遺伝子がどのように機能するかに影響する変異は,その遺伝子がどのように産物を産生するかに対してまったく異なる影響をもつことがある。遺伝子の発現レベルにのみ影響を与える変異もあり,この場合は正常な遺伝子産物の発現を完全に失わせることが多いが,発現を量的に減少させることもある。遺伝子のコピー数を増加させるような変異や,ときおりみられる活性化型の点変異は,過剰発現という結果になる(特定の量感受性遺伝子の場合に問題となりうる)。その他の変異では,正常な機能をもたない変化した遺伝子産物が産生されたり,変化した機能や新たな機能を獲得した遺伝子産物が産生されたりすることがある。

変異による影響を分類するおおまかな方法の1つは,その変異が機能喪失をもたらすのか,機能獲得をもたらすのかを考慮することである。これについて以下に記す。

> **BOX 7.5** ミトコンドリアDNAの変異による疾患の多様性の基本原理
>
> ヒトのミトコンドリアDNA(mtDNA)は，必ず女性を通して伝えられる。mtDNAは16.5kbの環状DNAであり，ミトコンドリアにおける酸化的リン酸化にかかわるタンパク質複合体に必要な92個のポリペプチドのうち13個をコードしており，ミトコンドリアmRNAの翻訳に必要な24個のRNAを産生している(mtDNAの遺伝子地図は45ページの図2.11を参照)。核DNAとは異なり，mtDNA分子はそれぞれの細胞に非常に多数存在し(数百から数千コピー)，細胞周期とは独立して複製される(「規律のないDNA複製」)。
>
> mtDNA分子は細胞あたり数多くのコピー数が存在するため，複数の変異mtDNA分子が複数の野生型分子と共存する(**ヘテロプラスミー**(heteroplasmy))。そしてDNA複製に規律がなく，変異DNAのクローン性の増大に多様性があるため，野生型mtDNAに対する変異mtDNAの割合は，1人の個体内でも細胞間で大きな幅があり，また同じmtDNA変異をもつ血縁関係のある個体間でも大きな幅がある。これが臨床像が多様であることにつながる。
>
> 一般集団での病的mtDNA変異の保有頻度は高い(200人に1人)が，これらの人々の大多数はヘテロプラスミーの程度が低いので疾患を発症しない。ほとんどのmtDNA変異は，変異mtDNAの全mtDNAに対する割合がある数字に達するまでは生化学的表現型を示さない。その閾値は変異の性質によって変化する(表1)。
>
> | 変異の種類 | 表現型を示す閾値のレベル(%) |
> |---|---|
> | mt-tRNA遺伝子の点変異(一般的な) | >90 |
> | mtDNAの欠失(7.3節の末尾を参照) | 50〜60 |
> | ミトコンドリア*MT-TW*遺伝子(トリプトファンのmt-tRNAをコードしている)のm.5545C→T変異 | <25 |
>
> **表1 mtDNAの変異が表現型を示すのに必要な閾値のレベルが，変異によってどのように違うのかを示す例** mtDNAの複製は細胞周期と連動していないので，病的mtDNA変異(特にmtDNAの欠失)のクローン性増大は，神経細胞や筋細胞のような体細胞分裂終了後の細胞においては，加齢や疾患に伴って高頻度にみられる(その結果，細胞のエネルギー産生が低下する)。

機能喪失変異

機能喪失変異とは，変異DNA分子によって最終遺伝子産物が単純に産生されないことや，産生は起こるがそれが適切に働かないことを意味する(産物の産生がごくわずかであったり，産物が機能しないため)。重大な変異によって遺伝子全体が欠失する場合があり，これは**ヌルアレル**(null allele)のよい例であろう。表現型へ同様の影響をもつのであれば，他の変異もヌルアレルとみなすことができる。タンパク質をコードする遺伝子の場合には，早期終止コドンが誘導されるような変異を意味することがあり，これはしばしばタンパク質を産生しないようmRNAの分解経路を活性化する(BOX 7.1に示した)。これらはDNAレベルではナンセンス変異やフレームシフト変異を意味し，またRNAレベルでは翻訳のフレームシフトを起こすRNAスプライシング変異も含まれる。これは，エキソンのスキップやイントロンの残存(図7.3参照)，あるいはエキソンの短縮や伸長の結果として起こる(図7.4参照)。

一部の病的変異(例えば一部のミスセンス変異のような)は遺伝子産物を産生するが，その産物はまったく機能をもたないか，あまり機能しないということがある。特定のアミノ酸は重要な機能的役割をもっていることがある(例えば，糖鎖付加やリン酸化のような翻訳後修飾を含む；表2.2参照)。また他の場合では，アミノ酸は重要な構造的役割をもつことがある(多くのシステインはジスルフィド結合に関与する。多くのグリシンはポリペプチド鎖の骨格を柔軟に屈曲させる)。他のアミノ酸も，重要ではあるが必須な役割があるわけではないこともある。その場合，化学的に類似あるいは異なるアミノ酸との置換が可能で，違った機能活性がされることもありうる。

機能獲得変異

機能獲得変異はいくつかの経路で有害に作用する産物を産生する。これはがんではよくあることだが，遺伝性疾患においては機能喪失変異に比べるとずっと頻度は少ない。この一般論に対する特記すべき例外が，表7.3で取り上げた父親の年齢が影響する疾患である。この場合，異なるミスセンス変異が増殖因子受容体−RASシグナル伝達経路を活性化させ，精原幹細胞に選択的な増殖促進を引き起こすと考えられている。図7.15にあるように，骨の異形性を引き起こす線維芽細胞増殖因子受容体3（fibroblast growth factor receptor 3：FGFR3）遺伝子変異がその例である。

機能獲得変異の一部は，まったく別の遺伝子産物を産生する。有毒なタンパク質や，有毒あるいはトランスドミナントRNAの原因となる不安定な動的変異の例については7.3節で述べた。

機能獲得変異の大部分は，まったく新しい産物を産生するわけではない。しかし，産物を何らかの方法で不適当に発現する傾向にある。例えば，間違った細胞，間違ったタイミング，間違ったシグナルに反応して発現が起こるなどである。例として，正常な遺伝子産物が特定の状況下でしか開かないイオンチャネルである場合，変異体ではこれが常時開いたままになっていることがある。あるいは，細胞表面受容体が不適当に発現している場合，本来あってはならないときに特定のシグナル経路が使われてしまう。その結果，異所性あるいは不適切に発現した産物は，通常は相互作用をしないはずの細胞構成成分と相互作用できてしまい，疾患を引き起こす。

時々，潜在的に危険な酵素やタンパク質から細胞を守る機構の特異性が変化することが問題となる。この場合，変異した産物が異なる基質に作用して，重大な結果を起こすことがある。好例が，セルピンファミリーのセリンプロテアーゼ阻害物質の1つであるα_1-アンチトリプシン（α_1-AT）のピッツバーグ（Pittsburgh）バリアントである。セリンプロテアーゼは特定の部位で標的タンパク質を切断する（その機能が活性部位のセリン残基に依存的であることから命名された）。

α_1-アンチトリプシンのようなセルピンは分子ネズミ取りのように働き，自分自身を餌として差し出して潜在的に危険なセリンプロテアーゼを捕獲し，破壊する。このようにα_1-アンチトリプシンの重要な機能は，炎症反応中の好中球に発現するプロテアーゼである大量のエラスターゼから正常組織を守ることである（大量のエラスターゼは代償性にα_1-アンチトリプシンの産生を増加させ，エラスターゼを抑制する）。エラスターゼはα_1-アンチトリプシン分子の骨格中で特定のペプチド結合を切り離し，α_1-アンチトリプシンの大きな構造変化を刺激するが，これがエラスターゼの破壊を導く（図7.16A）。ピッツバーグバリアントでは，ミスセンス変異がα_1-アンチトリプシンの特異性に変化を起こす。そして，変異型α_1-アンチトリプシンは，異なる

図7.15 FGFR3タンパク質の病的アミノ酸置換が機能獲得型のミスセンス変異を生じ，精原幹細胞に選択的な増殖優位性を与えている可能性が高い 線維芽細胞増殖因子受容体3（FGFR3）タンパク質は，細胞外領域の3つの免疫グロブリン様ドメイン（IgⅠ，IgⅡ，IgⅢa/c），1つの疎水性膜貫通ドメイン，そして2つの細胞質チロシンキナーゼドメイン（TK1，TK2）をもつ。図に色で示したように，下段に示したアミノ酸置換は，ある種の骨異形性症候群を引き起こす。それらは機能獲得変異で発生するが，精子形成においては変異をもった精原幹細胞に選択的優位性が与えられていることが考えられる。AN，黒色表皮腫。（Goriely A & Wilkie AO [2012] *Am J Hum Genet* 90:175–200 より。Elsevierの許諾を得て掲載）

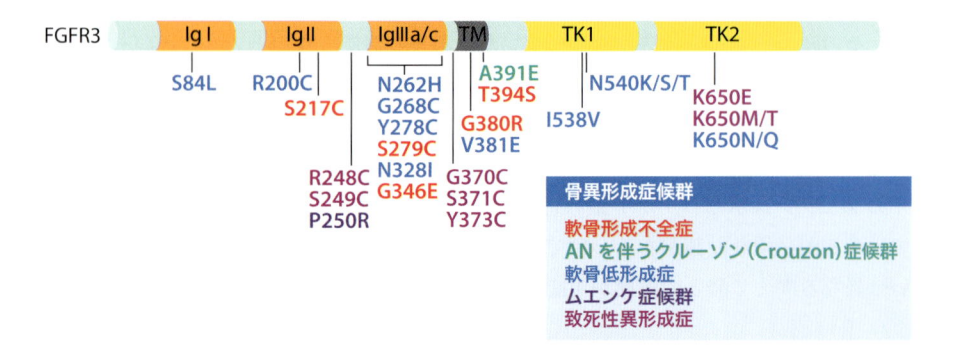

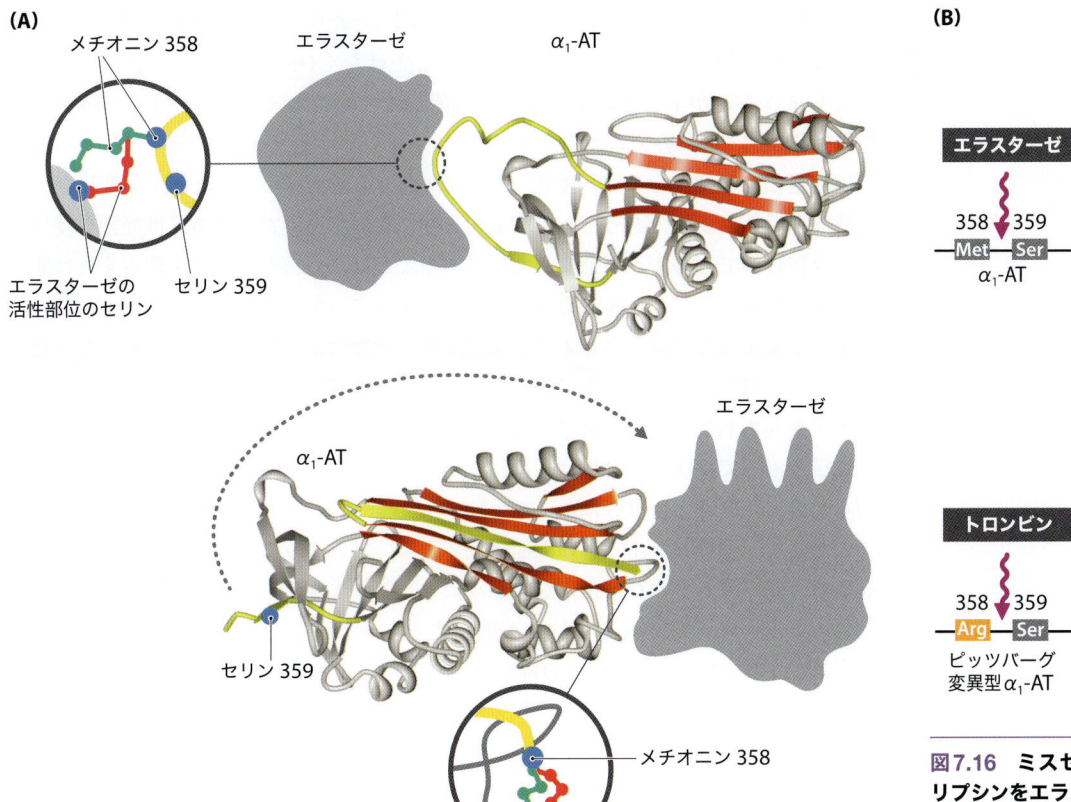

7.5 病的バリアントの表現型への影響   237

セリンプロテアーゼである血液凝固因子トロンビンを攻撃し，致死性の出血性疾患を引き起こす（図7.16B）。

第10章でふれるが，機能獲得変異は特にがんにおいてよくみられる。その多くの原因は，染色体転座やその他の再構成がキメラ遺伝子を作り出すことによるものである。染色体転座は減数分裂で大きな問題を引き起こすため，遺伝性疾患の責任変異となることはあまりない。しかし，がんは変異した体細胞の体細胞分裂によって発生するので，染色体再構成が母細胞から娘細胞へ容易に伝達される。

病的バリアントの作用はアレルの産物の相互作用に依存する：優性と劣性の再考

ヒトの二倍体細胞内の遺伝子のほとんどは，2コピー存在している――1つは母親由来で，1つは父親由来である。したがってヘテロ接合体の場合，病的バリアント（変異アレル）の発現が，どのように正常アレルに影響するのかを考える必要がある。変異アレルの影響は，正常アレルをもっていることによってどの程度減少する（または代償される）のだろうか？ そして，変異アレルは，正常アレルがどのように発現しているときに悪影響を及ぼしうるのだろうか？

劣性遺伝疾患もしくは優性遺伝疾患における，機能喪失変異と機能獲得変異

優性遺伝疾患では，疾患表現型はヘテロ接合体において何らかの形で発現するが，劣性遺伝ではヘテロ接合体には症状がないことを思いだしてほしい。したがって常染色

図7.16　ミスセンス変異が，α₁-アンチトリプシンをエラスターゼ阻害物質からトロンビン阻害物質へと変化させ，致死的な出血性疾患を引き起こす　（A）α₁-アンチトリプシン（α₁-AT）は，活性中心のループ構造（黄色）にある特定のペプチド結合を切断するようなセリンプロテアーゼ（エラスターゼのような）を罠にかけ破壊する，分子ネズミ取りのような作用をする。青い丸印は鍵となるアミノ酸，すなわちエラスターゼの活性部位のセリン（側鎖を赤色で示した），α₁-ATのメチオニン358（側鎖を緑色で示した）とセリン359の中心にある炭素原子を示している。エラスターゼは，メチオニン358とセリン359とを連結するペプチド結合を切断し，活性部位のセリン側鎖とメチオニン358の中心の炭素原子との結合を引き起こし，続く反応を開始させる。切断の後，α₁-ATの活性ループ（黄色）は主要なβシート（赤い矢印型のリボン）の中へと折れ曲がり，とらえたエラスターゼ（まだメチオニン358で結合している）をα₁-ATの反対側へ放り投げ，プロテアーゼの構造を根本から歪ませ，その機能を阻害する。（B）正常には，α₁-ATはメチオニン358とセリン359の間の結合を切断するエラスターゼを阻害する。α₁-ATのピッツバーグ変異では，358番目のメチオニンがアルギニンに置き換わっており，新たにできたアルギニン358-セリン359間のペプチド結合が認識され，血液凝固において作用するプロテアーゼのトロンビンにより切断される。その結果，ピッツバーグ変異型α₁-ATは抗トロンビン物質として作用し，結果として致死性の出血性疾患を引き起こす。

体劣性遺伝では，両側のアレルに病的変異が起こった場合にのみ疾患が発症する．ヘテロ接合性の保因者は機能獲得変異をもつことはなく（そうでなければ保因者が発症してしまうことが予想される），1つの機能喪失変異をもっている．また，罹患者は機能喪失変異を2つのアレルにもっている．

　優性遺伝は一様ではない．変異アレルは1つであるが，疾患によって，変異アレルは機能獲得性の変異であったり，機能喪失性の変異であったりする．機能獲得変異がヘテロ接合体でどのように働くかを想像することは，有害なアレルを想定すれば簡単である．たとえ他のアレルが正常な産物を産生していても，障害が起こるからである．多くの不安定なオリゴヌクレオチド反復配列の伸長によって産生される有毒な産物を考えてみてほしい．正常アレルによって生産される機能的な産物が存在していても，変異アレルの有害な影響は止めることができない（正常アレルを与えることに根ざした遺伝子治療では決して効果は得られない．かわりに変異アレルの有害な影響を防ぐ何らかの方法を考えなければならない）．

　しかし，一方のアレルだけの機能喪失変異は，どのようにして優性遺伝疾患を引き起こすのだろうか？　なぜ正常なアレルによって産生される正常産物では不十分なのだろうか？　インプリンティングが関与するような一部のケースでは（6.3節参照），通常は2つのアレルのうち1つのみが発現するが，その際に正常アレルがたまたまサイレンシングされることがある．そのため，例えば母親由来の1つの*UBE3A*アレルの機能喪失変異は，アンジェルマン症候群の発症に十分である（父親由来の*UBE3A*アレルは発現していないからである〔少なくとも脳では〕）．

　ほとんどの場合，二倍体遺伝子の両アレルは正常に発現する．しかし，その遺伝子が例外的に遺伝子量に感受性を示すものである場合には，単一の機能喪失変異は疾患を引き起こす可能性がある（**BOX 7.6**）（機能喪失変異による優性遺伝疾患の場合，細胞レベルでは表現型は劣性である．機能的アレルを導入したり，サイレンシングされたアレルを再活性化させることで，正常な表現型を回復させることができる）．

ヘテロ接合体での優性ネガティブ効果による著しい機能喪失

ヘテロ接合体では通常，機能喪失を引き起こすヌルアレルは正常アレルの機能に影響を及ぼさない．しかし，変異の結果として，変異タンパク質が正常タンパク質としての機能を失うだけでなく，正常アレルによって産生された野生型タンパク質の機能を阻害することがある．正常アレルによって産生される野生型タンパク質に拮抗するような変異タンパク質はしばしば**アンチモルフ**と呼ばれ，**優性ネガティブ効果**(dominant-negative effect)の好例となる．

　このような例としてよくみられるのは，正常タンパク質が多量体の一部であり，その中に変異タンパク質が取り込まれたときに不活性化が起こるという場合である．最も単純な可能性を想像してみると，多量体がホモ二量体の場合である．ヌルアレルのヘテロ接合体は，正常ホモ二量体を50％産生していると予想される．しかし，正常な単量体と異常な単量体（不活性な二量体しか形成できない）とを等しい量産生するようなヘテロ接合体では，機能的二量体は正常量の25％ほどしか産生されないと予想される（図7.17A）．

　多量体として働く構造タンパク質による疾患では，しばしば優性ネガティブタンパク質によって疾患表現型が引き起こされる．この例として，骨形成不全症（コラーゲン），マルファン(Marfan)症候群（フィブリリン），表皮水疱症（ケラチン）がある．具体的な例として，骨形成不全症におけるコラーゲンについて考えてみる（脆骨症とも呼ばれる：PMID 20301472）．コラーゲンは，まず3つのポリペプチド鎖が互いに巻

BOX 7.6　量感受性遺伝子とハプロ不全

私たちのもつ遺伝子の一部は必須のものではない(例えば血液型がO型の人は，ABO遺伝子の座位に2本の不活性化アレルをもっているが，まったく悪影響はない)．しかし，大多数の単一コピー遺伝子においてはホモ接合性の不活性化が起こると問題が生じ，遺伝子産物の完全欠損はしばしば疾患を生じる(もしくは致死的である)．しかし，ほとんどの遺伝子産物の量は，ある限界レベルよりも多い限りは大きく変化しても無害である．

二倍体の座位においては，ときおり起こる遺伝子重複(遺伝子が合計3コピーとなり，遺伝子産物の量は50%増加すると予想される)は，たいていは表現型に明らかな差異をもたらさない．状況にもよるが，過剰産生は有利に作用する場合もある．伝統的にデンプンの食餌摂取量の多い西洋人は，デンプンを処理するα-アミラーゼ遺伝子(*AMY1A*)のコピー数が多い(図4.11参照)．

同様に，多くの遺伝子は，遺伝子産物の量が50%に減少してもたいていの場合で影響はない．劣性の機能喪失変異の場合，二倍体座位の一方がヌルアレルであっても，典型的には無害である(もう一方のアレルが正常に機能している限りは)．仮に第二のアレルが部分的にしか機能を残さないような変異をもっていたとしても(ハイポモルフ)，2つのアレルを合わせた産生量が例えば正常遺伝子産物量の30%であったとしたら，病的な所見はほとんどない(図1)．このような遺伝子では，疾患が発症するには産物量がさらに低いレベルにまで落ち込む必要がある(このことは，繰り返し使用可能な酵素のような産物に特に当てはまる)．

ヒトの遺伝子の一部は特に**量感受性**(dosage sensitive)である．すなわち，産生される産物の量が非常に重要となる．遺伝子のコピー数(遺伝子量)の変化は，正常な限界値を超える遺伝子産物の量的変化によって疾患を引き起こすが，ある種の点変異も遺伝子発現の減少や増幅によって同じ効果をもたらすことがある．遺伝子産物が多すぎると疾患が起こるが，時には正常量からたった50%増加しただけでも疾患が発症しうる．例えば以下に示したように，シャルコー-マリー-トゥース(Charcot-Marie-Tooth)病1A型(遺伝性運動感覚ニューロパチー)は，*PMP22*遺伝子が3コピーになるような重複で発症することが多いが，*PMP22*遺伝子の過剰発現となるような点変異によっても起こる．

一般的には，量感受性遺伝子の1つのアレルの機能喪失変異によって疾患が発症する(もう一方のアレルは正常であり，発現している)．もし，変異アレルが遺伝子欠失のようにヌルであった場合，正常遺伝子産物の量は約50%に減少すると予想される(しかし，変異アレルが部分的に機能を残していても病原性がみられることがある)．ヘテロ接合体が疾患

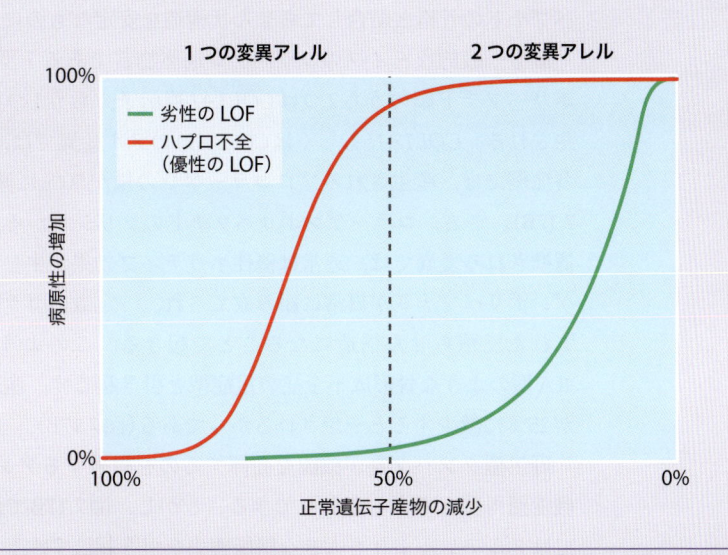

図1　機能喪失変異による優性遺伝疾患と劣性遺伝疾患における，遺伝子産物量の減少と疾患感受性の関係　縦の破線は，ある個体が完全な機能的正常アレルとヌルアレル(例えば遺伝子欠失)とをもっていて，正常な遺伝子産物量の約50%を産生すると予想される場合を示している．もしそのアレルがヌルではなく部分的に機能している場合，産物の量は増加する(左側に示される)．もし，第二のアレルも機能喪失変異(loss-of-function：LOF)をもっていた場合，その変異の重症度に依存して遺伝子産物の量は減少する(右側に示される)．量感受性遺伝子の場合，100%から50%へと遺伝子産物の量が減少することは，疾患を引き起こすのに十分である(ハプロ不全)．遺伝子産物の量の増加(3コピーをもつことにより)もまた，疾患を引き起こす．劣性疾患では，通常は両方のアレルが機能喪失変異をもつ場合にのみ疾患が発症する(産生される正常産物量が0に近づくと，急速に病原性が増加する)．劣性変異には多様性があり，いくつかの疾患では，ヘテロ接合体が少しではあるが病原性を示すことがある．この理想化された曲線には，修飾遺伝子や環境要因などの他の要因を考慮に入れていないことに注意する．

BOX 7.6　（つづき）

を発症するため，このタイプの機能喪失は優性遺伝し，**ハプロ不全**(haploinsufficiency)として知られている（図1参照）。量感受性遺伝子における機能喪失変異のヘテロ接合体はまれであり，2つの機能喪失型アレルをもつことは（通常は複合ヘテロ接合性によるのだろうが）極度にまれである。もし見つかったとしても，表現型はヘテロ接合体のものよりやや重症であるぐらいのことが多い。

　量感受性遺伝子は通常，他の相互作用する遺伝子産物や競合する遺伝子産物の量と釣り合う必要がある遺伝子産物を産生する。多くの場合でその産物は，定量的なシグナル系や，共同で効率よく作用するためには異なる遺伝子の産物が正確に定められた比率であることが重要となる状況で働いている。他の遺伝子を制御する遺伝子は，可能性の高い候補である。例えば，転写因子やシグナル受容体，スプライシング調節因子，そしてクロマチン修飾因子を産生するような遺伝子などである。あるいは別の遺伝子産物は，拮抗的に作用したり互いに競合することで，発生や代謝において重要な反応が起こることを確実にしているのかもしれない。染色体は通常，複数の量感受性遺伝子をもっているので，生得的異数性は致死的であることが多いが，一部は生きて生まれる(231ページの表7.11参照)。

き付いたプロコラーゲンとして合成され，C末端から始まり，硬いロープ状の三重らせん構造を形成する。それぞれのらせん状ポリペプチド鎖は，みごとに3つのアミノ酸ごとに1回転している。コラーゲンポリペプチドは，Gly–X–Yという一般的な決まりに従った3つのアミノ酸の縦列反復配列という独特の配列をもっているため，このような構造を形成することが可能となる。グリシンは側鎖に1つの水素原子のみをもち，柔軟性を与える。XとYはそれぞれプロリンとヒドロキシプロリンであることが多く（必ずしもというわけではない），それらは独特の側鎖をもつため巻き戻り，ポリペプチドの骨格と結合してらせん状構造を安定なものにしている。

　最も一般的なタイプのコラーゲン前駆物質であるI型プロコラーゲンでは，3つのポリペプチド鎖のうち2つは*COL1A1*遺伝子，もう1つは*COL1A2*遺伝子によって産生される。*COL1A1*（もしくは*COL1A2*）のヌル変異では，軽症の骨形成不全症となる。各症例では，産生されるプロコラーゲンの量が50％に減少していると予想される（図7.17B）。一方，コラーゲンポリペプチドのグリシンがその他のアミノ酸のいずれかに置換される変異では，通常は優性ネガティブ効果が生じることになる。これはコラーゲンポリペプチドが異常に組み立てられ，一定数のコラーゲン分子も変異体が取り込まれた三重らせん構造になることで起きる。このような*COL1A1*遺伝子の変異は，IIA型のような骨形成不全症の重症型を引き起こす。産生されるプロコラーゲンの量が25％に減少すると予想されるからである（図7.17B）。

　野生型タンパク質が機能を発揮するのを阻害するアンチモルフの拮抗的な影響は，機能獲得型と考えることもできる。しかし，図7.17Bで示すように，正味の効果としてはヌルアレルよりも大きな機能喪失を引き起こす。

同じ遺伝子の機能獲得変異や機能喪失変異が異なる表現型を引き起こす

機能喪失変異から生じる表現型は，典型的には変異の異質性と関連がある（遺伝子を不活性化する方法はたくさんある。フレームシフト変異，ナンセンス変異，主要なスプライス部位の変異，ミスセンス変異，遺伝子の全欠失など）。機能獲得変異は遺伝性疾患では一般的ではない。また，結果として生じる表現型は，典型的には変異の均

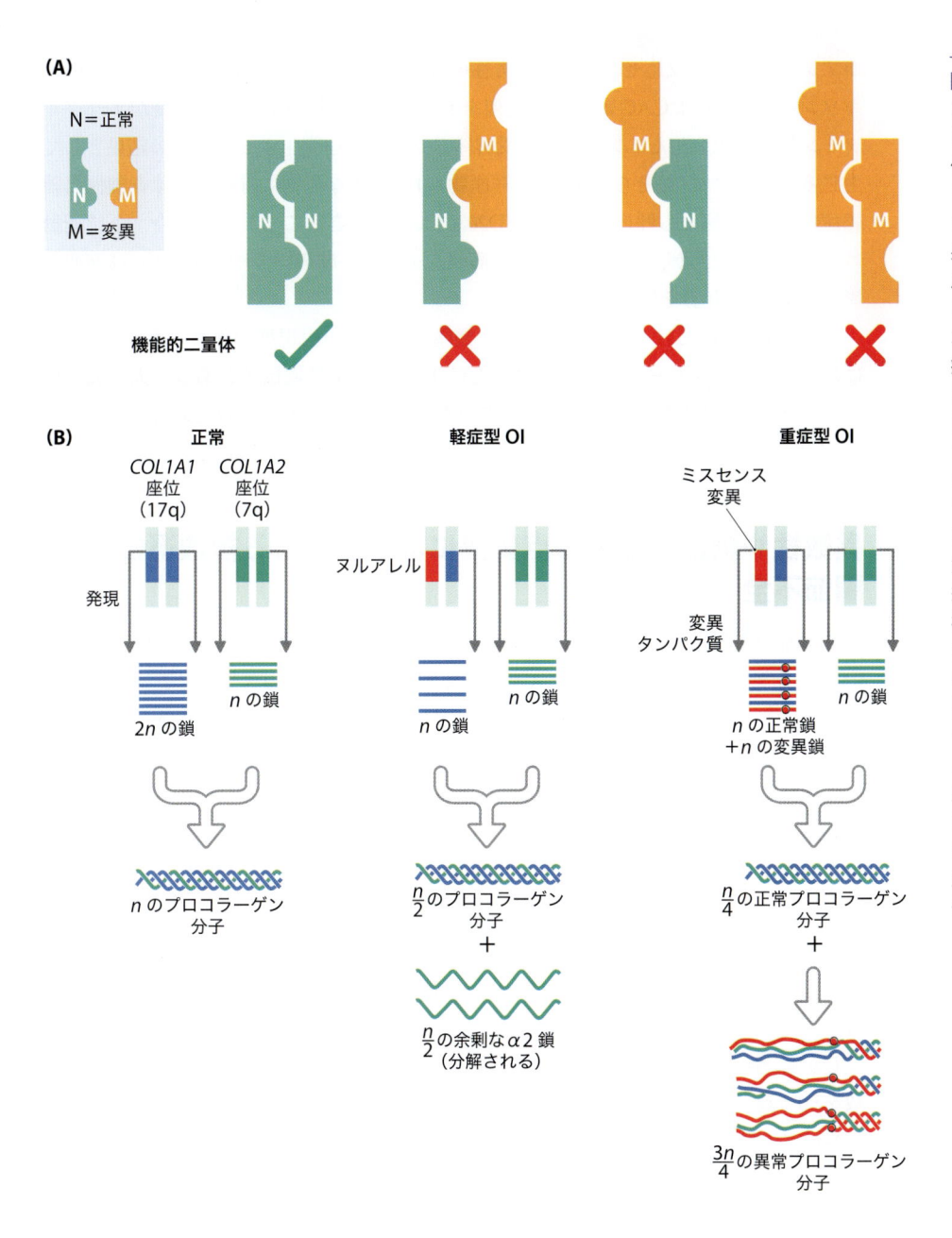

7.5 病的バリアントの表現型への影響　241

図7.17　優性ネガティブ効果：ミスセンス変異のヘテロ接合性がヌルアレルよりもさらに有害となる　（A）仮想例：遺伝子産物がホモ二量体を形成し，変異アレルは機能しない二量体のみを形成するタンパク質を正常量で産生する。その結果，機能的二量体は正常量の1/4しか形成されない（機能しない二量体の形成には，2種類のヘテロ二量体と，変異体のホモ二量体とがある）。（B）臨床例：重症型骨形成不全症(OI)を起こす優性ネガティブ変異。2つのCOL1A1遺伝子によってコードされるポリペプチドと，1つのCOL1A2遺伝子によってコードされるポリペプチドとが，I型プロコラーゲン三重らせんの形成には必要である。COL1A1のヌルアレルは，単にI型プロコラーゲンの量を半分に減らし，結果として軽症型のOIとなる。しかし，構造上重要なグリシンを他のアミノ酸のいずれかに置換するような変異は，3本の鎖を三重らせんへと組み上げることを障害するので，強い優性ネガティブ効果をもつことが多い。変異型COL1A1によってコードされるポリペプチドは，形成されるI型プロコラーゲンの4分の3に含まれ，それらは機能することができない。正常I型プロコラーゲンはたった25％になってしまうので，罹患した個体は重症型のOIを発症する。

一性と関連している。例えば不安定なオリゴヌクレオチドを伸長させるタイプであったり，特異的な活性化ミセンス変異，もしくは過剰発現を引き起こすような変異である。しかし，それほどタイプの異なる変異があるわけではない。

同じ遺伝子における機能獲得変異と機能喪失変異は，まったく異なる表現型を示すことが多い。ある事例では，機能喪失変異が起こると遺伝性疾患が発症するが，同じ遺伝子の機能獲得変異はがんを発生させる。例えば，RET遺伝子(チロシンキナーゼを産生する)の機能喪失変異は，腸の神経節が先天的に欠如するヒルシュスプリング(Hirschsprung)病(OMIM 142623)への感受性をもたらす。しかし同じ遺伝子に，異なる種類の非常に特異的な活性化ミセンス変異が起きた場合，異なるタイプのがんが生じる(甲状腺髄様がんもしくは多発性内分泌腫瘍症2A型，2B型)。

アンドロゲン受容体遺伝子(AR)の機能喪失変異によって，アンドロゲン不感性症候群(精巣女性化症候群とも呼ばれる：PMID 20301602)が引き起こされる。罹患した個体は46,XYの核型をもつが，アンドロゲン受容体が正常に働かないため，終末器官

がアンドロゲンに反応せず，X連鎖劣性の仮性半陰陽となる。また，*AR*遺伝子のエキソン1はたまたまCAG縦列反復配列をもっており，その不安定な伸長がポリグルタミン領域の増大したアンドロゲン受容体タンパク質を産生させる。その結果として生じるタンパク質（おそらくRNA転写産物も）は脆弱な細胞に有毒で，球脊髄性筋萎縮症（ケネディ病とも呼ばれる：PMID20301508）を引き起こす。この場合，下位運動ニューロンの変性が，腕や脚の特定の筋肉，また顔や喉のいくつかの筋肉（球麻痺で影響を受ける筋肉）を侵す。

1つの遺伝子における機能獲得変異と機能喪失変異の表現型が異なるもう1つの例には，ペルオキシソーム膜タンパク質を産生する*PMP22*遺伝子がある。大多数の病的変異は，17p11.2の1.4 Mbの領域の重複もしくは欠失によるものである。この領域は*PMP22*以外にも多数の遺伝子を含んでおり，その病原性は次節で述べる。

異数性や調節遺伝子の点変異によって起こる複数遺伝子の調節不全

いくつかの遺伝子は，多くの異なる標的遺伝子を制御する調節タンパク質もしくはRNAを産生する。例として，マスター転写因子や発生段階のスプライシング調節因子をコードしている遺伝子，あるいはクロマチンモデリング因子やDNAメチル基転移酵素のような広域なエピジェネティック調節に関連する遺伝子などが挙げられる。これらの遺伝子は典型的には量依存的であり，機能喪失変異のヘテロ接合体は複合的な表現型を示すことが多い（189ページの表6.6にいくつかの例を示した）。

全染色体の異数性や，染色体内の大規模な欠失や重複（**部分的異数性**）も，遺伝子のコピー数の変化によって多くの遺伝子に対して同時に直接的な影響を及ぼす。しかし，ほとんどの遺伝子は発現量の効果にそれほど感受性がないため，影響を受けたヘテロ接合体の表現型は，比較的少数の量感受性遺伝子の複合的な影響によるものである。

しかし，全染色体が関与する場合には量感受性遺伝子の数も多くなり，遺伝子コピー数を50％減らすことは重篤な結果となることが予想できる。1本の染色体全体におよぶ量感受性遺伝子が1コピー欠失した際の蓄積効果は，初期胚や胎児の発生を支えるには大きすぎるため，モノソミーはほとんど常に致死的となる。

ある種のモノソミーはまれに生存できることがある。45,Xは99％が自然流産となるが，比較的軽症の場合はターナー症候群と呼ばれる。罹患女性は低身長に加えてある種の軽度な身体的異常（翼状頸や耳介低位）があり，生殖腺の機能障害による不妊症をもつ。X染色体不活化現象は，女性がほとんどのX連鎖遺伝子に関して機能的にヘミ接合性であることを意味している。しかし，偽常染色体領域の遺伝子を含む一部のX染色体上の遺伝子は，X染色体不活化を受けない。

量感受性遺伝子の過剰な遺伝子コピーが存在することは，それほど有害なことではないのではないかと予想されるかもしれないが，染色体全体に及ぶ多数の遺伝子の量的不均衡を累積した影響の重大さは，ほとんどの常染色体トリソミーがやはり致死的であることからもわかるだろう。しかし，遺伝子数の少ない染色体は，それに応じて量感受性遺伝子の数も少ないと考えられる。3つの常染色体トリソミー（13，18，21トリソミー）は生命的には予後がよく，これらは比較的少ない遺伝子をもつ染色体である。

過剰な性染色体をもつことは，過剰な常染色体をもつことよりもはるかに病的効果が少ない。それは，X染色体の不活化（1本を除くすべてのX染色体は不活化される）や，

Y染色体上の遺伝子が少ないことによる．47,XXXと47,XYYの核型のヒトはしばしば正常範囲の機能をもつ．また，どんな常染色体トリソミーの場合と比較しても，47,XXY男性(クラインフェルター〔Klinefelter〕症候群)は比較的軽度の問題(特に性腺機能低下と妊孕性の低下)しかもたない．

部分的異数性

染色体内での大規模な欠失や重複もまた，連鎖した複数の遺伝子のコピー数を同時に変化させることで疾患を引き起こす．それが構造的もしくは機能的にヘミ接合性である染色体領域に起こったなら，いくつかの遺伝子の機能的なコピー数は0になり，遺伝子産物はまったく産生されなくなる．したがって，重大な影響が予想される(驚くべきことに，いくつかの座位の遺伝子産物の完全な欠失は臨床所見として現れないが，そのような遺伝子は比較的珍しい)．

　男性では，X染色体とY染色体に特異的な領域は構造的にヘミ接合性である．そのため，この領域の大規模な欠失によって，複数の遺伝子産物が完全に欠失する．Y染色体上には少しの遺伝子しかなく，それらのほとんどが男性特異的な機能に関連している．したがって，Y染色体での大規模な欠失は，無精子症や不妊症と関連する．男性におけるX染色体の大規模な欠失は致死的な場合が多い．この領域にはいろいろな種類の重要な機能を担う遺伝子が高密度に存在しているからである．しかし，Xp21のような一部の領域では遺伝子が比較的少ないので，この領域に起こった大規模な欠失は疾患表現型となる．場合によっては，常染色体の欠失によって機能的な遺伝子コピー数が0になることにより，疾患が起こることもある．この場合，片方のアレルのみが発現しているような遺伝子が欠失する結果として表現型が現れる．つまり15q11のインプリンティングされた遺伝子のクラスターが欠失するような場合であり(図7.9C, Dを参照)，アンジェルマン症候群(欠失が母親由来の15番染色体に生じた場合)やプラダー–ウィリ症候群(父親由来の15番染色体の欠失)が生じる．

　常染色体での大規模な欠失や重複は，比較的まれな量感受性遺伝子のコピー数を変えることで疾患を引き起こすことがある．欠失は機能的な遺伝子のコピー数を1に減少させ(量感受性遺伝子のハプロ不全によって疾患が起こる)，重複ではコピー数は3に増加し，その結果，複数の遺伝子の過剰発現が起きる．

隣接遺伝子症候群

染色体内における欠失は，時にはDNAの二重鎖がランダムに壊されることで起きる場合がある．異なるサイズの欠失でも，同一の重要な遺伝子が欠失することにより，同じ臨床表現型が起きる場合もある．多くの遺伝子が欠失する場合には精神遅滞を起こすことが多い．これは，ヒトがもつ遺伝子の多くは脳の発達過程において機能するものだからである．

　時折，欠失の結果として**隣接遺伝子症候群**(contiguous gene syndrome)と呼ばれる状態になる場合があり，罹患者は2つもしくはそれ以上のまったく異なる疾患をもつことになる．Xp21の大きな欠失をもつ男性は，デュシェンヌ(Duchenne)型筋ジストロフィー，慢性肉芽腫症，網膜色素変性症，精神遅滞を組み合わせてもつことがある．同様に，11p13にある*WT1*と*PAX6*遺伝子にまたがる常染色体の欠失は，WAGR症候群(ウィルムス〔Wilms〕腫瘍，無虹彩症，尿生殖器異常，発達遅滞)を引き起こし，その表現型の多くは*PAX6*と*WT1*のハプロ不全によるものである．

　他の臨床表現型は，典型的には非常に限定された染色体領域で繰り返して起こる大規模な欠失もしくは重複の結果として生じる．このような染色体内微小欠失や微小重

疾患	位置	組換えが起こる反復配列の長さ	欠失(Δ)あるいは重複(dup.), 領域のサイズ	鍵となる疾患座位
無精子症AZFc型	Yq11.2	230 kb	Δ 3.5 Mb	DAZファミリー[a]
アンジェルマン症候群	15q11–q13	400 kb	父親由来 Δ 5 Mb	UBE3A
プラダー–ウィリ症候群			母親由来 Δ 5 Mb	SNORD116
圧迫性麻痺を伴う遺伝性ニューロパチー	17p12	24 kb	Δ 1.4 Mb	PMP22
シャルコー–マリー–トゥース病1A型			dup. 1.4 Mb	
ディジョージ(DiGeorge)症候群 / VCFS	22q11.2	225〜400 kb	Δ 3 Mb または 1.5 Mb	TBX1
スミス–マジェニス(Smith–Magenis)症候群	17p11.2	175〜250 kb	Δ 4 Mb	RAI1
Potocki–Lupski症候群			dup. 4 Mb	
ウィリアムズ–ビューレン(Williams–Beuren)症候群	7q11.2	300〜400 kb	Δ 1.6 Mb	ELN
ソトス(Sotos)症候群	5q25	400 kb	Δ 2 Mb	NSD1

表7.12 低コピー数反復配列間の組換えによる,大規模な反復性の欠失や重複の結果起こる疾患の例 [a]隣接した反復DNAに複数のDAZ遺伝子がある。

複は,低コピー数反復配列間に挟まれた領域の組換えによって起こる(表7.12)。

　大規模な欠失や重複によって多くの遺伝子のコピー数が変化しているにもかかわらず,表現型がたった1つの遺伝子に起因している場合がある。およそ15の遺伝子を含む17p12の1.4 Mbの領域での欠失もしくは重複は,シャルコー–マリー–トゥース(Charcot–Marie–Tooth)病1A型(CMT1A)や,圧迫性麻痺を伴う遺伝性ニューロパチー(HNPP;表7.12参照)と関連している。しかし,その病因はPMP22遺伝子である。PMP22遺伝子の機能喪失性点変異によってHNPP表現型が起こり,PMP22の活性化点変異の結果としてCMT1Aが生じる。

7.6　タンパク質構造の観点からみた分子病理学

ここまでは疾患の原因を,遺伝子発現の変化から,あるいは必ずしもタンパク質構造の大きな変化に関与することなく機能喪失や機能獲得を引き起こすタンパク質配列の変化という観点からみてきた。しかしながら,多くの疾患は,1塩基置換やその他の点変異によって誘導される**タンパク質構造**の大きな変化が原因となっている。

　2.1節とBOX 2.2において,タンパク質構造と折りたたみの基本について簡単に述べた。次の2節では,タンパク質が変化した構造を示すときや,タンパク質の構造変化が疾患をもたらす可能性のある凝集体形成の素因になるようなときに生じる疾患について考察する。タンパク質構造の大きな変化の根本を理解することは,分子病理を理解し,新しい治療法を開発するにあたり重要である。

タンパク質の異常な折りたたみによってもたらされる疾患

これまでに,タンパク質をコードする遺伝子の発現がどのようにして機能的産物の産生を制御しているのかについて,さまざまな視点から考察した。第6章では主に,転写,転写後,そして翻訳における制御について述べ,BOX 7.1ではmRNA監視機構についてふれた。しかしながら,タンパク質が正しく働くためには,適切な相互作用分子

に結合できるよう，正しい三次元構造へと適切に折りたたまれなければならない。タンパク質は，適切な環境下で正しく働く必要がある（親水性環境下では，タンパク質は内側に疎水性アミノ酸が，表面に親水性アミノ酸が局在するように折りたたまれる）。タンパク質はまた，多量体を形成する際に他のタンパク質と正しく相互作用できなければならない。

タンパク質の折りたたみの制御

タンパク質の折りたたみは単純ではない。すなわち，折りたたまれていなかったり，あるいは部分的に折りたたまれたタンパク質が最終形にたどり着くまでに通るいくつもの経路が存在するのに加えて，タンパク質の折りたたみのエラーが普通にみられる。なんの助けもなく正しく折りたたまれるタンパク質もあるが，多くのタンパク質はHsp60やHsp70のような特定の分子シャペロンによる助けを必要とする（シャペロンはときに**熱ショックタンパク質**〔heat shock protein〕とも呼ばれ，頭に**Hsp**を付けて表記される。熱ショックタンパク質の発現は，細胞が例えば37〜42℃というわずかな温度上昇に曝されたときでさえ急激に増加するからである。とはいえ，その温度はタンパク質の異常な折りたたみを増加させる原因となる）。

シャペロンは，折りたたまれ方が不完全であったり間違っているタンパク質の折りたたみを介助することができる。しかしながら，タンパク質を再度折りたたもうという試みが失敗すると，それらはタンパク質分解経路に入っていく。そこでタンパク質は，細胞質のいたるところに数多く分布している，区分化されたプロテアーゼの複合体である**プロテアソーム**によって壊される。

タンパク質の折りたたみ異常がもたらす疾患

タンパク質の異常な折りたたみは，嚢胞性線維症やフェニルケトン尿症のような多くの遺伝性疾患に共通してみられる原因である。それらの疾患では，遺伝子変異はたった1つのアミノ酸を変化させるものが多い。すなわち，嚢胞性線維症の患者の約90%がp.Phe508delアレルを1あるいは2コピーもつが，そのアレルで生じる1つのフェニルアラニン残基の欠失は，シャペロンで修正できないような異常なタンパク質の折りたたみを引き起こすのに十分な変異である。正常タンパク質は細胞膜に局在するために正常経路に乗り続けるが，その一方で変異タンパク質は小胞体を介した分解経路にすぐに取り込まれる。

遺伝子変異は時折，コラーゲン，フィブリリン，ケラチンのような多量体の会合に必要とされる特異性の高い構造をとる能力を壊してしまう。例えばコラーゲンは，3本のコラーゲンポリペプチドを三重らせん構造にまとめる必要がある。三重らせん構造では，3つの個々のコラーゲン鎖が互いに巻き付いている。前述したように，コラーゲン鎖のグリシンを置換するミスセンス変異は，折りたたみの重大な問題を引き起こす（図7.17B参照）。

タンパク質凝集はどのようにして疾患をもたらすのか

単一遺伝子疾患やありふれた疾患のような多くの疾患の原因には，タンパク質凝集が関与している。この凝集は，可溶性オリゴマーや，不溶性になるかもしれない大きな複合体を形成する可能性をもっている。凝集したタンパク質は，たいてい細胞内封入体や細胞周囲沈着物として現れる。

現在，ありふれた疾患の多くで観察されるタンパク質凝集の重要性については，ま

だ不確実な部分がある。タンパク質凝集が疾患の直接的な原因なのか，あるいは発症機序のあまり重要でない部分に関与しているのかという疑問である。単一遺伝子疾患ではより確実性があると考えられているが，発症機序の詳細がまだ明らかになっていないところもある(7.3節で述べた，ポリグルタミン反復配列の不安定な伸長にかかわる疾患がそうである)。しかし，一部の単一遺伝子疾患では，変異によってタンパク質凝集が誘導されることを示す明らかな証拠がある。以下に2つの例を示す。1例目は，タンパク質が凝集して極端に長いタンパク質線維を形成してしまうこと。2例目は，細胞内の封入体におけるタンパク質凝集によってダメージを受けてしまうことである。

　プリオン病におけるタンパク質凝集という例外で本節を終える。なぜこれが例外なのかというと，あらゆる法則が通用しないからである。この変異タンパク質は，変異タンパク質の形を複製する鋳型として働いてしまう。このような機構は，核酸が関与することなく伝播していくある種のエピジェネティック情報とみなされることがある(6.3節で述べた，遺伝するクロマチン状態に依存するエピジェネティック機構とはかなり異なる)。私たちは，このような発症機序は他の単一遺伝子疾患にもある程度当てはまり，さらにはパーキンソン病やアルツハイマー(Alzheimer)病のようなよくみられる神経変性疾患にも当てはまると考えている。

鎌状赤血球貧血：破壊的なタンパク質線維

正常な成人型ヘモグロビンは，2つのαグロビン鎖と2つのβグロビン鎖からなる四量体である。鎌状赤血球貧血(PMID 20301551)の罹患者は，βグロビン鎖の6番目にある電荷をもった親水性のグルタミン酸残基が，疎水性のバリン残基に置き換えられるという特異的なミスセンス変異のホモ接合体である。結果として生じる変異ヘモグロビンS(HbS)は，低酸素状態時に凝集する傾向が強く，このことによりHbS四量体の14本の長い鎖からなる線維が形成される(図7.18A，B)。この線維は赤血球を変形させ，鎌のような三日月型にする。異常な鎌状細胞の寿命はとても短いので(10〜20日間，一方で正常細胞は90〜120日間)，体は死んだ赤血球をそんなに早く取り替えることができず，結果的に貧血となってしまう。また，HbS線維は微小血管をブロッ

図7.18　鎌状赤血球貧血におけるヘモグロビン凝集と複合線維の形成　(A，B)14本鎖構造をもつデオキシヘモグロビンS線維の，染色した線維の電子顕微鏡写真(A)およびその解釈の模式図(B)。(B)の上図は横方向画像を，下図は横断面図を示している。14本鎖構造は，7セットの対形成した鎖で構成されている。(C，D)デオキシヘモグロビンS線維の基本となる対形成した鎖。(C)βグロビン鎖の外側に局在する変異バリン(V6；青色)を示す構造モデル。この変異バリンが，別のHbS四量体のβグロビン鎖との側方結合を促す。ヘム基は赤色で示している。(D)ヘモグロビン四量体の各二本鎖がどのように側方相互作用により安定化するのかを図示している。1つの鎖のβグロビン鎖の変異バリンが，反対側の鎖のHb四量体のβグロビン鎖における2つのらせん間に形成されるポケットと相互作用する。(AとBはDykes G, Crepeau RH & Edelstein SJ [1978] Nature 272:506–510より。Macmillan Publishers Ltd.の許諾を得て掲載。CはHarrington DJ, Adachi K & Royer WE Jr [1997] J Mol Biol 272:398–407より。Elsevierの許諾を得て掲載)

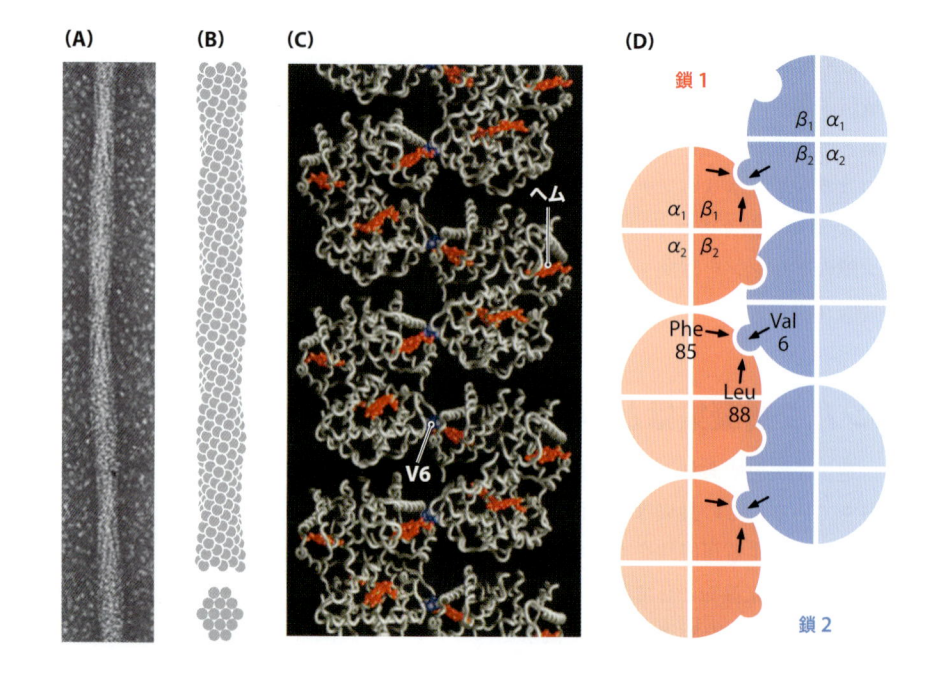

クするので，組織は低酸素となって傷害されてしまう。

14本鎖構造は，対になったHbS四量体鎖が7セット，側方に会合したものである。1本のHbS鎖のβグロビン鎖における変異バリンの側鎖は，隣接するHbS四量体のβグロビン残基にある相補的なポケットと相互作用することができる。このような結合がHbS四量体の鎖の対形成を促し(図7.18C, D)，そしてさらに側方に会合することで，図7.18A，Bに示しているような高次構造が作り出される。

α_1-アンチトリプシン欠損症：封入体と細胞死

α_1-アンチトリプシン(α_1-AT)は肝臓で合成・分泌され，エラスターゼなどの一部のセリンプロテアーゼの量を制御する(セリンプロテアーゼは炎症の際に好中球から過剰に産生され，抑制されなければ肺胞などの感受性組織に傷害を与えるおそれがある。図7.16や関連した本文を参照)。α_1-アンチトリプシン欠損症(PMID 20301692)はコーカソイド(白人)に多く，特に2つのミスセンス変異が頻度高くみられる。その変異とは，軽症型のPI*SアレルでE264V)と重症型のPI*ZアレルでE342K)である。

ZZのホモ接合体(正常型の約15%)およびSZの複合ヘテロ接合体(約40%)におけるα_1-アンチトリプシンの血漿濃度は，エラスターゼによる傷害から肺を生涯を通して守るには不十分である(特に喫煙者において)。罹患者はたいてい肺気腫に発展する。これは慢性閉塞性肺疾患の一種であり，肺の構造や機能を守るのに必要な組織が破壊される。α_1-アンチトリプシンの血漿濃度の低下は通常，肝細胞があらゆるタンパク質を作り出せなくなることが原因で起こっているわけではない。そうではなく，肝細胞でのα_1-アンチトリプシンのプロセシングや，肝細胞からの分泌に障害があることが問題となる。

残存しているα_1-アンチトリプシンタンパク質は肝細胞の小胞体で凝集し，細胞内封入物(**封入体**)を形成する。封入体は，適当な染色によってすぐに確認することができ，ZZホモ接合体ではビーズ様ポリマーを含むところを見ることができる(図7.19)。封入体は，肝細胞の細胞死の原因となり，特にZZホモ接合体では最終的に肝硬変をもたらす。

異常タンパク質の鋳型による伝播

6.3節では，遺伝性疾患におけるエピジェネティックな遺伝子制御を取り上げた。それらはDNA配列というよりむしろ遺伝性のクロマチン状態に依存するが，遺伝子産物に伝播性のある変化を与える別のタイプの情報がタンパク質レベルで存在する。プリオン病は，感染牛(「狂牛病」)由来の肉を食べることで公衆衛生に脅威をもたらすため，最近衆目を集めている。筋萎縮性側索硬化症，アルツハイマー病，パーキンソン病などの一部の神経変性疾患においても，同じような機構がタンパク質凝集物を細胞伝播させている(BOX 7.7)。

7.7 遺伝型-表現型の相関関係と，単一遺伝子疾患にはなぜしばしば単純ではないものがあるのか

病的バリアントの表現型への影響を評価することは，遺伝型と表現型の相関を理解するというさらに大きな問題の一部である。遺伝型が判明した場合，どこまで表現型を予測することができるのだろうか。単一遺伝子疾患の場合でさえ，この問いに対する

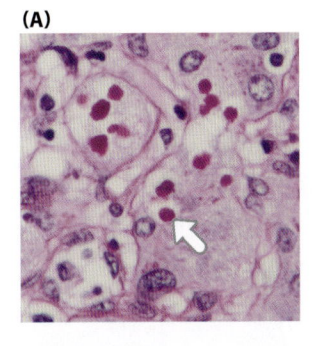

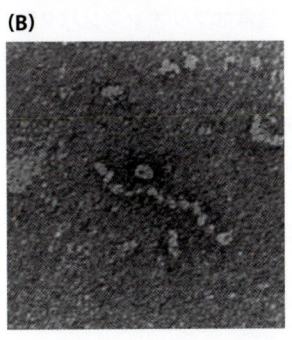

図7.19　α_1-アンチトリプシン欠損症における細胞内封入体およびタンパク質凝集
(A)過ヨウ素酸シッフ染色による肝細胞染色では，封入体は明るいピンク色の小球(矢印)のように見える。(B)Zタイプのα_1-アンチトリプシンにおけるビーズ様ポリマーを示す電子顕微鏡像。(AはNational Society for Histotechnologyの厚意による。BはLomas DA, Finch JT, Seyama K et al. [1993] *J Biol Chem* 268:15333–15335より。The American Society for Biochemistry and Molecular Biologyの許諾を得て掲載)

BOX 7.7　プリオン病およびプリオン様神経変性疾患：器官および細胞間でタンパク質凝集の伝播をもたらす

プリオン病は伝達性海綿状脳症ともいわれるが，ヒトや他の動物に起こる進行性かつ致死性で治療法のない神経変性疾患である。この疾患では脳組織に穴が生じ，スポンジ様の組織が形成される。この疾患は，感染組織を摂取あるいは取り込むことで，ある個体から別の個体へ伝播するおそれがある。例えば，牛海綿状脳症の牛由来の感染組織を摂取することで，変異型クロイツフェルト－ヤコブ病（variant Creutzfeldt–Jakob disease；vCJD）の発症が起こる（この場合は特に「狂牛病」ともいわれる）。このような後天性のプリオンタンパク質病に加えて，孤発性や遺伝性のタイプも存在する。クロイツフェルト－ヤコブ病（CJD），致死性家族性不眠症，ゲルストマン－ストロイスラー－シャインカー（Gerstmann–Straussler–Scheinker）症候群は，20p13の*PRNP*プリオンタンパク質遺伝子に起きる変異が原因の，優性遺伝のアレル性の疾患である（PMID 20301407）。

プリオン病では，正常細胞型プリオン（PrP^C）が異常な折りたたみ方をされてしまい，βプリーツシートに富んで凝集しやすい異常型（PrP^{Sc}）となる（図1A；Scの上付き文字は，最初に研究されたプリオン病の1つであるヒツジのプリオン病，スクレイピー（scrapie）からつけられた）。

PrP^{Sc}の一番の特徴は，正常型PrP^{C}タンパク質に接触することで構造変化を促し，それらにも同じPrP^{Sc}構造をとるように誘導することである。したがって，感染した動物やヒト由来の異常なプリオンタンパク質に私たちの細胞が曝されてしまうと，異常な外来プリオンタンパク質が，宿主のPrP^{C}タンパク質をPrP^{Sc}構造の形成へと誘導してしまう（図1B）。

異常なプリオンタンパク質構造は，核の塩基配列とは無関係なタイプの複製によって効率的な自己増殖を行う。このような点で，この疾患のメカニズムは古典的なエピジェネティックな機序（典型的なものはクロマチン修飾が関与する）に似ている。異常なプリオンタンパク質は，異常な折りたたみを示すタンパク質を後天的にもたらすことから感染性がある（感染した細胞や組織の摂取によって）。一方でプリオンタンパク質は，新規合成されたPrP^{C}タンパク質が偶然に異常な折りたたみを示すことにより孤発例として，あるいは遺伝的変異の結果として発生することもある（その場合，変異配列が異常な折りたたみをもたらす傾向が強い）。

脳はプリオン毒性の主なターゲットである。神経細胞は極度に長生きであり，効率よく置き換えができないので毒性タンパク質の凝集の影響を特に受けやすい。プリオンがどのように体内に入り脳細胞に感染するかは，興味深い問題である。どういうわけか，異常タンパク質凝集体は粘膜関門を通過することができ，自然免疫と獲得免疫の監視を生き延び，血液脳関門を通り，別の脳細胞へと広がる。感染は効率的なものとなりうる。vCJDは，無症状の感染者を含むドナーによって提供された血液サンプルから単離した第VIII因子を用いて治療した血友病患者へと伝わっている。成長ホルモンの欠乏や不妊もまた，昔は死体の下垂体から回収した成長ホルモンや性腺刺激ホルモンで治療していたが，感染者の脳組織によって下垂体抽出物が汚染されていたため，160人以上の患者がvCJDが原因で亡くなった。

アミロイド症とプリオン様神経変性疾患

プリオンタンパク質はアミロイドタンパク質ファミリーの1つで，βシートが多く凝集しやすく，伸長した分岐のないアミロイド原線維を作る傾向がある。原線維の骨格は多くのβシート鎖から構成され，クロスβ構造に配置されている（図2）。

アミロイドタンパク質は疾患に関与していることが多く（表1），凝集体は細胞外（PrP^{Sc}，βアミロイド），核（ハンチンチン），細胞質（SOD1，Tau，レビー〔Lewy〕小体

図1　正常なプリオンタンパク質（PrP^C）から凝集しやすいアイソフォームPrP^{Sc}への変換　（A）正常PrP^{C}タンパク質は，3つのαヘリックス（灰色のA，B，C）および2つの短いβ鎖（青色）からなるが，異常な折りたたみを示してPrP^{Sc}アイソフォームを形成してしまうことがある（β鎖に富むためβプリーツシートを形成し，PrP^{Sc}アイソフォームは凝集しやすい）。(B) PrP^{Sc}アイソフォームは，変異や自然な発生によって，あるいはプリオンタンパク質病のヒトや動物を介して（例えば輸血や感染した動物組織の摂取により）生じることがあり，正常なヒトのPrP^{C}タンパク質を感染型のPrP^{Sc}アイソフォームに誘導してしまう。そして，後者は宿主の他のPrP^{C}タンパク質をPrP^{Sc}へと変換してしまい，結果，細胞間に疾患が広がってしまう。(AはNorrby E [2011] *J Intern Med* 270:1–14より。John Wiley and Sons, Inc.の許諾を得て掲載)

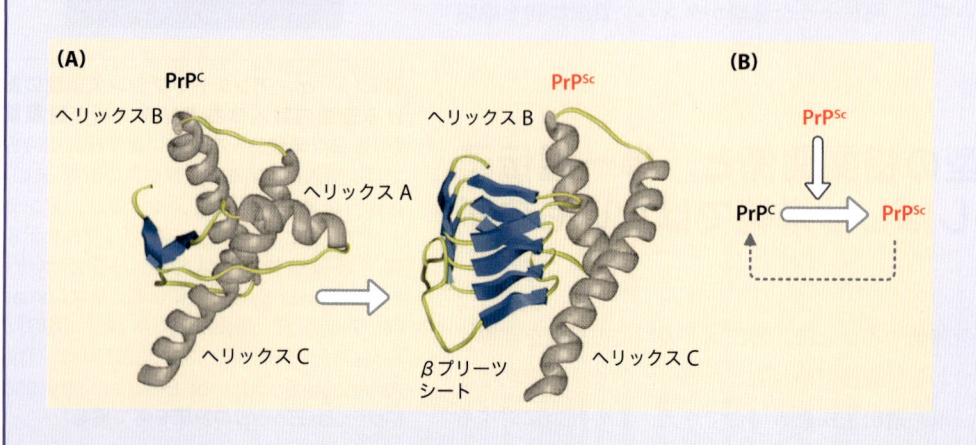

BOX 7.7 （つづき）

疾患	アミロイドタンパク質（前駆物質）
非神経変性疾患	
アテローム性動脈硬化症	アポリポタンパク質A1
関節リウマチ	IAA／アミリン
2型糖尿病	血清アミロイドA
神経変性疾患	
アルツハイマー病	βアミロイド／Aβ（APP）；Tau
筋萎縮性側索硬化症（運動ニューロン疾患）	SOD1
前頭側頭葉変性症（FTLD）-Tau[a]	Tau
ハンチントン病	ハンチンチン
パーキンソン病	αシヌクレイン
プリオンタンパク質病	PrP^{Sc}（PrP^{C}）

表1 アミロイド症の例 IAPP，膵島アミロイドポリペプチド；APP，アミロイド前駆体タンパク質；SOD1，スーパーオキシドジスムターゼ1。[a]非アミロイドタンパク質TDP-43もFTLDにおいて凝集しているのがよくみられる。

を形成するシヌクレイン）にみられる。2型糖尿病において血清アミロイドAタンパク質の凝集が膵臓ランゲルハンス島でみられるように，アミロイドタンパク質凝集は神経変性とは関連のない一部のありふれた疾患でもみることができる。しかしながら，神経変性は，多くのアミロイド症で最も特徴的にみられる臨床的特徴である（表1参照）。

アルツハイマー病，パーキンソン病，筋萎縮性側索硬化症，前頭側頭葉変性症などの神経変性アミロイド症は，さまざまな点でプリオンタンパク質病に似ており，プリオン様疾患として分類されることがある。凝集タンパク質の疾患への直接的な関与は，これらの疾患の家族性のタイプによって裏付けられており，そのような患者では関連遺伝子に起きた変異がアミロイドタンパク質の形成を促している。そのような変異遺伝子には，*APP*（アルツハイマー病），αシヌクレインをコードする*SNCA*（パーキンソン病），*SOD1*（筋萎縮性側索硬化症），*MAPT*すなわち微小管結合タンパク質Tau（前頭側頭葉変性症）などが含まれる。

これらの疾患において，凝集タンパク質がプリオンタンパク質のように感染性であるという証拠は動物実験からは得られていない。しかし，発症機序が2つの点でプリオンタンパク質病に似ているという有力な証拠がある。1つ目は，これらの疾患で異常な折りたたみを示すアミロイドタンパク質は，プリオンタンパク質のように正常なタンパク質のアミロイド状態形成を誘導し，凝集を促すという点である。2つ目には，これらの疾患のいくつかにおいて，疾患の細胞間伝播に関する有力な証拠があるという点である（参考文献のPolymenidou & Cleveland［2011］およびStöhr et al.［2012］を参照）。

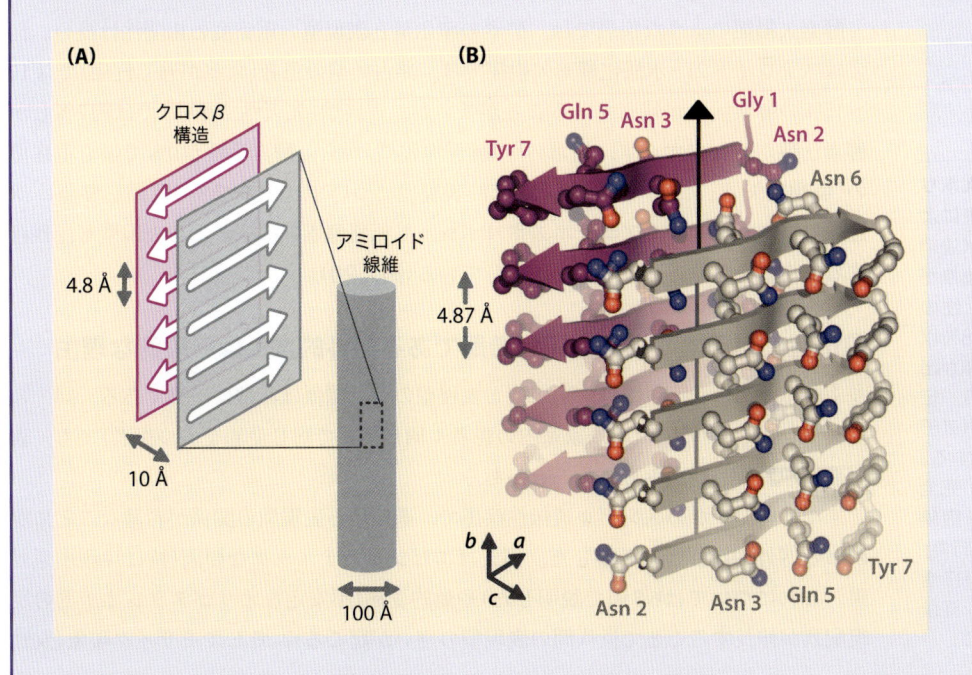

図2 アミロイド線維の特徴
（A）アミロイド線維は一般的に直径約100Å（10nm）で，βシート構造が多くみられるタンパク質の凝集で構成されている。特徴はクロスβ骨格であり，これは原線維の軸に対して垂直に走るβ鎖のセットである。（B）タンパク質の一部（6〜7アミノ酸長）が，同じ配列をもつ別コピーに結合し，2つのβシートが互いに入り込むような構造をとる。プリオンタンパク質の場合，図で示したように，その配列はGNNQQNYすなわちGly-Asn-Asn-Gln-Gln-Asn-Tyrである。（Eisenberg D & Jucker M［2012］*Cell* 148:1188–1203より。Elsevierの許諾を得て掲載）

答えを得ることは難しい。

病的バリアントが表現型へ及ぼす影響は，正常な遺伝子産物を作るアレルの能力や，もう一方のアレルの産生する遺伝子産物との相互作用に変異が与える影響だけに依存しているわけではない。他の座位の遺伝子も疾患の表現型に影響するし，環境要因もかかわっている。現在となっては，多くの単一遺伝子疾患は，しばしば説明されるような単純なものではないことは明白である。遺伝性疾患を，染色体疾患，単一遺伝子疾患，多因子疾患に分けて考えることは単純化したものである。

遺伝型と表現型の相互関係を証明することの難しさ

1つの病的変異の影響を解釈することは，たとえそれがしっかりと定義され，特性が十分に解明された遺伝子であったとしても，簡単ではないことが多い。スプライシング変異は評価することが難しい。見かけ上は無害な同義置換であっても，病原性をもつこともある。ミスセンス変異が与える影響(機能喪失型か機能獲得型か，それとも明らかな影響がないのか)の予測は簡単ではない。

ナンセンス変異やフレームシフト変異でさえ，変異の与える影響を予想するのは難しい。早期終止コドンが導入されるmRNAの位置によって，mRNAの破壊が誘導されてタンパク質が作られなかったり，機能獲得型やそうではない変異タンパク質が合成されたりする(BOX 7.1参照)。また，2.5 Mbのジストロフィン遺伝子のたった1ヌクレオチドが欠失しただけで重症のデュシェンヌ型筋ジストロフィーになる一方，その1ヌクレオチドと共に他の100万塩基(多くのエキソンが存在する)を含む1 Mbにも及ぶ領域が欠失した結果として，より軽症の筋ジストロフィーが起こることを誰が予想できるだろうか。377ページのBOX 9.6では，フレームシフトとインフレーム欠失の異なる影響に関して説明している。そしてその違いに着目したことで，デュシェンヌ型筋ジストロフィーに対する新しいRNA治療が進んだ。

常染色体劣性遺伝疾患に罹患している個体の場合はさらに複雑になり，2つの変異アレルが組み合わさった際の影響を評価する必要がある。そのような場合，変異アレルは一般的に機能喪失変異である。そして全体として残った機能の程度が重症度を決める主な要因となる。

酵素欠損症のような疾患では，酵素の産生量と表現型の重症度の相関性は高い。例えばステロイド21-水酸化酵素欠損症では，非古典的の患者(発症が遅く軽症)では10～15%の酵素活性が残っていることが多いが，古典型(先天性で重症)では約2%しか酵素活性が残っておらず，通常の「単純男性化型」から，酵素活性が0%で最も重症型の「塩類喪失型」までがみられる(臨床的表現型についてはBOX 7.3の冒頭を参照)。X連鎖ヒポキサンチングアニンホスホリボシル基転移酵素欠損症による表現型も，残存する酵素活性の量と有意な相関を示している(図7.20)。

遺伝型と表現型の相関関係が希薄である例外的または一般的な理由

多くの単一遺伝子疾患では，遺伝型と表現型の相互関係は非常に複雑である。同一の変異アレルをもつ患者(同一家系内の患者；同じ集団で同じ変異をもつ患者)でも，表現型に顕著な違いがみられることがある。

すでにいくつかのメンデル遺伝性疾患で，遺伝型と表現型の関係が希薄なことにかかわる例外的な要因を考察した。例えばエピジェネティックな要因(特に片親由来効果。これについては6.3節で説明した)や動的変異(不安定なオリゴヌクレオチドの反復配列が伸長することで世代間の表現型の違いが起こる)，そしてモザイク現象(女性

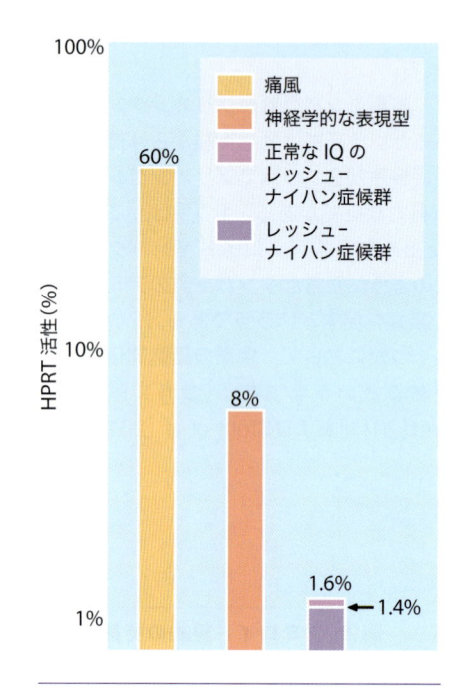

図7.20 **ヒポキサンチングアニンホスホリボシル基転移酵素(HPRT)の活性喪失による表現型の違いに関する閾値レベル** X連鎖HPRT遺伝子の機能喪失変異によって痛風が発症することがある(正常なHPRT活性の60%未満で発症する)。HPRT活性が8%以下に低下すると，さらなる神経学的特徴が出現し始める。動きがぎこちなくなったり，伝播性収縮(舞踏病)やねじれたりもがく(アテトーゼ)といった不随意運動が出現する。HPRT活性が1.4%以下に低下すると，完全なレッシュ-ナイハン(Lesch-Nyhan)症候群(舞踏アテトーゼに加えて，拘縮，自傷行為，精神遅滞を伴う)となる。しかし，HPRT活性が約1.4～1.6%のレッシュ-ナイハン症候群患者には，正常な知能をもつ人もいる。

のX連鎖変異において異なる影響を生む，X染色体不活化の違いも含む)などである。

　ミトコンドリアの変異を原因とする疾患も，特に遺伝型と表現型の関係が薄い。この場合，mtDNAがそれぞれの細胞に複数コピー存在するという例外的な問題がある。そのため，細胞は変異アレルの**ホモプラスミー**(homoplasmy)であったり(すべてのmtDNAのコピーに変異がある)，**ヘテロプラスミー**(heteroplasmy)であったりする(正常と変異mtDNA分子が混じっている)。卵細胞は通常100,000以上のmtDNA分子を含んでいるため，変異ヘテロプラスミーの母親の子の全員が，少なくともいくつかの変異mtDNA分子を受け継ぐことになる。しかし，変異したmtDNAを受け継ぐ割合を予測することは難しく，変異mtDNAと正常mtDNAのコピー数の比率は時間とともに変化する。その結果，mtDNAの変異は低浸透度をもち，表現型への影響を予測することが難しい。

修飾遺伝子と環境要因：
遺伝型と表現型の希薄な相関関係の一般的な説明

前述の例外的な要因に加え，2つの一般的な要因によって，同じ家系内の単一遺伝子疾患患者(単一遺伝子疾患の場合は同じ変異をもっていると予想される)や，同じ集団で同じ遺伝型をもっていることが明らかな罹患者に，異なる表現型が表れることを説明できる。

　1つ目は，他の座位の遺伝学的多様性である。疾患座位に相互作用して表現型を修飾する遺伝子は，**修飾遺伝子**(modifier gene)として知られている(疾患座位と修飾遺伝子座位との間の相互作用を**エピスタシス**と呼ぶ)。修飾遺伝子座位の異なるアレルは，疾患表現型に異なる影響をもつことがある。これは時に保護効果(結果的に疾患の表現型が軽症となる)であったり，悪影響(より重篤な表現型を誘発する)であったりする。疾患表現型に影響する2つ目の一般的な要因は環境によるものであり，後で説明する。

修飾遺伝子：βサラセミアでの例

最近まで，修飾遺伝子をヒトで直接同定することは簡単ではなかった。そのかわり，動物疾患モデルでさまざまな種類の解析を行うことに強い信頼をおいてきた。動物疾患モデルは，ヒト疾患での修飾遺伝子の候補を示唆してくれる。ここでは，よく研究されている血液疾患であるβサラセミアの表現型に修飾遺伝子がどのように影響を及ぼすかについて考える。

　βサラセミアの患者では，ヘモグロビンを構成するβグロビンの遺伝子に欠陥がある。この疾患は単一遺伝子疾患だが，決して単純ではない。βサラセミアは通常では常染色体劣性遺伝疾患だが，一部の患者では表現型は優性である(1つのアレルは正常だが，もう一方のアレルが例外的に機能獲得変異をもっている)。βグロビン遺伝子である*HBB*の変異が疾患を起こす主な要因だが，同じ*HBB*変異アレルをもつ罹患者でも表現型に大きな違いを示すことがある。いくつかの修飾遺伝子座位の遺伝学的多様性も非常に重要である。

　成人型ヘモグロビンは，2本のαグロビン鎖と2本のβグロビン鎖からなる四量体である。そして，αグロビン鎖とβグロビン鎖の合成比率は確実に1：1になるように通常はしっかりと制御されている。しかし，*HBB*遺伝子に変異が起こってβグロビン鎖の産生が減少すると，αグロビン鎖が相対的に過剰になる。過剰なαグロビン単量体は高濃度になると凝集して沈殿し，骨髄のヘモグロビン産生細胞の早期細胞死

を誘発し，無効造血を引き起こす。末梢血までめぐってきたそれらの赤血球は過剰なαグロビンを含み，封入体の形成を誘発して活性酸素種の産生を増加させ，膜障害や溶血を引き起こす。赤血球数の低下による貧血は生命の危険があるため，現在の主な治療方法は輸血に頼っている。

その他のグロビン座位の遺伝学的多様性は，βサラセミアの臨床症状の重症度に影響を与える。そのため，αグロビン鎖の産生を減少させるような変異は，グロビン鎖の不均衡を少なくしてより多くの赤血球を産生させる。正常な人は通常，16番染色体に縦列反復する2つのαグロビン遺伝子(*HBA1*と*HBA2*)をもっている。しかし不等交差の結果として，αグロビン遺伝子のコピー数が，0(−)，1(−α)，2(αα)，3(ααα)，4(αααα)に変わることがある。αグロビン遺伝子の数が多いと，βグロビン鎖の減少による相対的なαグロビン鎖の過剰をさらに促進することになる(図7.21)。修飾効果の証拠として，βサラセミアのヌルアレル(β^0)のヘテロ接合体で，合計で6つ以上のαグロビン遺伝子をもつ人は，βサラセミアのホモ接合体の表現型に似ることがある。

βサラセミアの表現型はまた，2本のαグロビン鎖と2本のγグロビン鎖からなるヘモグロビンF(HbF)の産生を制御する遺伝的バリアントによっても修飾される。HbFは胎生期に優位に作られるヘモグロビンであるが(HbFは高いO_2結合能をもち，胎生期に働くことに適している)，HbFの産生は出生後急激に減少する。HbFは乳児期にはまだかなりの量が存在するが，成人になると通常はHb全体の1％未満となる。しかしながら，まれな遺伝性高胎児ヘモグロビン血症の患者では，HbFがHb全体の10〜40％を占めており，HbF量は正常な人との間に大きな差がある。そして，より多くのHbFを産生することで，γグロビンポリペプチドは減少したβグロビンの産生を補う。乳児期の高HbF濃度は保護的に作用すると考えられており，βサラセミアの症状の発症時期が遅れることを説明できる。後の段階でも，比較的高いHbF濃度はある程度症状を緩和できる。

この疾患の合併症の多くも，他の座位の遺伝学的多様性によって修飾される(図7.21参照)。貧血への適応の違いにも年齢による差があり，特にマラリアへの曝露といった環境要因も表現型を修飾することがある。

遺伝性疾患の表現型へ環境要因が与える影響

いくつかの疾患では，疾患の表現型は環境要因にかなり大きく依存しており，それらは異なるレベルで作用する。すなわち，距離(外界の放射性物質)，飲食物の摂取や吸入(喫煙や大気汚染)による有害もしくは潜在的に有害な化学物質の細胞への直接曝露，そして病原菌や毒素との接触である。

第10章で述べるように，環境要因はがんの発症の引き金として特に重要である。環境要因はまた，ありふれた疾患にとっても重要である。これは，発生の初期段階(子宮内環境要因)でも，さらに後の段階(化学物質や微生物への曝露)でも同様である。これらのことは第8章でさまざまな角度から考察する。

いくつかの単一遺伝子疾患でも環境要因が重要となることが知られている。食餌要因が疾患にどのような影響を与えるのかを，フェニルケトン尿症を例として **BOX 7.8** で説明する。第9章では，薬物への感受性の違いがどのように単一遺伝子疾患に影響するかを，やや広めの薬理遺伝学という観点のなかで考察する。

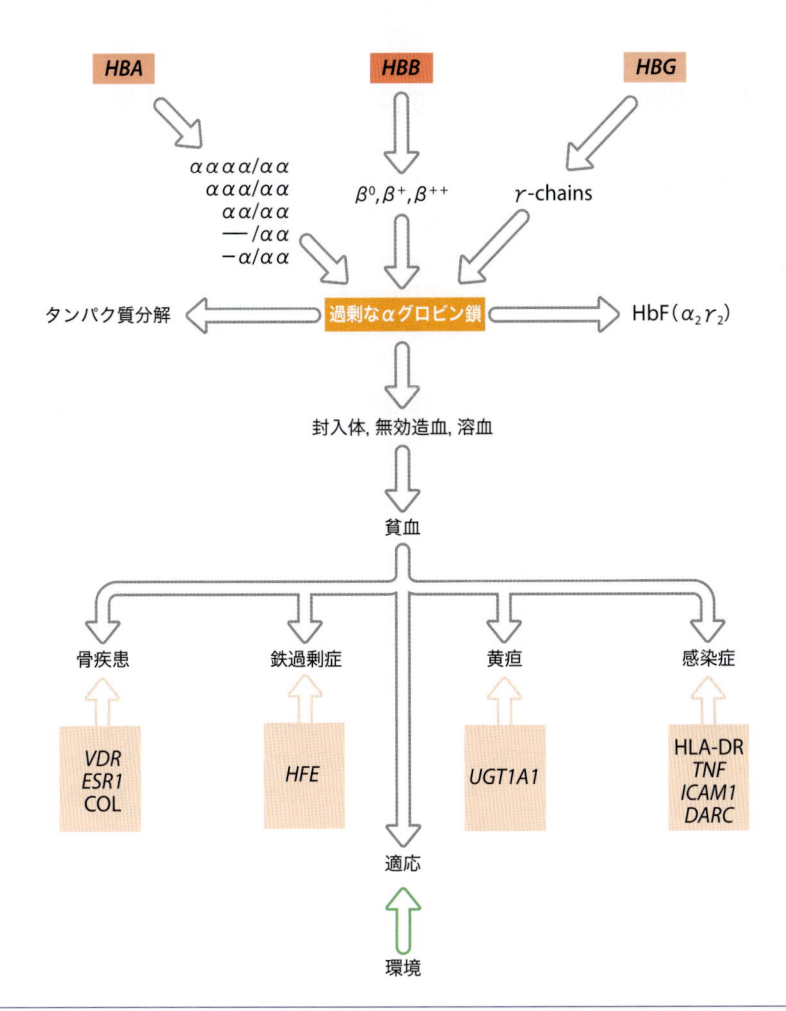

図7.21 多くの因子がβサラセミアの表現型を決定している βサラセミアの基本的な病因は，過剰なαグロビン鎖が赤血球前駆細胞と赤血球へ損傷を与えることによるものである。疾患座位 *HBB* の変異によって，β鎖の産生がさまざまな程度に減少する（ヌルの β^0，部分的な機能の残った β^+ など）。このことが，αグロビン鎖の過剰量に直接的に影響する。また表現型は，αグロビン鎖のコピー数多様性，出生後の HbF 産生能の多様性（HbFによって使われるα鎖の量の変化），あるいはタンパク質分解によるα鎖の除去速度の違いといった結果によって変わる。結果として起こる貧血による多くの合併症も，以下に挙げる遺伝子の多様性によって修飾を受ける。遺伝子または座位は以下の通り。*HBB*，βグロビン；*HBA*，αグロビン；*HBG*，γグロビン；*VDR*，ビタミンD受容体；*ESR1*，エストロゲン受容体1；*COL*，コラーゲン座位；*HFE*，遺伝性ヘモクロマトーシス座位；*UGT1A1*，ビリルビン代謝に関係するUDPグルクロニルトランスフェラーゼ；*HLA-DR*，主要組織適合複合体座位；*TNF*，腫瘍壊死因子；*ICAM1*，細胞間接着分子1；*DARC*，ケモカインのためのDuffy抗原受容体。（Weatherall D [2010] *Nature Med* 16:1112–1115より。Macmillan Publishers Ltd.の許諾を得て掲載）

BOX 7.8　先天性代謝異常症，多因子疾患，胎児障害を及ぼす疾患としてのフェニルケトン尿症

分子レベルで研究された最初の遺伝性疾患は，**先天性代謝異常症**である。患者は，代謝経路（通常，酵素により触媒される一連の段階を指し，ある段階の産物が次の段階の基質となる）の一段階を触媒する単一酵素を欠乏している。そのような酵素の1つが欠乏すると，代謝経路は遮断されることになる（図1A）。その結果，遮断された部位よりも前段階の基質が蓄積し，かわりの代謝経路（赤い矢印）が活性化される可能性がある。私たちがDNAの構造を知り遺伝子研究ができるようになる数十年以上前に，この分野の先駆者達は，血液や尿の検体を分析することによって，遺伝性疾患の原因分子を手がかりとして発見していた。

フェニルケトン尿症（PMID 20301677）は，最も早くから研究された先天性代謝異常症の1つである。フェニルケトン尿症は，フェニルアラニンをチロシンに変える肝酵素であるフェニルアラニン水酸化酵素の欠乏により起こる（図1B）。この酵素の遺伝子の欠損により，フェニルアラニンが高濃度（高フェニルアラニン血症）となり，無症状（120〜600 μmol/L），軽症（未治療で600〜1,200 μmol/L）あるいは古典的フェニルケトン尿症（未治療で1,200 μmol/L以上）になる。

フェニルアラニン濃度の上昇はフェニルケトン誘導体の産生を促進し（図1B参照），それは排泄される。フェニルケトン尿症の臨床症状は主に，脳での高フェニルアラニン濃度による毒性作用によって起こる。未治療の罹患児では脳の発達に進行性の障害がみられ，重度の知的障害と，行動障害などのさまざまな他の症状があらわれる。

標準的な治療は実際には予防という形になる。血中フェニルアラニン濃度が非常に高いことが判明した乳幼児には低フェニルアラニン食が与えられ，この方法は通常は成功する（しかし，数年後には遵守に関する問題が生じる可能性がある）。フェニルケトン尿症は実際には多因子疾患であるため，低フェニルアラニン食は効果がある。フェニルケトン尿症が発症するためには2つの因子が確実に必要である。つまり，遺伝要因（フェニルアラニン水酸化酵素のホモ接合性欠乏の原因となる*PAH*座位の変異）と，環境要因（食餌タンパク質に含まれる通常レベルのL-フェニルアラニン）である。

フェニルケトン尿症は，大多数の人が環境要因に曝されているというだけで単一遺伝子疾患に分類されている。罹患同胞の臨床像に有意な違いがみられることから，修飾遺伝子も関与している可能性がある。表現型は，さまざまな過程（タンパク質分解，フェニルアラニンの輸送と除去，フェニルアラニンの血液脳関門での輸送，フェニルアラニンの毒性に対する脳の感受性など）に関連する遺伝学的多様性に影響され

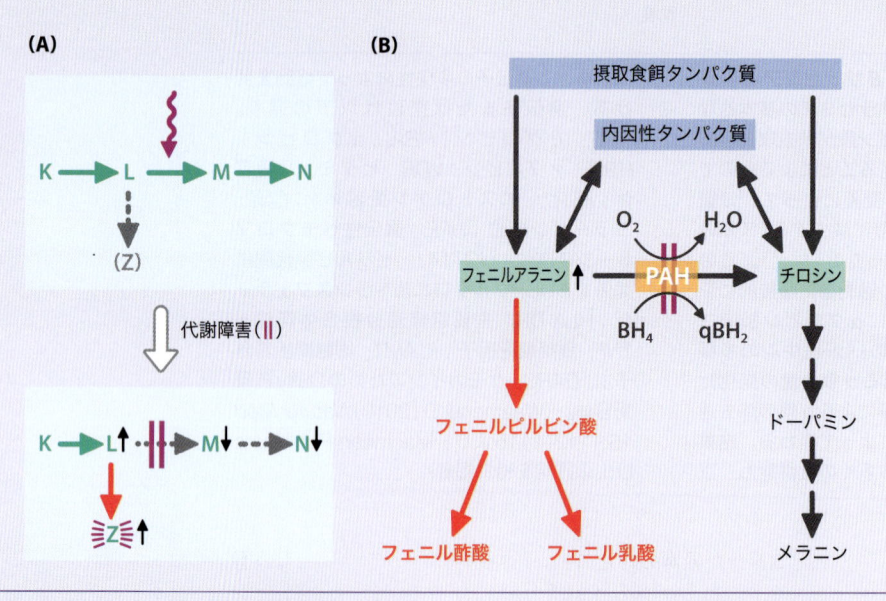

図1　代謝の遮断：その原理とフェニルケトン尿症の例　(A)代謝障害の原理。代謝物K，L，M，Nは，一連の酵素による触媒反応（緑色の矢印）と関連している。ある酵素反応による産物は，次の酵素の基質として働く。ここで，遺伝子の欠陥によりLからMへの変換にかかわる酵素が不足するとする。その結果，Mが低濃度となり，連鎖反応によって次の段階のNの濃度も低下する。遮断部位よりも前段階の基質Lは濃度が上昇し，代謝産物Zの過剰な産生につながる可能性があり，それは疾患のバイオマーカーとなる。(B)フェニルアラニンをチロシンに変換するフェニルアラニン水酸化酵素（PAH）は，補酵素のテトラヒドロビオプテリン（BH_4）を必要とする。遺伝子変異のためにPAHのホモ接合性の欠乏となると，フェニルアラニンからチロシンへの変換は遮断される（2本の紫色の線）。その結果，フェニルアラニンは高濃度に蓄積し（高フェニルアラニン血症），新しいフェニルアラニン代謝産物の産生を引き起こす（赤い矢印）。3つのフェニルケトン類が産生され（フェニルピルビン酸，フェニル酢酸，フェニル乳酸），排泄される。BH_4の代謝に関係している遺伝子の欠損によっても高フェニルアラニン血症になりうる。

BOX 7.8　（つづき）

る。
　フェニルケトン尿症においてフェニルアラニンが非常に高濃度となると催奇形性があり，胎児障害が起こりうる。ホモ接合体の母親（軽症な表現型のため認識されていない可能性がある）が，精神発達遅延を示すヘテロ接合体の罹患児をもつことがある。妊娠期間中，胎盤は高濃度のアミノ酸を自然に胎児に送ってしまう。その結果，胎児血液中のフェニルアラニン濃度が2倍になる可能性があり，発生時の脳や他の臓器系に深刻な障害を引き起こす。この場合でも，妊婦を妊娠の最も初期段階で低フェニルアラニン食環境におけば，障害を防ぐか改善することができる。

本章のまとめ

- 一部の遺伝学的多様性は，遺伝子産物の発現を変化させること（遺伝子のコピー数を変化させることや点変異によって）や，遺伝子産物の配列を変化させることによって疾患を引き起こす。

- 遺伝暗号には冗長性があり（ほとんどのアミノ酸は複数の異なるコドンによって指定される），生物においてほぼ普遍的である（ミトコンドリアはわずかに異なる遺伝暗号を使用している）。

- 1ヌクレオチドの同義置換（サイレント変異）は，アミノ酸を変化させることなく，1つのコドンを他のコドンと置換する。この置換は，場合によってはRNAスプライシングを変化させることで疾患を引き起こす。

- 非同義置換は，あるアミノ酸を指定するコドンを別のアミノ酸を指定するコドンと（ミスセンス変異），または終止コドンと置き換える（ナンセンス変異）。

- 置換されたアミノ酸がもとのアミノ酸と物理化学的に非常に異なる場合，ミスセンス変異は疾患の原因となる可能性が高い。

- スプライシング変異はしばしば重要なスプライス部位の配列を変化させる。さらにスプライシング変異は，エキソン内やイントロン内の重要なスプライシング調整配列を変化させたり，潜在的スプライス部位を活性化させることで新しいスプライス部位を作る。

- 挿入や欠失は，その結果変化するコード配列のヌクレオチド数が3の倍数ではない場合，翻訳リーディングフレームにずれをもたらすことがある。このようなフレームシフト変異は通常，そのリーディングフレームでの早期終止コドンを出現させる。RNAスプライシング変異もまた，RNAレベルで翻訳リーディングフレームのずれを引き起こすことがある。

- インフレームの早期終止コドンはしばしばmRNA分解シグナルとなる（ナンセンス変異介在性分解）。しかし，早期終止コドンが通常の終止コドンと近接する場合，通常は短縮型のタンパク質が産出され，時としてさらに重篤な表現型となる可能性がある。

- CGヌクレオチド配列はしばしばシトシンのメチル化の標的となり，結果として生じる5-メチルシトシンは脱アミノ化しやすくチミンを生じさせるため，C→T変異のホットスポットとなる。

- 小さな縦列反復配列は複製スリップを起こしやすく，また，挿入や欠失によりしばしばフレームシフトをもたらす。

- 特定の長いオリゴヌクレオチド縦列反復配列は，不安定な伸長を起こす。そのような動的変異は減数分裂および体細胞分裂で不安定さを呈し，細胞毒性や，その他の有害影響を

有する産物の発現をもたらす。

- 非アレル間相同組換えとは一般的に，非常によく似た配列をもつ非アレル性の反復配列の対形成によって起こる配列交換を指す。

- 誤って対形成した縦列反復配列間(不等交差)，または遠く離れた反復配列間の相互交換によってコピー数の変化が起き，その結果，欠失や重複が起こる。一方，非相互交換では，あるコピー配列が他のコピー配列によって部分的に置換される(遺伝子変換)。

- 同一鎖上の逆方向反復配列間の交換は，疾患の原因となるような逆位をもたらすことがある。

- 1本の染色体でのDNA切断は，染色体内の欠失，逆位，そして環状染色体(染色体の両腕部の末端部位が欠失し，その切断された両末端がつながることで形成される)をもたらす。

- 転座は，2本の染色体が切断され，その断片が置き換わるときに起こる。均衡型転座では，総DNA量の明らかな減少はない。

- 異数性とは，染色体全長の増加または減少を意味する。表現型への影響は，少数の遺伝子，特に量感受性遺伝子による。

- 機能喪失変異は，完全な欠損や完全な不活性化(ヌルアレル)，発現量の減少，機能活性が減少した遺伝子産物という結果を生む。

- ハプロ不全とは，片方のアレルの機能喪失が，正常アレルが働いているにもかかわらず表現型をもたらすことを意味する。

- 優性ネガティブ変異とは，ヘテロ接合体において何らかの形で正常アレルの活性を阻害するような遺伝子産物を作ることである。

- 機能獲得変異は，正常アレルの存在下で正常な遺伝子産物をより多く作ることによっても代償することができないような表現型を示す。

- 同一遺伝子における機能喪失変異と機能獲得変異は，異なる表現型をもたらすことがある。

- 表現型の部分的な違いは，異なる閾値レベルの遺伝子機能によってもたらされる。

- いくつかのタンパク質，特にプリオンタンパク質は，異常な折りたたみによって自己凝集傾向のある構造となり，他の正常な折りたたみのタンパク質を異常な折りたたみ構造へと誘導し，タンパク質凝集を伝播させることで疾患を引き起こす。

- 遺伝型から表現型を予測することは難しいことが多い。これは，単一遺伝子疾患においてさえも当てはまる。ある種の変異による影響は予測するのが困難で，表現型はしばしば他の遺伝子座位(修飾遺伝子)の遺伝学的多様性や，環境要因によって影響される。

問題

問題を解く鍵や選択問題が掲載されているwww.garlandscience.com/ggm-studentsを参照すること。

1. 以下の配列において，青色のヌクレオチドはある大きな遺伝子の開始部近くにあるコードDNAを含むエキソンを表しており，緑色の線と文字は隣接するイントロン配列を表している。図には9個の変異が示されている：下段の1ヌクレオチド変異(1～7)，上段2つの大規模な変異(8，9)。赤の破線は欠失したヌクレオチドを示している。それぞれの変異は何という変異に属すか。また，それぞれについて起こりうる影響を述べよ。

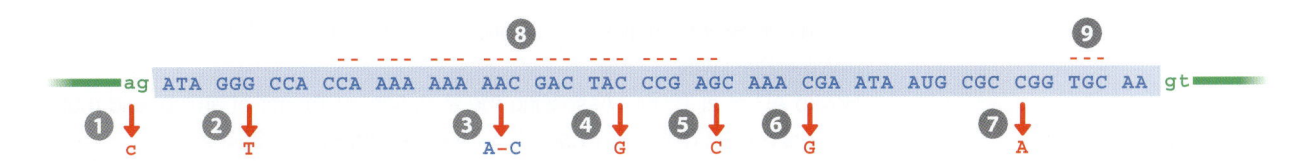

```
        ❽                                                                          ❾
   -- --- --- --- --- --- --- --- --- --- --- --- --- --- --- ---
ag ATA GGG CCA CCA AAA AAA AAC GAC TAC CCG AGC AAA CGA ATA AUG CGC CGG TGC AA gt
 ❶↓   ❷↓              ❸↓       ❹↓  ❺↓      ❻↓                ❼↓
   c    T               A-C      G   C       G                 A
```

2. 動的変異とはどのようなことを意味するか。

3. オリゴヌクレオチド反復配列の不安定な病的伸長は，コードDNAと非コードDNAにおいてどのような性質の違いがあるか。

4. 以下に例のように，減数分裂中の染色分体の対合の誤りによって，タンパク質コード遺伝子"A"の単一コピーと，多数の不活性化変異（赤の*）をもったきわめて相同性の高い偽遺伝子"ΨA"とが対を形成したとする。疾患の原因となる異常な配列を引き起こしうる，これら誤って対形成した反復配列間の2種類の交換を図に描いて示せ。

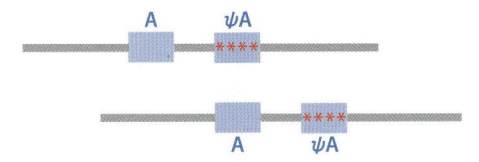

```
       A    ψA
  ━━━━━[  ][****]━━━━━
  ━━━━━[  ][****]━━━━━
       A    ψA
```

5. 下図では，1，2と名付けた非常に相同性の高い2つの反復配列が，1本の染色体上で同一方向（直列反復配列：左図），または反対方向（逆方向反復配列：右図）に存在している。緑色の開始配列と赤色の終止配列をもつXとして示されている介在DNAは，ループ状になって飛び出し，反復配列が同一方向に整列することで，染色分体内組換えを誘導する。これがどのようにして起こるのか図に描いて示し，それぞれについて結果を説明せよ。

```
        X                            X
━━━▶1▶━━━━▶2▶━━━        ━━━▶1▶━━━━◀2◀━━━
```

6. 機能喪失変異と機能獲得変異はどのようなことを意味しているか。それぞれの変異は劣性と優性の表現型をどの程度引き起こすか。

7. 異常なタンパク質構造は，一部の単一遺伝子疾患においては疾患を引き起こす鍵となる。このような疾患の例を3つ挙げ，特異なタンパク質構造がどのように疾患を引き起こすのか簡潔に述べよ。

8. 多くの単一遺伝子疾患では，遺伝型と表現型との相関関係は希薄である。これは，さまざまな遺伝的あるいは非遺伝的な要因が関与するためである。下に挙げた要因それぞれが重要な影響をもつ疾患（または疾患群）の例を述べ，その影響がどのように表現型の多様性を引き起こすのかを示せ。
- 修飾遺伝子
- 細胞間モザイク現象
- エピジェネティック効果
- 環境要因

参考文献

アミノ酸置換とサイレント変異

Betts MJ & Russell R (2007) Amino-acid properties and consequences of substitutions. In Bioinformatics for Geneticists, 2nd ed (Barnes MR ed.), pp 311–341. Wiley-Blackwell.

Boyko AR et al. (2008) Assessing the evolutionary impact of amino acid mutations in the human genome. *PLoS Genet* 4:e100083; PMID 18516229.

Grantham R (1974) Amino acid difference formulae to help explain protein evolution. *Science* 185:862–864; PMID 4843792.(アミノ酸置換の影響を定量化するマトリクスを示している)

Ng PC & Henikoff S (2006) Predicting the effects of amino acid substitutions on protein function. *Annu Rev Gen Hum Genet* 7:61–80; PMID 16824020.

Sauna ZE & Kimchi-Sarfaty C (2011). Understanding the contribution of synonymous mutations to human disease. *Nature Rev Genet* 12:683–691; PMID 21878961.eneration

ナンセンス変異介在性分解

Bhuvanagiri M et al. (2010) NMD: RNA biology meets human genetic medicine. *Biochem J* 430:365–377; PMID 20795950.

Popp MW & Maquat LE (2013) Organizing principles of mammalian nonsense-mediated mRNA decay. *Annu Rev Genet* 47:139–165; PMID 24274751.

スプライシングおよび調節の変異

Cartegni L et al. (2002) Listening to silence and understanding nonsense: exonic mutations that affect splicing. *Nature Rev Genet* 3:285–298; PMID 11967553.

Jarinova O & Ekker M (2012) Regulatory variations in the era of next-gen sequencing: implications for clinical molecular diagnostics. *Hum Mutat* 33:1021–1030; PMID 22431194.

Sterne-Weiler T et al. (2011) Loss of exon identity is a common mechanism of human inherited disease. *Genome Res* 21:1563–1571; PMID 21750108.

Wang GS & Cooper TA (2007) Splicing in disease: disruption of the splicing code and the decoding machinery. *Nature Rev Genet* 8:749–761; PMID 17726481.

変異率，変異負荷，非コードDNAの変異

Conrad DF et al. (2011) Variation in genome-wide mutation rates within and between human families. *Nature Genet* 43:712–714; PMID 21666693.

Goriely A & Wilkie AOM (2012) Paternal age effect mutations and selfish spermatogonial selection: causes and consequences for human disease. *Am J Hum Genet* 90:175–200; PMID 22325359.

Keightley PD (2012) Rates and fitness consequences of new mutations in humans. *Genetics* 190:295–304; PMID 22345605.

MacArthur DG et al. (2012) A systematic survey of loss-of-function variants in human protein-coding genes. *Science* 335:823–828; PMID: 22344438.

Makrythanasis P & Antonorakis S (2013) Pathogenic variants in nonprotein-coding sequences. *Clin Genet* 84:422–428; PMID 24007299.

Xue Y et al. (2012) Deleterious- and disease-allele prevalence in healthy individuals: insights from current predictions, mutation databases, and population-scale resequencing. *Am J Hum Genet* 91:1022–1032; PMID 23217326.

短鎖縦列反復配列の不安定な病的伸長

Bañez-Coronel M et al. (2012) A pathogenic mechanism in Huntington's disease involves small CAG-repeated RNAs with neurotoxic activity. *PLoS Genet* 8: e1002481; PMID 22383888.

Hagerman R & Hagerman P (2013) Advances in clinical and molecular understanding of the FMR1 premutation and fragile X-associated tremor/ataxia syndrome. *Lancet Neurol* 12:786–798; PMID 23867198.

Klein AF et al. (2011) Gain of RNA function in pathological cases: focus on myotonic dystrophy. *Biochimie* 93:2006–2012; PMID 21763392.

Orr HT & Zoghbi HY (2007) Trinucleotide repeat disorders. *Annu Rev Neurosci* 30:575–621; PMID 17417937.

Santoro MR et al. (2012) Molecular mechanisms of fragile X syndrome: a twenty year perspective. *Annu Rev Pathol Mech Dis* 7:219–245; PMID 22017584.

Wojciechowska M & Krzyzosiak WJ (2011) Cellular toxicity of expanded RNA repeats: focus on RNA foci. *Hum Mol Genet* 20:3811–3821; PMID 21729883.

遺伝子変換と非アレル間相同組換え

Chen JM et al. (2007) Gene conversion: mechanisms, evolution and human disease. *Nature Rev Genet* 8:762–775; PMID 17846636.

Liu P et al. (2012) Mechanisms for recurrent and complex human genomic rearrangements. *Curr Opin Genet Dev* 22:1–10; PMID 22440479.

染色体の命名法と染色体異常

Nagaoka SI et al. (2012) Human aneuploidy: mechanisms and new insights into an age-old problem. *Nature Rev Genet* 13:493–504; PMID 22705668.

Roukos V et al. (2013) The cellular etiology of chromosome translocations. *Curr Opin Cell Biol* 25:357–364; PMID 23498663.

Schaffer LG, McGown-Jordan J, Schmid M (eds) (2013) ISCN 2013: An International System for Human Cytogenetics Nomenclature. Karger.

機能獲得変異

Carrell RW & Lomas DA (2002) α1-antitrypsin deficiency — a model for conformational diseases. *N Eng J Med* 346:45–54; PMID 11778003.(ピッツバーグ機能獲得変異について記述)

Lester HA & Karschin A (2000) Gain-of-function mutants: ion channels and G protein-coupled receptors. *Annu Rev Neurosci* 23:89–125; PMID 10845060.

ミトコンドリアDNAと疾患

Greaves LC et al. (2012) Mitochondrial DNA and disease. *J Pathol* 226:274–286; PMID 21989606.

Schon EA et al. (2012) Human mitochondrial DNA: roles of inherited and somatic mutations. *Nature Rev Genet* 13:878–809; PMID 23154810.

ハプロ不全と遺伝的優性の分子的な基礎

Veitia RA & Birchler JA (2010) Dominance and gene dosage balance in health and disease: why levels matter! *J Pathol* 220:174–185; PMID 19827001.

Wilkie AOM (1994) The molecular basis of genetic dominance. *J Med Genet* 31:89–98; PMID 8182727.

疾患におけるタンパク質の異常な折りたたみとタンパク質凝集

Eisenberg D & Jucker M (2012) The amyloid states of proteins in human diseases. *Cell* 148:1188–1203; PMID 22424229.

Gregersen N et al. (2006) Protein misfolding and human disease. *Annu Rev Genomics Hum Genet* 7:103–124; PMID 16722804.

Polymenidou M & Cleveland DW (2011) The seeds of neurodegeneration: prion-like spreading in ALS. *Cell* 147:498–508; PMID 22036560.

Stöhr J et al. (2012) Purified and synthetic Alzheimer's amyloid beta (Ab) prions. *Proc Natl Acad Sci USA* 109:11025–11030; PMID 22711819.

Westermark GT & Westermark P (2010) Prion-like aggregates: infectious agents in human disease. *Trends Mol Med* 16:501–507; PMID 20870462.

修飾遺伝子

Drumm ML et al. (2012) Genetic variation and clinical heterogeneity in cystic fibrosis. *Annu Rev Pathol* 7:267–282; PMID 22017581.

Hamilton BA & Yu BD (2012) Modifier genes and the plasticity of genetic networks in mice. *PLoS Genet* 8:e1002644; PMID 22511884.

Sankaran VG et al. (2010) Modifier genes in Mendelian disorders: the example of hemoglobin disorders. *Ann NY Acad Sci* 1214:47–56; PMID 21039591.

疾患遺伝子および複雑疾患の感受性の同定

CHAPTER 8

最近まで，単一遺伝子疾患の原因となるまれな遺伝子の分子同定は，多くの時間と労力を要する骨の折れる作業であった。今では，大規模並列DNA塩基配列決定法(次世代塩基配列決定法)の時代となり，一般的な作業行程となりつつある。8.1節でその原理を記載するが，疾患の表現型自体や特徴的な病理が明確に定義されていないために，遺伝子同定が困難な場合もある。7.7節で述べたように，ときには複雑なものとなる単一遺伝子疾患のすべての要因を個々に明らかにするためには，かなりの追跡調査が必要である。

次の大きな課題は，表現型を明瞭に支配している座位(少なくとも単一遺伝子疾患でみられるような)がない複雑疾患(complex disease，多因子疾患〔multifactorial disease〕)の基盤となっている遺伝子の同定であった。そのような疾患の表現型の発現は，数種の遺伝子(少数遺伝子疾患)あるいは多くの遺伝子(多遺伝子性疾患)と，環境要因からの多様な(時には非常に強い)寄与に依存している可能性がある。8.2節では，複雑疾患の背景と多遺伝子性理論について述べる。

複雑疾患に対する遺伝的な寄与は疾患の種類や集団間で異なっていて，その全体的な影響は，変化しうる環境条件に依存して，単一集団内でも多様でありうる。多因子疾患の遺伝的感受性の研究は数十年前に始まっていたが，2000年代半ばまでその成果は限られていた。しかし，最近になって，多くのDNAバリアントが複雑疾患への感受性を付与したり(遺伝的リスク要因)，疾患への感受性を下げたり(防御要因)していることが特定されてきている。8.2節では，複雑疾患の遺伝的感受性を明らかにするために一般的に利用される，いくつかの方法を概説する。

8.3節では，複雑疾患に対する遺伝的要因の寄与の理解に関する進展について考える。また，「遺伝子と環境の相互作用」と「エピジェネティック要因による寄与」の理解のためのアプローチという観点からも記載する。一般的ながんの研究については，第10章で別に考察する。

- 8.1 単一遺伝子疾患の遺伝子同定
- 8.2 複雑疾患の遺伝的感受性のマッピングと同定方法
- 8.3 複雑疾患の遺伝的構造と，環境の寄与とエピジェネティック要因についての発展途上の知識

8.1 単一遺伝子疾患の遺伝子同定

単一遺伝子疾患の原因となっている遺伝子の同定は，1970年代から1980年代初頭にかけて，非常に例外的ないくつかの症例から始まった。遺伝子は，既知のタンパク質産物を通して(機能的クローニング)，あるいは特定の細胞種の対応するmRNAを極端に濃縮することで同定された。例えば，血友病Aは凝固第Ⅷ因子の欠損で発症するが，部分的なアミノ酸配列を得るためにブタの血液から多量の第Ⅷ因子が精製された。

遺伝暗号と照合することで，アミノ酸配列に適合する縮重オリゴヌクレオチド(degenerate oligonucleotide，可能性のあるすべてのコドンが考慮された，違いはあるが近似のオリゴヌクレオチドの集合)のデザインが可能となった．得られたオリゴヌクレオチドはDNAライブラリのスクリーニングにプローブとして用いられ，相同cDNAクローンが得られ，最終的にはヒトの遺伝子クローンの同定に至った．α-およびβ-グロビン遺伝子は，変異によってα-およびβ-サラセミアを発症させるが，赤血球の前駆細胞ではほとんどのmRNAがα-およびβ-グロビン遺伝子の発現によるものでしめられていたため，これらは比較的容易に精製された．

　候補遺伝子アプローチは，ヒト疾患遺伝子の同定にしばしば用いられた．例えば，病態の生物学的知識から，もっともらしい候補遺伝子が示唆される．候補遺伝子は，ある疾患の表現型と，ヒトや他の動物の高度に関連した別の表現型との類似性からも推定される．例えば，フィブリリン遺伝子(*FBN1*)がマルファン(Marfan)症候群の座位に存在することが示された後，関連した*FBN2*遺伝子が非常によく似た疾患である先天性拘縮性くも状指趾症で解析され，実際に変異が示された．また，*Sox10*遺伝子がマウス優性巨大結腸症(Dominant megacolon：*Dom*)座位に同定された後，ヒト*SOX10*遺伝子がワールデンブルグ-ヒルシュスプルング(Waardenburg-Hirschsprung)病で変異していることがすぐに示された(*Dom*はヒルシュスプルング病のモデルであるが，変異マウスはワールデンブルグ症候群を想起させる色素異常も有している)．

位置依存的戦略

遺伝子産物についてほとんどわかっていない疾患遺伝子の同定のために，より一般的な戦略が開発された．この方法は，最初に疾患遺伝子の染色体上の位置を決定することを拠り所としている．位置決定後は，その場所にある遺伝子を見つけ，解析対象としている疾患で有意に変異が認められるか否かを検証することに注力すればよい．

　最初の位置依存的戦略は，大変な労力と時間を必要とする**ポジショナルクローニング法**である．染色体の目的位置にマッピングされるDNAクローンを得て，そのなかから遺伝子配列を探し，その候補遺伝子の特徴を詳細に評価していく．しかし，ゲノムが解読され始めるにつれ，すべてのタンパク質コード遺伝子が染色体の特定の場所にマッピングされ，機能も解析され始めた．これらのことが，疾患遺伝子単離のための比較的単純な**ポジショナルクローニング法**の実現を後押しした．現在では，研究対象の染色体領域に存在する遺伝子情報は，遺伝子データベース，ゲノムデータベース，文献データベースから得ることが可能で，必要に応じて解析を行い，既知の特徴によって変異スクリーニングの優先順位をつける．

　位置依存的戦略には，解析対象疾患遺伝子の染色体上の有力な位置情報を示唆する事前証拠が必要となるが，数十年間はそれが問題であった．X連鎖が想定される疾患は1本の染色体にまで絞り込むことができるとはいえ，それでもまだ求める遺伝子は，調べなければならないDNA 155 Mbの中にある．以下に記載するように，疾患に関連した染色体異常や大規模変異スクリーニングからより正確な位置情報が得られることがあるが，このようなことはまれである．

　疾患遺伝子の染色体上の位置を見つけるためのより一般的な戦略は，遺伝学的マッピングによって達成された．多型DNAマーカーを特定の染色体上にマッピングし，さらなる絞り込みを行い，ヒト遺伝地図(human genetic map)が作成された．いったん作成されると，さまざまな単一遺伝子疾患の原因となっている遺伝子が，連鎖解析法(後述)によって染色体の特定位置にマッピングされた．特に，詳細な遺伝子地図が染色体ごとに得られ，それらはポジショナルクローニング法によって疾患遺伝子を同

定するのに非常に役に立った。

最終段階：変異スクリーニング

いかなる方法で疾患候補遺伝子を同定するにしても，次の段階では，それらを検証するために優先順位をつける。ここでは，コンピュータ解析が有効である（詳細は参考文献のPiro & Di Cunto [2012] を参照）。期待できる候補遺伝子は，疾患関連変異の有無がテストされる（多数の血縁関係のない疾患患者と，疾患のない対照群の遺伝子変異の有無をテストする）。高浸透度の優性遺伝疾患では，疾患原因変異は通常は患者のみに認められる。劣性遺伝疾患では，疾患原因変異は時に正常個人にも認められうる（変異をもった正常個人はヘテロ接合保因者と考えられる）。

非常に少ない数のRNA遺伝子が単一遺伝子疾患の座位として認められているが（213ページの表7.4参照），大部分の疾患原因変異はタンパク質のコード領域に認められる。機能喪失変異は劣性遺伝の場合に考えられ，ハプロ不全は優性の場合に考えられる。疾患原因変異は，タンパク質コード遺伝子では比較的簡単に同定される。それは，コードDNA配列に変異が起こったり（指定するタンパク質の配列を変化させることもある），スプライシングを変化させたりすることが多いためである。機能獲得変異は，しばしば特異なミスセンス変異として認められる（対照には存在しないと期待される）。

変異スクリーニングは，典型的には候補遺伝子から個別のエキソンとその前後のイントロン配列を増幅し，疾患関連変異を探すために塩基配列を決定する。8.1節の最後で述べるように，疾患候補遺伝子を同定するための時間のかかるステップを省略するために，ゲノムワイドな遺伝子およびエキソン塩基の配列決定が可能となっている。

単一遺伝子疾患の原因遺伝子を
染色体領域へマッピングするための連鎖解析

全ゲノムにわたる遺伝マーカー（多型座位）は，**連鎖解析**（linkage analysis）によって遺伝子の伝達をたどる際に使うことができる。連鎖解析にはさまざまな種類の方法があるが，その成否は，適切な情報をもたらしてくれる多人数の患者がいる家系が存在するかどうかに依存している。ヒト家系サイズは一般的に小さいので，研究には多数の家系が必要であり，全ゲノムにわたって分布している位置情報のよくわかった何百もの遺伝マーカーが必要である。遺伝マーカーは，ヒト遺伝地図の開発と共に利用可能となった。

ヒト遺伝地図

ヒト遺伝地図の作成が始まるかなり前から，遺伝地図は多くのモデル生物では利用可能であった。それらは，簡単に見分けられる表現型の原因となっている遺伝子変異のマッピングから得られたものであった。例えばショウジョウバエでは，変異型白眼と変異型巻き翅をもつハエの交配を容易に実施できる（子孫が2つの変異表現型を一緒に受け継ぐか否かを調べる）。しかし，ヒトではこのようなアプローチは決して行うことができないため，異なる戦略が必要であった。

遺伝子変異に基づく遺伝地図作成のかわりに，**一般的な**DNAバリアントを同定することで，ヒト遺伝地図が作成された（DNAバリアントのほとんどはコード領域にはマッピングされず，通常は表現型に影響を及ぼさない）。異なるタイプのバリアントが同定され，ヒトゲノムの特定の場所にマッピングされた。DNAバリアントは，制

限酵素認識部位が作られたり破壊されたりしてできる制限断片長多型(restriction fragment length polymorphism：RFLP)に始まり(図4.6参照)，続いて短鎖縦列反復配列(short tandem repeat)の縦列数の違いによるマイクロサテライト多型が使われた(図4.7参照)．

　最初の包括的なヒト遺伝(多型)マーカー地図は，1994年に初めて得られた．マイクロサテライトマーカーとRFLPに基いたもので，マーカー密度はDNA 1メガベースあたり1個を超える程度であった．マイクロサテライトマーカーは高度の多型性を示すため(反復数によって区別されるので多アレル性)有用であるが，RFLPは2アレル性である．

　最新のマップは，一塩基多型(single nucleotide polymorphism：SNP)に基づくものである．SNPはしばしば2アレル性で多型性には限界があるが，2つの大きな利点がある．すなわち，ヒトゲノム中で極端に多く，自動のタイピング(型分類)に向いているということである．2008年10月までに国際HapMapプロジェクト(The International HapMap Project)によって390万個のヒトSNPが決定され，非常に高精度なヒト遺伝地図が提供されている(平均700 bpに1個のSNP)．

　個別のSNPのデータは，dbSNP database(http://www.ncbi.nlm.nih.gov/SNP)で入手できる．参照番号は7〜9桁の数字で構成され，例えばrs1800588のように接頭辞rsが付けられている(rsはreference SNPの略記である)．データベースは，特定の遺伝子内に存在するSNPを探すために遺伝子シンボルでも検索可能である．データはヒトSNPを得るために段階を踏んで選別することができ，臨床的に意義のあるSNPや，検索対象領域特異的なSNPリストを得ることも可能である．

遺伝的連鎖の原理

遺伝的連鎖の1つの基本原理：DNA分子上で非常に近く隣り合った座位のアレルは，組換えによって分離される可能性が非常に低いため，同時に受け継がれる．さらに考えると，同一DNA分子上で遠く離れたアレルは，減数分裂時の組換えによって分離されやすい(ヒトの減数分裂時には，染色体はしばしば組換えによって2〜7個の断片に区切られる．図8.1参照)．

　ハプロタイプ(haplotype)は，**1本の染色体上の2個以上の隣り合った座位のアレルの組**のことである．ヒト遺伝学では，ハプロタイプという語句はHLAシステムの解析のなかで広く使われた(ハプロタイプについて不明確な読者は，多人数家系から得られた遺伝型をどう解釈するかについて118ページのBOX 4.4内の図2を参照のこと)．

　ここでは，図8.2に常染色体優性遺伝疾患の遺伝子を想定して，**疾患ハプロタイプ**の原理を示している．図8.2の疾患座位を挟みこむマーカー座位は，疾患座位に非常に近接していることが想定されている．この領域内の組換えは極端にまれであることが期待され，この場合，マーカー座位は疾患座位に**強固に連鎖している**(tightly linked)と表現される．

　図8.2Bでは，疾患ハプロタイプは4回の減数分裂で変化せずに伝達されている：祖父(I-1)から罹患の息子(II-1)と娘(II-4)，それから2名の罹患孫(III-2とIII-3)．マーカー座位が疾患座位から遠ざかるにつれて，疾患座位とマーカー座位の組換え頻度は徐々に大きくなっていく．

　同じ染色体上でのマーカー座位と疾患座位の距離が離れていくと，いずれ2つの座位間で組換えが起こる確率と組換えが起こらない確率と同じになる点に到達する．そのようなマーカーは，疾患座位に**連鎖していない**(unlinked)という(異なる染色体上のマーカー間の関係と同じで，疾患と関連する可能性は50%[まったくの偶然]とな

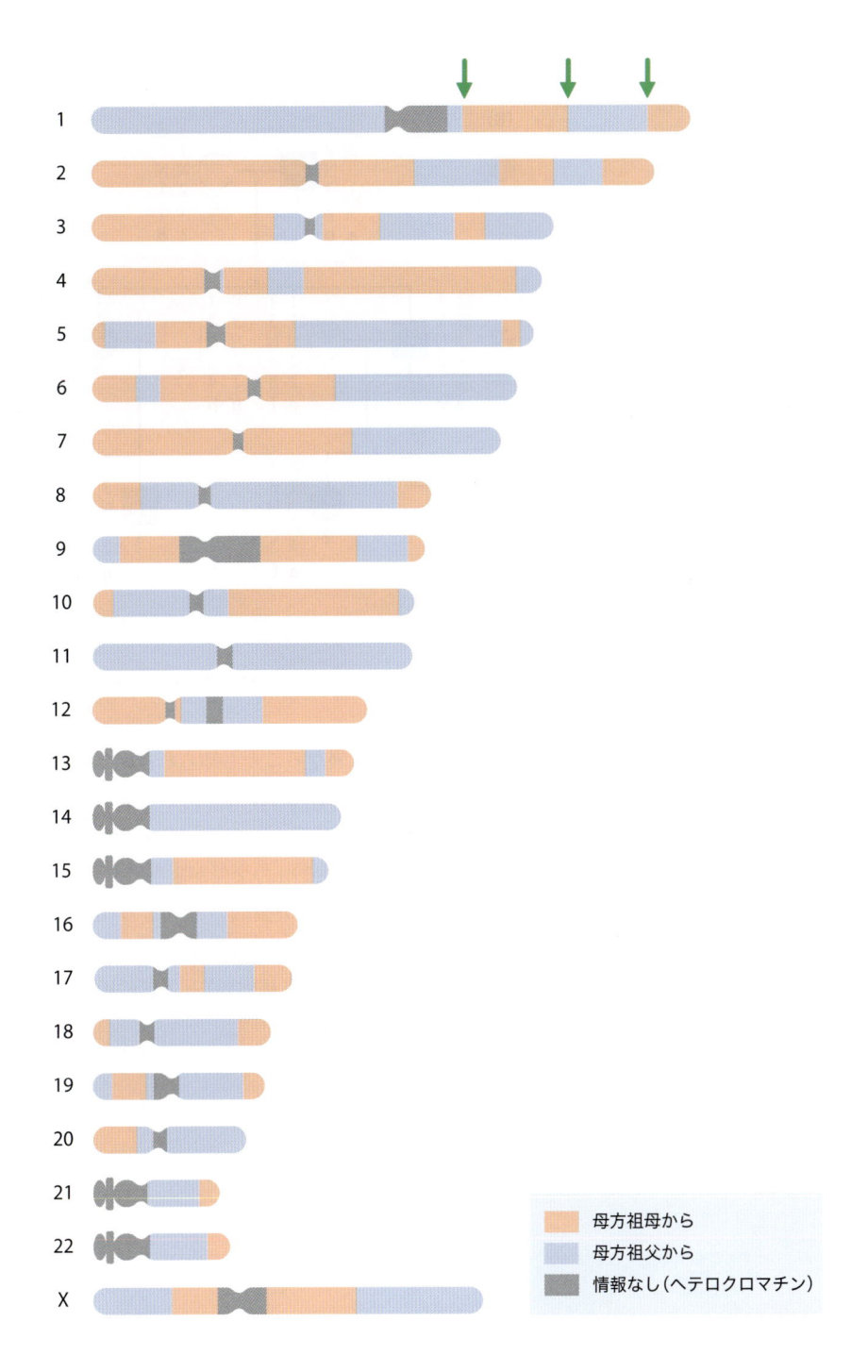

8.1 単一遺伝子疾患の遺伝子同定　**265**

図8.1　家系のゲノムワイドSNP遺伝型決定によるヒト減数分裂の組換え位置マッピング　この例は，祖父母を含めた家系構成員の全ゲノムにわたるSNP遺伝型決定後，母親から娘へと伝わった染色体の減数分裂時の推定組換えパターンを示している。母親から子に伝わった卵は，母方祖母（ピンク色）と母方祖父（青色）から伝わった染色体の両方によって減数分裂時に形成され，図に示すようにそれらが交互に入れ替わったパターンを示す（緑色の矢印は，1番染色体の3か所の組換え部位を示している）。50を超える組換えが認められるが，染色体の11番と14番では予想外に組換えが明らかでない（検出されない組換えがヘテロクロマチン領域で起こっているかもしれないが，そこにはSNPマーカーは設定されていない。14番染色体の短腕のほとんどはヘテロクロマチン領域である）。（Rosemay J Redfieldの厚意による）（CC BY-SA 2.5 CA）

　　母方祖母から
　　母方祖父から
　　情報なし（ヘテロクロマチン）

る）。

ヒト減数分裂時の組換え頻度

任意の2つの座位について，組換えの起こる割合は，それらの座位の距離を測る単位となる。減数分裂時に1%の組換えが起こる距離だけ離れている場合，1 **cM**（**セ ンチモルガン：centimorgan**）離れているという。遺伝的距離は物理的距離に関連しているが，その関係は一様ではない。ヒトの遺伝的距離1 cMは物理的距離にしておおよそDNA 1 Mbとされるが，染色体の場所によってかなりのバラツキがある。

　組換えは，染色体中間部よりも染色体末端のテロメア近傍領域でより高頻度に起こり，ヘテロクロマチン領域では低頻度である。高精度解析では，60%以上の交差は数

図8.2 常染色体優性遺伝疾患での疾患ハプロタイプの遺伝 (A)黄色の四角で強調されている疾患座位は、2種類のアレル、D(疾患)とN(正常)をもつと想定される。ここでは、疾患座位に物理的に非常に近い(例えば0.5 Mb以内)4マーカー座位のアレルを想定している。罹患者での疾患ハプロタイプは、連続した隣り合うマーカー座位のアレルの配列によって定義され、ここでは2-3-1-4(近位から遠位の方向で読んで)で示される。(B) (A)で示したハプロタイプは、この家系では罹患祖父(I-1)に存在する。強調した疾患ハプロタイプ(a)は、変化することなく第Ⅱ世代、第Ⅲ世代の罹患者に伝達されている。

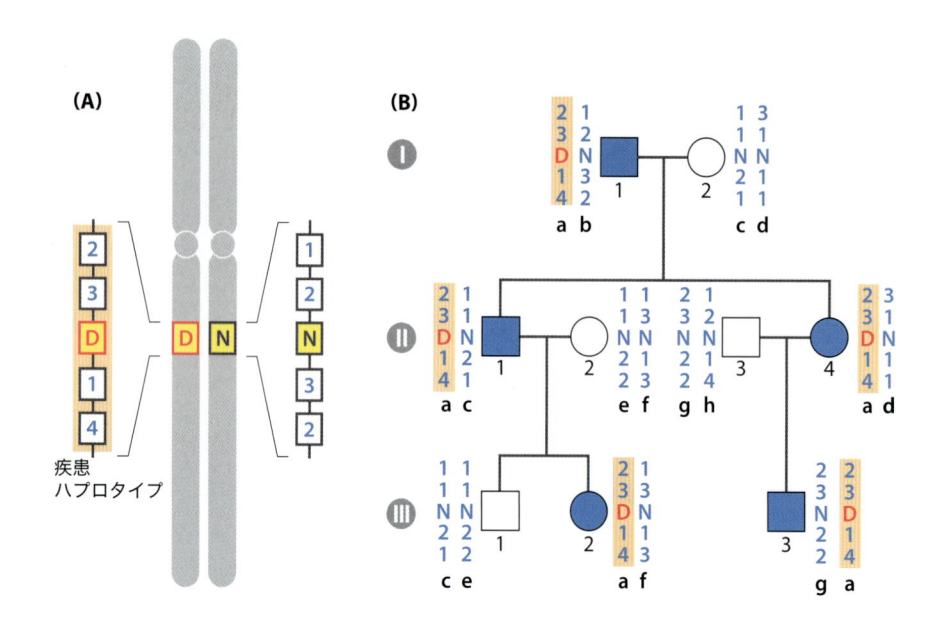

多くある短いホットスポット(全ゲノムにわたり存在する約1〜2 kb長の領域)で起こっている。

　ヒト減数分裂での組換え頻度は、性別間で有意に異なることも知られている。核家族での高密度な全ゲノムSNPマッピングを使い、728回と557回の減数分裂を研究対象とした2つの大きな研究(Cheung et al. [2007]およびCoop et al. [2008]、参考文献を参照)が行われた。両研究の平均では、男性25.5、女性39.1の交差が観察されている。しかし、個人間でのバラツキもあり、1個人内での減数分裂間の差もある(図8.3)。そのため、正しい唯一のヒト遺伝地図の長さというものは存在しない。つまり、ある1つの染色体領域について、対応する物理的距離(DNA塩基配列)と遺伝的距離は減数分裂ごとに変わりうるということである。

図8.3 減数分裂ごとの組換え数の個人間の違い それぞれのドットは1回の減数分裂で同定された組換え数を表している(それぞれのドットの縦のラインは、1人の男性または女性における多数の減数分裂1回1回での組換え数を表す)。減数分裂ごとの組換え数は、6,324個のSNPマーカーを使って、家系内の個人の遺伝型を決定することにより算出された。(Cheung VG et al. [2007] *Am J Hum Genet* 80:526-530;PMID 17273974より。Elsevierの許諾を得て掲載)

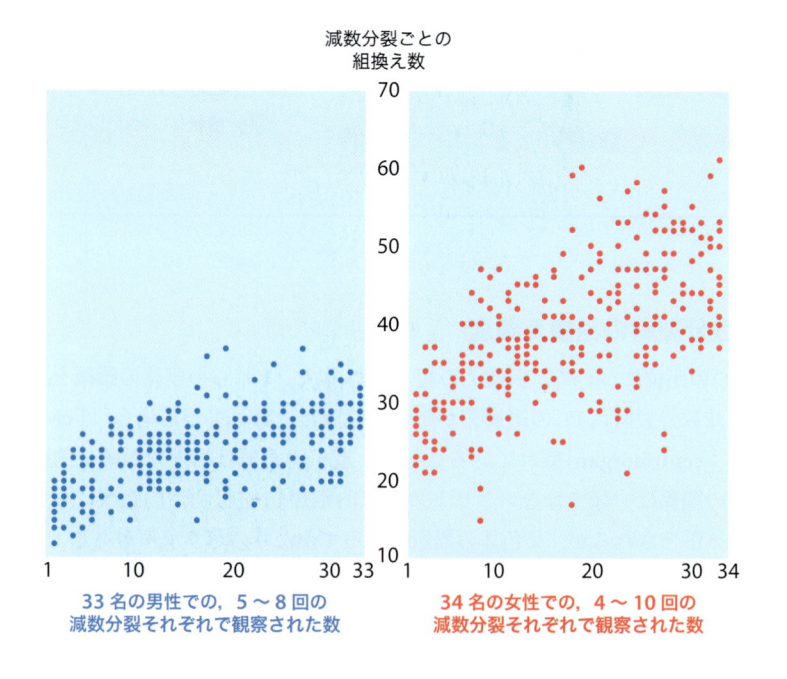

標準的なゲノムワイド連鎖解析

疾患座位を特定の染色体領域にマッピングするために，ゲノムワイド連鎖解析が行われる。通常，あらかじめ決定されている全ゲノムに及ぶ数百の遺伝マーカーについて，疾患をもつ家系の構成員の遺伝型が決定される。その結果，疾患に密接に連鎖しているマーカー座位が見つかる，つまり疾患遺伝子の位置が染色体上に示される可能性がある。

例えば，400マーカーをゲノムワイド連鎖解析に使用すると，マーカー密度としては7～8 Mbごとに1マーカーとなる。染色体を50～250 Mbと想定し，減数分裂組換えで2～7断片に分割されるとすれば(図8.1)，400マーカーセットのなかで1個以上のマーカーが疾患アレルとともに共分離され，疾患座位と十分に近接していることが期待される。

各々のマーカー座位からのアレルの分離は，有益情報を有する適切な数の減数分裂を通して確認される(減数分裂における有益情報の有無については図8.4参照)。実際的には，いくつかの家系について，複数の罹患者と非罹患者を解析する。

理想的には，**組換え体**(recombinant)と非組換え体が明確に区別されるのがよい。図8.5に示す常染色体優性遺伝家系では，第II世代の罹患者は疾患アレルに関してヘテロ接合性で，マーカーについても1，2の遺伝型をもつヘテロ接合性である。あまり起こりえないことであるが，図では組換え体と非組換え体が明確に区別できる。実際には，組換え体は不明確なことがしばしばである(連鎖解析ではこのような理想的な家系構成にならないことが多く，重要な減数分裂においてしばしば情報不足が生じる)。

ヒト遺伝マッピングにおいて組換え体を同定する困難さを回避するためには，精緻なコンピュータプログラムが必要である。コンピュータプログラムでは，組換え体を同定するのではなく，連鎖データを査定し，連鎖か非連鎖かの確率計算を実施する。最終的にはBOX 8.1に示すような，確率の比として表した**ロッドスコア**(lod score)と呼ばれる対数値を計算する。このようなプログラムは，事前の遺伝形式情報，疾患遺伝子頻度，疾患座位での遺伝型の浸透度(疾患遺伝型をもった人が表現型を表す率)に依存している。単一遺伝子疾患では，遺伝形式と疾患遺伝子頻度の設定はさほどの困難さはないが，浸透度は困難な問題となりえる。

連鎖は，理論的には有益情報が得られる10回の減数分裂で確定可能である。しかし，実際には20回程度以下の減数分裂情報で連鎖が確定できることはまれである(BOX 8.1参照)。連鎖解析における主要な混乱要因は座位異質性，すなわち異なった家系における解析対象の同一疾患が，別々の原因遺伝子で発症している場合である。し

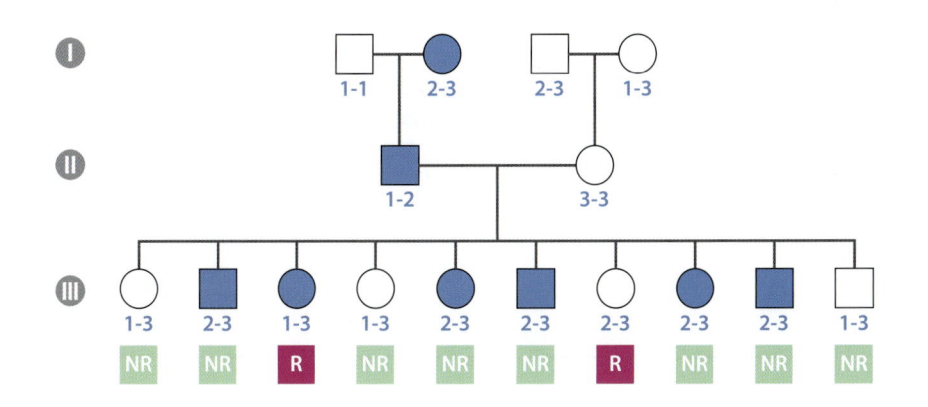

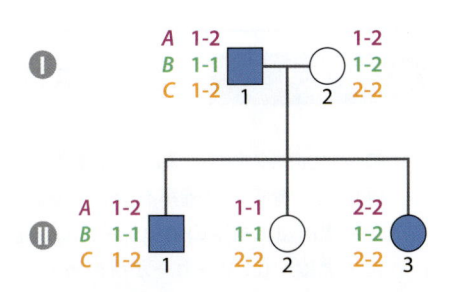

図8.4 有益な情報を有する減数分裂と，有益な情報を有さない減数分裂 この家系図では，完全浸透で常染色体優性遺伝形式の表現型が想定されている。疾患アレルは，父親から息子(II-1)と1人の娘(II-3)に伝わっている。互いに連鎖しないマーカー座位A，B，Cの遺伝型が，それぞれ異なった色で示されている。マーカーAを考えてみる。罹患息子については，アレル1とアレル2はどちらの親から受け継いだかを断定することは不可能である。しかし，II-2のアレル1とII-3のアレル2が，それぞれの親から受け継いだと推測できる。マーカーBはここではまったく情報がない。なぜなら，I-1ではホモ接合で，2個ある父親のアレル1のどちらが子に伝わったかを決定するのは不可能である。マーカーCはそれぞれの子について情報が得られる。父親はアレル1を息子に伝え，アレル2を両方の娘に伝えている。

図8.5 理想的な家系における組換え体と非組換え体の明瞭な同定 この常染色体優性家系のメンバーでは，3アレル(1，2，3)をもつ1マーカー部位の遺伝型決定がなされている。利用可能データは，マーカーのアレル2が疾患と共に分離していることを示唆している。その場合，第III世代の10名の子のうち8名は，非組換え体(NR)である(8名のそれぞれは，罹患父から疾患とアレル2を両方受け継ぐか，アレル1を受け継いでかつ非罹患である)。他の2名は組換え体(R)である(一方は父系アレル1が疾患と共に分離し，もう一方では父系アレル2が疾患座位の健常アレルと関連している)。

BOX 8.1　ロッドスコアと連鎖の統計学的証拠

コンピュータをベースにした連鎖解析プログラムは，2つの互いに二者択一な確率を計算する。すなわち，(i)マーカーと疾患座位に特定の組換え率による連鎖があると想定した場合の尤度，(ii)マーカーが疾患座位に連鎖していないと想定した場合の尤度，である。**尤度比**は，(i)の尤度の(ii)の尤度に対する比で，連鎖している証拠あるいは連鎖していない証拠を与える。

慣例的には尤度比の対数を使い，これを**ロッドスコア**(lod score(logarithm of the odds：オッズ比の対数))と呼ぶ。それぞれのロッドスコアが指定された組換え率(θ)のもとで計算され，個々のマーカーに対して異なる組換え率($\theta=0$, 0.10，0.20，0.30など)のもとでのロッドスコアの表が出力される。示されたロッドスコア(Z)のなかで最も高いロッドスコア(Z_{max})を示すものが，そのマーカーの組換え率として選ばれる。

+3のロッドスコアは通常，2つの座位の連鎖の統計学的に有意な閾値とされる。これは，与えられたデータが，2座位が連鎖していない場合よりも連鎖しているとするほうが1,000倍の尤度を示すことを意味している($\log_{10}1000=3$)。2座位(ここでは疾患座位とマーカー座位)の連鎖は，理論的には情報が得られる10回の減数分裂によって確認される。有益情報が得られる減数分裂には，2つの場合がある。つまり，2座位が連鎖している場合(特定のマーカーアレルが疾患とともに分離する)，または連鎖していない(マーカーアレルが疾患とともに分離しない)場合である。もし，同じマーカーアレルが大きな家系内の有益情報が得られる10回の減数分裂で疾患と共分離していたら，そのようなことが偶然に起こるオッズは2^{10}対1，つまりちょうど1,000：1を超える。実際には，家系構造が理想的でなかったり，情報が取れない減数分裂があったりするので，20回以上の減数分裂が連鎖解析成功のためには必要である(DNA試料は通常，多家系の罹患者と非罹患者構成員から取得する必要がある)。

1,000：1の比は連鎖を支持するのには高すぎるかもしれないが，連鎖がそもそも起こりにくいものであることを補正するために要求される値である。常染色体が22本あることを考えれば，ランダムに選ばれた2つの座位が同じ染色体上にある見込みは少ない。2座位が1本の染色体上にあったとしても，それらは離れているかもしれず，その場合には連鎖はない。これらのことを数値化してみると，事前オッズは，連鎖しないことがすることに対して50：1，あるいは連鎖することがしないことに対して1：50である。このことは，開始時の低い連鎖の可能性を相殺するためには，連鎖解析データから非常に強い証拠を得る必要があることを意味している。1,000：1の尤度比は，事前の連鎖を支持するオッズ比1：50との積を考慮すると，最終的には20：1の連鎖を支持する尤度比を与えるのみである。つまり，単点(1座位)のロッドスコア3は連鎖の証明ではなく，20回に1回はその座位が連鎖していないことがありうることを意味している。

より高いロッドスコアは，連鎖をより支持することを意味する。ロッドスコア5は，ロッドスコア3よりも確からしさが100倍高い。したがって実際上，ゲノムワイド連鎖解析では，5を下回る単点のロッドスコアに基づく連鎖は，連鎖の暫定的な証拠として扱われるべきである。しかし，有意なロッドスコアが，1か所の染色体領域に集中するいくつかのマーカーから得られるかもしれない(もしそうであれば，複合データは連鎖の強い証拠を提供する)。表1に，優性遺伝を示す皮膚疾患，ヘイリー-ヘイリー(Hailey-Hailey)病の例を示す(OMIM 169600)。ここでは3q21-q24の範囲の4つの隣り合ったマーカーが，連鎖の有意な証拠を示している。

連鎖を除外する閾値は，−2のロッドスコアである。**除外マッピング**は，興味ある候補遺伝子の除外に有用であり，ゲノムワイド解析におけるゲノムのかなりの割合の除外は，研究を残りの領域へ注力させるために役に立つ。

マーカー	ロッド(Z)スコア				推定最大尤度	
	0.00	0.10	0.20	0.30	Z_{max}	$\theta=$
D3S1589	−0.99	2.29	1.90	1.14	2.29	0.09
D3S1587	4.54	3.80	2.83	1.73	4.54	0.00
D3S1292	2.62	4.98	3.84	2.41	5.32	0.04
D3S1273	3.36	5.52	4.12	2.54	6.10	0.03
D3S1290	−2.81	3.83	3.05	1.94	3.90	0.07
D3S1764	−8.62	2.21	2.06	1.38	2.26	0.13

表1　ヘイリー-ヘイリー病と3q21-q24上のマーカーとの2点ロッドスコア　マーカーは上から順に，染色体近位から遠位の順である。解析は6家系で実施された。原因遺伝子は，引き続くポジショナルクローニング法によって*ATP2C1*遺伝子であることが判明し，D3S1587のすぐ近位にマッピングされた。(Richard G et al. [1995] *J Invest Dermatol* 105: 357-360より)

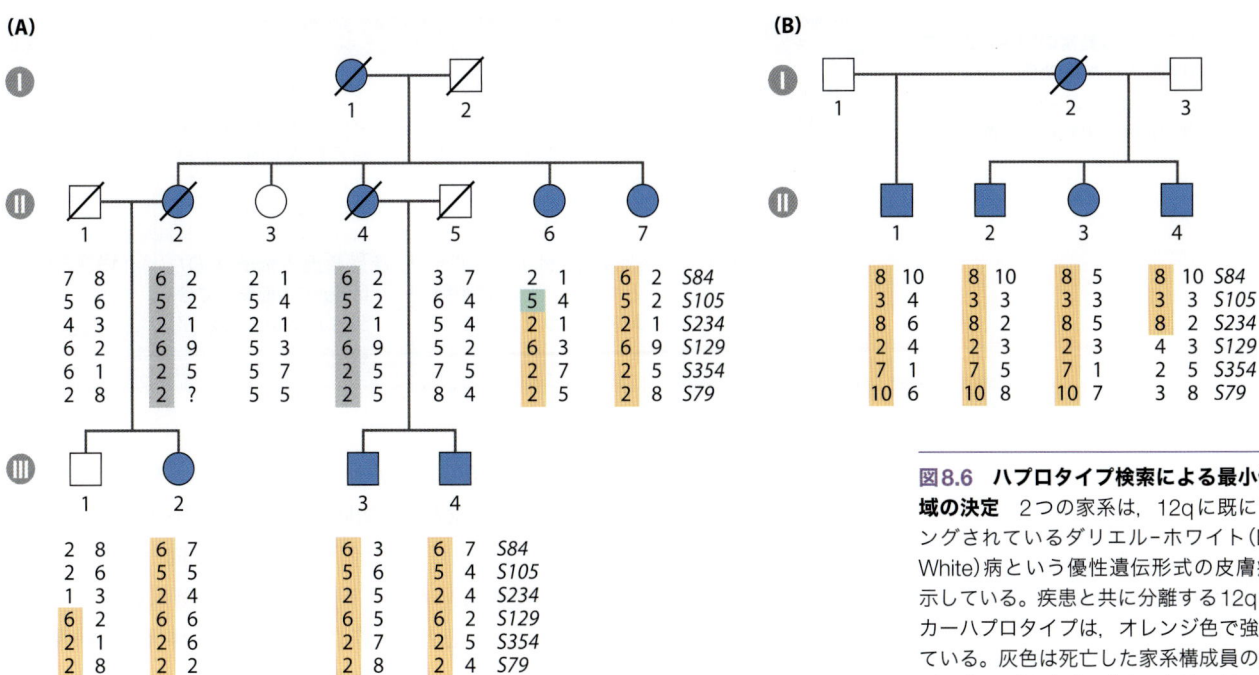

図8.6 ハプロタイプ検索による最小候補領域の決定 2つの家系は，12qに既にマッピングされているダリエル–ホワイト(Darier-White)病という優性遺伝形式の皮膚疾患を示している。疾患と共に分離する12qのマーカーハプロタイプは，オレンジ色で強調されている。灰色は死亡した家系構成員の推定ハプロタイプを表す。(A)A家系では，II-6での組換えが，疾患座位をマーカーD12S84(図中にはS84と略記している)の遠位にマッピングしている。II-3とII-7の遺伝型の比較から，D12S105マーカーはI-1が明らかにアレル5のホモ接合であるから，情報は得られない。III-1で示される組換えは，疾患遺伝子がD12S129より近位側にマッピングされることを示唆しているが，確認が必要である(解釈は，II-1とII-2の遺伝型が正しく推測されていることと，III-1が非浸透疾患遺伝子保因者ではないことに依存している)。(B)家系BのII-4の組換えで，疾患座位がD12S129より近位側にマッピングされることを確認できる。2家系を合わせたデータから，ダリエル病の座位がD12S84からD12S129の間に位置するといえる。(Carter SA et al. [1994] *Genomics* 24:378-382; PMID 7698764より。Elsevierの許諾を得て掲載)

がって，きわめてよく似た疾患表現型を示す家系群を集めることが重要である。

連鎖の証拠が得られた後に，疾患座位について染色体上で最小限の領域を同定するために，組換え点を推定する(図8.6)。

血族婚に対するオート接合性マッピング

オート接合性(autozygosity)の意味は，**同祖的**マーカーがホモ接合性になっていることである。つまり，両親共に1人の共通祖先に由来する1アレルを受け継ぎ，そのアレルが子に伝達されて2アレルがホモ接合性になった状態である。中東やアジアのある地域などでは，いとこ婚が非常に一般的であり，大きな血族婚家系では，何人かは両親の血族婚によってオート接合性になりうる。129ページのBOX 5.2で示されているように，またいとこ(はとこ)間では遺伝子の1/32が共有されるので，その子は全座位の1/64がオート接合性となる。

あるマーカーのホモ接合性は，オート接合性に起因するのかもしれない。あるいはどこかの段階で家系にもたらされた，独立した2番目のアレルによるのかもしれない(このようなアレルの場合を**同型性**〔identical by state〕と呼ぶ)。しかし，マーカーアレルのハプロタイプのホモ接合性は，オート接合性と期待される。もし，同じマーカーのハプロタイプについて他の同胞もホモ接合体であれば，小さな血族婚家系でも有意なロッドスコアが算出される。そのため，オート接合性マッピングは，劣性単一遺伝子疾患のマッピングに非常に効果的な方法である(適用の成功例は参考文献のGoodship et al. [2000]を参照)。

疾患原因同定法としての染色体異常と大規模変異解析

ある疾患罹患者が特殊な染色体異常をもっていたり，簡単に同定できる別の大規模変異をもつことがある(後述参照)。このような異常は偶然に発生しているのかもしれない。つまり，異常は疾患と無関係の可能性がある(私たちのゲノムには重要な遺伝子

表8.1 疾患関連染色体異常の同定によって遺伝子同定が促進された成功例 （PMID：PubMed（http://www.ncbi.nlm.nih.gov/pubmed/）の識別番号。用語解説参照）

疾患	染色体異常	コメント	論文PMID
ドゥシェンヌ（Duchenne）型筋ジストロフィー	細胞遺伝学的に視認できるXp21.3の欠失をもった1名の男児と，均衡型転座Xp21;21p12をもつ女性	ポジショナルクローニング法で，欠失/転座点に原因となった巨大なジストロフィン遺伝子を同定した	2993910；3001530
ソトス（Sotos）症候群	5q35と8q24.1を転座点とする de novo 均衡型転座をもつ女児	疾患原因遺伝子 NSD1 は5q35の転座点で分断されていることがわかった	11896389

が含まれない部分があり，そのような部位を含んだ染色体異常症は一般集団にも少ない比率ながら見つかる）。あるいは，異常がその領域の遺伝子の発現や構造に影響し，疾患の原因となっているかもしれない。もし同じ領域のDNAが，同一疾患をもつ複数の血縁関係のない患者で破壊されていたり，その異常が散発例疾患において de novo（新規）に発生していたら（つまり，患者に家族歴がなく，染色体異常が両親にない場合），それが原因である可能性は高い。

染色体異常はまれにしか起こらないため，本法は疾患遺伝子を同定するための一般的方法とはなりえない。しかし，ある種の重篤な先天性表現型をもつ優性遺伝形式の疾患に対しては有用である（なぜなら，そのような患者は子を残さず，疾患は散発例として認められるため，連鎖解析法が使えないからである）。分裂中期または前中期染色体の調製は，末梢血から容易に行うことができ，転座，欠失，逆位などの染色体異常を示す染色体バンドパターンを描画するDNA結合染色液で染色を行う（BOX 7.4の染色体分染法を参照）。

均衡型転座と逆位は，大きな欠失とは異なり特に有用である。なぜなら，その構造異常部にはDNAの正味の喪失はなく，容易に確認可能な転座点もしくはその近傍に原因遺伝子が位置していることが期待できるからである。**表8.1**にいくつかの例を挙げた。

全ゲノムに対しての大きな重複や欠失のスクリーニングは，比較ゲノムハイブリダイゼーション法（comparative genome hybridization：CGH）によっても可能となっている。CGHについての詳細は第10章で，遺伝学的検査との関連では11.2節（457〜459ページ）で説明している。簡単に述べると，CGHは，患者と正常な対照のDNAを異なる蛍光色素分子（決まった波長の光の下で蛍光を発する化学物質）で標識し，競合的にハイブリダイゼーションさせる。それらは，全ゲノムにわたって得られた大規模なDNAクローンパネルに競合的にハイブリダイゼーションする。もし，患者のDNAがどこかのゲノム領域で欠失していれば，ハイブリダイゼーションシグナルは50％減じるであろうし，もし重複していれば，50％増加するであろうと期待できる。

エキソーム解析：疾患遺伝子の場所を気にせずに！

単一遺伝子疾患の原因となる多くの遺伝子が前述の方法によって単離されてきたが，きわめてまれであったり，簡単には同定できなかったりして，研究が進んでいない単一遺伝子疾患もある。例えば精神発達遅滞のような，重複のある複雑な表現型をもつ個別の患者の分類は困難なことがある。前述の方法論は疾患遺伝子同定に成功を収めたが，単一遺伝子疾患は7,000以上存在すると見積もられている。きわめてまれであっ

たり，関連する疾患群と表現型を区別することが困難であったりするかなり大きな割合の単一遺伝子疾患の遺伝子同定には，新たなアプローチが必要とされていた。

新たなアプローチとは何だろうか？ それは，大規模並列DNA塩基配列決定法であろう（次世代塩基配列決定法とも呼ばれる）。3.3節で大規模並列DNA塩基配列決定法について紹介したが，第11章では2つの主要な方法について詳述する。この新しい方法は，塩基配列決定能力を飛躍的に増大させ，ヒトゲノム塩基配列の決定時間を数年から数日へと短縮させているが，間もなくこれは数時間にまで短縮するだろう。また，費用も格段に低下した。必然的に，ゲノム塩基配列決定の激増に至っている。

容易かつ安価な全ゲノム（全遺伝子）の塩基配列を決定できるようになったことは，疾患遺伝子の染色体座位をあらかじめ決定することなく，疾患遺伝子がしばしば同定できるようになったことを意味する。大部分の疾患遺伝子はタンパク質コード遺伝子（まれなRNA疾患遺伝子は表7.4参照）であり，現在知られている多くの（おそらく85％以上）疾患原因変異はタンパク質コード遺伝子のエキソンに存在するので，全ゲノムの塩基配列決定は当初，疾患遺伝子同定のためには時間と費用がかかるアプローチであると考えられていた。タンパク質コード遺伝子のエキソンは，合計でヒトDNAの30 Mbを超える程度であり，全ゲノムの1％を超える程度の部分しか占めないため，エキソンだけを配列決定することは全ゲノム塩基配列決定より簡単で安価な解析方法と考えられた。

エキソーム（exome）とは，ゲノム上のすべてのエキソンを総称する語である。操作上では，エキソーム塩基配列決定（エキソーム解析）は，タンパク質コード遺伝子のエキソンに注目した方法である（疾患に関係することは多くないとされていたRNA遺伝子は，解析対象としての優先順位は低い）。エキソーム解析は，まず罹患者のDNAからエキソン部位を捕獲することから始まり，次にそのDNAを配列決定する。実際上，エキソームの捕獲は，エキソンとその前後のイントロン配列（スプライス部位捕獲のため），加えていくつかのマイクロRNA（microRNA：miRNA）を対象としてデザインされる。クローン化された対照のエキソン配列とハイブリダイズさせることで，目的のエキソンを捕獲する（図8.7）。

稀少疾患の遺伝子同定には，数人の罹患者のエキソーム解析で十分なことがしばしばである。これは，明らかな有害変異（フレームシフト，ナンセンス変異，保存された部位のアミノ酸変化をもたらす変異など）がタンパク質コード領域にしばしば同定されるからである。このような有害変異はヒト1個人にも驚くほど存在するのであるが，ゲノム全体に散らばっていて，個人個人で異なっている。しかし，同じ単一遺伝子疾患を有する血縁関係のない個人では，同じ遺伝子に原因変異があることが多いと

図8.7 エキソームキャプチャー（捕獲）と塩基配列決定 解析されるゲノムDNAはランダムに断片化され，DNAライブラリ作成に使われる（ライブラリ断片にはアダプターオリゴヌクレオチド配列が両端についているが，図には示していない）。ヒトエキソン塩基配列を含むようにデザインされたDNAもしくはRNA（赤色の四角）のベイト（釣り餌の意味：bait）にハイブリダイゼーションさせて，DNAライブラリ内のエキソン配列（オレンジ色の四角）の濃縮が行われる。ベイトには，末端にビオチン基（緑色の丸）が付けられている。ハイブリダイゼーションによって試料DNAからエキソン配列が捕獲された後，ビオチン化されたベイトは，ストレプトアビジン（黄色）で被覆された磁気ビーズ（灰色）に結合させることで選別され，ストレプトアビジン-ビオチン-エキソン複合体は磁石を使って回収される（ストレプトアビジンは，ビオチンに対し高親和性に結合する）。試料DNAから捕獲されたエキソン配列は，大規模並列DNA塩基配列決定に供され，データは本文で述べたように解釈される。（Bamsha MJ et al. [2011] *Nat Rev Genet* 12:745-755; PMID 21946919より。Macmillan Publishers Ltdの許諾を得て掲載）

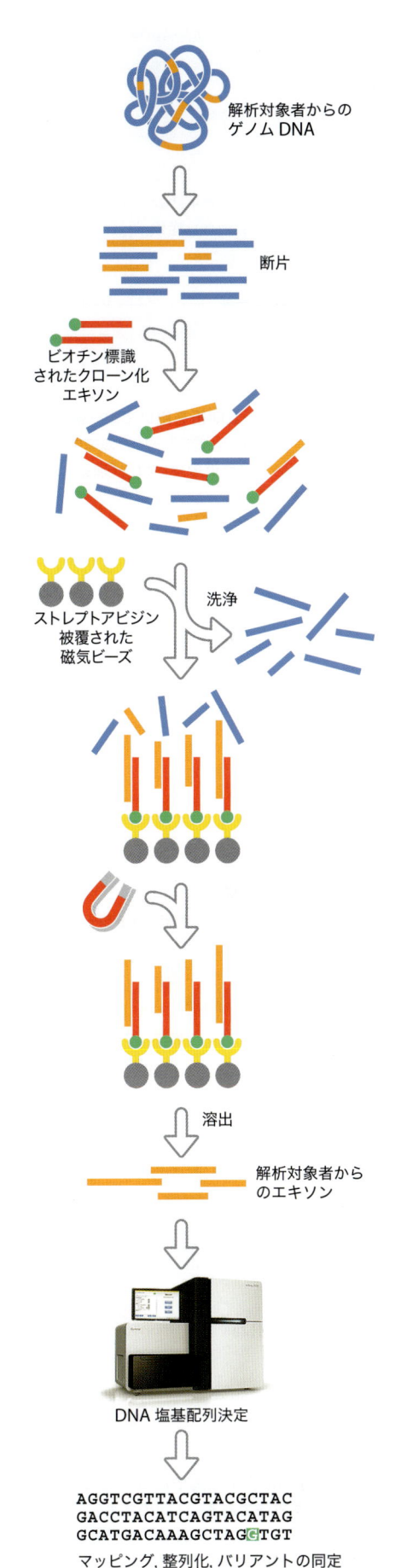

疾患	異常の種類	エキソーム解析の対象	遺伝形式	OMIM番号	原因遺伝子	論文PMID
ミラー(Miller)症候群	先天性の発達障害	ほとんどは血族関係のない散発例	AR	263750	*DHODH*	19915526
歌舞伎症候群			AD	126064	*MLL2*	20711175
シンツェル-ギーディオン(Schinzel-Giedion)症候群			AD	269150	*SETBP1*	20436468
骨形成不全症Ⅵ型	結合組織異常	血族婚から誕生した罹患同胞	AR	613982	*SERPINF1*	21353196
痙性対麻痺30型	早発性神経筋疾患		AR	610357	*KIF1A*	21487076

表8.2 エキソーム解析を用いて単一遺伝子疾患の原因遺伝子同定に成功した例 疾患遺伝子同定のためのエキソーム解析のさまざまな戦略と成功例についての最近の総説は，Gilissen C et al. (2012) *Eur J Hum Genet* 20:490-497 を参照。AD：常染色体優性，AR：常染色体劣性。(PMID：PubMed(http://www.ncbi.nlm.nih.gov/pubmed/)の識別番号。用語解説参照)

考えられる。両親が近親関係にある場合には，エキソーム解析は1家系の複数名の罹患者を対象として，常染色体劣性遺伝を想定した原因遺伝子の同定に用いられることがある。

2009年に疾患遺伝子の同定に最初に成功して以来，エキソーム解析は，非常にまれな常染色体劣性遺伝疾患と先天性優性遺伝疾患(どちらも解析に適した家系がなく，連鎖解析の対象とならない)の原因遺伝子同定に関し，劇的な成功を収めてきた(表8.2の例を参照)。エキソーム解析は，極端に異質性の高い表現型を示す疾患例にも重要である――発表された特筆すべき研究では，劣性の認知機能障害群で50の新規遺伝子が発見された(図8.8)。塩基配列決定のコスト低下に伴って，将来的には類似

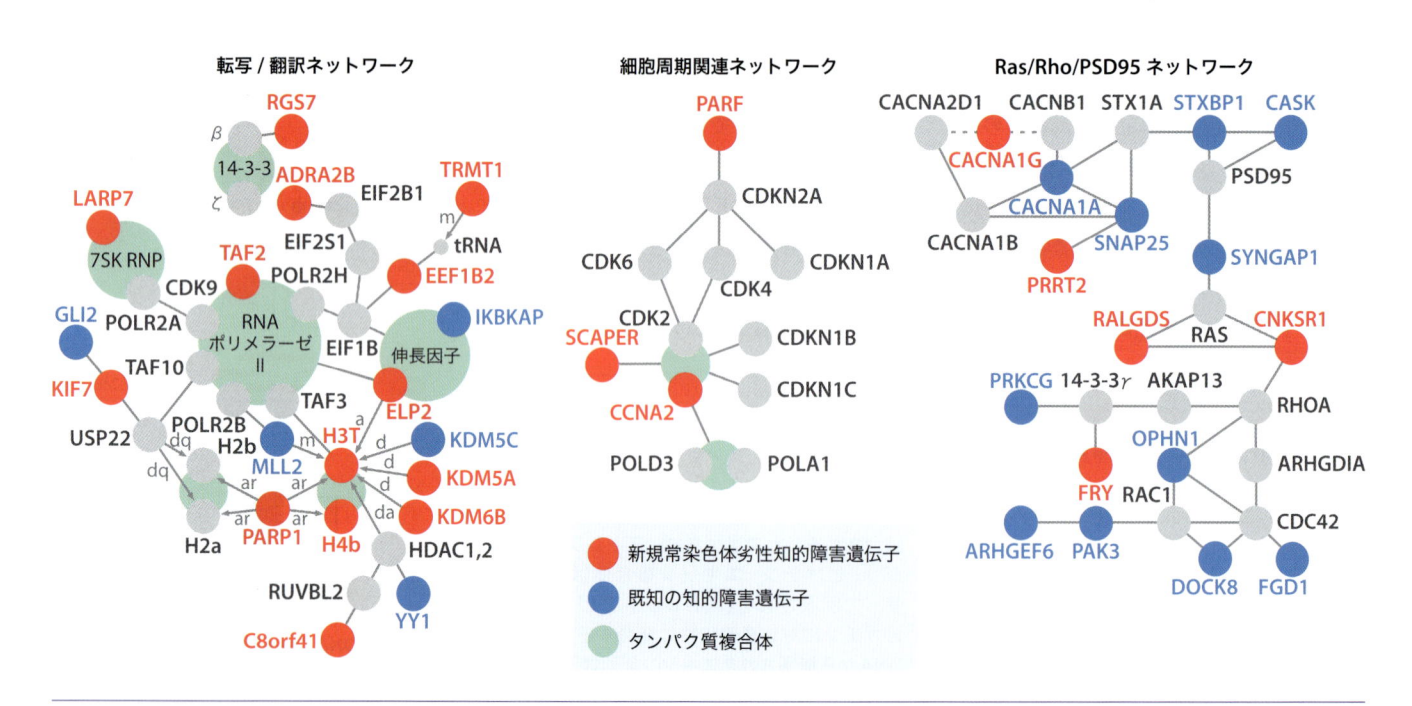

図8.8 知的障害の原因である既知/新規遺伝子は，制御ネットワークのタンパク質群である 1回のエキソーム解析で，劣性遺伝の知的障害の原因として50の新規遺伝子が同定された。新規遺伝子は，知的障害の既知遺伝子研究によって原因とされた転写/翻訳ネットワーク，細胞周期関連ネットワーク，Ras/Rho/PSD95ネットワークのような，制御ネットワークのタンパク質の構成成分をコードすると予測された。(Najmabadi H et al. [2011] *Nature* 478:57-63; PMID 21937992より。Macmillan Publishers Ltdの許諾を得て掲載)

の研究が全ゲノム塩基配列決定解析として実施されることであろう(2014年1月には, 全ゲノム塩基配列決定を1,000ドルで可能にする機械が登場した)。

8.2 複雑疾患の遺伝的感受性のマッピングと同定方法

ありふれた疾患(common disease)の多遺伝子性および多因子特性

遺伝的表現型を,単一遺伝子表現型(1つの座位によって決定的に影響される)と多遺伝子性表現型(小さい寄与度をもった多くの遺伝的要因によって表現型が決定される)に分類するのは都合がよい。個別の単一遺伝子疾患はまれな疾患であり,1型あるいは2型糖尿病,冠動脈疾患,脳卒中,関節リウマチ,アルツハイマー(Alzheimer)病などのようなありふれた疾患は多遺伝子性疾患である。

現実的には,この2つの分類はそれほど明確ではない。単一遺伝子疾患という場合でも,実際的には完全に1つの遺伝子に起因する疾患表現型はない(図7.21のβ-サラセミアを参照)。同じ家系内患者でも「単一」遺伝子疾患の表現型が異なることからも,他の座位の影響をみることができる(図5.14参照)。表現型の違いは,家系内罹患者(同じ疾患アレルを有していると考えられる)が1つ以上の**修飾座位**(modifier locus)の異なるアレルをもつとすることで説明可能である。修飾遺伝子産物は,疾患アレルと何らかの様式で相互作用する。それらは例えば,疾患アレルの発現を調整するかもしれないし,疾患アレルと同じ経路に作用してその機能に影響するかもしれない(7.7節の修飾遺伝子の例を参照)。

単一遺伝子疾患を特徴付けるのは,別の座位の小さな影響があったとしても,最重要な座位のまれなバリアントが,表現型に対してきわめて大きな影響をもつことである。対して,多因子疾患では,その疾患リスクに対する遺伝的感受性は,表現型に極端に強い影響をもつ1つの最重要な座位によっては支配されないということである。

多因子疾患でも支配的な座位があるかもしれないが,通常その影響はそれほど大きくないであろう(それら座位のバリアントの効果は疾患を引き起こすほど十分ではないと考えられる)。しかし,後述するように,異質性(heterogeneity)の問題がありうる。個々の複雑疾患は関連した表現型の集合体のことがあり,まれなバリアントが大きな影響をもっている可能性がある。

多因子疾患の表現型は,環境要因(エピジェネティック修飾を通して機能する可能性がある)のような非遺伝的要因によっても影響を受け,偶然(**確率論的**な)要因にも影響されることがある。環境要因は,特定の単一遺伝子疾患に大きな影響を及ぼすこともあるが,多因子疾患に対する影響のほうが非常に重要である。

多数の遺伝的感受性座位と環境要因の組み合わせが関与するので,ありふれた遺伝性疾患は**複雑疾患**あるいは**多因子疾患**として長い間扱われてきた。多因子疾患理論は,**集団内における疾患に対する連続的な感受性**が存在し,ある閾値を超えたときに発症するという考え方である(BOX 8.2)。

疾患リスク予測の複雑性

これからみていくように,いくつかの複雑疾患は家系内で発症する。しかし,その傾向は,単純な単一遺伝子疾患ほどは際立っていない。限定的な家系例で複数の罹患者

BOX 8.2　多遺伝子性理論と二分形質を説明するための易罹患性閾値概念

ヒトの形質は，2つのクラスに分けられる。すなわち，あるものは「疾患」のように二分的である（その形質をもつか，もたないか）。またあるものは，身長や血圧のように連続（量的）形質——すべてのヒトがその形質をもつが，程度が異なる——である。量的形質を説明するために，多遺伝子性理論は，多座位からのさまざまなアレルの相加的寄与を想定する。量的形質座位（quantitative trait locus：QTL）に存在する多くのアレルが，わずかな違いをもっている（それが，例えばある遺伝子の発現レベルをわずかに変化させる原因となる）。ここでは，多座位の多くのアレルの異なる組み合わせが，連続形質を作り出すと考える（例えば成人の身長は，最低でも180の座位の遺伝的バリアントによって支配されていることが知られている）。

多遺伝子性理論は，**易罹患性閾値**という概念を取り入れることで，二分形質の説明にまで拡張可能である。これは，集団内には疾患に対する連続的な易罹患性（感受性）が存在するが，ある閾値を超えて感受性をもつ人だけが疾患を発症するとする考え方である。それぞれの複雑疾患では，一般集団の感受性曲線は正規分布（ベル型）曲線である。つまり，ほとんどの個人は中間的な感受性をもつであろうし，少数の人が低い〜極端に低い感受性を，あるいは高い〜極端に高い感受性をもつ（図1A）。一般集団のほんのわずかの人が閾値を超える感受性をもつであろうから，その人たちが疾患に罹患する（図1で赤く示されている）。

複雑疾患の罹患者の近親者は，その疾患に対する高い感受性を有している（図1B）。罹患者は，異なった高感受性遺伝子の組み合わせをもっているはずである。血縁者は，罹患者と一部の遺伝子を共有し，それゆえに高感受性遺伝子をもつ確率が高い。

偶然に，ある血縁者はほんの少しの高感受性遺伝子のみをもつかもしれないが，他の血縁者は罹患者と共通する多くの高感受性遺伝子をもつかもしれない。疾患感受性には第一度近親者（親と子，同胞）間でも幅広い多様性があるが，全体の効果としては，曲線——そしてその感受性の中央値（図1Bの垂直な破線）——が疾患への高感受性側へと偏位している。閾値は同じままであるから，より多くの人が罹患し，罹患者にもっとも近い血縁者はより罹患しやすい。

ある疾患に対する易罹患性閾値の多様性

複雑疾患に対する感受性の閾値は，必ずしも固定されたものではない。例えば，それらには性差がある。多くの自己免疫疾患では，女性は男性より有意に高い疾患リスクをもつ。他の疾患では逆のこともある。例えば，幽門狭窄症は男性新生児200人に1人が発生するが，女児では1,000人に1人である。つまり，女性用と男性用の2つの閾値が存在する。幽門狭窄症の女児閾値は，男児閾値よりも感受性平均から遠いのである。しかし，女児が罹患するにはより多くの有害遺伝子が必要なので，その罹患女児は次世代に伝える多くの遺伝子をもっている。よって，彼女の息子は，一般集団リスクと比較して，罹患への比較的高いリスクがある。

閾値モデルは，遺伝的感受性についての閾値を再配置させるような影響を仮定することによって，環境要因も取り入れることができる。防御的環境要因は閾値をより高い遺伝的感受性のほうへ動かす。また，別の環境要因は閾値を低い遺伝的感受性の方向へ動かし，発症リスクを高めるかもしれない。

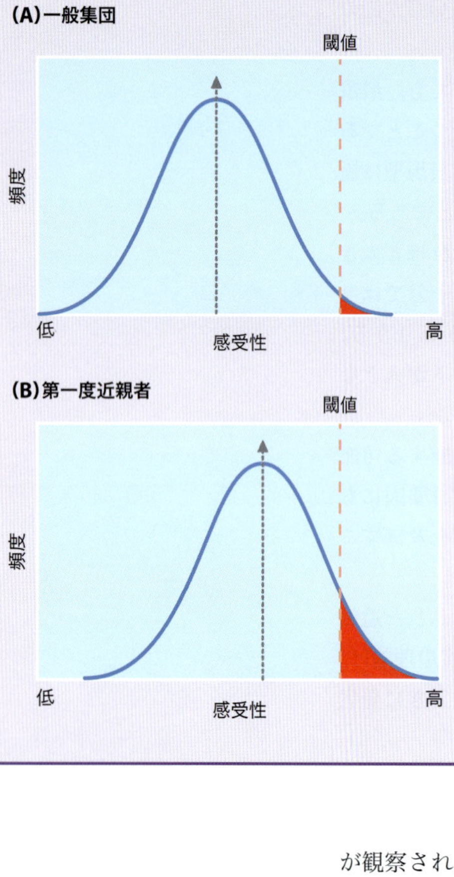

図1　一般集団および罹患者の第一度近親者での，複雑疾患に対する感受性の分布

が観察され，家系例の一部ではメンデル（Mendel）遺伝あるいはメンデル遺伝様の伝達形式にみえることもある（例えば，早発性アルツハイマー病，糖尿病，パーキンソ

ン[Parkinson]病，種々のタイプのがんなど）。しかし，家族歴はほとんどみられないことがしばしばであり，一般的には罹患者が散発的に現れる。

それゆえに，複雑疾患の疾患リスクの計算は，メンデル遺伝性疾患とはしばしば大きく異なる。メンデル遺伝性疾患の場合は，疾患リスクは多くの場合で確固たる理論に基づいて計算される（しかし，とりわけ浸透度が低い場合や表現度の差異といった場合には複雑となりうる）。

いくつかの複雑疾患では，主な素因となる遺伝要因と環境要因の情報を集積することから始める。これによって，それまでよりも情報に基づいた疾患リスク測定が可能となる。伝統的に，リスク素因に関しての情報の欠落は，複雑疾患に関しての疾患リスクが**経験主義的**であることを意味していた。つまり，家系調査の結果に基づいたものであり，**疾患の過去の発症率によってしばしば修正される**。

例を挙げよう。嚢胞性線維症の子をもつカップルが，引き続いて2名の同疾患の子をもうけたとしよう。それでも，その次の子が嚢胞性線維症をもつ可能性は1/4のままである。対して，1人の神経管欠損の子をもつカップルは，集団内で観察される発症率に基づいて次回の妊娠時の再発リスクが算定される。もし，2番目の子も罹患していたら，次の妊娠の再発リスクは相当高く算定されるが，実際の疾患リスクは変化していることはないであろう（2番目の罹患児は，1番目の罹患児誕生時よりも，両親がより高感受性遺伝子をもっていることを私たちに認識させてくれる）。

複雑疾患での浸透度の欠如と表現型分類に伴う困難

多因子疾患の遺伝的感受性を同定しようとしている研究者は，多くの困難に直面している。この項の以下では，克服すべき技術的な困難さについて記述する。ここでは，浸透度の一般的な欠如や，疾患表現型の定義・分類に伴う問題に起因した本質的な困難さについて考える。

低浸透度は，（インプリンティング疾患のような）ある種の単一遺伝子疾患の特徴であったことを思い出してほしい。しかし，一般的には，メンデル遺伝性疾患座位のDNAバリアントは非常に強い影響を与えることから高浸透度である。結果として，罹患者は典型的には疾患関連遺伝型を有する（非罹患者には疾患関連遺伝型はない）。しかし，複雑疾患では状況は異なる。メンデル遺伝形式に近いもの（メンデル遺伝様サブセット）を無視すれば，複雑疾患に関連する多くの遺伝子が表現型に対して小さな寄与をするので，低浸透度が標準的である。つまり，複雑疾患に強く関連しているDNAバリアントはせいぜいが**感受性因子**(susceptibility factor)である。感受性因子は対照群に対して罹患群でバリアント頻度が有意に高いが，一般の健常人もしばしばそのバリアントを有する。また，罹患者がもたないこともありえる。

表現型の分類と表現型模写

多くの複雑疾患では，表現型には多種多様な構成要素が含まれる。5.3節で詳述したように，単一遺伝子疾患には表現型の多様性はあるが高浸透度であって，論文報告されている多くの罹患者表現型の特徴によって，一個人の表現型のどれがその疾患の構成要素であるか，またそうでないかを明確にすることができる。しかし，複雑疾患では状況はそれほど単純ではなく，表現型の記載と分類が大きな問題となりうる。

ある疾患に通常は関連している遺伝型をもたないにもかかわらず罹患者であることを**表現型模写**(phenocopy)といい，研究中には誤ってその疾患の罹患者と分類される。表現型模写では，その疾患は注目しているものとは異なる遺伝要因が原因となってい

る。例えば，アルツハイマー病の正確な診断は，伝統的には死後脳の病理検査による。もし生存している患者で研究を行うとすれば，さまざまな検査が実施されるが，結果としての診断は暫定的なものである(**おそらく**アルツハイマー病)。死後脳の検査では，レビー(Lewy)型認知症，前頭側頭型認知症などの異なる型の認知症であったことが示されるかもしれない。別の表現型模写においては，表現型は環境要因による可能性もある。

　状況次第で，疾患の表現型を定義するのは容易でありうるし，非常に難しいこともある。極端な例では，明確に判別でき，むしろ特異的な表現型ともいえる場合もある。例えば，最もよくみられる慢性肝疾患の自己免疫性原発性胆汁性肝硬変は，ミトコンドリアのピルビン酸脱水素酵素複合体のE2サブユニットに対する特異的な自己抗体が特徴である。もう一方の極端な例は行動異常や精神疾患で，罹患か非罹患かの分類さえも容易ではない。病理がよく定義されていないことがあり，問診(と主観的情報)に大きく依存して定義されることがある。このような場合には，明確な診断基準が最も重要となる。

　個人の表現型のどの側面が複雑疾患の構成要素であるかを決定することは容易ではなく，どれくらい異なった(しかし明らかに関連している)表現型までをまとめて扱うかを決定することは，複雑疾患の研究においては重要なことである。もし，2名のいとこが異なった型の先天性心奇形をもっていた場合，それらは独立に発生した表現型とすべきなのか，あるいはまとめて1家系中で発生した2名の罹患者とすべきなのだろうか？

複雑疾患の分散に対する遺伝要因の寄与を評価する

表現型は，遺伝要因と非遺伝要因(しばしば環境要因と記載されるが，確率論的要因やエピジェネティック要因も含まれる)によって決定される。表現型の**分散**(V)は，標準偏差の平方数として定義される統計学用語である。表現型全体の分散は，$V_P = V_G + V_E$(V_Gは遺伝分散，V_Eは環境分散)である。V_Gは，3要素——相加的遺伝要因(異なる座位からの総合的な寄与)，優性効果(1座位のアレルの相互作用)，相互作用効果(異なる座位の遺伝子間の相互作用。複数の座位の遺伝子の影響は，互いに相互作用するとすれば単純に相加的ではない可能性がある)——の和である。

　遺伝率(heritability，h^2)は，遺伝要因が寄与すると考えられる分散の比率である。つまり，$h^2 = V_G/V_P$で表され，0(遺伝要因の関与なし)から1(完全に遺伝要因による)の間の値をとる。以下に記述するように，疾患の病因における遺伝要因と環境要因の寄与の割合は，疾患の種類によってさまざまである。

　遺伝率は疾患リスクの予測において重要であるとされてきたが，遺伝率は固定された特性ではなく，個人ではなく集団を記述する値である。より正確には，**特定の環境におけるある集団内の全分散に対する遺伝的な寄与率を表す**。複雑形質あるいは複雑疾患の遺伝率を評価するためには，遺伝的に関連する個人間において疾患発症率を比較する必要がある。これに対し，3つのタイプの研究(家系解析，養子研究，双生児研究)が実施されてきた。

家系解析

複雑疾患を有する血縁者がいると，その疾患を発症する可能性は高まる。**リスク比**(risk ratio〔血縁者の疾患リスクを非血縁者の疾患リスクで割った値〕)はλと表記され，関係を定義する下付き文字を添える。例えば，λ_sは罹患者の同胞(sib，兄弟や

姉妹）の疾患発症比較リスクを表す。単一遺伝子疾患とは異なり（単一遺伝子疾患では，家系構成員の発症リスクは単純な理論計算によってきわめて正確に決定される），複雑疾患のリスクはかなり経験的なものであることがある。つまり，家系内の疾患発生の調査に基づいている。

リスク比（λ）は，疾患の病因として遺伝要因がどれほど重要であるかの指標である。それゆえに，単一遺伝子疾患では λ_s は当然極端に高い。例えば，西ヨーロッパ起源の集団では，囊胞性線維症の一般生涯リスクは約1/2,000であるが，既に患児をもった両親間の胎児のリスクは1/4である。この場合では，$\lambda_s = (1/4) \div (1/2,000) = 500$ である。いくつかの複雑疾患の λ_s は，かなり高くなることがある（表8.3）。

遺伝要因の推定のための家系解析の難点は，家系構成員が共有する家族環境の結果として，ある種の共通の環境要因に曝露されていることであろう。

養子研究と双生児研究

養子研究は，遺伝要因と環境要因の寄与を分けるために実施される。生まれたときに非罹患者の家族へ養子に出された罹患者の子は，生物学的な親と遺伝要因を共有し，異なる環境に曝露されることが期待される。研究では，養子に行った子の罹患率と，罹患者のいる家族で育った子の罹患率を比較する。

別の方法として，双生児研究がある。ここでは，双生児の罹患一致（共に罹患）と罹患不一致（一方が罹患で一方が非罹患）の率を測定する。一卵性双生児は遺伝的にはまったく同一で，二卵性双生児は兄弟姉妹の関係と同じで遺伝子を50％共有している。卵性にかかわらず，双生児はよく似た環境に曝露されることになる。

表8.4に，種々の複雑疾患において一卵性双生児と二卵性双生児で観察された一致率を示している。見るべき2つの点がある。第一に，一卵性双生児間にも有意な不一致率があること（遺伝がすべてではない！）。二番目に，ある疾患では，一卵性双生児間の一致率が二卵性双生児間の一致率よりもかなり高いことである。遺伝要因が大きな役割を担っている疾患では，一卵性双生児は比較的高い一致率を示し，二卵性双生児では低い一致率を示す。この比が高ければ高いほど，遺伝的寄与が大きい。したがって，例えばパーキンソン病よりも統合失調症において，遺伝要因がより重要なものと考えられる（表8.4参照）。

もっともよい研究は，誕生時に離されて，異なった環境で育った一卵性双生児を観察することであろうが，そのようなことはまれなので，統計学的に有効な観察数が得られない。

疾患への遺伝的寄与の多様性

遺伝率研究によって，遺伝要因は異なる疾患では異なる寄与をしていることが示されている。単一遺伝子疾患は，主として遺伝要因によって支配されている（しかし，ある例では環境要因が非常に有意に寄与していることもある）。対して感染症は，主に環境要因（感染因子に曝露されること）によって決定される。しかし，ここでは宿主の遺伝要因も発症に寄与しており，感染症への感受性は個人個人でさまざまであって，人によっては感染症に抵抗性があることもある。

多くの複雑疾患では，その表現型に対して遺伝要因と環境要因がともに大きく寄与している。統合失調症，自閉症スペクトラム，アルツハイマー病，1型糖尿病，多発性硬化症，クローン（Crohn）病のようなある種の複雑疾患では遺伝要因の大きな寄与があるが，パーキンソン病や2型糖尿病のような疾患では遺伝要因はそれほど重要ではないようである。

疾患	同胞の相対リスク（λ_S）
アルツハイマー病（晩発性）	4
自閉症スペクトラム	6.5
乳がん，女性	2
クローン病	25
多発性硬化症	20
統合失調症	9
1型糖尿病	15
2型糖尿病	3

表8.3　一般集団と比較した同胞における複雑疾患のおおよその相対リスク（多くの研究の平均）

疾患	一致率（％） 一卵性双生児	一致率（％） 二卵性双生児
1型糖尿病	42.9	7.4
2型糖尿病	34	16
多発性硬化症	25.3	5.4
クローン病	37	10
潰瘍性大腸炎	7	3
アルツハイマー病	32.2	8.7
パーキンソン病	15.5	11.1
統合失調症	40.8	5.3

表8.4　複雑疾患の双生児間の一致率（多くの研究の平均）

個々の疾患の遺伝率は，集団ごとにさまざまである。また，同じ集団でも環境の変化に伴って変わりうる。フェニルケトン尿症を考えてみよう。BOX 7.8に記述したように，フェニルアラニン水酸化酵素の欠損によってフェニルアラニンと毒性のある副産物の濃度が上昇し，それが認知障害を引き起こす。以前は，この疾患はほとんどすべて遺伝要因によるものであって，遺伝率はきわめて高かった。現代になって，多くの国で新生児スクリーニングが実施され，早期発見と低フェニルアラニン食の利用が可能となった。今日では，進歩した健康管理社会におけるフェニルケトン尿症のほとんどは，治療が実施されないという環境要因(健康管理システムの不十分さ，治療を望まない家族の姿勢，食事療法の不履行など)による疾患である。

ある種の複雑疾患の発症率は，時代とともに大きく変化する環境に強く依存している。したがって，現在の2型糖尿病の大幅な増加(大部分は不健康な食事と運動不足の結果)は，多くの集団での本疾患の遺伝率が数十年前と比較すると大きく低下していることを意味している。

複雑疾患に関与する遺伝子を探索する連鎖解析

単一遺伝子疾患の遺伝子をマッピングするのに利用された連鎖解析は，**パラメトリック連鎖解析**(データは特別な遺伝モデルを想定したうえで解析される)と呼ばれる。モデルには，ある種のキーとなるパラメーター(遺伝形式，疾患遺伝子頻度，疾患遺伝型の浸透度)を与える必要がある。パラメトリック連鎖解析は，単一遺伝子疾患の遺伝子マッピングには大きな成功を収めたが，複雑疾患には限定的な適用しかできない(すべての必要なパラメーターを与えることが一般に困難であるため)。

メンデル遺伝様サブセットのパラメトリック連鎖解析

パラメトリック連鎖解析は，複雑疾患が非常に強い家系集積性を示すときには容易に適用できる。メンデル遺伝形式にほぼ近いパターンを示していても，単に1家系内の複数人がたまたま発症しただけのこともありうる。もし偶然により，家系内のほとんどの構成員が疾患への高感受性を付与する多くの遺伝的バリアントを有しているとすると(家系内の異なる罹患者が複数の同じ座位を共有する必要はない)，感受性の閾値を超えさせるためには，1つの共通の疾患感受性アレル(その家系ではメンデル遺伝形式に近い形式で伝達される)で十分なのかもしれない。

複雑疾患のなかには，明確なメンデル遺伝形式を示す場合もある。これは，早発性アルツハイマー病，パーキンソン病，糖尿病，さまざまなタイプのがんのように，優性あるいは疑似優性遺伝形式を示すときに最も明瞭である。図8.9に示されているような大家系は，複雑疾患の表現型と関連した遺伝子を同定する簡便な方法を提供してくれる。例えば，早発性アルツハイマー病では，このような方法で3つの疾患遺伝子が同定された。すなわち，アミロイド前駆タンパク質遺伝子(*APP*)と，APPタンパク質のプロセシングに関与する2つの遺伝子である。これについては8.3節でまた述べる。

複雑疾患の表現型とメンデル遺伝性疾患様に分離する表現型は，どのようにしてそれほど似るのだろうか? メンデル遺伝様サブセットで変異した遺伝子が，複雑疾患の疾患感受性座位の1つでもあるのかもしれない(まれな高浸透度のバリアントがメンデル遺伝様サブセットであり，弱い影響をもった同じ座位のありふれたバリアントが複雑疾患)。あるいはメンデル遺伝様サブセットでの変異遺伝子が複雑疾患の疾患感受性座位ではない場合(アルツハイマー病が当てはまるようである)，病因が共通す

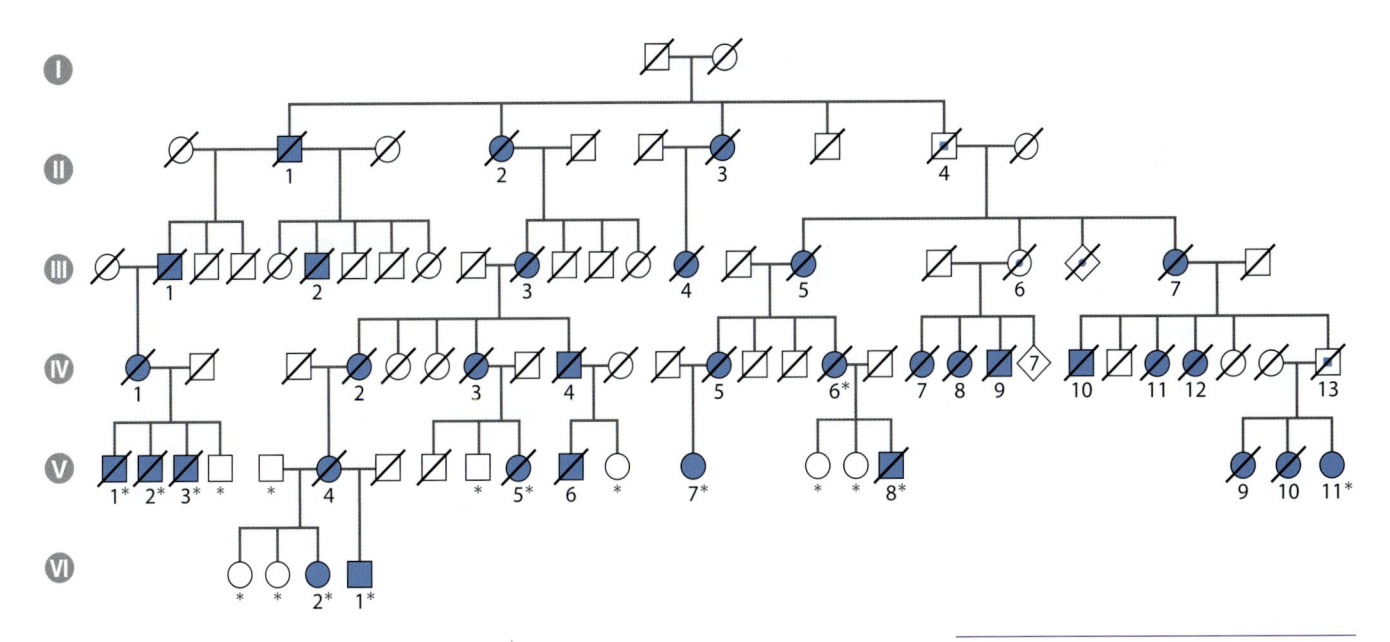

図8.9 **優性遺伝形式を示すアルツハイマー病の大家系** 本家系の罹患者は，早発性アルツハイマー病を有する（平均発症年齢46±3.5歳）。本家系では，後にプレセニリン1遺伝子に変異が発見された。(Campion D et al. [1995] *Neurology* 45:80-85; PMID 7824141 より。Wolters Kluwer Healthの許諾を得て掲載)

ノンパラメトリック連鎖解析法と罹患同胞対解析

ノンパラメトリック連鎖解析は遺伝モデルを想定しなくてよいので，複雑疾患の解析に一般に適用される。この方法は，遺伝様式によらず，同一家系の罹患者は主要な疾患感受性遺伝子だけでなく，それに近接した染色体領域も共有しているであろうという原理に基づいている。つまり，同じ家系内の罹患者間では，主要疾患感受性座位と非常に近接した連鎖マーカーは同時に伝達される傾向が強いであろうと考える（マーカー座位と疾患座位間の組換えは，非常に低い確率でしか起こらないため）。

ノンパラメトリック連鎖解析は，しばしば家系内のすべての罹患者からの試料を使うが，より簡便には，単純に罹患同胞を使う。目的は，多家系からの罹患同胞のマーカーデータを全ゲノムにわたって得て，ランダムに伝達されるよりも高頻度で共有される染色体領域を同定することである。同胞間では50％の遺伝子が共有されているので，同じ複雑疾患を有する多くの家系で罹患同胞を解析する必要がある。主要疾患感受性遺伝子と連鎖しないマーカー座位では，同胞は平均で50％のアレルが共有されていると期待される（同胞間では，2，1，または0アレルを偶然に共有する可能性があるが，同胞間の**すべての**マーカーセット全体を平均すれば1アレルが共有される）。主要疾患感受性遺伝子に近接するマーカー座位であれば，罹患同胞は50％のアレルより有意に高く共有していることが期待できる（**図8.10**に原理を記載）。

罹患同胞対解析は比較的容易に実施され（家系ごとに数名だけの試料の収集でよい），堅固である（方法に仮定がほとんど不要）が，避けられない制限がある。どの個別の感受性因子も複雑疾患発症に必要でも十分でもないので，基盤としている遺伝的仮説がメンデル遺伝形式よりも弱い。そのため，疾患感受性因子の統計的に有意な証拠を見出すことは，より困難となるであろう。

表8.5の数字は，理想的な状況下で罹患同胞対解析の実施に必要な合理的試料数である（典型的研究は数百の同胞対を使う）。しかし，もし影響が弱ければ，疾患感受性因子同定のためには達成不可能なほど多くの試料が必要となり，高度の異質性（個別の感受性因子は収集家系の一部の例だけで効果がある）があれば研究は失敗するだろ

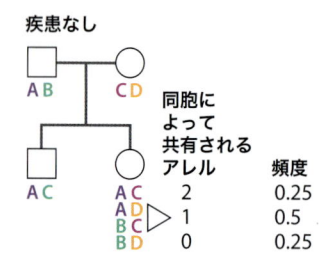

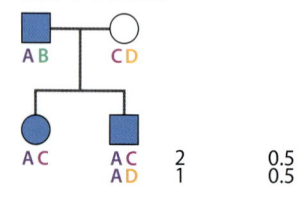

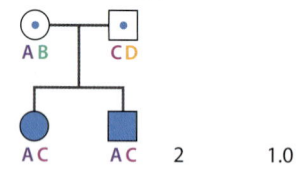

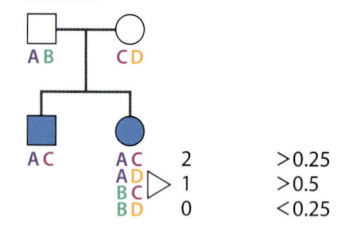

図8.10 罹患同胞対解析の原理 ランダムな分離によって，同胞のどのペアも2，1，または0個の親のハプロタイプを共有し，その比は1：2：1である。優性のメンデル遺伝形式で両方が罹患する同胞対では，疾患アレルを有する領域を共有しているはずである。そして，非罹患の親からのハプロタイプは共有されるかもしれないし，共有されないかもしれない（50：50の可能性）。劣性のメンデル遺伝形式で両方が罹患する同胞対では，関係する染色体領域の親からの2つのハプロタイプが共有される必要がある。複雑疾患では，偶然によって起こると期待されるよりもハプロタイプが多く共有されることから，感受性遺伝子を含む染色体領域の同定が可能となる。

ゲノムワイドノンパラメトリック連鎖スキャンでは，統計的に有意な結果を得るためには，高い閾値が必要である。5.4を超えるロッドスコアは連鎖の証拠として十分に有意，3.6〜5.4は有意，2.2〜3.6では示唆的，となる。実際の罹患同胞対解析では，しばしば統計的に有意な閾値まで達せずに中間的なロッドスコアになる。

本書参考文献中のAltmüller et al.(2001)による総説では，多くの疾患のノンパラメトリック連鎖が紹介され，その困難さが強調されている。総説中では統合失調症に関する10報のゲノムワイド連鎖解析が紹介され，4報は連鎖の証拠を見出さず，5報は示唆的な連鎖（ロッドスコア2.2〜3.5を示す，8本の染色体の多くの部位）を見出し，1報だけが連鎖のより有意な証拠を報告していた。結果に確固たる一貫性がないことに加え，独立した確認実験から有意な結果を得ることは非常に難しいことがわかっている。しかし，場合によっては8p21のように，最初に見つけられた部位が多くの集団で再確認され，最終的にはニューレグリン遺伝子（*NRG1*）がリスク因子であることが確かめられた例もある（*NRG1*はシナプス伝達にかかわっていることが知られている）。

疾患感受性遺伝子の同定

もし，複雑疾患の感受性座位としてある染色体領域が有力な候補になったとしても，関係のある遺伝子を見つけることは通常は困難である——同胞は大きな染色体の部位を共有しており，見出されたどの候補領域も非常に大きい（対してメンデル遺伝性疾患では，マーカーと疾患座位のまれな組換えを探すことによって着実に染色体候補領域を狭めることができる）。候補遺伝子アプローチを利用することができるが，疾患感受性遺伝子に近づくために**連鎖不平衡**マッピング法が時々実施される。関連解析でも同様の方法が普通に実施されるが，これについては次節で詳述する。

前述の困難さにもかかわらず，ゲノムワイド連鎖解析は複雑疾患の感受性遺伝子を

表8.5 疾患感受性因子を同定するために必要な罹患同胞対の数 ここで，pは疾患感受性アレルの頻度とし，qは疾患感受性座位での正常アレル頻度とする（したがって，p + q = 1）。疾患の相対リスク（γ）は，感受性因子をもった人ともたない人を比較した場合の疾患リスクの変化の指標である。計算は，Risch & Merikangasの1996年の論文（参考文献参照）で発表された計算式による。[a]80%の検出力をもって影響を同定するために必要な罹患同胞対の実際数。知っておくべきことは，疾患感受性因子がかなりありふれていて，高い疾患リスクを付与するのでなければ，感受性因子同定のためには非常に多くの罹患同胞対が必要であるということである。

疾患の相対リスク（γ）	罹患同胞対によって共有されるアレルの確率		影響を同定するために必要な罹患同胞対の数[a]	
	p = 0.1	p = 0.01	p = 0.1	p = 0.01
1.5	0.505	0.501	115,481	7,868,358
2.0	0.518	0.502	9,162	505,272
2.5	0.536	0.505	2,328	103,007
3.0	0.556	0.509	952	33,780
4.0	0.597	0.520	313	7,253
5.0	0.634	0.534	161	2,529

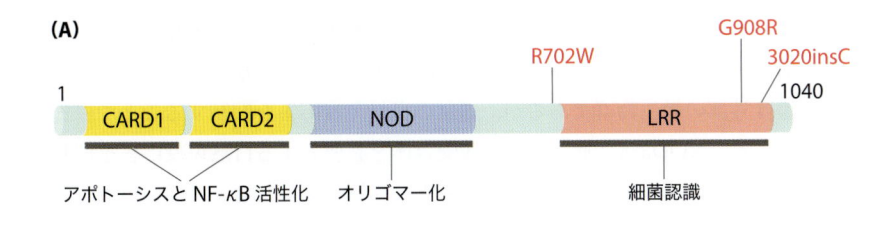

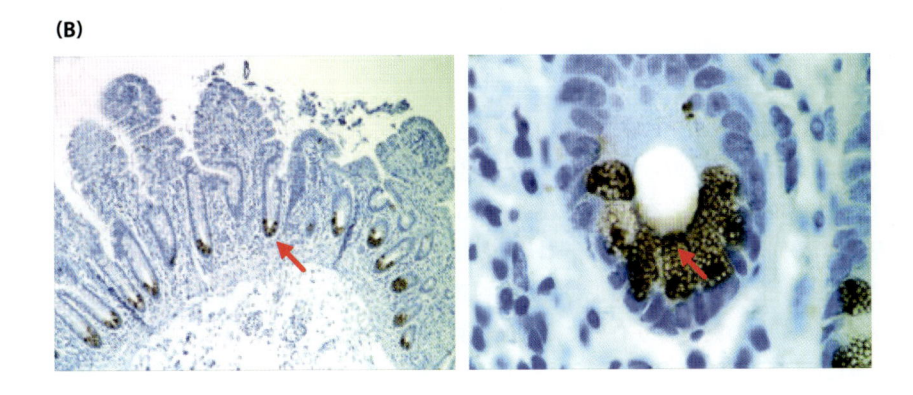

図8.11 クローン病の感受性因子NOD2：ありふれたバリアントとパネート細胞での発現 (A) NOD2タンパク質の1,040アミノ酸残基のドメイン構造と，クローン病関連のありふれたバリアント（赤字）の対応する位置。3020insCバリアントは穏やかなフレームシフト変異であろう（シトシンの挿入によって次のコドン（コドン1,008）でストップコドンが導入され，最後の33アミノ酸が取り除かれた形となる）。3020insCと同様に，G908RとR702Wミスセンス変異はLRRドメインの中あるいは近い部位にある。ドメイン：CARD1およびCARD2，カスパーゼ活性化動員ドメイン；NOD，ヌクレオチド結合オリゴマー化ドメイン；LRR，ロイシン-リッチリピートドメイン。LRRドメインは，今ではペプチドグリカン（細菌の細胞壁の主要な構成成分）の特異な分解産物に結合することが知られている。(B) NOD2タンパク質はパネート(Paneth)細胞に多く発現している。パネート細胞は，腸陰窩の基底部にみられる分泌上皮細胞である（矢印は特異的抗NOD2抗体で染色した例を示している）。パネート細胞は，ある種の抗微生物タンパク質（特にα-ディフェンシン）を分泌する。(BはOgura Y et al. [2003] *Gut* 52:1591-1597; PMID 14570728より。BMJ Publishing Group Ltd. の許諾を得て掲載)

染色体上の特定候補領域へマッピングし，引き続いて別の遺伝子同定アプローチを使うことによって，ある程度の成功を収めてきた。前述した統合失調症関連*NRG1*アレルに加えて，加齢黄斑変性発症の感受性を付与する遺伝子の1q32領域へのマッピング，クローン病感受性遺伝子の16q11-16q12へのマッピングなどの成功例がある。これらの進展によって，以下に記載するような，それらの領域に目標を絞った関連解析が可能となり，1q32の*CFH*遺伝子（補体因子H遺伝子）や16q12の*NOD2*遺伝子が新規疾患感受性因子として同定できた。

*CFH*遺伝子は以前からよく知られた遺伝子であったが，*NOD2*遺伝子はクローン病関連遺伝子として知られるわずか前に同定されたものであった（この発見は，クローン病の病態について初めての分子的な洞察を与えた）。クローン病では，無害な（しばしば有益な）共生細菌を含めた腸管のさまざまな**非自己抗原**に対して異常な免疫応答が引き起こされ，小腸の内側に白血球が蓄積し，慢性的な炎症が起こる。

*NOD2*遺伝子は，比較的ありふれた3つのバリアントの同定によって，クローン病に関連していることがわかった。すなわち2個のミスセンス変異と，特に1個のフレームシフト変異が，非常に弱い影響ではあるが関連ありと推定された（図8.11）。*NOD2*遺伝子における疾患原因と思われる変異の検索研究では，453人のヨーロッパの患者の50％に変異が認められた。3つのありふれた変異が，変異全体の81％を占めた。これらの変異のホモ接合体あるいは複合ヘテロ接合体は一般集団では非常にまれであるが，クローン病ではまれではない。まれなミスセンス変異の異質的なセットが，残りの原因バリアントを構成すると考えられる。

NOD2タンパク質は，今では**自然免疫系**（innate immune system，病原体に対して最初の非特異的な免疫応答を引き起こす）にかかわることが知られている。NOD2は，さまざまな細菌タンパク質に広く見つかる特異的なペプチドモチーフを認識するドメインをC末端にもつ（図8.11参照）。図8.11に示された3つのありふれたDNAバリアントは，NOD2が細菌タンパク質を認識する機能を減じさせる部分的機能喪失変異と考えられる。

腸管細菌叢（マイクロバイオーム）は，私たちに積極的に利益をもたらす多くの微生

物を含んでいる。細菌叢は，未消化の炭水化物の発酵を通して付加的なエネルギーを私たちが抽出するのを助け，生体外異物の分解およびビタミンB，Kの合成を助ける。腸管細菌叢は外部の微生物群であるが，通常の自然免疫応答を抑制することで腸管に住みついている。NOD2は，腸管でToll様受容体を必要とする自然免疫応答を抑制する働きをしている。NOD2の機能が減弱すると，腸管細菌叢に対して強い免疫応答が惹起され，炎症が引き起こされる。

アレル関連の原理

連鎖解析は，複雑疾患の感受性因子の同定に対しては限られた効力しかなく，大部分は代替の関連解析に取ってかわられた。連鎖は，**家系内**で観察される**座位**の特性であり，遺伝学的現象である。一方，**関連**(association)とは，**集団内の個人でのアレル**(や**表現型**)の同時出現を記載する，本質的には**統計学的**な特性である。

もし，座位AのA^*1アレルが特定の複雑疾患に罹患している集団において，対照集団内のA^*1の頻度より有意に高頻度で見つかったとしたら，A^*1アレルは疾患と確実に関連し，疾患感受性アレルといえるであろう。逆に，疾患群で有意に頻度が少なかったら，疾患抵抗性アレルと考えられるであろう。

疾患の関連解析のために，**症例対照研究**(case-control study)が実施される。症例対照研究では，患者群と対照群において遺伝的バリアントの遺伝型が決定される。各々の遺伝的バリアントの疾患リスク測定のために，種々の方法が使われる。特に**オッズ比**(odds ratio)が使用されるが，これは，特別な遺伝的バリアントを有したときに発症する可能性(odds)を，特別な遺伝的バリアントを有しないときに発症する可能性で割った値である(表8.6の実例参照)。

遺伝的バリアントと疾患の有意な関連は，非遺伝要因(以下に記載する)で起こるかもしれないし，遺伝要因(この場合，遺伝的バリアント自体が病態発生に関係しているか，そのバリアントが疾患感受性アレルに密接に連鎖している)で起こるかもしれない。連鎖はDNA分子の長い範囲に対して有効であるが，遺伝的関連は短い範囲でのみ有効に機能する。ゲノムワイド連鎖解析は，全ゲノムにわたって散在する数百のマーカーが必要であったが，ゲノムワイド関連解析では，疾患アレルに関連しているマーカーや非常に強く連鎖しているマーカーを発見するためには，典型的には数十万のマーカーが必要である。

長い間，ゲノムワイド関連解析を実施するには，単純に技術がなかった。そのかわりに関連解析は，研究対象とする疾患に強い関連のありそうな生物学的経路で機能していることが知られている，あるいはそれが疑われる候補遺伝子を検査することに重点を置いていた(しかし，ヒトゲノムが最初に塩基配列決定された後，少なくとも1/3～1/4の遺伝子の機能はまったく不明であるか，ほとんど不明であることがわかった)。それに，候補遺伝子を選ぶことは簡単ではなかった(後に見つかった複雑疾患の遺伝子は，しばしば明らかな候補ではない遺伝子であった)。

表8.6 症例対照研究でのオッズ比の計算例
オッズ比は，特別な遺伝的バリアントを有しているときに発症するオッズを，そのバリアントを有していないときに発症するオッズで割った値。この表はまったくの仮定上の例であるが，1,000名の罹患者と1,000名の非罹患対象がHLA-Cw6マーカーについて遺伝型が決定された，乾癬の症例対照研究と想定すればよい。計算は最後の列に示した。

HLA-Cw6の状態	罹患者数(乾癬)	非罹患者対照数	発症のオッズ	オッズ比
あり	900	328	900/328	(900/328)÷(100/672) = (900/328)×(672/100) = 18.44
なし	100	672	100/672	

このような欠点にもかかわらず，候補遺伝子関連解析研究は，疾患感受性遺伝子の発見において，いくつかの有意義な成功をもたらした。HLA遺伝子は，最初に試験された遺伝子の1つである(HLAがタンパク質レベルで例外的に多型性に富んでいたことを利用し，初期から関連解析が実施された)。BOX 8.3と8.3節に記載している

BOX 8.3　HLAは自己免疫疾患と関連する

6p21.3に位置するヒト主要組織適合複合体(major histocompatibility complex：MHC)は，免疫系で機能する多くの遺伝子を含んでいる。特にHLA遺伝子は，細胞介在性免疫応答に不可欠な多型性の高い細胞表面タンパク質を産生する(HLAの命名法と単純化HLA遺伝子マップは117ページのBOX 4.4参照)。HLA遺伝子の主要な働きの1つは，私たちの体の中のウイルス感染細胞の存在を知らせ，それらを殺傷するための免疫応答を開始させるために，適切な特異的T細胞を誘導することである。

ヒト細胞内のすべてのタンパク質(正常宿主由来であっても，ウイルスのような細胞内病原体由来であっても)は代謝回転を受け，そのためにタンパク質はプロテアソーム内でペプチドに分解される。分解産物のペプチドは，新しく合成されたHLAタンパク質と結合されて細胞表面に輸送され，HLA-ペプチド複合体は，T細胞表面上の特異的T細胞受容体によって認識される(図1A)。

免疫寛容は，自己ペプチド(正常宿主タンパク質由来)が，通常は免疫応答を引き起こさないことを保証している。胸腺発生の早い段階で，HLAと結合した自己ペプチドを認識する受容体をもつT細胞は除去される。したがって，T細胞は通常，非自己(外来)ペプチド(病原体由来のような)に焦点を合わせている。個人がもつさまざまなT細胞は，HLAタンパ

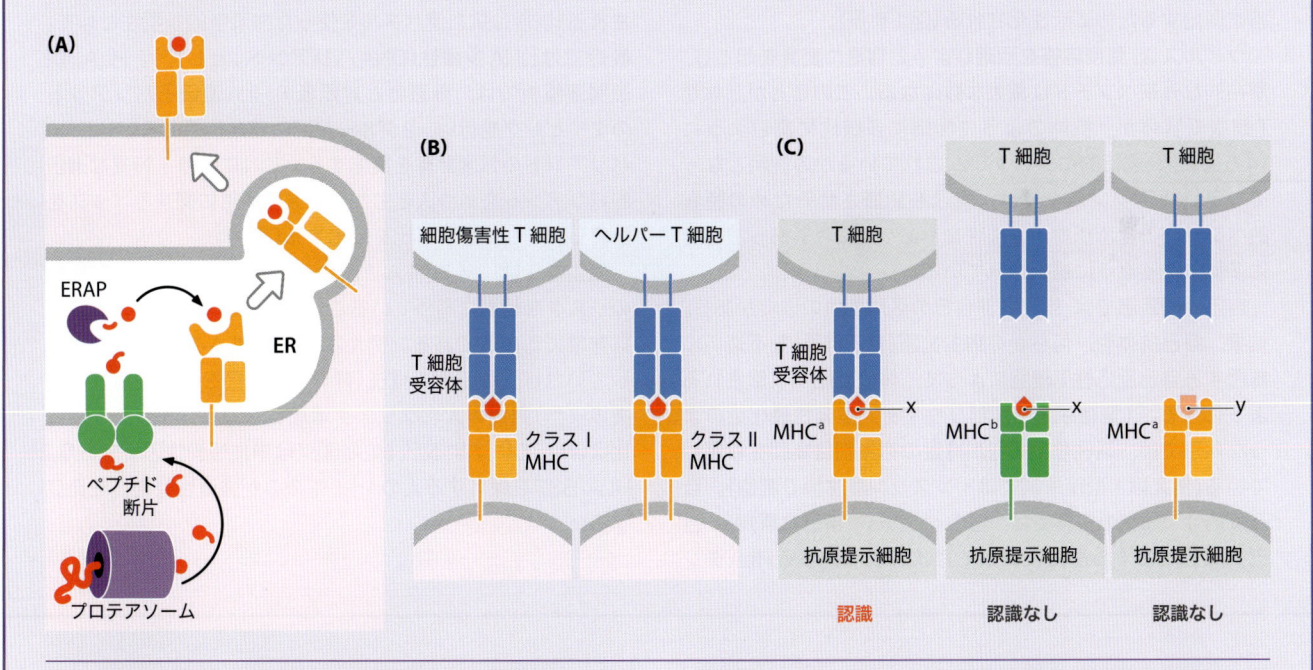

図1　抗原提示におけるMHCペプチドの結合とMHC拘束　(A) クラスⅠMHCタンパク質(ヒト細胞ではHLAクラスⅠタンパク質として知られる)は，ペプチドと結合し，それらを細胞表面に提示する役割をもつ。ペプチドは，細胞内で合成されたあらゆるタンパク質(宿主細胞のタンパク質，あるいはウイルスや他の細胞内病原体によって作られるタンパク質のどちらも)の分解により産生される。ペプチド断片はプロテアソーム内で作られ，小胞体(ER)に輸送される。小胞体では，部分的に折りたたまれていないHLAクラスⅠタンパク質に荷積みできるように，ペプチド断片は小胞体アミノペプチダーゼ(ERAP)によって適切な大きさに細片化される。いったんペプチドが結合すると，HLAタンパク質はその折りたたみを完成し，外側に向けて提示された結合ペプチドと共に細胞膜へと輸送される。(B)細胞傷害性T細胞上の受容体は，クラスⅠMHC-ペプチド複合体と結合する。ヘルパーT細胞上の受容体は，クラスⅡMHC-ペプチド複合体と結合する。(C)MHC拘束。T細胞には，特定のペプチドと特定のMHCタンパク質の組み合わせを認識する細胞特異的受容体がある。(Murphy K [2011] Janeway's Immunobiology, 8th ed. Garland Scienceより)

BOX 8.3　（つづき）

疾患	HLA抗原のクラス	HLA抗原の頻度 罹患者	HLA抗原の頻度 対照者	オッズ比[a]
強直性脊椎炎	HLA-B27	>0.95	0.09	69.1
セリアック病	HLA-DQ2, HLA-DQ8	0.95	0.28	15.4
多発性硬化症	HLA-DQ6	0.59	0.26	4.1
ナルコレプシー	HLA-DQ6	>0.95	0.33	129.8
乾癬	HLA-Cw6	0.87	0.33	13.3
関節リウマチ	HLA-DR4	0.81	0.33	3.8
1型糖尿病	HLA-DQ8, HLA-DQ2	0.81	0.23	9.0
	HLA-DQ6	<0.1	0.33	0.22

表1　ノルウェー人集団におけるHLA疾患関連の例　ここに示されたすべての関連は，1例を除いて1より大きいオッズ比，つまり疾患リスクを示している。しかし，1型糖尿病でのHLA-DQ6は防御的アレルである（保有者は一般集団より疾患リスクが低い）。（HLA抗原頻度はErik Thorsbyの厚意による）
[a]オッズ比の計算方法は表8.6を参照。

ク質によって提示される非自己ペプチドを認識する可能性を最大にするために，さまざまに異なったT細胞受容体を有している。そのような抗原提示が行われれば，T細胞は免疫応答を開始するために活性化される（図1参照）。

ウイルスは，免疫応答を回避しようと容易に変異を起こし，潜在的な外来ペプチドは莫大な数になる。このことが，なぜT細胞受容体が，抗体のように極端に多様性に富むように（4.5節参照）遺伝的にプログラムされているかの説明となっている。HLAタンパク質は，抗原を認識させるための特異的ペプチドの提示能力がさまざまであり，それもあって高度に多型であるように選択されている。

自己免疫疾患では，自己と非自己の区別能力の破綻がある。結果，自己抗体や，何らかの宿主抗原（自己抗原）を不適切に認識する自己反応性T細胞によって，体の細胞が攻撃されるようになる。1型糖尿病，関節リウマチ，多発性硬化症のような疾患では，活性化T細胞が特定の宿主細胞集団を殺傷している（例えば1型糖尿病ではインスリン産生膵β細胞）。自己反応性T細胞の応答では，宿主ペプチド（自己抗原）が，自己抗原と結合する能力においてさまざまに異なるHLAタンパク質によって抗原提示される。その結果，特定のHLA抗原が疾患と関連する。

典型的なHLA座位では，多くの数のアレルがタイピングされる（以前は抗血清パネルを使った血清学的多型性として，最近ではDNA多様性（DNAバリアント）として）。HLA-疾患関連解析では，罹患者と対照者のHLA遺伝子バリアントのタイピングを行い，2グループ間の特定抗原あるいはDNAバリアントの頻度計算を実施する。これにより，特異な遺伝的バリアントをもつ人ともたない人の疾患に関するオッズを計算し，そしてオッズ比を算出する（表1）。

表1からは，あるHLA抗原の保有が，対応する特定疾患のリスクを相当に高めていることは明らかで，そのオッズ比は非常に印象的である。例えば，もしHLA-B27抗原を保有していれば，強直性脊椎炎（背骨低部関節を侵す炎症性関節炎の一型）発症の大きなリスク増加となる。しかし，オッズ比はほぼ70に達するが，HLA-B27は単に感受性因子であり，HLA-B27を保有する人の1〜5％のみが強直性脊椎炎を発症する。

ように，あるHLAバリアントは，さまざまな重要な自己免疫疾患に対する最も大きな遺伝要因であることが同定されている。候補遺伝子関連解析研究は，グレーブス（Graves）病と1型糖尿病に疾患感受性を付与する*CTLA4*バリアント，アルツハイマー病に疾患感受性を付与する*APOE**ε4*アレルなど，大きな影響をもついくつかの非HLAバリアントの同定にも成功した。

アレル関連解析の基礎としての連鎖不平衡

遺伝的バリアントと疾患の関連は，遺伝的あるいは非遺伝的な異なった要因から起こりうる。遺伝要因としては，集団の構造と歴史的経緯が重要である。5.4節で考察したように，国，地域，街のなかで，ヒトの集団はしばしば異なった群(民族，文化，宗教などにより)に**層化されていて**，他の群のメンバーよりも同一群内で好んで婚姻する。集団の**層化**(stratification)の結果，広範な集団のなかの異なった亜集団で遺伝的バリアントの頻度が有意に異なることがしばしばあり，このことは遺伝的解析を混乱させる。集団の層化に起因する問題を最小限にするために，関連解析は，解析しようとする疾患について起源を同じくする集団を対照とする必要がある。

疾患と関連する遺伝的バリアントは，病態発生に直接関与しているのかもしれないし，あるいは疾患感受性アレルに強く連鎖しているのかもしれない。後者の場合，その遺伝的バリアントと疾患感受性アレルを含むハプロタイプは，遺伝的バリアントと感受性アレルの個別頻度から推定されるよりも頻度が高い。これは，**連鎖不平衡**(linkage disequilibrium)，つまり2つ以上の座位のアレルの非ランダム(nonrandom)な関連の例である。

概念として，連鎖不平衡は，異なる座位のアレルの**あらゆる**非ランダムな関連として定義される。実際的には，互いのアレルが非常に密接に連鎖した座位にあるということである。例えば，連鎖不平衡は，北ヨーロッパ起源の集団におけるHLA遺伝子の隣り合ったアレルでしばしば明瞭である。デンマークでの*HLA-A1*と*HLA-B8*の頻度は，それぞれ0.311と0.237である。しかし，*HLA-A1-HLA-B8*のハプロタイプ頻度は0.191であり，この値は期待される値(0.311 × 0.237 = 0.074)の2.5倍も高い。

連鎖不平衡は，隣り合った座位の特定のアレルの組み合わせが何らかの有利さを付与することで，正の方向に選択された場合に起こる可能性がある。しかし，連鎖不平衡は，しばしば座位間の組換えが少ないことを単純に反映している。このようなことは，ゲノム中の組換え率の低い領域で起こりうる。例えば，今ではヒト主要組織適合複合体(major histocompatibility complex：MHC)は，低組換え領域であることが知られている(0.49 cM/DNA Mbで，全ゲノム平均は0.92 cM/Mb)。

変異によって新たなDNAバリアントが現れた場合，非常に近接した連鎖座位のアレルと強固な連鎖不平衡を示すことになる。連鎖不平衡は，組換えによって徐々になくなっていくことが予想される。しかし，連鎖不平衡の解消には，新しい変異に物理的に非常に近接したどの座位でも，かなりの時間がかかるであろう。

祖先染色体領域の共有

関連解析は連鎖不平衡に依存している。言葉を換えれば，非常に遠い共通の祖先に由来するという理由で，多くの人々の間で染色体領域が共有されていることを反映している。本書を通して，家系——少し前の世代に共通祖先をもち，ゲノムの多くの部分を共有する集団——について言及している。互いに**血縁関係がある**(related)というが，歴史的に遠く遡れば私たちはすべて互いに血縁関係がある。

「血縁関係がある」という意味は，**知っている範囲**で共通祖先がいることである(通常，4世代くらい前までに共通祖先がいるかどうかである)。また，血縁関係がない(無縁)というときには，一般的には曽祖父母に共通祖先がいないことであり，それより遡った前世代についてはわからない。しかし，いわゆる「無縁」の人々も，より遠い共通祖先から伝達された小さな共通の染色体領域を共有している。もし共通祖先が遠い昔に生きていたとすると，共有される領域はきわめて小さいものの，子孫の多くにそ

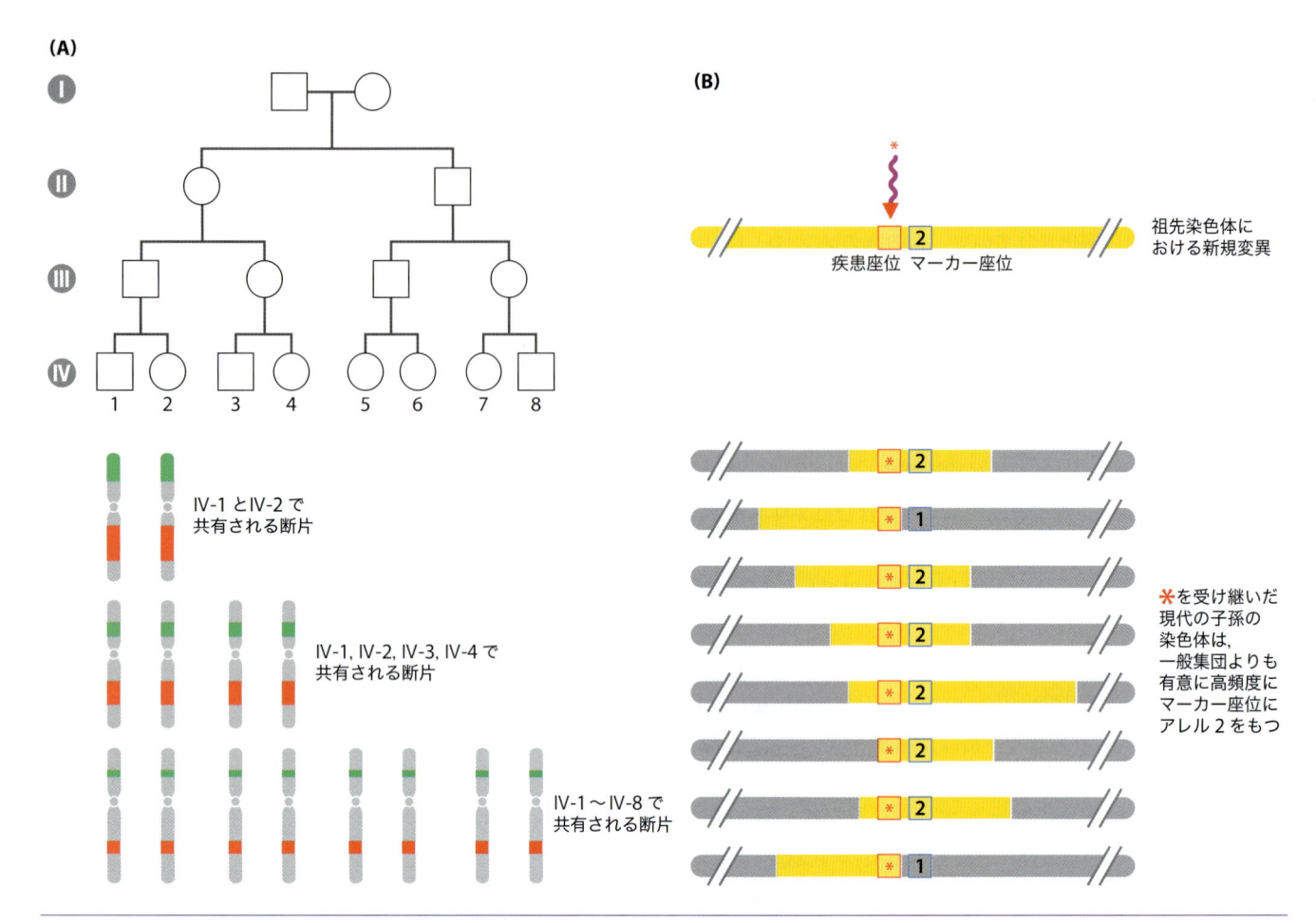

図8.12 共有される祖先染色体の領域と，祖先変異の近接部位の連鎖不平衡 (A) 共通の祖先が遠ければ遠いほど，共有されるそれぞれの染色体領域はより小さくなるであろう。しかし，それを共有するヒトの数はより多くなるであろう。ここで，1本の染色体上の2領域が第IV世代の8名全員に共有されている高度に理想化状態を想定してみよう（共通の曽祖父母がいる）。共有アレル領域の程度は，最初の同胞において最も大きい。しかし，共通祖先から離れた後代の個人では着実に減少していく。(B) 疾患感受性を付与する祖先変異周辺の連鎖不平衡。上段：アレル1が高頻度なSNP座位において，その座位の頻度の低いアレル2をもった染色体上で，座位近傍に新規に出現した変異（赤い*）を想定する。下段：多数の世代を経て後世代に伝わったとき，減数分裂時の組換えによって，元の染色体（黄色）のほとんどは別の染色体からの断片（灰色）で置き換えられるであろう。疾患感受性バリアントを有する祖先染色体領域を受け継いだ子孫は，非常に近接したマーカー座位においてアレル2をもつ可能性が高い。そのため罹患者群では，一般集団または非罹患対照群に比べてその座位についてアレル2の頻度が有意に高いであろう。(Ardlie KG et al. [2002] *Nat Rev Genet* 3:299-309; PMID 11967554より。Macmillan Publishers Ltd.の許諾を得て掲載)

れらは共有されているであろう（図8.12A）。

　共有された祖先染色体領域は，連鎖不平衡を説明できる。共有された領域は，組換えによって分離されなかった座位を含み，したがってそのような領域内の連鎖した座位のアレルには非ランダム的な関連が生じている。偶然に，祖先染色体領域が複雑疾患の感受性アレルを含んでいるかもしれない。その場合には，同じ疾患に苦しむ今生きている人々は，そのような染色体領域を共有している傾向があるであろう（図8.12B）。

　通常，感受性アレルは複雑疾患を引き起こすのに必要でも十分でもない。すなわち，罹患者のすべてがそのアレルを有するわけでもないし，その感受性アレルを有するすべての人が罹患者というわけでもない。しかし全体としては，罹患者は非罹患者よりも，祖先に由来する特定の染色体領域をもつ傾向がある。このことが，疾患の関連解析を可能にしている基本原理である。

　連鎖不平衡は，アレル間の距離が離れるに従って急速に減じていく。したがって，

8.2 複雑疾患の遺伝的感受性のマッピングと同定方法　287

ゲノムワイド関連解析を成功させようとすれば，非常に高密度のマーカーマップが必要である。初期の計算では，全ゲノム上に500,000の一塩基多型(single nucleotide polymorphism：SNP)が必要であると推定された。国際HapMapコンソーシアム研究によって，異なるヒト集団で数百万座位での遺伝型決定とマッピングが推進され，ゲノムワイド関連解析のための情報が供給された。HapMapプロジェクトのデータは，ヒトのゲノムは塩基配列の小さなブロック（**ハプロタイプブロック**〔haplotype block〕）のモザイクから成り立ち，個々のブロック内では遺伝学的多様性は限られていることを示している（BOX 8.4）。

BOX 8.4　ハプロタイプブロックと国際ハップマップ（HapMap）プロジェクト

祖先染色体断片を決めようとの最初の試みは，ヨーロッパ起源の集団における，特定の小さなゲノム領域のハプロタイプ構造の高精度マッピングから始まった。結果，ヒトの核DNAは，限られたハプロタイプからなる明瞭なブロックによって構成されている可能性が示唆された（**ハプロタイプブロック**（haplotype block））。図1Aは，5q31における*RAD50*遺伝子のほとんどに広がった84 kbの長さのハプロタイプの例を図示している。8か所のありふれたSNP座位がこのブロック内に決定され，8か所それぞれの座位で2アレルがあるので，潜在的には$2^8 = 256$の異なったハプロタイプの組み合わせが可能である。しかし，このブロック内では，テストされた5番染色体のほとんどすべてが，256の可能なハプロタイプのうちのたった2つのどちらかであった。つまり，図1Aのオレンジ色のハプロタイプ（8か所の連続するSNP座位の塩基を記載して，GGACAACCと表される）か，緑色のハプロタイプ（AATTCGTG）である。

ハプロタイプの低い多様性は，隣り合うハプロタイプブロックでも明らかである。図1Bのブロック1（図1Aに示されているのと同じブロック）とその隣のブロック2は，2つのハプロタイプが優勢（dominate）で，隣の2つのブロックはそれぞれ3個および4個のハプロタイプが優勢である。これは，ブロック1のDNAがほとんど2名の祖先に由来し，

図1　ハプロタイプブロック　(A) 5q31における*RAD50*遺伝子のほとんどに広がった8か所のSNP座位（縦の黒線の囲み）での遺伝型タイピングによって，84 kbの長さのハプロタイプブロックが明らかになった。2種類のハプロタイプが，ヨーロッパ集団から収集した5番染色体の大部分（それぞれ76％と18％）を占める。(B) (A)で示したブロック（ここではブロック1と示されている）を含む，5q31上の隣接ハプロタイプブロック。ブロック2，3，4はそれぞれ，5個，9個，11個のSNP座位で遺伝型が決定され，2〜4種類のハプロタイプがそれぞれのブロックで異なった色で示されている。下部には集団でのハプロタイプ頻度が表わされている。黒い破線は，全5番染色体の2％以上でみられる隣りあったハプロタイプどうしを連結して表している。(Daly MJ et al. [2001] *Nat Genet* 29: 229-232 より。Macmillan Publishers Ltdの許諾を得て掲載)

(A) ハプロタイプブロック：8か所のSNP座位（四角で囲まれている）
　　　　　　　　　　　；2種だけのありふれたハプロタイプ

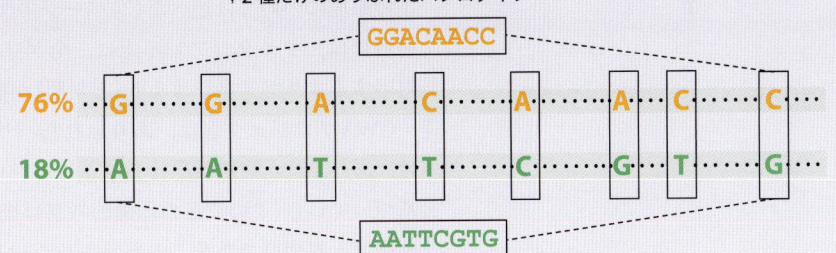

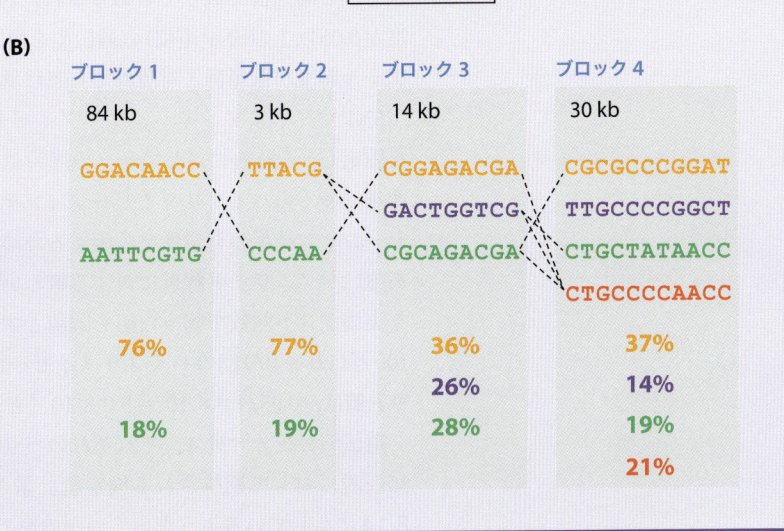

```
              GGACAACC
76%    G  G  A  C  A  A  C  C
18%    A  A  T  T  C  G  T  G
              AATTCGTG
```

(B)

	ブロック1	ブロック2	ブロック3	ブロック4
	84 kb	3 kb	14 kb	30 kb
	GGACAACC	TTACG	CGGAGACGA	CGCGCCCGGAT
			GACTGGTCG	TTGCCCCGGCT
	AATTCGTG	CCCAA	CGCAGACGA	CTGCTATAACC
				CTGCCCCAACC
	76%	77%	36%	37%
			26%	14%
	18%	19%	28%	19%
				21%

BOX 8.4　（つづき）

ブロック2，ブロック3，ブロック4は，それぞれ2名，3名，4名の祖先に由来していることを示唆する．

国際HapMapプロジェクトは，ヒトゲノム内の包括的な連鎖不平衡地図をつくるために組織された．プロジェクトは，4集団からの試料について，ありふれた一塩基多型（SNP）の遺伝型を決定することから開始された．ここでの4集団とは，ナイジェリアからのヨルバ族（YRI）；米国ユタ州からの白人集団，北および西ヨーロッパからの子孫（CEU）；北京からの漢民族（CHB）；東京からの日本人（JPT）である．ハプロタイプ地図は，310万個のSNP（つまり，およそ1 kbあたり平均1個）の遺伝型決定によって構成された．

HapMapプロジェクトから，ヒトには予想以上に限られた遺伝学的多様性しかないことが確かめられた（比較として，チンパンジーは非常に高い遺伝学的多様性を示す）．集団の歴史の非常に最近の段階において，ヒト集団は非常に少ない数（おそらく10,000程度の個体数）にまで減少し，相当に最近までかなり一定のままであった．最初の農業化と引く続く都市化が，非常に急速で大規模な人口数の増大を招き，現在では人口は70億人に達した．結果として，ヒトの遺伝学的多様性のおよそ90％が，すべてのヒト集団でみられる．

全体では，私たちのゲノムの約85％は，ハプロタイプブロックで形成されるモザイク構造をしている．ヨーロッパ人とアジア人を祖先とする集団のハプロタイプブロックの平均サイズは，各ブロックに平均して約3.6個の異なるハプロタイプを有する5.9 kbの長さである．ヨルバ族集団では，各ブロックに約5.1個の異なるハプロタイプを有し，ブロックの平均長は4.8 kbである（すべてのヒト集団はアフリカ起源であり，アフリカ集団には大きな遺伝学的多様性がある）．

ゲノムワイド関連解析の実施法

ゲノムワイド関連（genomewide association：GWA）解析は，2つのテクノロジーの発展のおかげで実際には2000年代半ばから始まった．第一には，国際HapMapプロジェクトによって数百万を超えるSNP座位がマッピングされたこと．第二には，2000年代半ばまでのマイクロアレイテクノロジーの発達によって，全ゲノムにわたる莫大な数のSNPの自動遺伝型決定が可能になったことである．既に，3.2節でマイクロアレイの原理については述べた（74ページの図3.9参照）．全ゲノムSNPマイクロアレイの場合には，マイクロアレイ上に，全ゲノムの数多くのSNP座位それぞれのアレルに対応するオリゴヌクレオチド（と対照）が搭載されている．

GWAプロジェクトは，**ありふれた**バリアントを同定するために考案された．これは，ありふれた複雑疾患はありふれたバリアントに起因することが多いという前提に基づいている（このことの理論的考察は後述）．そのため多くのGWA解析（GWAS）が，罹患群と対照群で数多くのありふれたSNP（ありふれたSNPとは，少数派のアレル頻度が0.05以上のSNP座位）の遺伝型を決定する「症例対照研究」に注力され，その後に，アレル頻度が罹患群と対照群で有意に異なるSNPが同定される（図8.13）．

SNPマイクロアレイハイブリダイゼーションは，典型的にはオリゴヌクレオチドを固定し，それらに対して多くの同時並列DNAハイブリダイゼーションを実施する．非常に多くのハイブリダイゼーションテストが実施されるので，個別のハイブリダイゼーション結果の有意性を評価するためには，厳しい統計学的閾値を設定する必要がある．ゲノムワイド解析に対する厳しい閾値設定法の1つとして，通常の有意P値0.05を実施テスト回数で割った値を閾値とする方法がある．もし，マイクロアレイ解析に100万（1.0×10^6）回のハイブリダイゼーション分析が含まれていれば，厳しい有意水準P値は，$0.05/1.0 \times 10^6 = 5.0 \times 10^{-8}$となる．

遺伝型の統計計算は，それぞれのバリアントについて，疾患に関連がないとする帰無仮説に対して期待される検定統計量と比較することでおこなわれる．データは図8.14に示しているようないくつかの形のプロット法で可視化される．

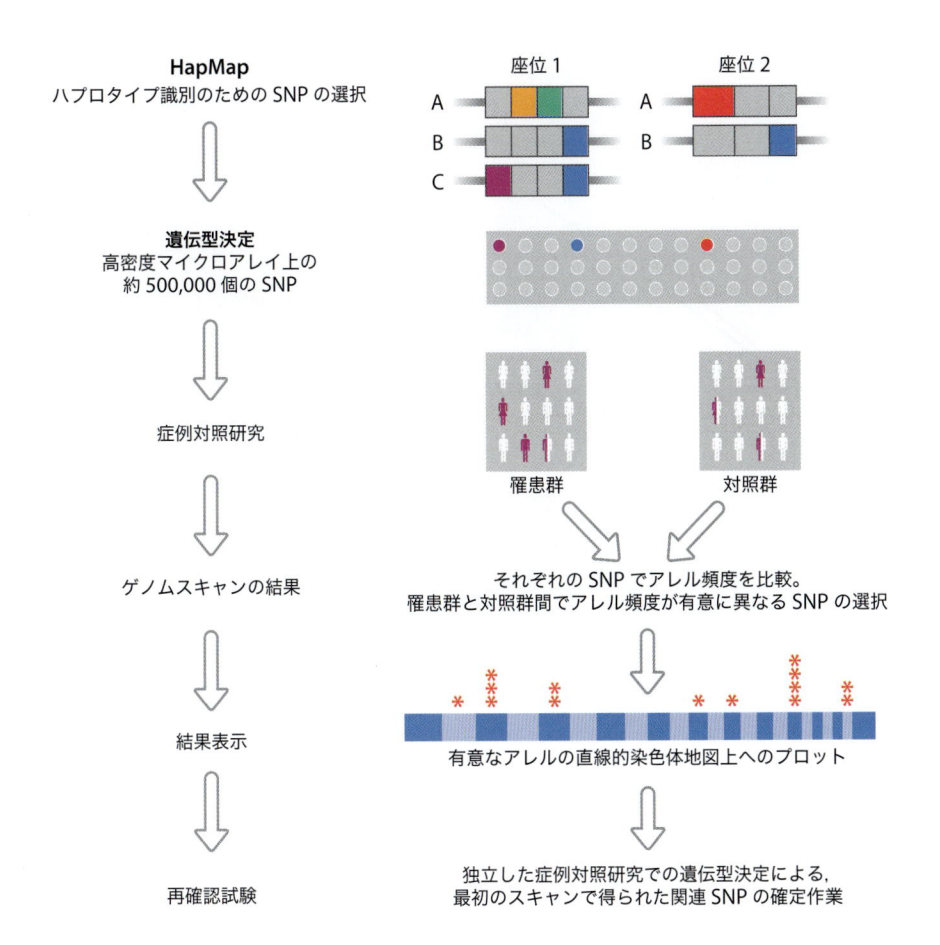

図8.13 ゲノムワイド関連解析(GWAS)の実施 HapMapデータ(ヒトゲノム全体にわたる連鎖不平衡マップ)を用い，ある座位の頻度の高いハプロタイプを識別する代表的なSNP(tagSNP)が選択される。この例では，座位1では3つの高頻度ハプロタイプ(A，B，C)が，4個のSNPによって識別される(それぞれの座位は，濃い色は「あり」，灰色は「なし」の2アレル性)。しかし，3つのハプロタイプを区別するには，2個のSNP(紫色と青色)だけで充分である。同様に，座位2の2つのハプロタイプは，赤色または青色のSNPのどちらかだけで区別できる(ここでは赤色が選択されている)。そのtagSNPは，マイクロアレイを使って疾患群と対照群で遺伝型が決定され，それぞれのSNPについてのアレル頻度が2群間で比較検討される。適切な統計学的閾値での疾患関連SNPは，最初の解析の関連が確実であるかを確認するために，最初の試料群とは独立した2番目の罹患/対照群試料で遺伝型が決定される。(Mathew CG et al. [2008] *Nat Rev Genet* 9:9-14; PMID 17968351. より。Macmillan Publishers Ltd.の許諾を得て掲載)

　最初に同定された有望なGWA染色体部位は，再確認を行う必要がある。このためには，統計学的に高度に有意な候補SNPについて，独立した再解析用試料群パネルで遺伝型を決定する。低いP値に加えて，異なる集団での独立した研究で同じ領域の関連が得られれば，さらに信頼できるものとなる。確定は，後述する伝達不平衡試験のような，連鎖不平衡試験によりなされる。その次に，疾患感受性に直接責任のある原因バリアントを探索する最も困難な作業がある。

　最初の成功は，きわめて影響の大きな感受性因子の同定において得られた。しかし，それほど影響の大きくない感受性因子のマッピングには，多くの症例数が必要となる。2007年に発表されたWellcome Trust Case Control Consortiumによる画期的な論文では，7つの複雑疾患について，それぞれ2,000症例と共通の3,000対照を使ったGWASによる感受性因子のマッピングが，大きな成功を収めたことが報告された。これ以降のGWASの激増により多くの成功が得られ，それら多くの初期発見の追試および確認が行われた。最新のデータはHindorffらによるウェブサイトを参照のこと(参考文献に記載)。

伝達不平衡試験

　伝達不平衡試験(transmission disequilibrium test：TDT)は，連鎖の存在下で関連を検証する試験である。つまり，連鎖不平衡を直接試験し，アレルの関連を確定できる。試験の基本は，罹患者と両親からのサンプルを集めて，片方の親がヘテロ接合性であるSNP座位についてそのどちらのアレルが罹患児に伝わっているかを観察するテストである。その基本となる考え方は，もし疾患がありふれた感受性因子によって発症しているなら，SNP座位は疾患座位に強固に連鎖しているはずということである(原

図8.14 ゲノムワイド関連解析(GWAS)データの可視化 (A, B)GWASで得られた2タイプの分布を示す統計データのQQプロット(quantile-quantile plot)。症例対照研究では,遺伝型の絶対数のχ二乗比較検定(χ^2検定)がそれぞれのバリアントについて計算される。赤の点は理想的な試験結果を表し,青の点は関連なしの帰無仮説のもとで期待される値を表している。(A)では,分布全体を通して,試験結果は一貫して数字が高い(集団の層別化の影響を示す可能性がある)。(B)では,集団の層別化から発生する関連の証拠はほとんどない(ほとんどの赤と青のドットが一致している)。しかし,目盛りの端の高度に有意な部分での偏位は,大きな影響をもつ感受性座位の説得力のある証拠である。(C)ゲノムの位置を横軸にとり,統計的有意性を縦軸($-\log_{10}P$の尺度が特別な興味をひくシグナルを明瞭に表示できる)にとった,GWAS結果のゲノムワイドマンハッタンプロット(摩天楼を意識しての命名)。本プロットは冠動脈疾患の大規模解析の結果から作成したものであり,新しく見つかった疾患感受性座位が青色で,既知の感受性座位が赤色で示されている。縦軸の数字7.3のところに引かれた水平破線は,統計学的に有意な閾値(ここでは$P=5\times10^{-8}$に相当)を表している。最も有意な関連は,9p21の*CDKN2A*と*CDKN2B*遺伝子に近接した既知のSNPであった。(Schunkert H et al. [2011] *Nat Genet* 43: 333-338; PMID 2137889より。Macmillan Publishers Ltd.の許諾を得て掲載)

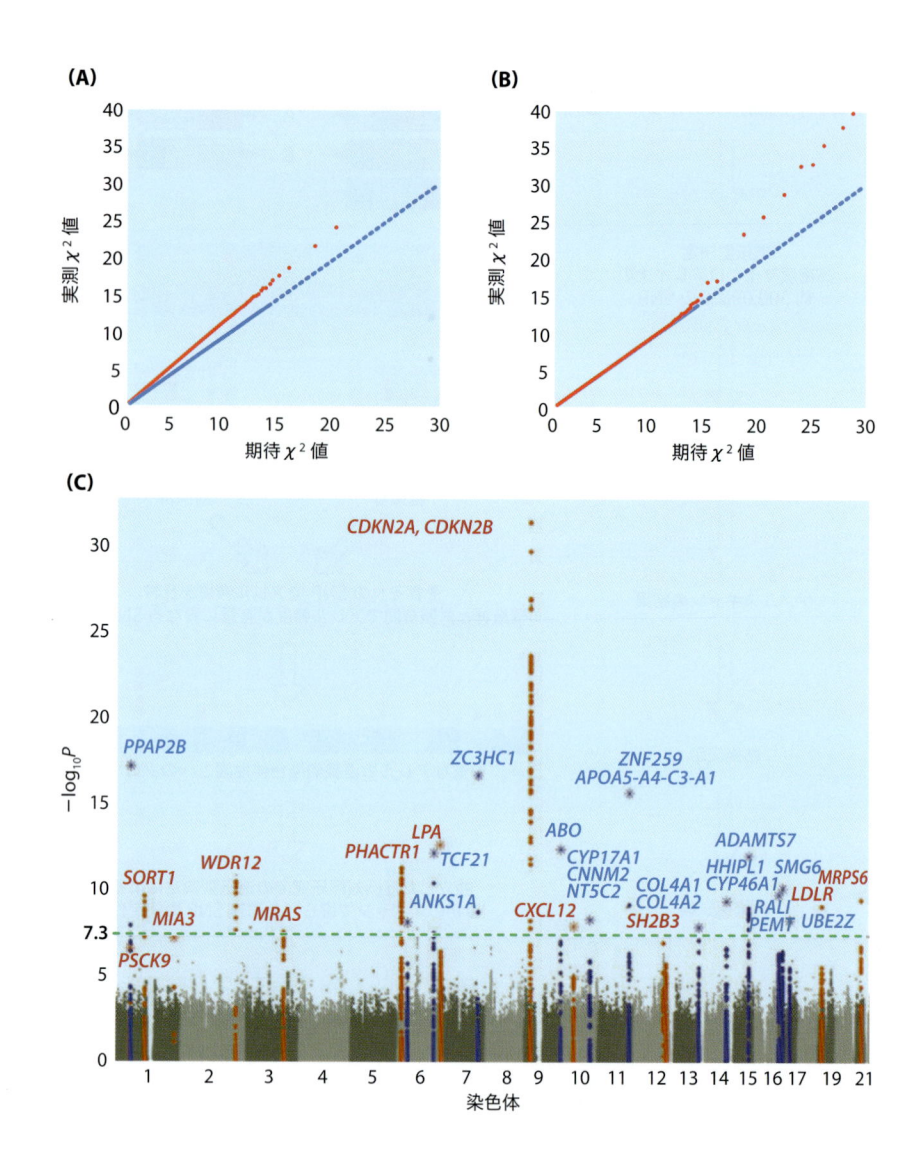

理については図8.15を参照)。

候補染色体領域から複雑疾患の原因となる遺伝的バリアントの同定へ

GWASによって同定された短い範囲の染色体領域は,罹患者と対照者で容易に塩基配列が決定される。疾患と有意に関連する1個のSNPは,疾患素因となる遺伝的バリアント(遺伝子発現を変化させることによって)に密接に連鎖していると期待される。しかし,関連SNPから原因バリアントへ至る道のりは,非常に困難である。マーカーパネルの一部である関連SNPに加えて,候補領域内にはテストされていない非常に多くの遺伝的バリアントが存在しているであろう。それらは,疾患アレルと共に小さな染色体領域を共有しているのだから,それらのすべてが疾患と関連しているのは当然である。それらのどれが原因バリアントなのだろうか?

問題は,単一遺伝子疾患とは異なり,原因バリアントは疾患の直接的な原因ではないことがしばしばなことである! それらは一部の罹患群では保有されていないし,多くの健常人でも保有されている。「原因」バリアントとは,単なる感受性因子である。例えば,遺伝子Aのバリアント*a*が疾患Xに関連しているとしよう。ここで,バリア

図8.15 伝達不平衡テスト(TDT)の原理
TDTは、ヘテロ接合体の親のマーカー座位のどちらのアレルが罹患児に伝えられたかを同定することによって実行される。(A)情報が得られる解析に適した家系。父親はヘテロ接合体であり、母親はアレル2を伝える。もし罹患児が遺伝型1，2のヘテロ接合体であれば、父親はアレル1を伝えたことになり、子が2，2のホモ接合体であれば、父親はアレル2を伝えたことになる。(B)何らかの複雑疾患を有する個人とその両親の試料が収集されたとし、2つのマーカーアレルのどちらがヘテロ接合体の親から伝わったかが追跡可能な((A)で示したような)100の家系が得られたと仮定する。もし、100例のうち51例でマーカーアレル1がヘテロ接合体の親から伝わり(頻度0.51)、49例でマーカー2が伝わったとすると、その場合、予測される50：50に近い。しかし、もしアレル2が不均衡的に多くの家系で伝わったとしたら(例えば100例のうち63例で伝わったとしたら)、マーカーアレル2と疾患アレルは連鎖不平衡にあることが推測され、マーカー座位は疾患座位に強固に関連しているに違いないと考えられる。

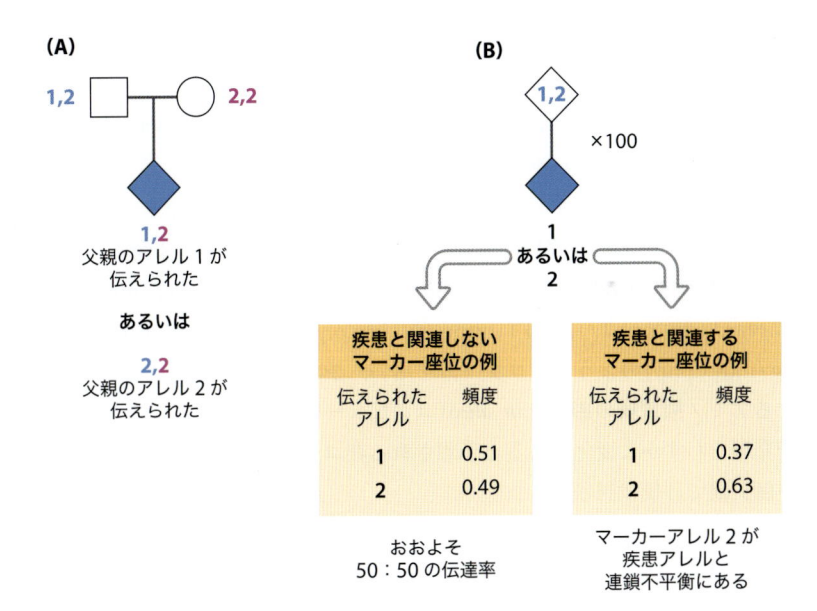

ントaの頻度は2,000人の罹患者において0.475、2,000人の対照者で0.361であるとする。これは非常に小さな差のように思われるが、多くの試料の遺伝型を決定しているのできわめて有意な差である。

結局、原因バリアントは遺伝子発現に対し非常にわずかな影響しか与えず、容易には同定できないかもしれない。ある集団内のありふれた原因バリアントは、比較的古い変異であるに違いない(つまり、非常に遠い共通祖先から伝達され、現在生存している多くの人に伝わっている)。過去の変異が強い自然選択に曝されず(さもなければ現在までに排除されている)、それらはメンデル遺伝性疾患でしばしば認められるような重篤な変異型(特にフレームシフト変異、ナンセンス変異、スプライス部位変異のような)ではないと考えられる。重篤変異型ではなく、機能を部分的に喪失させるミスセンス変異や、転写や翻訳を調整する非コード領域の調節DNA配列(プロモーター部位、非翻訳部位のmi-RNA結合部位など)の多型のような、遺伝子発現を少しだけ変化させる原因となる変異が一般的なのであろう。もしフレームシフト変異であれば、その遺伝子発現への影響は、クローン病の感受性因子として働くNOD2座位の3020insCバリアントのように、穏やかである必要があるだろう(図8.11Aと関連本文に記載)。

原因バリアントの同定

GWASによってもたらされた短い候補染色体領域のDNA塩基配列決定後には、GWASで使われたその領域にマッピングされるSNPに加えて多くの遺伝的バリアントが同定されるであろう。そのなかには、別の種類のSNP(と、まれすぎて通常はありふれた多型とは呼べないバリアント、例えば、コピー数多型、ミスセンス変異を含む一塩基バリアントなど)も含まれる。その部位の組換え率に依存して、候補領域は小さいこと(組換え率が高い領域)も大きいこと(組換え率が低い領域)もありうる。

疾患関連SNPとして同じハプロタイプブロックにマッピングされると分類されたバリアントは、どれも疾患に関連する。しかし、ハプロタイプブロックの境界は明確に確定されるのではない(連鎖不平衡は通常は100%にはならない)ので、ブロック内の異なったバリアントは異なった程度の関連を示す。それぞれのブロックには限られた数のハプロタイプしかないので(BOX 8.4参照)、複数のハプロタイプに存在するバ

リアントは，1つのハプロタイプに存在するバリアントよりも強く疾患と関連するであろう。実際に見つけたいのは，重要な意味をもつ領域内（隣接するハプロタイプブロックを包含することがある）におけるバリアントの基準となる関連度合いに対して，数個のバリアントが特に強い関連のピークを示す場所である。

　最も強い関連を示すバリアントは，機能解析やバイオインフォマティクス解析のような次の研究へのために，高い優先順位が付けられる。ミスセンス変異については，しばしばタンパク質機能試験が実施される。加えて，PolyPhen-2(http://genetics.bwh.harvard.edu/pph2/)，SIFT(http://sift.jcvi.org/)，PROVEAN(http://provean.jcvi.org/index.php)のようなプログラムを用い，予測されるタンパク質の構造や機能に対するアミノ酸置換の影響を *in silico*（コンピュータ上）で評価することも行われる。遺伝子発現をわずかに変化させると予想される非コードバリアントは，適切な遺伝子発現評価実験で評価検討される。

　詳細な細かい関連マッピングが，原因バリアントを特定するためにおこなわれるが，そのためにはそのタンパク質が通常どのように機能するかという情報が手助けになる。例えば，自己免疫疾患とHLAの関連では，遺伝的決定因子は自己抗原提示過程に含まれるアミノ酸であり，ペプチド結合に重要なことが想定された。関節リウマチでは，およそ70％の罹患者がHLAとの関連を示し，環状シトルリン化ペプチド（特定のアルギニン残基が修飾され，まれなアミノ酸であるシトルリンに変換されたペプチド）に対する自己抗体を有している。高精度の関連マッピングによって，関節リウマチと関連するHLAのほとんどで，ペプチド結合溝に存在している5個のアミノ酸残基に原因があることがわかっている。3個はHLA-DRβ1鎖に発生し，1個はHLA-Bに，1個はHLA-DPβ1にある（図8.16）。高精度関連マッピングについて，詳しくは参考文献のSaychaudhuri et al.(2012)を参照してほしい。

　図8.16の例は，特殊例である。GWAで見つかった多くのリスク座位において，原因バリアントはほとんど同定されない。とはいえ，遺伝子の既知の特性に基づいて考えると（以下の例を参照），近隣の遺伝子が病態形成に関連づけられることもしばしばある。まれな状況では，GWAのリスク座位でどの遺伝子が疾患に関与しているか明らかでないこともあるが，非常に多くの罹患者でその座位の遺伝子を塩基配列決定することにより疾患関連のまれなバリアント（後述）を明らかにできる可能性があり，感受性遺伝子を同定・確定できる。

図8.16　関節リウマチ関連HLAのほとんどは，3つのHLAタンパク質のペプチド結合溝に位置する5個のアミノ酸が原因である
三次元リボンモデルは，HLA-DR，HLA-B，HLA-DPタンパク質のペプチド結合溝の外観像を提示してくれる（HLA-DRとHLA-DPのα鎖はピンク色，β鎖は薄緑色で示されている）。リウマチ関連HLAに重要な5個のアミノ酸が示されている（HLA-DRβの11，71，74位の位置。HLA-BとHLA-DPβの9位の位置）。

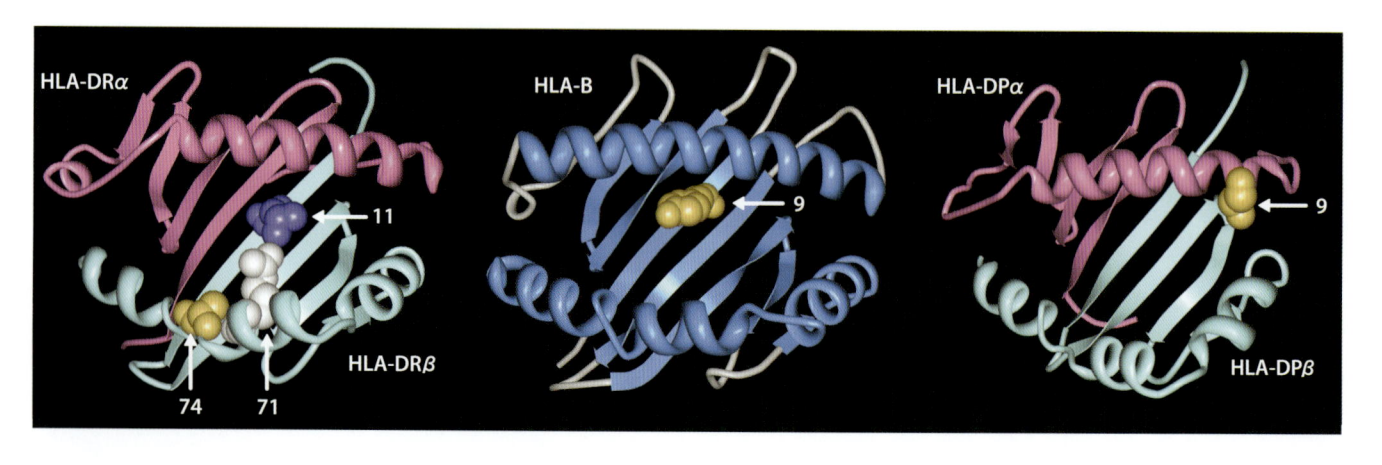

ゲノムワイド関連解析の限界と,「見つかっていない遺伝率」

初期の連鎖解析は, 複雑疾患の基盤となっているいくつかの重要な遺伝的バリアントの染色体上の位置決定に重要であったが, 後になってからは得られるものは少なくなった。GWASは大きな成果を収め, 論文化されたGWASの電子カタログでは1,000を超える有意な関連がリスト化され(詳細は参考文献に掲載したHindorffらのウェブサイト参照), その多くが再確認されている。しかし, 8.3節に記載するように, いくつかの疾患に関しては, ほとんど何の情報も得られていない。

当初の期待にもかかわらず, GWASで同定されたありふれた疾患のバリアントのほとんどは, 非常に弱い影響しかもっていない(ほとんどがオッズ比として1.2以下)。例外として, 加齢黄斑変性(網膜の中心部にある黄斑の進行性変性により高齢者が視力を失う最も多い原因)発症の強力な素因としての新規因子がある。しかし, 高いオッズ比をもつ多くのバリアントは, GWAS時代より前に発見されたものである(例えばアルツハイマー病のapoE4, クローン病のNOD2アレル, そして特にHLAアレルは程度はあるが自己免疫疾患において知られている最も強力な遺伝的バリアントである)。

第一期の大々的なGWASにおいて, 個々の複雑疾患に有意に関連する多くのバリアントが同定されたが, それらのほとんどすべては弱い影響しかもっていなかった(同定されたバリアントを累積した寄与でも通常はきわめて小さい)。つまり, 入手できるGWAデータでは, 複雑疾患の遺伝分散の一部しか説明できない。ここで, まだ同定できていない「**見つかっていない遺伝率**(missing heritability)」の問題が持ち上がってくる。

より最近の研究では, コピー数多型にも注意を払っている。しかし, それも複雑疾患の主要な寄与因子ではない。「見つかっていない遺伝率」を説明するために, 以下に示すような新たな説が提唱されている。

非常に弱い影響をもった多数のありふれたバリアント説。数千の罹患群と対照群を用いたGWASは, 1.5以上のオッズ比をもった感受性因子の同定には適していた。しかし, 多くの真の感受性因子の影響が弱ければ(オッズ比で1.2より小さい場合), 見逃される可能性がある。そのようなバリアントの同定可能性を高めるためには, 直接解析にしろ, 多数の研究を合算するメタ解析にしろ, より多くの患者群と対照群を使用する必要がある。

強い影響をもったまれなバリアント説。以下で議論するように, GWASの主な制限は, ありふれた, つまり頻度の高いバリアントとの関連を同定するところにある。あるいは疾患の感受性の多くの部分は, 個別には大きな影響をもった(オッズ比の高い)まれなバリアントの不均一なセットに因るのかもしれない(これについては次節を参照)。

遺伝子−遺伝子相互作用と, 遺伝子−環境相互作用説。遺伝率の考え方には欠点がある。そこでは異なる座位の影響は相加的であると想定され, 既知のGWAバリアントによって説明される遺伝率の割合には, 座位間の遺伝的相互作用は考慮されていない。また, 遺伝率は伝統的に遺伝要素と環境要素に分離されていて, あまりに単純化されている(遺伝子は環境と相互作用する)。8.3節では, 遺伝子−遺伝子相互作用および遺伝子−環境相互作用を再考する。

複雑疾患感受性へのありふれたバリアントとまれなバリアントの相対的な寄与度

関連解析は，研究対象となった多くの個人によって共有されている染色体領域に存在する因子を同定する．したがって，祖先に由来する**ありふれたヌクレオチドバリアント**（選択されるSNPの低頻度アレルが0.05より高い頻度をもつ，あるいは少なくとも0.01を超える）の研究に限られる．しかし，「見つかっていない遺伝率」問題によって，複雑疾患ではまれなバリアントが重要なのではないかとの代替意見に注意が払われるようになった．以下に記載する2つの競合する仮説には，まだ論争がある．

ありふれた疾患-ありふれたバリアント仮説

この仮説では，多座位のありふれたバリアントの異なった組み合わせが個人に集積され，疾患リスクを増加させると考える．この仮説は，複雑疾患を有する発端者の血縁者の疾患リスクが急速に低下する理由を説明できる（ありふれた疾患はしばしば孤発例として出現する）．また，ありふれたバリアントとありふれた疾患との既知の関連によって支持されている．例えば1990年代はじめに，*APOE**ε4（イプシロン4）アレル（集団ごとに頻度は0.05〜0.41）は晩発性アルツハイマー病の感受性因子として発見された．一方で，ありふれた*APOE**ε2アレルは，発症を抑える抵抗性因子として発見された（図8.17A）．

ありふれたバリアントは起源が古いと考えられる（変異が集団中でみられるようになるには長い時間がかかる）．それらは単に**感受性因子**であって，典型的には非常に弱い有害な影響を及ぼす（例えば，穏やかな影響のミスセンス変異，遺伝子発現への小さな影響など）．

ありふれた有害アレルはどのように維持されるか

弱い影響であっても，ありふれた疾患の感受性アレルは有害である．では，なぜそれらが発生して以来，非常に多くの世代を通して自然選択によって排除されなかったのであろうか？ 多くの複雑疾患は晩発性であり，ごく最近までヒトの寿命は短いことが一般的であったために，加齢性疾患の感受性アレルは，多くの世代の生殖率にはほとんど影響を与えてこなかったのかもしれない．それゆえに，晩発性疾患の原因アレルは自然選択圧からかなりの程度で逃れたのであろう．

多くのありふれた疾患のアレルは，ある種の利点を有しているようである．ある

図8.17 晩発性アルツハイマー病のリスクとしての3つのヒトAPOEアレルと，ヒトと類人猿間のアミノ酸の違い （A）アルツハイマー病リスクに関連する，ありふれたヒトアレル間のアミノ酸の違い．もっとも頻度の高い*APOE**ε3アレルのホモ接合体と比較して，1コピーの*APOE**ε4アレルをもつヒトは約3倍のアルツハイマー病発症リスクをもち，2コピーの*APOE**ε4アレルをもつヒトは約15倍のリスクとなる．*APOE*遺伝子から産生される成熟タンパク質は，apoE2，apoE3，apoE4という3つのアレルから翻訳されるapoEと呼ばれるタンパク質である（299のアミノ酸からなる）．それらは示しているように，112位と158位のアミノ酸のみが異なる．（B）チンパンジーとゴリラは，ヒトapoE4に似た非多型性のapoEタンパク質をもっている．点は，ヒトapoE4とチンパンジーまたはゴリラのapoEとのアミノ酸置換部位を表している．黒い点はチンパンジーとゴリラには共通で，ヒトと異なる6個のアミノ酸置換を示している．オレンジ色の点はさらにチンパンジーで異なる2か所と，ゴリラで異なる1か所を示す．ヒト*APOE**ε4アレルはヒトの原型アレルと考えられる．後から112位と158位にアルギニン/システイン変異が発生し，おそらくはそのバリアントによって付与される選択的優位性によって頻度を増やした．

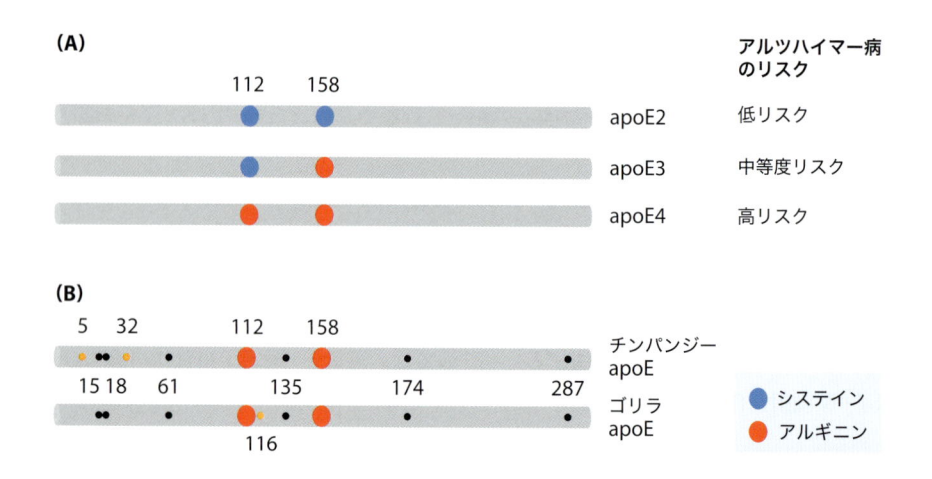

HLAアレルは特定の自己免疫疾患の感受性アレルであるが，ある種のウイルスや細胞内病原因子に対する免疫応答に非常に重要でもある．ヨーロッパ起源の多くの集団においてクローン病の発症に感受性を付与するNOD2のありふれたアレルは，自然選択によって保持されているようである(図8.11参照)．平衡選択がもっともありうる機序である——有害ハプロタイプは何らかの**ヘテロ接合体の優位性**を与えている可能性がある(例えば5.4節で記載したような，鎌状赤血球症アレルによるマラリアに対する抵抗性のような優位点)．1型糖尿病の発症リスクを高めるいくつかの感受性アレルは，同時にクローン病に対する発症防御因子としても知られている．

ありふれた疾患の(感受性)バリアントは，近過去に何らかの優位性を与えたのかもしれない．「倹約遺伝子」仮説では，ある種の遺伝的バリアントは飢餓にさらされた集団に選択的な優位性を与え，過去の食物供給が限られていた時代には利点であった．しかし，食物が豊富な現代社会になって，同じバリアントが2型糖尿病の感受性因子となったと考えられる．APOE*ε4アレルは，アルツハイマー病と同時に心血管疾患の素因を付与するが(生殖率にも影響を与える)，APOEアレルの原型アレルだったようである(図8.17B参照，類人猿との比較による)．これには，低カロリー，低脂肪な食事を摂取していた初期人類では選択的な利点があったと想像できる．しかし，長い年月のすえ，コレステロール代謝を下げるのに有利な点を付与するAPOE*ε3に次第に置き換えられた(心血管疾患のリスクを下げる)．

ありふれた疾患−まれなバリアント仮説

GWASによって同定されたありふれたリスクアレルのオッズ比は，一般的に非常に低い．どれほど多くのありふれたバリアントが疾患感受性全体に寄与しなければならないのかという疑念が，別の説明への関心を後押しした．それは，比較的最近発生したまれなバリアントが，複雑疾患の感受性の多くの，おそらくはほとんどの部分を説明するという説である．

ほどほどにまれなバリアントは，ほどほどの影響をもつ可能性がある(一般的には，ありふれた感受性因子よりも影響は強い)．非常にまれなバリアントはより強い影響をもち，そのため高い浸透度をもつことがある．自然選択下では，強い影響をもったバリアントが集団内において多くの世代にわたって保持されないことが確実である．それらバリアントは，血縁家系のグループ，1家系，もしくはたった1症例(de novoバリアント)に限られるかもしれない．それらは祖先由来のありふれたハプロタイプブロックとしては認められないであろう．集団内からの消失とのバランスをとるために，新しい有害変異がランダムに繰り返す変異によって生じている．

ありふれた疾患−まれなバリアント仮説の1つの理論的根拠は，個々の単一遺伝子疾患の変異の大きな異質性を考えたとき，複雑疾患がそれと本当に異なるものなのか明らかではないことである．極端な考え方では，多くの複雑疾患は，極端に強い影響をもった非常にまれな変異によって病態形成が起こるメンデル遺伝性疾患のサブセットと考えられる(したがって表現型は高浸透度である)．2002年というかなり前から，NOD2の変異解析報告によって，図8.11Aに示している3個のありふれたバリアントに加えて，異質性の高いまれなNOD2バリアント群が存在しているかもしれないことが示唆されていた．ありふれた疾患に関連するDNAバリアントの異質性が高いという提案は，極端に飛躍した考え方ではない．異なる頻度のクラスに属するバリアントは異なる影響をもつことが想定されるが，非常に粗く述べると，影響の大きさは頻度に対して反比例すると考えられる(図8.18)．

まれなバリアントの小集合には，頻度がGWASの閾値よりもちょうど下の比較的

図8.18 複雑疾患に寄与する異なったクラスのDNAバリアント　「ありふれた」および「比較的ありふれた」DNAバリアントは，それが遠い昔に変異によって発生し，非常に多くの世代を下って伝達されることで，集団内でそのような頻度に達したということである．疾患に関連する「ありふれた」および「比較的ありふれた」バリアントの大多数は，非常に弱い影響しかもたない．しかし，自己免疫疾患における多くのHLAアレルのような少数のバリアントは大きな影響をもち，図中のボックスの上に雲のような点々で示している．まれなバリアントはかなり最近に発生したもので，ありふれたバリアントよりずいぶん強い効果をもちうる．しかし，それらのバリアントは，もし効果が十分に強ければ，最終的には自然選択によって取り除かれるであろう．新規(de novo)バリアントは大きな影響をもつことがあり，集団から速やかに取り除かれる可能性がある．多くの複雑疾患は，メンデル遺伝様サブセットを含んでいる．メンデル遺伝様サブセットでは，疾患表現型は非常に強い効果をもつ変異に起因し，高浸透度の表現型となる（図8.9参照）．

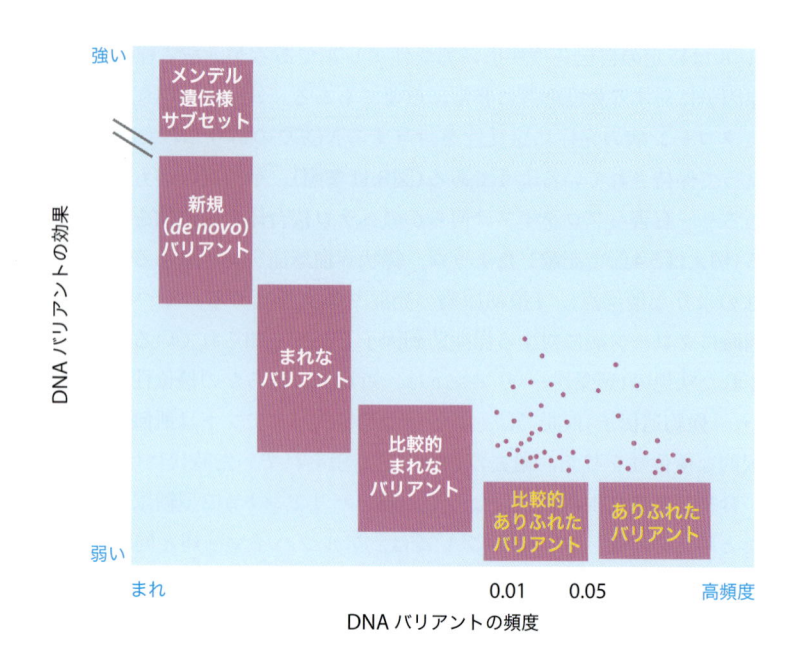

まれなもの（頻度が0.05より低い）と，非常にまれなものがあると想定できる．最もまれなバリアントは**個人特有のバリアント**(private variant)で，新規変異で発生したと想定され，孤発例を説明する（しかし，疾患の遺伝率計算には寄与しない）．それらバリアントは疾患内ではありふれていて，生殖率は非常に低いと想定できる（バリアントは強い影響をもつと考えられるため）．後述するように，複雑疾患に関連するまれなバリアントを探索するために，大規模塩基配列決定研究が2000年代終盤に開始された．

複雑疾患と関連するコピー数多型

GWASで同定されたありふれたSNPバリアントは，ある複雑疾患の遺伝率のほんの小さな割合しか説明できなかった．そこで，ありふれたSNPに起因すると考えるよりも一般集団内の多様性をよりよく説明する2つのタイプの多様性について，集中的な取り組みが行われた．

4.3節に記載されているように，ヒトゲノム内のコピー数多様性は，1塩基の変化から染色体のコピー数の変化まで幅広い範囲にわたる．**コピー数バリアント**(copy number variant：CNV)という用語の定義は曖昧であるが，中間的な長さ(100 bp〜数Mb程度)の塩基配列のコピー数の変化を意味する．CNV座位の数はSNP座位よりも少ない．しかし，CNV座位の方がサイズが大きいため，もし2つのヒトゲノムを比較すれば，CNVによる違いはSNPによる違いよりも塩基数で勝ることを意味する．

より短いCNV座位では，1座位に長さの違う多くのバリアントが存在することがある．しかし，ほとんどのCNV座位では（大きなものは特に），その多様性は単純な欠失や重複に由来する．短いCNVは塩基配列決定で解析可能だが，大きなCNVは通常，マイクロアレイ上で実行される**比較ゲノムハイブリダイゼーション法**(CGH)によって解析される．本法については，遺伝学的検査のところで記載する(11.2節，457〜459ページ)．

いくつかのCNVは非常にありふれていて(1%を超える頻度)，**コピー数多型**(copy number polymorphism：CNP)として知られる．CNPは，しばしば多重遺伝子族ク

コピー数多型（CNP）アレル	疾患
*IRGM*遺伝子（自然免疫応答に関与する）の上流の欠失	クローン病
リポタンパク質Aをコードする遺伝子の多コピー数多型のなかの低コピー数アレル（図2.12B参照）	冠動脈疾患
β-ディフェンシン多重遺伝子ファミリーに存在する高コピー数アレル。そのためにβ-ディフェンシン遺伝子が余計に存在する（β-ディフェンシン遺伝子は抗微生物ペプチドを産生するので，上皮細胞での微生物のコロニー形成への抵抗性を与える）	乾癬
補体*C4*遺伝子の単一コピー（通常は，補体*C4*遺伝子は2コピー）	全身性エリテマトーデス
*FCGR3A*の低コピー数アレル（特に欠失）。*FCGR3A*遺伝子は免疫グロブリンGのFc領域を産生し，血液循環からの抗原抗体複合体の除去および他の抗体依存性応答に関与する	

表8.7　複雑疾患に関連したコピー数多型（CNP）の例　（Girirajan S et al. [2011] *Annu Rev Genet* 45: 203-226; PMID 21854229 より）

ラスター内で遺伝子のコピー数を変化させることで，さまざまな疾患と関連することが発見されている（表8.7の例を参照）。

神経精神疾患におけるCNPとCNV

神経精神疾患は表現型異質性と大きく関連し，生殖率も低下するのだが，しばしば大きなDNA断片のコピー数変化を示す。精力的に研究されている2つの疾患は，統合失調症（主として，長年にわたる妄想と幻覚で定義される）と自閉症スペクトラム（3歳より前に始まる，社会的相互関係・意思疎通の著しい異常によって定義される異質性に富む表現型スペクトラム。重篤な知的障害を有することもあるが，比較的通常の生活を送り，職業上の際だった業績を上げることもある）である。

高精度核型決定によって，自閉症スペクトラムの5％に細胞遺伝学的にわかる染色体再構成があることが示されている。大規模なスクリーニングから，対照群と比べ自閉症スペクトラム患者には，顕微鏡下では見えないありふれたCNPやまれなCNVのより大きな遺伝的負荷が存在することが示唆されている。欠失と同様，重複は疾患に寄与する。CNVの多くは *de novo* に発生することがわかっているが，一部は親から受け継がれ，しかも時に親は非罹患である。

伝達されるCNV数は，対照者と自閉症スペクトラム患者ではほとんど変わらない。しかし，罹患者での *de novo* のCNVは対照集団よりも一般的に多く，典型的には3～6倍頻度が高い。多くのケースでは1遺伝子の発現の変化が発症原因であるにしても，自閉症スペクトラムに関連した多くのCNVは多くの遺伝子を含んでいる（表8.8）。統合失調症関連CNVの一部は，1q21.2（欠失），22q11.2（欠失），16p11.2（重複），2p16.3の*NRXN1*座位領域のさまざまなサイズの大きな欠失のように，自閉症と関連している領域と共通している。

自閉症スペクトラムや統合失調症でのCNVはしばしば大きな影響を与えるが，*de novo* CNVは遺伝率に寄与することはなく，観察される遺伝分散のほんの一部を説明するにすぎない。

表8.8 自閉症スペクトラム（ASD）で高頻度にコピー数バリアントがみられる座位の例
[a] 同じ領域がウィリアムズ-ビューレン（Williams-Beuren）症候群で欠失している。
（Devlin B & Scherer SW [2012] *Curr Opin Genet Dev* 22: 229-237；PMID 22463983より）

座位のサイズ	遺伝子	部位	疾患誘発アレル	ASDでの頻度(%)
0.7 Mb	30遺伝子	16p11.2	欠失と重複	0.8
約1 Mb	（*PTCHD1* と *PTCHD1AS*）	Xp22.1	欠失；ほとんどが*PTCHD1AS*アンチセンス非コードRNA上流に影響する	0.5
さまざま	*NRXN1*	2p16.3	ほとんどが欠失	0.4
1.4 Mb[a]	22遺伝子	7q11.2	重複	0.2
2.5 Mb	56遺伝子	22q11.2	欠失と重複	0.2
1.5 Mb	14遺伝子	1q21.1	重複	0.2
さまざま	*SHANK2*	11q13.3	欠失	0.1

最近のヒト集団の人口の爆発的な増大は，コード領域の塩基配列バリアントの多くがまれなバリアントであることを意味する

ヒト人口は過去70,000年程度の期間において，ジェットコースターに乗っているかのような経験を経ている。この期間に，少なくとも1回，地球全体の人口がおよそ10,000人程度まで減じる**人口のボトルネック**が起きている（これは，地球全体に広がるヒトが，進化的に最も近いチンパンジーやゴリラよりも遺伝的に非常に均一であることをよく説明する）。

地球上の10,000人程度の人口は，人口増加を刺激する農業の発達までの長い間，大きく増加することなく保たれていた。その後，都市化が人口増加を新しいにレベルまで引き上げ，特に過去1,000年の爆発的な人口増加に至った（図8.19）。最近の人口の増加に伴い，数多くの新規バリアントが変異により創出され，減数分裂によって広まった。さらに，人口の増加に伴って個人間の競争が増し，選択圧が大きくなった。

過去数世紀の爆発的人口増加のため，ヒトの遺伝的バリアントの多くはごく最近のものである。したがって，遺伝子の発現に影響を及ぼす各々のDNA塩基配列バリアントの大部分は，集団内では低い頻度で存在する。このことは，数千人規模のエキソーム塩基配列決定解析が実施されてから明らかになった（「深度が深い塩基配列決定〔deep sequencing〕」）。初期のそのような2つの研究——2012年半ばおよび2013年初頭にかけて論文発表された——では，15,000以上のタンパク質コード遺伝子について，それぞれ2,440名と6,515名のヨーロッパ人あるいはアフリカ人で塩基配列決定を行っている。結果は，コード配列の大部分のバリアントは，ほとんどがこれまでに知られていないまれな（頻度の低い）バリアントであった。Fu et al.(2013)による研究（参考文献に記載）では，すべてのタンパク質コード領域の一塩基バリアント（SNV）の73%，有害SNVの83%が，過去5,000〜10,000年に発生したものと見積もられた。非常に最近発生したものであるため，それらバリアントはそれぞれ集団内ではまれである。しかし，それらバリアントは多様性の多くを説明するため，疾患感受性に重要な寄与をもつであろうと期待される。

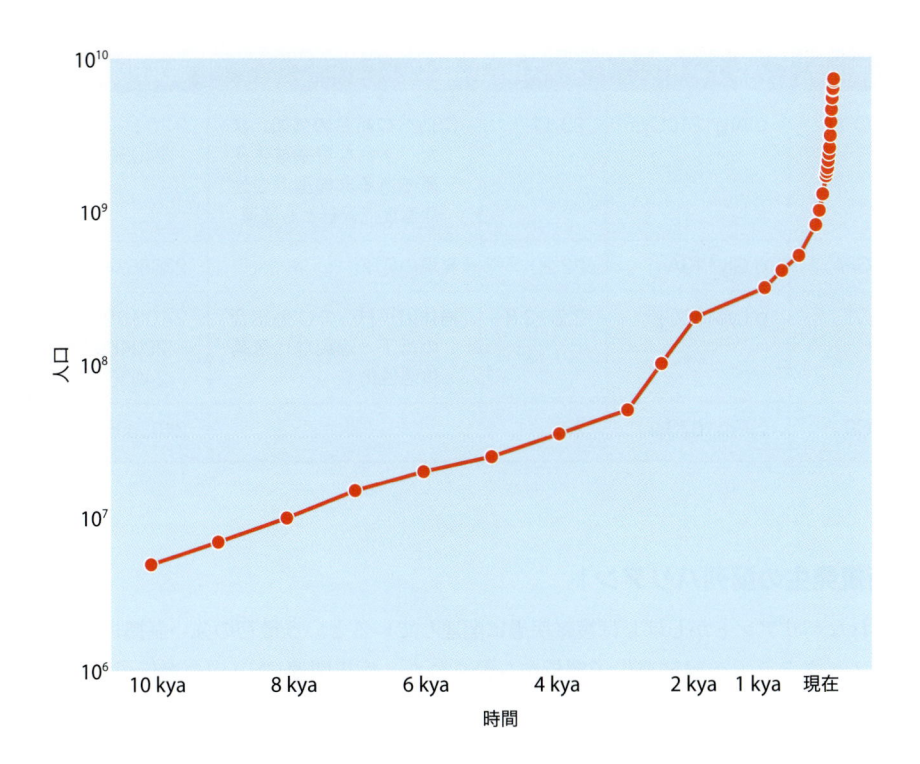

図8.19 **ゆっくりした長い増加期間の後に，ヒト集団人口は最近爆発的に増大した** 10,000年前（10 kya）のおよそ500万人から今日のおよそ70億人に至るまで，過去10,000年にわたる人口数が対数で示されている。ほとんどの期間を通して（対数表示で）線形の増加が描かれており，毎年比較的一定比率での指数関数的な人口増加を表している。人口増加の加速はここ1,000〜2,000年に始まった。

複雑疾患と関連するまれな塩基配列バリアント同定のための大規模並列DNA塩基配列決定

複雑疾患のまれなバリアントを見つけるための研究には，大規模な症例対照研究における候補遺伝子塩基配列決定とエキソーム塩基配列決定がある。前者では，ありふれた感受性因子としてもっともらしい（またはありうる）遺伝子のスクリーニングに注力し，まれな疾患関連バリアントがあるかどうかを確認する。

複雑疾患のリスク因子を同定するためのエキソーム解析は，単一遺伝子疾患の疾患遺伝子の同定ほど単純ではない。GWASで通常用いるカットオフ値0.05よりも少し低い頻度の比較的まれな塩基配列バリアントが中等度の有害影響をもち，健常集団にもそれなりの頻度で存在していることがあり，そのことが感受性バリアントの同定を困難にさせる。

少なくとも，比較的まれなバリアントはそれなりに容易にスクリーニングできる（数百人の患者パネルのエキソーム解析を行い，複数例で見つかるバリアントを見つけ，非常に多くの罹患者パネルでそれらのバリアントについて遺伝型を決めればよい）。候補遺伝子についての非常にまれなバリアントの同定は，非常に多数の患者パネルを使うことで簡単に行うことができる。また，それらは大きな影響をもつであろうから，比較的容易に同定できる欠失，フレームシフト，スプライス部位変異であろうと期待される。しかし，非常にまれなバリアント同定のためにあてもないゲノムワイドスクリーニングを実行するのは多大な労力が必要である（少なくとも非常に多くの個人のエキソーム解析が必要であろうし，望ましくは全ゲノムスクリーニングがなされるべきである）。

もっともまれなバリアントは，*de novo*に発生する**個人特有の変異**（private mutation）である。それらは，罹患者とその両親を解析できれば比較的容易に確定できる。そのようなバリアントは神経精神疾患によく認められ，表現型の大きな異質性に関連し，また生殖率も下げる。

表8.9　加齢黄斑変性の発症素因となる補体遺伝子内の強い影響を有するまれなバリアントの例　（PMID：PubMed（http://www.ncbi.nlm.nih.gov/pubmed/）の識別番号．用語解説参照）

遺伝子	バリアント	オッズ比	コメント	論文PMID
CFH	p.Arg1210Cys	23.11	C3bへの結合の欠如．また，まれな腎糸球体疾患である非典型溶血性尿毒症症候群とも関連	22019782；24036949
CFI	p.Gly119Arg	22.20	発現の低下	23685748
C3	p.Lys155Gln	2.2〜3.8	補体因子HへのC3b結合の低下，過剰な代替補体活性化	24036949；23046950；24036952
C9	p.Pro167Ser	2.2		24036952

新規発生の配列バリアント

まれなバリアントがしばしば複雑疾患に関連しているという最初の強い証拠は，自閉症スペクトラムの候補遺伝子解析から得られた．疾患関連CNV内の遺伝子がDNA塩基配列決定によってスクリーニングされ，高浸透度の疾患関連点変異と欠失がさまざまな遺伝子で見つかった．

自閉症スペクトラム発症者の *de novo* 変異の頻度は対照者と有意には違わないが，対照や非罹患同胞に比して，罹患者は非同義置換とナンセンス変異の比率が有意に高い．すなわち，罹患者は有害な変異をより高い**負荷**でもっている．多くの場合で関係遺伝子はシナプス機能に関連し，ニューレキシンとそのリガンドのニューロリギン，シナプス足場タンパク質などをコードするものが含まれる．他の多くの遺伝子は脳で発現し，シグナル経路に関連している．

まれなバリアントによる全体的な寄与

2009年頃から，複雑疾患の感受性に対するありふれたバリアントとまれなバリアントの相対的な重要度に関する激しい論争がある．遺伝子の大規模塩基配列決定は，GWASで見つかったありふれたリスク座位において，疾患と関連するまれなバリアント（いくつかは大きな影響をもつ）を同定した．例えばGWASは加齢黄斑変性において，遺伝的感受性の50%がある補体因子遺伝子（*CFH*，*C3*，*CF1*，*C2-CFB*）内のありふれたバリアントに起因することを確立した．そして，それらの遺伝子に対する最近の塩基配列決定によって，強い影響をもついくつかのまれなバリアントが同定された（**表8.9**）．

表8.9に匹敵する類似の成功例では，他の複雑疾患に対するありふれた感受性座位がいくつか見つかっている．しかし，見つかっていない多くの事例もある．例えば加齢黄斑変性では，多くのありふれた感受性座位の塩基配列決定解析では，補体経路以外のまれな疾患関連バリアントを発見することはできなかった．また，異なる自己免疫疾患の感受性遺伝子としてGWASで同定された25遺伝子の大規模塩基配列決定では，疾患に有意に関連するまれなバリアントを見つけることはできなかった．

逆もまた正しい．メンデル遺伝様サブセットに属すアルツハイマー病での原因遺伝子のように，高浸透度のまれな疾患関連バリアントの存在する遺伝子には，ありふれた疾患感受性アレルはないかもしれない．これについては8.3節で詳述する．

8.3 複雑疾患の遺伝的構造と，環境の寄与とエピジェネティック要因についての発展途上の知識

本節では，複雑疾患に対する遺伝的感受性の同定に関しての進歩，特に2007年の大規模GWAS開発以来の進歩について概説する。また，得られたデータが複雑疾患の分子基盤の理解を容易にすることを示し，臨床的応用の可能性を概説する。最終的には，複雑疾患に寄与する他の要因の問題，すなわち環境要因が疾患にいかなる役割をもつか，エピジェネティックなクロマチン修飾がいかに関連するかにも目を向ける。

ゲノムワイド関連解析の成功と有用性

GWASは当初の期待を上回った。2000年代中盤から，複雑疾患との何千もの強固な関連が記録されてきた。数という点では，クローン病や潰瘍性大腸炎を含む炎症性腸疾患が際立つ成功を収めている(表8.10)。表現型が高度に均一であったり，人生後期に発症する疾患は，GWASから大きな成果が得られることが強く予測される。例えば自閉症スペクトラムや統合失調症のような非常に異質性の高い疾患の場合には(どちらも高い遺伝率を有する)，GWASはうまくいかないことが予想される。

GWASによって，少なくともそれなりの影響をもつ多くのバリアントが見つかるであろうとの期待は，ほとんどが達成されなかった。GWAS前時代に見つけられた，例えば自己免疫疾患に対するHLAバリアント，アルツハイマー病のapoE4のようなバリアントが，どのありふれたバリアントよりも強い影響を有していた。重要なことは，GWASによって同定された大部分のバリアントは1.3より小さいオッズ比しかもたず，同定されたバリアント全体の遺伝分散に対する寄与はしばしば極めて小さいということである。

次第に，研究動向は異なった研究のデータを集積して実施するメタ解析になってきた。試料数を増やすことで，ありふれたリスクバリアントの同定が可能になる。しかし，拡大された研究で同定されるどのバリアントも，非常に弱い影響しかもたないであろうと考えられる。図8.14Cに示されている冠動脈疾患研究は，この困難さを示している。この研究の最初のGWAスキャンは合計85,000人で実施され，最も有意な

疾患	関連DNAバリアントの数	
	2007年[a]より前に同定されたバリアント	2007年から2013年中ごろまでに同定されたバリアント
強直性脊椎炎	0	13
クローン病	3 (NOD2, IBD5, IL23R)	140
多発性硬化症	0	52
原発性胆汁性肝硬変	0	28
関節リウマチ	2 (PAD14, CTLA4)	30
全身性エリテマトーデス	2 (PTPN22, IRF5)	31
1型糖尿病	3 (INS, PTPN22, IRF5)	40
潰瘍性大腸炎	1 (IL23R)	133

表8.10 自己免疫疾患と炎症性疾患に対する非HLA座位リスク因子の同定に関するGWASの結果 [a]2007年に最初の大規模ゲノムワイド関連解析(GWAS)が発表された。(Visscher PM et al. [2012] *Am J Hum Genet* 90:7-24; PMID 22243964 より元の論文を更新)

SNPが，その後の56,000人以上の再確認群で遺伝型を決定された。しかし，最も有意なものでもオッズ比はすべて1.2より小さかった。最近の統合失調症に関する大規模GWAS(参考文献のRipke et al. [2013]参照)は13の新規リスク座位を同定し，リスク座位の総数を2倍以上にした。しかし，最も高いオッズ比はたった1.238であった。その著者たちは，統合失調症にはそれぞれが非常に弱い影響をもつ8,000を超えるSNPリスク座位が存在するであろうと推定している。

GWASの有用性

GWASはどれほど有用であったのだろうか？ 疾患リスク予測への応用の初期の期待はくじかれた(次の項で述べるように，この分野は難しいものになっているようである)。とはいっても，GWASは非常に重要であって，いくつかの有望な臨床応用がある。これについては参考文献のManolio(2013)を参照してほしい。薬剤の開発とその毒性(この分野への遺伝情報応用は第9章で考察する)，感染症に対する抵抗性をもたらす因子の同定(疾患の新規治療への可能性も含む)，疾患の亜型分類などである。しかし，GWASの主要な直近の寄与は，複雑疾患の生物学的経路や成り立ちに関して新しい知見を与えてくれたことである。そのような知見は単純に分子的な病態を明らかにしただけではなく，新しい，あるいは別方向からの治療アプローチを可能にした。次節やさらにその後でも，このことを強調しておく。

疾患リスクの評価と予測

遺伝学的検査については第11章で詳述している。ここでは，遺伝学的検査に関する2つの重要なパラメーターに言及しておかなければならない。すなわち，**感度**(sensitivity，その疾患をもつすべての人に対して，テストで疾患ありと判断できる人の割合)と**特異度**(specificity，その疾患をもたないすべての人に対して，テストで疾患がないと判断できる人の割合)である。

　複雑疾患の感受性に関して同定された遺伝的バリアントは，一般にかなり低いオッズ比を示す。もし，遺伝学的検査が複雑疾患において高い予測精度を有するとすれば，一連の検査が必要であろう。そのような検査の予測精度を測定するために，受信者操作特性曲線(receiver-operating characteristic curve：ROC curve)が用いられる。ここでは，横軸の「1－特異度」(1から特異度を引いた値)に対して，検査感度を縦軸にプロットする。その曲線の下の領域(area under the curve：AUC)は，その検査が罹患者と非罹患者をどれくらいよく区別しているかの指標である。AUC値は，0.5(疾患ありと疾患なしの識別力がない)から1.0(完璧に識別可能)の間をとる。図8.20で示しているように，シミュレーションでは，より多くの遺伝的感受性因子を考慮するにしたがって，AUC値が高くなることが示されている。

　疾患がきわめてまれな場合には，非常に高いAUC予測はほとんど実用的でないであろうことに注意する必要がある。HLA-B27は，脊椎部を侵すまれなタイプの慢性関節炎である強直性脊椎炎と非常に強く関連している。非常に印象的な70に近いオッズ比(BOX 8.3参照)と，検査の感度・特異度ともに99％であっても，HLA-B27陽性のタイピング結果によって得られる疾患リスクの予測精度は低い(さまざまな集団で，HLA-B27を有する個人の約1〜5％のみが疾患を発症する)。

　多くのありふれた複雑疾患では，GWASによって同定された複数のバリアントでさえも，遺伝学的検査に高い予測値を付与するには至らない(ほとんどのSNPバリアントは1.3を下回るオッズ比しかもたない)。ほとんどの疾患では，ヒトの疾患リスクの遺伝学的多様性のわずかな部分が既知の遺伝的バリアントで説明されるのみである

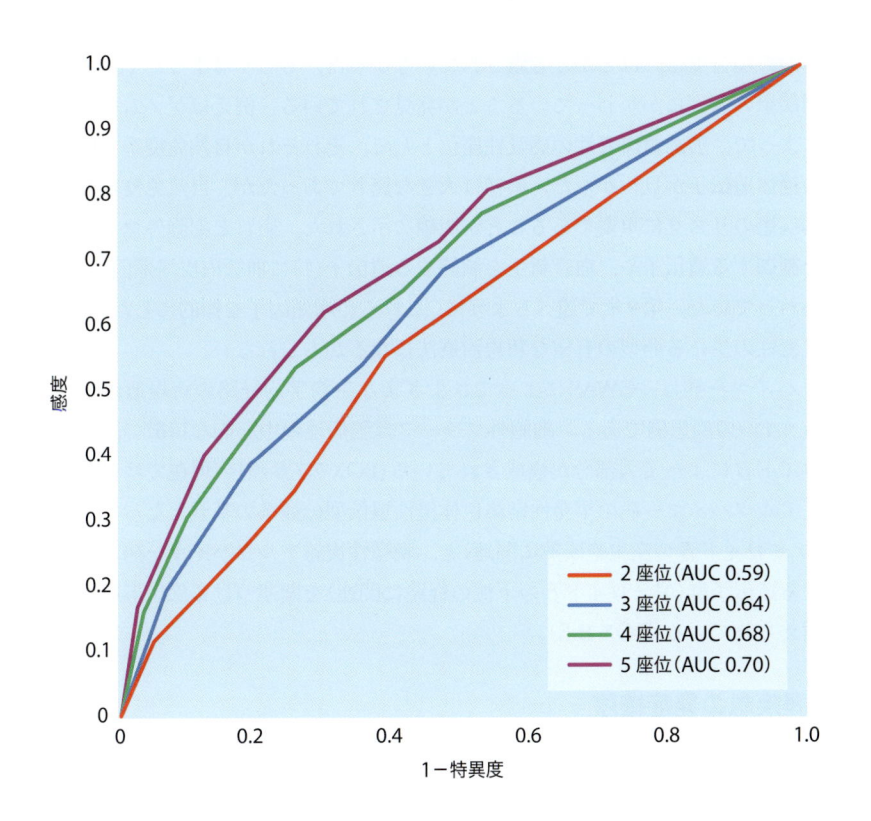

図8.20 複雑疾患における多数の遺伝的感受性因子による検査の予測精度 受信者操作特性(receiver-operating characteristic：ROC)曲線では，検査の感度(縦軸)が(1－特異度)に対してプロットされている。図には，2個，3個，4個，5個の独立な疾患感受性因子を使った検査をシミュレーションしたROC曲線が描かれている。ここでは，相対的疾患リスクを因子1から5までそれぞれ1.5，2.0，2.5，3.0，3.5と仮定している。例えば，2.0の相対的疾患リスクは，その感受性因子をもった人は，もたない人に比べて疾患発症リスクが2倍になるということである。多数の感受性因子を検査すると，曲線下面積(area under the curve：AUC)は増加する(AUC値が大きくなればなるほど，識別力が高い検査である)。(Janssens AC et al. [2004] *Am J Hum Genet* 74:585-588; PMID 14973786より。Elsevierの許諾を得て掲載)

から，個人の疾患リスク予測は現状では正確ではない。1型糖尿病はもっとも高い精度であり，家系(の遺伝的)リスクの約70%以上が，主要組織適合複合体(優性の寄与因子)とその他50以上のGWAリスク座位によって説明される。予測モデルは0.9に近いAUCをもつが，要求される水準にはまだ遠い。

私たちが個々の疾患のすべての遺伝的リスク因子を知り，それを検査可能と仮定しても，複雑疾患は遺伝要因と環境要因の組み合わせによって起こるため，全ゲノム遺伝学的検査の予測成功は部分的なものであろう。複雑疾患の遺伝率に依存して，ゲノムワイド遺伝的予測の正確性は最高でも60～90%であろう(リスクを与えるすべての遺伝的バリアントを同定でき，エラーなくその影響を評価できるとの仮定して)。複雑疾患における真に正確な検査のためには，環境要因を考慮する必要がある。

複雑疾患での生物学的経路に対する新しい知見が，疾患の分類や治療に新しいアプローチを提供する

疾患リスク因子を同定するための遺伝学的研究法およびそれに続く機能解析は，分子レベルで複雑疾患の生物学的経路を解明するためにはきわめて重要である。そのような知識から，新たな薬物の標的や治療法を開発したり，新規**バイオマーカー**(biomarker)を発見したりすることについての展望が開ける。この場合のバイオマーカーとは，客観的な測定が可能で，疾患過程の各段階の指標として評価が可能な生物学的分子のことである(薬物の効果やその他の新しい治療法の評価の助けとなりうる)。

すべての遺伝的構成要素を明らかにした後には，1つの複雑疾患が異なる疾患の集合体であることが明らかになるかもしれない。その知識は，正確な病態の種類に即した治療を集中して実施することを可能とするであろう。がんの遺伝学はこの段階にあり，第10章では遺伝学的研究が乳がんなどを異なった亜型に分類している方法について考察する。

いくつかの場合では，ほとんど考慮されていなかった，もしくはまったく新しい経路が複雑疾患の病因にかかわっていることが発見されている。例えばゲノムワイド遺伝解析によって，加齢黄斑変性の感受性座位として，それぞれが自然免疫系で機能する複数の補体遺伝子が見つかった。最初は大きな驚きであったが，自然免疫応答の多様性が本疾患のリスクに重要であることが明確に示された。脂質と細胞外マトリックス経路を制御する遺伝子や，血管新生を制御する遺伝子(特に血管内皮増殖因子)も病因にかかわっていた。第9章で述べるように，これらの増殖因子を標的にした抑制は，加齢黄斑変性の主たる亜型の有望な新規治療法になるかもしれない。

アルツハイマー病は，GWASによってさまざまな生物学的経路の新規遺伝子が示されたもう1つの疾患例である。細胞外プラークは脳病理の中心的な特徴で，凝集したアミロイドβによって大部分が構成されている(BOX 7.7参照)。現在ではアミロイドβは，アルツハイマー病の早発性常染色体優性遺伝型の亜系の基盤となっている遺伝子群(アミロイドβの産生や成熟に関連)と，晩発性複雑アルツハイマー病に感受性を付与する遺伝子群(アミロイドβの下流の経路に関連)を関連づける疾患形成経路の中心に据えられている(BOX 8.5)。

炎症性腸疾患の発症機序

GWASは，クローン病と潰瘍性大腸炎の研究で非常な成功を収めた。これらの炎症性腸疾患は，罹患部位(クローン病は胃腸管のどの部位でも発生しうる。潰瘍性大腸炎は結腸・直腸に限定している)と罹患組織の広がり具合(クローン病では腸壁全体，潰瘍性大腸炎では腸管の上皮のみが侵される)によって区別される。どちらの疾患も腸の微生物に対する異常な免疫応答の結果であるが(図8.21)，GWAS以前は，その分子病態はほとんどわかっていなかった。

GWASのおかげで，現在では合計163か所の炎症性腸疾患のリスク座位が知られている。このなかで，30か所(ありふれたNOD2バリアントを含む)はクローン病特異的，23か所は潰瘍性大腸炎特異的，110のリスク因子は両疾患に共通である。関連遺伝子は，さまざまな生物学的な過程で機能し，それら遺伝子のほとんどは2つの疾患で共有される生物学的経路に組み込まれている。

GWASでの発見は，発症機序についての重大な再考を促した。関連するいくつかの経路の重要性は驚きであった。例えばクローン病のリスクバリアントには，自食作用(オートファジー：使い古された細胞小器官と非常に大きなタンパク質凝集体の処理をするリソソームによる分解過程)で役割をもつ5つもの遺伝子が含まれる。今では，オートファジー装置は，免疫応答や炎症の制御を含めた細胞内の多くのストレス反応経路と相互作用することがわかっている。

別の際立つ想定外の発見は，双方の炎症性腸疾患におけるインターロイキン-23(interleukin-23：IL-23)経路の重要な役割であった。両疾患の組織損傷は，かつては古典的なヘルパーT細胞群によって主に引き起こされると考えられていたが，GWASによって，IL-23と，IL-17の産生と慢性炎症を伴うTh17(最近，ヘルパーT細胞の亜集団であることが発見された)の活性化が関与していることがわかった。この発見は，クローン病の治療法としてIL-23に対するモノクローナル抗体を使用した臨床試験の実施を促した。

異なった疾患経路の連結

複雑疾患の分子病理が解明され始めるにつれ，異なる疾患での分子構成物と生物学的経路間の連結が形成されていくだろう。驚くことではないが，共通する感受性因子群

BOX 8.5　常染色体優性遺伝と複雑性アルツハイマー病の共通した生物学的経路

優性遺伝するまれな若年性アルツハイマー病は，通常30〜60歳で発症する（ありふれた非メンデル遺伝形式のタイプでは，発症年齢は通常65歳以降である）。若年発症でも晩発発症でも，死後の脳病理所見は同じである。すなわち，主に多少サイズの異なるアミロイドβ（Aβ）ペプチドで構成される細胞外プラークが豊富なことと，ほとんどがtauタンパク質によって作られる細胞内神経原線維変化である。

Aβペプチドは，770アミノ酸からなる膜貫通アミロイドβ前駆タンパク質（APP〔神経細胞表面で受容体として機能するタンパク質〕）の切断により形成される。APPは，神経細胞の接着や神経軸索の形成や成長など，さまざまな神経細胞の機能にかかわる。Aβペプチドは，銅，亜鉛，鉄などの金属イオンと結合する金属キレート剤として知られ，金属イオンを減らす。Aβペプチドはまた，抗微生物機能をもつようである。Aβペプチドは，アルツハイマー病の原因物質と考えられている。その根拠は，病理学およびAβがプリオンと同じような方法で凝集を促進するという観察結果（248ページのBOX 7.7参照），そして遺伝的解析（次節で記載する）に基づく。

早発性アルツハイマー病の遺伝学的研究から，APPとその切断酵素が関与することが示される

常染色体優性早発性アルツハイマー病のゲノムワイド連鎖解析で，3個の原因遺伝子が同定された。APPタンパク質を産生するAPP遺伝子，APPをプロセシングしてAβを作ることに関与するPSEN1とPSEN2遺伝子である。APPのプロセシング反応は，2つのエンドプロテアーゼによる連続した切断が必要である。最初はβ-セクレターゼ（BACE1とも呼ばれる）が，APPのN末端の大きな細胞外部位のほとんどを切断する。次に多サブユニット性のγ-セクレターゼが，膜貫通部位を切断する。γ-セクレターゼの触媒サブユニットはプレセニリンタンパク質で，プレセニリン1またはプレセニリン2である（それぞれPSEN1遺伝子，PSEN2遺伝子によってコードされる）。

γ-セクレターゼは，二者択一の1か所を切断して，異なった長さの一連のAβアイソフォームを生み出す（図1）。$Aβ_{42}$アイソフォーム（42アミノ酸長）は，病態形成に最も大きな寄与をする（アミロイド凝集体をより形成しやすい）と考えられている。しかし，多くみられる$Aβ_{40}$アイソフォームとは違い，$Aβ_{42}$アイソフォームは通常，多くの量は産生されない。

Aβの過剰産生は病態形成を促進し，上流でのAPPの過剰産生は疾患の引き金となりうる。したがって，局所的なAPP遺伝子の重複を起こす変異は，アルツハイマー病（加えて大脳のアミロイド血管症〔脳内の動脈壁へのAβの集積による〕）の原因となる。アルツハイマー病の神経病理は，21トリソミーであるダウン（Down）症候群患者でもみられる。これはAPPが21番染色体上に位置しており，ダウン症候群では3コピーのAPPがあるためだと考えられる。

しかし，ほとんどの原因APP変異では，ヘテロ接合性のミスセンス変異がAPP切断部位（特にγ-セクレターゼ切断部位）に非常に近い所に分布している。そのことは，γ-セクレターゼによる切断あるいはその制御が，疾患発症に決定的な意味をもつことを示唆している。APPミスセンス変異は$Aβ_{42}/Aβ_{40}$の比率を上げ，疾患原因となっていると考えられている。PSEN1とPSEN2での原因変異もまた，ヘテロ接合性のミスセンス変異である。それらもまた，$Aβ_{42}/Aβ_{40}$の比率を上げる効果をもつようである。

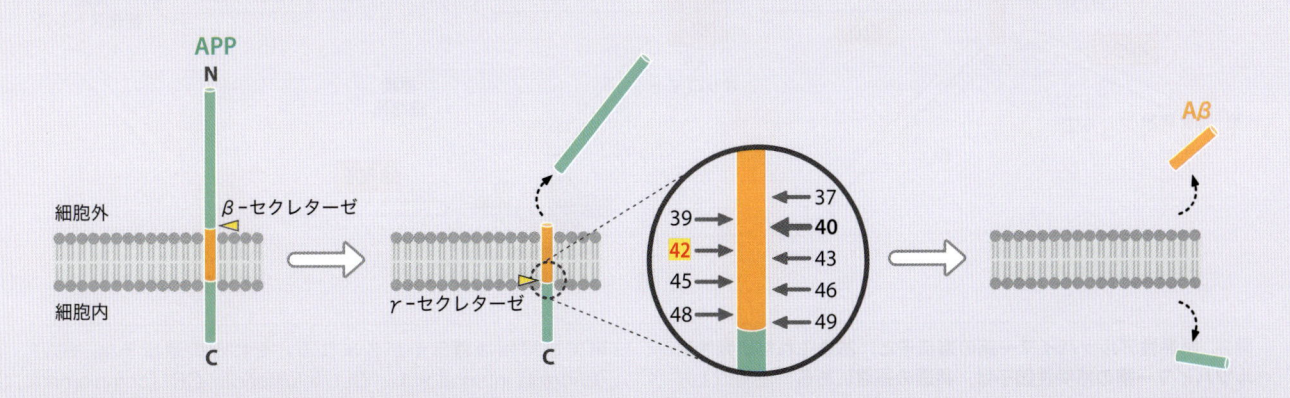

図1　APPアミロイドβ前駆タンパク質からのアミロイドβの産生　770アミノ酸残基からなるAPPが最初にβ-セクレターゼによって切断され，APPの大きな細胞外部位のほとんどが放出される。続いて，膜結合γ-セクレターゼが715位または714位を切断し，48または49アミノ酸をもつアミロイドβ（Aβ）ペプチドが形成される（オレンジ色の四角で表現されている）。それからさらに削られ（1度に3アミノ酸ずつ），37〜49アミノ酸の異なった長さのアイソフォームが作り出される。このうち，$Aβ_{40}$が最も頻度の高いアイソフォームであるが，$Aβ_{42}$が最も凝集しやすい。

BOX 8.5 （つづき）

アポリポタンパク質Eが，早発性と晩発性アルツハイマー病の研究突破口であり共通経路である

初期の連鎖解析で，晩発性アルツハイマー病の遺伝子が19q近位に存在することが示唆された。19q13上の遺伝子によってコードされることが知られているアポリポタンパク質E（ApoE）は，老人性プラークの構成成分であると同定された。in vitroにおいてApoEアイソフォーム間でのAβへの結合力の相違が見つかり，その後，*APOE*ε4*アレルがアルツハイマー病と非常に強く関連することが見つかった（オッズ比は多くの集団で4近い）。

アポリポタンパク質E（ApoE）は，脂質代謝を制御するリポタンパク質複合体の重要構成成分である。制御は，1つの組織細胞から別の組織細胞への脂質の輸送・運搬を指揮することで行われる。ApoEは主として肝臓で産生され，脳においてAβが関与する経路で働く（図2）。*APOE*は，常染色体優性遺伝の早発性アルツハイマー病（例えばプレセニリン変異による）の表現型の修飾遺伝子であることも示されている。

Aβ代謝は，APPからの産生と除去のバランスであり，除去は，酵素的分解（タンパク質分解：proteolysis）と，血液脳関門を通した脳からの受容体媒介輸送（クリアランス：clearance）で行われる。病態形成は，Aβの量，またはAβ$_{42}$量のAβ$_{40}$量に対する比の増加が原因であり，可溶性Aβオリゴマーが第一義的な寄与をしている可能性がある（長期増強電位の機能障害によるシナプス伝達への影響も知られる）。可溶性Aβオリゴマーは，神経細胞死の原因となる神経原線維変化の形成を誘導するtauタンパク質の産生とリン酸化を制御することによって，いくらかの影響を発揮しているのかもしれない（図2参照）。Aβオリゴマーは，最終的には細胞外老人性プラークに沈着する可能性のある原線維にまでも凝集しうる。プラークは，さらなる病態形成をもたらす炎症を惹起しうる。

GWASは新たなバリアントを同定し，その一部は別試験でも再確認され，感受性因子として確立された。*APOE*のように，それらはAβを含む経路に関連があるが，多くはAβの産生と脳からのクリアランスに働いている（図2参照）。しかし，遺伝子のいくつかは，炎症（*CR1*遺伝子と*CLU*遺伝子），あるいは自然免疫応答（*CD33*；図には示されていない）に役割を果たす。新しく晩発性発症の感受性因子とされたどのバリアントも，強い影響はもっていない（典型的にはオッズ比は1.15～1.10）。しかし，この疾患の生物学的経路が明らかになってきたので，薬物療法の新しい標的が判明してきた。

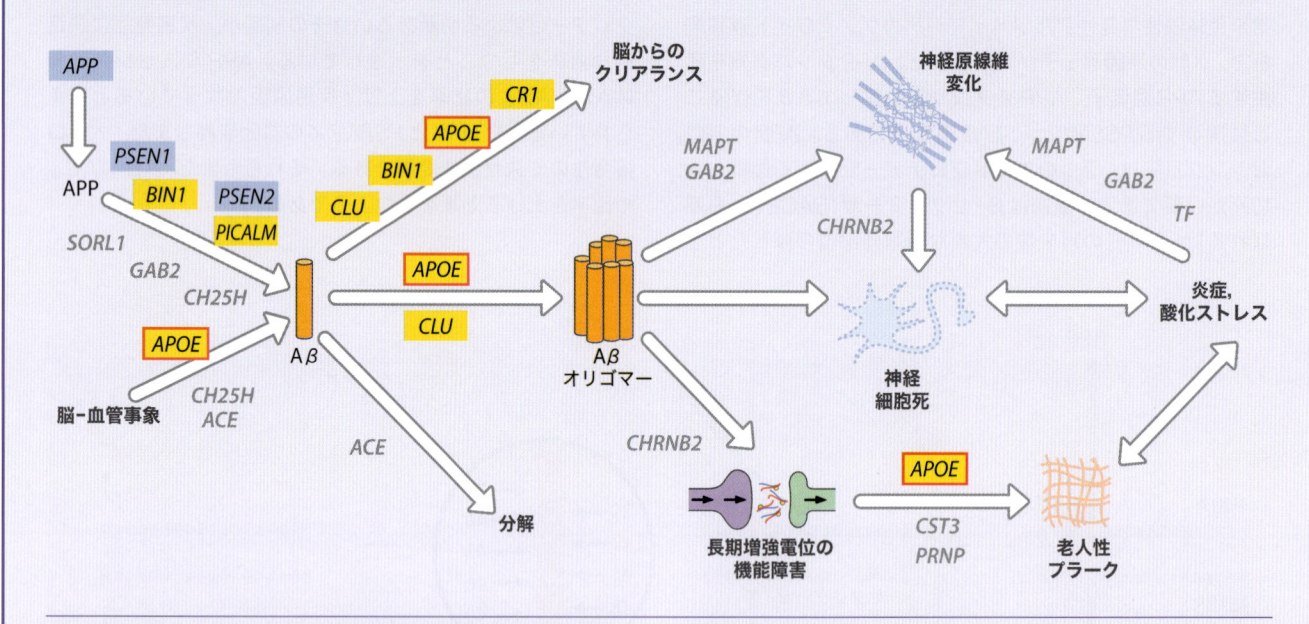

図2 早発性アルツハイマー病の遺伝子と，ありふれた晩発性アルツハイマー病の感受性因子は，共通の経路にある 左側の上方に青色で強調されている遺伝子記号は，パラメトリック連鎖解析で同定された早発型の遺伝子である。ここには原因バリアントが位置し，高浸透度である。GWASによって原因とされた座位は，一般的にそれほど強くない，あるいは弱い影響をもつありふれた疾患感受性因子として黄色で強調されている。このなかには，以前から原因とされていた*APOE*遺伝子（APOEは比較的強い影響を有し，赤い縁取りで区別されている）と，その他いくつかの再現実験可能な遺伝子が含まれる。それらの遺伝子は，*BIN1*（bridging integrator 1），*CLU*（clusterin），*CR1*（complement component 3b/4b receptor1），*PICALM*（phosphatidylinositol binding clathrin assembly protein），*CD33*である。薄い灰色で示された遺伝子記号は，機能解析により関係が示されたものである。*SORL1*遺伝子も，早発性アルツハイマー病症例における塩基配列解析で関係があるとされた。（Bertram L & Tanzi RE [2008] *Nat Rev Neurosci* 9:768-778; PMID 22482448より。Macmillan Publishers Ltdの許諾を得て掲載）

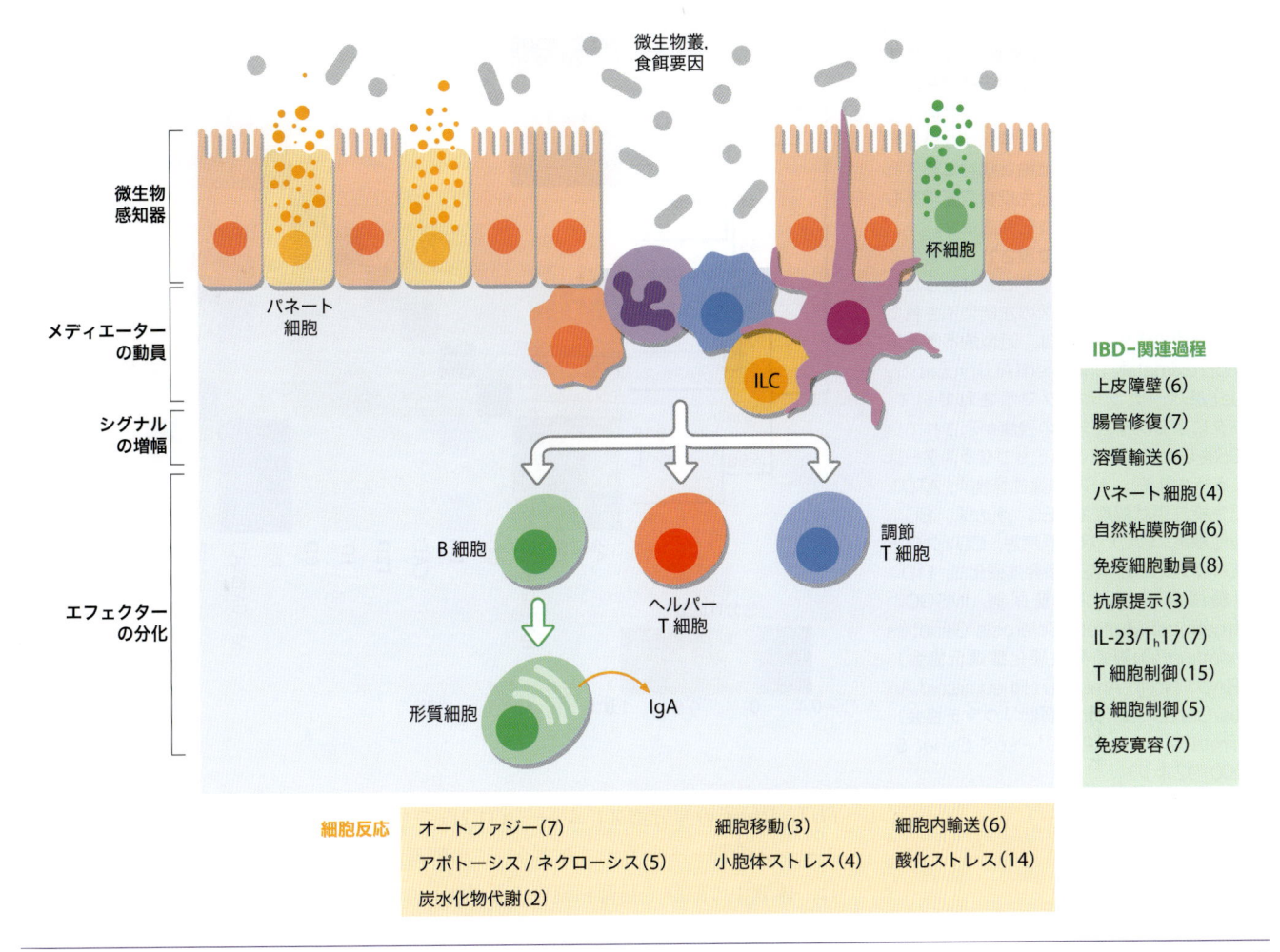

8.3 複雑疾患の遺伝的構造と，環境の寄与とエピジェネティック要因についての発展途上の知識　307

図8.21　ゲノムワイド関連解析(GWAS)は，炎症性腸疾患(IBD)の病態形成に関する貴重な視点を提供する　腸管の恒常性の維持には，上皮細胞(杯細胞，パネート細胞)と自然免疫・獲得免疫の両システムの細胞との協調した活動が関与する。障壁の透過性亢進は，自然免疫系の細胞によって認識される微生物の侵入(図中の正中上)を許す。自然リンパ球様細胞(innate lymphoid cell : ILC)が，部分的にはB細胞，ヘルパーT細胞，調節T細胞などの獲得免疫系の細胞を動員する細胞外メディエーターを放出することで，適切な応答を統合する。遺伝的バリアント，微生物叢，免疫因子が，それらのシグナルのバランスに影響を与える。IBD-関連SNPと連鎖不平衡にある遺伝子は，腸管の恒常性と免疫の観点からみた機能によって分類される。それぞれの生物学的カテゴリーに属する関連遺伝子数が括弧内に示されている。個々の遺伝子名は原本の図で確認できる。(Khor B et al. [2011] *Nature* 474:307-317; PMID 21677747 より。Macmillan Publishers Ltd.の許諾を得て掲載)

や生物学的経路は自己免疫疾患群内で見つかる。例えば，PTPN22タンパク質のありふれたR620Wアレルは，いくつかの自己免疫疾患の疾患リスクを修飾することが知られている。しかし，今起こっていることは，大きく異なる疾患どうしの予期せぬ連結である。どの程度のGWAバリアントプロファイルを共有するかによって，異なる疾患どうしの遺伝的プロファイルを比較するヒートマップを描くことができる(図8.22)。

防御因子と，感染症に対する遺伝的抵抗性の基礎

疾患のリスクを高める感受性因子と同様に，遺伝研究では，疾患リスクを減じるような一連の**防御因子**(抵抗因子[protective factor])の同定が行われる。表8.11には，さまざまなありふれた疾患で同定された防御因子を示した。このような情報は，第9章で例示するような新規治療法を示唆するものである。

しかし，ある疾患の防御因子は，他の疾患の感受性因子でもありうる。ありふれた

図8.22 GWA遺伝学的多様性プロファイルによる，異なった複雑疾患間の関連を示したヒートマップ 疾患ペア間で関係がある場合はオリーブグリーン色で，関係がない場合は紫色で示されている。縦軸と横軸に記されている疾患の略称は，自己免疫構成要素をもつ疾患はマジェンダ色，炎症疾患はオレンジ色，その他の疾患は黒色で表されている。これらの関係を距離メトリックとして使った階層的なクラスタリングが図の左側に示されている。左側の赤色の数字は，近似的不偏確率値（approximately unbiased（AU）probability value）がパーセンテージで示されていて，データによるクラスターの強度が示されている（95％以上のAU確率値をもつクラスターは強く支持される）。AS：強直性脊椎炎，ATD：自己免疫性甲状腺疾患，BC：乳がん，BD：双極性障害，CAD：冠動脈疾患，CD：クローン病，HT：高血圧，MS：多発性硬化症，T1D：1型糖尿病，T2D：2型糖尿病，IMSGC：International Multiple Sclerosis Genetics Consortium（国際多発性硬化症遺伝協会），NARAC：North American Rheumatoid Arthritis Consortium（北米関節リウマチ協会）。(Shirota M et al. [2009] *PLoS Genet* 5: e1000792より)

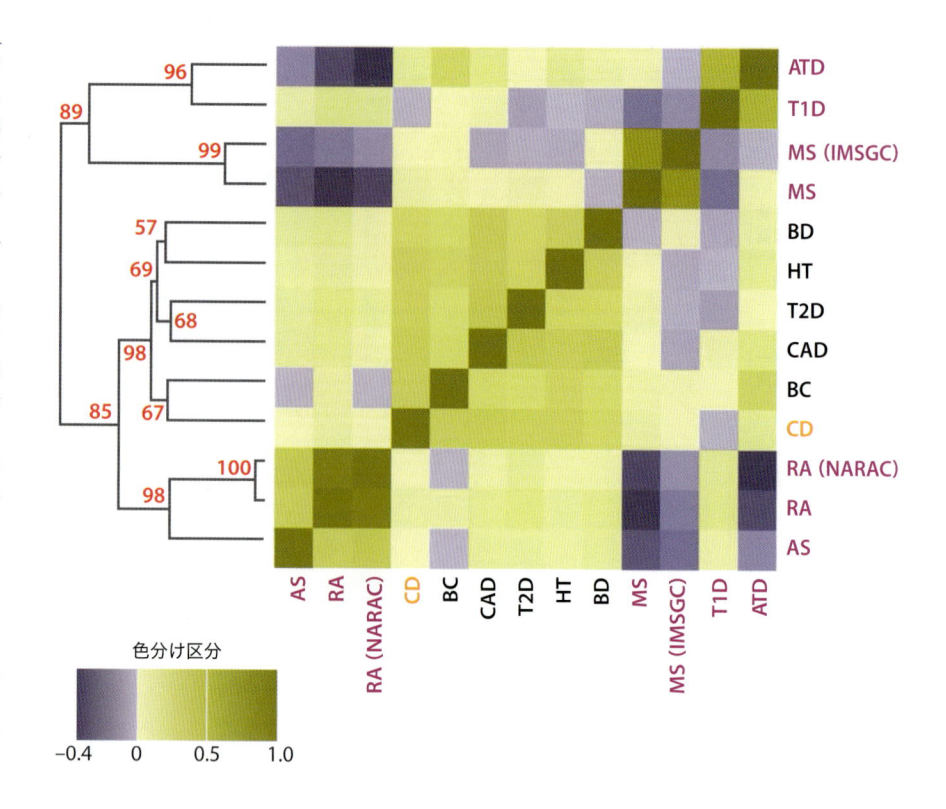

*FUT2*遺伝子の非分泌アレル――α(1,2)-フコース転移酵素をコードする遺伝子のナンセンス変異――を考えてみよう。この酵素は，H抗原の合成を完成させる。H抗原は，体液中の細胞や腸管粘膜の表面に認められるABO組織血液抗原の前駆物質である。非分泌アレルのホモ接合体は，分泌液や腸管粘膜にH抗原を提示することができず，最も頻度の高い非細菌性胃腸炎の原因であるノロウイルスのいくつかの系統に非常に抵抗性である。しかし，その個人は，おそらくは腸管に住み着いている多様な微生物叢の変化によって，クローン病や1型糖尿病のリスクが高まる(図8.23)。

防御因子は特に感染症において注目される。感染症を遺伝性疾患とは考えていないかもしれないが，宿主の遺伝因子は感染症に対する感受性に重要である。遺伝学的多様性は，外来抗原の認識と抗原を攻撃する免疫系の最も重要な構成要素である。結果として，病原体の認識や応答の仕方が個人間で大きく異なることになり，一部の個人は特定の病原体系統による疾患に抵抗性となる場合がある。

連鎖解析で成功例がないことは，感染症に対する主要なリスク因子が比較的まれなことを示唆しているが，GWASはある程度の成功を収めた。既知の座位には防御因子が目立つ（しかし，いくつかのHLA座位は，感受性または防御的な素因をコードするアレルを有している）。

HIV／AIDSの大規模GWASでは，説得力ある新しい関連を同定することはなく，既知のHLAクラスIの関連が再確認された。しかしGWASでは最近，重症マラリアに対する2つの新規抵抗性座位が同定され，また，ハンセン（Hansen）病に対する中国からのGWASでは，5個の新しいリスク座位が明らかにされた。前者の研究では，マラリア抵抗座位の1つは，熱帯熱マラリア原虫（*Plasmodium falciparum*）の病態形成段階の宿主細胞である赤血球の主要カルシウムポンプを産生する遺伝子*ATP2B4*の中に同定された。

感染症に関するありふれた因子が非常に弱い影響しかなく，ほとんどすべての既知の感染症リスク因子がエキソン内にマッピングされるとすれば，研究の趨勢はエキ

疾患	防御因子	コメント
ありふれた非感染性疾患		
アルツハイマー病	APOE*ε2	ありふれたアレル
	APP*A673T	APPの切断を阻害し，アミロイドβの産生を減らす
冠動脈疾患	PCSK9*C679X	PCSK9はコレステロールの恒常性維持に重要であり，その不活性化は脂質レベルを低下させる。C679Xアレルの頻度は米国の黒人人口の1.8%に達する
冠心疾患	血液型O	血液型ABは有意なリスク因子である
クローン病	PTPN22*R620W	ありふれたアレルで，1型糖尿病と関節リウマチの強いリスク因子でもある
	CARD9*IVS11+1G>C	まれなスプライス部位バリアントで，強度に防御的である（オッズ比0.29）
関節リウマチ	HLA-DRB1*1301	抗シトルリン化タンパク質抗体を有する罹患者70%で防御的に働く
感染症		
HIV-AIDS	CCR5Δ32	まれな32 bpの欠失が，感染前にHIVが結合するヘルパーT細胞の受容体量を減らす。ホモ接合体はAIDSに対して抵抗性である
マラリア（*Plasmodium falciparum*）	ヘモグロビンS	高感染率地域の集団ではよくみられる（5.4節参照）
マラリア（*P. vivax*）	DARCの不活性化（Duffy血液型）	DARCは，*Plasmodium vivax*が赤血球に侵入するために結合するケモカイン受容体をコードする。不活性化変異のホモ接合体は防御的に働く
ノロウイルス性胃腸炎	FUT2*W143X	このよくみられるナンセンス変異のホモ接合体は，α(1,2)-フコース転移酵素を合成できない（図8.23とその説明を参照）

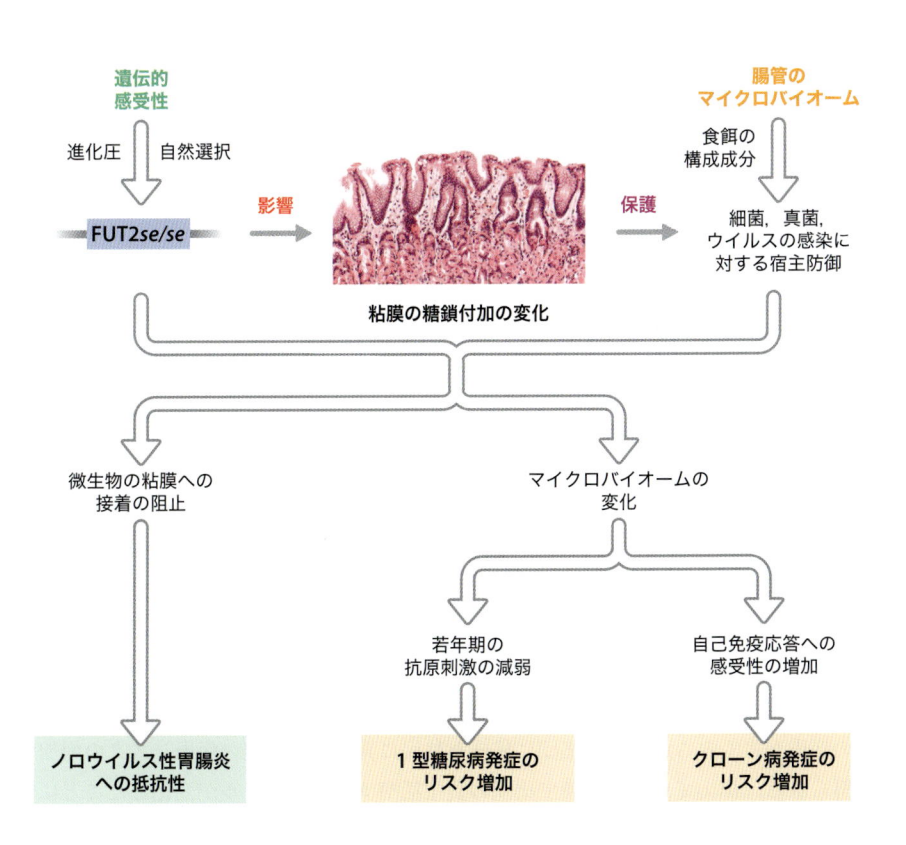

表8.11 ありふれた疾患の保護的バリアントまたはアレルの例 非HLA遺伝子：APOE，アポリポタンパク質E；APP，アミロイドタンパク質前駆体；CARD9，カスパーゼ動員ドメインファミリーメンバー9；CRR5，ケモカイン(C-Cモチーフ)受容体5；FUT2，フコース転移酵素2；PCSK9，プロタンパク質転換酵素ズブチリシン/ケキシン9型；PTPN22，タンパク質チロシンホスファターゼ，非受容体型22。

図8.23 1型糖尿病の病態形成における，FUT2の非分泌型と腸管マイクロバイオーム間の相互作用関与の可能性 ありふれたFUT2の非分泌型(se)アレルは，粘膜の糖鎖付加プロファイルを変化させ，微生物が粘膜上皮細胞と胃上皮の粘液層に接着するのを防ぐ。このヌル(null)アレルは，宿主を細菌，真菌，ウイルスの感染から保護する進化圧の下で自然に選択された。しかし，これは同時に腸のマイクロバイオームのバランスを崩すことになる。この結果として，現代社会の人の若年期において免疫系への抗原刺激が減少し，非分泌型アレルのホモ接合個体は，1型糖尿病発症のリスクが高まることが考えられる。

ソーム塩基配列研究に移行していくであろう。

複雑疾患での遺伝子-遺伝子相互作用(エピスタシス)

ヒトの遺伝的関連解析は，体系的に**エピスタシス**(epistasis)を考慮していない。エピスタシスとは遺伝子の相互作用の形式であり，最初は実験モデル生物において，1つの座位の複数アレルが他の遺伝子のアレルの表現型を隠す(抑制する)ことを説明するために用いられていた。もちろん，遺伝子-遺伝子間の促進的な相互作用も発生するので，現在ではエピスタシスは，異なった座位間の相加的な組み合わせからの統計学的な「ずれ」すべてを含む言葉となっている。

疾患感受性の場合，異なる座位の2個のリスク因子の組み合わせによってもたらされるリスクは，もしそれらが独立に機能するならば，各々のリスクのかけ算と考えられる。しかし，もし2つのリスク因子座位が相互作用するのであれば(エピスタシス)，組み合わさったリスクは各々のリスクのかけ算の結果から有意に偏向するであろう。

遺伝子-遺伝子相互作用は，どれくらい頻繁におこるのだろうか？　同じ生物学的経路で機能する遺伝子は互いに相互作用する可能性が高く，モデル系で多くの例が見つかっている。ヒトにおける認識されていない遺伝子-遺伝子相互作用が，遺伝率の見積もりをより大きなものにしているのかもしれない(なぜGWAバリアントが想定される遺伝率のごくわずかしか説明できないのかの理由ともなる)。しかし，ヒトにおける確実な遺伝子-遺伝子相互作用の例は，ほとんど知られていない。

ときおり，GWASで相互作用するリスク因子が見つかることがある。乾癬に関する最近のGWASで，HLA-Cw6リスクアレルを有する個人にだけ乾癬感受性因子として影響する*ERAP1*(endoplasmic reticulum aminopeptidase 1)座位のバリアントが見つかった。*ERAP1*と*HLA-C*座位間に注目すべき相互作用が見られることは，*ERAP1*がMHCクラスⅠ抗原の処理および提示に関して重要な役割をもつので，生物学的にも道理にかなっている(BOX 8.3の図1参照)。*ERAP1*のバリアントは，HLA-B27アレルをもつ個人の強直性脊椎炎のリスクにも影響する。

GWASは，多座位解析(特に2座位間の関連)を含めるようになってきている。しかし，初期の結果では，1座位関連が基本にあって，明らかな多座位関連は曖昧であることが示唆された。この領域の展望と課題の背景については，参考文献のCordell(2009)を参照すること。

複雑疾患における遺伝子-環境相互作用

環境要因は，感染症とがんにおいては明らかに重要である(がんについては第10章参照)。しかし，環境要因は，それら2疾患以外の複雑疾患においても重要であることが認識され始めている(いくつかの単一遺伝子疾患についても同様) (表8.12)。一卵性双生児でも複雑疾患の表現型の不一致がしばしば見受けられることから，これはそれほど驚くことではない(表8.4)。一卵性双生児は同じ受精卵から発生し，同一のDNAプロファイルをもつと期待される。もし，一組の双生児の片方がクローン病のような複雑疾患を発症し，片方は健康な生活を送ったら，DNA以外の要因が重要であると考えられる(あるいは受精後の体細胞変異が役割を果たす可能性もあるが)。

環境要因の重要性に関する明瞭な証拠は，ある疾患の低リスクコミュニティーからその疾患がよくみられる社会集団に移った移民に発生する特定の疾患リスクの増加から得られる。加えて，地球規模で集団の食生活やライフスタイルが変化したことに伴

表8.12 非感染性および非がん性疾患に寄与するさまざまなタイプの環境要因の例　[a]潰瘍性大腸炎には働かない。喫煙は、どちらかといえば潰瘍性大腸炎には防御的に働く。

環境要因	例
子宮環境における催奇形因子と異常代謝物レベル	低葉酸は二分脊椎のような神経管欠損のリスクを高める
バランスの悪い食事	2型糖尿病での過剰摂取と過度な脂肪食
喫煙	冠動脈疾患，クローン病[a]，加齢黄斑変性など多くの疾患リスクを高める
感染性微生物への曝露	消化性潰瘍におけるピロリ菌(Helicobacter pylori)感染
片利共生微生物	炎症性腸疾患，2型糖尿病での腸管細菌叢

い，肥満や2型糖尿病のような疾患頻度が絶え間なく増加している。

遺伝子−環境相互作用は，それらが同定あるいは認識されていない場合，遺伝的影響（または環境の影響）の同定を困難にさせるという意味でも重要である。集団が何らかの遺伝的バリアントの効果を修飾する特定の環境要因にさまざまに曝されているときには，遺伝子−環境相互作用により疾患の関連は一定しない結果となりうる（図8.24）。そのため，遺伝子−環境相互作用の理解は，複雑疾患の発症予防戦略の開発を可能とする。つまり，環境要因への曝露を最小限にすることで，遺伝的感受性因子の有害な影響を最小限にすることができる。

大量の環境要因

環境という用語は，この文脈では多層的な意味をもっている（事実上，細胞内のDNA多様性に由来するのではない，疾患リスクを変えうるすべての要素を含んでいる）。外的な物理的な環境もある。人生のごく初期から晩年まで，私たちはさまざまな程度の放射線源に曝露されているし，非感染性疾患の感受性に影響を与えるような感染因子にも曝露されている。子宮では，私たちは子宮内環境に曝露され，妊娠期間中に母親が消費したものにさまざまに影響されるであろう。生後，そして人生を通し，私たちはきわめて多種多様な外来分子を口から取り入れ，その表面に接触している。意図的に口に入れる分子（食事や飲料物，刺激物などとして）は，ある部分はライフスタイルの選択と考えられるのかもしれない。それらはまた，私たちが経験する肉体的・精神的な活動の量や，私たちが受けるストレスの程度などと相まって，疾患感受性に関して重要である。

それに，私たちの体内には**マイクロバイオーム**(microbiome)──ヒトの一部をなす多種多様な**微生物叢**──がいる。そのほとんどは細菌で構成されており，個々人のマイクロバイオームは，私たち自身の細胞の10倍の数をもち，ほとんどが腸内に生息している（平均的な腸内マイクロバイオームには，おそらく5,000の細菌種がいる）。私たちに対しての有益性に加えて（前述），マイクロバイオームは疾患感受性に大きな影響を与えている──（上記記載および参考文献のVirgin&Todd [2011]参照）。最終的に，私たちの体の細胞内の環境があり，細胞外の環境と結びついている。ここで，互いに関連する2つの重要な要素が，ミトコンドリア（BOX 8.6）と，DNAメチル化を含むクロマチン修飾である（DNAメチル化については次節で記載する）。

遺伝子−環境（G×E）相互作用研究は，伝統的に候補遺伝子についての症例対照研究によって行われてきた。しかし，GWASの出現で，仮説なしのゲノムワイド解析が行われるようになった。ただし，G×EのGWASでは，同じ程度の主要影響を同定しようとすると，標準的なGWASよりもおよそ4倍の試料数が必要となる。小児喘息

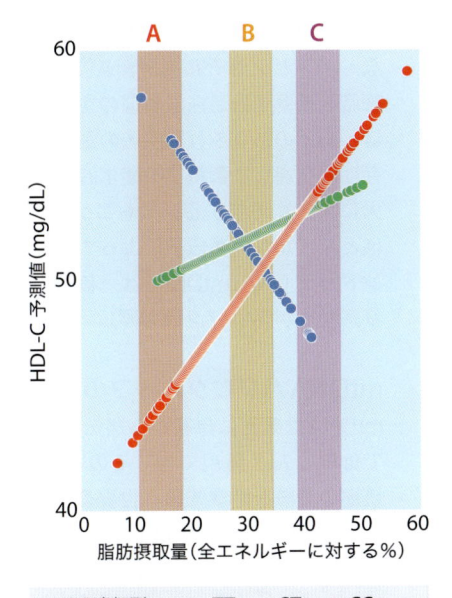

図8.24　**遺伝子−環境の相互作用の重要性の一例**　脂肪摂取量の全体の差による，高密度リポタンパク質コレステロール(HDL-C)の予測値の多様性が，肝性リパーゼ座位のLIPC遺伝子の-514(C/T)多型(rs1800588)による3つの遺伝型ごとに示されている。低脂肪摂取（バンドA）ではTT遺伝型（Tアレルのホモ接合体）との組み合わせが最も高いHDL-Cレベルをもたらす。中等度脂肪摂取（バンドB）では，遺伝型とHDL-Cレベルの関連はない。高脂肪摂取（バンドC）では，TT遺伝型がHDL-Cレベルは最も低い。そのため，遺伝子−環境相互作用は，HDL-Cレベルのような医学的に重要な表現型の遺伝的および環境的決定因子を同定するために重要である。日常の食餌脂肪摂取量に依存して，TT遺伝型が高HDL-Cとなる（バンドA），低HDL-Cとなる（バンドC），あるいはHDL-Cレベルとまったく関連がない（バンドB）など，さまざまな結論が導かれる可能性がある。(Manolio TA et al. [2006] Nat Rev Genet 7:812-820; PMID 16983377より。Macmillan Publishers Ltd.の許諾を得て掲載)

BOX 8.6　ミトコンドリアDNAハプロタイプグループと，ありふれた疾患におけるミトコンドリアDNA多様性

ミトコンドリアは私たちの細胞の力の源であるから，細胞の能力（特に，脳や筋肉などの高エネルギー要求組織の細胞）は，ミトコンドリアの効率に大きく依存している。食物（つまりカロリー）が豊富にある環境では，ミトコンドリアは細胞を最適な状態に保つために効率的にエネルギーを産生する。カロリー摂取が厳しく制限されると，ミトコンドリアと細胞の効率が悪くなる。

ミトコンドリアは，核遺伝子がどのように発現するかに重要な影響をもつ。ミトコンドリアは，さまざまなシグナル経路やクロマチンヒストンのリン酸化およびアセチル化に必要な，ATPとアセチル補酵素A（アセチルCoA）を作る。また，細胞を損傷する活性酸素種の主要な発生源でもある。加齢はほとんどのありふれた疾患の主要なリスク因子であって，生存期間を通して蓄積する酸化的損傷は，細胞の非効率化の増大に大きく寄与する。ミトコンドリア機能の遺伝的制御は，ほとんどが核内遺伝子によって規定される。しかし，ミトコンドリアDNA（mtDNA）は，核DNAよりも変異に対してより感受性が高い（7.2節参照）。

mtDNAハプログループの進化

mtDNAは厳密に母親から遺伝するので組換えは集団レベルではほとんど無視でき，そのためmtDNAのSNPは進化系統樹の分岐を形成する。世界のmtDNA系統の主たる亜集団への分化は10,000年以上前に発生し，mtDNAハプログループ（haplogroup）と呼ばれている。ハプログループは，ヒトが新しい地域に移動するに伴って発達し，地域特異的なハプログループの多様性を形成した（図1）。

ヨーロッパ人の95%以上が，10の主なハプロタイプ（H, J, T, U, K（Uの亜グループ），M, I, V, W, X）のうちの1つに属する。これらのいくつかは，ヒトの複雑形質と関連している（例は以下を参照）。それぞれのハプログループは集団のなかで，特定の塩基配列バリアントを含むmtDNA関連の「クレード（分岐群）」と呼ばれる1つのグループを定義する。ミトコンドリアDNAのハプログループは，ミトコンドリア呼吸鎖の会合と安定性，呼吸鎖タンパク質の合成，いくつかのありふれたヒト疾患の病態生理に関与する細胞内の酸素フリーラジカルの産生傾向などに影響を及ぼす。

論争はあるが，ヒトmtDANハプログループの分布は，気候を含む環境的な負荷によって影響されたといういくつかの証拠がある。核－ミトコンドリアDNA共進化は，他の種では気候の変化に関係している。

ミトコンドリアDNAとありふれた疾患

mtDNAの単一遺伝子の大きな影響をもつバリアントによって発症する，あるいはmtDNAの多遺伝子の欠失や重複によって発症する，さまざまなまれなミトコンドリア病が知られている。弱い影響を有するありふれたmtDNA多型，とくにSNPは，そのようなまれな疾患の浸透度を変化させることが知られている。さらに最近では，多様な関連解析により，ありふれたmtDNA多型が幅広い種類の複雑疾患（神経変性

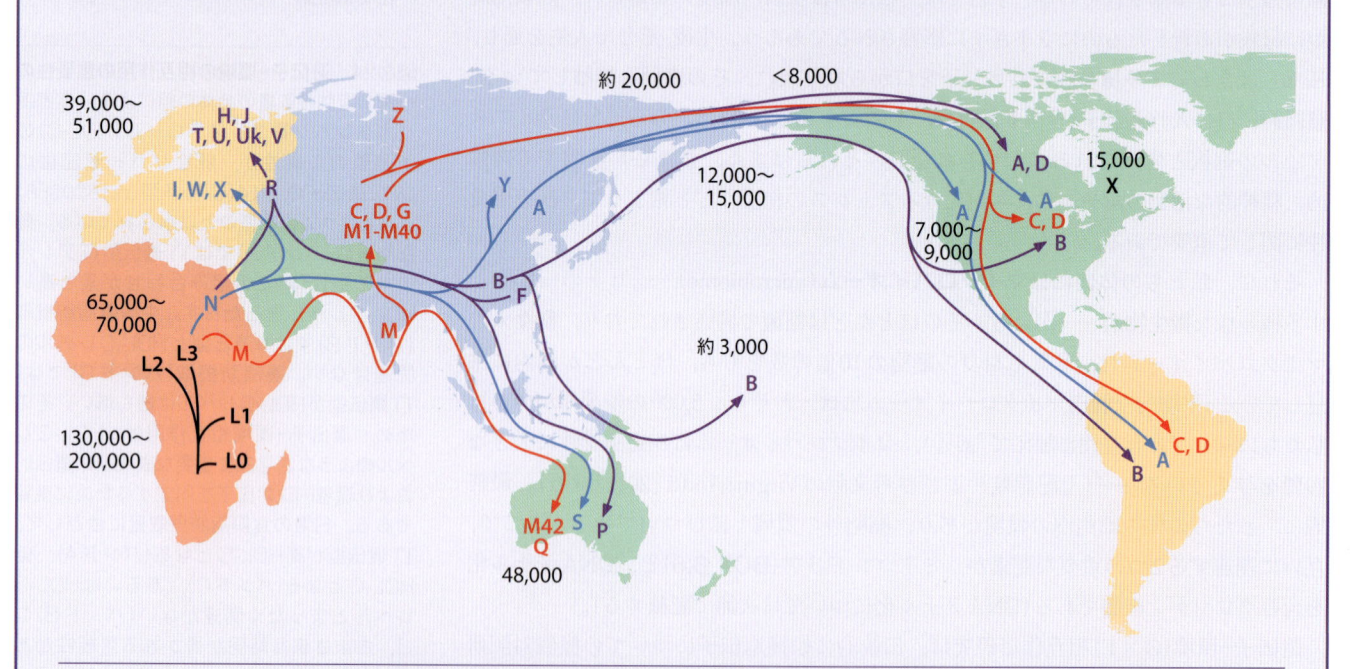

図1　mtDNAハプログループの進化　推定変異率は2.2～2.9%/百万年である。時間推定は，現在から遡って数えた年数である。（MITOMAPデータベース http://www.mitomap.org より）

> **BOX 8.6** （つづき）
>
> 疾患，精神疾患，心血管疾患，その他多くの疾患）の感受性に影響を与えていることがわかった。その例は，Gomez-Duran Aら（2010）*Hum Mol Genet* 19: 3343-3353（PMID 20566709）の補足データの表を参照のこと。
>
> ある種のmtDNAハプログループは，疾患と関連していることが示されている。最も頻度の高いmtDNAハプログループHはヨーロッパ人の40％に認められるが，重篤な感染症（敗血症）での生存可能性を2倍に高めることに関連している。しかし，このハプログループのサブグループは，神経系に影響する晩発性変性疾患に対するリスク因子であることが明らかとなっている。このことは，感染症が比較的短い期間でヨーロッパのmtDNAの進化を形作り，mtDNAハプログループHの頻度を高めたが，その結果，それらが現代において晩発性のありふれた疾患の素因となったという可能性を提起するものである。
>
> ありふれた複雑疾患にmtDNAがよく関係しているにもかかわらず，正確なハプログループの関連はいつも一定しているとは限らない。この理由の一部は，いくつかの研究ではコホート対象者数が限られており，統計的検定力が制限されていたことによる。別の論点としては，異なった人種集団ではmtDNAハプログループの頻度が異なっていることである。さらなる交絡因子は，繰り返し発生した変異により系統樹の異なった分岐上で起きた同じ塩基置換であり（mtDNAの**成因的相同**という），これはヨーロッパ人における遺伝学的多様性の20％にもなる。機能的な成因的相同を含むサブハプロタイプの頻度は異なる集団では差異があり，サブハプログループの分布も集団によって異なっている。結果として，主たるハプログループがいくつかの集団で疾患と関連していても，他の集団では関連していないこともありうる。

において大気汚染に対する感受性を付与する遺伝子同定を目指すような，さまざまなG×E GWASが開始された。

前向きコホート研究

複雑疾患の遺伝的および環境的基盤の研究法として，症例対照研究が最も広く行われてきた。症例対照研究では，罹患者と健常対照者が典型的には**後ろ向き**に研究対象となる（つまり，疾患は既に発生しており，環境要因への曝露など以前の出来事について質問が行われる）。結果として，研究対象の選択などすべてのタイプのバイアスを受けやすい。

前向きコホート研究は，長い期間の枠組みで個々人を研究することによって，ほとんどのバイアスを取り除くことができるという大きな利点を有している。前向きコホート研究は疾患発症の**前から**開始され，対象の詳細な情報を記録したり将来の検査のためのサンプルを収集したりしながら，観察対象を定期的に評価していく。このような研究では罹患者を選ぶことはないので，統計学的に有意な数の罹患者を最終的に確保するためには，研究は大規模である必要がある。

前向きコホート研究の一番の例は，UK Biobankプロジェクトである。2007〜2010年にかけて，40〜69歳までの503,000人の英国民を募集し，30年にわたって定期的に検査しながら観察が行われる予定である（**表8.13**）。研究の30年間の枠組みのなかで，健康なままの人と疾患を発症した人を比較することによって，広範なありふれた晩発性疾患（がん，心疾患，脳卒中，糖尿病，関節炎，骨粗鬆症，眼疾患，うつ，種々の認知症など）の遺伝的決定因子についての重要な情報が得られることが期待されている。本研究はまた，それぞれの疾患に遺伝要因と環境要因がどれくらい影響するかを測定する手助けになるであろう。

表8.13 英国バイオバンク(UK Biobank)前向きコホート研究の構成 (Manolio TA et al. [2012] *Am J Epidemiol* 175:859-866; PMID 22411865 より。Oxford University Pressの許諾を得て掲載)

基本質問事項	基本検査項目	追跡測定項目
社会人口学的質問 家族歴 環境 生活スタイル 認知機能 食事頻度 インターネットを使った24時間食餌アンケート	血圧 体重，生体インピーダンス（体脂肪） 腹囲長，臀囲長 座高，身長 握力 骨密度 三軸加速度計(活動性測定) 高精度の表現型捕捉（100,000～150,000人の参加者を募集）：聴力，血管反応性，視力，屈折障害，眼内圧，角膜生体力学的検査，光干渉断層撮影法，体力測定	血液，尿，唾液の保管 繰り返しの基本項目検診（20,000人の参加者） 国民健康記録の参照：死亡，がん，入院，一次医療受診歴

複雑疾患と加齢におけるエピジェネティクス：重要性と実験的アプローチ

　環境要因が複雑疾患に対して影響を与える際には，どのように働いているのだろうか？　それらは何らかの形で私たちの遺伝子発現に影響しているに違いない。それらは細胞内のDNA塩基配列を変化させ，DNAレベルで発現の変化を引き起こすことができる(環境中の突然変異誘発物質についての4.1節での考察を思い出してほしい)。

　もしそれが感染因子であった場合，それらは細胞の挙動を変化させる新たな遺伝子もしくはタンパク質を導入することができる。また別の方法(非常に一般的に起こるらしいことが現在ではわかっている)では，細胞のエピジェネティックな構成(**エピゲノム**)が変化する。第6章では，エピジェネティックな影響が遺伝子発現をいかに制御するか(6.2節)，そしてそれがいくつかの単一遺伝子疾患に対してどのような重要性をもつかということをみてきた(6.3節)。そして第10章では，エピジェネティックな影響ががんにとってどのように重要かを示す。ここでは，その他の複雑疾患に対するエピジェネティックな影響に注目する。

　非常に安定なゲノムとは異なり，**エピゲノム**(epigenome)は比較的不安定である。エピゲノムとは実際上，全染色体でのクロマチン状態(主にシトシンのメチル化，ヒストンの修飾，ヌクレオソームの位置によって決定される；6.2節参照)のことである。ある環境刺激(シグナル)への反応で，エピゲノムは有意に変化しうるし，結果として遺伝子発現の重要な変化を引き起こしうる。

　以下の2番目および3番目の項で記載するように，エピゲノム変化は個人の一生を通して起こる。それらは加齢において重要である——複雑疾患の頻度の高いリスク因子である——と考えられていて，なぜ一卵性双生児が違ってくるのかという，少なくともその一部を説明しうる(一卵性双生児に発生した受精後の異なる突然変異もその説明の一部となるであろう)。

　発生初期は，細胞のエピゲノム状態が急速に変化する期間である(メチル化の目印がゲノム全体にわたってリセットされることも含めて，178ページの図6.14参照)。またこの時期，エピゲノムは環境要因に特に感受性である。後述するように，一般的な理論では，成人の慢性疾患は若年期に起因するとされており，環境要因によるエピゲノムの変動は魅力的な説明である。これがどのようにして起こるか，以下で考察する。

実験的研究

エピゲノムは異なったタイプの細胞間で大きく異なっているので，エピゲノムの解析は，潜在的にゲノム解析よりも複雑である．その結果，複雑疾患のエピゲノム要因研究は，ゲノム研究よりかなり遅れている．しかし，ここ最近，細胞のエピゲノム状態を明確化しようとする大きな前進が開始されている．

DNAメチル化の全体のパターン解析（「メチローム解析」）が比較的に進んでいる（いくつかの細胞タイプにおいて，5-メチルシトシンの場所が全ゲノムにわたり1塩基レベルの解像度でマッピングされている）．研究者は今や，Illumina社のInfinium Human Methylation450 bead chipのようなマイクロアレイを使い，大規模DNAメチル化スキャンを全ゲノムに対して実施できる．Infinium Human Methylation450 bead chipでは事実上，全タンパク質のコード遺伝子にわたる485,000か所のシトシンのメチル化部位（プロモーター，非翻訳配列，第一エキソン，その他の遺伝子本体部位を含めて，1遺伝子に対して平均17か所のCpG部位）がスキャンの対象となっている．

複雑疾患へのエピゲノムの寄与度を同定しようとする全ゲノム対象の研究が，ありふれた神経疾患や自己免疫疾患を含めた複数の疾患群に対して開始されている．

加齢に伴うエピゲノム変化

加齢は複雑疾患に対する重要なリスク因子であり，細胞，組織，臓器機能における進行性の効率低下といえる．DNA複製やDNA修復，遺伝子発現制御における内在的エラーを含め，細胞の処理過程の能力には生来の限界がある．したがって，年齢を重ねると，遺伝的な（DNA配列の）変化およびエピジェネティック的な変化は次第に蓄積される．体性幹細胞（組織の恒常性維持に機能する）のゲノムおよびエピゲノム的な変化が，加齢現象の本質であるのかもしれない．

私たちの細胞に蓄積するエピジェネティックな変化は，遺伝的変化から二次的に起こったものかもしれないし（エピジェネティック機構を制御するDNA配列の変異），エピゲノム制御装置の生来のエラーによるものかもしれない．しかし，エピジェネティックな変化は，環境要因によって頻繁に導入されうるし，確率論的（偶然）な要因の結果でもあるうる．シトシンのメチル化とヒストンの修飾パターンは年齢と共に変化する．例えば前者では，加齢の間，シトシンメチル化はゲノムの全域で進行的に失われる．しかし，この全体的な低メチル化の一般的なパターンに対して（遺伝子領域外の多くのメチル化部位を含めて），ある種の遺伝子のプロモーターでは高メチル化が起こる．

一卵性双生児のエピジェネティック変化

エピジェネティック変化は，一卵性双生児の外見や行動が最初は非常によく似ているが，健常な表現型のさまざまな面でなぜ次第に大きく違ってくるかということの主要な理由になるかもしれない．また，さまざまな複雑疾患において，一卵性双生児間でも頻繁に不一致例が認められる．

一卵性双生児は1個の受精卵に由来する（発生の非常に早い段階で胚が分割される）ので，最初は同一の遺伝的プロファイルをもっている（しかし，受精後の異なった変異は蓄積している可能性がある）．一卵性双生児でのエピジェネティックな違いは初期には最小であるが，出生前発達の時期からでさえその形成が始まりうる．どちらの親からのX染色体が不活化されるかというランダムな選択に由来する，一卵性双生児女性における異なったX染色体のメチル化パターンのように，確率論的な因子が働く

可能性もある(5.2節)。

環境要因は出生前発達においても働きうる．なぜなら，子宮内環境も異なっているからである．大部分の一卵性双生児は異なる羊膜内にいるが，この二羊膜性双生児では，通常は双生児の片方において先天性心疾患のリスクが高まる．年齢を重ねた一卵性双生児間にみられるエピジェネティックな違いにもっとも寄与するのは，おそらく，生後の環境要因への曝露の違いだろう(シトシンのメチル化とヒストン修飾パターンの双方において)．

成人の健康と疾患の発生上の起源

先駆的な疫学研究から，低出生体重は，さまざまな心血管疾患，高血圧，脳卒中を含めた，ありふれた成人疾患発症のリスクを高めることが明らかになった．妊娠中に有意に少ない栄養しか胎児に供給されなかった場合，初期発生時の再プログラミングは，低代謝率や，膵臓のβ細胞量と島機能の低下を伴う「倹約表現型(thrifty phenotype)」を胎児に生じさせるようである．**倹約表現型**は，カロリー摂取が制限された不利な状況下で生き延びるチャンスを最大にする適応と考えられている．しかし，変化した代謝は，食物が大量にある後々の生活にはうまく適応せず，メタボリック症候群(2型糖尿病，肥満，高血圧の強固なリスク決定因子を伴う)のリスクを増加させてしまう．

"Hongerwinter(飢餓の冬)"と呼ばれる，1944〜1945年の6カ月間オランダ西部で発生した戦時下の飢饉の影響は，"倹約表現型"仮説を支持するものであった．中期から後期妊娠期間中に半飢餓状態に耐えた女性が低出生体重児を出産したが，それらの児は後の生活で通常レベルのカロリー摂取に曝露され，ありふれたメタボリック症候群や心血管疾患の発症率が増加した．妊娠初期だけに飢餓を経験した母親から生まれた人は，出生体重は平均的であったが，妊娠の中期から後期に急に栄養が少なくなった人に比べて肥満の率はむしろ高く，統合失調症のリスクも高まった．これは，妊娠初期が環境要因が影響を与える特に重要な時期であることを暗示している．

幼少期や児童期のその他の栄養上のきっかけもまた，人生後期の有害な効果と関連していることがわかっているので，「倹約表現型」仮説は，胚発生期や出生初期における広範囲の環境状況がさまざまな成人疾患の感受性を決定するとする，さらに一般的な説へと拡張されている．

環境要因は発生に影響を及ぼし，人生後期の疾患リスクを増加させるようであるが，どのようにしてそのように働くのだろうか？　エピゲノムの比較的高い可塑性によって，それらが環境要因のターゲットとなっていると考えられる．このことは，実験モデルとヒト研究でのデータにより支持されている(特に，DNAメチル化パターンの環境的に誘発された変化)．DNAメチル化やヒストン修飾のようなエピジェネティックな過程は代謝因子に依存しているため，食餌内容の入手可能性の違いはエピゲノム機構に影響を与えると期待される．例えば，シトシンとヒストンのメチル化には，メチル基の供給源としてS-アデノシルメチオニンが使われ，食餌因子，特に葉酸(ビタミンB_9)はS-アデノシルメチオニンを産生する経路で鍵となる役割を果たしていることが知られている．10.3節に記載しているように，がん研究から，炎症(しばしば環境要因により引き起こされる)とエピゲノム修飾の直接の連携が，遺伝子発現を変えることが示されている．

世代を超えるエピゲノム効果

エピゲノム効果は明らかに体細胞分裂を通して伝達され，クロマチンの状態は細胞世代を通して遺伝伝達される．例えば肝細胞が分裂すると，元の細胞と同じタイプのエ

ピゲノム(クロマチン状態の全ゲノムでのパターン)を有する2つの細胞ができる。しかし,エピジェネティック効果は減数分裂を通して伝達されうるのだろうか? 環境によって誘導されたエピゲノム修飾に由来する上昇した疾患リスクのパターンは,子に伝えられ,したがって疾患リスクを高めるのだろうか?

世代を超えるエピゲノム遺伝は植物ではふつうにみられるが,動物ではまれである。線虫 *Caenorhabditis elegans* では,親の特定のクロマチン修飾因子を実験的に操作すると,3世代まで寿命が延びる。ヒトの世代を超えるエピジェネティック効果の示唆的証拠は,北ヨーロッパの研究から得られている。**父方の祖父母の人生初期における食物の入手可能性と,心血管疾患や糖尿病の関連も含めた孫の寿命との間に関連性がありそうだとするスウェーデンの研究が,その例である。**しかし,ヒトや動物モデルでの世代を超えた遺伝伝達の明確な機序は,現在でも不明である。興味ある読者には,参考文献に記載のGrossnicklaus et al. (2013)の最近の総説を勧める。

本章のまとめ

- 単一遺伝子疾患において遺伝子を同定するには,疾患遺伝子の染色体上の位置を見つけることが,しばしば頼りになる。その場所で遺伝子が探索され,有望な候補遺伝子に関して疾患関連変異の存在証拠が検証される。

- 連鎖解析は,複数家系において2か所以上の座位のアレルが同時に分離するかどうかを探求する。異なった染色体上の2つの座位,または同じ染色体上の非常に離れた座位は,連鎖しない(そのような座位のアレルは,減数分裂時にまったくの偶然の確率50%で一緒に遺伝する)。連鎖座位(染色体上で互いに近い)のアレルどうしは,ハプロタイプとしてしばしば同時に受け継がれる。

- ゲノムワイド連鎖解析は,単一遺伝子疾患の遺伝子をマッピング(座位を特定することが)できる。確定済みのゲノム領域の数百の多型マーカーが精査される。もし,マーカー座位が疾患座位に物理的に近接していれば,1つのマーカーアレルは,減数分裂を通して疾患と共に分離される傾向にあるだろう。

- 構造的な染色体異常は(特にそれが疾患散発例で *de novo* に発生していた場合),疾患遺伝子の染色体上の場所を指し示している可能性がある。

- 実際的には,全エキソーム塩基配列決定(whole-exome sequencing)は,タンパク質コード遺伝子のエキソン部位の塩基配列(加えて,隣接するイントロンの塩基配列)決定のことである。

- 成人の身長や血圧などの多遺伝子性形質は連続値であって,集団内では正規分布(ベル型分布)を示す。遺伝的感受性は,それぞれは弱い影響を有する多数の座位のアレルに起因する。

- 複雑疾患(多因子疾患)では,単一遺伝子疾患と同程度に支配的な1つの遺伝子は存在しない。多遺伝子性疾患も同様に,さまざまな非遺伝的(環境的)要因が重要な役割をもっている。

- 複雑疾患では,一個人が発症するには疾患感受性がある高い閾値を超える必要がある。罹患者は,多くの感受性座位において高リスクアレルを有する。そのため,第一度近親者は一般集団よりも高リスクなのであろう。環境要因に依存して易罹患性閾値は変わり,しばしば性差を示す。

- 表現型の分散とは,標準偏差の平方である。遺伝率は遺伝要因に起因する分散の割合である。

- 強い遺伝的要素をもった疾患では，罹患者の同胞は一般集団よりも非常に高い疾患リスクを有し，一卵性双生児は疾患の有無について二卵性双生児よりも高い一致率を示す。
- 遺伝率は固定された特性ではない。どの疾患でも集団間で異なり，環境要因が変化すれば同じ集団内でも変化する。
- 複雑疾患の連鎖解析はノンパラメトリックである。その解析では，罹患血縁者だけ（通常は罹患同胞）を検査し，偶然によって期待されるよりも高確率で共有される染色体領域を探す。
- 関連解析は，複雑疾患の感受性因子を探索するのにより適した方法である。その解析では，同じ集団から罹患者（患者）と血縁でない非罹患者（対照）を検査し，個別のバリアントと疾患の間の**統計学的関連**を探す。関連は，感受性をもっていた共通の遠い祖先から受け継がれた短い染色体領域を，多くの患者が共有するために起こるのであろう。
- 国際HapMapプロジェクトでは，さまざまなヒト集団の祖先染色体断片を決定した。共有される祖先染色体断片は，通常非常に小さい（しばしば，ほんの数kbである）。
- 候補遺伝子関連解析は，疾患と，興味ある特定の遺伝子（疾患での役割が疑われる遺伝子）のアレルとの間の関連を検証する。
- ゲノムワイド関連（GWA）解析では，高密度間隔のマーカーが必要である（連鎖と異なり，関連はDNA上の非常に短い範囲でのみ有効である）。それぞれの染色体上の何万ものSNPマーカーが疾患との関連について精査される。
- DNAバリアントは疾患リスクを高めるかもしれないし（感受性因子），減じるかもしれない（防御因子）。防御因子は特に感染症で重要である。
- 関連解析は，疾患感受性バリアントを内在するハプロタイプブロックを同定するが，原因バリアントの同定は，連鎖不平衡（ブロック内のすべてのバリアントのランダムでない関連）により困難である。
- 関連解析は，罹患者（患者）とそれに見合った非罹患者（健常対照）を解析する症例対照研究を用いる。目的は，患者と対照間で有意に頻度の異なるありふれたアレル（短い染色体断片上の）を探し出すことである。
- ありふれた疾患感受性アレルは古くに由来し，少しだけ有害である（弱いミスセンス変異のような）。それらアレルは，生殖率にほとんど影響しないことによって，あるいは現代または過去において何らかの選択的優位性も同時に付与することによって，自然選択による排除を免れる。
- ゲノムワイド関連解析（GWAS）は，何千もの疾患関連SNPマーカーを同定した。ただし，そのほとんどすべてが弱い影響しかもたないので，疾患リスクの予測には限界がある。
- コピー数バリアント（CNV）は，いくつかの疾患では高頻度で起こる。しかし，一般にCNVは，疾患の遺伝的感受性に大きな寄与はしない。
- 近代における爆発的な人口増加のため，ヒト遺伝子発現に影響する多様性の多くは，まれ（低頻度）な一塩基バリアント（SNV）である。
- まれな疾患関連SNVとCNVは，一般に強い影響をもつ。
- GWASは，複雑疾患の生物学的経路を解明し，新規薬物や治療の標的を同定する展望を伴うので，非常に大きな価値をもつ。
- 非遺伝的要因は，複雑疾患にとって明らかに非常に重要である。しかし，標準的な症例対照研究は，遺伝子-環境相互作用の検出能力に関して限界がある。前向きコホート研究が，その目的にはより適している（そこでは，疾患の発症前から開始される長い期間の枠組みで対象者を調査する）。
- 環境要因は，疾患感受性にさまざまなレベルで働く。1つの重要なかかわり方は，細胞の

エピゲノム設定を変更させ，遺伝子発現を変化させることである。若年期に変更されたエピゲノム設定は，糖尿病や心血管疾患のようなさまざまな成人疾患のリスクを変化させると考えられている。

問題

問題を解く鍵や選択問題が掲載されているwww.garlandscience.com/ggm-studentsを参照すること。

1. 候補遺伝子アプローチは，関連した表現型の原因についての事前情報に基づいて，ヒト疾患遺伝子の同定を可能にする。事前情報に基づく遺伝子同定の成功例を，(a)ヒト表現型と(b)マウス表現型について，それぞれ1例を挙げよ。

2. ロッドスコアとは何か？ 標準的なゲノムワイド連鎖解析において，連鎖の統計学的有意性のカットオフ値はロッドスコア＋3である。この制限はどのように設定されているのか？

3. 以下の表には，A〜Dという仮定上の4疾患における一卵性双生児と二卵性双生児の表現型一致率のパーセンテージを示している。どの疾患がもっとも高い遺伝率をもつか？ また，最も低いのはどれか？ その理由も答えよ。

疾患	一卵性双生児での一致率(%)	二卵性双生児での一致率(%)
A	37.5	16.2
B	15.2	11.7
C	19.2	7.9
D	17.2	1.6

4. 疾患発症のリスクは，しばしばリスク比 λ で表される。この比は何を意味するか？ 疾患Aは $\lambda_S = 600$ であり，疾患Bは $\lambda_S = 6$ である。疾患Aと疾患Bは，どのようなタイプの疾患であるか？

5. ゲノムワイド連鎖解析は，ほんの数百のDNAマーカーを使って実施されるが，ゲノムワイド関連解析は，しばしば何十万のマーカーを使って実施される。なぜこのような違いがあるのかを，2つのアプローチの研究デザインが大きくことなることから説明せよ。

6. 症例対照研究でのオッズ比は何を意味するか？ 下記の表のオッズ比を計算せよ。

	疾患Xの患者数	非罹患対照者数
遺伝的バリアントXあり	850	297
遺伝的バリアントXなし	150	703

7. 連鎖不平衡とは何か？ 以下に示すどのハプロタイプで連鎖不平衡の証拠が示されているか？（各々のアレル頻度は与えられている）
   (a) ハプロタイプ $A*1$-$B*3$ の集団頻度 0.101
       （$A*1$ の頻度は 0.231，$B*3$ の頻度は 0.431）
   (b) ハプロタイプ $C*2$-$D*1$ の集団頻度 0.071

(C*2の頻度は0.311,D*1の頻度は0.225)
(c) ハプロタイプE*1-F*1の集団頻度0.205
(E*1の頻度は0.236,F*1の頻度は0.289)
(d) ハプロタイプX*2-Y*3の集団頻度0.101
(X*2の頻度は0.532,Y*3の頻度は0.434)

8. ゲノムワイド関連解析において，統計的有意水準Pはしばしば非常に厳しく設定され，5×10^{-8} にもなる．なぜ，それほど厳しいのか？

参考文献

一般的な遺伝的マッピングと減数分裂組換え頻度

Altshuler D, Daly MJ & Lander ES (2008) Genetic mapping in human disease. *Science* 322:881–888; PMID 18988837.

Cheung VG et al. (2007) Polymorphic variation in human meiotic recombination. *Am J Hum Genet* 80:526–530; PMID 17273974.

Coop G et al. (2008) High-resolution mapping of crossovers reveals extensive variation in fine-scale recombination patterns among humans. *Science* 319:1395–1398; PMID 18239090.

Ott J (1999) Analysis of Human Genetic Linkage, 3rd ed. Johns Hopkins University Press.（権威ある，詳細な説明）

単一遺伝子疾患における遺伝子の同定とエキソーム解析

Bamshad MJ et al. (2011) Exome sequencing as a tool for Mendelian disease gene discovery. *Nat Rev Genet* 12:745–755; PMID 21946919.

Collins FS (1995) Positional cloning moves from perditional to traditional. *Nat Genet* 9:347–350; PMID 7795639.

Gilissen C et al. (2012) Disease gene identification strategies for exome sequencing. *Eur J Hum Genet* 20:490–497; PMID 22258526.

Goodship J et al. (2000) Autozygosity mapping of a Seckel syndrome locus to chromosome 3q22.1-q24. *Am J Hum Genet* 67:498–530; PMID 10889046.

Najmabadi H et al. (2011) Deep sequencing reveals 50 novel genes for recessive cognitive disorders. *Nature* 478:57–63; PMID 21937992.

Piro RM & Di Cunto F (2012) Computational approaches to disease-gene prediction: rationale, classification and successes. *FEBS J* 279:678–696; PMID 22221742.

遺伝率と遺伝率解析

Lichtenstein P et al. (2009) Common genetic determinants of schizophrenia and bipolar disorder in Swedish families: a populationbased study. *Lancet* 373:234–239; PMID 19150704.

Visscher PM et al. (2008) Heritability in the genomics era—concepts and misconceptions. *Nat Rev Genet* 9:255–266; PMID 18319743.

Wells JCK & Stock JT (2011) Re-examining heritability: genetics, life-history and plasticity. *Trends Genet* 10:421–428; PMID 21757369.

量的形質と易罹患性/閾値モデル

Falconer DS (1965) The inheritance of liability to certain diseases estimated from the incidence among relatives. *Ann Hum Genet* 29:51–76; doi 10.1111/j.1469–1809.

1965.tb00500.x.（二分形質を説明するための易罹患性/閾値モデルをはじめて定式化した）

Lango Allen H et al. (2010) Hundreds of variants clustered at genomic loci and biological pathways affect human height. *Nature* 467:832–838; PMID 20881960.

複雑疾患における連鎖解析

Altmüller J et al. (2001) Genomewide scans of complex human diseases: true linkage is hard to find. *Am J Hum Genet* 69:936–950; PMID 11565063.

Hugot JP et al. (1996) Mapping of a susceptibility locus for Crohn's disease on chromosome 16. *Nature* 379:821–823; PMID 8587604.

Lander E & Kruglyak L (1995) Genetic dissection of complex traits: guidelines for interpreting and reporting linkage results. *Nat Genet* 11:241–247; PMID 7581446.

Risch N & Merikangas K (1996) The future of genetic studies of complex human diseases. *Science* 273:1516–1517; PMID 8801636.

Weeks DE et al. (2004) Age-related maculopathy: a genomewide scan with continued evidence of susceptibility loci within the 1q31, 10q26, and 17q25 regions. *Am J Hum Genet* 75:174–189; PMID 15168325.

連鎖不平衡，ハプロタイプブロック，HapMap プロジェクト

Ardlie KG et al. (2002) Patterns of linkage disequilibrium in the human genome. *Nat Rev Genet* 3:299–309; PMID 11967554.

Daly MJ et al. (2001) High-resolution haplotype structure in the human genome. *Nat Genet* 29:229–232; PMID 11586305.

The International HapMap Consortium (2005) A haplotype map of the human genome. *Nature* 437:1299–1320; PMID 16255080.

The International HapMap Consortium (2007) A second generation human haplotype map of over 3.1 million SNPs. *Nature* 449:851–862; PMID 17943122.

Slatkin M (2008) Linkage disequilibrium—understanding the evolutionary past and mapping the medical future. *Nat Rev Genet* 9:477–485; PMID 18427557.

関連解析およびGWAS：概説

Christensen K & Murray JC (2007) What genome-wide association studies can do for medicine. *N Engl J Med* 365:1094–1097; PMID 17360987.

Hindorff LA, MacArthur J, Morales J et al. A catalog of published genome-wide association studies. http://www.genome.gov/gwastudies にて入手可能。

Lewis CM & Knight J (2012) Introduction to genetic association studies. *Cold Spring Harbor Protoc* 3:297–306; PMID 22383645.

Manolio TA (2013) Bringing genome-wide association findings into clinical use. *Nat Rev Genet* 14:549–558; PMID 23835440.

Nature Reviews Genetics series on Genome-wide association studies. http://www.nature.com/nrg/series/gwas/index.html にて入手可能。（2008年以降の総説を集めたもの）

Visscher PM et al. (2012) Five years of GWAS discovery. *Am J Hum Genet* 90:7–24; PMID 22243964.

特定疾患の関連解析

Jostins L et al. (2012) Host–microbe interactions have shaped the genetic architecture of inflammatory bowel disease. *Nature* 491:119–124; PMID 23128233.

Raychaudhuri S et al. (2012) Five amino acids in three HLA proteins explain most of the association between MHC and seropositive rheumatoid arthritis. *Nat Genet* 44:291–296; PMID: 22286218.

Ripke S et al. (2013) Genome-wide association analysis identifies 13 new risk loci for schizophrenia. *Nat Genet* 45:1150–1159; PMID: 23974872.

Timmann C et al. (2012) Genome-wide association study indicates two novel resistance loci for severe malaria. *Nature* 489:443–446; PMID 22895189.

Wellcome Trust Case Control Consortium (2007) Genome-wide association study of 14,000 cases of seven common diseases and 3,000 shared controls. *Nature* 447:661–678; PMID 17554300.

複雑疾患における, 見つかっていない遺伝率(missing heritability), 変異の異質性, ありふれたアレルの進化

Cooper GM & Shendure J (2011) Needles in stacks of needles: finding disease-causal variants in a wealth of genomic data. *Nat Rev Genet* 12:628–640; PMID 21850043.

Manolio TA et al. (2009) Finding the missing heritability of complex diseases. *Nature* 461:747–753; PMID 19812666.

McClellan J & King MC (2010) Genetic heterogeneity in human disease. *Cell* 141:210–217; PMID 20403315.(まれな変異が複雑疾患の原因としてかなりの割合を占めるかどうかを議論している)

Nakagome S et al. (2012) Crohn's disease risk alleles on the NOD2 locus have been maintained by natural selection on standing variation. *Mol Biol Evol* 29:1569–1585; PMID 22319155.

Raychaudhuri S (2011) Mapping rare and common causal alleles for complex human diseases. *Cell* 147:57–69; PMID 21962507.

複雑疾患におけるコピー数バリアント

Girirajan S et al. (2011) Human copy number variation and complex disease. *Annu Rev Genet* 45:203–226; PMID 21854229.

Girirajan S et al. (2013) Global increases in both common and rare copy number load associated with autism. *Hum Mol Genet* 22:2870–2880; PMID 23535821.

Malhotra D & Sebat J (2012) CNVs: harbingers of a rare variant revolution in psychiatric genetics. *Cell* 148:1223–1241; PMID 22424231.

まれなバリアント：疾患関連と最近の進化

Cirulli ET & Goldstein DB (2010) Uncovering the roles of rare variants in common disease through whole-genome sequencing. *Nat Rev Genet* 11:415–425; PMID 20479773.

Fu W et al. (2013) Analysis of 6,515 exomes reveals the recent origin of most human protein-coding variants. *Nature* 493:216–220; PMID 23201682.

Hunt KA et al. (2013) Negligible impact of rare autoimmune locuscoding region variants on missing heritability. *Nature* 498:232–235; PMID 23698362.

Lim ET et al. (2013). Rare complete knockouts in humans: population distribution and significant role in autism spectrum disorders. *Neuron* 77:235–242; PMID 23352160.

Keinan A & Clark AG (2012) Recent explosive human population growth has resulted in an excess of rare genetic variants. *Science* 336:740–743; PMID 22582263.

Kiezun A et al. (2012) Exome sequencing and the genetic basis of complex traits. *Nat Genet* 44:623–630; PMID 22641211.

Rivas MA et al. (2011) Deep resequencing of GWAS loci identifies independent rare variants associated with inflammatory bowel disease. *Nat Genet* 43:1066–1073; PMID 21983784.

Tennessen JA et al. (2012) Evolution and functional impact of rare coding variation from deep sequencing of human exomes. *Science* 337:64–69; PMID 22604720.

複雑疾患の遺伝的リスク予測

Janssens AC et al. (2006) Predictive testing for complex disease using multiple genes: fact or fiction? *Genet Med* 8:395–400; PMID 16845271.

Jostin L & Barrett JC (2011) Genetic risk prediction in complex disease. *Hum Mol Genet* 20:R182–R188; PMID 21873261.

Visscher PM & Gibson G (2013) What if we had whole-genome sequence data for millions of individuals? *Genome Med* 5:80; PMID 24050736.

Wray NR et al. (2010) The genetic interpretation of area under the ROC curve in genomic profiling. *PLOS Genet* 6:e1000864; PMID 20195508

複雑疾患の遺伝的構造と生物学的経路

Bertram L & Tanzi RE (2012) The genetics of Alzheimer's disease. *Prog Mol Biol Transl Sci* 107:79–100; PMID 22482448.

Hill AVS (2012) Evolution, revolution and heresy in the genetics of infectious disease susceptibility. *Phil Trans R Soc B* 367:840–849; PMID 22312051.

Khor B, Gardet A & Xavier RJ (2011) Genetics and pathogenesis of inflammatory bowel disease. *Nature* 474:307–317; PMID 21677747.

King RA, Rotter JI & Motulsky AG (eds) (2002) The Genetic Basis of Common Disease, 2nd ed. Oxford University Press.

Sullivan PF et al. (2012) Genetic architectures of psychiatric disorders: the emerging picture and its implications. *Nat Rev Genet* 13:537–551; PMID 22777127 .

複雑疾患における遺伝子-遺伝子相互作用

Cordell HJ (2009) Detecting gene–gene interactions that underlie human diseases. *Nat Rev Genet* 10:392–404; PMID 19434077.

Strange A et al. (2010) A genome-wide association study identifies new psoriasis susceptibility loci and an interaction between HLA-C and ERAP1. *Nat Genet* 42:985–990; PMID 20953190.

Zuk O et al. (2012) The mystery of missing heritability: genetic interactions create phantom heritability. *Proc Natl Acad Sci USA* 109:1193–11988; PMID 22223662.

複雑疾患における遺伝子-環境相互作用

Manolio TA et al. (2006) Genes, environment and the value of prospective cohort studies. *Nat Rev Genet* 7:812–820; PMID 16983377.

Thomas D (2010) Gene–environment wide association studies: emerging approaches. *Nat Rev Genet* 11:259–272; PMID 20212493.

Virgin HW & Todd JA (2011) Metagenomics and personalized medicine. *Cell* 147:44–56; PMID 21962506.（ヒトのマイクロバイオームが疾患にどう影響するのかを考察）

複雑疾患におけるエピジェネティックな影響

Czyz W et al. (2012) Genetic, environmental and stochastic factors in monozygotic twin discordance with a focus on epigenetic differences. *BMC Med* 10:93; PMID 22898292.

Feil R & Fraga MF (2012) Epigenetics and the environment: emerging patterns and implications. *Nat Rev Genet* 13:97–109; PMID 22215131.

Grossniklaus U et al. (2013) Transgenerational epigenetic inheritance: how important is it? *Nature Rev Genet* 14:228–235; PMID 23416892.

Kaelin WG Jr & McKnight SL (2013). Influence of metabolism on epigenetics and disease. *Cell* 153:56–69; PMID 23540690.

Petronis A (2010) Epigenetics as a unifying principle in the aetiology of complex traits and diseases. *Nature* 465:721–727; PMID 20535201.

Portela A & Esteller M (2010) Epigenetic modifications and human disease. *Nat Biotechnol* 28:1057–1068; PMID 20944598.

Rakyan VK et al. (2011) Epigenome-wide association studies for common human diseases. *Nat Rev Genet* 12:529–541; PMID 21747404.

Relton CL & Smith GD (2010) Epigenetic epidemiology of common complex disease: prospects for prediction, prevention and treatment. *PLoS Med* 7:e1000356; PMID 21048988.

治療における遺伝学的アプローチ

CHAPTER 9

遺伝性疾患の治療と遺伝学的な手法を用いた治療とは別ものである。疾患の原因（遺伝要因が主でも環境要因が主でも）とその治療法は、直接関連しているわけではない。症状の軽減を目的とした標準治療——例えば高度難聴の補聴器や人工内耳——は、その疾患の主な原因が遺伝要因であろうが環境であろうが、どちらの場合にも適応となる。本章では遺伝学的手法が疾患の治療にどのように応用されているかに焦点を当てるが、最初に遺伝性疾患に対するさまざまな治療戦略を概観する。

遺伝子が関連するほとんどの疾患は、それがたとえ単一遺伝子疾患であっても、既存の治療が存在しないか、あるいは満足できるレベルにはない。図9.1は、Charles ScriverとEileen Treacyによる372の遺伝性疾患の治療効果に関する評価結果を示す1999年のデータである。このときよりは状況は改善しているが、この先の道のりはまだ長い。

多くの単一遺伝子疾患の原因遺伝子が明らかになったのはつい最近であり、その原因遺伝子の細胞や組織における正常な働きを明らかにするには、まだ長い時間がかかるかもしれない。その知識を得ることができれば、将来私たちは、よりよい治療法を開発できるようになるだろう。遺伝学的手法を用いた治療は一部の単一遺伝子疾患に対して非常に有効な治療となり、以下に記載の通り、近年素晴らしい進歩を遂げている。他の単一遺伝子疾患については、有効な治療法の開発には非常に大きな障害がある。以下にその例を示す。

糖尿病などの一部の複雑疾患には、ある程度満足のいく治療法が存在する。しかし、それ以外の多くの複雑疾患に対する治療法は不十分であり、有効性も乏しい。これらは遺伝学的にみて複雑なので、複雑疾患と定義される。ごく最近まで、原因となる遺伝要因についてはほとんど明らかになっておらず、今後の遺伝学的研究によって主要な遺伝要因が解明されることが期待されている。いくつかのケースでは、遺伝学的研究により個々の複雑疾患をサブタイプに分類し、そのサブタイプに合わせた治療法を個別に開発することが可能となる。今後、新たな研究情報により、さらに効果的な新規治療法の開発が期待される。

環境要因は複雑疾患において非常に重要で、特に多くのがんにおいて関連が報告されている。がん以外の一部の疾患においても、いくつかの環境要因がよく知られている。例えば、喫煙は加齢黄斑変性と肺気腫の強い発症要因であり、健康的な食生活と定期的な運動の重要性は2型糖尿病などの疾患において十分に認識されている。原因となる環境要因の解明には、さらに多くの研究が必要となる。環境要因は変化させることが可能であり、これらの取り組みにより効果的な介入が期待される。

本章では主として、疾患の治療に対する分子的アプローチについて述べる。原則と

9.1 遺伝性疾患の治療と、遺伝学的手法を用いた疾患の治療を概説する

9.2 低分子薬および治療用タンパク質を用いた疾患治療に対する遺伝学的関与

9.3 遺伝子治療・細胞治療の原理

9.4 遺伝性疾患や感染症に対する遺伝子治療：現状と今後の展望

して遺伝学的手法を扱うが，低分子薬の適応も簡単に述べる。単一遺伝子疾患およびほとんどの種類の複雑疾患の両方に対する治療法を探るが，がんの治療については別に第10章で扱う。

9.1節は概説である。まず，治療法をどのようなカテゴリーに分類できるか検討する。そして，治療可能なレベルをそれぞれ概観し，それぞれのレベルに応じた遺伝学的手法を探る。9.2節では，化学合成薬(低分子薬)と生物学的製剤(治療用タンパク質)を用いた治療を扱い，低分子薬のさまざまな効果や副作用を扱う薬理遺伝学と，薬物代謝のそれぞれの側面を探る。化学合成薬に対する効果や副作用にばらつきがあることは非常に重大であり，このばらつきが年間何十万人もの死亡者数へとつながっている。

9.3節では，患者の細胞の遺伝子を改変するさまざまな治療方法の原理と一般的な方法を取り上げる(遺伝子治療)。本節では，関連する幹細胞治療も説明する。これらのすべての治療法は，臨床試験の実施前に疾患モデル動物を用いた実験を行う必要がある。9.3節の終わりには，疾患モデルに対するさまざまなアプローチを扱う。

最後に，9.4節では遺伝子治療がどのように臨床研究に応用されているか説明し，これまでの進捗を総括し，将来の見通しを考える。倫理的課題については以降の第11章で検討する。

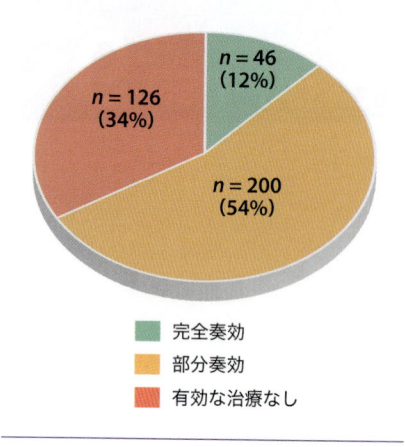

図9.1 遺伝性疾患に有効な治療はとても少ない このデータは原因遺伝子または生化学的に機能が解明された372の単一遺伝子疾患の治療反応を記録したものである。1999年までの代表的治療のデータを元にしている。(データはScriver CR & Treacy EP [1999] *Mol Genet Metab* 68:93-102; PMID 10527662より)

凡例：完全奏効，部分奏効，有効な治療なし
n = 46 (12%)，n = 200 (54%)，n = 126 (34%)

9.1 遺伝性疾患の治療と，遺伝学的手法を用いた疾患の治療を概説する

序論にあたる本節では，遺伝性疾患の治療について幅広いカテゴリーが存在することをまず確認し，先天性代謝異常症を例に，さまざまな治療について解説する。その後，このような分子病の治療に応用できるさまざまなレベルの方法について検討する。

遺伝性疾患の治療に対する幅広い3つのアプローチ

その疾患の発症が既知の遺伝的欠損によるものなのか，あるいはその疾患の表現型(病状)が有害な効果によるものなのか(重要な遺伝子産物や代謝産物の不足ではなく)によって，2つのタイプの治療が使われる。3つ目のタイプは，関与する分子経路を理解することにより，疾患に対する感受性を減少させる治療である(図9.2)。最新の臨床および実験的治療の両方を考慮しながら，これらのテーマを以下の節で詳しく説明する。

遺伝的欠損に対する補充療法

いくつかの遺伝性疾患では，一部の正常機能が失われることが問題となる。原則として，これらの疾患は**補充療法**(augmentation therapy)で治療できる可能性がある。補充療法は，著しく減少または欠損している因子を補充することにより，欠損を解消して機能を回復させる治療である。さまざまな種類の補充法により，さまざまなレベルでの機能回復が可能となる。身体レベルでの障害については，従来型の治療(例えば遺伝性難聴の治療には人工内耳や補聴器など)が用いられる。

分子レベルでは，不足する遺伝子産物——例えば先天性代謝異常症の多くでは，欠損している酵素の精製物——を与えることで，表現型(病状)の回復(治療)が可能となる。あるいは，重要な下流因子(例えば脂溶性ホルモン)の合成に必要な生物学的経路において，欠損遺伝子の産物が働いているのであれば，この下流因子の欠乏に対する

(A)
治療 — **遺伝的欠損**
補充療法
- 身体機能回復のための人工補助具の供給 ← 一部の身体機能喪失（大規模な身体上の表現型）
- 機能する遺伝子をもつ健康な細胞/臓器の供給 ← 異常機能をもつ細胞，臓器（細胞/組織/臓器）
- 遺伝子産物を作るためのクローン化cDNAの供給 ← 欠失または不活性化した遺伝子（遺伝子）
- 不足している遺伝子産物または下流因子の供給 ← 遺伝子産物の欠失または不足；下流因子の欠乏（遺伝子産物）

（機能喪失の原因）

(B)
有害な効果 — **治療**
（機能の変化／機能獲得） — 除去，矯正，阻害
- 奇形など → 矯正手術など
- ローグ宿主細胞（および感染性疾患の微生物）→ 有害な細胞を破壊；免疫応答を改変
- 宿主細胞内の有害変異（または外来）遺伝子 → 遺伝子の発現を阻害；遺伝子を補正する治療
- 有害タンパク質／RNA（または有毒代謝産物）→ 低分子薬またはモノクローナル抗体を用いた機能阻害

(C)
予防的治療
- 感受性を変更
- 環境要因への曝露を変更；感受性因子を変更

図9.2 遺伝性疾患に対するさまざまな主要治療戦略 ——一部の戦略はまだ研究段階である。括弧内は，感染症に対する応用可能性を示している。(A)ある遺伝子産物の欠損により起こる表現型に対する補充療法。精製した機能的な遺伝子産物を直接供給する（タンパク質補充），不足している下流因子を精製して供給する，あるいは不足している遺伝子産物を作るためにクローン化DNAもしくは健康な細胞（ドナーの細胞または遺伝子操作した患者細胞のいずれか）を非直接的に供給することにより，遺伝的欠損を補うという考え方である。(B)有害な細胞または分子により生じる表現型に対する治療。異常な機能により疾患を引き起こすローグ（rogue）細胞に対し，細胞または組織レベルで働く治療法もある（自己免疫疾患および炎症性疾患において宿主細胞を攻撃するがん細胞または免疫細胞）。他の治療法では，機能獲得変異（または病原性微生物の遺伝子）による障害を遺伝子または遺伝子産物レベルで軽減する，あるいは先天性代謝異常症で増加した毒性代謝産物を除去または減少させようとする。(C)疾患予防戦略には，環境要因への曝露の改善（いくつかの先天性代謝異常症に対する厳格な食事制限など）や，スタチンなどの薬剤を用いた疾患感受性の改善などが含まれる。

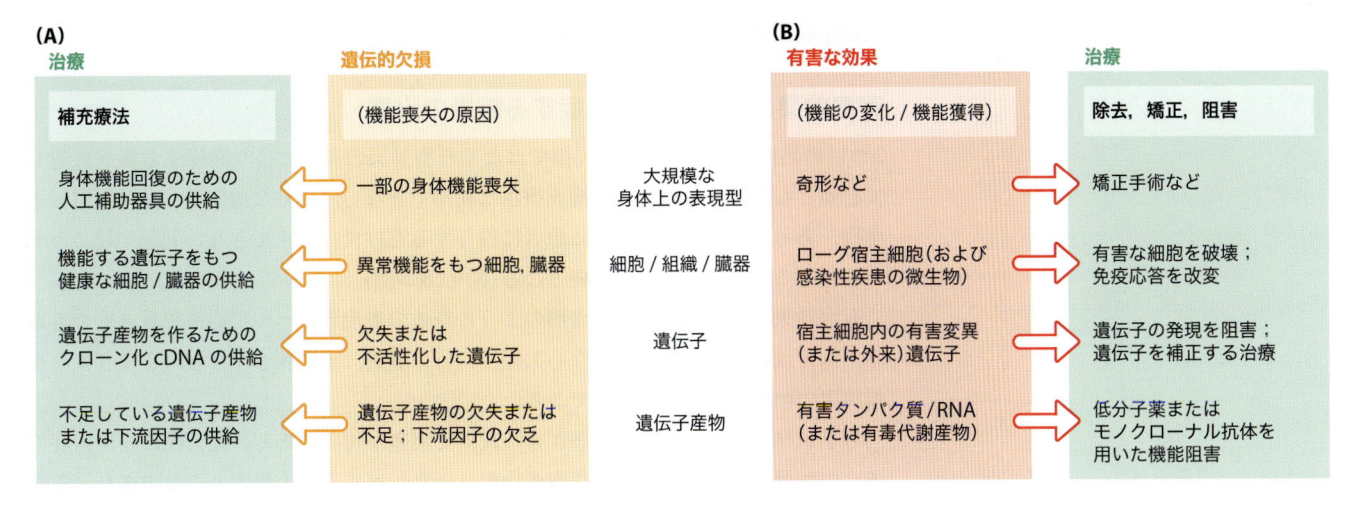

治療を行う（この場合は精製した脂溶性ホルモンを補充する）。さらに高次の分子レベルでは，（欠損タンパク質の）cDNAを患者組織に導入することにより，欠損しているタンパク質を産生させることができる

細胞と臓器レベルでは，健康な細胞や臓器を患者に移植することにより，患者に不足している産物を作ることができる。これには，ドナーからの骨髄移植や臓器移植などの方法による細胞移植が行われる。さらに近年では，細胞遺伝子治療が行われ，非常に成功している。この方法では，患者の細胞を遺伝子改変することにより，その細胞の中で期待される遺伝子産物が発現できるようになる。

分子補充療法の応用範囲

劣性遺伝性疾患（両方のアレルが機能を失っている）は，優性遺伝性疾患よりも分子補充療法に適している。罹患者は正常遺伝子の機能的産物がまったく作れないことが多い。不足する産物（健常な細胞，遺伝子，またはタンパク質）のわずかな補充だけでも治療として有効なことも多く，最近は飛躍的な進歩を遂げている。しかし，以下に説明する通り，一部の劣性遺伝性疾患では期待される分子を効率的に導入，産生できないために，補充療法は実用的ではないことが最近明らかになっている。

ハプロ不全による優性遺伝性疾患は，片方のアレルは正常で，この正常なアレルがすべての二倍体細胞に存在していたとしても疾患は発症する（欠失する遺伝子産物の効率的な補充や産生が不可欠となる）。さらに，ここでは遺伝子の量の問題もある（BOX 7.6参照）。非常に正確な量の補充療法が必要となるが，見通しは非常に厳しく，現時点では実現できていない。

補充療法は，特定の複雑疾患にも適用可能である。例えば，精製インスリンを用い

た糖尿病治療や膵島細胞移植がある。

有害効果の発生により発症する疾患の治療

2つ目の治療アプローチは，欠損ではなく有害効果の発生により発症する疾患に対して必要となる。この場合には補充療法は利用できない。正常な遺伝子，正常な遺伝子産物，あるいは正常細胞を単に患者に投与するだけでは修正できない問題が起こっている。そこで，別の方法が必要となる(図9.2B参照)。

有害効果は，一部の先天性奇形のように身体の表現型レベルで治療できるものもある。例えば矯正手術は，先天性心欠陥，口唇口蓋裂，幽門狭窄症などのさまざまな複雑疾患の治療に非常に効果的である。

分子レベルでは，治療はさまざまな段階で実施が可能である。先天性代謝異常症の多くにおける障害の原因は，代謝産物が有害なレベルまで上昇することであり，それは次節で説明する別の方法で対処できる。さらに一般的には，変異遺伝子からの有害遺伝子産物が問題となる。例えば，細胞死をもたらすタンパク質凝集体の形成にかかわる異常型プリオンタンパク質とβアミロイド(BOX 7.7参照)や，数塩基の短い繰り返し配列が不安定に伸びて作られる有害タンパク質とRNAがある(7.2節参照)。有害な変異遺伝子産物に対しては，変異分子に選択的に結合してその活性を阻害する低分子薬や治療用モノクローナル抗体が有効な場合がある。

9.3節で詳述しているように，いくつかの例では，新しい手法であるRNA干渉法を使ってmRNAレベルで変異遺伝子発現を選択的に阻害しようとしている(有害変異型RNAを標的にするのと同様に，同じアプローチで感染症の細胞内病原体遺伝子を不活性化の標的にできる)。また遺伝子レベルでは，以下に記載の通り，変異遺伝子を正常に戻し，本来の配列に回復させる可能性を示す遺伝子補正治療の実験がある。

細胞レベルでは，有害な細胞という形で問題が現れる。いつくかの変異は細胞の異常増殖を誘発し，がんを引き起こすが，これは長年行われている治療(外科的切除，放射線，薬物療法)や，化学標的薬，バイオ標的薬，がん遺伝子治療(第10章に詳述)により治療できる。一部の遺伝性疾患では過剰な免疫応答が問題となり，特定の免疫細胞が宿主細胞を異常攻撃してしまう(関節リウマチなどの自己免疫疾患，クローン〔Crohn〕病などの炎症性疾患)。これに対しては免疫応答を抑制する治療を用いることができるが，一部のがん遺伝子治療では，まったく逆のアプローチが用いられている(がん細胞を殺すために免疫応答を過剰刺激する)。

疾患感受性の変化による治療

3番目の疾患治療は，何らかの方法で疾患感受性を低減する方法であり，特定の単一遺伝子疾患と一部の複雑疾患の治療に使われている(図9.2C参照)。一部の先天性代謝異常症では，代謝経路の1つの段階を遮断すると，有毒代謝産物の蓄積を引き起こす別の代謝経路を活性化する可能性がある。しかし，これは環境要因を排除するなどして，疾患感受性を低減することにより克服できる場合もある。一部の疾患においては，主要な感受性因子を操作して，疾患の再発確率を減らしたり，進行性疾患の症状の進行を遅らせることができる。

さまざまな先天性代謝異常症に対する多様な治療法の選択

先天性代謝異常症の概念は，1900年代初頭にアルカプトン尿症に関するArchibald Garrodの研究により確立され，この疾患は生化学レベルで最初に解明された遺伝性

疾患となった。それ以来，多くの疾患の分子病理について詳細な解明が進んでいる。

　疾患の重要な病理の解明が進めば，その疾患の治療法もわかるだろうというかつての楽観的な考えは大きく後退している。有効な治療法があるのは，これらの疾患のうちのわずかである。とは言うものの，この状況は着実に改善してきている。2008年に発表された65の先天性代謝異常症に関する25年に及ぶ縦断的研究において，著しい進歩があったことが報告された。1983年では治療の効果がなかったのは31疾患であったが，2008年には17疾患のみとなった。また，治療で十分な効果が期待できる疾患数は，1993年の8疾患から2008年には20疾患に増加した。後述の通り，2008年以降，薬物の使用と遺伝子治療により，非常に重要で有望ないくつかの成功例が示されている。

　本節では先天性代謝異常症の治療を例に，さまざまな治療方法を説明する（図9.2に示す3つの一般的戦略のそれぞれがうまく応用されている）とともに，いくつかの疾患に対してはなぜ治療が難しいのかを説明する。

2つの幅広い表現型分類

最も単純な例として，各酵素がそれぞれの段階で働いている一連の代謝経路をとりあげ，機能喪失性遺伝子変異によりその酵素の1つが失活した状態を想像してみよう。酵素が失活することによる結果として，この段階以降の代謝産物は産生されなくなり，この段階の直前あるいはそれ以前の段階の基質が蓄積することが予想される。

　時々（生合成経路では頻繁に）起こることだが，最も予想される影響は最終産物の欠損である。このような場合，補充療法により，遺伝子産物の欠損や，その遺伝子産物に産生を依存している下流分子の欠損を補うことができる。

　別の場合では，フェニルケトン尿症で詳述したように（BOX 7.8参照），遮断された段階に近い前駆体の蓄積が別の代謝経路を活性化し，異常な濃度の代謝産物を複数産生することにより，有害な影響を及ぼす。このような疾患の原因は，その疾患座位における劣性の機能喪失であるが，疾患表現型（症状）は有害代謝産物の蓄積の結果であり，異なる治療戦略が求められる。以下に示す通り，疾患の表現型（症状）には補充療法により治療できるものもあれば，（それでは治療できない）有害な蓄積の結果により生じるものもある。

補充療法

これは，欠損している遺伝子産物を投与し，不足を補う方法である。遺伝子産物自体を補う場合もあれば（タンパク質補充），その産物が制御する非常に重要な下流の因子（産物）を補う場合もある。例えば，劣性遺伝の先天性甲状腺機能低下症（OMIM 275200）は，甲状腺ホルモン（その産生が甲状腺刺激ホルモンに大きく依存する脂質ホルモン）の不足により起こる。罹患者は変異した甲状腺刺激ホルモン受容体をもち，甲状腺刺激ホルモンに反応しないが，精製甲状腺ホルモンを用いた治療が有効である。CYP21A2の変異はステロイドホルモンの産生を阻害し，21-水酸化酵素欠損症を引き起こす。これにより，ミネラルコルチコイド（アルドステロンなど）とグルココルチコイド（コルチゾールなど）の2つのクラスのステロイドホルモンの濃度が著しく減少する。これらのホルモンの不足は，補充療法により治療可能である（図9.3A）。

　補充療法には，必要な機能産物を作る細胞や臓器の移植も含まれる。骨髄移植（造血幹細胞移植の1つ）は，血液細胞（または造血幹細胞由来の他の細胞）の疾患を治療するために頻繁に行われている。肝移植は多くの重篤な先天性代謝異常症において用いられている（多くの代謝酵素が肝臓で合成される）。拒絶反応が起こる可能性がある

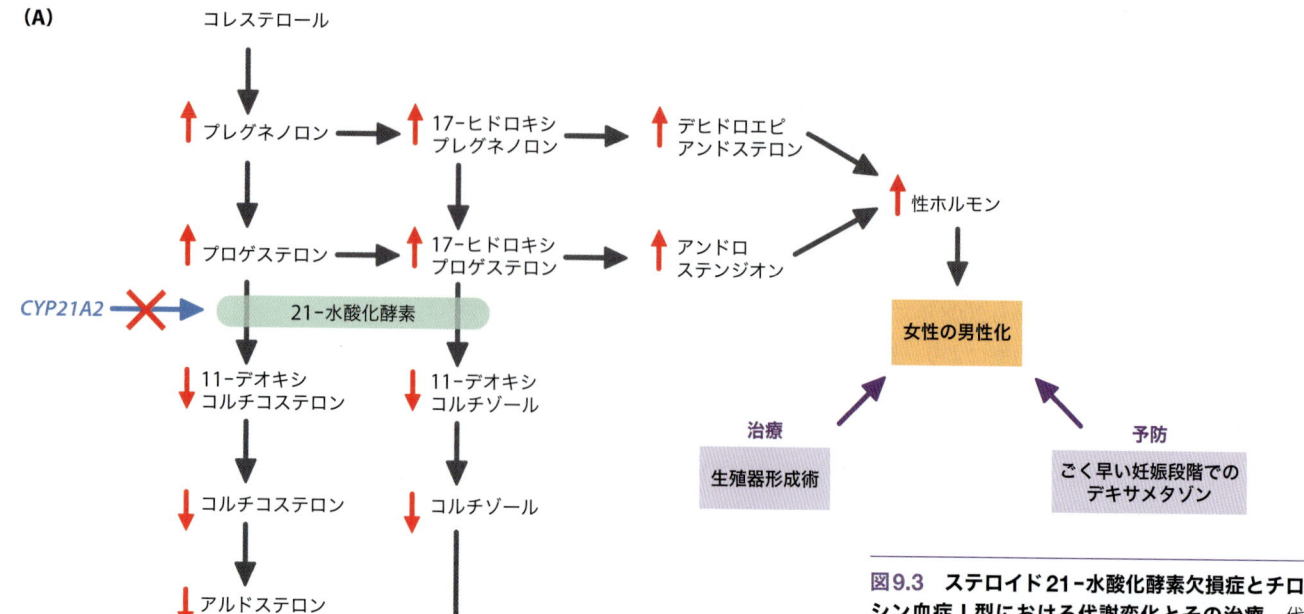

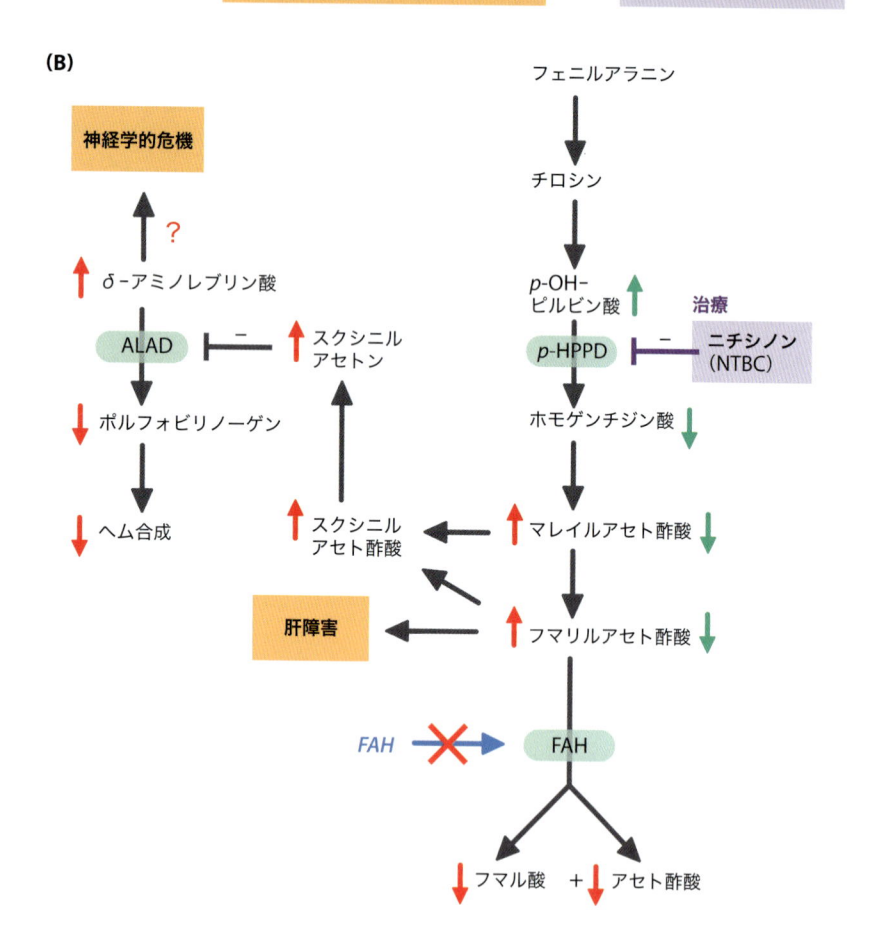

図9.3 ステロイド21-水酸化酵素欠損症とチロシン血症Ⅰ型における代謝変化とその治療 代謝産物は黒字，産物の増加または減少は赤矢印で示している。赤の×印は遺伝的欠損の位置を示している。重要な酵素は緑の楕円形で示す。疾患表現型はオレンジ色で記載している。治療選択肢は紫色で示した。(A)ステロイド21-水酸化酵素欠損症。21-水酸化酵素が完全に欠乏しているため，アルドステロンとコルチゾールの量が大幅に減少する。罹患者は尿へのナトリウムの大量喪失により，乳児期に致死的となることがある（塩類喪失）。治療にはアルドステロンとグルココルチコイドの補充が含まれる。また，プロゲステロンと17-ヒドロキシプロゲステロンの蓄積は男性ホルモン（アンドロゲン）の過剰産生を引き起こす。結果として起こる女性の男性化は手術で矯正可能である。代替方法として，妊娠のごく早い段階でデキサメタゾンを投与すると，胎児の副腎ステロイドホルモンの産生が抑制され，女性の男性化が抑制される。(B)チロシン血症Ⅰ型でのチロシン異化。フマリルアセト酢酸ヒドラーゼ（FAH）の遺伝的欠損によりフマリルアセト酢酸（肝不全を誘発する可能性がある）およびスクシニルアセトン（δ-アミノレブリン酸デヒドラターゼ〔ALAD〕を阻害）の上昇を引き起こす。δ-アミノレブリン酸の蓄積は，重篤な神経障害を突然引き起こす。薬剤のニチシノン（nitisinone）は近傍の酵素であるp-ヒドロキシフェニルピルビン酸ジオキシゲナーゼ（p-HPPD）を阻害し，フマリルアセト酢酸量を減量補正するなど代謝産物に変化を起こす（緑矢印）。NTBC，2-(2-ニトロ-4-トリフルオロメチルベンゾイル)-1,3-シクロヘキサンジオン。

ため臓器移植は深刻な行為であり，疾患が臓器不全を伴い，生命にとって重大であると予測される場合に適応となる。つまり，患者を治療するだけでなく，生命を救うこ

とが治療の目的となる。

　最近では，まったく違う方法であるが，遺伝子治療が行われるようになった。この方法では，患者の細胞に遺伝子操作を加え，機能的な当該遺伝子を導入して発現できるようにする(9.3節および9.4節に詳述)。

代謝産物増加による有害な効果の治療または予防

代謝産物の異常な増加により疾患が引き起こされる場合，いくつかの治療が考えられる。1つは，代謝産物の増加に対して代償性変化を引き起こす薬物の使用である。チロシン血症Ⅰ型(PMID 20301688)を例に考えてみよう。この疾患はフマリルアセト酢酸ヒドラーゼ(fumarylacetoacetate hydrolase)が欠損することで発症するもので，この酵素はチロシン分解経路の最終段階で働く(図9.3B)。結果として起こる前駆体の蓄積が肝臓と尿細管の機能障害につながり，未治療の子どもは神経発作を繰り返し，深刻な障害を引き起こす可能性がある。この疾患では，ニチシノン(nitisinone, NTBCとも呼ばれる)の経口投与が有効な治療である。近位(上流)の酵素を阻害することで，フマリルアセト酢酸ヒドラーゼが欠損した場合の前駆体の蓄積を代償性に減少させる(図9.3B参照)。

　代謝産物の蓄積は，体内から過剰分を除去することによって正常に戻すことができる。過剰な代謝産物が血中に存在する場合，瀉血も1つの選択となる(表9.1)。あるいは，その代謝産物を別の代謝経路に誘導し，正常値まで減少させる間接的な方法もある。この方法に関する尿素サイクル異常症における過剰アンモニア処理の例は図9.4を参照してほしい。

　異なるアプローチにより，代謝産物の有毒なレベルの蓄積を**回避する**努力が行われている。**基質制限**が行われることもある。この場合，欠損酵素が代謝する基質の摂取を大幅に減らしたり除外するために食事を工夫する。この方法は，食事に含まれる成分(基質)の代謝経路の最初の段階で欠損酵素が働く場合に非常に有効である。このアプローチは，フェニルケトン尿症(BOX 7.8に記載)において蓄積する毒性代謝産物の有害な効果を防ぐ。しかし，この治療には，生涯にわたって厳しい食事制限を守ることが求められる。21-水酸化酵素欠損症(図9.3A参照)では，出生前の予防も可能である。

治療は成功するとは限らない

フェニルケトン尿症などの一部の先天性代謝異常症の治療は非常に有効である。しかしながら，さまざまな理由により，その治療法が次善策である場合や，実行が非常に困難であったり，基本的に治療法が存在しない場合もある。疾患が先天性で，発生期(胎児の段階)で有害な効果が起これば，治療の選択肢は制限されることがある。いくつかの治療は薬物送達の問題で断念することもある。例えばテイ-サックス(Tay-Sachs)病(PMID 20301397)では，ヘキソサミニダーゼA欠損によりスフィンゴ脂質の1種であるGM2ガングリオシドの異常蓄積を回避できず，脳細胞がダメージを受ける。

疾患の遺伝的治療がさまざまなレベルで実施される可能性

遺伝的な原因があろうとなかろうと，どの疾患も遺伝子操作または遺伝的知識などを応用したさまざまな治療法が適応になる可能性がある(図9.5)。

　遺伝学的技術は，時に従来の低分子薬やワクチンなどの治療内容の一部にも関係することがある。薬理遺伝学は，薬物の働きと薬物への反応が患者の遺伝子の多様性に

治療の種類	措置の種類	例とコメント
補充療法	タンパク質補充療法	多くの先天性代謝異常症に対する酵素補充療法；血友病における血液凝固因子の供給（詳細は9.2節を参照）
	ホルモン補充療法	先天性甲状腺機能低下症の幼児に対する甲状腺ホルモン；成長ホルモン欠損症に対する成長ホルモン（図9.3Aも参照）
	骨髄移植	血液細胞および免疫系細胞の一部に影響する疾患に対して有用（図9.20に図解）。ムコ多糖症1型など（ハーラー（Hurler）症候群，OMIM 607014）
	臓器移植	さまざまな先天性代謝異常症に対して肝移植が実施され成功している（α_1-アンチトリプシン欠損症，尿素サイクル異常症など）
	遺伝子補充療法	異なる種類の重篤な複合免疫不全症，血友病に使われ成功している（9.3節および9.4節参照）
代謝産物の異常な増加による有害影響を弱める	人工的操作により代謝産物を排出	鉄過剰状態のヘモクロマトーシス（OMIM 235200）では，過剰な鉄を直接除去する定期的な脱血が非常に有効な治療法である
	増加した代謝産物の副代謝経路へのシャント	尿素サイクル異常症では，安息香酸ナトリウム治療により毒性のあるアンモニアの蓄積が軽減できる。副経路において過剰アンモニアが代謝されるよう促す（図9.4参照）
	有害代謝物につながる経路において近位のステップを阻害	チロシン血症I型（OMIM 276700）の赤ん坊はチロシンを効果的に代謝することができず，毒性のある中間産物により肝臓にダメージを受ける。薬剤NTBCは近位の酵素を阻害することで毒性中間産物の蓄積を回避する（図9.3B）
予防（感受性を回避または低減）	基質制限（欠失酵素の基質摂取を厳しく低減または排除するように作られた食餌）	フェニルケトン尿症におけるフェニルアラニン摂取を減らす（BOX 7.8参照）。ガラクトース血症（OMIM 230400）ではガラクトースの除去；患者はガラクトース-1-リン酸ウリジルトランスフェラーゼが完全に欠損している。ガラクトースはミルクに含まれるラクトースの成分であるが必須ではないため，食餌からミルクを完全に除去する
	感受性要因を減らす	家族性高コレステロール血症では，*LDLR*遺伝子変異により低密度リポタンパク質受容体が低値となる；結果として起こる血漿中の低比重リポタンパク質コレステロール値の上昇が心疾患の素因となるが，コレステロール生合成経路において近位酵素（HMG-CoA還元酵素）を阻害する薬剤であるスタチンにより効果的に低下させることができる

表9.1 先天性代謝異常症治療のさまざまな種類の例

図9.4 代謝産物を代替代謝経路にシャントして代謝産物高値を低減する 尿素サイクルは通常，神経毒であるアンモニア（NH_3）を無毒の尿素に変換する。しかし尿素サイクル異常症では，尿素に変換できずアンモニアが蓄積する。オルニチントランスカルバミラーゼ（OTC）欠損症（OMIM 311250）では，代謝阻害により近位の代謝産物であるカルバモイルリン酸とアンモニアレベルが高くなる（垂直方向の赤矢印）。この場合の治療法としては，患者に大量の安息香酸ナトリウムを投与することにより，通常は一部のアンモニアのみが少量のグリシンに変換されている副経路を利用する方法がある。安息香酸イオンはグリシンと抱合して馬尿酸塩を作るが，これは尿中に排出される。グリシンを除去することにより，アンモニアからグリシンへの変換が加速され（水平方向の太い紫矢印），それによりアンモニア量が減少する（垂直方向の紫矢印）。

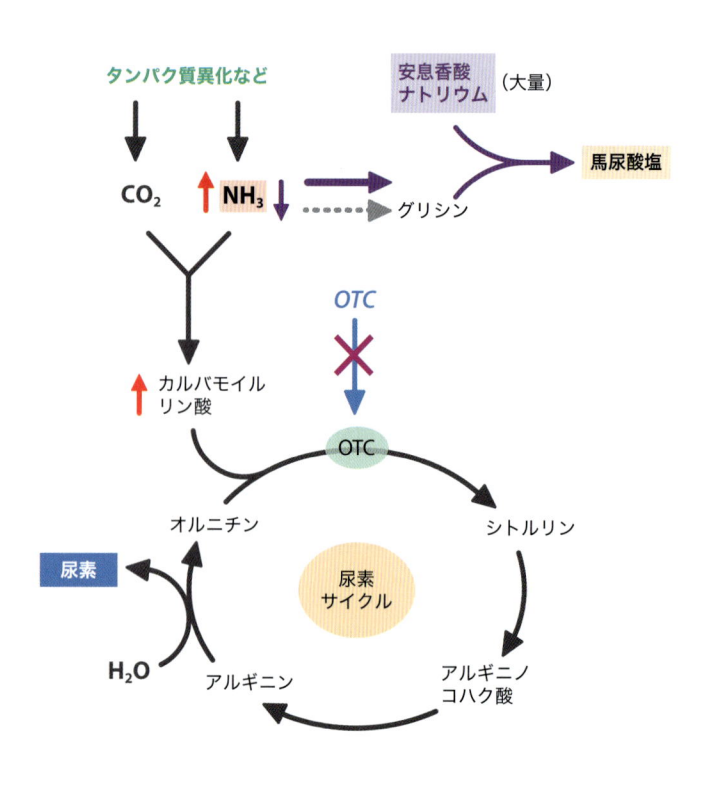

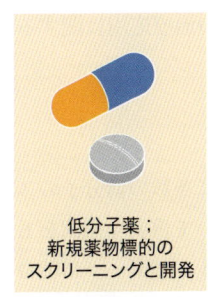

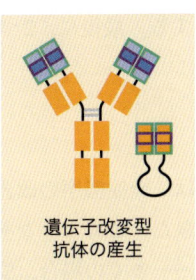

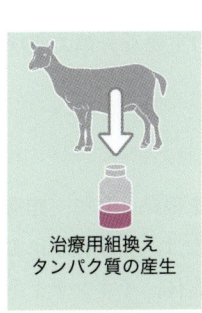

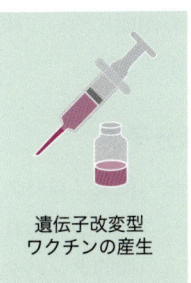

図9.5 疾患治療において遺伝学的技術が使用されているさまざまな方法の例

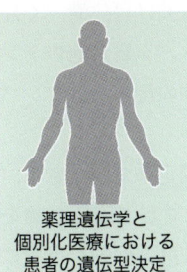

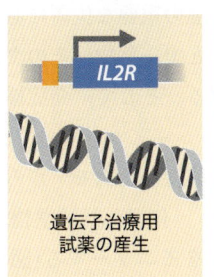

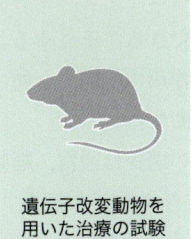

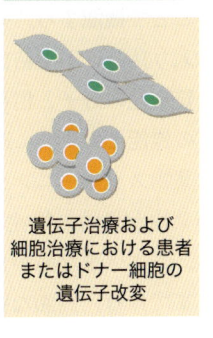

よってどのように異なるかに関係する。そして，個人の遺伝型の決定は，特定の薬物治療に対する効果および有害な反応のパターンを予測するために利用できるかもしれない。大規模並列DNA塩基配列決定(次世代塩基配列決定)技術により，膨大な遺伝子に対する広範囲なスクリーニングを行うことができれば，そのような遺伝型決定がルーチンになる可能性がある。

薬剤開発の新しい標的は，遺伝学および細胞生物学的な知識を用いて同定されている。また，遺伝学的な技術は，疾患治療のための薬剤やワクチンの製造のために直接利用されている。他にも，遺伝子改変技術により製造および修飾された治療用タンパク質を用い，疾患を治療する領域がある。ここでは，特定のタンパク質に適した培養細胞または微生物を用い，遺伝子をクローン化して発現させ，特定のタンパク質を大量に作り精製する(**組換えタンパク質**)。この技術により，ホルモン，血液因子，酵素，特に遺伝子改変型抗体が産生される。

遺伝子治療は疾患治療における究極の遺伝的技術の応用であり，患者細胞を遺伝子的に改変することに依存している。主に血液細胞などのように寿命が短い細胞が罹患する疾患の場合には，幹細胞への治療用コンストラクト(人工的に構成されたDNA)の導入はきわめて有効である。新たな治療法を試験するための動物モデルは，臨床試験の前段階として非常に重要な資材である。9.3節に記載の通り，大多数の疾患動物モデルは齧歯類，特にマウスを遺伝子操作して作られている。

9.2 低分子薬および治療用タンパク質を用いた疾患治療に対する遺伝学的関与

疾患の薬物治療法は製薬会社により開発される。従来の薬物治療は，標準化学反応により合成された炭化水素ベースの低分子薬に専ら依存していた(図9.6の例を参照)。最近になって，治療用タンパク質をベースにした新分類の生物学的製剤が加わった。

以下に，2つの分類について簡単に説明する。さらに，遺伝的な個人差が薬物に対する反応の大きさの違いにいかに関連するかという重要な疑問について述べ，薬物代

図9.6 広く処方されている2つの低分子薬の構造　(A) コデイン(codeine)＝メチルモルヒネ(methylmorphine)。(B) シンバスタチン(simvastatin)，コレステロール値を下げるために使用される通常のスタチン。

謝の側面について検討する。最後に，2つの主要な分類の薬物の治療応用に関する例を示す。

低分子薬

従来の創薬プロセスでは，発症機序の改善を根拠として，非常に多数の低分子のスクリーニングが行われてきた。このような薬物は，発症機序において重要な役割をもつ特定の標的タンパク質——多くの場合，受容体，イオンチャネル，酵素——に結合することで機能する。薬物は，タンパク質構造の重要な位置にある裂け目，溝，くぼみに入り込むことで結合できる。そうすることで，薬物はそのタンパク質が他のタンパク質や他の分子と相互作用する能力を妨げる。そして，発症機序の鍵となるタンパク質の機能を効果的に遮断する。

薬物スクリーニングの過程は通常，細胞培養と動物モデルの測定系で開始され，候補薬物が目的の特性を有するかを確認する。有望な候補薬物に対して臨床試験を行い，さまざまな面からその潜在的な有用性をモニターする（図9.7）。薬剤を市場に出すまでには，高額な費用（約10億米ドル）と長い時間（通常は12〜15年）の両方が必要となる。しかしながら，1種類の疾患を治療するために開発された薬剤が，他の疾患の治療に使えることもある（リポジショニング）。薬剤のリポジショニング（他の疾患への利用）は，その薬剤の安全性の特性評価のための臨床試験が終了しており，その時間と費用が節減できるという面で有益である。

低分子薬を利用するようになってかなりの時間が経過した。2つの重要な問題は，その薬物がいかに有効であるかということと，いかに安全であるかということである。治療に有効であるかどうか疑わしい多くの低分子薬も市販されているが，非常に有用なものが多いことは事実である。しかし，個々の薬物の効果は人により異なる。以下に説明する通り，多くの薬物代謝酵素には多型性があり，個人間の遺伝学的多様性が薬物の有効性と安全性の両方に大きく関係する。

現在市販されているすべての薬物をもってしても，たかだか数百の標的分子による作用しか期待できない（標的分子に関する情報が乏しかった時期に最初に開発されたため）。そして，過去数年間の新薬の申請と承認の数が落ち込んでいるのは，創薬標的の同定と評価が非常に困難であることを物語っている。

新しいアプローチ

近年，ゲノミクスおよび遺伝子改変技術の両方が，創薬に影響を与えるようになってきた。ゲノミクスの進歩は，遺伝学的多様性が薬物代謝にいかに影響するかについて，また人々の薬物への反応の仕方について，幅広い知見を提供している。また，以下に

図9.7 薬物開発の主要な段階 リストでは，各段階で試験される主要な指標を示している。薬物動態試験では，薬物の吸収，活性化，代謝，排泄を評価する。薬力学ではその薬物が体にどう作用するかをモニターする。規制当局の承認までに必要な費用は，後の段階ほど増加する。不要な費用を削減するため，市場性（売れ行き）に影響するかもしれない患者間の遺伝学的多様性からの影響は，このプロセスにおいてできるだけ早期に見つける必要がある。

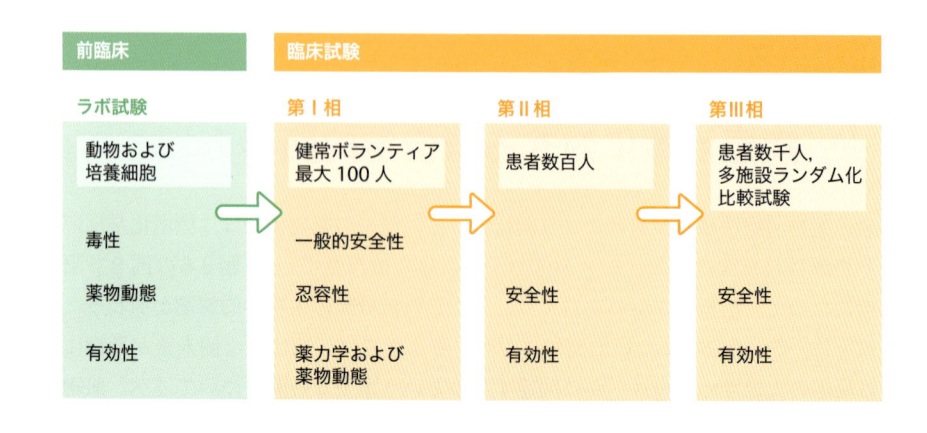

前臨床	臨床試験		
ラボ試験	第Ⅰ相	第Ⅱ相	第Ⅲ相
動物および培養細胞	健常ボランティア最大100人	患者数百人	患者数千人，多施設ランダム化比較試験
毒性	一般的安全性		
薬物動態	忍容性	安全性	安全性
有効性	薬力学および薬物動態	有効性	有効性

述べるように，これらの進歩は創薬標的の可能性も広げてくれる。

遺伝子組換え技術の応用により，治療用「遺伝子組換え」タンパク質および遺伝子改変によるモノクローナル抗体など，さまざまな生物学的製剤の大量生産が可能となった。これらの多くは最近認可され，さまざまな疾患の治療に使われている。また，特定の種類の病原菌に対するより効果的な治療を目的とした，さまざまな(遺伝子)組換えワクチンが作られている。

低分子薬の代謝と効果に対する遺伝学的多様性の影響についての概説

かねてより多くの低分子薬が使用されており，それらの薬物の効果や安全性については多くの蓄積データがある。まず，薬物の有効性にはばらつきが大きい。国の正式な承認を受けていたとしても，処方を受けた患者の全員に有効であることはほとんどない。同じ治療効果を得るためには投与量の増減が必要な人もいれば，まったく薬物の効果がないという人がいる可能性もある。

ほとんどの人は抗菌薬や痛み止めの恩恵を受けたことがあり，またスタチン(statin)やβ遮断薬(心疾患のリスクを低下させる)といった薬物もかなり有効性がある。他の薬物，特に精神疾患の治療に使われる薬物は比較的効果が低い。これは，患者にとって時間とお金の無駄となることがあり，さらには無駄な苦痛さえ与えてしまう。そして，以下に説明する，薬物の副作用という重要な問題をはらんでいる。

このような効果の違いのなかには環境要因に起因しているものがある。ある人が薬物を吸収したり代謝したりする能力は，疾患や生活スタイルで変化することがある。時として副作用は，病気の人が服用した薬の組み合わせが原因で起こることがある。しかし，多くの違いは人々の遺伝学的多様性によるものである。薬物代謝酵素は本来，私たちの食餌や環境中にある外来化学物質(**生体異物**)へ対応するという役割があるため，自然選択によりそれらをコードする遺伝子に多様性がもたらされてきた。

免疫系分子が外来抗原を認識するように，薬物代謝酵素は潜在的に危険性のある異物(取り込まれた植物や真菌代謝産物など毒性をもつ可能性があるもの)を処理する必要がある。薬物代謝酵素の遺伝学的多様性による薬物への生体反応は，食餌と環境から曝露される桁違いに多い化学物質などに対する反応のほんの一部にすぎない。

薬理遺伝学(pharmacogenetics)は，これらの効果における特異的な遺伝子の役割を研究する分野である(遺伝学的多様性の役割をゲノム規模でみる場合は薬理ゲノム学である)。**薬物動態学**(pharmacokinetics)はこの研究分野の重要な内容のひとつであり，薬物の人体における動態や人体への影響(薬物の吸収，活性化，代謝，排出のすべてを含む)を研究するものである。もうひとつが標的反応を扱う**薬力学**(pharmacodynamics)であり，個人ごとの薬効を検討するものである。

遺伝学的多様性が薬物代謝に影響するさまざまな段階

体内の薬物輸送と薬物代謝には，一連の段階がある。薬物の薬理学的効果は，**標的の組織**や臓器の細胞に対する効果によって測定できるだろうが，ほとんどの薬物分布は非特異的である。通常，薬物は体中の細胞に曝露されるため，目的とした少数の標的細胞に対しても効果を発揮することができる。薬物は血液循環により運ばれる。これは，直接の静脈注射を意味する場合もあるが，ほとんどの薬物は経口または筋肉注射で投与される。例えば経口投与の場合，薬物は腸上皮細胞から門脈，門脈から肝臓，肝動脈から心臓へと運ばれ，血流により体中に拡散する。

ほんの少量投与した場合でも，特定の薬理作用がもたらされる可能性があり，薬物のほとんどは代謝酵素により分解されるか(主に肝臓内)，または変化せずに排出される。薬物輸送の一部は能動輸送であるが，多くの薬物処理の過程では，特定の薬物を細胞内外に輸送できる特異的なタンパク質が必要となる。標的組織内には，薬理作用を生み出すために薬物と相互作用する生物学的経路上の受容体タンパク質とその他のタンパク質が存在する。

遺伝要因は，さまざまな段階における個々人の薬物代謝の違いと関係している。その違いは，薬物吸収(薬物を血液中へ輸送する能力の違い)，薬物の活性化(プロドラッグの活性化に関係する肝酵素の能力の違い)，標的反応(薬物の特定の局所濃度に対する標的プロセスや標的経路の反応の違い)，異化と排出(薬物の異化および排出速度の違い)などからなる。

薬物代謝における第Ⅰ相・第Ⅱ相の反応

薬物代謝は防御機構であり，元の薬物とその代謝産物の排出を促進することで，それらが体内に蓄積されて用量依存性に毒性をもつ可能性を低くする。これは主に肝臓内(薬物の解毒と排出を助ける複数の酵素が存在する)で行われるが，いくつかの重要な薬物代謝は小腸や腎臓といった他の部位でも行われている。低分子薬は炭化水素を基本骨格にもち，そのため脂溶性であるが，薬物代謝により体内からの排出が容易となる水溶性に変換される。

　第Ⅰ相の反応は通常モノオキシゲナーゼにより行われる。これらは酸素原子を加えること(酸化させること)により，より極性の強い物質を産生する(図9.8)。しばしば水酸基が導入されるが，窒素，硫黄，酸素原子と結合した大きなアルキル基が水素原子によって置き換えられることもある。薬物の代謝産物は，一般的にはより反応性の

図9.8　薬物代謝の2つの主要な段階　典型的な第Ⅰ相薬物反応では，反応のための「腕」となる反応基をもった，極性のある薬物誘導体が作りだされ，第Ⅱ相酵素からの化学基の受け取りを容易にしている。第Ⅰ相酵素はモノオキシゲナーゼ(特にシトクロムP450酵素(CytP450))であることが多いが，その他のさまざまな酵素，特にエステラーゼとその他のヒドロラーゼなども含まれる。第Ⅱ相薬物代謝では，さまざまな種類の転移酵素の1つが排泄を促進する化学基を付加する。ここに示す流れが通常のものだが，第Ⅱ相反応は前段階の第Ⅰ相反応なしに起こることもある。BCHE，ブチリルコリンエステラーゼ；CES，カルボキシエステラーゼ；EPHX，エポキシドヒドロラーゼ；FMO，フラビン含有モノオキシゲナーゼ；GST，グルタチオンS-転移酵素；NAT，N-アセチル基転移酵素；PON，パラオキソナーゼ；TPMT，チオプリンメチル基転移酵素；UDPG，UDPグルクロノシルトランスフェラーゼ；ST，硫酸基転移酵素。

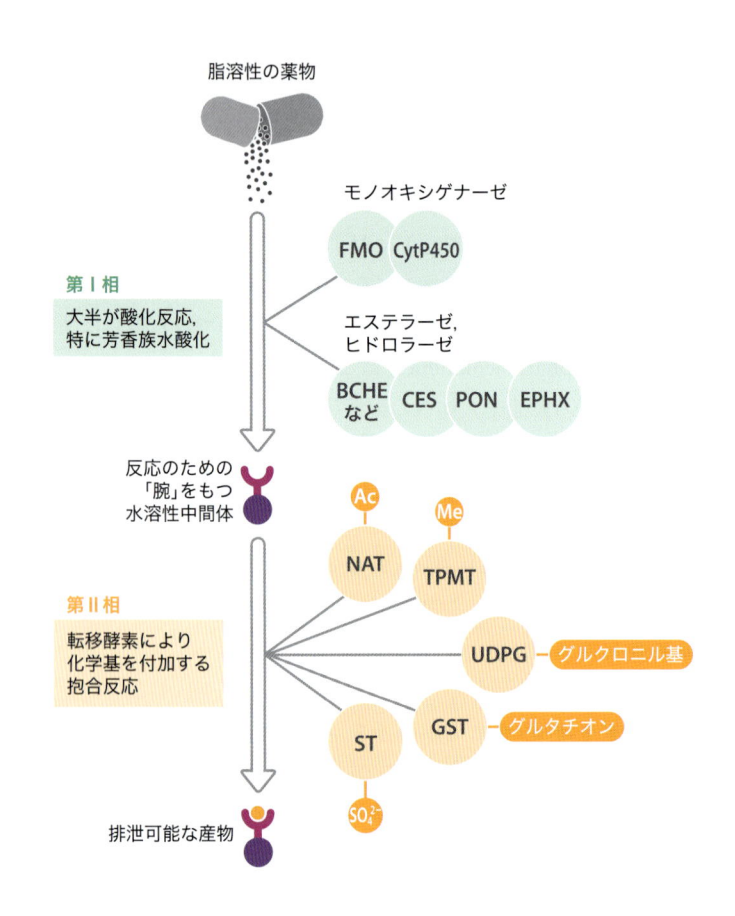

強い残基を残しており，この部分が分子的な「腕」となってより簡単に次の代謝反応を行うことができる（以下参照）。また，第Ⅰ相反応により**薬物が活性化**し，不活性薬である**プロドラッグ**（prodrug）が活性薬に変換されることもある。例えば，鎮痛剤のコデイン（メチルモルヒネ，図9.6A参照）は，肝臓内の第Ⅰ相酵素により活性型のモルヒネに変換されるプロドラッグである。

第Ⅱ相の反応は抱合反応であり，さまざまな化学基の1つを加える転移酵素により触媒される。図9.8の説明の通り，第Ⅱ相の反応は通常第Ⅰ相の反応の後に起こり，第Ⅰ相反応で導入された分子的な腕に次の化学残基が結合される。例えば第Ⅰ相反応で水酸基が添加され，その場所には第Ⅱ相反応でアセチル基または糖（グルクロニル基）が結合しやすくなり，最終的に薬物を解毒し，排出できる。

薬物代謝における遺伝学的多様性から生じる表現型の差異

すべての薬物は特定の**治療濃度域**（therapeutic window，治療効果が最適で健康に大きなリスクがない範囲）の濃度領域で最適に働く。濃度がこの範囲を下回る場合，治療効果は不十分（薬物の投与量不足）かもしれないし，この範囲を超える場合，毒性のリスクが増加する（薬物の過剰投与）。

薬物が代謝により解毒されると活性薬の濃度は低下するため，安全治療濃度域内で薬物濃度を維持するためには投与を繰り返す必要がある。薬物が代謝されるスピードは，**薬効**――その薬物が治療効果をもたらす度合い――と安全性の両方に影響する。薬物を比較的ゆっくりと排出または不活性化する人（代謝が遅い人）の場合，代謝が速い人よりも規定の投与量に対してより長くまたはより強く反応する。代謝が遅い人は，通常の投与量が過剰投与のリスクとなり得る（図9.9）。また，その薬物の分解産物に毒性がある場合，副作用のリスクがさらに高くなる。代謝が極端に速い人の場合，その薬物ではほとんど治療効果が得られないかもしれない（図9.9参照）。

各薬物は，それぞれ異なる複数の酵素により代謝される。さらに，それら異なる遺伝子の多様性に加え，環境要因が薬物代謝に大きく影響している。結果として，薬物反応の表現型（反応）は多因子により規定されることが多い。しかし，たった1つの酵素で代謝される薬物もあり，その酵素遺伝子の多様性が主要因となる場合がある。これは次節で例を示す。

第Ⅰ相の薬物代謝におけるシトクロムP450酵素の遺伝学的多様性

ほとんどの第Ⅰ相の薬物反応は，シトクロムP450スーパーファミリー（スペクトル吸収のピークが450 nmで共通していることにちなんだ名称）に属し，特にヘムを含有する酵素として知られるモノオキシゲナーゼにより行われる。シトクロムP450酵素は複数の種類の反応が触媒できるために，酸化酵素の複合物とみなされることが多い。

図9.9　異なる薬物代謝率の影響による血漿中の薬物濃度　治療濃度域とは，薬物毒性によって安全性の余計なリスクが発生しない，治療上有効な血漿中薬物濃度範囲のことである。正常代謝者では，治療濃度域の薬物濃度で長時間の効果が期待される。通常の薬物濃度でも，不全代謝者にとっては過剰投与となる可能性がある（薬物を素早く代謝できないということは，薬物濃度が次第に異常高値となり，何回も投与すると危険なレベルになることを意味する）。超迅速代謝者では，治療効果がほとんど得られない可能性がある。これは，毎回の投与後に血漿から薬物が急速に消失するためである。薬物代謝の分類例は図9.10を参照。

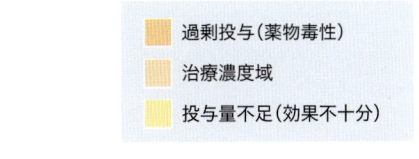

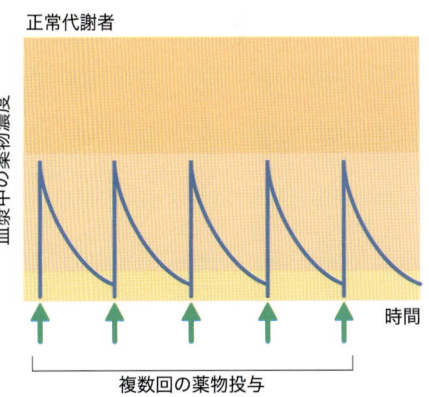

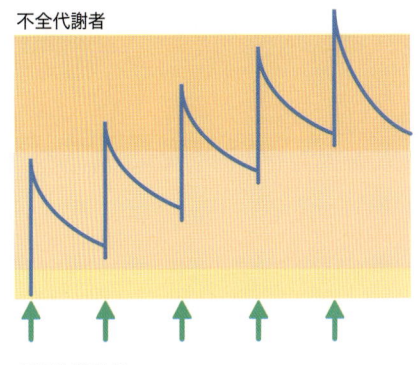

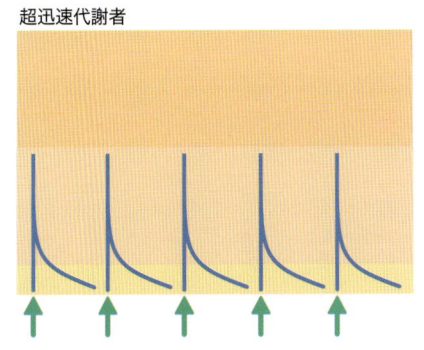

さらに特定の薬物に加えて，その基質には内因性化学物質(特定のステロイドなど)や食品，環境中に含まれる外因性化学物質も含まれる。

ヒトは60近くの異なるシトクロムP450遺伝子をもっている。アミノ酸配列の相同性に基づいた進化的な関連から，それらは複数のファミリーとサブファミリーに分類される。例えば*CYP2C19*遺伝子は，シトクロムP450ファミリー2，サブファミリーC，ポリペプチド19から名付けられている。

6つのシトクロムP450酵素により，一般的に使用される薬物の第Ⅰ相反応の90%の触媒が行われる。CYP3A4は最も広く触媒に関与し，すべての薬物の約40%の代謝にかかわる。CYP2D6も同様に薬物代謝に重要である。個々の薬物は，2つ以上のP450酵素の基質になっていることも多い。例えば抗うつ薬のアミトリプチリン(amitriptyline)は，CYP1A2，CYP2C19，CYP2D6のいずれによっても代謝される。

特定のシトクロムP450酵素は，一定の薬物で誘導されたり抑制されたりすることがある。そのため，これらの薬物と酵素の基質との間で予期しない相互作用が起こることがある。総合的な薬物相互作用リストが，シトクロムP450薬物関連表(Cytochrome P450 Drug Interaction Table)として作成されている(参考文献のFlockhart[2007]を参照)。

シトクロムP450酵素の基質特異性が幅広く重なりあっていることから，ある個人のどれか1つのP450酵素活性と特定の薬物代謝との関係を明らかにすることは困難である。しかしながら，一部の薬物はたった1つのP450酵素により代謝されるため，たった1つの遺伝子のDNA変化が薬物代謝の大きな個人差につながることがある。その遺伝子の多様性としては，重要なアミノ酸を変化させたり遺伝子発現を不活性化するなどの単純な変異が多いが，時には同じシトクロムP450遺伝子のコピー数が増加し，遺伝子の機能が亢進していることがある。

CYP2D6における遺伝学的多様性とその影響

CYP2D6酵素は，1つの酵素の遺伝学的多様性が特定の薬物の代謝に著しい変化をもたらしうることを示してくれる。完全な不活性化変異または遺伝子欠失によるCYP2D6の両アレルの欠失では，この酵素は非常に低い活性となるが，このような人がまれにいる。通常はこの酵素のみで代謝される薬物を治療に用いた場合，このような人は薬物の代謝と排出ができない(そのため薬物の血漿中濃度は高く，尿中に認められるはずの代謝産物が少ない)。

このように，非常に低いCYP2D6酵素活性をもつ人は，不全代謝者(この酵素が主要な役割をもつ薬物に対して)と分類され，コーカソイド(白人)で比較的頻度が高い。不全代謝者に加えて，さらに中間代謝者，高度代謝者(CYP2D6の活性アレルを1本または2本もつ)，超迅速代謝者の3つのグループに分類することができる(図9.10)。

CYP2D6活性が非常に低い人は，特定の薬物に対してきわめて高い感受性を示し，特定のβ阻害薬と三環系抗うつ薬を通常用量で処方された場合，過剰摂取となるリスクもある。CYP2D6はコデインをモルヒネに変換する酵素でもあるため，CYP2D6活性が非常に低い人はコデインによる鎮痛効果もほとんど得られない。超迅速代謝者も，CYP2D6により主に代謝される薬物の効果がほとんど得られない可能性がある(薬物が非常に早く代謝，解毒されるため)。

その他のシトクロムP450酵素における遺伝学的多様性

肝臓におけるCYP3A4の活性は個人ごとに大きくばらついているが，CYP2D6とは異なりコード領域における遺伝子の多様性はほとんどない。それは，CYP2D6とは異な

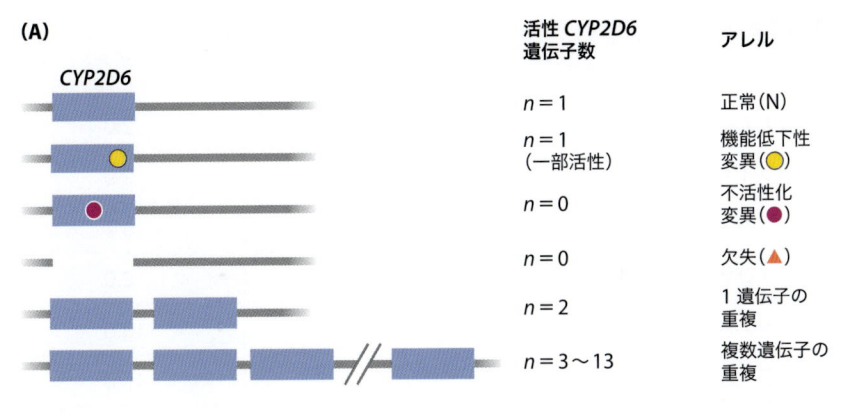

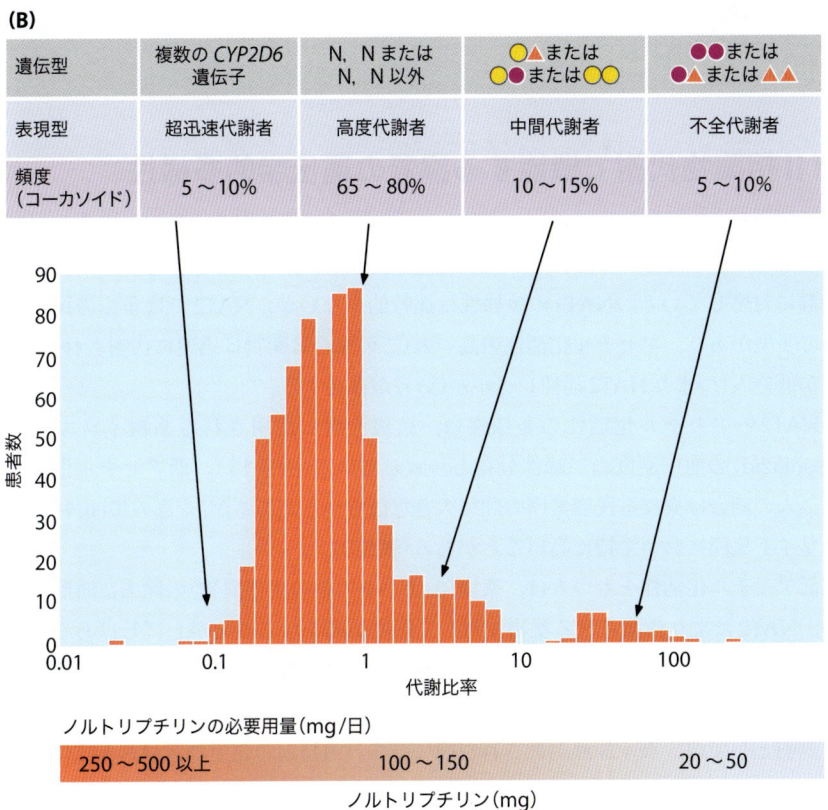

9.2 低分子薬および治療用タンパク質を用いた疾患治療に対する遺伝学的関与

図9.10 CYP2D6アレル分類と，遺伝型と薬物代謝能の相関 (A) CYP2D6 アレル分類。遺伝子コピー数のばらつきは不等交差が原因である。一部の集団では CYP2D6 遺伝子を複数もつ人が非常に多く，おそらくそれは自然選択の結果と考えられる（図4.11で示した，一部の集団にα-アミラーゼ遺伝子が複数発生する現象と似ている）。(B) CYP2D6 遺伝型と薬物代謝能。真ん中の大きなパネルは，ある被験者群のCYP2D6薬物代謝能の範囲と，異なる遺伝型分類がそれとどのように関係しているかを示している（上段パネル）。CYP2D6活性の評価には尿中**代謝比率**を使用する。すなわち，標準用量を投与後，基質薬物（この場合はデブリソキン〔debrisoquine〕）の尿中濃度を測定し，その代謝産物の濃度で割る。高比率であれば，酵素活性が低いために変換がうまくできていないことを示している。代謝が低い人は過剰投与のリスクがあり，投与量を減らす必要がある。一例として，下段パネルに抗うつ薬のノルトリプチリン（nortriptyline〔同様にCYP2D6により代謝される〕）の推奨量を示している。上記代謝比率に従ってスライディングスケールで示した。(Meyer UA [2004] *Nature Rev Genet* 5: 669-676; PMID 15372089より。Macmillan Publishers Ltd. の許諾を得て掲載)

りCYP3A4は誘導型の酵素であり，調節領域の変異が活性のばらつきに大きくかかわっていると考えられるからである。

CYP3A4はCYP3A5（および通常は胎児期にのみ発現するCYP3A7）と強く関連しており，CYP3A4とCYP3A5の薬物代謝活性の重なりは大きく，状況を複雑にしている。しかしながら，CYP3A5はCYP3A4よりも生物学的に活性が低い。コーカソイド集団ではCYP3A5の不活性型アレル（ヌルアレル）が主流であり，全体のわずか10％のアレルしか活性をもつ酵素を作ることができない。

CYP2C9欠損は抗凝固薬ワルファリン（warfarin）の代謝に重要であり（後述），トルブタミド（tolbutamide〔2型糖尿病に用いる血糖降下薬〕）に対し過剰反応を引き起こす。また，CYP2C19欠損は，不全代謝者の頻度から示されるように，異なる民族間で著しい差がある（**表9.2**）。不全代謝者では，クロピドグレル（clopidogrel，冠動脈疾患などに対する血液の抗凝固薬）などの特定の薬物の用量を調節し，少なくする必要がある。

表9.2 **CYP2D6とCYP2C19不全代謝者頻度に関する顕著な集団間差異** [a]インド亜大陸を除く。(データはBurroughs VJ, Maxey RW & Levy RA [2002] *J Natl Med Assoc* 94 (10 Suppl): 1-26; PMID 12401060 より)

集団の起源	CYP2D6不全代謝者の頻度(%)	CYP2C19不全代謝者の頻度(%)
アメリカ先住民	0	2.0
コーカソイド	7.2	2.9
東アジアおよび東南アジア人[a]	0.5	15.7
中東および北アフリカ人	1.5	2.0
ポリネシア人	1.0	13.6
インド亜大陸(スリランカ人)	0	17.6
サハラ以南のアフリカ人	3.4	4.0

集団の起源	NAT2アセチル化遅行表現体の頻度(%)
コーカソイド	58
中国人	22
エスキモー	6
日本人	10
サハラ以南のアフリカ人	51

表9.3 **NAT2アセチル化遅行表現体の頻度に関する顕著な集団間差異** (データはWood AJ & Zhou HH [1991] *Clin Pharmacokinet* 20:350-373; PMID 1879095 より)

第II相薬物代謝で機能する酵素の遺伝学的多様性

芳香環のN-アセチル化(aromatic N-acetylation)は，第II相薬物代謝でよくみられる反応である。2種類のN-アセチル基転移酵素(NAT1とNAT2)が，それぞれ異なる薬物群に対応している。NAT1の多様性は比較的少ないが，NAT2では多くの民族において多型があり，アセチル化活性の高い人(この場合は薬物は迅速に代謝される)と活性が低い人(つまりNAT2活性レベルが低い)が存在する。

NAT2のアセチル化活性の多様性は，結核治療に使用される薬物イソニアジド(isoniazid)の血中濃度の二峰性分布と一致している(図9.11)。低アセチル化活性をもつ人の割合は異なる民族集団の間で大きなばらつきがあるが，一部の集団，特にコーカソイド集団において特に高いことがある(表9.3)。

低アセチル化活性をもつ人は，薬物(およびその他の生体異物)の除去に時間がかかり，NAT2により代謝される薬物に対して感度が高くなることがしばしばある。さらに，特定のがん，特に膀胱がんに対して感受性が高くなることもある。自然選択により一部の集団の低アセチル化活性表現型の頻度が上昇したようにみえるが，考えられる説明としては，よく加熱調理された肉に含まれる特定の化学物質はNAT2により発

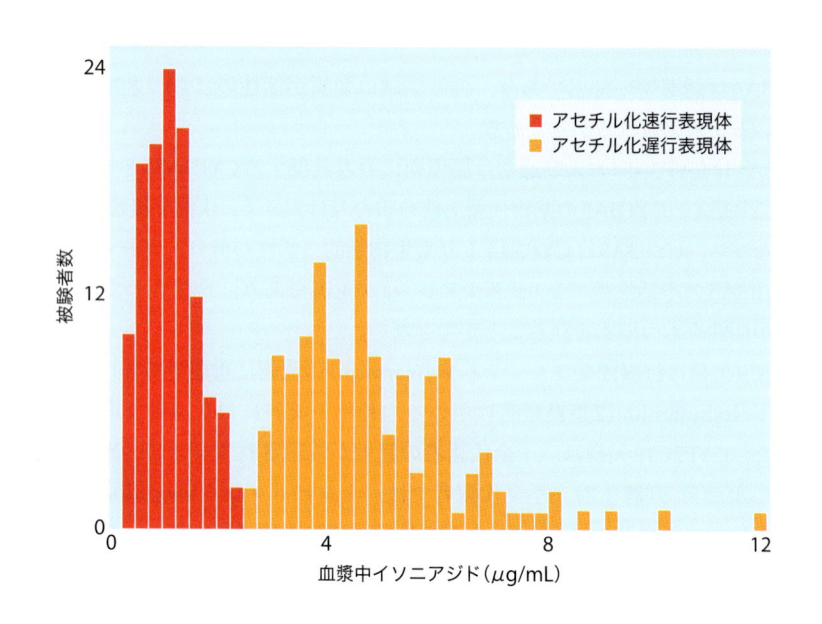

図9.11 **NAT2(N-アセチル基転移酵素2)遺伝子における遺伝子多型の結果起こるイソニアジドの血漿中レベルの二峰性分布** 267名の健常被験者において，イソニアジドを経口服用し，6時間後の血漿中濃度を測定した。アセチル化速行表現体は薬物を急速に除去した。アセチル化遅行表現体(重篤な不活性化変異のホモ接合体または複合ヘテロ接合体と推測される)の人数は，アセチル化速行表現体とほぼ同数であった。これは，被験者群のNAT2アレルの約30%のみが活性のある酵素を産生していることを示唆している。(Price Evans DA, Manley KA & McKusick VA [1960] *Br Med J* ii:485-491より。BMJ Publishing Group Ltd.の許諾を得て掲載)

がん性物質に変化するため，低アセチル化活性表現型の人は，よく加熱調理された肉を食す習慣を長く続けてきた集団においては(発がん性物質の摂取が比較的少なく)生き延びてきたことが想像される。

その他の第Ⅱ相酵素の多様性も重要である。小児白血病の治療によく用いられる6-メルカプトプリン(6-mercaptopurine)といった特定の免疫抑制薬を使用する際には，チオプリンメチル基転移酵素の多型が臨床の場では重要な問題となる(小児の約1/300ではチオプリンメチル基転移酵素が発現しておらず，このような子どもにとって6-メルカプトプリンは毒である)。グルタチオンS-転移酵素(GST)スーパーファミリーには，GSTM1やGSTT1といった酵素が含まれており，これらをコードする遺伝子は染色体の不等交差による遺伝子欠失の影響を受けやすい。その結果として，不活性化アレルの頻度が非常に高くなる(例えば，北ヨーロッパに祖先をもつ人々のGSTM1アレルの約50%に遺伝子欠失がある)。このように，これらの酵素が低値である人々は，これらの酵素により代謝される薬物が高用量であると対処できない。

UDPグルクロノシルトランスフェラーゼのスーパーファミリーには，いろいろな基質(がんの化学療法に使用される薬物も含まれる)の代謝に対応するための多型をもつさまざまな酵素が含まれている。例えば，プロドラッグのイリノテカン(irinotecan)は，肝臓で抗腫瘍作用をもつ活性型へと変換され(最終的に，DNA複製に必要な酵素であるDNAトポイソメラーゼを阻害することにより抗腫瘍作用を示す)，さらに通常はUGT1A1酵素により代謝される。よくある*UGT1A1*28*プロモーター領域の多型は，この酵素の産生減少をもたらすもので，多くの集団でかなり頻度が高い(サハラ以南のアフリカでは3人に1人，インド亜大陸では5人に1人がこのアレルのホモ接合体である)。*28/*28のホモ接合体の人は，骨髄と胃腸で薬物の重篤な副作用(毒性)が起こるリスクが非常に高くなる。

薬物標的の遺伝学的多様性により変化する薬物反応

ここまでの節では，第Ⅰ相と第Ⅱ相の薬物代謝に関与する酵素の遺伝学的多様性について考え，その多様性が薬物動態(薬物の代謝と排出の速さを含む)にどれほど影響するのかについて検討してきた。本節では，遺伝学的多様性が薬力学にどれほど影響するかについて検討する。

薬効の一部は，**薬物標的**(つまり標的組織の細胞内でその薬物と相互作用する分子)の遺伝学的多様性で決まる。薬物標的には通常，受容体，シグナル分子，薬物の薬理遺伝学的作用に関連する生物学的経路のその他の分子が含まれる。

薬物の受容体をコードする遺伝子には，臨床的に重要な薬物反応の違いにつながる多型や多様性がしばしば存在する。臨床的に重要な薬物受容体の遺伝学的多様性の例として，アドレナリンβ受容体，交感神経系で中心的役割を担う細胞表面受容体などがある。これらの受容体のなかの2つの受容体ADRB1とADRB2を薬物標的として，喘息，高血圧，心不全といった頻度の高い重要な疾患の治療が広く行われている。ADRB1とADRB2の遺伝学的多様性は，薬物に対する反応の違いと関連している。その他の例として，H2RAセロトニン受容体とRYR1リアノジン受容体における多様性などがある(表9.4)。

いくつかの治療用薬物は，ありふれた疾患の生物学的経路で重要な役割を果たしている主要な酵素を阻害するようにデザインされている。これらの例として，HMG-CoA還元酵素を阻害するスタチン(コレステロール値を下げ，それにより血圧と心疾患のリスクを低下させる)，複数の血液凝固因子の関連酵素を阻害するワルファリン

表9.4 薬物標的の遺伝学的多様性が治療薬の反応に変化をもたらしている例　[a]R16G多型はアルブテロールなどの短時間作用アゴニストに顕著な効果を示すが，長時間作用アゴニスト（現在では広く治療に使用されている）にはほとんど影響がない。

薬物標的	機能	多型またはバリアント	薬物治療の例	多型またはバリアントの影響
ACE	アンジオテンシン変換酵素	ACE遺伝子のイントロンにおけるAluリピート挿入(Alu⁺)/欠失(Alu⁻)多型	心疾患治療にカプトプリル(captopril)やエナラプリル(enalapril)などのACE阻害薬を使用	Alu⁻/Alu⁻ホモ接合体では薬物はより有効
ADRB1	アドレナリンβ_1受容体	一般的なR389G多型	ブシンドロール(bucindolol)などのβ遮断薬で心疾患リスクを低減	薬物に対する心血管系応答を低減
ADRB2	アドレナリンβ_2受容体	一般的なR16G多型	喘息治療にアルブテロール(albuterol)	ホモ接合体は治療[a]に対する応答が悪い傾向がある
RYR1	リアノジン受容体	異なる変異	吸入麻酔薬	生命にかかわる場合がある(BOX 9.1参照)

（次節参照），アンジオテンシン変換酵素（ACE）阻害薬などがある。ACEは血圧制御（および他の複数の機能）の重要な調節因子でもあり，このACE遺伝子のイントロン15にはAluリピートの挿入/欠失多型が存在する。Alu欠失アレルのホモ接合性の人は，2つのAlu挿入アレルをもつ人よりも酵素活性が2倍高い。この違いが，ACE阻害薬の反応のばらつきに重要であると考えられている（表9.4参照）。

患者の複数の座位の遺伝型が薬物治療に重要な場合：ワルファリンの例

BOX 9.1に薬物の重篤な副作用をまとめる。多くの場合，薬物の効果にかかわる遺伝学的多様性は主に1つの座位に限定される。しかし，複数の座位の遺伝学的多様性が重要となる多くの薬物がある可能性もある。この例としては，抗凝固薬のワルファリンを用いた治療に関するものがよく知られている。

ワルファリンは，動脈を塞ぐ可能性がある血栓形成（塞栓症）など，血管内に血液の塊ができる（血栓症）リスクのある患者に処方される。治療域が狭いため，最適な用量のワルファリンを投与することは臨床的に非常に重要である。もし投与したワルファリン量が低すぎる場合，患者は血栓症と塞栓症のリスクを持ち続ける。高すぎる場合には，命にかかわる出血のリスクがある。ワルファリンの最終用量は重要であるが，遺伝学的多様性により個人間の最適用量は大きく異なる。

化学的に，ワルファリンには2つの異性体が混在している。(S)-ワルファリン異性体は(R)-異性体より3〜5倍強力で，半減期が短く，主にCYP2C9により代謝される。CYP2C9のよくみられる2つの多型（CYP2C9*1とCYP2C9*3）では，酵素活性が大きく低下している。CYP2C9*1では正常アレルの12%，そしてCYP2C9*3では5%にまで酵素活性が大きく低下する。これらの多型アレルを1つまたは2つもつ患者は，出血

BOX 9.1　処方薬が危険になったり場合によっては死亡することが，患者の遺伝型で左右される場合

診療に使われる治療薬およびその他の薬物（麻酔薬など）は，一部の人々において過剰な反応を起こすことがある。薬物の副作用は非常に一般的で，全入院のなかでもかなりの割合を占める（ある英国の研究では7％近く）。また，身体障害，永久的な損傷，先天異常，そして非常に多くの死亡（米国だけで年間約10万人）を引き起こしうる。

副作用にはさまざまな原因がある。タイプAの副作用は比較的一般的で，用量依存性である。これは薬理学で予測可能で，通常は軽度である。タイプBの副作用は特異体質反応で，単に薬物の用量に関連したものではない。この副作用はまれだが，重篤になることがしばしばある（表1）。遺伝学的多様性は両方の副作用タイプにおいて重要である。

薬物誘発性の損傷または毒性	関連する薬物の例	コメントおよび例
無呼吸（呼吸麻痺）	スキサメトニウム（suxamethonium，サクシニルコリン（succinylcholine）とも呼ばれる）	本薬物は即効性筋弛緩薬として作用するもので，手術前に用いる。通常，薬物はブチリルコリンエステラーゼという酵素により代謝され，その効果は急速に消失する。代謝が低い人は無呼吸のリスクがある（筋肉の機能を素早く取り戻すことができないため，手術後に麻痺および呼吸ができない状態が継続し，人工呼吸器の使用延長が必要となる場合がある）
心臓のQT間隔の延長	チオリダジン（thioridazine），クラリスロマイシン（clarithromycin），テルフェナジン（terfenadine）	さまざまな薬物により誘発される。多形性心室頻拍（torsades de pointesともいう）と関連し（図1参照），生死にかかわる
血液毒性	6-メルカプトプリン（6-mercaptopurine），アザチオプリン（azathioprine）	チオプリンS-メチル基転移酵素（TPMT）はメチル基を追加することにより，これらの免疫抑制薬を不活性化する。活性が低いTPMTアレルを2つもつ人では，薬物はゆっくり代謝される。通常の用量が投与された場合，蓄積して生命にかかわる骨髄毒性を引き起こす可能性がある
出血	ワルファリン（warfarin）	上記参照
過敏性反応	アバカビル（abacavir），カルバマゼピン（carbamazepine），アロプリノール（allopurinol）	通常では毒性がない薬物に対する異常な免疫応答での症状は幅広い。抗HIV薬であるアバカビルで治療した場合，患者の約5％に皮膚，胃腸，呼吸器に過敏性反応が出現し，生命にかかわることもある。抗痙攣薬のカルバマゼピンまたはアロプリノール（痛風治療に使用）を用いた治療では，中毒性表皮壊死症といった皮膚の副作用を誘発する
肝障害	フルクロキサシリン（flucloxacillin），イソニアジド（isoniazid），アロプリノール	フルクロキサシリンにおける*HLA-B**5701のように，特定のHLA抗原をもつ人は一部の薬物で肝障害が誘発されるリスクが高い
筋毒性	ハロタン（halothane），イソフルラン（isoflurane），さまざまなスタチン（statin）	スタチンとその他の複数の薬物は，軽度ミオパチーに関連することが多い。しかし時にはより重篤になり，横紋筋融解症（筋組織の破壊）を示すことがある。これは死に至る可能性がある。吸入麻酔薬（ハロタン，イソフルラン）の副作用では，リアノジン受容体遺伝子に不活性化変異をもつ人は生死にかかわる横紋筋融解症と極度の高熱を発症する。これは悪性高体温症（OMIM 145600）の一病型である

表1　重篤なタイプB副作用の分類例

BOX 9.1　（つづき）

(A)

QT

QT 延長

1 拍動

(B)

後異所性休止期　異常T/U波　torsade de pointes

短い　長い　短い

図1　薬物が誘発する心臓のQT間隔延長とtorsade de pointes　(A)心臓の脱分極-再分極サイクル。繰り返す心拍をPからTで表示。QT間隔(QRS群の始まりからT波の終わりまでの陰影で示された間隔)は，心室の脱分極と再分極が終了する1サイクルにかかる時間を示す。特定の薬物ではQT間隔が長くなり(QT延長)，これは時に頻拍を誘発することがあり，しばしば心室性不整脈(torsade de pointes：TdP)が出現する。(B)薬物誘発性TdP患者の心調律の図。TdPが起こる前の短-長-短で始まる心室サイクル，休止期依存的QT間隔延長，異常なTU波に注目。この種類の心室性不整脈は自然におさまることもあるが，心室細動など生命にかかわりかねない不整脈へと悪化することもある。(BはYap YG & Camm AJ [2003] *Heart* 89: 1363-1372; PMID 14594906 より。BMJ Publishing Group Ltd.の許諾を得て掲載)

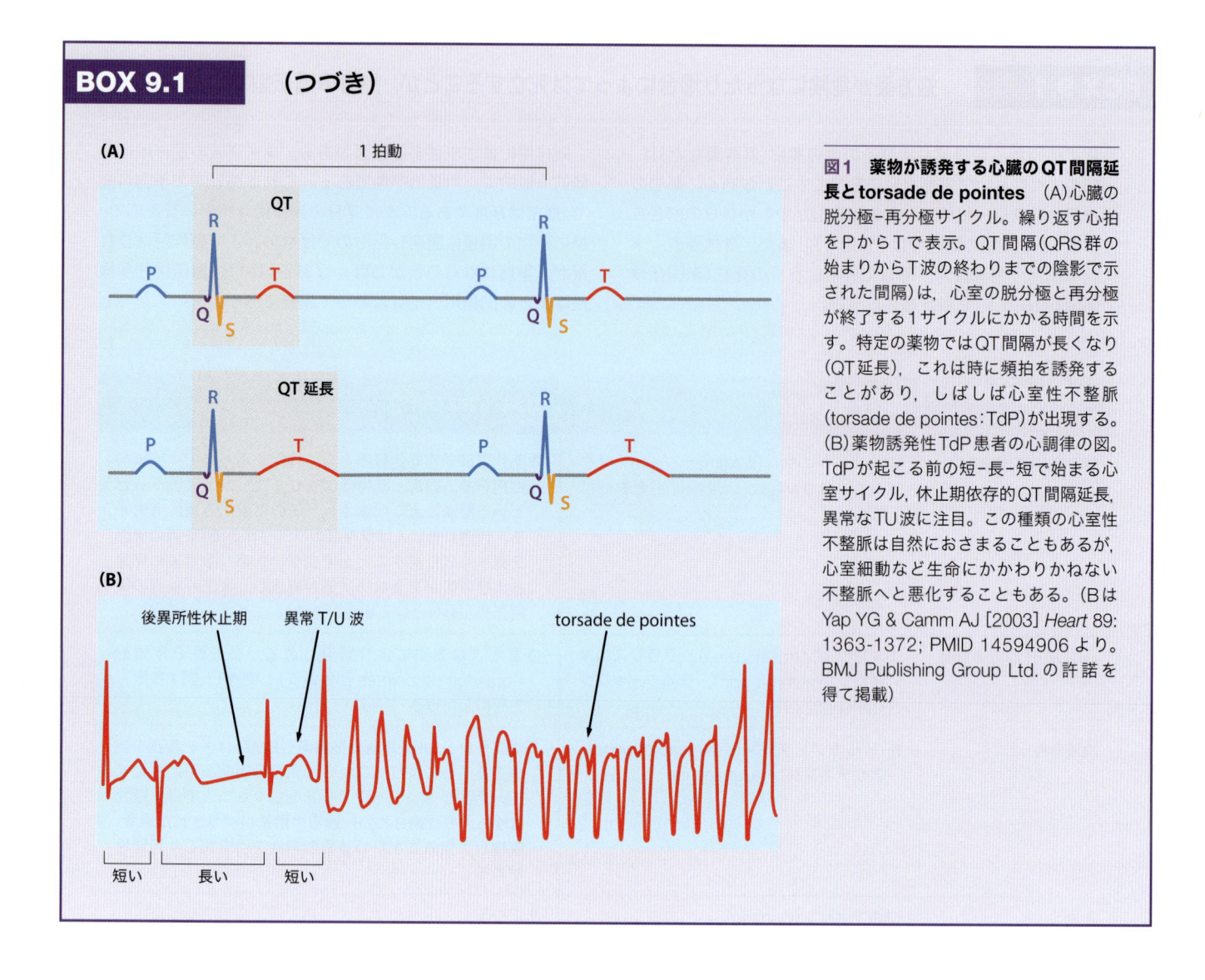

のリスクが高くなる(薬物代謝に時間がかかるためと推測される)。しかし，これらの多型は，ワルファリンの最終用量を決める遺伝学的多様性の一部にすぎないことが明らかにされている。

2004年，ワルファリンの薬物標的が，酸化型ビタミンKを還元型に変えるビタミンKエポキシド還元酵素複合体サブユニット1(VKORC1)であるであることが明らかになった。その後の関連研究により，VKORC1の遺伝学的多様性がワルファリン最終用量のばらつきと関連していることがわかった。ビタミンKは，4つのヒト血液凝固因子(第II, VII, IX, X因子)を活性化するために不可欠な補助因子である。ワルファリンはビタミンKエポキシド還元酵素を阻害することにより，ビタミンKの再利用を阻害する。ビタミンK供給が減少した結果，これらの4つの凝固因子の形成が抑制される。

これに続くゲノムワイド関連解析によっても，ビタミンK酸化酵素として働くシトクロムP450酵素であるCYP4F2に，頻度の高いV433M多型が明らかにされた(図9.12)。VKORC1とCYP2C9の多様性は最も大きな遺伝的要因で，ワルファリン最終用量のばらつきの約40％を説明することができる。しかしながら，老化や他の薬物の同時投与といったその他の要因も，ワルファリンの用量に大きな影響を与える。

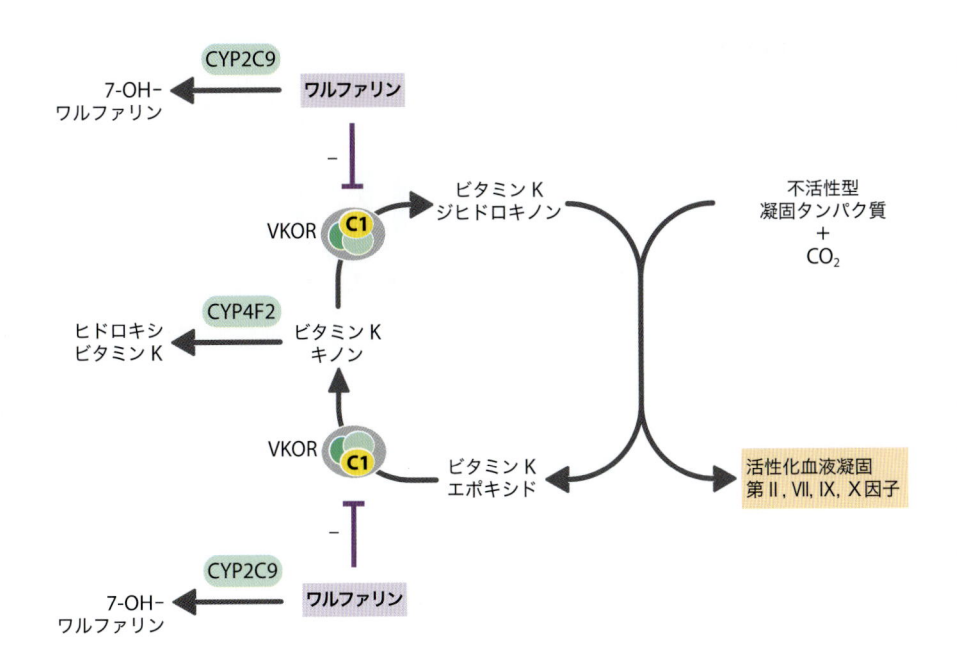

図9.12 抗凝固療法におけるワルファリンの役割と，ワルファリン最終用量に影響する遺伝学的多様性 ワルファリンは，血栓症や塞栓症のリスクがある人に処方される治療用抗凝固薬である。ビタミンKエポキシド還元酵素複合体（VKOR）のC1サブユニットであるVKORC1を阻害し，4つの血液凝固因子を活性化するために不可欠なビタミンKの供給を低下させることにより機能する（第Ⅱ，第Ⅶ，第Ⅸ，第Ⅹ因子；特定のグルタミン酸残基側鎖へのカルボキシ基の追加により活性化される）。VKORC1に加えて，少なくとも2つのシトクロムP450酵素の遺伝学的多様性が，必要とされる最終ワルファリン用量のばらつきに関連していることが知られている（CYP2C9はワルファリンを不活性型である7-ヒドロキシワルファリンに変換し，CYP4F2はビタミンKキノンを代謝する）。

遺伝学の利用：
新規の疾患遺伝子の同定から低分子治療薬まで

長年にわたる遺伝性疾患の分子機構の研究のなかで，それまで未知だった多くの遺伝子が同定されてきた。その遺伝子が通常何をするのか，疾患ではどのような問題が起こっているのか解明するためには，大掛かりな拠点型（労働力集中型）研究がしばしば必要であり，（このような拠点型研究ができない場合には）新薬開発のために必要な薬物標的の同定に時間がかかってしまう。ここでは，単一遺伝子疾患の新規遺伝子の同定から低分子薬の開発に至る進歩の過程を，4つの例で解説する。

最初の例は，ずっと困難であったが最近わずかに進捗した例である。2例目は，遺伝学的研究の成果により有望な薬物標的が発見され，それが貴重な新薬の開発のつながった成功例。さらに3例目と4例目は，疾患遺伝子の機能および分子経路上の役割を明らかにし，同じ経路上で働く既存薬の応用を目指す，非常に期待されている研究例である。

囊胞性線維症：苦戦している例

1989年，囊胞性線維症の原因がそれまで研究されていなかった遺伝子の変異であることがわかった。この新規の囊胞性線維症膜貫通調節因子（*CFTR*）遺伝子は，膜コンダクタンスを調節すると予測され，その後，塩化物イオンの細胞膜の通過チャネルとして働くことが明らかになった。CFTRの生物学的性質に関して多くの発見がなされ，タンパク質輸送や膜輸送などさまざまな分野に影響を与えた。しかし，2009年（遺伝子発見から20年後）に*Nature*誌で発表された後ろ向き解析では，*CFTR*変異がどのように疾患を引き起こすかという解明は依然として不十分であり，*CFTR*遺伝子の発見からは囊胞性線維症の治療法は確立されていないことが報告された。*CFTR*遺伝子のクローニングの中心人物の一人であるJack Riordanも，「科学が疾患に貢献するよりも，疾患が科学に貢献した面が大きい（科学は疾患の治療法を作れていない）」と述べたと伝えられている。

これが困難であった要因の1つは，細胞内でのそれら遺伝子の機能によって，6つ

図9.13 嚢胞性線維症の一病型における変異塩化物イオンチャネルの治療標的 嚢胞性線維症膜貫通調節因子(CFTR)は2つの膜貫通領域からなり，細胞内環境と細胞外環境間で塩化物イオンの受け渡しを調整するチャネルを形成する働きをする。*CFTR**G551D変異は，551に位置するグリシンがアスパラギン酸に置き換わる変異型CFTRを作り出す。この変異CFTRは細胞膜に位置するが，ここに示す通り，イオンチャネルとしては機能しない。その結果，通常は薄い水様粘液の保護層が濃い粘着性となり，細菌に感染しやすくなる。イバカフトル(Kalydeco™)は変異CFTRタンパク質に結合が可能で，本来の機能の一部を回復させるが，最も多いF508del変異CFTRはタンパク質の折りたたみ障害により細胞膜に到達することができない(7.6節に詳述)。

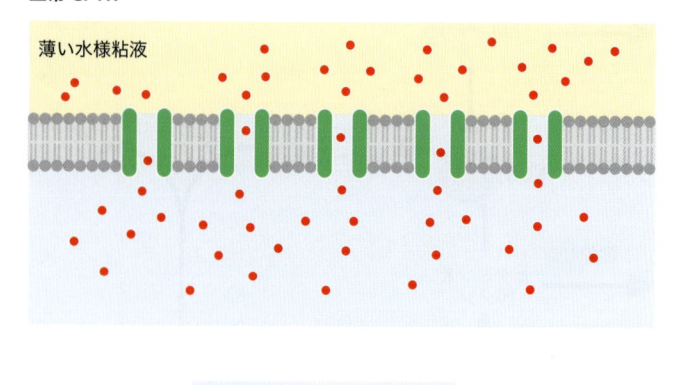

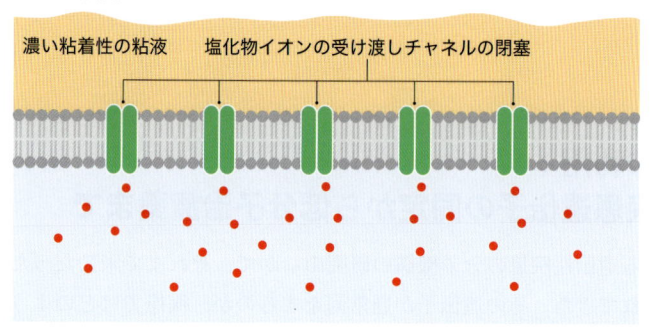

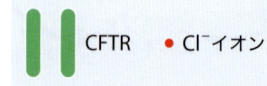

の分類のCFTR変異が存在することである。このなかには，タンパク質が合成されない変異やタンパク質合成が減少する変異がある。また，タンパク質は作られるが細胞膜に到達しなかったり，タンパク質の安定性が低下したりする場合もある。さらに，CFTRタンパク質は細胞膜に確かに組み込まれるが，イオンチャネル制御に欠陥があったり，チャネルコンダクタンスが低下する場合もある。この変異分類によると，それぞれに異なる治療アプローチが必要となるが，長い期間有効な薬物治療を開発することはできなかった。

しかし，近年の進歩はより希望がもてるものとなってきた。2012年，個々の症状ではなく嚢胞性線維症の原因を標的とするイバカフトル(ivacaftor〔商品名Kalydeco，Vertex Pharmaceuticals社〕)が，米国食品医薬品局(FDA)の承認を受けた初めての薬剤となった。これは，塩化物イオンチャネルを開くことができないG551D変異がある患者の治療を目的としたものであった(図9.13)。イバカフトルは，塩化物イオンチャネルが再び開く手伝いをする。生命予後，生活の質(QOL)，治療の負担などを著しく改善させる可能性がある一方で，イバカフトルはこの1つの変異のみに対応するものであり，適応となるのは嚢胞性線維症患者のわずか4%である(G551Dの変異アレルを少なくとも1つもっている患者)。

嚢胞性線維症で多い変異では，F508del CFTR変異体が作られる。この変異タンパク質は異常な折りたたみにより，細胞膜に到達する前に細胞内で分解される。しかし，Vertex社製の別の新しい薬剤であるVX-809は，F508del変異タンパク質をこの分解から守ると考えられる。それによりF508del変異タンパク質が細胞膜に到達できれば，さらにイバカフトルを投与することにより，塩化物イオンチャネルを確実に開いたま

まにできる可能性がある。

家族性高コレステロール血症：有益な新薬

多くの集団で0.2％以上の頻度である家族性高コレステロール血症（OMIM 143890）は常染色体優性遺伝疾患であり，最も多い単一遺伝子疾患である。罹患者は食生活にかかわらずコレステロール値がきわめて高い。ほとんどの場合，低密度リポタンパク質受容体遺伝子である*LDLR*の変異が原因である。ヘテロ接合体では通常，30～40歳代で冠動脈疾患を発症する。まれなホモ接合体はより重症であり，ほとんどが20歳前に心臓発作を起こす。

*LDLR*はコレステロールを含む低密度リポタンパク質を肝細胞に送り込み，恒常性維持機構の一環としてコレステロール合成を抑制する。*LDLR*の機能喪失変異ではLDLR産生が減少し，内因性コレステロール合成が増加する。ヒドロキシメチルグルタリル（HMG）CoA還元酵素は内因性コレステロール生合成経路の律速酵素として知られており，非常に有望な薬物標的であった。

HMG CoA還元酵素を阻害する低分子のスクリーニングにより，シンバスタチン（simvastatin）などのスタチンと呼ばれる新たな種類の薬剤が開発された（図9.6Bにその構造を示す）。これらの薬剤は，心疾患の一般リスクを低下させるために広く処方されている。

マルファン症候群：マウスモデルのメリット

フィブリリン座位にある*FBN1*変異により発症する常染色体優性遺伝の全身性疾患であるマルファン（Marfan）症候群（PMID 20301510）の治療法の開発では，マウスモデルの重要性が示された。フィブリリンは結合組織の弾性線維の形成に不可欠であるため，疾患は組織構造の完全性が失われるために発症するものと予測されていた。しかし，ある臨床的観察により，より複雑な発症機序が示唆された。例えば，さまざまな特徴──骨過成長，特徴的な頭蓋顔面，心臓弁と肺の異常など──は，形態形成段階での細胞移動に異常があるとする議論が巻き起こった。マルファン症候群のモデルとして，フィブリリン1欠損の変異マウスが作られた。包括的な解析により，表現型のさまざまな特徴は，トランスフォーミング増殖因子β（transforming growth factor β：TGFβ）による過剰シグナル伝達が原因であることが明らかになった。つまり，フィブリリン1は，TGFβシグナル伝達を抑制する役割があることが解明された。ロサルタン（losartan）などのアンジオテンシンII受容体拮抗薬はTGFβ拮抗薬として機能することが知られており，ロサルタンを用いた治療がモデルマウスの表現型の特徴（病状）を軽減することがわかった。

大動脈壁内の剥離（大動脈解離）につながる大動脈基部の早期拡張は，マルファン症候群の早期死亡の主たる原因であり，マウスモデルのデータから過度のTGFβシグナル伝達が原因であることが示唆された。2008年に発表された小規模な臨床試験において，ロサルタンまたはイルベサルタン（irbesartan）の投与により患者18名の大動脈基部の拡張率が大きく減少した。これまでの治療（あまり有効でなかった）では平均拡張率は直径3.54 mm/年だったが，アンジオテンシンII受容体拮抗薬を用いた治療中の拡張率は平均でわずか0.46 mm/年であった。

結節性硬化症：生物学的経路から有望な薬物まで

常染色体優性遺伝疾患の結節性硬化症（PMID 20301399）では，多くの器官に良性（非がん性）腫瘍が発生し，それらの臓器が機能不全を起こす（中枢神経系と腎臓の腫瘍が

病的状態と死亡の主原因である)。さらに脳の細胞移動と機能に異常があり，痙攣，自閉症，学習障害などの症状がある。本疾患は，TSC1-TSC2タンパク質複合体の構成要素をコードするTSC1またはTSC2遺伝子の変異が原因で発症する。これら新規の遺伝子が1990年代に同定されるまで，この疾患の分子病態については一切明らかになっておらず，唯一の治療は腫瘍の外科的切除であったが，これはしばしば問題になっていた。

　TSC1-TSC2複合体は，mTORC1増殖シグナル伝達経路の一部であることがわかった。TSC1-TSC2複合体が*TSC1*または*TSC2*いずれかの変異によりブロックされると，mTORC1シグナル伝達が構成的に活性化される。引き続いて下流の標的分子がリン酸化反応により活性化され，タンパク質合成と細胞増殖を引き起こす(図9.14)。mTORC1複合体の主たるサブユニットはmTORタンパク質であり，これはラパマイシンの哺乳類標的(mammalian target of rapamycin)から名付けられた。ラパマイシンはシロリムス(sirolimus)とも呼ばれ，1970年代に初めてストレプトミセス(*Streptomyces*)株から単離された抗真菌性物質である。ラパマイシンと，構造が近似している薬物エベロリムス(everolimus)は，強力なmTOR阻害薬である。これらの薬物は最初，免疫抑制薬として臓器移植の拒否反応を回避するための治療適応であったが，その後，特定のがんに対する抗増殖薬としても適応されるようになった。

　結節性硬化症が，mTORC1経路の活性化による異常増殖によって発症することが明らかになったことで，mTOR阻害薬を用いた臨床試験が加速され，最近行われている。現在では，エベロリムスは血管筋脂肪腫や脳室上衣下巨細胞性星細胞腫(SEGA，参考文献参照)を含む結節性硬化症のさまざまな症状を治療する効果的かつ安全な薬物とされている。腎血管筋脂肪腫は成人患者に非常に多く，腎不全に至る(透析が必要となる)可能性があり，またSEGAの外科的切除は特に困難なため，エベロリムスを用いた治療は大きな進歩であると考えられる。

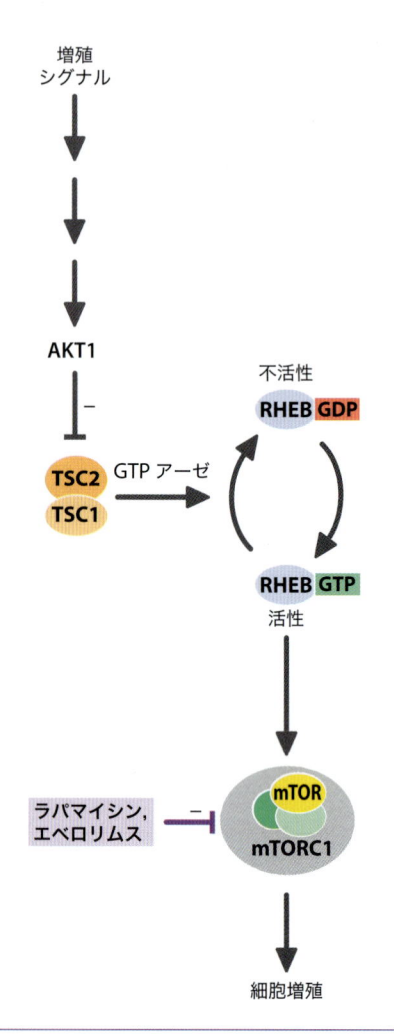

図9.14　結節性硬化症におけるmTORC1シグナル伝達の治療標的　結節性硬化症では，*TSC1*または*TSC2*のいずれかの変異によりTSC1-TSC2タンパク質複合体ができないことが問題となる。通常，TSC2はGTPアーゼとして働き，mTORC1複合体のRHEB制御体の不活性型の形成を促している(増殖シグナルがTSC1-TSC2を抑制した場合はこの不活性化がはずれる)。しかし結節性硬化症では，TSC1-TSC2複合体の形成不全によりRHEB制御体が活性化され，mTORC1シグナル伝達の恒常的な活性化により細胞増殖が正常に調整されなくなる。ラパマイシン(シロリムスとも呼ばれる)と，シロリムスのO-(2-ヒドロキシエチル)誘導体の1つであるエベロリムスは，mTORC1複合体の主要サブユニットであるmTORの有効な阻害薬であり，細胞増殖を抑制する働きがある。AKT1はタンパク質キナーゼBとしても知られている。

少なすぎる薬物標的の問題を克服する一手段としての，遺伝学的有益性を広く用いる手法とオフターゲット医薬品の開発

ほとんどの低分子薬は特定のタンパク質標的に結びつくことで機能し，他の分子との相互作用をブロックする。しかし，タンパク質標的のなかで薬物に対して感受性をもつものはわずかな割合しかない。多くの場合で低分子薬は2種類のタンパク質間の相互作用をブロックできない。なぜなら，相互作用するタンパク質の表面が滑らかすぎるためである(低分子薬はタンパク質内の割れ目やポケットに潜入できた場合に最も効果がある)。しかし，いくつかの種類のタンパク質は標的になりやすい。薬物標的の50％以上が，4種類のタンパク質(クラスIのGタンパク質共役受容体，核内受容体，リガンド依存性イオンチャネル，電位依存性イオンチャネル)の1つに属している。また，タンパク質キナーゼも好ましい標的である。

遺伝学的有益性を広く用いる手法

2006年に発表された調査では，承認された全薬剤の標的は324のみであると推定された。その後この数字は増えているだろうが，新規の薬物標的はさらに必要とされている。頼みの綱となる可能性があるのは，ゲノミクス，ハイスループットトランスクリプトミクス，プロテオミクス，バイオインフォマティクスなどにより生成された大量のデータセットである。

　最近のデータ量の増大は非常に極端である。例えば，2012年半ばまでに100万セッ

トの遺伝子発現データが，Gene Expression Omnibus(GEO；http://www.ncbi.nlm.nih.gov/geo/)あるいは機能ゲノムデータのArrayExpress database(http://www.ebi.ac.uk/arrayexpress/)に登録されてきた．

新しいアルゴリズムは，特定の疾患に関係する遺伝子発現の特徴的な変化を記録することにより，個々の疾患の遺伝子特性が認識できるように工夫されてきている．それにより，これまでに研究されていなかった遺伝子の同定につながり，その後，薬物標的(または疾患バイオマーカー)としてその遺伝子の研究が進む可能性がある．大規模な機能的遺伝子スクリーニングも，新たな薬物標的を同定するためにさまざまなモデル生物で実施されている．

幅広い病原菌のゲノムプロジェクトと，それに続く機能およびプロテオミクス研究は，感染症の治療に大きな恩恵をもたらしていることは間違いないだろう．これは，よい薬物標的になりうる病原体特異的な遺伝子産物の解明と，ワクチンの標的となりうる病原体細胞表面上のタンパク質の同定が目標になる．

オフターゲット医薬品の開発

新規の薬物標的同定の障害を解消できる別の可能性は，特定の遺伝子産物をターゲットにしていないオフターゲット医薬品を同定する方法である．オフターゲット医薬品は適応を非常に幅広くできる可能性があり，費用削減のメリットもある(稀少疾患の治療に使用するオーファンドラッグ〔稀少薬〕は桁外れな費用となりうる．G551Dタイプ嚢胞性線維症の治療薬であるKalydecoの費用は，患者1人につき年間で294,000米国ドルと見積もられている)．

オフターゲット医薬品のなかで注目されるクラスの薬物は，(ナンセンス変異などによる)終止コドンを抑制することにより，翻訳を回復させるものである(翻訳「リードスルー」)．ほとんどの遺伝性疾患の個別症例の5～70%はナンセンス変異が原因であるため，この方法の応用範囲はきわめて広い．ゲンタマイシン(gentamycin)などのアミノグリコシド系抗菌薬が哺乳類細胞の中途終止コドンのリードスルーを引き起こすことは知られていたが，有効性が十分でないのと毒性の問題もあることから，臨床的には用いられてこなかった．

先ごろ同定された薬物であるアタルレン(Ataluren〔またはPTC124〕)は比較的有望と考えられている．これは正常な終止コドンの認識に影響することなく，毒性のエビデンスもほとんどなく，中途ナンセンス変異(特にUGA)のリードスルーを引き起こすと考えられている．しかし，PTC124の活性は，(このような特異的なものではなく)非特異的な効果であるとの懸念がある(PMID 23824517参照)．最近完了した第III相の臨床試験では，*CFTR*ナンセンス変異による嚢胞性線維症患者では，アタルレン投与により肺機能にいくらかの改善がみられたのみであった．

さまざまな薬物の開発：遺伝子改変により作られる治療用組換えタンパク質

特定のタンパク質ホルモンや血中タンパク質の欠損の結果起こる遺伝性疾患は，不足しているタンパク質を外部から投与することで治療できる．その安定性を増し，活性を確実なものにするために，タンパク質はポリエチレングリコール(poly(ethylene glycol)：PEG)に抱合されることが多い．タンパク質-PEG複合体は分子量が大きくなるため，腎クリアランスが低下する．そのため，タンパク質は血液循環の中に長時間保たれる．また，PEGを加えることで，タンパク質の抗原性を少なくすることも

表9.5　治療用組換えタンパク質の例　遺伝子改変型治療用抗体は表9.6を参照。

組換えタンパク質	治療対象
インスリン	糖尿病
成長ホルモン	成長ホルモン欠損症
血液凝固第Ⅷ因子	血友病A
血液凝固第Ⅸ因子	血友病B
インターフェロンα	有毛細胞白血病；慢性肝炎
インターフェロンβ	多発性硬化症
インターフェロンγ	慢性肉芽腫性疾患患者の感染症
組織プラスミノーゲン活性化因子	血栓性疾患
レプチン	肥満
エリスロポエチン	貧血

できる。

　治療用タンパク質は，かつては動物またはヒト由来の原料から抽出されることが多かったが，これには安全性に問題がある。献血によって集められた未検査の血液から作られた第Ⅷ因子を用いた治療により，多くの血友病患者がAIDSやC型肝炎に罹患した。また，死体の未検査の下垂体から抽出した成長ホルモンの注射を受けた後に，クロイツフェルト-ヤコブ(Creutzfeld-Jakob)病で死亡した子どもたちもいた。

　これらのかわりとして，価格は高いがより安全なのは，治療用「組換え」タンパク質である。通常はヒト線維芽細胞やチャイニーズハムスター卵巣細胞株などの哺乳類細胞の中にヒト遺伝子をクローニングし，それらを発現させてタンパク質を作る（多くのタンパク質が糖鎖付加などの翻訳後修飾を受け，修飾のパターンが種の違いを示すため，哺乳類細胞が必要となることが多い）。1982年，組換えヒトインスリンが初めて市販された。それに続く例を**表9.5**に示す。

　一部のヒトタンパク質は，治療に用いるためには培養細胞株の産生能力を超える非常に多くの用量が必要となる。これには，トランスジェニックヒツジやヤギなどのトランスジェニック動物が使われる（求めるタンパク質は乳に分泌され，精製して用いる）。2009年，アトリン(atryn)は，トランスジェニック動物により製造された最初のFDA承認治療用タンパク質となった。アトリンはヤギの乳で発現するアンチトロンビンで，血液の抗凝固療法で使用するために作られた。

治療可能性が向上した遺伝子改変型治療用抗体

　組換えタンパク質の1つのクラスである遺伝子改変型抗体は，治療法として注目されている。4.5節に詳述した通り，ヒトはそれぞれ無数の外来抗原に対する防御システムとして働く多くの抗体レパートリーをもつ。抗体分子はアダプターとして機能し，変異領域末端(variable end)に外来抗原に対する結合部位をもち，固定領域にエフェクター分子に対する結合部位をもつ。抗原が結合するだけで一部の毒素とウイルスを中和することができるようだが，通常はさらに結合した抗体が補体系を誘導し，最終的に細胞が毒素やウイルスを完全に死滅させる。

　人工的に作られた治療用抗体は，単一特異的(単一の抗原に対して特異的)となるよ

うにデザインされている。従来のモノクローナル抗体(mAb)は，免疫されたマウスあるいはラットの抗体産生Bリンパ球とマウスBリンパ球腫瘍細胞を融合させた，不死の**ハイブリドーマ細胞**から分泌される。ハイブリドーマのそれぞれの独自のクローンは，それぞれが単一の抗体を永久的かつ安定的に産生しつづける。

このようにして作られるモノクローナル抗体は，残念ながら治療に用いるには限界がある。例えばヒト病原体に対する齧歯類のモノクローナル抗体は，ヒト血清中での半減期が短く，レシピエント(抗体を投与された人)が齧歯類に対する抗体を作るようになることがある。また，一部のクラスだけが，ヒトのエフェクター機能を刺激しうる。

遺伝子改変型抗体

遺伝子改変技術により，齧歯類のモノクローナル抗体を修飾することが可能で，その抗体はヒトにおいてより安定になる。齧歯類タンパク質配列の一部またはすべてをヒトの対応配列に置き換えることができる(齧歯類抗体をコードする配列の一部を，相当する部分のヒト配列にDNAレベルで置き換えることができる)。その結果，ハイブリッドDNAから，ヒトの固定領域と齧歯類の可変領域をもつ，つまり一部はヒト，一部は齧歯類というハイブリッド抗体を作製することができる(キメラ抗体，図9.15)。

その後，抗原結合部位の超可変配列である相補性決定領域(CDR)を除くすべての齧歯類配列がヒト配列に置き換わった**ヒト化抗体**が作られた(図9.15参照)。さらに，別の手段によって**完全なヒト抗体**を調製することが可能になった。例えば，マウスの遺伝子操作により免疫グロブリン座位を除去し，ヒト重鎖とγ軽鎖座位を含む人工染色体に置き換えることにより，完全にヒト抗体のみを作ることができる。

1980年代のスタートは前途多難だったが，モノクローナル抗体はこれまでで最も成功したバイオ新薬となり，モノクローナル抗体市場は製薬業界で最も成長した市場となった。現在利用されている治療用モノクローナル抗体のベストセラー8製品で，年間300億米国ドルを超える収益がある。数百ものモノクローナル抗体の追加製品が現在開発途上にある。FDA承認済みのモノクローナル抗体はそのほとんどで，一部またはすべてがヒト抗体であり，大半が，自己免疫疾患，免疫疾患，がんなどの治療

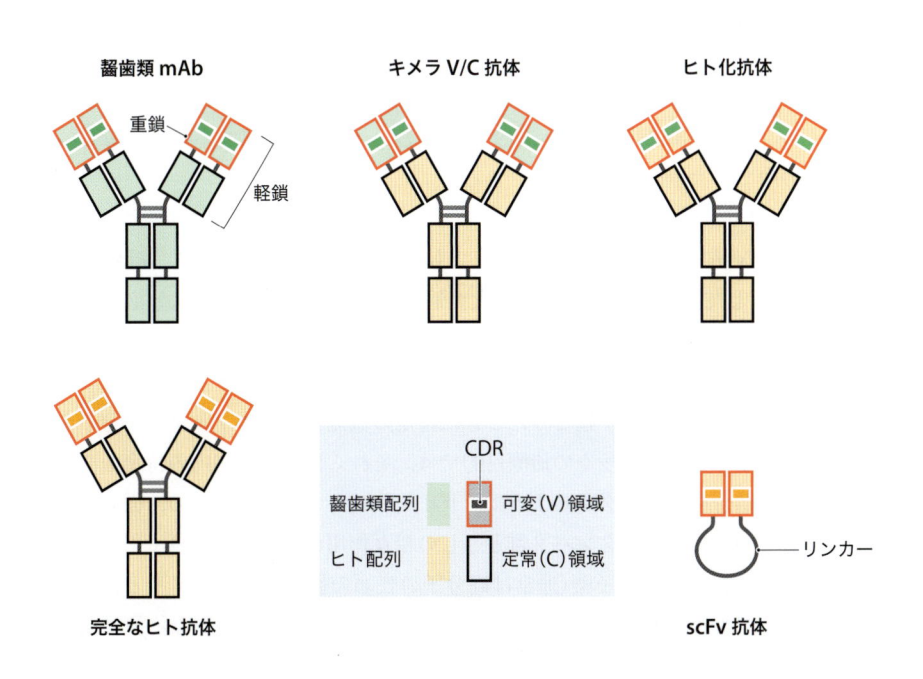

図9.15 改良型治療用抗体の作製のための遺伝子改変技術の利用 古典型抗体は可変(V)領域と定常(C)領域をもつ重鎖と軽鎖からなる。齧歯類のモノクローナル抗体(mAb)は，ハイブリドーマにより生成される単一特異的な抗体である。キメラV/C抗体は，遺伝子改変によりヒト定常領域配列と齧歯類の可変領域配列(非常に重要な超可変相補性決定領域(CDR)を含む)を合わせたものである。超可変CDRを除くすべての配列がヒト型の抗体を人工的に作製することができる。最近では，別のやり方で完全なヒト型抗体を得ることが可能となっている。遺伝子改変技術は，リンカーペプチドにより結合された2つの可変領域のみからなる一本鎖抗体を作るためにも利用されている。これらの一本鎖可変断片(scFv)抗体は細胞の還元環境での使用に適しており，細胞内の特異抗原に結合して細胞内抗体として機能する。リンカーの長さによって，単量体，二量体，三量体として標的に結合する。多量体は単量体より強力に標的に結合する。

表9.6　認可済み治療用モノクローナル抗体 (mAb) の例　CD11a, 白血球抗原；IL2R, インターロイキン2型受容体；IgE, 免疫グロブリンE；TNFα, 腫瘍壊死因子α；EGFR, 上皮増殖因子受容体；HER2, ヒト上皮増殖因子受容体2；NSCLがん, 非小細胞肺がん；VEGF, 血管内皮増殖因子；RSV, 呼吸器合胞体(RS)ウイルス。[a]完全ヒト抗体；その他はすべてヒト化抗体（さまざまなモノクローナル抗体分類の説明は図9.15参照）

疾患分類	標的	mAb 一般名（商品名）	治療対象疾患
自己免疫疾患または免疫疾患	CD11a	エファリズマブ(efalizumab)（ラプティバ(Raptiva)）	乾癬
	IgE	オマリズマブ(omalizumab)（ゾレア(Xolair)）	喘息
	インテグリン α₄	ナタリズマブ(natalizumab)（タイサブリ(Tysabri)）	多発性硬化症
	TNFα	セルトリズマブペゴル(certolizumab pegol)	クローン病, 関節リウマチ
		アダリムマブ(adalimumab)（ヒュミラ(Humira)）[a]	
がん	EGFR	パニツムマブ(panitumumab)（ベクティビックス(vectibix)）[a]	大腸がん
	HER2	トラスツズマブ(trastuzumab)（ハーセプチン(Herceptin)）	転移性乳がん
	VEGF	ベバシズマブ(bevacizumab)（アバスチン(Avastin)）	大腸がん, 乳がん, 腎がん, NSCLがん
その他疾患	RSV	パリビズマブ(palivizumab)（シナジス(Synagis)）	RSV予防
	VEGF	ラニビズマブ(ranibizumab)（ルセンティス(Lucentis)）	加齢黄斑変性

に使われている（**表9.6**）。がん治療の場合，最新の抗体は，抗体-薬物複合体として開発されている。そのため抗体は強力な毒性をもち，がん細胞を殺すことができる。

細胞内抗体

さらに最近，有望と考えられる一本鎖ポリペプチドをもつ治療用抗体のクラスが遺伝学的技術により作製された。一本鎖可変断片(single-chain variable fragment：scFv)抗体はほとんどすべてのモノクローナル抗体に結合特異性をもつが，それは一本鎖非グリコシル化可変部に制限される（図9.15参照）。scFv抗体は細菌，酵母，あるいは植物細胞の中でも大量に作ることができる。

　標準抗体（ポリペプチド鎖を4つもち，ジスルフィド架橋によりつながれている）とは異なり，scFv抗体は細胞内の還元環境でも安定である。したがって，**細胞内抗体** (intrabody) としての機能を果たすのに大変適している。通常の抗体は分泌されるのだが，この抗体は（分泌されず）細胞内の特定の標的分子に結合するようデザインされており，必要とされる特定の細胞内領域で役割を果たすことができる。

　細胞内抗体は，抗原結合が起こったときに特定の機能を担うエフェクター分子を運ぶことができる。しかし，多くの治療目的では，それらは単に細胞内の特定のタンパク質どうしの結合をブロックするようにデザインされている。そのため，従来の薬物を補完することができる。タンパク質どうしの相互作用は，通常，大きく平滑な表面で起こっているため，低分子薬（通常は高分子の表面の裂け目にピッタリと合うことで動作する）の標的としては適さないことが多い。細胞内抗体の有望な治療標的タン

パク質には，アルツハイマー(Alzheimer)病，ハンチントン(Huntington)病，プリオン病などさまざまな神経変性疾患で神経細胞死を引き起こす，異常折りたたみ構造をもつ変異タンパク質が含まれる。

9.3 遺伝子治療・細胞治療の原理

遺伝子治療(gene therapy)では，治療のために細胞の遺伝子を直接改変する必要がある。この遺伝子改変は，DNA，RNA，あるいはオリゴヌクレオチドを挿入するといった方法で行われる。遺伝子治療は，遺伝的改変を行う対象が生殖細胞系列の細胞か体細胞かによって，2種類に大別される。生殖細胞系列の遺伝子治療は子孫にまで伝達される永久的な遺伝子改変であり，配偶子，受精卵，あるいは初期胚のDNA改変によって行われる。生殖細胞系列の核内DNAの改変を行う遺伝子治療は倫理上の問題(11.5節で詳述)から幅広く禁止されているが，後述するように，生殖細胞のミトコンドリアDNAの改変は，一部のミトコンドリアDNA疾患の治療に向けて積極的に検討されている。体細胞の遺伝子治療では，子孫に伝達しないように，患者自身の特定の細胞や組織に限定した方法で遺伝子を改変することが試みられている。

現在行われている遺伝子治療臨床試験およびプロトコールのすべては，体細胞を対象としたものである。しかし，遺伝子治療の成功例が累積し，その技術がさらに洗練され安全なものになるにつれ，「デザイナーベビー(親が望む性質をもつよう遺伝子操作された赤ん坊)」を生み出す技術として利用しようとする考えが台頭してくることが予想される。これもまた，第11章で議論するように，倫理的な問題を引き起こすことになるだろう。

遺伝子治療はこれまで波瀾万丈の歴史を辿ってきた。いくぶん過剰なところがあったとはいえ，遺伝子治療に対する当初の大きな期待と興奮が続いた時期から，やがて失望的な結果や安全性の問題(治療法の予期せぬ欠陥から生じた患者の不慮の死)が続く停滞期に入った。しかし，つい最近では，素晴らしい成功や安全面での高い評価を得るに至っている。

本節と9.4節では，劣性遺伝疾患を中心とした遺伝性疾患に対する遺伝子治療について主に記す。またここでは，遺伝子治療を用いて感染症を治療する方法についても述べる。がん遺伝子治療については，その実用価値はまだ限られるが，第10章に記す。

遺伝子治療が実際に初めて成功したのは2000年代に入ってからのことであり，非常にまれな重症複合型免疫不全症に対してであった。この遺伝子治療では，それまで治療として行われていた幹細胞移植の一種である骨髄移植の技術が活用された。

後述するように，**幹細胞**は，未分化のまま自己複製が可能であり，また分化してより特殊な細胞になることもできる細胞である。この幹細胞に遺伝子を最大限導入することが，多くの遺伝子治療で重要となる。また，幹細胞に遺伝子改変を加えて利用する細胞治療は，病気やケガにより失われた細胞や組織を補おうとする再生医療の基本であると考えられる。

本節では，遺伝子治療および細胞治療の基本原理について考える。また，9.4節では遺伝子治療および細胞治療のこれまでの歩みについて，さらに今後の展望について記す。

体細胞遺伝子治療における2つの手法

体細胞遺伝子治療において治療標的となる細胞は，多くの場合，疾患の発症過程に直接かかわる細胞である（しかし第10章では，患者の**正常細胞**を遺伝子改変するがん遺伝子治療の例について取り上げる）。

　分子遺伝学的な手法によって疾患を治療するためには多くの異なる手法がある。しかし，これは疾患細胞レベルで2種類に大別される。すなわち，疾患を軽減するために，疾患細胞を直接改変して生かす手法と，選択的に殺す方法である。この2つの戦略はそれぞれ後で取り上げるように使用される方法が異なる。

遺伝子改変によって疾患細胞を生かす手法（図9.16A）。ここでは分子病理学的に異なった方法が使われる。機能喪失が問題の場合，関与遺伝子のコピーを機能するような形で付加すれば，単純に（理論的には）問題は解決する。感染症や，機能獲得変異によって発症する遺伝性疾患の場合には，有害であったり毒性のある遺伝子産物が細胞内に生じる。このような疾患では，正常な遺伝子の発現を妨げることなく，有害な遺伝子の発現のみを選択的に阻害する必要がある。この方法には，特異的な遺伝子の転

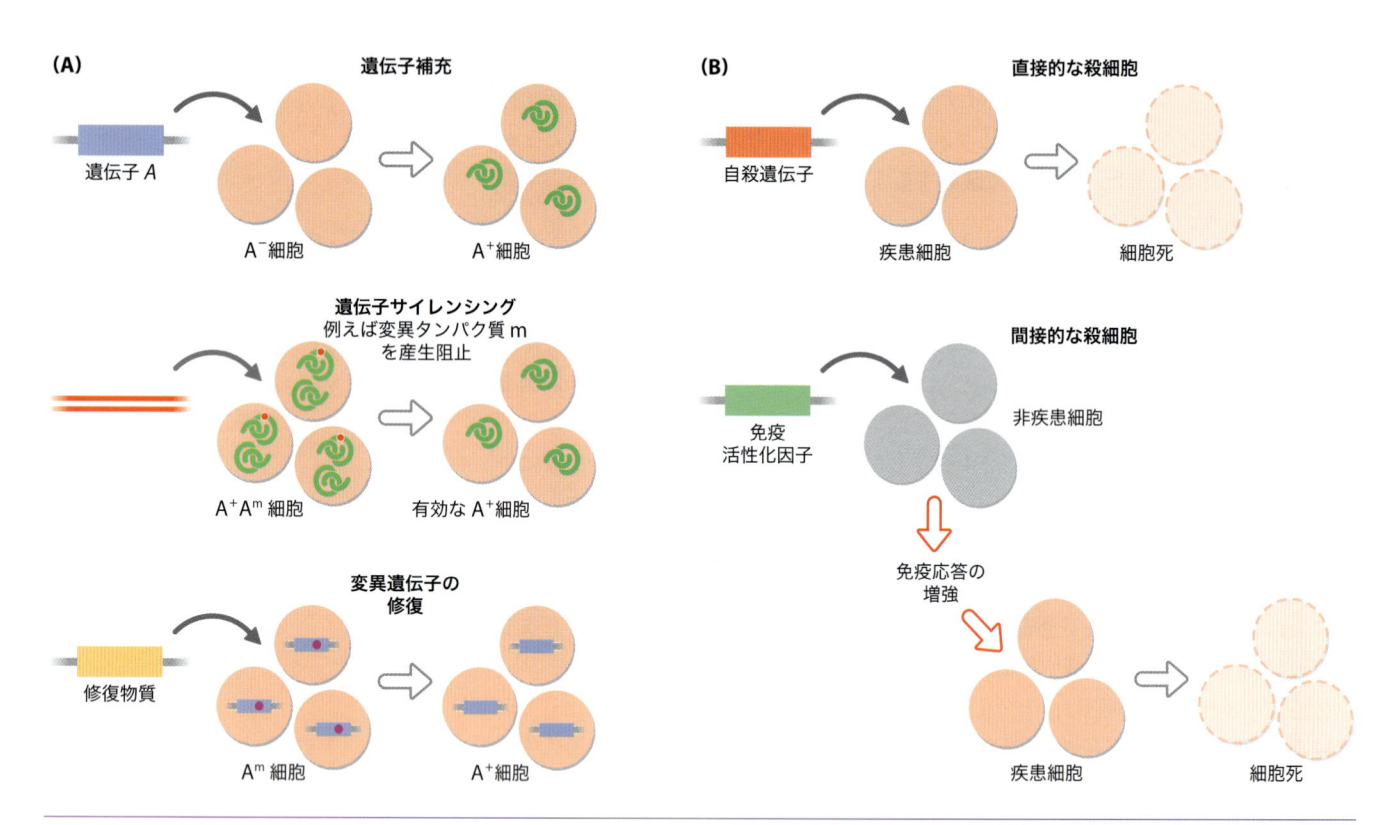

図9.16　遺伝子治療における一般的手法　(A)遺伝子改変によって疾患細胞を生かす手法。遺伝子補充療法は，機能喪失性の遺伝性疾患に適用できるが，現在その対象は劣性遺伝疾患（遺伝子産物の完全欠損，大部分の欠損，あるいはいくらかの欠損によって引き起こされる疾患）の治療に限られている。目標は，欠損する遺伝子産物を産生させるために，クローン化された機能遺伝子コピーを患者細胞に導入することである。**遺伝子サイレンシング**による治療は，有害な遺伝子産物を細胞内に生じる疾患に適用される。正常な遺伝子産物A^+に加えて，有害な変異遺伝子産物A^mを産生するような機能獲得変異によって引き起こされる疾患の場合，正常なアレルの発現を妨げることなく，変異を有するアレルの発現のみを選択的に阻害する方法が試みられるかもしれない。このような手法は，自己免疫疾患や感染症の治療に適用することができる。さらに，DNAの異常を修復したり（変異を有するアレル配列A^mを正常なアレル配列Aに変換する），病的変異の影響を最小限に止めるような方法（ここでは示していない）の開発も進められている。(B)遺伝子改変によって疾患細胞を殺す手法。がん遺伝子治療では多くの場合，がん細胞を殺すことを目指す。この方法には，（細胞傷害性産物や細胞死を生じさせるような遺伝子を発現させることによって）細胞を直接殺す方法と，（免疫細胞のような非疾患細胞に遺伝子を導入することによって，腫瘍に対して免疫応答を惹起させるような）間接的な方法がある。

写を選択的に阻害する方法や，その転写産物を標的として破壊する方法がある(**遺伝子サイレンシング**)。また，遺伝子変異を修復する手段(図9.16Aの最下図)や，その影響を最小限に抑える手法の開発も進められている。これらの詳細については後述する。

疾患細胞を殺す手法(図9.16B)。この方法はがん遺伝子治療に最も適している。従来のがん治療は，高出力の放射線治療や有害な化学療法などといった，分裂細胞を殺す切れ味の悪い鈍器のような方法に頼ってがん細胞を殺していた。一方，遺伝子治療を用いた手法では，直接的に，あるいは免疫細胞を操作して抗腫瘍細胞免疫を増強することによって，がん細胞を殺すことができる。

遺伝子導入法の問題：患者の細胞に遺伝的コンストラクトを導入するための最適かつ安全な方法の設計

遺伝子治療では，多くの場合ではクローニングされた遺伝子，他にはRNAやオリゴヌクレオチドなどの**治療用コンストラクト**が患者の細胞に導入される。このようにして導入された核酸分子は多くの場合，**導入遺伝子**(transgene)と呼ばれる。疾患によって標的となる細胞は大きく異なる。したがって，異なる手法が必要であり，標的細胞によっては原理上より治療しやすい疾患が存在する。

導入遺伝子を標的細胞へと到達させる方法を考えてみよう。細胞や組織のなかには，血液，皮膚，筋肉，および眼などのように，容易に到達できるものもある。しかし，脳細胞などは容易には到達できない。到達後も，遺伝子コンストラクトの導入および発現を妨げるさまざまな障壁を克服しなければならない。強い免疫応答は重大な障壁となるし，後述するように物理的な障壁も重要である。

他にも大きな違いをもたらすものとして，細胞が短命であり，(血液および皮膚細胞のように)失われるたびに次々と分裂しなくてはならない場合と，(終末分化した筋細胞のように)細胞寿命が長い場合がある。これは重要な違いであり，非分裂細胞の場合，治療用コンストラクトの患者細胞への導入効率と，導入されたコンストラクトが期待される形で機能する度合いが重要なパラメーターとなる。しかし，分割細胞の場合，子孫の細胞に何が起こるかを考慮する必要がある。

たとえ寿命の短い細胞に目的遺伝子を導入することに成功したとしても，遺伝子を取り込んだ細胞はやがて死んでしまい，新しい細胞に置き換えられてしまう。特定の**幹細胞**(stem cell)は継続的に分割し，老化，病気，またはケガによって失われた細胞を補充することができる(幹細胞の概要については**BOX 9.2**を参照)。したがって，導入された治療用コンストラクトが新しい細胞へと確実に受け継がれるためには，可能であれば関連のある幹細胞を標的とし，治療用コンストラクトが細胞の染色体に組み込まれることが最適である(それにより，分裂後も娘細胞に治療用コンストラクトが受け継がれてゆく)。

効率と安全性

遺伝子治療において使用される任意の遺伝子導入システムでは，効率と安全性の2つのパラメーターが重要である。ほとんどの遺伝子治療法は，遺伝子を患者の細胞に導入し(transfection)，それらを発現させて産生物をつくることに基礎をおいている。遺伝子の導入を効果的に行うためには，最適な標的細胞への遺伝子導入効率を最大にし，治療遺伝子の長期的な高レベルの発現を実現することが重要である。

BOX 9.2　幹細胞と，細胞の人工的エピジェネティック再プログラム化の概要

幹細胞は2つの本質的な特性を有する。第一に，自己複製することができる(自己複製能)。第二に，よりさまざまに**分化した**(differentiated)(より特殊な)細胞を生み出すことができる(多分化能)。幹細胞は通常の(対称性)細胞分裂を行うこともできるし，(非対称に)分裂して2つの異なる娘細胞を生み出すこともできる。この場合1つの娘細胞は親幹細胞と同一であり，自己複製が可能である。他の娘細胞はより特殊化され，さらに分化を繰り返し，終末分化細胞になる(図1)。

基本的に2種類の幹細胞が，実験研究に使用されている。体性幹細胞は体内で自然に発生し，限られた種類の分化細胞を生み出す。一部の体性幹細胞は培養可能で，実験に使用される。もう一方は**多能性**(pluripotent)幹細胞であり，体内のあらゆる種類の細胞すべてを生み出すことができる。

最初に開発された多能性幹細胞は，**胚性幹細胞**(embryonic stem cell：ES細胞)であった。この細胞は，ごく初期の胚に存在する自然の多能性細胞から作製された。もう1つの幹細胞は，細胞の正常なエピジェネティックな設定を人工的に変えることで作製された(エピジェネティック**再プログラム化**(reprogramming))。さまざまな種類の再プログラム化が可能である。例えば，皮膚細胞を再プログラム化して，神経細胞のようなまったく別種の分化細胞を作製することができる(**分化転換**(transdifferentiation))。または分化細胞を再プログラム化して未分化の多能性状態に戻すことができ(**脱分化**(dedifferentiation))，その後，望みの分化細胞を形成するように誘導することができる。

体性幹細胞

成体幹細胞または組織幹細胞とも呼ばれるこれらの細胞は，体内に少数存在し，(特に血液，皮膚，腸，精巣において)寿命の短い細胞を補完したり，疾患や損傷で失われた細胞を補充している(しかしヒトの組織再生能力はかなり限られている)。

ほとんどの体性幹細胞は，限られた範囲の分化細胞のみを生み出す。例えば，精子幹細胞のような細胞は単能性で，1種類のみの分化細胞を生じる。造血幹細胞(図9.20参照)のような他の幹細胞は多能性で，いくつかの種類の分化細胞が作り出される。培養体性幹細胞株が分化研究のために使用されており，遺伝的に改変・精製された体性幹細胞(特に造血幹細胞)は，遺伝子治療に使用されている。

胚性幹細胞(ES細胞)

ごく初期の哺乳類の胚(受精卵や数回卵割した初期胚を含む)から得られた細胞は完全に未分化で，**全能**であるといわれており，胚や胚体外膜に存在するあらゆる種類の細胞を生み出すことができる。その後，**胚盤胞**(blastocyst)が，まったく別個の細胞層から構成される中空のボールとして形成される。この胚盤胞の外層は栄養芽層と呼ばれ，絨毛膜や羊膜のような胚体外膜になる。そして内側の細胞群は**内部細胞塊**

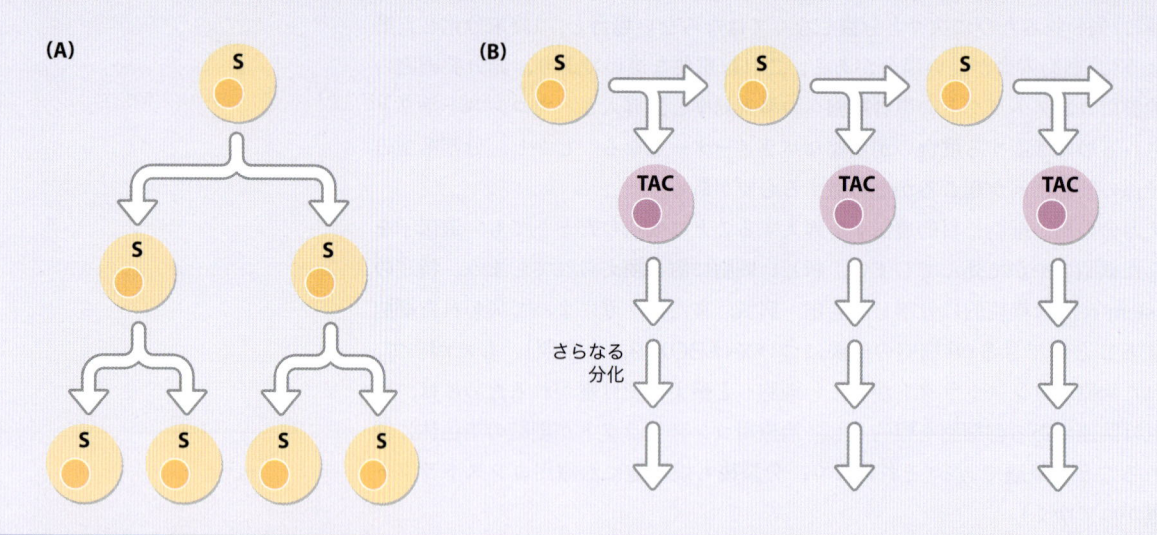

図1　幹細胞の対称分裂および非対称分裂　(A)幹細胞(S)の集団は，成長の際，あるいは(疾患または損傷によって失われた細胞を補充するために)新たな幹細胞が急に必要になった際に，対称的な細胞分裂により素早く増殖することができる。(B)幹細胞は，非対称細胞分裂(幹細胞が2種類の娘細胞を生み出す)によって より多くの分化細胞を作り出す。娘細胞の1つは親細胞と同一の幹細胞である。もう1つは，幹細胞から派生する**一過性増幅細胞**(transit amplifying cell：TAC)である。この細胞は，その姉妹細胞や親細胞よりも分化しており，引き続き分化過程を繰り返して終末分化細胞になる。

BOX 9.2　（つづき）

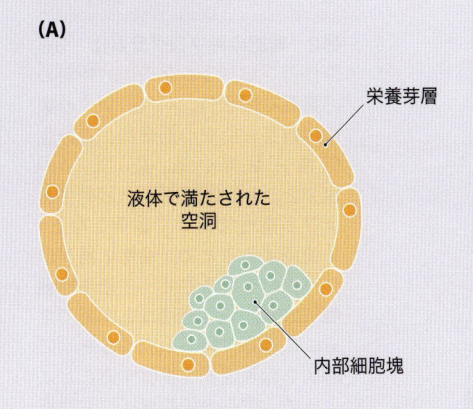

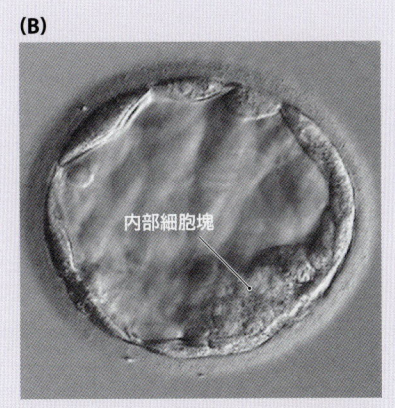

図2　胚盤胞の構造と内部細胞塊
(A) 胚盤胞は，液体で満たされた中空のボールのような構造で，2つの異なる細胞集団を有する：外側の細胞層（栄養芽層）と，偏在する内側の一群の細胞（内部細胞塊）。(B) 6日齢のヒト胚盤胞。約100個の細胞を含む内部細胞塊の位置を示す。(B は M. Herbert, Newcastle University, UKの厚意による)

(A) 栄養芽層／液体で満たされた空洞／内部細胞塊

(B) 内部細胞塊

(inner cell mass)と呼ばれ，胚盤胞の一端に位置する（図2）。

内部細胞塊由来の細胞は多能性であり，培養して多能性胚性幹細胞（ES細胞）株を作ることができる。ES細胞株は実験上重要な細胞で，外胚葉，中胚葉，内胚葉の3つすべての胚細胞層に由来する分化細胞や，生殖細胞にすら分化誘導することができる。またBOX 9.3で述べるように，疾患モデル動物（主にマウス）を作製するためにきわめて重要であった。ヒトES細胞株は，補助生殖クリニックにおける余剰胚（体外受精）由来の細胞から作製される。ヒトES細胞株は，レシピエントにおける免疫応答が何らかの方法で最小化されている場合，細胞治療への利用が有望視されている。しかしヒトES細胞株はヒト胚に由来しているため，新たなES株の作製には議論がある。

細胞の再プログラム化

何十年もの間，哺乳類における細胞の分化は不可逆的であると考えられていた。その後，ドリーと呼ばれるクローンヒツジの誕生によって，終分末化した哺乳類細胞でも，（初期胚の多能性細胞に似ている）未分化細胞になるよう再プログラム化できることが証明された。しかし，哺乳類のクローンを作製することは技術的にきわめて困難である。

現在では比較的簡単な方法として，細胞のエピジェネティック標識（epigenetic mark）を初期化する方法が用いられる。例えば，終末分化した哺乳類細胞は，特定の重要な転写因子を投与したり，それらを作るように誘導することによって，脱分化または分化転換させることができる。

第一の手法は遺伝学的方法であった。分化した細胞に鍵となる多能性転写因子をコードする遺伝子を導入することによって，分化を逆行させることができ，**誘導多能性幹細胞**（induced pluripotent stem cell：iPS細胞）の作製が可能である。ES細胞と同様に，iPS細胞はより特殊化した細胞へと分化誘導することができる（図3）。iPS細胞は，その前駆細胞のいくつかの特性を保持するので，ES細胞よりも汎用性は高くない。

ヒト細胞は，単にタンパク質転写因子あるいは特定の低分子試薬を添加することによっても再プログラム化される。最近，（低pH環境に細胞を曝露するような）単純な細胞環境変化によるショックが，マウス細胞の脱分化を誘導することが主張されている。処理した細胞は未分化度の高い状態になるために，胚および胎盤の両方になりうることが示されたが，これらの知見は議論の余地があり，確認が必要である（訳注：根拠となる論文が撤回されており，現在この手法に対する期待は大きく後退している）。

医学的観点から，iPS細胞は大変興味深い2つの応用可能性を有する。第一に，iPS細胞を誘導すれば，疾患のヒト細胞モデルを作製することができる。動物疾患モデルは，侵襲的試験によりヒト疾患の分子基盤を理解することができるため，非常に貴重であった。しかし，それらはあくまでモデルであり，ヒトの結果とは大きく異なることも多かった。採取しやすい患者の皮膚細胞からiPS細胞を作製し，疾患発生過程に関連する細胞（採取が困難な神経変性疾患患者の神経細胞など）に分化するように誘導することができる。遺伝的障害をもつ疾患細胞株は，薬物スクリーニング（毒性，有効性などの試験）およびヒト細胞における疾患の分子的基盤を研究するために有用であろう。

第二の応用可能性は，治療目的のために遺伝子改変された細胞を提供することにある。ここでの利点は，患者自身の細胞からiPS細胞を作製できることで，遺伝子改変を行った後に免疫応答を誘発する心配なく患者に戻すことができる。この詳細は9.4節で述べる。

BOX 9.2　（つづき）

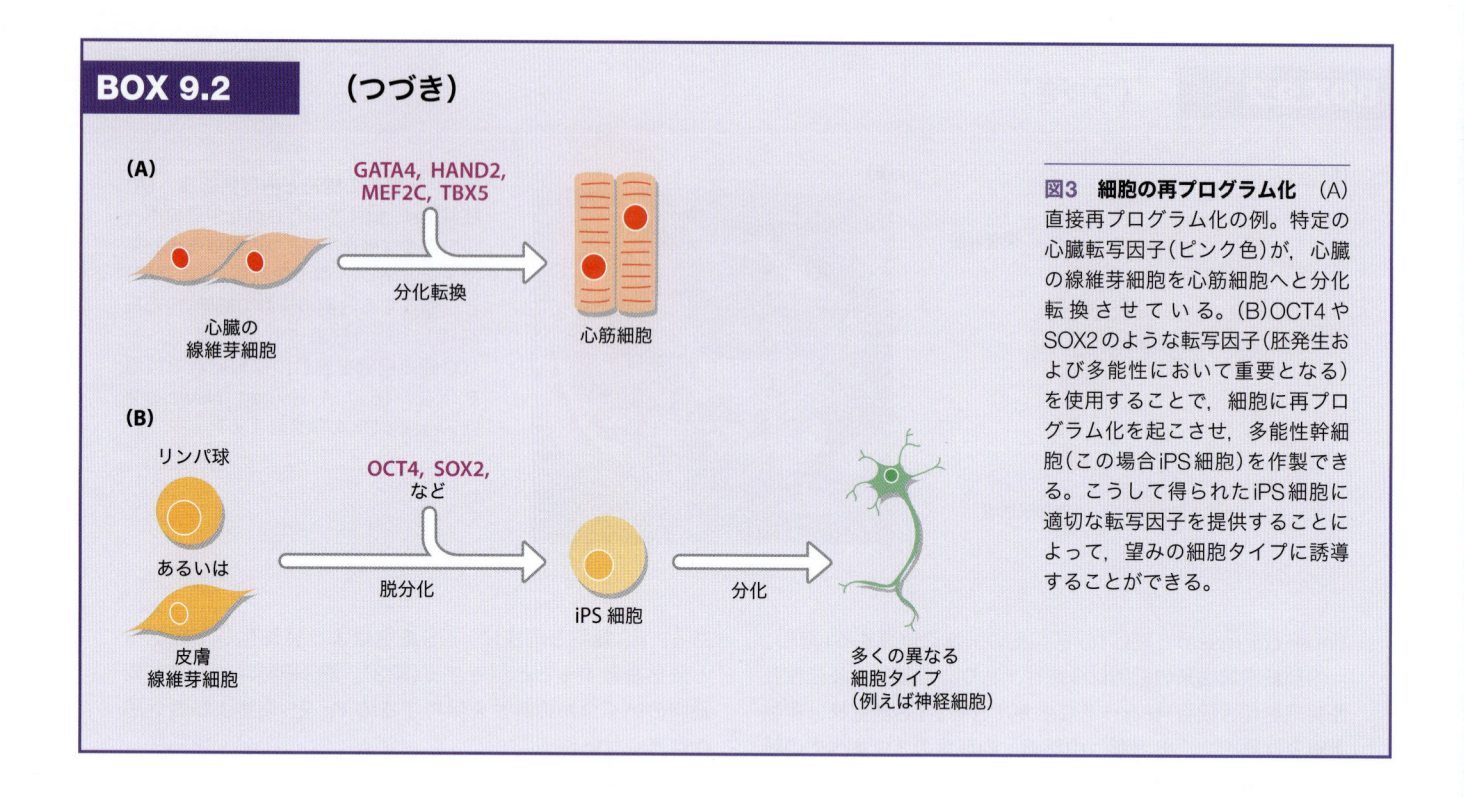

図3　細胞の再プログラム化　（A）直接再プログラム化の例。特定の心臓転写因子（ピンク色）が，心臓の線維芽細胞を心筋細胞へと分化転換させている。（B）OCT4やSOX2のような転写因子（胚発生および多能性において重要となる）を使用することで，細胞に再プログラム化を起こさせ，多能性幹細胞（この場合iPS細胞）を作製できる。こうして得られたiPS細胞に適切な転写因子を提供することによって，望みの細胞タイプに誘導することができる。

　標的細胞の寿命が短い疾患に対しては，関連する幹細胞を標的とした治療を行う必要がある。しかし，幹細胞はわずかしか存在しないことが問題となる。幸いなことに血液疾患の場合，患者の骨髄細胞または末梢血リンパ球を採取し，細胞を培養することで造血幹細胞を増やすことができる。この造血幹細胞を精製し，遺伝的欠陥を克服するための遺伝子改変を加えた後に患者に戻すことによって，一種の体外遺伝子治療（次節参照）を行うことができる。

　以下に述べるように，治療用コンストラクトを効率よく細胞内に導入するためウイルスベクターが一般的によく使用されており，このことは導入した治療遺伝子の高レベルの発現を可能にする。一部のウイルスベクターは，染色体にDNAを組み込む能力を利用するために使用されている。この性質は，細胞寿命が短い組織を標的とする場合に重要となる。しかし，この特徴は遺伝子治療を効率化する一方で，重要な安全上の危険性を伴っている。

　重要な危険性の1つは，治療用組換えウイルスが染色体のなかに組み込まれることに関係し，患者細胞のゲノムDNAのどこにそれらが挿入されるかをほとんど制御できないことにある。内因性遺伝子への挿入が偶然に起こり，その機能を障害する可能性もあるが，最大の危険は，がん遺伝子を偶然活性化してしまい，腫瘍形成を引き起こす可能性である。さらに，患者が外来分子とみなしたものに対し，強力な免疫または炎症反応を惹起する可能性がある。ウイルスベクターの構成要素はもちろんそのような免疫応答を引き起こす可能性がある。さらに，たとえ完全に正常な治療用ヒト遺伝子を挿入して発現させた場合であっても，それらが患者で完全欠損していたタンパク質に関与するものである場合には（例えば構成的ホモ接合性遺伝子欠失のように），患者によって産生されたことがないそれらタンパク質に対する免疫応答が生じる可能性がある。これらの問題については9.4節で詳細を述べることにする。

治療用コンストラクトを導入するさまざまな方法，および体外遺伝子治療の利点

遺伝子治療では，ウイルスを用いた方法，あるいは非ウイルス法のいずれかを使用して，遺伝子コンストラクトが患者細胞に導入される。一般に，ウイルスベクター系は非ウイルス法に比べてはるかに効率的であるが，安全面でのリスクがある。

ヒト（または他の動物）の細胞にDNAを導入（**形質導入**〔transduction〕）するためにウイルスを用いることは，効率的であると考えられる。長い進化の過程でウイルスは，細胞に感染し，自らのゲノムを細胞のゲノムに挿入し，発現させることを習得した。ウイルスの種類に応じて，そのゲノムはDNAであったりRNAであったり，また一本鎖であったり二本鎖であったりするが，細胞に遺伝子を導入するために有用であることから，遺伝子を改変した二本鎖DNAをゲノムとするウイルスベクターが用いられている（治療用DNAを結合させ，組換えDNAを作製することが容易になる）。

遺伝子治療に使用するウイルスベクターは，元のウイルスゲノムの遺伝子コード領域を欠損（時にほぼ完全欠損）させるように設計されている。設計で狙うのは，組換えDNA（ウイルスベクターに治療用DNAを加えたもの）が依然としてウイルスタンパク質の殻の中に梱包され，その組換えウイルスが効率よく細胞に感染できることである。組換えウイルスのなかには，そのゲノムDNAが感染細胞の核ゲノムに組み込まれることで，治療用遺伝子を長期にわたって持続的に発現させることができるものがあるが，このベクターの組み込みは安全上の危険性を伴う。ウイルスベクターのなかには，組換えウイルスDNAが感染細胞のゲノムには組み込まれず，かわりに細胞内で染色体外**エピソーム**（episome）として残るものもある。

非ウイルス導入法を用いて，DNA，RNA，あるいはオリゴヌクレオチドをヒトまたは他の動物細胞に導入（**トランスフェクション**〔transfection〕）することは，ウイルスを用いた方法に比べて効率が悪い。したがって，導入遺伝子の総発現量はより限られている。トランスフェクション法による形質導入では，細胞ゲノムに導入核酸が組み込まれない。その結果，この形質導入法は効率こそ悪いが，治療用途において安全性がより高いという利点を有する。さらにトランスフェクション法はウイルスベクターにみられるような導入核酸の大きさの制限がなく，非常に大きな核酸を導入することができる。

体内遺伝子治療と体外遺伝子治療

遺伝子治療には体内（*in vivo*）で遺伝子導入を行う方法があり，治療用コンストラクトの導入は患者体内の必要な現場（*in situ*）で行われる。多くの場合，治療用コンストラクトは臓器や組織（例えば，筋肉，眼，または脳など）に直接注入される。細胞を標的とする場合には，間接的に導入することもできる。例えば9.4節で詳述するように，遺伝性視力障害の患者の眼に治療用遺伝子を投与することで，非常によい結果が得られている。後で述べるように，特定のウイルスは特定の型のヒト細胞に感染することが知られており，この性質は望んだ標的細胞へ治療用遺伝子を効率よく導入する方法を開発するのに生かされている。

治療用コンストラクトが導入され，それが発現している細胞を選択的に増殖させる方法はないため，体内遺伝子治療の成功は，遺伝子の導入効率と，正しい組織における適切な発現に大きく依存している。

体外（*ex vivo*）遺伝子治療は，患者から細胞を取り出して培養し，*in vitro*で遺伝子操作した後，正しく改変された細胞を患者に戻す治療方法のことである（図9.17）。患

図9.17　体外遺伝子治療と体内遺伝子治療
体外(ex vivo)遺伝子治療では，患者から細胞を採取し，実験室において何らかの方法で遺伝子改変を行う(この図では，患者細胞で欠損しているタンパク質Aを作るために，治療用導入遺伝子Aを発現させるといった遺伝子補充法を説明している)。遺伝子改変細胞は選択的に培養増幅された後，患者に戻される。この方法では，細胞を患者に戻す前に，遺伝子改変が正しく行われたかを確実に調べることができる。しかし，多くの組織に対してはこの方法は適用不可能であり，細胞は患者の体内で遺伝子改変する必要がある(体内(in vivo)遺伝子治療)。

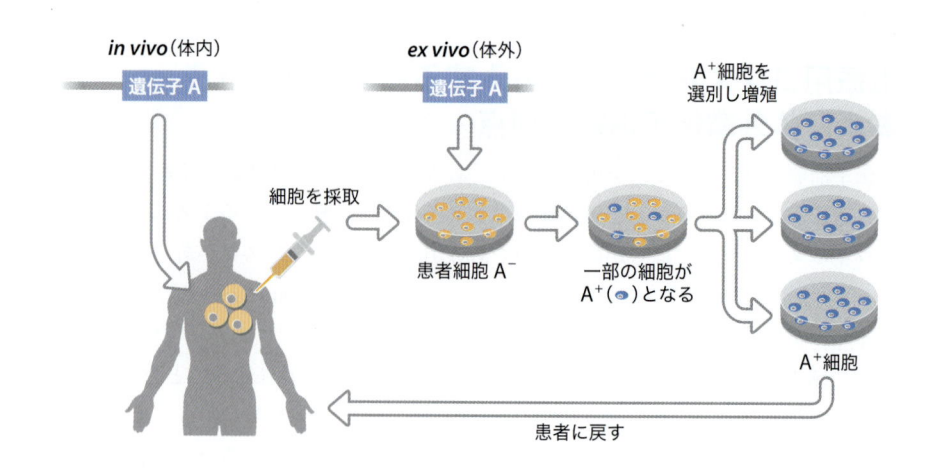

者の細胞は実験室内で遺伝子改変されるので，遺伝子改変が意図したように成功した細胞を同定するまで分析できるといった大きな利点を有する。正しく遺伝子改変された細胞が培養で増幅され，患者に投与される。

　実際には，体外遺伝子治療は特定の疾患(主に血液疾患，一部は蓄積症)を対象にしてきた。この場合，遺伝子改変細胞は患者から採取した骨髄細胞であり，造血幹細胞を増加させるように処置されたものである。9.4節で述べるように，この方法は遺伝子治療の臨床試験における一連の成功例を支えた中核技術である。

治療用コンストラクトを導入する非ウイルスシステム：効率は低いが安全性が高い

非ウイルスベクター導入法は，主にウイルスベクター使用の安全上の問題から注目を浴びている。非ウイルスベクター系は染色体に組み込まれず，免疫原性があまりないため，確かにより安全である。しかし，遺伝子導入効率は通常低く，導入遺伝子の発現レベルも低い。

　治療用遺伝子は，一般的にプラスミドベクター上に搭載されるが，非分裂細胞の核へのプラスミドDNAの輸送は通常，(多くの場合でプラスミドDNAが核膜孔を通過することができないため)効率がきわめて悪い。プラスミドを核内へと転送するために，(例えば核移行を促進することが知られている特定のDNAまたはタンパク質配列を結合させたり，核膜孔を容易に通過できるようにDNAを小さく圧縮したりするなど)さまざまな工夫がなされている。この方法で遺伝子導入されたDNAは宿主細胞の染色体に安定的に組み込まれることがないため，非ウイルス法は筋肉(通常分裂することがない)のような組織へ遺伝子導入するのに適した方法で，導入されたDNAは数カ月にわたって持続発現する。

　異なる遺伝子導入法を用いることもできる。DNAを裸のまま，骨格筋などの標的組織へ針付きの注射器を用いて直接注入する場合もある。特定の脂質を水溶液中で混合すると自然に形成される合成小胞である**リポソーム**(liposome)を用いれば，より効率的な導入効率が得られることもある。例えばリン脂質は，親水性リン酸基を外側に，疎水性脂質尾部を内側に向けた，生体膜の構造に似た2層の小胞を形成することができる。

　陽イオン性リポソームは，治療用遺伝子を細胞へと導入するために使用される最も一般的なリポソームである。脂質コーティングによってDNAは生体内でも分解を免れて生き残ることができ，細胞に結合し，エンドサイトーシスによって細胞に取り込

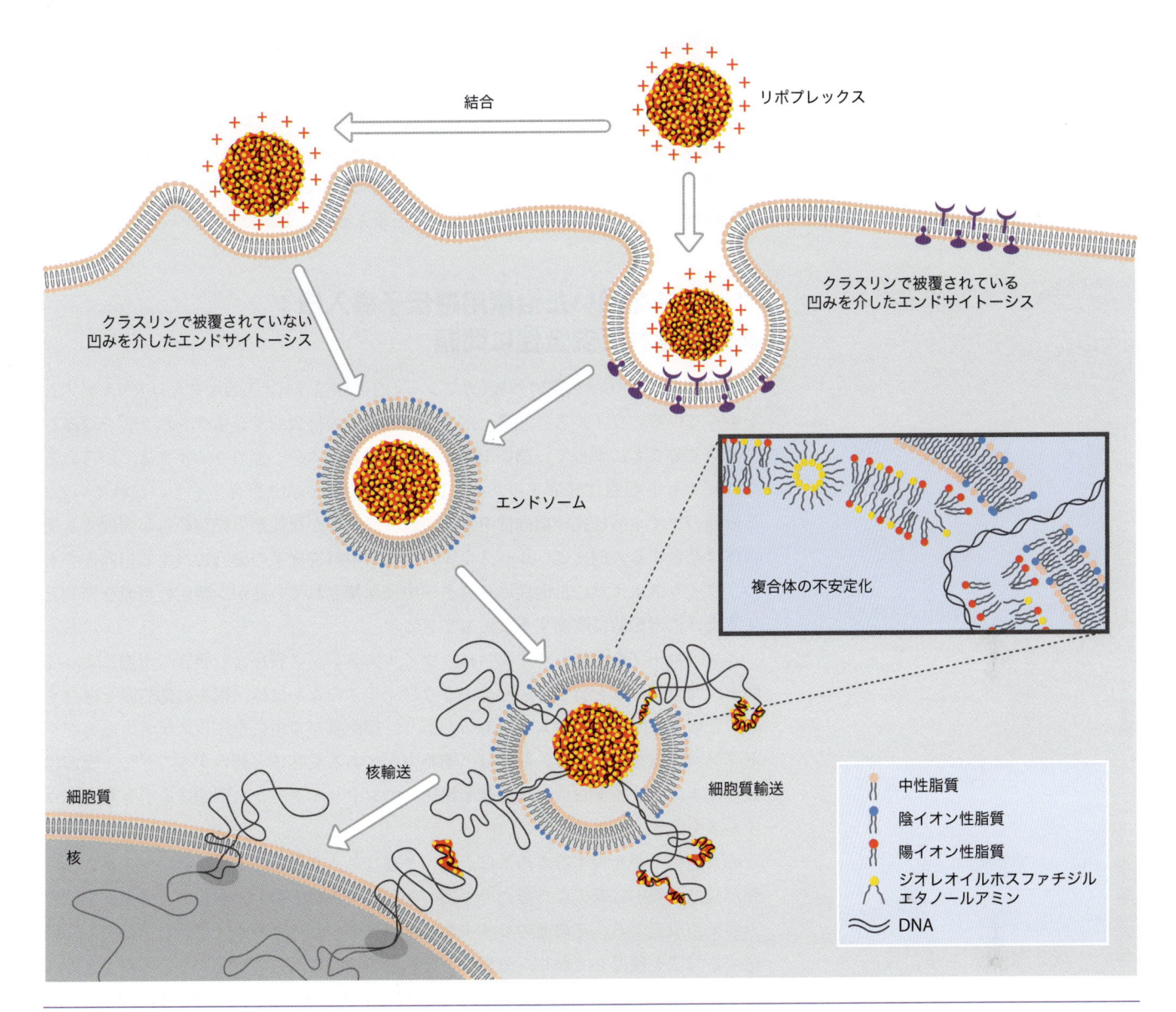

図9.18 哺乳類細胞に対する遺伝子導入ベクターとしての陽イオン性リポソーム 導入される遺伝子は陽イオン性リポソームと複合体を形成し，細胞膜と相互作用できるリポプレックスを形成する。リポプレックスは，細胞膜が陥入して形成された凹みから，2種類のエンドサイトーシス経路を介して細胞に取り込まれる。大きなリポプレックスは，クラスリン複合体（中央上）で被覆された凹みによって取り込まれる。小さなリポプレックスは，クラスリンで被覆されていない凹み（左上）によって取り込まれる。どちらの場合もリポプレックスはエンドソーム内に捕らえられ，エンドソームから脱出できなかった場合，リソソームによって破壊され，DNAは分解されてしまう。リポソーム膜は特定のヘルパー脂質（しばしば電気的に中性の脂質）を含むため，エンドソーム膜は不安定になり，含まれているDNAが細胞質へと脱出しやすくなる。DNAが転写されるためには核内に移行する必要がある。分裂細胞では，有糸分裂で核膜が消失した際にDNAが核内に侵入することができるが，非分裂細胞における核内移行の正確な機序は不明である。(Simões S et al. [2005] *Expert Opin Drug Deliv* 2:237–254; PMID 16296751 より。Informa Healthcare の許諾を得て掲載)

まれる（図9.18）。

ウイルスベクターとは異なり，DNA−脂質複合体は調製が容易であり，導入できるDNAのサイズに制限はない。しかし，遺伝子導入効率が低く，導入遺伝子の発現も比較的弱い。導入されたDNAが染色体DNAに組み込まれるように設計されていないので，導入遺伝子の発現は長期間持続しない。

もう1つの方法は，圧縮されたDNAナノ粒子を使用するものである。DNAはリン酸基を含むため，多価陰イオンである。多価陽イオンはDNAに強く結合し，DNA

を圧縮させる。DNAナノ粒子を作るために，DNAとPEG-CK30の複合体を形成させる。PEG-CK30は，ポリエチレングリコール(PEG)で置換されたポリ-L-リシンであり，30のリシン残基とN末端にPEGが共有結合したシステインが含まれている。この複合体の中では，DNAは非常に凝縮された構造をとる。非常に小さく圧縮されたDNAナノ粒子は分裂細胞および非分裂細胞への遺伝子導入効率が比較的よく，少なくとも20 kbの長さの導入遺伝子をプラスミドに搭載させることができる。

ウイルスを用いた治療用遺伝子導入法：高効率なれど安全性に問題

ウイルスは，タンパク質の外被(カプシド)内に梱包されたDNAまたはRNAゲノムをもっている。ウイルスは通常，宿主細胞表面上の特異的受容体タンパク質を認識して結合することによって，適切な宿主細胞に付着する。一部のウイルスは，いろいろな種類のヒト細胞に感染するため，広い**指向性**(tropism)を有するといわれている。その他のウイルスは狭い指向性をもっており，わずかな種類の細胞のみが発現する受容体に結合する。例えばヘルペスウイルスは，中枢神経系の細胞に対する指向性をもつ。ウイルスの天然の指向性はベクター中に保持されているが，特定の組織を標的とするように遺伝的に改変することもできる。

エンベロープを有するウイルスは，ウイルスタンパク質を含む脂質二重層によって囲まれたカプシドを有する。そのようなウイルスのなかには，宿主の細胞膜と融合することによって細胞に侵入するものがあり，細胞質ゾル中にウイルスゲノムとカプシドタンパク質を放出する。他には，細胞表面にある受容体と結合することで，受容体依存性エンドサイトーシス，融合型輸送，エンドサイトーシス型輸送を引き起こすウイルスもある。

導入遺伝子が発現するためには，核へと運ばれる必要がある。一部のウイルスは核膜が有糸分裂中に消失した後にのみ核へと侵入することができるため，分裂細胞にのみ感染が成立する。その他のウイルスは核膜孔を介してウイルスゲノムを効率的に輸送する方法を獲得しており，分裂および非分裂細胞の両方に感染することができる。

ウイルスベクターに治療用遺伝子を搭載しやすいように，ベクターは二本鎖DNA形態である。遺伝子治療で使用されるベクターのなかには**レトロウイルス**(retrovirus)に基づいたものがあるが，ウイルスの本来の一本鎖RNAゲノムは相補的DNAに変換されている。レトロウイルスは逆転写酵素を有するので，細胞に感染後，RNAゲノムのcDNAコピーを作製することができる。こうして得られた一本鎖DNAコピーは，宿主細胞染色体に組み込まれる二本鎖DNAを作製するために使用される。

染色体組み込み型と非組み込み型のウイルスベクター

組み込み型ベクターでは，治療用遺伝子が細胞の染色体に挿入されるため，あらゆる子孫細胞に受け継がれる(これは標的細胞が血液細胞または細胞代謝回転率が高い場合に重要な利点となる)。典型例はレトロウイルスであり，染色体に遺伝子を組み込むことに長けている。このベクターは，二本鎖DNAから構成される複製型ウイルスを単離し，さまざまな方法で遺伝的に改変することによって作製される。

組み込み型ベクターは最初，ゲノム構造が単純なレトロウイルスの一種であるガンマレトロウイルス(旧称オンコレトロウイルス)を基盤として用いていた(図9.19)。しかし，後述するように，ガンマレトロウイルスベクターには安全上重大な問題があった。その結果，現在の多くの臨床試験においては，より安全だが複雑なゲノムを有す

図9.19　ガンマレトロウイルスの構造，ウイルスゲノム，および治療用組換えガンマレトロウイルス　(A)ガンマレトロウイルスの構造。エンベロープを有するウイルスであり，外側の脂質二重層には内部(マトリックス)タンパク質と，宿主細胞表面上の受容体に結合するのに役立つ外部タンパク質が結合している。ゲノムは2つの同一RNA分子で構成され，重要なタンパク質(逆転写酵素やインテグラーゼ)と共にカプシド内に封入されている。(B)ガンマレトロウイルスのゲノムは一本鎖RNAで，以下の3種の転写単位を含む。すなわち，gag(内部タンパク質を作る)，pol(逆転写酵素および他のタンパク質を作る)，env(ウイルスのエンベロープタンパク質を作る)である。さらに以下に示す調節配列(黄色で示す)を含む。すなわち，ψ配列(ウイルスタンパク質によって認識され，ウイルス粒子殻の中にRNAゲノムを封入するのに必要な配列)，プロモーター/エンハンサー配列(長鎖末端反復配列(LTR)中に存在する)である。(C)ガンマレトロウイルスを基盤としたベクターは，二本鎖DNA状態のレトロウイルス(複製型)からgag, pol, およびenv転写ユニットを欠損させ，かわりに治療用遺伝子を搭載させた形で始まった。こうしてできあがったベクターコンストラクトである治療用組換えレトロウイルスは，gag, pol, およびenv配列を染色体DNAに含むように遺伝子改変されたベクター産生細胞に遺伝子導入される。ベクターコンストラクトのRNA転写産物は，この細胞によって供給されたGag, Pol, Envタンパク質を使用してウイルス粒子殻に封入される。組換えウイルスゲノムを含んだ感染性のあるウイルス粒子(ただし複製能欠損)を回収，精製することで，治療用組換えレトロウイルスが得られる。(AはViralZone：http://viralzone.expasy.org/より。Swiss Institute of Bioinformaticsの許諾を得て掲載)

るレンチウイルス(特にHIV)を基盤としたベクターが使用されている。レンチウイルスベクターは非分裂細胞にも分裂細胞にも感染することができる。

　非組み込み型ベクターは伝統的にDNAウイルスを基盤としたものが用いられ，特に筋肉などの非分裂細胞を対象にする場合には高レベルの発現を得ることでき，有用である。アデノウイルスベクターは遺伝子発現レベルが非常に高いため広く普及しているが，安全性(免疫原性に関連する)が問題視されている。その後，より安全なアデノ随伴ウイルス(adeno-associated virus：AAV)ベクターが広く使用されるようになった。遺伝子治療に使用されるウイルスベクターの主要な6つのクラスの特徴については表9.7を参照のこと。

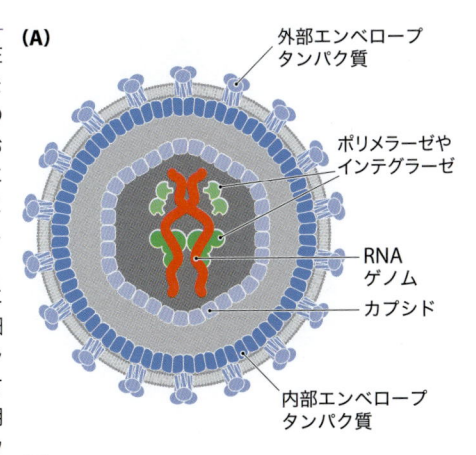

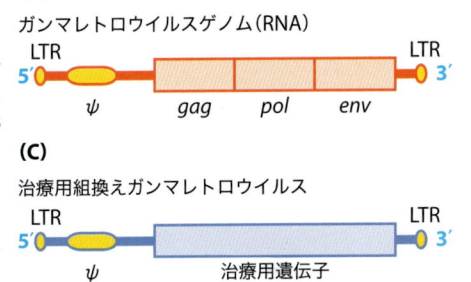

表9.7　遺伝子治療に使用されるウイルスベクターの主要な6つのクラス　[a]高度な収量，10^{12}形質導入単位/mL；中等度の収量，10^{10}形質導入単位/mL。[b]アデノウイルスゲノムのほぼすべてを欠失させたヘルパー依存型アデノウイルスベクターの場合。[c]組換えAAVはまれに染色体組み込みを起こすが，ほとんどはエピソームとして核内に存在する。

ウイルス分類	ウイルスゲノム	クローニング可能なゲノムサイズ	染色体組み込みの有無	標的細胞	導入遺伝子の発現	ベクター収量[a]；他のコメント
ガンマレトロウイルス(オンコレトロウイルス)	一本鎖RNA；約8〜10 kb	7〜8 kb	有	分裂細胞のみ	長期持続	中等度；がん遺伝子活性化の危険性
レンチウイルス(特にHIV)	一本鎖RNA；約9 kb	8 kbまで	有	分裂細胞と非分裂細胞；指向性はさまざま	長期持続，高レベル発現	高度；がん遺伝子活性化の危険性
アデノウイルス	二本鎖DNA；38〜39 kb	多くは7.5 kbまで(34 kbまで[b])	無	分裂細胞と非分裂細胞	一過性，高レベル発現	高度；強い免疫原性
アデノ随伴ウイルス(AAV)	一本鎖DNA；5 kb	4.5 kb以下	多くの場合は無[c]	分裂細胞と非分裂細胞；血清型により指向性はさまざま	中〜長期(年)にわたる高レベル発現	高度；クローニング容量は小さいが免疫原性はアデノウイルスに比べ弱い
単純ヘルペスウイルス	二本鎖DNA；120〜200 kb	30 kb以上	無	中枢神経系	長期持続発現の可能性	生涯にわたる潜伏感染が成立する

ヒトで応用可能な治療法を試すための疾患モデルの重要性

疾患細胞モデルは，疾患の分子的基礎を理解するのに非常に役立ち，薬物スクリーニングおよび薬物毒性試験に応用できる。幹細胞技術の最近の進歩によって，ヒト細胞における疾患モデルを幅広い範囲で作製できるようになった。患者から採取しやすい血液や皮膚の細胞を遺伝子操作によって再プログラム化し，好みの細胞型，例えば採取が困難な神経細胞などの疾患関連細胞に転換させることができる。関連する技術の誘導多能性幹細胞については9.4節で述べる。

新しい治療法を試験するためには，確かな疾患動物モデルが必要である。モデルとしては，筋ジストロフィーのmdxマウスモデルのように自然突然変異によって発症したものもあるが，大多数は人工的に遺伝子操作によって作製される。霊長類モデルは最も信頼できる疾患モデルであると期待されるが，何十年もの間好まれてきた疾患モデルは齧歯類，特にマウスモデルであった。この理由としては，繁殖が迅速かつ多産であること，ヒトとマウスの遺伝子は99％が同一であり非常に類似していること，コロニーの維持があまり高価でないこと，霊長類モデルよりも倫理的な問題が少ないことなどが挙げられる。加えて何十年もの間，特定の重要な遺伝子操作技術がマウスのみで効果的に利用されてきたという説得力のある理由がある。

齧歯類疾患モデルの大部分は生殖細胞系列を遺伝子改変することによって作製されてきた。ここでは通常，生殖細胞系列の染色体DNAに対して外来DNAを組み込む。第一の方法は，受精卵に導入遺伝子（＝任意の外来DNA）を挿入することにより，**トランスジェニック動物**(transgenic animal)疾患モデルを作製することである。この手法は幅広い動物種で適応可能である。

第二の強力な方法は**遺伝子ターゲティング**(gene targeting)と呼ばれ，培養中で胚性幹細胞(embryonic stem cell：ES細胞)を遺伝子改変する技術に依存する。遺伝子改変されたES細胞は初期胚に移植され，遺伝子改変された細胞(生殖細胞を含む)をもった動物が作製される。遺伝子ターゲティングに適するES細胞は少数であり，特定のマウスES細胞株が特に適していた(これによってマウス疾患モデルが非常に普及した)。この技術は非常に洗練されており，原則としてマウスゲノム配列上のどの場所であっても(たとえ1塩基の置換であっても)望み通りに改変することができる。詳細については，BOX 9.3を参照してほしい。

人工的に作製された疾患モデルのほとんどは，（その手順の容易さから）必然的に単一遺伝子疾患の再現を意図したものである。よい疾患モデルがいくつか作られており，ヒト疾患の分子基盤の洞察を得るためや，遺伝子治療，新規治療法を試すために非常に役立っている。

齧歯類疾患モデルでは不十分な場合

齧歯類モデルは一般的に非常に貴重であるが，いくつかの制限がある。マウスは小さく，大型哺乳類に比べ，生理学的な分析などには適していない。いくつかの疾患のために，イヌ，ブタ，ヒツジなどの大型動物の疾患モデルが作製されている。

齧歯類モデルは，種の違いのために意図していたヒト表現型のいくつかを再現できないことが頻繁にある。また，マウスが単純に目的に適していないこともある。自閉症，統合失調症，およびアルツハイマー病のような疾患は，(霊長類のもつ複雑な認知能力と社会的能力を欠いている)マウスでは完全に再現することはできない。多くの神経活性薬はマウスにおいては初めは有望であることが示されたが，ヒトの臨床試験では失敗し続けている。

BOX 9.3　マウス疾患モデルを作製する2つの一般的な方法

前核マイクロインジェクションによる形質転換

トランスジェニックマウス（または他のトランスジェニック動物）を作製するための1つの重要な手法は，受精卵に導入遺伝子を注入することで，これにより外因DNAを受精卵のゲノム中に組み込むことができる。導入遺伝子がどこに組み込まれるかという制御は通常できない。作製された動物はすべての細胞が導入遺伝子を有し，それらを次世代に継承できる（図1）。

この方法は多くの場合，機能獲得性または過剰発現による優性遺伝疾患モデルを作製するために用いられる。例えば前者の場合，導入遺伝子は多くの場合で変異ヒトcDNAであり，あわせて搭載させたプロモーター配列によって，ヒトにおける発現と同じ細胞内で変異タンパク質を発現させる。大きな遺伝子も導入可能であり，時にはヒト人工染色体が用いられている。

胚性幹細胞における遺伝子ターゲティング

生殖細胞系列に外来DNAを導入するための別の一般的な方法は，（マウス初期胚の多能性細胞から誘導される）培養したマウス**胚性幹細胞**（embryonic stem cell, **ES細胞**）に始まる。ES細胞は不死であり，その生物の全細胞（配偶子を含む）を生み出すことができる。選別されたマウスES細胞株は，遺伝子を改変させてから，単離したマウス胚盤胞に導入される。その後，遺伝子改変胚盤胞は，遺伝子改変マウスを得るために飼育されているマウスに移植される。

培養中のES細胞株の遺伝子改変は，例えば特定の1塩基の変化のような非常に精密な変化であっても，正常ES細胞のどの遺伝子あるいは座位内にでも作り出すことができるという大きな利点がある（**遺伝子ターゲティング**（gene targeting））。まず，望みの標的遺伝子配列を含むマウスのプラスミドDNAクローンを実験室で遺伝子改変し，望みの配列変化を含むようにする。変異プラスミドを線状化し，培養マウスES細胞に遺伝子導入する。少数の細胞では，導入したプラスミドとそれに対応する内因性マウス遺伝子配列との間で相同組換えが生じ，正常配列と変異配列の置換が起こる。限られた少数の遺伝子改変ES細胞は，代謝および薬物選択法を用いて選別できる。選別されたES細胞は，次いで単離されたマウス胚盤胞に移植され，生殖細胞系列に変異を導入するために代理母に移植される（図2）。

生殖細胞系列の改変に対する遺伝子ターゲティングはきわめて強力な手法であり，遺伝子を不活性化する機能喪失変異を作製するために幅広く使用されている（これらの変異は**遺伝子ノックアウト**（gene knockout）として知られており，それらを有するマウスはノックアウトマウスとも呼ばれる）。ホモ接合性機能喪失性マウス変異体は，ヒトの劣性遺伝疾患を再現するためにしばしば用いられるが，この方法は表現型を有する可能性のあるヘテロ接合性変異体をも生み出す。ホモ接合性が致命的である場合でも，ヘテロ接合体で変異を維持することができ，液体窒素中で細胞を凍結することにより変異株を何十年も保存することができる。遺伝子ターゲティングの変法を用い，微小染色体重複および欠失，転座などを作製できる（**染色体工学**）。

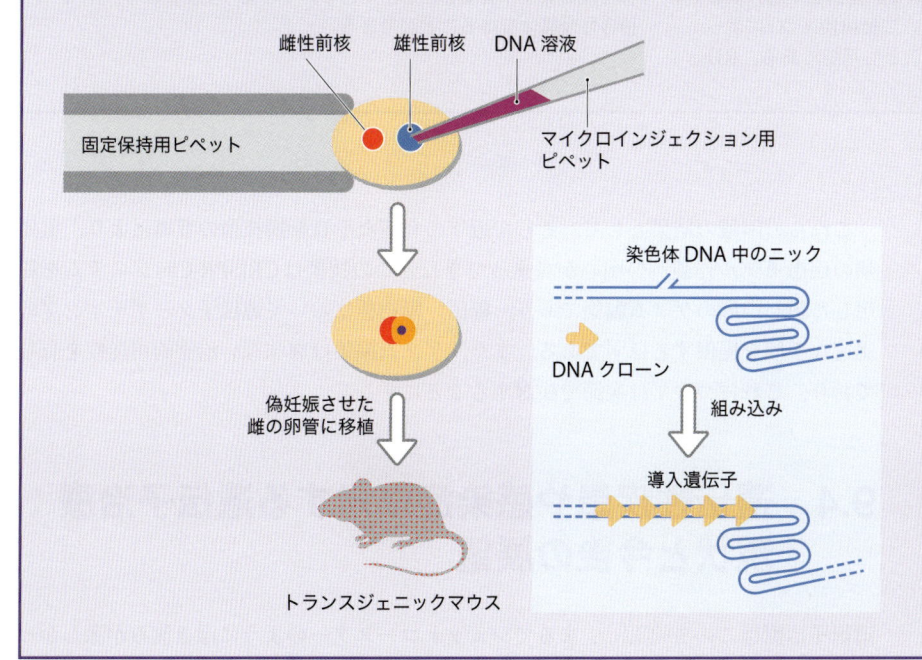

図1　前核マイクロインジェクションによるトランスジェニックマウスの作製
細く尖ったマイクロインジェクション用ピペットは，初期の頃には卵母細胞，最近では雄性前核（雌性前核より大きくなる）に対して望みのDNAクローン水溶液を穿刺注入するために使用される。導入されたDNAは，染色体DNAにランダムに発生したニック（一本鎖DNA切断）の部分に組み込まれる。組み込まれた導入遺伝子は，通常，DNAクローンの複数のコピーで構成されている。生き残った卵母細胞は，代理母の雌の卵管に再移植される。新生マウスの尾の一部から抽出したDNAを解析することによって，望んだDNA配列が新生マウスに受け継がれたかどうかを確認する。

BOX 9.3 （つづき）

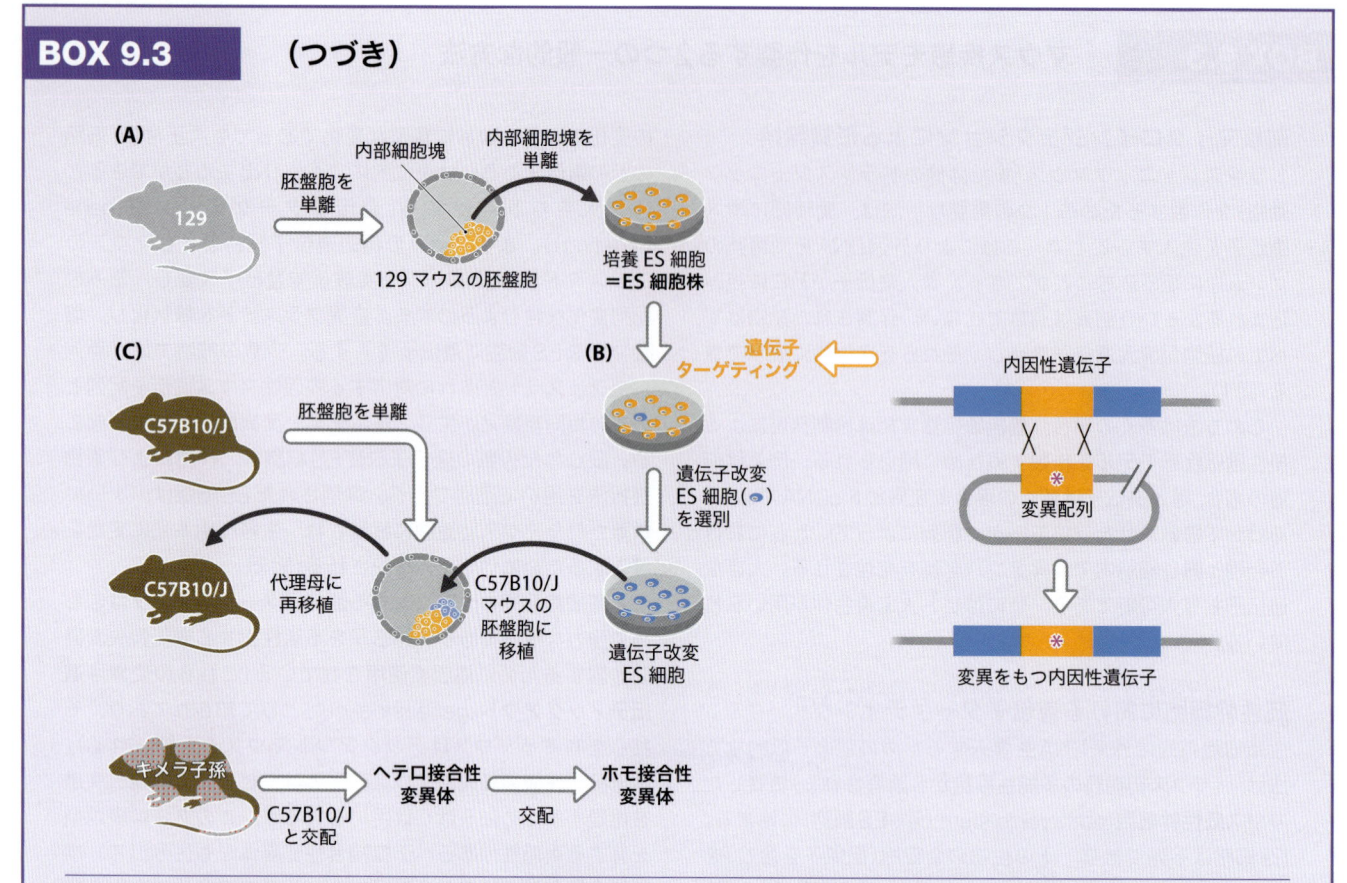

図2 マウス生殖細胞系列に変異を導入するための胚性幹細胞遺伝子ターゲティング (A)胚性幹細胞（ES細胞）株は，適切なマウス株の卵管から胚盤胞を取り出すことによって作製される。内部細胞塊由来の細胞を，最終的にES細胞株を得るために培養する。(B)ES細胞株は，遺伝子改変で作られた望みの変異（赤の星印*）部分の他は内因性標的遺伝子の一部と同一であるDNA配列（オレンジのボックス）を含む線状化プラスミドを遺伝子導入することにより，培養中で遺伝子改変できる。二重組換え（X）によって，望む変異を内因性遺伝子に導入することも可能である。(C)遺伝子改変されたES細胞は，異なる毛色を有する別のマウスから単離された胚盤胞に注入され，改変ES細胞を含む胚盤胞は同じ株の代理母に移植される。移植胚盤胞はその後成長し，キメラ子孫が誕生するが，キメラ個体は異なった毛色のツギハギになるため容易に識別できる。（遺伝的に改変されたES細胞が生殖細胞系列に入った場合）キメラ個体の戻し交配によって，ヘテロ接合性変異体を作製することができる。その後，交配により，ホモ接合性変異体を得ることができる。

これらの困難の結果として，そして近年の有望な形質転換技術の登場により，霊長類の疾患モデル作製への関心が高まってきた。この技術はCRISPR-Casシステムを利用した新しい形の**ゲノム編集**であり，幅広い動物種において遺伝子ターゲティングの迅速な手段を提供するはずである。また，ゲノム編集は興味深い治療的可能性を有しており，これについては次節で検討することにする。

9.4 遺伝性疾患や感染症に対する遺伝子治療：現状と今後の展望

遺伝子治療はこの30年以上，まるでジェットコースターのように浮き沈みが激しかった。楽観的すぎた期間の後，手痛い挫折を経験し，極端に悲観的な時期が短期間あった。遺伝子治療に関する最初の疑う余地のない臨床試験成功例が2000年代初頭に報

告されて以来，成功例の報告が大幅に増加し始めている。

　世界中の遺伝子治療の臨床試験のWileyデータベース(http://www.wiley.co.uk/genmed/clinical/)には，2012年までに2,000近い臨床試験が記載された。大多数(64%以上)は，がんの治療が対象であった。多くのがん遺伝子治療は，単純にがん細胞を死滅させることに集中し，さまざまな遺伝子治療法が試みられた。しかし臨床的有効性は限られたもので，第10章で述べるように，がん治療の非常に幅広い背景による多くの困難があった。そこで本章では，疾患細胞に遺伝子改変を加えるアプローチを用いる，遺伝性疾患と感染症を対象とした遺伝子治療に的を絞って記載する。

　遺伝子治療臨床試験の36%はがん治療を対象にしたものではなく，単一遺伝子疾患，複雑な心血管系疾患，感染症，およびその他のカテゴリーにほぼ均等に別れる。しかし，それら臨床試験において，治療効果が大規模評価される第III相試験にまで進んだのはわずか3%だけである。このような限られた試験数にもかかわらず，単一遺伝子疾患は常に遺伝子治療の研究課題の頂点にあり，最初の確実な成功例も単一遺伝子疾患の遺伝子治療から得られた。

多数の成功例を生み出しつつある，造血幹細胞を標的とした体外遺伝子補充療法

遺伝子治療の臨床試験は，さまざまな血液疾患といくつかの蓄積症に対する体外遺伝子治療で成功を収めてきた。これは，骨髄細胞や末梢血リンパ球から精製した造血幹細胞に治療用遺伝子を導入することによって行われた。私たちの血液細胞は寿命が短いため，自己複製が可能な造血幹細胞に由来する新しい細胞で置き換えてゆく必要がある。主に骨髄で(末梢血でもごく少量)見出されるこれらの細胞は，多くの種類の血液細胞や免疫機能を担う組織細胞を生み出すことができる(図9.20)。

　このような治療が行われる疾患のなかには代替治療が存在するものもあるが，それらは非常に高価であったり非常に危険であったりする(下記参照)。血液疾患のなかには精製された遺伝子産物(例えば組換えタンパク質)による治療が選択肢として存在する場合があるが，非常に高価である。そのため，時として骨髄移植が行われる。

　骨髄の**同種異系**(allogeneic)移植のドナーは多くの場合，兄弟姉妹(同胞)などの家族血縁者である。しかし，ドナーと患者間でHLAが完全適合することはまれであり(同胞間でも4分の1の確率)，部分適合で移植が行われることもある。これによりドナー骨髄由来の免疫細胞が患者の細胞を異物と認識し，それらに対する強力な免疫応答を惹起する重篤な**移植片対宿主病**(graft-versus-host disease：GVHD)を引き起こすことがある。その結果，この移植による死亡率は10〜15%であり，(自身の造血幹細胞を殺し，移植されたドナー由来の幹細胞が増殖して多数を占めるようにさせる目的で)レシピエントが放射線照射処置を受けていた場合には35%まで増加する。

　体外遺伝子治療の利点は，精製タンパク質による治療に比べてはるかに安価であることと，患者自身の細胞を遺伝子改変して治療に使用(**自家移植**〔autologous〕)するため，骨髄移植に比べ危険性が少ないことである。

ガンマレトロウイルスの染色体挿入に伴う安全性の問題

遺伝子治療の最初の成功は，重度の免疫不全症において得られた。重症複合型免疫不全症(severe combined immunodeficiency：SCID)では，BおよびTリンパ球の両方の機能が欠損する。このため患者は免疫系が実質的にまったく機能せず，感染症に対し非常に脆弱である。

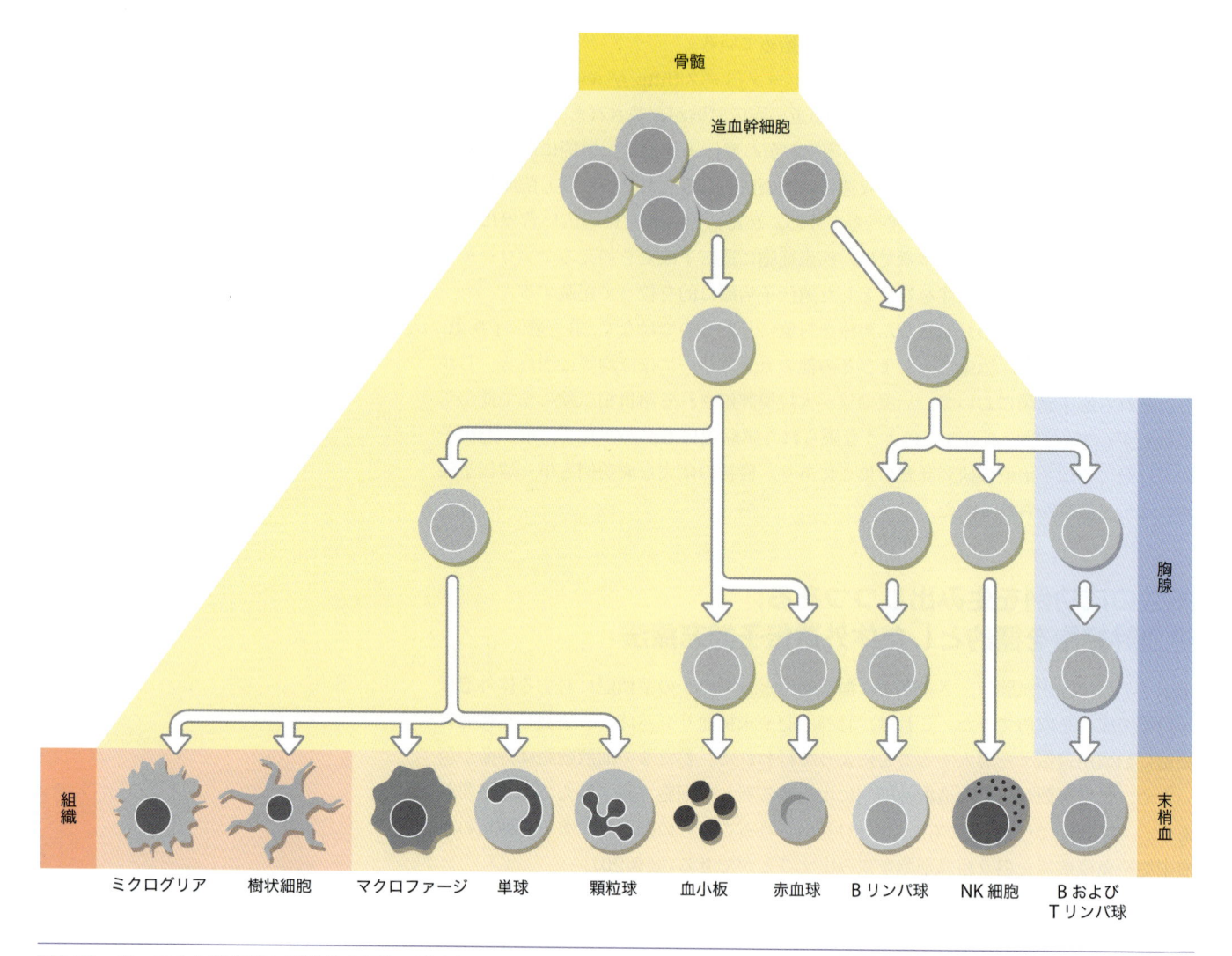

図9.20　すべての血液細胞と組織免疫細胞は造血幹細胞に由来する
すべての分化血液細胞は寿命が限られており，細胞死および細胞置換の連続サイクルがある．代替血液細胞は，骨髄に特に多く存在する造血幹細胞に由来する．造血幹細胞は，組織マクロファージ（ミクログリア細胞，脳および脊髄の常在マクロファージなど）や樹状細胞（多様な組織で抗原提示細胞として機能する免疫細胞）などの組織中の細胞をも生み出す．NK細胞，ナチュラルキラー細胞．

SCIDで最も多い病型は，X連鎖性SCID（X-SCID）である．*IL2RG*遺伝子における不活性化変異のため，インターロイキン受容体2を含む複数のインターロイキン受容体のサブユニットであるγ。(common gamma)が欠如する（リンパ球は**サイトカイン**〔cytokine〕，すなわち異なるリンパ球どうしあるいは他の免疫細胞との間での細胞間シグナル伝達に必要な化学伝達物質として，インターロイキンを使用している．γ。サイトカイン受容体サブユニットの欠如は，リンパ球および免疫機能に壊滅的な影響を与える）．他にも比較的多いSCIDの病型として，アデノシンデアミナーゼ (adenosine deaminase：ADA)欠損症がある．ADA欠損によって細胞毒性のあるプリン代謝産物が蓄積し，T細胞が死滅する．B細胞は，通常ある種の調節T細胞により制御されるため，B細胞の機能もまた障害される．

SCIDに対する初めての遺伝子治療試験は，ガンマレトロウイルスベクターを用いて*IL2RG*あるいは*ADA*遺伝子を患者自身の細胞に導入する，体外遺伝子治療であった．成功率を高めるために，患者から骨髄細胞を採取後，造血幹細胞のマーカーであるCD34表面抗原を発現する細胞を選別分取することにより，造血幹細胞を濃縮した（図

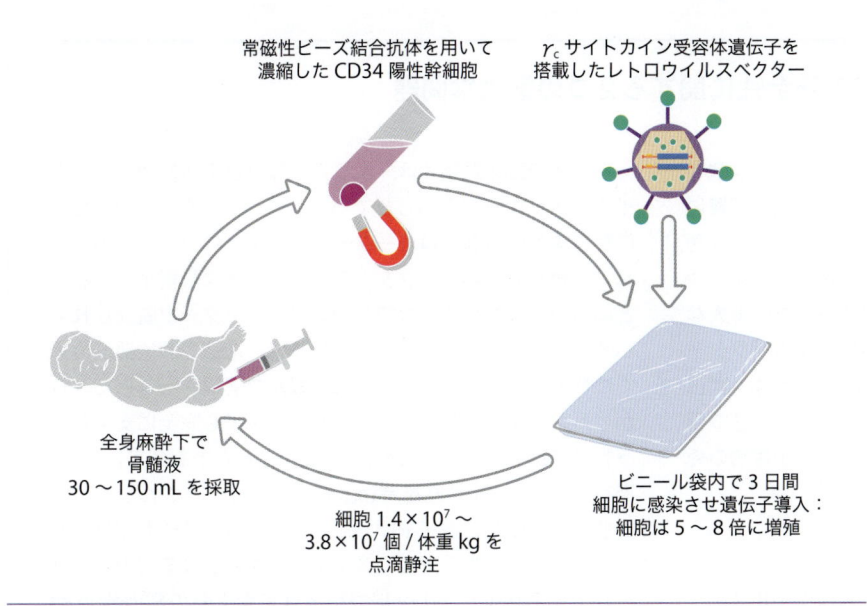

図9.21　遺伝子治療の最初の成功：X連鎖性重症複合型免疫不全症に対する体外遺伝子治療　患者から骨髄細胞を採取し，抗体親和性を用いた方法で造血幹細胞のマーカーであるCD34抗原を発現する細胞を分取して濃縮した。これを行うために，骨髄細胞をCD34特異的モノクローナル抗体でコーティングした常磁性ビーズと混合した。このビーズと結合した細胞を，磁石を用いて選別分取した。このCD34陽性細胞に，γ_cサイトカイン受容体遺伝子(*IL2RG*)をレトロウイルスベクターを用いて導入し，γ_c発現幹細胞を培養増殖させた後，患者に戻した。詳細は以下の文献を参考のこと：PMID 10784449, 11961146。

9.21）。2008年までに，X-SCID患者では20人中17人，ADA欠損SCID患者では11人全員で遺伝子治療が成功し，（初期の患者では治療後9年以上）免疫機能が維持されている。

　レトロウイルスベクターは染色体組み込みが可能で，効率の点で有用であったが，導入遺伝子の染色体挿入は安全とは言い難く，数人の患者が白血病になった（BOX 9.4）。レトロウイルスベクターを用いる同じ治療方法は，他の血液疾患にも用いられて成功している。しかしこの場合も，がん遺伝子の活性化による白血病発生や，導入遺伝子のサイレンシングにより治療効果が時間とともに消えることが報告された。βサラセミアの遺伝子治療においても最初の成功報告がなされたが，治療効果があった患者では*HMGA2*遺伝子（遺伝子調節に働くタンパク質をコードする）に導入遺伝子が挿入されていた。これによって短く欠けたHMGA2タンパク質が過剰発現しており，安全性および有効性を確認するためには長期の経過観察が必要である。

レンチウイルスベクターの使用によって増した安全性

さらに最近の体外遺伝子治療試験では，主に自己不活化型レンチウイルスベクターが使用されている。これらは長期持続的な高発現が得られるという利点を有するにもかかわらず，ガンマレトロウイルスベクターに比べてはるかに安全である。レンチウイルスベクターが染色体に組み込まれた際に内因性遺伝子の異常活性化が起こることは非常にまれである（ガンマレトロウイルスとは異なり，レンチウイルスベクターは転写開始部位の近くに組み込みを起こす傾向がない。また，自己不活化型レンチウイルスベクターにおいては，長鎖末端反復配列〔LTR〕中に存在するウイルス由来の強力なプロモーター/エンハンサー配列が除かれ，より適切な哺乳類由来のプロモーター配列に置換されている）。

BOX 9.4　遺伝子治療試験の安全性に関する2つの重大な問題

後述するように，実際の遺伝子治療試験においては，少数の参加被験者の重篤な副作用や死亡によって試験が続行困難になる場合がある(痛ましいことではあるが，一部であれ成功は重症患者に希望や恩恵を与えたり，遺伝子治療の改善につながる基本情報をもたらす)。安全性に関する2つの重大な問題が脚光を浴びた。1つ目は，染色体組み込み型のベクターに関するもの(染色体組み込みを制御できないことは，遺伝子発現の変化や腫瘍形成をもたらす可能性がある)。2つ目は，遺伝子治療全般に関わることで，治療用遺伝子産物の免疫原性に関するものである。

染色体組み込み型のベクターの問題

効率の点において，染色体組み込み型のレトロウイルスベクターは非常に望ましい。細胞が分裂しても治療用導入遺伝子が安定して受け継がれるため，白血球などの細胞分裂が必須な細胞集団においても導入遺伝子発現が長期に持続する。しかし，重症複合型免疫不全症(SCID)に対する初期の遺伝子治療試験の結果，従来のガンマレトロウイルスベクター(モロニー(Moloney)マウス白血病ウイルスなど)の使用が安全でないことが示された。図9.21に示すようなX連鎖性SCID (X-SCID)に対する遺伝子治療を受けた患者19人中5人にT細胞性急性リンパ芽球性白血病が生じた。

ガンマレトロウイルスベクターは，転写開始部位の近くに挿入される顕著な傾向があることが明らかになっており，ウイルスゲノムの両端に存在する長鎖末端反復配列(long terminal repeats：LTR)には非常に強力なプロモーターおよびエンハンサーが含まれるため，隣接する宿主細胞の遺伝子発現を活性化することがある。挿入部位の位置はかなり多様であることが予想されていたが，驚くべきことに，白血病になったX-SCID患者5人中4人で同じ遺伝子，がん原遺伝子*LMO2*の異常な活性化があった(*LMO2*の活性化は胸腺細胞の自己複製を促進し，分化決定(commit)されたT細胞が新たな遺伝子変異を蓄積することで白血病へと形質転換することが現在知られている)。

その後の臨床試験では，より安全な**自己不活性型**レトロウイルスベクターが用いられている。このベクターでは，LTRに存在する強力なプロモーターおよびエンハンサーが削除され，かわりに組換えベクターの働きに大きな影響を与えることのない，より穏やかな哺乳類のプロモーターで置換されている。一方で，レンチウイルスベクターは転写開始部位の近くに挿入される傾向がないため，好んで使用されてきた。しかし，たとえ現代のベクターをもってしても完全に安全というわけではなく，どこに挿入されるかほとんど制御できない。現在，ゲノム内の「避難港(safe harbor)」と呼ばれる特定の安全な部位にだけ遺伝子挿入が起きるような技術を開発することによって，安全上のリスクを減らすさらなる努力が続けられている(safe harborについては参考文献のSadelain et al. [2012]の総説を参照)。

免疫原性の問題

導入された治療遺伝子はどんなものであれ，潜在的に免疫原性がある。非ウイルスベクターではこの問題は小さく，合成リポソームなどでは免疫原性を弱めるように設計することができる。対照的に，ウイルスベクターではこのことが非常に重大な問題となり得る。ヒトは多くの場合，遺伝子治療用ベクターが開発されたウイルス株に対する抗体を有する。染色体非挿入型ベクターの場合には，治療用に導入された遺伝子の発現が時間と共に低下するため，多くの場合で遺伝子治療プロトコールには反復投与が含まれる。しかしこれは免疫応答を増幅する可能性がある。

この免疫原性の問題は，オルニチントランスカルバミラーゼ欠損症の遺伝子治療臨床試験において，組換えアデノウイルス肝内注射を受けたほんの数日後にJesse Gelsingerが悲劇的な死を遂げたことによって注目を浴びた。遺伝子治療は大規模な炎症反応を引き起こし，多臓器不全をもたらした。それ以来，免疫原性の低いアデノ随伴ウイルスベクターが，アデノウイルスベクターよりも使用されるようになった。

レンチウイルスベクターを用いて最初に成功した遺伝子治療は，主に脳に影響を及ぼす脂質蓄積症が対象であった。このX連鎖性副腎白質ジストロフィー(OMIM 300100)は，副腎不全を伴う進行性の神経変性疾患である。副腎不全は治療可能ではあるが，神経変性に対する有効な治療法はない。*ABCD1*遺伝子の不活性化変異を有する男児は，通常は青年期に死亡する。

*ABCD1*遺伝子の産物は，ペルオキシソーム膜タンパク質のALDPで，ペルオキシソームにおける超長鎖脂肪酸の自然分解のために重要である。ALDPが欠損すると，有害な超長鎖脂肪酸が蓄積する。その結果，神経細胞では脂質が豊富なミエリン鞘が進行性に喪失し(および軸索の変性が起こり)，コレステロールをステロイドに変換で

きないために副腎ではステロイドホルモン合成障害が生じる。

　体外遺伝子治療は，組換えHIVベクターを用いて自己造血幹細胞に*ABCD1*遺伝子を導入することにより，副腎白質ジストロフィーの進行を阻止するように計画された。導入幹細胞は（顆粒球および単球の両方の特徴を有する）骨髄単球細胞を生み出し，それらは中枢神経系に移行して疾患のミクログリア細胞と置き換わり，脂質蓄積障害を軽減した。

体内遺伝子治療：方法，障害，最近の成功

体内遺伝子治療とは，体内の特定部位（筋肉，眼，脳，肝臓，肺，心臓，関節など）に存在する分裂後の疾患細胞に，遺伝子コンストラクトを（通常は直接）導入する治療法である。治療標的細胞は非分裂細胞であるため染色体組み込みの必要がなく，典型的には非組み込み型DNAウイルスを基盤としたウイルスベクターが使用される。

アデノウイルスおよびアデノ随伴ウイルスベクターを用いた遺伝子導入

初期の体内遺伝子治療試験では多くの場合，治療用遺伝子の導入にアデノウイルスベクターが用いられた。その理由は，遺伝子発現レベルが高いうえに，最大35 kb程度の大きな遺伝子（大部分の全長ヒトcDNA配列よりもはるかに大きい）を搭載できるからであった。しかし，有害な免疫応答や炎症がしばしば生じた（BOX 9.4参照）。ベクターは非組み込み型であり，導入遺伝子の発現は多くの場合で一過性である。持続的な発現のためには反復投与が必要と考えられるが，多くの場合無効で，免疫応答を悪化させるだけである。

　アデノ随伴ウイルス（AAV）は，アデノウイルスとは異なるウイルスで，非病原性ウイルスである。その名前は，ウイルスの複製・増殖にアデノウイルスなどのヘルパーウイルスを必要とすることに由来する。AAVの大きな利点は，種々の組織において導入遺伝子発現が数年単位という長期にわたることと，免疫原性が少々あるものの毒性や炎症をほとんど引き起こさないことである。異なる血清型のAAVが複数単離されており，なかにはAAV8（肝臓指向性が強い）のように特定の臓器や組織に高い指向性をもつものが知られている。AAVベクターの欠点としては，最大でも4.5 kb程度までの外来DNAしか搭載できないことである。

体内遺伝子治療の疾患適性

治療用遺伝子の導入効率と発現効率から考えると，体内遺伝子治療に適している疾患も適していない疾患もあるだろう。同様に，その適性は障壁の種類にも依存する。免疫学的障壁は，組換えウイルスベクターを使用する場合には特に重要である。免疫応答は安全上の危険性を高めるのと同様に，導入遺伝子のサイレンシングをもたらすことがある（宿主細胞におけるサイトカインシグナル伝達の増加は，多くの場合でウイルスプロモーターの効果を減衰させる）。

　免疫学的障壁に加えて，機械的な障壁も大きな障害になることがある。嚢胞性線維症などの主に肺に影響を与える疾患を例に挙げる。肺上皮細胞が環境と直接接していることを考えると，気道への遺伝子導入は非常に魅力的な選択肢かもしれない。しかし，免疫学的および物理的な2つの障壁が，遺伝子治療にとって大きな障害となっている。肺上皮細胞は細胞間の**タイトジャンクション**によってしっかり固定され，周辺には巡回中のマクロファージが多数存在している。このため，ウイルスベクターはマクロファージによって簡単に捕まり，破壊されてしまう。そして最後に，気道上皮の

表面には障壁として粘液層が存在し，嚢胞性線維症患者ではこの粘液層が増大している。

　身体の一部には**免疫学的特権部位**と呼ばれる領域が存在し，その部位では外来抗原に対する免疫応答が他の部位に比べてはるかに弱い。これは，脳や眼球といった，血液−組織関門の存在やリンパ管の欠如などが知られている部位に存在する。眼球のさらなる利点は，アクセスしやすいことと，コンパクトなことである(例えば，デュシェンヌ〔Duchenne〕型筋ジストロフィーなどの疾患では，骨格筋のあちこちの部位に複数回注射しなければならない)。

　肝臓も非常にアクセス容易な臓器である(直接注射でも，肝門脈注射でも，あるいは末梢静脈への注射でさえも肝臓に到達する)。肝臓は生合成において主要な役割を担う臓器であるため，遺伝子導入の格好の標的となっている。幅広い代謝疾患が，肝臓で製造されるべきタンパク質(例えば，血友病において欠損する血液凝固第VIII因子および第IX因子や，さまざまな先天性代謝異常症において欠損している多くの酵素など)の合成障害によって引き起こされる。

体内遺伝子治療の最近の2つの成功例

血友病B(OMIM 306900)は，血液凝固第IX因子の欠乏によって引き起こされるX連鎖性劣性遺伝疾患である。この疾患はタンパク質投与(凝固因子濃縮製剤)によって治療することができるが，莫大な費用がかかる。注目すべきことに，第IX因子遺伝子を搭載する組換えAAVベクターの単回静脈内注射によって，第IX因子発現が正常値の約10％以下であったにもかかわらず，血友病患者の治療が1年以上にわたって成功した(参考文献のNathwani〔2011〕を参照)。

　レーバー(Leber)2型先天性黒内障(OMIM 204100)の主要な臨床症状は深刻な視力喪失であり，通常は出生時から存在する。このレーバー2型では，*RPE65*遺伝子の両コピーに不活性化変異があり，深刻な網膜変性により失明する(*RPE65*遺伝子は網膜色素上皮酵素をコードする)。いくつかの体内遺伝子治療試験において，*RPE65*遺伝子を搭載した組換えAAVベクターが網膜下腔へ注入され，網膜色素上皮細胞への遺伝子導入が行われた(**図9.22**A)。これらの臨床試験によって，この手法がいずれも安全で，かなりの臨床的効果をもたらすことが示された。最大規模の臨床試験では，すべての患者において瞳孔反応の増加(図9.22B)と視野の増大が認められ，大多数の患者において視力の改善が認められることが実証された。

複雑疾患への応用：パーキンソン病の例

体内遺伝子治療は多くの場合がんの遺伝子治療に応用されてきており，パーキンソン(Parkinson)病のような他の複雑疾患でも臨床試験が実施されている。パーキンソン病は(ドーパミンが生成される中脳領域に存在する)黒質の神経細胞の喪失が特徴の神経変性疾患であり，筋硬直，振戦，動作開始困難といった症状を呈する。薬物治療は(ドーパミン作動性神経伝達を促進するために)最初はほとんどの患者に有効であるが，進行例ではしばしば深刻な薬物関連の合併症──特にジスキネジア(随意運動が困難または歪む)や運動変動など──を引き起こす。

　最近の体内遺伝子治療試験では，(黒質に興奮性遠心性軸索を伸ばす)視床下核の神経細胞に，グルタミン酸脱炭酸酵素遺伝子*GAD*を搭載した組換えAAVベクターを直接両側注入する手法が用いられている。GADは，脳における主要な抑制性神経伝達物質であるγ−アミノ酪酸の合成を触媒する酵素で，視床下核の活性を抑制する働きを担う。第II相試験において，この遺伝子治療法が安全であることが示され，臨床的

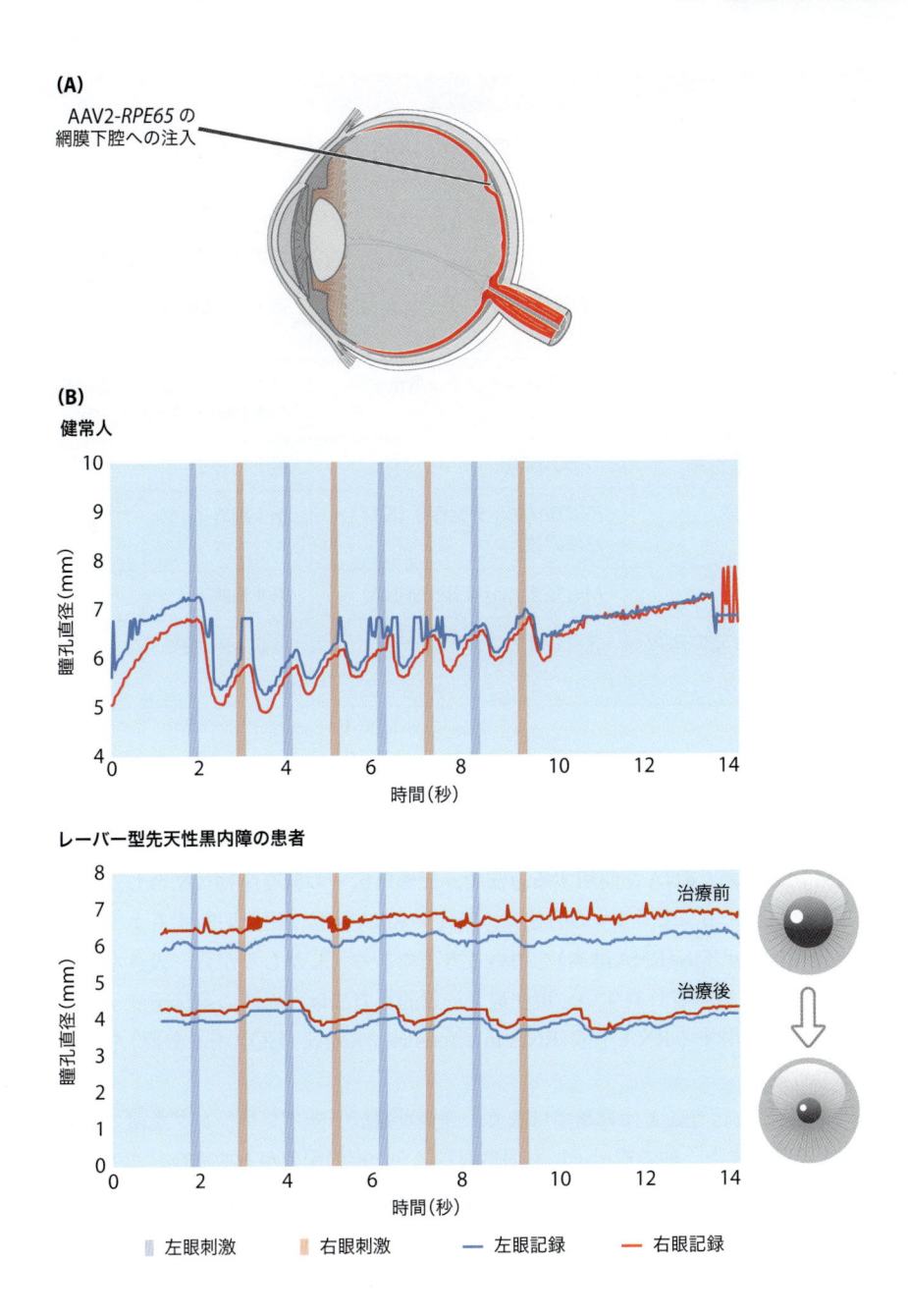

9.4 遺伝性疾患や感染症に対する遺伝子治療：現状と今後の展望　373

図9.22　遺伝子組換えAAVを用いたレーバー2型先天性黒内障の体内遺伝子治療は，瞳孔光反応を回復させる　(A) AAV2-RPE65コンストラクトの網膜下腔への外科的注入（1.5×10^{10}〜2×10^{11}ウイルスゲノムまでのベクター用量）。(B)光を左眼そして右眼と交互に当てる「懐中電灯スイング」試験の結果。通常は片眼が光にさらされると両方の瞳孔が収縮する。治療前（ベクター注射前）のレーバー2型先天性黒内障の患者では，どちらの眼に光刺激を与えても瞳孔は反応を示さなかった。右眼にベクターの注射治療を受けた患者では，3カ月後，右眼の光刺激で両方の瞳孔が収縮したが，左眼の光刺激では左右どちらの瞳孔も収縮しなかった（光刺激がない時と同じく両瞳孔は散大したままであった）。(A は Mingozzi F & High KA [2011] *Nature Rev Genet* 12:316–328; PMID 21499295 より。Macmillan Publishers Ltd. の許諾を得て掲載。B は米国ペンシルベニア大学の Jean Bennett の厚意による)

改善が得られたように見受けられる。

RNAを標的にする治療：RNA干渉による遺伝子サイレンシングとRNAスプライシングの改変

RNA干渉を用いた遺伝子サイレンシング治療

遺伝子サイレンシング（gene silencing〔遺伝子発現を何らかの方法で強く抑制すること〕）に基づく治療に潜在的に適している疾患がある。例えば，機能獲得変異や優性ネガティブ効果に起因する疾患など，積極的に有害なことをしている変異遺伝子が問題となるような場合である。戦略としては，正常アレルにあまり影響を与えることなく，変異遺伝子の発現を選択的に阻害する方法を用いなければならない。病原体特異的遺伝子（または遺伝子産物）を標的として治療が行われる感染症の治療も状況は類似して

表9.8 がん以外のRNAi療法の臨床および前臨床試験の例 Davidson&McCray(2011)の報告をまとめた臨床試験データ(詳細は参考文献を参照)。マウスモデルでの前臨床試験はPMID番号を参照。RSV：呼吸器合胞体(RS)ウイルス。

臨床適応	標的遺伝子	RNAi療法の臨床試験
加齢黄斑変性	VEGFR1(血管内皮増殖因子受容体1)	第I，II相終了
表皮剥離性掌蹠角化症	マウスケラチン9遺伝子	マウスモデルにおける前臨床(PMID 22402445)
緑内障	ADRB2(アドレナリンβ_2受容体)	第I，II相終了
ハンチントン病	マウスハンチンチン遺伝子	マウスモデルにおける前臨床(PMID 22939619)
腎障害/急性腎不全	TP53(p53)	第I相終了
先天性爪肥厚症	KRT6A(ケラチン6A)(N171K変異体)	第I相終了
C型肝炎	MIR122(miR-122 miRNA)	第II相終了
肺移植後患者でのRSV感染症	ヌクレオカプシド遺伝子	第II，IIb相終了

いる。

　遺伝子サイレンシングを達成する別の技術もある。最初に試みられたのは遺伝子特異的アンチセンスRNAを使用する方法で，変異遺伝子の転写産物に結合し，選択的に発現を阻止する。もう1つの方法は，特定のRNA転写産物を切断するように設計した改良リボザイム(RNA酵素)を用いる方法である。しかしながら，大きな一本鎖RNAは非常に分解されやすい。現在最も一般的な方法は，天然の遺伝子サイレンシング現象を活用するRNA干渉(RNA interference：RNAi，BOX 9.5参照)を用いる方法である。

　RNAi療法を行うことは容易ではなく，完全な遺伝子サイレンシングを得ることは困難である。また，他の遺伝子にも偶然同じような標的配列がある場合，この遺伝子も標的にされてしまうオフターゲット効果の危険性もある。さまざまな臨床試験が行われてきたし，現在もその試みは続けられている(いくつかの例は表9.8参照)。RNAi療法の治療上の可能性は高いかもしれないが，技術が洗練される必要がある。この治療可能性を実際の臨床的効果に変えてゆくためには，残された問題(特に，副作用を避けながら，適切に機能するようにRNAコンストラクトを細胞に導入できないことなど)を克服しなければならない。

スプライシングの改変

　疾患の治療目的の特殊な手法として，病的変異遺伝子産物の有害な影響を何らかの形で減少させるために，疾患遺伝子のスプライシングパターンを特定のパターンへと強制的に誘導する方法がある。これには例えば，標的遺伝子に特異的なスプライス部位に結合するように設計したアンチセンスオリゴヌクレオチドを用いる方法がある。このアンチセンスオリゴヌクレオチドは，標的スプライス部位とスプライソソームとの相互作用を妨げることによって，エキソンスキッピングを誘導することができる。

　このように誘発されるエキソンスキッピングは，エキソンが有害な変異を含み，エキソン中のヌクレオチドの数が(リーディングフレームを維持するために)3によって正確に割り切れる場合に適用できる可能性がある。あるいは，フレームシフト欠失の

BOX 9.5　RNA干渉による遺伝子サイレンシング

RNA干渉(RNA interference：RNAi)は，ウイルスの侵入やトランスポゾン(転位因子)の過剰活性から細胞を守る先天性防御機構である(内在性トランスポゾンの一部は活発に転位を繰り返しており，新規のエキソンおよび新規調節配列をゲノムに組み込むことができるため，進化上の利点となっている)。もし内在性トランスポゾンの割合が大きくなりすぎた場合には，必須遺伝子にトランスポゾンが挿入されることによって，ゲノムは破壊されてしまうだろう。

RNA干渉の引き金となるのは，二本鎖RNAの存在である(私たちの細胞の中では珍しい構造物であるが，ウイルスの侵入や，高度に重複したトランスポゾン由来のセンスおよびアンチセンス転写産物の会合によって形成される)。ダイサーと呼ばれる特殊なクラスのリボヌクレアーゼによって二本鎖RNAが検出され，切断されると，**低分子干渉RNA**(short interfering RNA：siRNA)として知られる3′末端が突出した21 bpの長さの二本鎖RNA断片が生じる。siRNAは，RNA誘導サイレンシング複合体(RNAinduced silencing complex：RISC)と呼ばれる特別なタンパク質複合体によって認識され，siRNAと同じ塩基配列を有する任意のRNA転写産物の破壊をもたらす経路を開始させる(図1)。

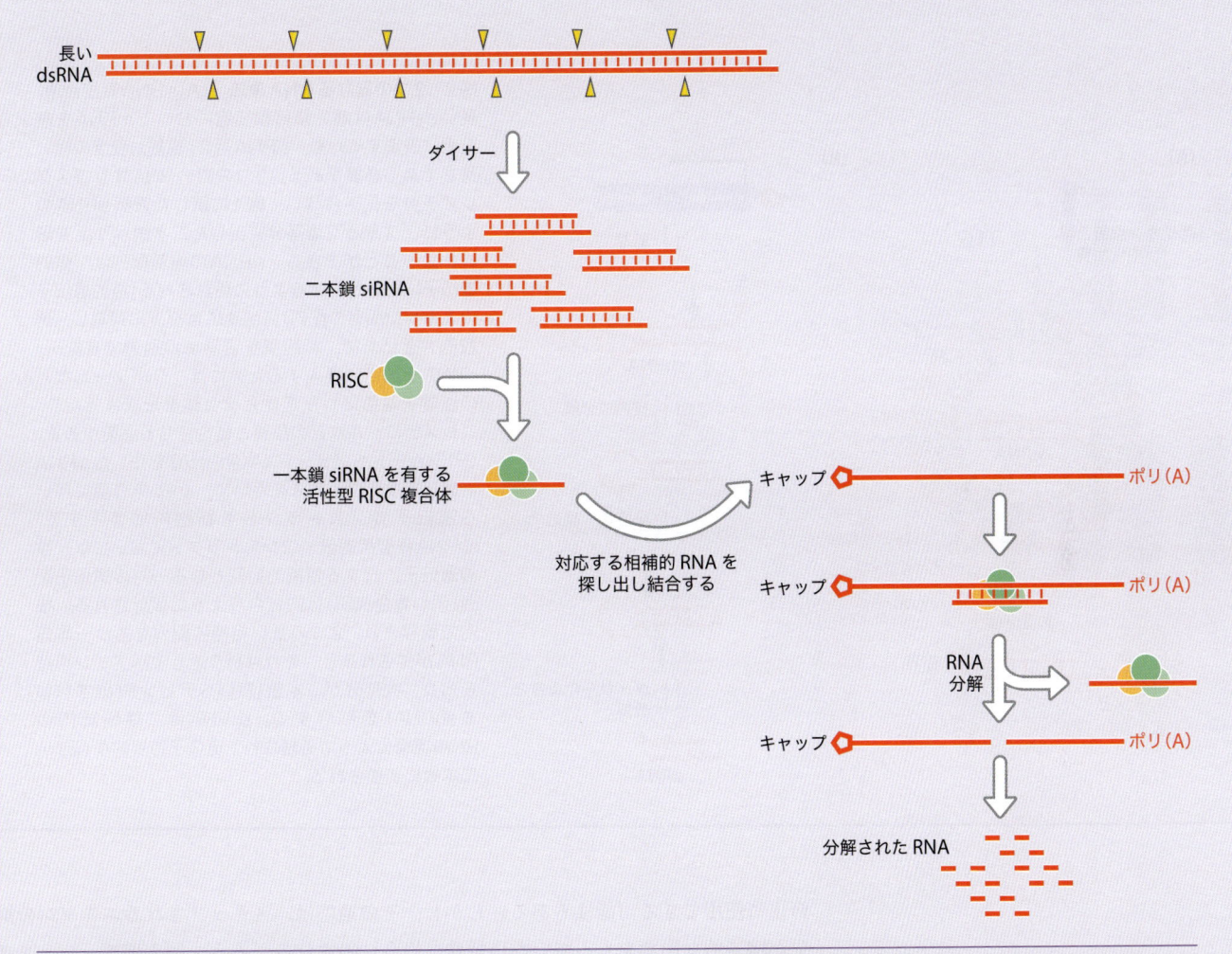

図1　RNA干渉　長い二本鎖(ds)RNAは，私たちの細胞の中では異常な構造物である。dsRNAは，細胞質リボヌクレアーゼであるダイサーによって，二本鎖のまま21塩基対間隔で非対称な位置で切断される(黄色の三角形)。その結果として生じる低分子干渉RNA(siRNA)は，3′末端が2塩基分突出した21塩基対の二本鎖RNA構造をもつ。二本鎖siRNAはRNA誘導サイレンシング複合体(RISC)に結合し，一方のsiRNA鎖が分解され，残りの一方のsiRNA鎖(ガイドRNA)を含む活性型RISC複合体が形成される。活性型RISC-siRNA複合体は，ガイドRNAに配列が相補的な任意のRNA配列(例えば図に示すような特定のウイルスmRNA配列のような)に(RNA-RNA塩基対形成により)結合する。大きく切断されたRNA断片は保護キャップやポリ(A)配列を欠いており，細胞のエキソヌクレアーゼによる攻撃に対して脆弱なため，急速に分解される。哺乳類細胞培養における実験の結果，長いdsRNAはmRNAを無差別に破壊することがわかっており，siRNAは21ヌクレオチドの長さである必要がある。

BOX 9.5　（つづき）

RNAiを用いた任意の遺伝子の選択的サイレンシング

図1に示されている経路は，天然の**遺伝子サイレンシング**（侵入ウイルスの遺伝子または転位因子からの転写産物を破壊する）に関与している．細胞内の所定の単一遺伝子を選択的にサイレンシングするために，このことが実験的に応用された．この場合，相補的なオリゴヌクレオチドは，サイレンシングされる遺伝子のエキソン由来の配列を表すように設計される．そのオリゴヌクレオチドは，細胞に導入するsiRNA二重鎖を作るために使用される．代替案として，細胞内でsiRNAを産生できる遺伝子コンストラクトを作製する方法がある．いずれの場合においても，RISC複合体は遺伝子特異的siRNAによって活性化され，次いで選択された遺伝子のサイレンシングを誘導する．

RNAiにより誘導される遺伝子サイレンシングは，培養細胞において遺伝子の機能についての情報を得るために好んで用いられる方法である．サイレンシングは完全には有効ではないため，この手法は**遺伝子ノックダウン**（gene knockdown）と呼ばれる（遺伝子ノックアウトではなく）．ほぼ同じ方法がRNAi治療において使用される．ここでの目的は，患者の細胞内で有害な遺伝子をサイレンシングすることであり，2つの手法が患者の細胞へsiRNAを導入するために用いられている（図2）．

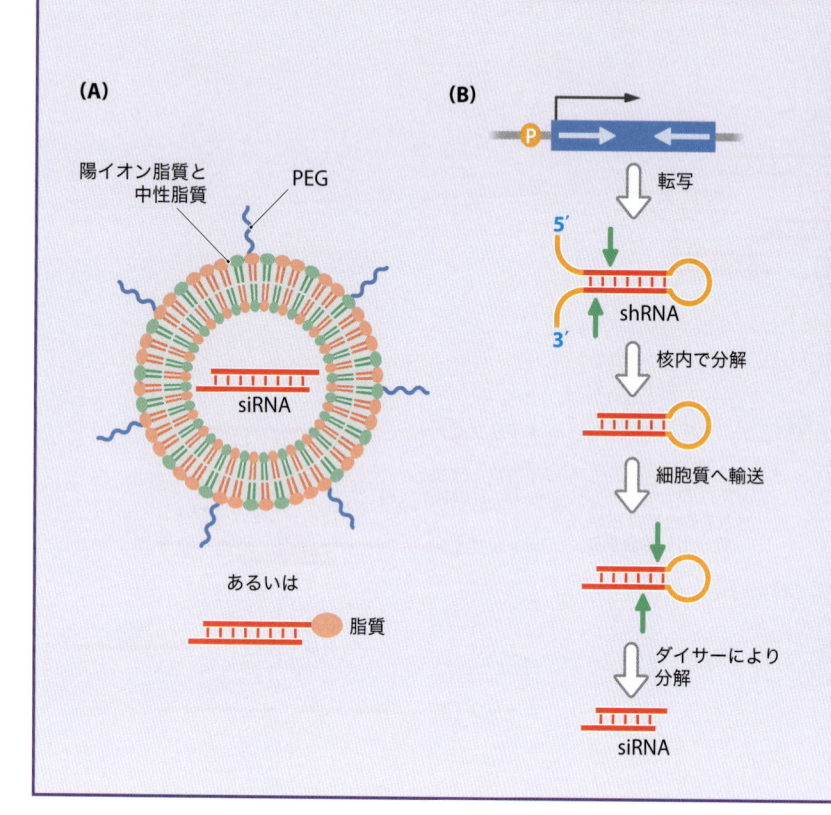

図2　2つの異なるRNA療法　（A）siRNA直接治療．長いdsRNAは哺乳類培養細胞においてmRNAを無差別に破壊するため，siRNAは21塩基対程度の短い長さである必要がある．2つの短いRNAオリゴヌクレオチドを化学合成し，図1に示した天然siRNAのように3´末端が2塩基突出した二本鎖siRNAを形成させることができる．siRNAの塩基配列は，標的遺伝子に特異的であるように設計される（標的遺伝子のエキソン固有の配列）．siRNAは高度に荷電し，比較的大きいため，細胞膜を容易には通過できない．siRNAを細胞に導入するためには，リポソームなどの脂質を基盤にした担体と複合体を形成させたり，コレステロールなどの脂質と結合させる必要がある．（B）ショートヘアピンRNA（shRNA）を介したsiRNA治療．組換えウイルスを用いて，shRNA作製に用いる遺伝子コンストラクトを細胞内に導入する．shRNA作製用遺伝子コンストラクトにおいては，標的遺伝子に対する相補的配列となる一対の遺伝子配列（淡い青色矢印）は向き合うように設計される．核内で転写され，2つの長い相補的配列をもつ一本鎖RNAが作られると，それは折り返してヘアピン構造をとり，大部分が二本鎖（短いヘアピンRNAすなわちshRNA）を形成する．shRNAは，細胞質内のRNAi機構によって処理され，遺伝子特異的なsiRNA二本鎖に変換される．

修正に使用できる可能性もある．しかし，その適応は，スキップされるエキソンの損失が壊滅的な影響をもっていない特殊な場合に限られるだろう．例えばデュシェンヌ型筋ジストロフィーに対するエキソンスキッピング療法の臨床試験において，いくつかの成功例が報告されている（BOX 9.6）．

将来の展望と新たな手法：治療用幹細胞，細胞の再プログラム化，ゲノム編集

最近の成功にもかかわらず，遺伝子治療はまだ実験段階にあり，その適用は制限され

BOX 9.6　ジストロフィン遺伝子における遺伝型－表現型の相関と，デュシェンヌ型筋ジストロフィーのエキソンスキッピング治療

デュシェンヌ型筋ジストロフィー（Duchenne muscular dystrophy：DMD）は，ジストロフィンタンパク質の欠乏に起因する，重症かつ進行性のX連鎖性劣性の筋ジストロフィーである（PMID 20301298）。患者である男児は12歳までに車椅子が必要となり，18歳を過ぎるころには心筋症になり，多くの場合で30歳前に死亡する。DMDに比べて軽症であるベッカー型筋ジストロフィー（Becker muscular dystrophy：BMD）も，巨大ジストロフィン遺伝子（2.4 Mb）の変異が原因であり，患者は晩発性の骨格筋衰弱や心筋症を呈する。

　ジストロフィン遺伝子は巨大であるため（反復配列を有する多数の長いイントロンが存在する），内部欠失を起こしやすい。驚くべきことに，ジストロフィン遺伝子の中央部分の1 Mb程度の大きな欠失では軽症のBMDになるが，同じ1 Mbの領域に存在するエキソン内の1塩基欠失では重症のDMDになる。この奇妙な事実は，以下の2つの観察結果によって説明できる。第一に，ジストロフィンタンパク質の中央領域は，このタンパク質のN末端およびC末端に存在する機能的に重要な領域を繋ぐ柔軟なリンカーとして働いているにすぎない（図1A）。したがって，この中央領域の大部分が欠失しても，タンパク質の性能は低下するが，重要な機能を担うタンパク質は残る。第二に，内部欠失を起こしても，同じリーディングフレームを維持している場合はBMDになり，フレームシフトを起こせばDMDになる（図1B）。中央に位置するエキソンの欠失はたとえ1塩基欠失であっても，フレームシフトを生じさせるものであればDMDを引き起こす。

エキソンスキッピングにより翻訳リーディングフレームを復元するDMD治療法

DMDに対する遺伝子治療は，効率的な遺伝子導入法がないこと以外にも多くの困難を抱えている。遺伝子補充療法では，ジストロフィン遺伝子の巨大さが問題となる（完全長ジストロフィンcDNAは13 kbを超える）。ヘルパー依存型アデノウイルスのようなある種のアデノウイルスベクターはそのサイズを搭載できるが（表9.7参照），ベクターの反復投与は安全性（免疫原性）の問題から明るい見通しがない（BOX 9.4を参照）。

　結果として，DMD治療のための別の手法が開発されている。第一の手法として，ユートロフィン遺伝子の発現を増強させる方法がある。ユートロフィンは，進化や機能の上でジストロフィンに関連のあるタンパク質であり，その機能から代替品として用いることができる。患者の細胞でユートロフィンを過剰発現させることで，ジストロフィンの損失を部分的に代償できることがある。第二の手法は，エキソンスキッピングを誘導する方法である。

　内部欠失はジストロフィン遺伝子における一般的な病因であり，中央のエキソンにフレームシフトを生じる欠失の多く

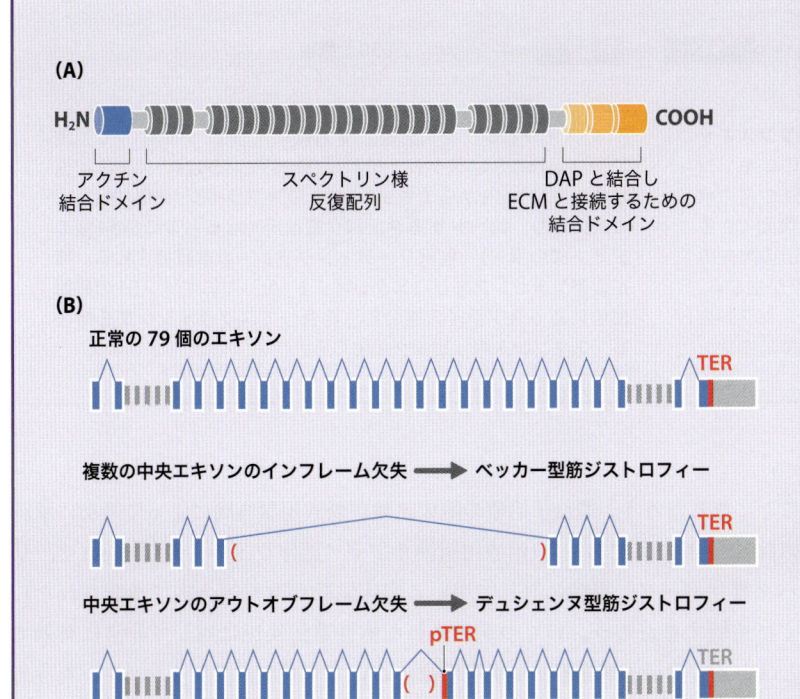

図1　ジストロフィンのタンパク質構造，およびジストロフィン遺伝子における欠失の異なる結果
（A）ジストロフィンタンパク質の模式的構造。機能的に重要な部分はN末端およびC末端領域内のドメインである。ジストロフィンは，細胞膜を挟んで，筋線維の細胞骨格であるアクチンフィラメントと周囲の細胞外マトリックス（ECM）との間を，膜結合ジストロフィン関連タンパク質（DAP）複合体を介して接続させている。（B）ジストロフィン遺伝子中央のエキソンにおける，インフレームおよびアウトオブフレーム欠失の効果。ジストロフィン遺伝子における大きな欠失によって，中央のエキソンの多くを失うことになるが，リーディングフレームが破壊されない場合（インフレーム欠失）にはベッカー型筋ジストロフィー（BMD）となる。一方，中央エキソンにおける3で割り切れない数の塩基欠失（1塩基欠失を含む）の場合は，フレームシフトをもたらす。その結果として，早期の終止コドン（pTER）が生じ（図に示すように，多くの場合で次のエキソン内で発生する），ジストロフィンmRNAのナンセンス変異依存性分解が引き起こされる。その結果，タンパク質が作られずに，デュシェンヌ型筋ジストロフィー（DMD）になる。

BOX 9.6　（つづき）

は重度のDMDを引き起こす。エキソンスキッピングは翻訳リーディングフレームを復元し，中央エキソン欠失の影響を，軽症であるベッカー型筋ジストロフィーの原因となるインフレーム型の欠失に変換する。誘導されたエキソン51のスキッピングにより，ジストロフィン遺伝子のエキソン50の欠失を有する患者の翻訳リーディングフレームを復元できた一例を，図2に示す。エキソン51のスキッピングはまた，エキソン52，エキソン45〜50，エキソン48〜50，エキソン49〜50の欠失を含む，他の一般的な欠失においても翻訳リーディングフレームを復元することができる。エキソン51のスキッピングによって，DMD関連欠失の約25％で翻訳リーディングフレームを復元できる可能性があり，それはDMD患者の15％に利用できる治療法になるだろう。他のエキソンをスキッピングすることによって，さらにこの種の治療を拡大させることができる。

エキソン51のスキッピングを誘導するアンチセンスオリゴヌクレオチドの筋肉内局所注射によって，適切な種類のジストロフィンエキソン欠失患者の筋線維でジストロフィン産生を復元させることができる。オリゴヌクレオチドを全身投与（腹部皮下注射を経由して全身に循環させる）した後の経過観察において，重篤な副作用が認められず，この手法は非常にうまく機能するようである。この方法により治療された患児12人（7〜13歳）中10人において新たなジストロフィンの発現が筋線維の約60〜100％で観察され，有意な臨床的効果（対照と比較した際の歩行測定結果の改善）があった。

治療的エキソンスキッピングで使用されるオリゴヌクレオチドは，従来のオリゴヌクレオチドよりも安定である必要がある。Serepta Therapeutics社は，ホスホロジアミデートモルホリノオリゴヌクレオチドを使用している。Prosensa社は，完全長ホスホチオエート骨格を有する2′-O-メチル修飾リボース分子を使用している。その場合でも，オリゴヌクレオチドの全身投与後の半減期は限られる（例えば，後者の場合には29日間）。

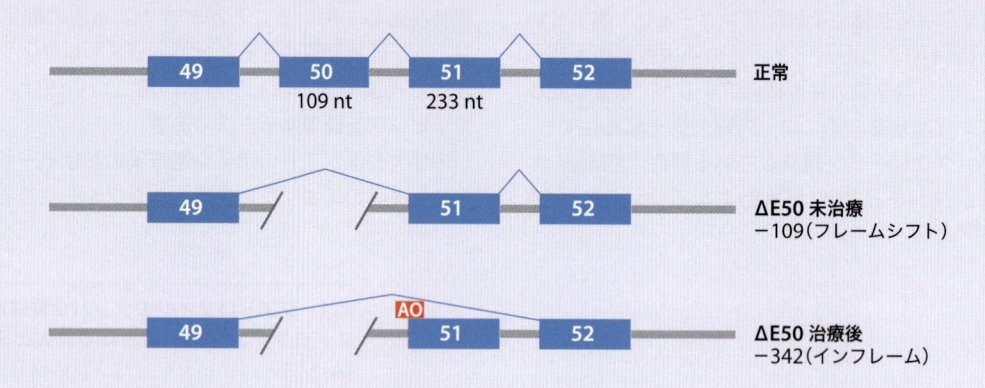

図2　デュシェンヌ型筋ジストロフィーのためのエキソンスキッピング治療例　図を用いて，ジストロフィン遺伝子のエキソン50の欠失（ΔE50）を有する患者において，エキソン51のスキッピングによりどのように翻訳リーディングフレームを復元できるかを説明する。109ヌクレオチド（nt）あるエキソン50の欠失の結果，エキソン49からエキソン51へのスプライシングが生じる。109ヌクレオチドの欠失（3の倍数ではない）はフレームシフトを引き起こし，重症のDMDになる。ΔE50患者においてエキソン51のスキッピングを引き起こす治療によって，3によって正確に割り切れる342ヌクレオチド（109+233=342）の欠失に相当するエキソン49からエキソン52へのスプライシングが生じる。これにより，コードするタンパク質は短くなるものの（114個のアミノ酸の損失），翻訳リーディングフレームは維持される。特定のアンチセンスオリゴヌクレオチド（AO）がエキソン51の開始部位にあるスプライス接合部に結合してスプライシングを阻止し，エキソンスキッピングが生じる。

ていくことになるだろう。遺伝子治療の臨床試験が公式規制当局によって最初に承認されたのは2012年11月であった（治療用組換えアデノ随伴ウイルスのGlyberaを，リポタンパク質リパーゼ欠損症に対して用いる臨床試験が欧州連合内で承認された）。他もすぐに追随するだろう。いくつかのまれな劣性遺伝疾患に対して非常に有効であったとはいえ，遺伝子補充療法が疾患治療においてすぐに大きなインパクトを与えることはないと思われる。その理由の大部分は，多くの疾患における遺伝子導入および発現に対する障壁のためである。また前述したように，遺伝子サイレンシングに基

づいた治療は，事実上のオフターゲット効果なしの完全な遺伝子サイレンシングといった厳しい条件を満たさなければ，臨床応用には進めない。

治療用胚性幹細胞

ヒト多能性幹細胞は，任意のタイプの体細胞を作る能力をもっているので，**再生医療**(regenerative medicine)への応用が見込まれている。正しい分化経路に効率的に向かわせることができるなら，ヒト多能性幹細胞は患者の機能的細胞の欠乏を補う細胞を提供できるため，細胞補充療法を可能にできるかもしれない。原理的には，糖尿病(膵β細胞の欠乏)，パーキンソン病(ドーパミン作動性神経細胞の欠損)，または脳卒中のような一連の複雑疾患を治療することができる。細胞の損傷につながる脊髄損傷などの外傷も，治療できる可能性がある。

ヒトES細胞株は，1998年に初めて報告された。近年，ヒトES細胞を用いた種々の臨床試験が始まっている。そのなかには網膜色素上皮(retinal pigment epithelium：RPE)の細胞を作るためにES細胞を誘導する治療があり，特定の失明に至る変性眼疾患(例えば，シュタルガルト〔Stargardt〕黄斑ジストロフィー，加齢黄斑変性など)が対象となっている。RPEは網膜下に存在する単一の細胞層であり，網膜細胞に栄養を与え保護している。ES細胞由来のRPE細胞は，網膜下腔に注入される。

治療用誘導多能性幹細胞

さらに最近では，ヒト体細胞を脱分化の方向に誘導することによって，多能性幹細胞を作り出すことができるようになった(BOX 9.2参照)。自己の**誘導多能性幹細胞**(induced pluripotent stem cell：**iPS細胞**)を用いることで，免疫応答を誘発する危険性の少ない再生医療が可能になる。日本では現在，加齢黄斑変性患者を対象にした臨床試験が進行中で，RPE再生目的で自己由来のiPS細胞が患者に投与された(訳注：2014年9月に実施された)。

また，iPS細胞技術を遺伝子治療と併用すること，すなわち患者自身の細胞を体外(*ex vivo*)で遺伝子改変することによって，治療対象を遺伝性疾患にまで拡大できるかもしれない。これを行うためには，患者の採取しやすい体細胞(例えば血液細胞，角化細胞，皮膚線維芽細胞)を，最初に多能性細胞になるように再プログラム化する。得られたiPS細胞を望みの細胞タイプに分化させ，*ex vivo*で遺伝子改変することによって変異を正常化した後，患者の適切な場所に戻す。この遺伝的改変は，おそらくゲノム編集によって実行されるようになるだろう(後述参照)。

iPS細胞は，ES細胞に比べて倫理的な制約が少ない。iPS細胞から作り出された分化細胞は，患者に戻した際の免疫原性が無視できる(**同系**〔syngeneic〕，すなわち遺伝的に同一な自己細胞であるため)。一方，ES細胞から作り出された分化細胞の場合，患者自身の細胞から作り出されたものではないため(**同種異系**〔allogeneic〕)，免疫応答を引き起こす可能性がある。

個々の患者からiPS細胞を作製する費用は高額になる可能性が高い。そのため，さまざまな型のiPS細胞株を保有するバンクを設立する国が出てきた。バンクでは，その国の人々に多いHLAハプロタイプのホモ接合体ドナーからiPS細胞を作製しており，HLAの一致度合いに応じて，最適なiPS細胞株を患者に使用できるよう準備が進められている。

iPS細胞技術の代替法としては，単純な環境変化によるショックを使用して細胞を脱分化することである。BOX 9.2に記載したように，マウスの細胞を低pH環境に短時間曝露するといった，非常に簡単かつ手軽な方法でこのことが実現された。この技

術がヒト細胞にも容易に適用できるなら，画期的な技術となりうる(訳注：根拠となる論文が撤回されており，現在この手法に対する期待は大きく後退している)。

まだ手ごわい課題がいくつか残っている。iPS細胞またはES細胞を正確かつ効率的に脱分化させ，望む分化細胞型を最終的に得るには，実用上の困難がいくつかある(iPS細胞では不完全な再プログラム化が起こりうる)。また，安全上の問題もある。免疫原性の懸念に加えて，ヒトES細胞株は遺伝的に不安定であり，不完全な分化をしたESおよびiPS細胞が患者に投与されれば奇形腫(複数の胚葉性成分からなる腫瘍)を形成するかもしれない。

分化転換による治療用細胞の再プログラム化

興味深い代替法として，体内で細胞を直接，再プログラム化する方法がある。例えば心臓発作(心筋梗塞)を例に考えてみる。心筋梗塞では，心筋の再生ではなく瘢痕形成によって治癒が行われる。しかし，心臓としてのポンプ機能が低下し，その後の心不全を起こす可能性が高まる。もし，心臓に常在する細胞を再プログラム化することによって心筋を再生できたとしたら，どうなるだろうか？

心臓を構成する細胞の約30％のみが筋細胞(心筋細胞)であり，大部分(約65％)は結合組織細胞(心臓線維芽細胞)である。心筋を再生するために心臓線維芽細胞を再プログラム化し，そこから心筋細胞が生み出されるようにできるかもしれない。このことは，心臓細胞としての性質や心臓の発生を制御する際に鍵となる心臓転写因子をコードする遺伝子を，組換えウイルスを用いて心臓に注入することによって実現できる可能性がある(BOX 9.2の図3Aを参照)。(冠動脈を閉塞することにより)心筋梗塞を誘発された生きたマウスを用いた実験で，転写因子をコードする遺伝子は分裂細胞，特に心臓線維芽細胞において発現することが明らかとなった。その後，再プログラム化が生じ，これらの線維芽細胞は正常な心筋細胞のように拍動し，機能し始めた。その結果，心機能が改善された。この方法はさらなる改良を必要とするが，かなりの見込みがある。

ゲノム編集による治療

体外ゲノム編集(genome editing)による治療は，患者から採取した細胞の所定の遺伝子の配列を変え，その改変配列細胞を選択して患者に戻す，興味深い手法である。本質的にゲノム編集は，遺伝子ターゲティングの一種として利用される。これは，細胞ゲノム中の**所定の位置**に単一の二本鎖DNA切断を引き起こす能力に依存する。

二本鎖切断は，細胞のDNA修復機構を活性化する。4.2節に記載したように，2種類のDNA修復経路が二本鎖DNA切断を修復する。相同組換え(homologous recombination：HR)によるDNA修復は非常に正確な修復を可能にするが，多くの場合，あまり正確ではない代替法の非相同末端結合(nonhomologous end joining：NHEJ)による修復がおこなわれる。この方法は壊れた端部を速やかに連結することができるが，ヌクレオチドが1つ欠けたり付加されたりといった非常に小さな誤りが生じる。HR経路は，病的変異を修復するために利用できる。また，NHEJ経路は所定の1遺伝子を選択的に不活性化するために利用できる。

ゲノム編集の初期の手法は，特定の位置での二本鎖切断を行うために，**ジンクフィンガーヌクレアーゼ**(zinc finger nuclease)として知られている遺伝子改変されたエンドヌクレアーゼを用いていた。これらの酵素は，2つの機能要素(それぞれが2つの機能をもつ)が対をなして機能するように設計されている。1つは，DNAを切断するタンパク質ドメインである(DNAを認識および切断する活性がそれぞれ物理的に別個の

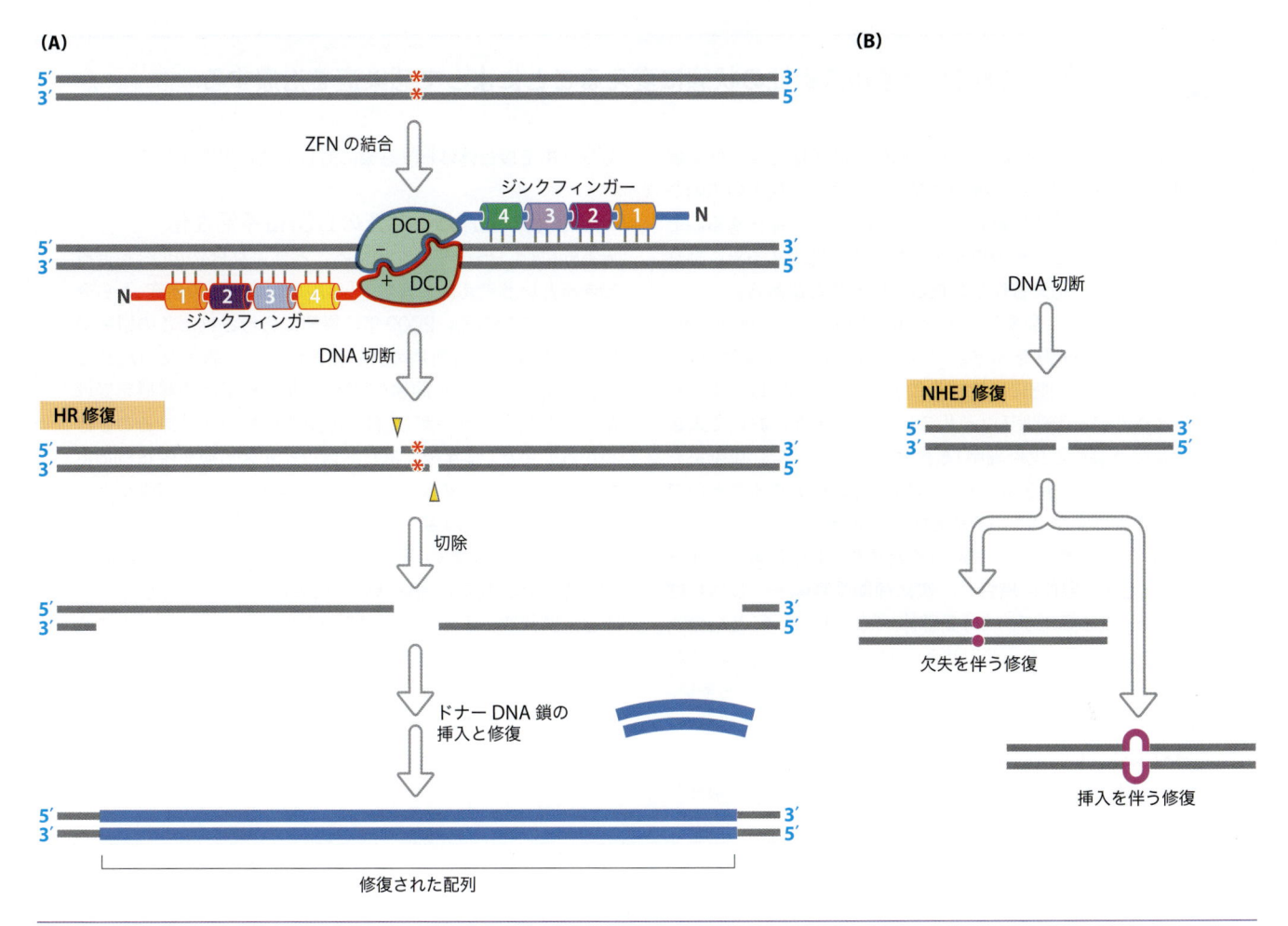

図9.23　人工ジンクフィンガーヌクレアーゼを用いたゲノム編集　(A) **治療的遺伝子修復**。ジンクフィンガーヌクレアーゼ（ZFN）は，DNA切断ドメイン（DCD）に加えて，一連のジンクフィンガータンパク質モジュールから構成されている。このタンパク質モジュールは多くの場合，転写因子にみられ，それらは個々にDNA中の特定の3塩基の配列を認識する。病的変異（赤の*）を修復するために特定の場所で切断を行うには，それぞれがDNA切断ドメインと一連のモジュラージンクフィンガーを有する一対のジンクフィンガーヌクレアーゼが用いられる。この例では，2つのジンクフィンガーヌクレアーゼが赤または青の輪郭線で示されており，それぞれが4つのジンクフィンガー（変異部位の近くに存在する特定の12塩基配列を認識するように設計されている）を有する。2つの相補的DNA切断ドメインは，細胞の修復経路を活性化する二本鎖DNA切断を作り出すために協調して働く。相同組換え（HR）DNA修復経路において，二本鎖切断の5′末端は最初に切り取られ（切除），変異部位を跨ぐ領域の正しい（正常）DNA配列をもつDNAクローン由来の外因性ドナーDNA鎖が侵入できるようになる。これらのDNA鎖は，変異配列を置換するために，新たな正常DNA配列を生み出す鋳型として使用される。(B) **遺伝子不活性化**。ここではジンクフィンガーは正常遺伝子の切断を目標としており，1つまたは2つのヌクレオチドの欠失や挿入を引き起こすような，不正確な非相同末端結合（NHEJ）による修復経路が使用される例を挙げる。結果としてしばしば不活性化変異が導入されるだろう。

領域に存在する，まれな制限エンドヌクレアーゼに由来）。2つ目は，一連の異なったジンクフィンガーモジュールである。各ジンクフィンガーモジュールは特定の3塩基の配列を認識するので，特定のDNA配列を認識するようにジンクフィンガーモジュールの組み合わせを組み立てることができる（図9.23）。

　治療用DNA修復にはさまざまな応用が期待されるが，感染症治療に用いることにも大きな注目が集まっている。例えば，ウイルスが宿主細胞に付着し感染するのに必要とされる細胞受容体を不活性化する治療法で，特にHIV-AIDS治療を目的とした臨床試験が進行中である（この背景は，**BOX 9.7**を参照）。

　ジンクフィンガーヌクレアーゼによるゲノム編集には技術的な困難さがある。ユニークな二本鎖切断にジンクフィンガーヌクレアーゼを使うかわりに，さらに新しいゲノム編集方法である細菌のCRISPR-Cas抗ウイルス防御システム（図9.24）を基盤と

BOX 9.7　細胞をウイルス耐性の状態に変えることによって感染症を治療する

8.3節で説明したように，ヒトの遺伝学的多様性は，感染症に対する感受性の違いの原因となる。例えば，疾患の原因となるウイルスの感染に対して耐性の高い人々が存在する。そのような人々では，そのウイルスが細胞に感染する際に相互作用する宿主細胞受容体が欠損していることがある。

例として，ヒト免疫不全ウイルス(human immunodeficiency virus：HIV)を示す。この場合の最初の攻撃点は，CD4ヘルパーT細胞に感染することである。HIVは感染を起こし，ヘルパーT細胞(ウイルスに対する防御において大きな役割担う調節性免疫細胞)を死滅させることで，免疫系を破壊する。AIDS患者は一般的な感染症を撃退することができず，さまざまなウイルス誘発性がんを発症する。

ヘルパーT細胞上にしがみつくために，HIVは最初にT細胞上のCD4受容体に結合し，次に補助受容体──しばしばケモカイン(C-Cモチーフ)受容体-5(CCR5)──と結合する。CD4とは異なり，CCR5受容体はT細胞の機能にそれほど重要ではなく，CCR5受容体に欠陥のある健常人も多い。例えば，欧州人の5～14％で，CCR5アレルに不活性化32塩基対欠失(CCR5-Δ32)が認められる。CCR5-Δ32アレルのヘテロ接合体は，通常の人よりもHIV感染に対して耐性があり，ホモ接合体はHIV感染に対して高い耐性がある。

HIV感染の治療法としてのCCR5不活性化

人為的にCCR5を不活性化することによりHIV-AIDSが治療できるという考えは，有名な「ベルリンの患者の研究」から発展したものである。2009年に最初に報告されたこの研究では，急性骨髄性白血病のHIV患者が，白血病治療のためにHLA一致ドナーから同種CD34⁺末梢血幹細胞の移植を受けた。ただし，ドナーがCCR5-Δ32ホモ接合体であることはわかっていた。4年後，抗レトロウイルス治療を中止したにもかかわらず，この患者ではHIVが消失し，HIV感染が完全治癒したことを示す初めての症例となった。

「ベルリンの患者の研究」は例外的な症例(本来白血病の治療目的で行われた治療の偶発的結果)であり，その後さまざまな追跡研究によって，自己T細胞のCCR5を不活性化することによってHIVへの抵抗性を獲得させる治療の研究が進められた。ジンクフィンガーヌクレアーゼを用いてCCR5遺伝子を不活性化する遺伝子治療の第I/II相試験が，Sangamo Biosciences社を中心に行われた(一般的な手法は図9.23を参照)。

図9.24　CRISPR-Cas9を用いたゲノム編集で，標的配列を認識し，ユニークな二本鎖切断を作製できる原理　原核細胞由来のCRISPR-Cas9抗ウイルス防御システムでは，特定の標的配列と塩基対を形成するように設計されたユニークな5′ガイド配列(赤色や紫色の太線)と，共通の3′部分(薄いオレンジ色のヘアピン)を含むガイドRNA配列を利用する。標的配列へのハイブリダイゼーションによって，ヌクレアーゼであるCas9がそのDNAを切断できるようになる。このシステムによって，ゲノム内の特定の部位に二本鎖切断を引き起こすことで，複雑なゲノムにおけるゲノム編集が可能になった。狙った標的領域に二本鎖切断を引き起こすために，密接に隣り合った2つの標的配列を選択し(ここでは「左側の標的」および「右側の標的」と表示)，2つの標的配列に塩基対を形成するようにガイドRNAを設計することで，Cas9ヌクレアーゼによる切断が可能になる(黄色の三角は切断点を示す)。この二本鎖切断はその後，修復過程に入るが，ジンクフィンガーヌクレアーゼによるゲノム編集のように，原則として標的遺伝子の修復あるいは不活性化に利用することができる(図9.23を参照)。

したRNA誘導型の切断方法が使用されるようになった。この方法はより簡単で，正確かつ特異的な切断を可能にすると思われ，斬新である。将来的には治療への応用が期待でき，今のところ，新規の動物疾患モデル作製や遺伝子機能を研究するために遺伝子を不活性化することに使用されている。

ミトコンドリアDNA疾患を予防するための生殖細胞系列における遺伝子治療の展望

ミトコンドリアDNA(mtDNA)の変異は，ヒト疾患の重要な原因である。病的変異

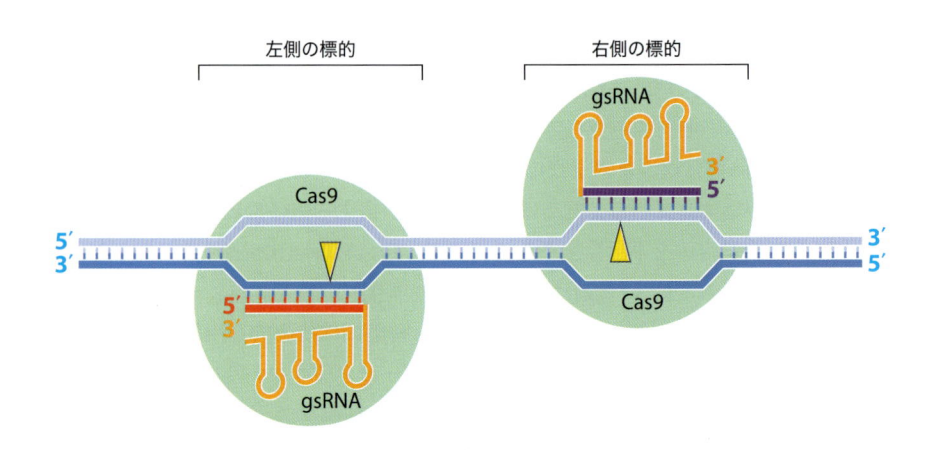

は人口200人に少なくとも1人の頻度で見つかり，1万人に約1人の頻度で深刻な多系統疾患を引き起こす。病的変異をもったmtDNAは母系遺伝しうるが，mtDNA疾患に対する有効な治療法はない。

　mtDNA疾患の臨床管理では，予防に重点が置かれる。第11章で説明するように，着床前および出生前診断は，罹患していない胚を選別する方法として臨床遺伝学的に利用されている。しかし，患者がヘテロプラスミー（1細胞中において変異mtDNAと正常mtDNAが多様な割合で混在）である場合，結果の解釈が困難な場合がある。また，mtDNA変異のホモプラスミー（すべてのmtDNAが変異体）によって引き起こされる疾患がますます知られるようになってきた。この場合，予防手段の選択肢はない。すべての子孫が母体の卵の病的変異を継承し，この種の遺伝学的異常は疾患再発リスクが非常に高いからである。

　ホモプラスミー変異の継承を防ぐまったく異なる方法は，無症候性ドナーからのmtDNAによって母体mtDNAを置き換える方法である。この手法は，マウスおよび霊長類モデルでは有効な方法として用いられてきた。わずかに異なる方法を使用した2つの最近の研究が，*in vitro*においてヒト胚を用いて行われた（図9.25）。得られたヒト胚は*in vitro*で生存可能であるようにみえ，変異DNAの引き継がれる程度は低い

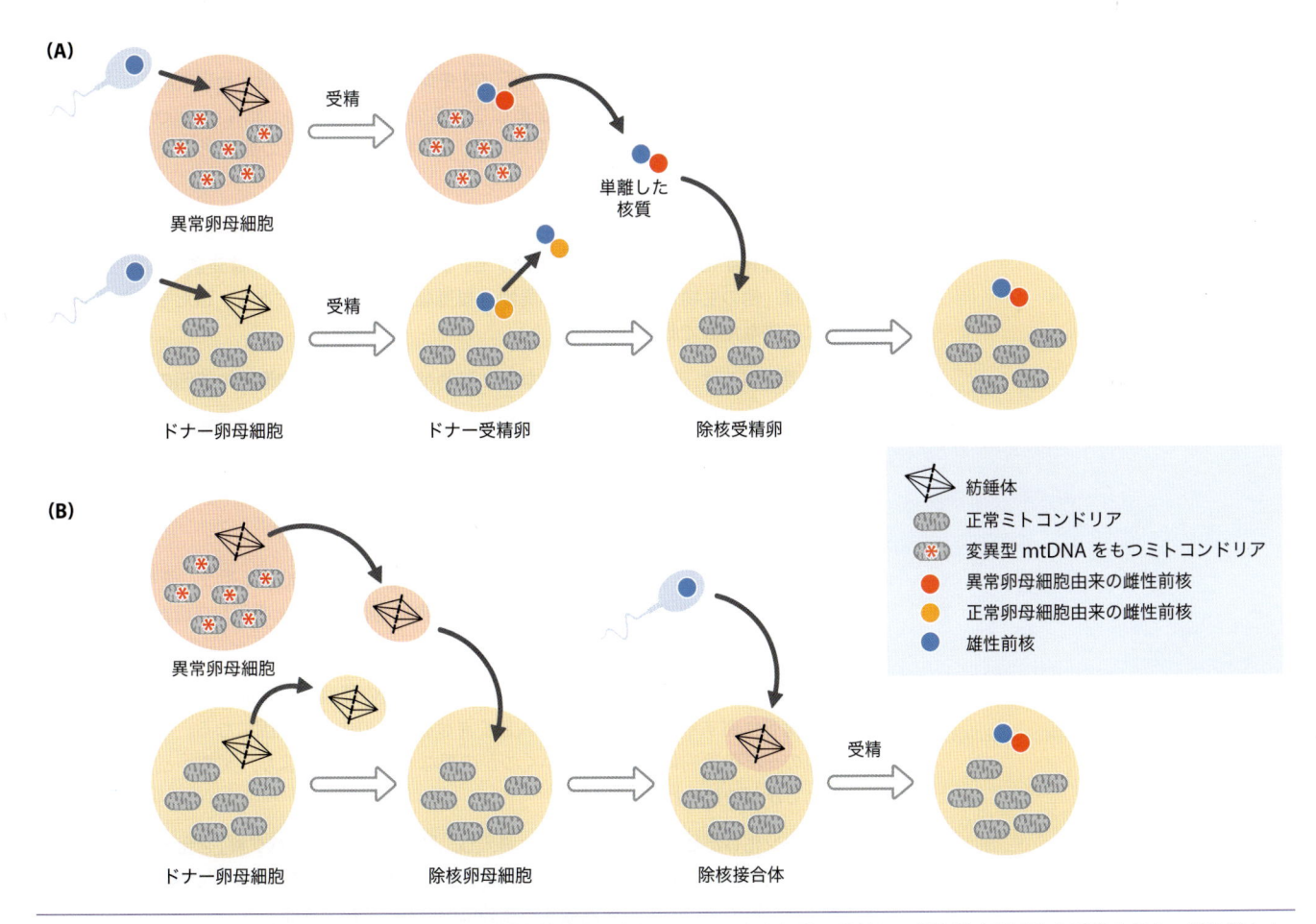

図9.25　ミトコンドリアDNA病の遺伝を防ぐための核移植技術　（A）前核移植技術。変異型mtDNAをもつ卵母細胞が受精する。正常核質（組み合わさった雄前核と雌前核）を単離し，正常ミトコンドリアを有する除核ドナー受精卵に移植する。（B）第二減数分裂中期紡錘体移植技術。変異型mtDNAをもつ卵母細胞の紡錘体を正常ミトコンドリアを有するドナー卵母細胞に移植し，細胞質内精子注入受精を行う。両技術とも，移植後は胚発生の監視を行う。（Craven L et al. [2011] *Hum Mol Genet* 20:R168–R174; PMID 21852248より。Oxford University Pressの許諾を得て掲載）

か，検出不能なレベルである。

これらの技術の臨床での使用は，現在のところいまだ違法であり，この種の疾患予防法に関する倫理的側面が現在議論されている。この手法が合法化された場合，それはおそらくヒトにおける生殖細胞系列への遺伝子導入の最初の例となるだろう。倫理的配慮に関しては第11章で詳細を述べる。

本章のまとめ

- 先天性代謝異常症の治療は遺伝的欠損の補完を含むが，多くの場合，その治療は異常に上昇した代謝産物の有害な影響を低減することを目的とする。

- 薬剤の開発は，医学的に重要な標的タンパク質に結合する化合物に対する，炭化水素を基本とする小分子のスクリーニングが典型的である。タンパク質に結合することにより，薬剤は何らかの方法でその機能に影響を与える。

- 遺伝学的多様性とは，個人によって薬物に対する反応性が異なることを意味する。薬物に対する有害反応は非常に一般的であり，多くの死者を出す原因となる。

- 薬物動態は，薬物がどのように吸収，活性化（プロドラッグの場合），代謝，および排泄されるかを表す。薬力学は，それが体に与える影響を表す。

- 第I相薬物代謝反応は，典型的にはモノオキシゲナーゼによる酸化反応である。第II相反応は，転移酵素によって化学基が追加される抱合反応（conjugative reaction）である。これらの結果，脂溶性の炭化水素系薬物を，排泄が容易な極性の高い形に変換することができる。

- 薬物代謝系酵素は，人工的な薬物を処理することに加えて，私たちの食事や環境に存在する外因性化学物質（生体異物）を処理する。薬物代謝系酵素の多くは非常に多型性が高い。それは，他の生物から生じる生体異物は複雑な遺伝的制御下にあり，私たちにとって潜在的に有害なためである。

- 治療濃度域とは，安全上の危険性なしに薬効が達成される薬物濃度の範囲のことである。

- 薬物代謝活性の低い人々（不全代謝者）は，薬物中毒の危険性がある（薬物が速やかに代謝されず，反復投与によって薬物濃度が上昇してしまう）。薬物代謝活性が非常に高い人々（超迅速代謝者）では，薬効がほとんど得られないことがある（薬物があまりにも急速に代謝，排泄される）。

- 6種類のシトクロムP450酵素が，第I相薬物代謝反応の90％を担う。それぞれが複数の薬物を代謝処理する。言い換えれば，個々の薬物は2つ以上のシトクロムP450酵素により代謝される。

- 薬物が1つの酵素によって主に代謝される場合，その酵素における遺伝学的多様性は，その薬物を代謝する能力が個々人で大きく異なることの主たる原因になる。ワルファリンなど他の一部の薬物については，いくつかの異なる遺伝要因により，薬物がどのように代謝されるかが決められる。

- クローン化したヒト遺伝子を細胞に導入し，「ヒト組換えタンパク質」を発現させることによって，治療用組換えタンパク質を作製することができる。このタンパク質は精製可能で，タンパク質の遺伝的欠損を治療するために用いることができる。

- 治療用抗体は通常，有害な遺伝子産物に結合し，その効果を阻害するように設計される。齧歯類のモノクローナル抗体は，（患者投与後の寿命が短いため）理想的ではない。遺伝子改変技術を用い，齧歯類の遺伝子配列をヒトの配列に置換することによって，より効果的な抗体を作製できる。

- 単一の可変ポリペプチド鎖を有する遺伝子改変型抗体は，細胞内で有害なタンパク質と結合する細胞内抗体として機能する。
- 遺伝子治療とは，患者の細胞へ核酸またはオリゴヌクレオチドを挿入することにより，病気を治療あるいは緩和する方法のことである。
- 遺伝子補充療法では，遺伝子産物の遺伝的欠損がある疾患細胞を，その不足産物を作るためにクローン化された遺伝子を細胞内に導入して補うこと（遺伝子補充）によって治療する。
- RNAを標的とした治療法がある。遺伝子サイレンシングでは，有害な遺伝子（例えば機能獲得変異や病原体によって発現される遺伝子など）の発現を，そのRNAを選択的に阻害することにより抑制する。RNAは，疾患を無効化するような変化をもたらすスプライシングを受けるように誘導されることもある。
- 幹細胞は，分裂して自分と同じ細胞を作る能力（自己複製能）と，より分化した（より特殊な）別の種類の細胞に分化する能力をもつ細胞である。多能性胚性幹細胞は，実質的にあらゆる種類の分化細胞を生み出すように誘導可能な，初期胚に由来する人工培養細胞である。体性幹細胞は，寿命の短い細胞の一部を置き換えるのに役立つ。
- 細胞の再プログラム化によって細胞のエピジェネティックな設定を人為的に改変し，細胞が異なる種類の細胞の特性を獲得するように，遺伝子発現の変化を誘導することができる。この結果，分化した細胞を未分化の多能性幹細胞になるように脱分化させたり，異なる種類の体細胞に分化転換することができる。
- 治療用遺伝子を細胞へ導入する方法として，ウイルスベクターは非ウイルスベクターよりも効率がよい反面，安全性に劣る。
- レトロウイルスベクターは，目的のコンストラクトを細胞の染色体に組み込ませることができる。このことは，寿命の短い細胞を幹細胞によって補おうとする場合，たいへん望ましい。その理由は，治療用導入遺伝子が幹細胞の染色体に組み込まれると，細胞分裂によって多くの娘細胞に受け継がれてゆくからである。
- 体外遺伝子治療では，患者から細胞を取り出し，体外で培養中に遺伝子操作を加えてから，改変した自家細胞を患者に戻す。この方法で，血液細胞やいくつかの免疫細胞を作り出すことができる造血幹細胞を遺伝子改変することによって，難治性疾患を治療することが試みられてきた。
- 動物疾患モデルは，ヒトの表現型を再現するために，遺伝子改変を行った生殖細胞系列を用いて作製される。霊長類モデルは最適の疾患モデルであることが期待される。しかしながら，実用的かつ倫理的な理由のため，齧歯類モデルが広く使用されてきた。
- RNA干渉は，ウイルスの攻撃やトランスポゾンの過剰な活性に対する細胞側の防御機構として進化してきた天然の遺伝子サイレンシング機構である。RNA干渉は，実験においてゲノム内の任意の遺伝子をサイレンシングするために用いられる。また，また疾患を治療する目的においても活発に使用されている（遺伝子サイレンシング治療）。
- ゲノム編集は，細胞のゲノム上の特定位置で二本鎖切断を起こすように設計されている。ゲノム編集の応用としては，動物疾患モデル作製における遺伝子ターゲティングや，ウイルス感染に対し抵抗性の細胞を作製するための遺伝子不活性化などがある。

問 題

問題を解く鍵や選択問題が掲載されているwww.garlandscience.com/ggm-studentsを参照すること。

1. 遺伝性疾患の治療にはしばしば補充療法が使われる．これは何を意味するのか？補充療法は次のレベルでどう説明することができるか例を挙げよ：(a)身体の表現型，(b)細胞レベル，(c)遺伝子レベル，(d)遺伝子産物/代謝産物レベル．

2. 以下の代謝経路が示すように，代謝産物Aが代謝産物Fに変換される主要経路の5つの段階が，それぞれ酵素1～5によって制御されている．そして，ごく少量の代謝産物Xが副経路によってCから産生されるものとする．酵素4をコードする遺伝子がホモ接合性の不活性化を受けた場合，各代謝産物の濃度はどのように変化するだろうか？ 酵素4の遺伝的欠損は，補充療法によって治療可能な疾患と，同時に補充療法によって治療できない疾患を生み出すことになる可能性がある．以上の2つの異なる疾患がどのように生じうるのか説明せよ．

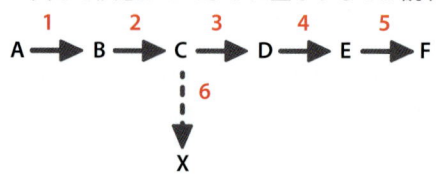

$$A \xrightarrow{1} B \xrightarrow{2} C \xrightarrow{3} D \xrightarrow{4} E \xrightarrow{5} F$$
$$C \xdashrightarrow{6} X$$

3. 薬物処理に関与する酵素をコードする遺伝子は，多型性に富むものが多い．なぜか？

4. 薬物には治療濃度域が狭いものがある．これが何を意味するのかを，抗凝固薬のワルファリンを例にして説明せよ．

5. 遺伝子改変型抗体は，医薬品の重要な地位を占めている．遺伝子改変型抗体の種類と遺伝性疾患の治療への適用について簡単に説明せよ．

6. 遺伝子治療においてレトロウイルスおよびアデノウイルスベクターを使用する主な長所と短所は何か？

7. 遺伝子改変マウスは，生殖細胞系列への変異導入によって作製され，ヒト疾患モデルとして頻繁に用いられる．遺伝子改変マウスはほとんどの場合，マウス胚性幹細胞に対して遺伝子ターゲティングを行うか，受精卵に外来遺伝子を導入するかという，どちらか2つの方法によって作製される．これらの方法によって最も容易にモデルが作製されるのは，どのような種類のヒト遺伝性疾患か？

参考文献

概説

Dietz H (2010) New therapeutic approaches to mendelian disorders. *N Engl J Med* 363:852–863; PMID 20818846.

Treacy EP, Valle D & Scriver CR (2000) Treatment of genetic disease. In The Metabolic and Molecular Bases of Inherited Disease, 8th ed. (Scriver CR, Beaudet AL, Valle D, Sly WS et al. eds), pp. 175–191. McGraw-Hill.

薬理遺伝学と薬理ゲノミクス

Evans WE & McLeod HL (2003) Pharmacogenomics—drug disposition, drug targets and side effects. *N Engl J Med* 348:538–549; PMID 12571262.（全般的な総説）

Flockhart DA (2007) Drug Interactions: Cytochrome P450 Drug Interaction Table. Indiana University School of Medicine, Division of Clinical Pharmacology. http://

medicine.iupui.edu/clinpharm/ddis/clinical-table/

Meyer UA, Zanger UM & Schwab M (2013) Omics and drug response. *Annu Rev Pharmacol Toxicol* 53:475–502; PMID 23140244.

Pharmacogenomics Knowledge Base (PharmGKB). http://www.pharmgkb.org（投与ガイドラインや医薬品表示といった臨床情報，臨床的に起こりうる遺伝子-薬物相互作用，遺伝型-表現型の関連を網羅したデータベース）

Roden DM (2004) Drug-induced prolongation of the QT interval. *N Engl J Med* 350:1013–1022; PMID 14999113.

Wang L, McLeod HL & Weinshilboum RM (2011) Genomics and drug response. *N Engl J Med* 364:1144–1153; PMID 21428770.

Wei CY et al. (2012) Pharmacogenomics of adverse drug reactions: implementing personalized medicine. *Hum Mol Genet* 21:R58–R65; PMID 22907657.

Weinshilboum R (2003) Inheritance and drug response. *N Engl J Med* 348:529–537; PMID 12571261.（全般的な総説）

遺伝性疾患に関する低分子薬療法

Baker M (2012) Gene data to hit milestone. *Nature* 487:282–283; PMID 22810669.

Barrett PM et al. (2012) Cystic fibrosis in an era of genomically-guided therapy. *Hum Mol Genet* 21:R66–R71; PMID 22914736.

Brooke BS et al. (2008) Angiotensin II blockade and aortic-root dilation in Marfan's syndrome. *N Engl J Med* 358:2787–2795; PMID 18579813.

Curatolo P & Moavero R (2012) mTOR inhibitors in tuberous sclerosis complex. *Curr Neuropharmacol* 10:404–415; PMID 23730262.

Franz DN et al. (2013) Efficacy and safety of everolimus for subependymal giant cell astrocytomas associated with tuberous sclerosis complex (EXIST-1): a multicenter, randomized, placebo-controlled phase 3 trial. *Lancet* 381:125–132; PMID 23158522.

Pearson H (2009) Human genetics: one gene, twenty years. *Nature* 460:164–169（PMID 19587741）.（20年前のCFTR原因遺伝子の発見と，その後の新規嚢胞性線維症治療法の開発失敗に関する全体像）

Peltz SW et al. (2013) Ataluren as an agent for therapeutic nonsense suppression. *Annu Rev Med* 64:407–425; PMID 23215857.

治療用抗体およびタンパク質

Cardinale A & Biocca S (2008) The potential of intracellular antibodies for therapeutic targeting of protein-misfolding diseases. *Trends Mol Med* 14:373–380; PMID 18693139.

Dimitrov DS (2012) Therapeutic proteins. *Methods Mol Biol* 899:1–26; PMID 22735943.

Kim SJ et al. (2005) Antibody engineering for the development of therapeutic antibodies. *Mol Cells* 20:17–29; PMID 16258237.

Reichert JM (2008) Monoclonal antibodies as innovative therapeutics. *Curr Pharm Biotechnol* 9:423–430; PMID 19075682.

治療を試験するための動物疾患モデル

Shen H (2013) Precision gene editing paves way for transgenic monkeys. *Nature* 503:14–15; PMID 24201259.

Strachan T & Read AP (2010) Human Molecular Genetics, 4th ed. Garland Science.（邦訳：村松正實，木南凌監修『ヒトの分子遺伝学』第4版　メディカル・サイエンス・インターナショナル，2011）（第20章では，さまざまな動物モデルの作製技術と類似させようとしたヒト疾患をどの程度再現しているのかを詳細に説明している）

遺伝子治療：概説

Cao H et al. (2011) Gene therapy: light is finally in the tunnel. *Prot Cell* 2:973–989; PMID 22231356.

Fischer A & Cavazzana-Calvo M (2008) Gene therapy of inherited diseases. *Lancet* 371:2044–2047; PMID 18555917.

Ginn SL et al. (2013) Gene therapy clinical trials worldwide to 2012—an update. *J Gene Med* 15:65–77; PMID 23355455.

Kaufmann KB et al. (2013) Gene therapy on the move. *EMBO Mol Med* 5:1–20; PMID 24106209.

Kay MA (2011) State-of-the-art gene-based therapies: the road ahead. *Nature Rev Genet* 12:316–328; PMID 21468099.

Mingozzi F & High KA (2011) Therapeutic in vivo gene transfer for genetic disease using AAV: progress and challenges. *Nature Rev Genet* 12:316–328; PMID 21499295.

Naldini L (2011) Ex vivo gene transfer and correction for cell-based therapies. *Nature Rev Genet* 12:301–315; PMID 21445084.

Sadelain M et al. (2012) Safe harbours for the integration of new DNA in the human genome. *Nature Rev Cancer* 12:51–58; PMID 22129804.

特定の疾患に対する体細胞の遺伝子治療

Aiuti A et al. (2009) Gene therapy for immunodeficiency due to adenosine deaminase deficiency. *N Engl J Med* 360:447–458; PMID 19179314.

Cartier N et al. (2009) Hematopoietic stem cell gene therapy with a lentiviral vector in X-linked adrenoleukodystrophy. *Science* 326:818–823; PMID 19892975.

Cavazzana-Calvo M et al. (2010) Transfusion independence and HGMA2 activation after gene therapy of human β-thalassaemia. *Nature* 467:318–312; PMID 20844535.

Hütter G et al. (2009) Long-term control of HIV by CCR5 Delta32/Delta 32 stem cell transplantation. *N Engl J Med* 360:692–698; PMID 19213682.

LeWitt PA et al. (2011) AAV2-GAD gene therapy for advanced Parkinson's disease: a double-blind, sham-surgery controlled, randomised trial. *Lancet Neurol* 10:309–319; PMID 21419704.

Maguire AM et al. (2008) Safety and efficacy of gene transfer for Leber's congenital amaurosis. *N Engl J Med* 358:2240–2248; PMID 18441370.

Nathwani AC et al. (2011) Adenovirus-associated virus vector-mediated gene transfer in hemophilia B. *N Engl J Med* 365:2357–2365; PMID 22149959.

臨床試験データベース

ClinicalTrials.gov. www.clinicaltrials.gov（米国政府による包括的なサイト）

Gene Therapy Clinical Trials Worldwide. http://www.wiley.co.uk/genmed/clinical/（Journal of Gene Medicineによって提供され，Wileyによって出版されている）

治療用遺伝子サイレンシングとスプライシング調節

Davidson BL & McCray PB Jr (2011) Current prospects for RNA interference-based therapies. *Nature Rev Genet* 12:320–340; PMID 21499294.

Spitali P & Aartsma-Rus A (2012) Slice modulating therapies for human disease. *Cell* 148:1085–1088; PMID 22424220.

Van Deutekom JC et al. (2007) Local dystrophin restoration with antisense oligo-nucleotide PRO051. *N Engl J Med* 357:2677–2686; PMID 18160687.

Yu D et al. (2012) Single-stranded RNAs use RNAi to potently and alleleselectively inhibit mutant huntingtin expression. *Cell* 150:895–908; PMID 22939619.

幹細胞と細胞療法

Bellin M et al. (2012) Induced pluripotent stem cells: the new patient? *Nature Rev Mol Cell Biol* 13:713–726; PMID 23034453.(iPS細胞を疾患の細胞モデルとして使用することに関する総説)

Borooah S et al. (2013) Using human induced pluripotent stem cells to treat retinal disease. *Prog Retin Eye Res* 37:163–181; PMID 24104210.

Cherry ABC & Daley GQ (2013) Reprogrammed cells for disease modeling and regenerative medicine. *Annu Rev Med* 64:277–290; PMID 23327523.

Song K et al. (2012) Heart repair by reprogramming non-myocytes with cardiac transcription factors. *Nature* 485:599–604; PMID 22660318.

Takahashi K & Yamanaka S (2013) Induced pluripotent stem cells in medicine and biology. *Development* 140:2457–2461; PMID 23715538.

治療用ゲノム編集

Ran FA et al. (2013) Double nicking by RNA-guided CRISPR Cas9 for enhanced genome editing specificity. *Cell* 154:1380–1389; PMID 23992846.

Urnov FD et al. (2010) Genome editing with engineered zinc finger nucleases. *Nature Rev Genet* 11:636–646; PMID 20717154.

Yusa K et al. (2011) Targeted gene correction of α1-antitrypsin deficiency in induced pluripotent stem cells. *Nature* 478:391–394; PMID 21993621.

mtDNA疾患予防の生殖細胞系列遺伝子治療の可能性

Craven L et al. (2011) Mitochondrial DNA disease: new options for prevention. *Hum Mol Genet* 20:R168–R174; PMID 21852248.

Tachibana M et al. (2013) Towards germline gene therapy of inherited mitochondrial diseases. *Nature* 493:627–631; PMID 23103867.

がんの遺伝学とゲノム学

CHAPTER 10

読者は，なぜ本書では神経学や心臓病学などは取りあげず，がんを独立の章として取りあげるのかと思われるかもしれない。その答えは，がんの遺伝学的基礎が概して他の疾患と大きく異なるからである。また，これからみていくように，がんの遺伝学は独特な複雑性をもっていることがわかるからである。

10.1節では，がん細胞の主な際立った生物学的能力について概説するとともに，がんの広範な多段階発がんについての概要をまとめ，どのようにがんの中で不均一性が生じるかを述べる。10.2節では，がんの発生において重要な2つの基本的なクラスの遺伝子，つまりがん遺伝子とがん抑制遺伝子の原理についての説明を中心に行う。がんが進展するにつれ，ゲノムの不安定性やエピジェネティックな機能不全がますます顕著となる。10.3節ではこのことについて考察する。

ゲノムワイドな分子プロファイル研究——特にゲノムワイドな塩基配列決定——は，がんについての私たちの理解を一変させつつあり，10.4節では急速に進展するがんゲノム研究から得られた新しい知見についてみていく。そして最後に10.5節では，がん遺伝学とがんゲノム研究から創出される膨大量の情報から得られる臨床上の応用について，その試みと展望について考察する。がんの診断，スクリーニング，予防への応用については，第11章の遺伝子診断やスクリーニングについてのより広い文脈のなかで述べることとする。

- 10.1 がんの基礎的性質とその進展
- 10.2 がん遺伝子とがん抑制遺伝子
- 10.3 がんでのゲノム不安定性とエピジェネティックな制御異常
- 10.4 がんのゲノムワイド研究から得られた新たな知見
- 10.5 がん治療への遺伝学の進出

10.1 がんの基礎的性質とその進展

制御を逸脱した細胞増殖とがんの定義付け

がん(cancer)という語句は，制御を失った細胞増殖と細胞の拡散を共通の特徴とする不均一な疾患群である。そして，隣接した組織に侵入し，血液やリンパ系を介して体の他の部位へ広がることができる異常な細胞が形成される。一般的ながんの形成プロセスは**発がん**として知られる。

細胞増殖の制御異常により細胞数が異常に増加するが，その後の状態は正常にも異常にも見える。正常組織とほとんど同じように見える過剰な数の細胞を含む増殖は**過形成**(hyperplastic)と呼ばれ，細胞学的に異常な細胞を含む増殖は**形成異常**(dysplastic)と呼ばれる。

細胞が過度に増えた形の増殖が局所的に起こることもある。つまり，隣接した組織に浸潤する兆候は示さず，これらは**良性腫瘍**(benign tumor)と呼ばれる。良性腫瘍は自己制御能をもつ。これらはゆっくりと増殖し，しばしば外科的に除去することが

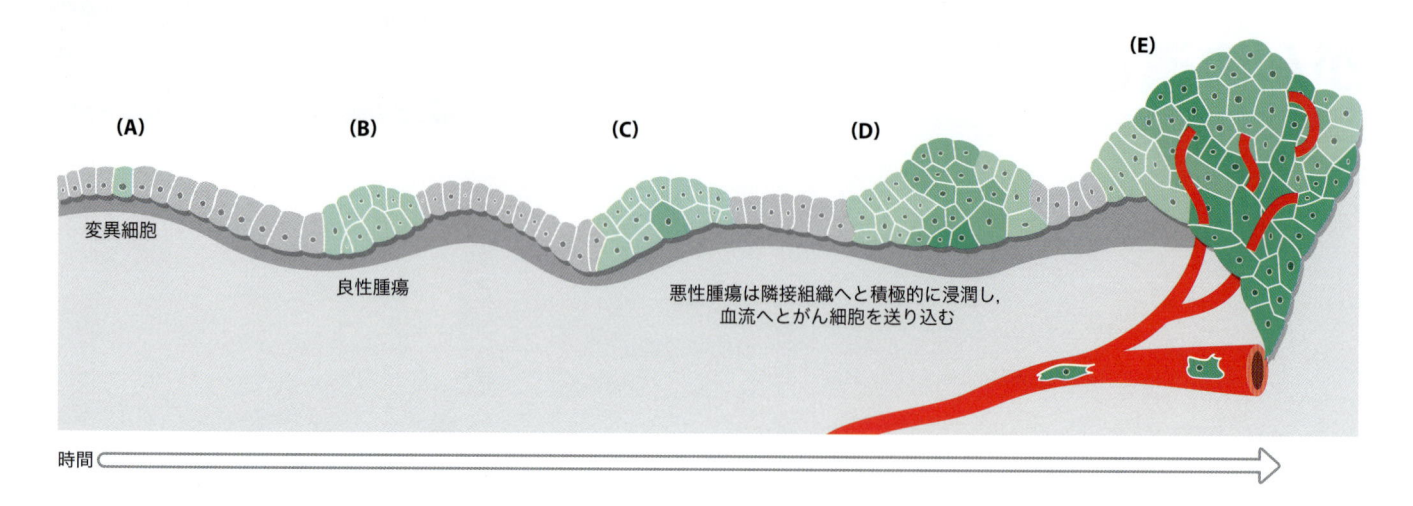

図10.1 悪性腫瘍の形成における変化の進展 最初に変異した細胞(A)は，細胞分裂における何らかの正常なコントロールを失ったことにより良性の腫瘍(B)を形成しうる。続くDNAおよびエピジェネティックな変化により，さらに正常なコントロールを失い，隣接組織に攻撃的に浸潤する悪性腫瘍(C〜E)へと進展する。悪性腫瘍の細胞は互いに離れやすくなり，（図に示すように）血流に入るかリンパ系に入っていく。このようにして腫瘍細胞は体内の遠隔部位に運ばれ，循環系から出て隣接組織に浸潤し，二次性の腫瘍を作るようになる（これを**転移**という。メカニズムの詳細については図10.2参照）。(National Cancer Instituteのウェブサイト[http://www.cancer.gov]より)

でき，再発のリスクも低い。これらはあまり危険な性質を示さないが，長い時間をかけて非常に大きくなり，単純な拡大により隣接組織を圧迫して疾患の原因となる可能性がある。例えば結節性硬化症複合体(mTOR増殖シグナル経路に働く*TSC1*あるいは*TSC2*遺伝子の変異によって引き起こされる)では，通常は複数の臓器に良性腫瘍が形成される。この良性腫瘍が大きく育つことにより，時に臓器の機能不全を引き起こす。

がんと呼ばれる100以上の疾患においては，制御不能な細胞増殖によって生じる異常な細胞に加えて，もう1つ重要な特性をもつ。すなわち他の部位へと広がることができるという特性である。腫瘍は当初は良性なことがあるが，これらはしばしば進展して**悪性腫瘍**(malignant tumor)となる(これを通常がんと呼ぶ)。

悪性腫瘍は2つの特徴をもつ：隣接組織に浸潤することができ，細胞は剥離してリンパ系や血流に入り込んで他の場所に運ばれ，そこで別の組織に張り付いて次の腫瘍を形成する(図10.1)。体内の遠隔部位に広がっていくことを**転移**(metastasis)という。図10.2は，がん細胞が血流に乗って播種し，毛管壁から出て細胞外マトリックス中を移動する様子を示す。

がん全般において，腫瘍(**新生物**とも呼ばれる)は固形か液性かに大きく分類される。固形腫瘍は，上皮細胞あるいは間葉系(間質)細胞からなる他から区別されるかたまりを形成する。「液性がん」は通常，可動性のある血液細胞を前駆体とする新生物性の細胞からなり，白血病やリンパ腫が知られる(リンパ腫は通常，リンパ節に固形の塊を形成するが，リンパ系を通って動くことができる)。腫瘍は，形成される組織や細胞のタイプに従ってカテゴリーに分類される(表10.1)。

細胞分裂が何らかの影響を受けて細胞増殖の制御が失われると，がんが形成される。DNAやクロマチンレベルでの変化が主な要因である。ヒトのごく一部のがんでは，以下で述べるように特定のウイルスが関係している。しかし，ヒトのがんのほとんどは，特定のがん感受性遺伝子群の一連の変異やエピジェネティックな機能不全により形成されるのである。

4.1節で述べたように，DNA複製やDNA修復のエラーによりしばしば変異が生じる。したがって，活発に分裂している細胞を含む組織にはがんができやすい。発生過程で体が発達する際には細胞が分裂するが，一部の小児腫瘍は胚性細胞での変異によって引き起こされる。私たちの細胞の大部分は活発には分裂していないが，成人で急速に増殖している細胞は大ざっぱに言って1兆個(10^{12})である。ある種の細胞は，例えば血中や皮膚や消化管の細胞などは，急速に入れ替わる必要があり，例えば，ヒ

図10.2 転移細胞は複数の段階を経て二次性の腫瘍を形成する 転移細胞は最初に原発腫瘍から自由にならなければならない。そのためにがん細胞は、(A)隣接細胞への接着性を減らし、(B)血管に富んだ**間質**(stroma)へ移動するための通り道を作る。血管にたどり着くと、肝臓、骨髄、腎臓の特別な領域などのように血管が不連続な状態にあるところで、細胞は自由に血流へと入ることができる。血管が連続的な場合は、**血管内侵入**(C)が必要である。このとき転移細胞は、(血管内皮増殖因子などの物質を放出して)内皮細胞を収縮したり、(活性酸素種やマトリックスメタロプロテアーゼなどの因子を放出することにより)内皮の細胞死を誘導する。血流内でのがん細胞の分布は、血液の流れと、がん細胞と次にがん細胞が集積する二次的臓器との相互作用により決まる。細胞は、肺や肝臓などの狭い毛細血管床にトラップされたり、転移を助ける部位(D)や、免疫系からがん細胞を保護する血小板(E)と結合する受容体を発現する。がん細胞は2時間以上血流を循環しうるといわれており、そのため必ずしも最初にたどり着く毛細血管床にとどまるとは限らないと考えられる。二次的部位に到着した後、がん細胞は(内皮細胞の収縮や細胞死などを誘導して)**血管外溢出**により血流から離れる(F)。二次的部位で増殖するために、がん細胞は隣接組織からの増殖因子の放出を誘発する炎症誘発化合物やプロテアーゼを放出することにより、局所の環境を整える(G)。(Schroeder A et al. [2012] *Nature Rev Cancer* 12:39–50; PMID 22193407 より。Macmillan Publishers Ltd. の許諾を得て掲載)

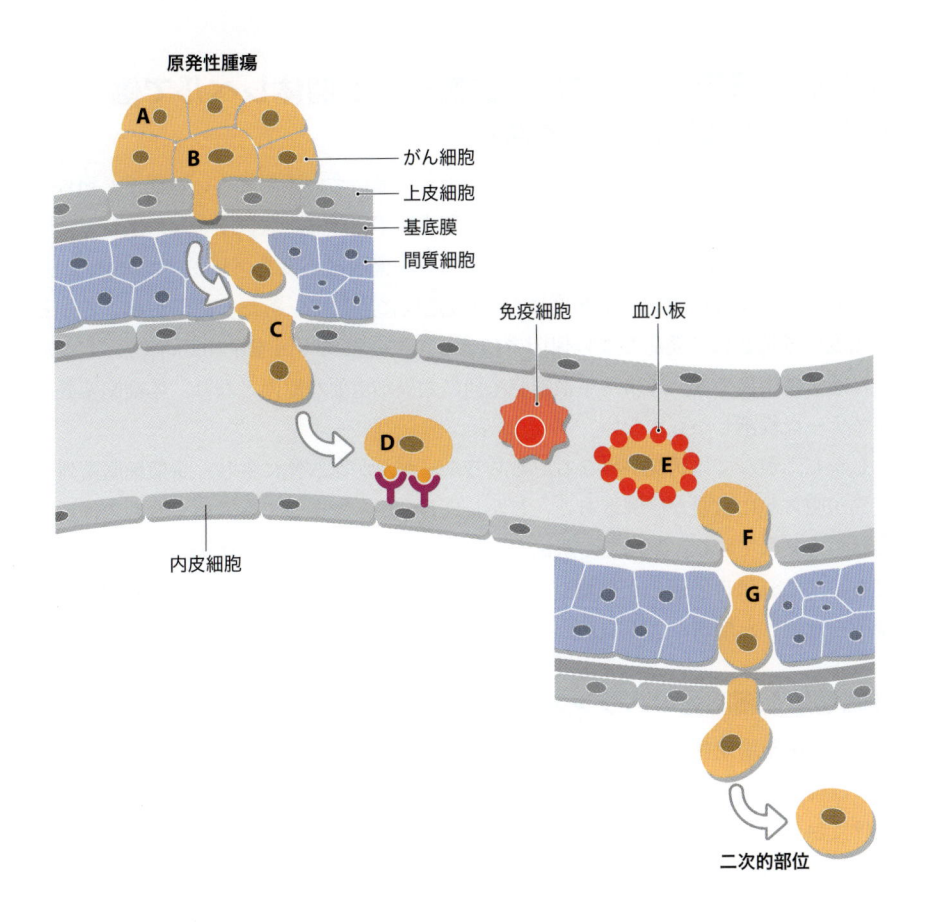

トの皮膚のケラチン細胞は約4%が、大腸の上皮細胞は実に15～20%が毎日死んで、新たに置き換わっている。

常に入れ替わらなければならないこれらの短命な細胞群は、直接あるいは間接的に環境と相互作用している細胞であり、入れ替わることが防御的に働くのである。失った細胞の代わりの細胞を新たに作り出す上で鍵となる働きをするのが、幹細胞である。以下に述べるように、がんはしばしば幹細胞の疾患であることを示す多くの証拠がある。

起源となる組織・細胞	腫瘍
上皮組織(単層あるいは2層)	腺腫(良性);腺がん(悪性)
上皮組織(皮膚や膀胱などのように複層)	乳頭腫(良性)、扁平上皮がん(悪性、皮膚)、移行上皮がん(悪性、膀胱)
造血組織(特に骨髄)	リンパ腫(リンパ球の)、白血病(白血球の)
間質(間葉系)細胞	-oma(良性)あるいは-sarcoma(悪性)[a]
グリア細胞	神経膠腫

表10.1 起源となる組織や細胞によって分類した腫瘍の主なカテゴリー [a]例えば、線維腫や線維肉腫(線維芽細胞)、骨腫や骨肉腫(骨)、軟骨腫や軟骨肉腫(軟骨)、血管腫や血管肉腫(内皮細胞)。

がんは，細胞レベルで働く自然選択と個体レベルで働く自然選択との間の戦いである

ダーウィンの自然選択が個体レベルでどのように働いているかについてはよく知られている。鍵となるパラメーターは個体の繁殖成功率である。**選択圧**とは，アレル頻度に対する自然選択の作用と言える。有害アレル（繁殖適応度を下げるアレルのこと）は，通常その集団において低頻度になる（浸透度に応じて，新たな変異が起こることで頻度が維持され，発症しない保因者によって次の世代へ伝達されていく）。非がん性の遺伝性疾患では，通常，生殖細胞系列の変異が重要な原因となり，体細胞変異はマイナーな役割しかもたない。

しかし，がんでは状況が異なる。もちろん，がんが家族性に生じ，生殖細胞系列の変異が明らかに重要な症例もある。しかし，どのがんであっても，いくつもの体細胞変異が含まれており，がんでの遺伝的な寄与として優位なのは，体細胞（接合後）変異である。これは自然選択が**細胞レベル**でも働いており，がんの主な定義上の特徴が，制御を逸脱した増殖による細胞数の増加であるためである。

細胞増殖と細胞死のバランス

増殖は，細胞増殖（分裂）と細胞死の間で正味の細胞数の増加があるときに起こる。増殖には細胞の分裂が必要であるが，通常私たちの細胞は複雑な一連のコントロールを受けており，制御不能な形で分裂することがないようになっている。ブレーキを利かせる必要があるときもあり，細胞は細胞周期の停止に向かうように命令を受ける。細胞死は，役に立たない細胞や望ましくない細胞，あるいは潜在的に危険な細胞を取り除くための自然な方法である。細胞分裂と同様，細胞死も高度に制御されている。

細胞分裂や細胞死の制御機構としては，細胞間の洗練されたシグナル伝達経路が知られている。特定の細胞に分裂あるいは細胞周期停止に向かうよう指示が出る経路もあれば，望ましくない細胞に**アポトーシス**(apoptosis)と呼ばれる細胞死を誘導する経路もある。古典的ながん感受性遺伝子群が同定されたのは，細胞分裂の制御に働いていたものや，増殖のシグナル伝達経路に直接関与していたものである。また，アポトーシスに働くことから見つかったものもある。ただし，これらの古典的タイプではない，細胞増殖や死に直接は関与しない非古典的ながん感受性遺伝子も多く知られている。それらは間接的に役割を果たしていると考えられている。例えばDNA修復やゲノム安定性の維持に重要な遺伝子などがそうで，このような遺伝子に欠陥があると，細胞の増殖やアポトーシスの制御に直接関与する遺伝子群に結果的に影響を及ぼすことが考えられる。図10.3に概要をまとめた。

図10.3 細胞増殖の正または負の制御因子として働くがん関連遺伝子 緑色の矢印は促進効果を，赤色のT字線は抑制効果を示す。古典的ながん遺伝子群は，細胞周期あるいは細胞増殖シグナル経路の制御に関与することにより，細胞分裂や細胞増殖の促進に働く遺伝子である。ただし，同じ効果をもたらす別な遺伝子も数多く存在する。それらにはアポトーシスを抑制する遺伝子や，細胞分裂の継続に働くテロメラーゼを生成する遺伝子などがある。古典的ながん抑制遺伝子は細胞分裂の抑制や制限に直接的に働くが，ゲノムのメインテナンス（やエピゲノムの安定性）を制御する遺伝子も，間接的ではあるが同じ効果をもたらす。アポトーシスを促進する遺伝子群も細胞増殖に影響し，それには*TP53*などの古典的ながん抑制遺伝子がある。

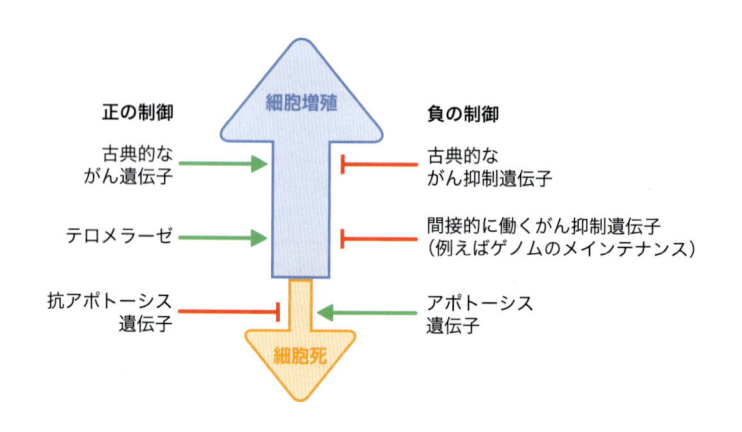

発生過程では，個体としての成長を支えるために細胞数の増加は全体的に優先されている．もちろん際限なく，というわけではなく，詳細に規定されたボディプランや複雑な組織構造などの必要性に応じて進められる．しかし，発生の過程で失われる細胞も多数ある．また，短命な細胞や，組織や臓器を作り出す生体のプロセスの中で除去される細胞もある．さらに，発達中の免疫系（自己抗原に結合する受容体をもつ細胞の攻撃から体を守るため）や，神経系（非生産的なニューロン間結合においてニューロンの除去）からも，多くの細胞が取り除かれる．しかし私たちが成人になると，増殖は制限される．それまでに私たちの細胞のほとんどは分裂しない細胞となり，細胞の入れ替えの速い非常に限られた一部の細胞が細胞分裂を続ける．アポトーシスは成人においてもも，傷ついた細胞や，ウイルスに感染した細胞といった潜在的に有害な細胞を確実に破壊するために利用される．

なぜ私たちすべてががんに倒れないのか

がんは，細胞分裂の制限やアポトーシスの誘導といった正常なコントロールが，一連の変異により壊されたときに進行性に発症する．細胞は，周囲の組織が形成する微小環境から受ける抑制的なコントロールから解き放たれるようになる．ここで，細胞レベルでの自然選択が重要となるわけである．すなわち，細胞分裂やアポトーシスの正常な制御を壊す連続的な変異により，そこから派生した細胞はさらなる選択的な増殖優位性を獲得する．その結果，細胞に選択圧が強く働き，腫瘍細胞への一連の段階が進むことになる．

では，腫瘍細胞を作り出す強い選択圧が細胞に働いているなら，なぜ私たちのすべてががんに倒れないのだろうか？　確かにそうで，もし私たちが非常に長く生きるならば，ランダムな変異の結果としてがんは避けがたいものとなるはずだ．しかし，これに対抗する力が，個体レベルの自然選択としては働いているのである（私たちを健康で，がんがない状態に保つために〔少なくとも私たちが子を作り育てるまで〕）．この力には，さまざまなメカニズム，特にがん細胞を検出して殺す免疫監視などが含まれる（免疫系が抑制されているヒトはよりがんになりやすい）．

私たちにとって幸運なことに，個体レベルの自然選択は，腫瘍細胞の形成を導く選択圧よりも，ずっと長い期間働いている．がん細胞が首尾よく増え，ある個人のなかで腫瘍を形成しても，ヒト宿主の寿命を超えた子孫にまでその派生細胞が伝わることはない．つまり，新しい個体のなかでは，腫瘍化プロセスは新規にスタートしなければならないのである．一方，効果的ながん防御機構を備えた個人はその良質の抗がん防御遺伝子を子孫にまで継承することができるので，抗がん防御システムは世代から世代へと進化を続けるのである．

がん細胞が形成される過程で際立った生物学的特徴を獲得する

次節で述べるように，腫瘍の形成は一連の段階を踏んで起こり，その間に遺伝子の変化（およびエピジェネティックな変化）が漸次的に細胞に蓄積する．これらの段階を通して細胞は，がん細胞の特徴となる生物学的能力をしだいに獲得していく．

定義では，がん細胞（cancer cell）は無秩序な細胞増殖を示し，腫瘍（tumor）は正常な制御システムからの逸脱により生じる．両者ともに，正常では細胞増殖やゲノム不安定性にブレーキをかけるさまざまなスイッチが働いているが，それがオフになり，隣接細胞からの細胞死（アポトーシス）シグナルに対抗する．がん細胞は，細胞増殖に

制限をかける正常細胞の接触阻害も失う。これらの負のシグナルにある程度打ち勝つことにより，がんや腫瘍は自身の増殖の支配者となり，無限に複製を行う特徴的な能力の獲得へと進んでいく(BOX 10.1)。

　継続的な細胞増殖を支えるために，がん細胞はその代謝も調整する。がん細胞はペントースリン酸経路(PPP)を介した代謝を亢進し，脂質の生合成速度を上げ，正常細胞に比べてはるかに速い速度でグルコースを取り込み消費する(がん細胞におけるグルコースの取り込みおよび消費の増加特性は，正常細胞とがん細胞を区別するイメージングシステムに利用されており，体内のがん細胞の分布を可視化することができる。図10.27に例を示す)。

　がん細胞は明らかな有酸素条件にさらされていても，酸化的リン酸化からではなく，解糖系からエネルギーを得ている。解糖系は，正常の細胞では嫌気的な条件下の場合に使われる。解糖系では，最初にグルコースがピルビン酸に変換され，そして乳酸へと変換されるが，このエネルギー産生の効率はよくない(グルコース1分子あたり2分子のATPが産生される)。正常細胞では，有酸素条件下ではグルコースをピルビン酸に変換し，その後ピルビン酸はミトコンドリアに運ばれ，トリカルボン酸回路(TCA回路，クレブス〔Krebs〕回路とも呼ばれる)で異化され，グルコース1分子あたり最大36分子のATPが産生されるのである。

　なぜがん細胞のエネルギー産生では，有酸素条件下でも，非効率的な解糖系を通常使うのか(このエネルギー産生をワールブルク〔Warburg〕効果という)。これについてはまだよくわかっていない。1つの可能性としては，がん細胞ががん細胞としての表現型を維持するために，解糖系経路の中間生産物から構成される高分子が必要だからではないかと考えられる。

　がんが進展していく間，がん細胞はエピジェネティックな再プログラム化を進めることで，低分化状態になることができる。固形がんは可塑的な性質を示し，分化したがん塊とともに未分化な部分をももつ。後者(未分化な部分)は，がんが広がるときに浸潤性の前線を形成するとりわけ特徴的な領域であり，異なる環境へ対応する柔軟性をもち，転移部位で顕著な分化を示す。

　がん細胞は生き残るために免疫系による攻撃を避ける必要があり，適当な反撃手段を発達させる。それだけでなく，さらに，がん細胞は宿主の組織に侵入して正常細胞の協力を取りつけ，次の腫瘍を形成するためにその細胞を送り出すことまで行って，生き延びる能力を最大化する。

　がんは通常，既存の血管の成長を誘導することを通して血管系へのアクセスを獲得し，図10.1Eに示すように，腫瘍が既存の血管系の形成(**血管新生**〔angiogenesis〕)と結びつくようになる。血管新生は必ずしも転移には必要ないかもしれないが，それにより腫瘍細胞は最初の腫瘍から流出しやすくなり，次の腫瘍を構築することが容易となる。

　表10.2は，Doug HanahanとRobert Weinbergが近年提唱した，がん細胞が獲得する10の生物学的特徴をまとめたものである。これらのいくつかについては10.2節で扱い，また本章の後半でも詳細にふれる。

がんの始まりと発がんの多段階性について：なぜたいていのヒトのがんの発生には何十年もかかるのか

疫学研究から，がんの発生率(がんと診断される頻度)には年齢が非常に大きな要因であることが示されている。例えば上皮がんについて年齢と発生率をグラフにすると，

BOX 10.1　テロメアの短縮と，テロメラーゼ発現の活性化によるがん細胞の不死化への圧力

正常のヒト細胞は，培養液中では限られた期間しか増殖させることができない。例えば，胎児細胞は培養液中で40〜60回の間までは分裂できるが，老化と呼ばれる状態に達すると，その後は増殖できなくなる。ところが，がん細胞の増殖特性は異常である。培養液中では，がん細胞は接触阻害を示さず，固体基材への接着も必要としない。そして，無限に複製することができ，不死化するのである（最も有名なヒトでの例は，1950年代初期に子宮頸がんの生検から樹立されたHeLa細胞株である。以来この細胞は広く増やされ，最もよく研究されているヒト細胞株となった）。

末端複製問題

細胞の複製についてのこのような観察は，末端複製問題に関係している。すなわち，新しいDNA鎖は，5′から3′方向にしか伸長できないが，線状の染色体の最末端が伸長するときにはどのように複製されるのだろうか？ DNA複製の間，新しいDNA鎖の合成は，既存のDNA鎖を鋳型に使って，DNAポリメラーゼを酵素にして行われる。複製フォークが進むにつれ，1本の新しいDNA鎖が複製フォークが進むのと同じ方向に作られ，5′から3′方向に連続して合成が行われる。しかし，もう一つのDNA鎖を鋳型にする側は，一連の短いDNA断片（岡崎フラグメントという）が複製フォークと反対の方向に合成されるので，その際，最末端の合成完了のところで問題が生じる（図1）。この末端複製問題があるので，酵素としてDNA依存性DNAポリメラーゼだけを用いたのでは，毎回の細胞分裂後に少量のDNAが各テロメアから失われてしまうことになる。

私たちの染色体のテロメアは，数キロベース以上の長さのTTAGGGリピート（縦列反復配列）を含むが（9ページの図1.10を参照），末端複製問題（に加え，酸化による傷害やその他の末端プロセシング事象も含む）により，テロメアのTTAGGGリピートの並びは，通常は細胞分裂とともに短くなっていく（失われるテロメアリピート数は細胞のタイプにより異なるが，多くは5〜20リピートの範囲である）。2, 3のテロメアが限界まで短くなったとき，増殖は停止状態となり，DNA傷害のシグナルや細胞老化の引き金が引かれる。他の変化がない場合は，細胞は何年にもわたり老化状態を維持することができる。

テロメラーゼは末端複製問題を解決する

末端複製問題は，細胞がRNA依存性DNAポリメラーゼであるテロメラーゼを発現しているときには解決され，テロメアは完全な長さに保たれる。テロメラーゼは，逆転写酵素と非コードRNA(ncRNA)で構成されるリボ核タンパク質である。非コードRNAの配列は，テロメアのリピートと相補的な配列をもつヘキサヌクレオチド（6塩基ヌクレオチド）であ

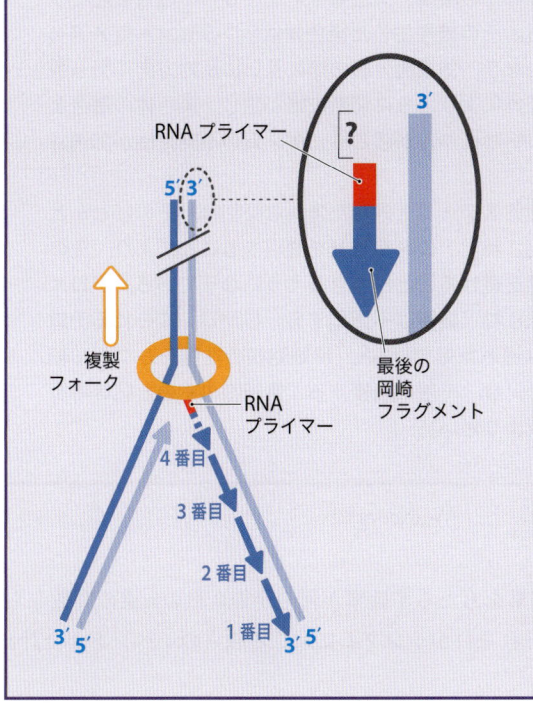

図1　線状染色体の最末端DNAを複製する際の問題　DNA依存性DNAポリメラーゼによる正常なDNA複製では，既存のDNA鎖が相補的な新しいDNA鎖を合成する際に鋳型として使われる。ここでは，複製フォークが上に向かって進むとき，1本のもともとあったDNA鎖（濃青で示す）から5′→3′方向（上方）に向かってひと続きのDNA鎖が合成される。しかし，もともとあった薄青のほうの鎖については，DNA合成の5′→3′方向は，上方に向かう複製フォークとは逆方向となる。DNAは岡崎フラグメントと呼ばれる短い断片ずつ合成されなければならず，合成は最後の断片を超えた位置から始まって，（岡崎フラグメントに向かって）後ろ方向に動いていく（DNA依存性ポリメラーゼはDNA合成を開始するために短いRNAプライマーを使うが，RNAプライマーは分解され，DNA合成がそこを埋め，隣接する岡崎フラグメントが連結される）。？マークは，この機構が最末端に到達したときに発生する問題を示している。すなわち，3′末端のDNA鋳型がないときにはどのようにして合成は完了するのか？

がんが原因で死亡するリスクは，経過寿命のおよそ5乗か6乗であることがわかる。この知見から，上皮がんができるまでにはおそらく6〜7回の独立したイベントが必

BOX 10.1　（つづき）

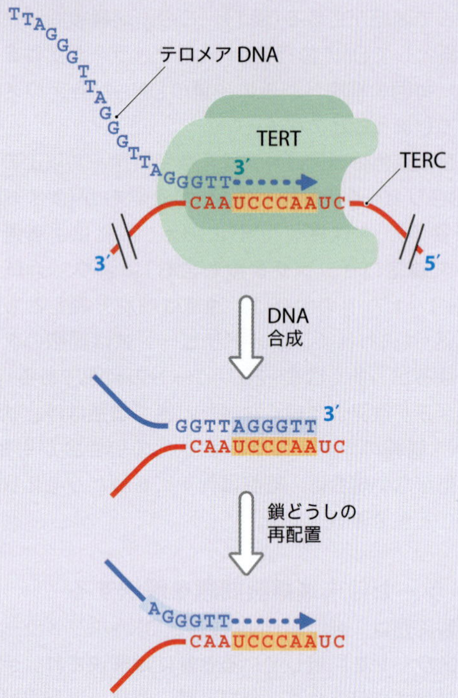

図2　テロメラーゼは新しいテロメアDNAリピートを合成する際に，非コードRNA鋳型と逆転写酵素を使用する　テロメラーゼ逆転写酵素(TERT)は，RNA依存性DNAポリメラーゼである。TERTは，別のサブユニットであるTERC(テロメラーゼRNA複合体)により供給されるRNA鋳型を使用する。鋳型としてはRNAのごく短い部分(網かけ部分の6ヌクレオチド)のみが用いられ，テロメアDNAは，6ヌクレオチドリピート(青の網掛け部分)1個分に相補的な配列が伸長される。テロメアDNAがRNA鋳型に対して位置をずらすことにより，6ヌクレオチド配列の縦列配列が合成される。

る。この非コードRNAが鋳型として働き，そこから縦列テロメアリピートが合成される(図2)。

テロメラーゼはヒトの胚発生の早い段階で(ならびに胚性幹細胞で)発現するが，その後ほとんどの体細胞ではその発現はその後抑制される。ただし，男性の生殖細胞系列や活性化されたリンパ球，特定の再生可能な組織でみられる幹細胞などでは例外的に抑制されていない。

がん細胞におけるテロメラーゼ活性化への選択圧

細胞におけるテロメラーゼの発現抑制とそれに起因するテロメラーゼの短化は，私たちの長い生存期間中にがんの発生をくい止める防御システムの1つであると考えられている。がん細胞は悪性化するのにいくつもの連続的な変異を必要とする。1つの変異がなんらかの増殖優位性を獲得した後，その

変異をもつ細胞に次の変異が自然発生的に生じるには，その細胞集団に20〜40回の細胞分裂が必要となるだろうと考えられる。したがって悪性化一歩手前の細胞群は，悪性腫瘍を形成するのに十分な変異を起こす前に，複製における老化という障壁につきあたると考えられる。

腫瘍細胞は，p53やRB1網膜芽細胞腫タンパク質などのがん抑制遺伝子群を抑制することで，複製における老化の問題をバイパスすることができる。しかし，2，3回さらに細胞分裂し，正常では老化が起こるポイントを過ぎた後には，その細胞は**危機的状態**に入る。この段階ではテロメアが短くなりすぎて，DNA修復機構はそれが正常な染色体の末端であるとは認識せず，かわりにそれらを二本鎖DNA切断として取り扱う。その結果，染色体は末端どうしの融合を起こすことがある。その結果生じた染色体は2つのセントロメアをもつことになり，体細胞分裂の際に互いに反対方向に引っ張られる。これによりさらに切断末端が生じ，染色体の融合と切断の新しいサイクルが起こり，ゲノムの不安定性が加速される。

この危機的ステージを逃れたまれな細胞は，そのほとんどが再活性化されたテロメラーゼを発現することにより，そのような状態を避けることができるようになっている。テロメアは安定化され，細胞は不死化する。しかし，作られるテロメラーゼは過剰な量ではない(幹細胞様の性質をもつがん細胞のテロメアは，一般に隣接する正常細胞のものと同等の長さか，それより短い)。

要であろうと考えられる(ある結果をもたらす確率が何らかの変数のn乗の関数ならば，その結果が達成されるにはそれぞれがランダムに起こる独立のイベントが合計n＋1回必要である)。

疫学研究によって，多段階発がんが早い時期に指摘され，重要な段階は何段階あるのかが示唆された。そして今日では，正常な細胞ががん細胞になるまでに，細胞は多くの体細胞の変化(遺伝的ならびにエピジェネティックな変化の両方)を獲得することがわかっている。**ドライバー変異**(driver mutation)として知られるわずかな遺伝的変

生物学的性質	どのようにして生物学的性質が獲得されるか
自立的な増殖シグナル伝達	細胞性がん遺伝子の活性化
増殖抑制シグナルへの感受性の喪失	TP53を不活性化して，p53介在性の細胞周期停止を回避する
アポトーシスの回避能	IGF生存因子の産生
複製における不死性	テロメラーゼのスイッチをオンにする（BOX 10.1）
ゲノム不安定性	DNA修復に関与する特定の遺伝子の不活性化
血管新生の誘導	VEGFを誘導する因子の産生
組織浸潤と転移	Eカドヘリンの不活性化
免疫破壊からの回避能力	TGFβやその他の免疫抑制因子を分泌することにより，細胞傷害性T細胞やナチュラルキラー細胞の浸潤を停止させる
腫瘍促進性の炎症の誘導	腫瘍へと浸潤してくる炎症を引き起こす免疫系細胞を改変し，さまざまな腫瘍機能を補助させる（表10.3参照）
エネルギー代謝の再プログラム化	好気性解糖の誘導

表10.2 **Douglas Hanahan と Robert Weinbergが提唱した，がんの特徴である10の生物学的性質** IGF：インスリン増殖因子，TGFβ：トランスフォーミング増殖因子β，VEGF：血管内皮増殖因子。（Hanahan D & Weinberg R [2011] *Cell* 144:646–674; PMID 21376230より。Elsevierの許諾を得て掲載）

化の結果，その細胞の子孫が増殖に優位になるように遺伝子の発現が変化する。それらの細胞は優先的に選択され，がんができる原因となる。これ以外の体細胞変化は**パッセンジャー変異**と呼ばれる。

1個の細胞がドライバー変異を起こした場合，通常は隣接する細胞が変異をもっていないので，それはほんの少しの増殖優位性でしかない。新しい細胞を形成するか細胞死が起こるかの間の違いは，たった0.4％の増加のオーダーである。私たちの体には，がんに対する何十もの防御機構を備えているので，増殖の優位性は小さいのである。多くの腫瘍細胞は，私たちの体に備わった防御機構に打ち負かされるか，あるいは何らかの核型の変化によって排除される。腫瘍細胞の高い減少率にもかかわらず，その少しの増殖優位性はついには数億個もの細胞を含む大きな塊となるが，通常その過程には多くの年数がかかる。

クローン増殖と一連のドライバー変異

腫瘍はモノクローナルである。すなわち，すべての細胞は，ある1つの始原細胞から派生したものである。これを支持する強い証拠がB細胞リンパ腫の研究から得られた。4.5節で述べたように，個人の個々のB細胞は異なる免疫グロブリンを産生するが，B細胞リンパ腫の患者の細胞群ではすべて同一のタイプの免疫グロブリンを産生する。

変異した細胞が優位にクローン増殖すると，それらの変異細胞の1つに2回目のドライバー変異が起こりやすくなる（細胞が増えることは，変異が起こる標的を増やすことになるから）。このプロセスが続くと，細胞は多くの変異を累積して獲得していき（図10.4A），がん細胞のような状態へと近づいていく。

たった2,3個のドライバー変異しか必要とされない症例もある。図10.4Bでは古典的な例として，大腸がんにおける正常上皮からカルシノーマ（がん腫）への段階的なトランスフォーメーションを示す。最初のドライバー変異は，そのほとんどが5q21の*APC*遺伝子の機能喪失によるWntシグナル経路の異常であるが，その後につづく遺

伝子の変化の順番はもっと多様である。

変異の加速によりがんが発達

ヒトの細胞の平均的な変異率は低く（1細胞の1遺伝子あたりおよそ10^{-6}）、がんの原因となる変異の大半は細胞レベルでは劣性遺伝性であるため、両アレルともに変異することが必要である。ということは、がんになる可能性はきわめて低いのである。1つの細胞において、数個のがん感受性座位の、しかもその両アレルに変異が連続して起こる確率は、普通ほとんどゼロに近いほど小さいだろう。

しかしながら、がんはありふれた疾患であり、2, 3個のがん感受性座位の発現の変化が起こりうるのである。1つの主な説明として、早期のドライバー変異がその後の変異の確率を2つの方法で大幅に増加させるというものである。その方法の1つとは、細胞に増殖優位性をもたらすことである。1つのドライバー変異をもつ細胞が高い増殖率をもつとき、その細胞は他の細胞より多くの派生細胞を作り出す。大きな変異細胞の標的集団を作り出すことにより、引き続く変異の確率を上げる（図10.4A参照）。

変異の確率を上げるもう1つの方法は、ゲノムの不安定性を増加させることである。染色体の不安定性はほとんどの腫瘍細胞の特徴であり、がん遺伝子の活性化やがん抑制遺伝子の欠失を引き起こしうる高頻度の構造的な染色体再編成と異常な染色体数を伴った著しく異常な核型をもたらす。がんによっては、あるタイプのゲノム規模レベルのDNA不安定化が起こる。すなわち、重要なDNA修復遺伝子に変異が入ることにより引き起こされ、その結果として変異率が大幅に上昇するのである。エピジェネティックな修飾を制御する遺伝子に変異が起こった場合には、さらなるエピジェネティックな不安定性が起こり、その結果、がん感受性座位の遺伝子発現レベルに変化が起こりうる。加えて、ある種のエピジェネティック変化はゲノムの不安定性を引き起こす。がんにおけるゲノムの不安定性とエピジェネティックな制御異常については10.3節で詳しく述べる。

図10.4　がんの多段階発がんにおけるドライバー変異　(A) 一般的なプロセス。それぞれの連続的なドライバー変異により、細胞は増殖の優位性を獲得して増殖したクローンを形成するため、次の変異の大きな標的ができる。橙色の細胞はドライバー変異1をもち、赤色の細胞はさらなるドライバー変異を獲得し、変異1と2をもつ。紫色の細胞はさらにドライバー変異1, 2, 3をもつ。(B) **遺伝的変化と大腸がんの進行**。がんの各ステージの間の分部に、腫瘍化をもたらす主なシグナル経路を示した。これらの経路の構成分子をコードするドライバー遺伝子の1つは、個々のがんで変化しうる。大小のアデノーマ（腺腫）が大腸の良性なポリープとして現れ、これらが周辺の組織に浸潤するがんであるがん腫に悪性化した。患者の年齢は、このドライバー遺伝子群が通常変異するのに要する時間を示す。このモデルはすべてのタイプのがんに適用できるわけではないことに注意。PI3K：ホスホイノシチド3キナーゼ経路、TGFβ：トランスフォーミング増殖因子β経路。(BはVogelstein B et al. [2013] *Science* 339:1546–1558; PMID 23539594 より。AAASの許諾を得て掲載)

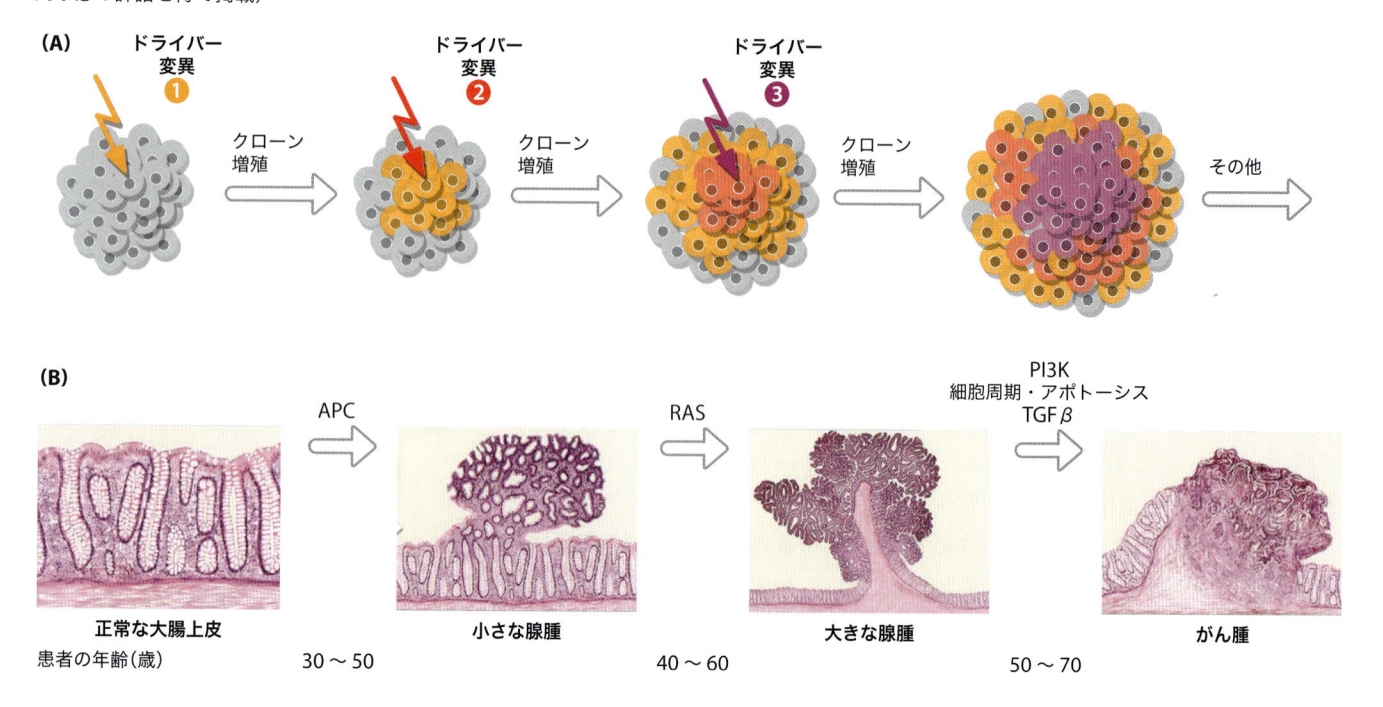

変異の蓄積とがん発症年齢

腫瘍は徐々に変異を獲得し，良性から悪性の病変へと進展する．これには時間を要するため，がんは本来老化に伴う疾患である．消化管を裏打ちする上皮細胞や尿生殖器の上皮のような自己再生している組織の細胞は，前駆細胞における多数のDNA複製サイクルを通して変異が累進的に蓄積したDNAを含んでいる（DNA複製と複製後のDNA修復のエラーが，よくみられる変異の原因であることは既に述べた）．したがって，80歳代や90歳代で発症した患者の大腸がんは，その半分の年齢の若い患者にできた形態学的には同一な大腸がんに比べて，2倍近くの体細胞変異を含んでいる（腫瘍が顕在化する年齢の違いは，決定的に重要なドライバー変異がいつ起きたのかによる）．

また，別ないくつかのがんでは，がんに関連する組織の細胞は複製をせず，これらの細胞に伴う腫瘍に含まれる変異は少数である．例えば，神経膠芽腫（複製をしないグリア細胞から生じる進行脳腫瘍）や，膵がん（膵管の上皮細胞も複製しない）などがそうである．これらの患者で，最初のきっかけとなるドライバー変異は，比較的少ない変異をもつ細胞に生じている．

小児期に一般的に発生するタイプのがんもある．小児腫瘍はしばしば自己再生していない組織に生じ，そのような腫瘍は成人腫瘍と比較して少数の変異しかもたないことが多い．ただし，白血病やリンパ腫のように自己再生している血液細胞の疾患もしばしば早期に発生する．この場合には，その前駆細胞はすでに可動的で浸潤性があり，固形腫瘍よりも少ないDNA変化しか必要としないと考えられている．固形腫瘍の細胞では，これらの生物学的能力を得るのに追加の変異が必要となる．

その他の可能性としては，小児がんは胚性細胞に起こった変異が始まりとなって生じていることも考えられる．胚性の前駆細胞はがん細胞に似ている（未分化で速い分裂を起こしている）．これらの細胞にがんを引き起こしやすい変異が生じると，より分化した細胞に同じ変異が起こるよりも早期の段階で腫瘍化に至ると考えられる．

腫瘍内の不均一性が，細胞の浸潤，クローン性進化，がん幹細胞の分化を経て生じる

腫瘍は（ある1つの始原細胞を起源とする細胞で構成された）モノクローナルであると考えられているが，それは1つの腫瘍中の細胞がみな同じであることを意味しているのではない．むしろ，腫瘍はしばしば非常に複雑な組織構造をもち，機能的に異なる細胞から構成されている．

腫瘍内の不均一性の第1のレベルは，腫瘍が通常は腫瘍細胞そのもの（1つの細胞を起源としており，そのためモノクローナルといわれる）と，周囲の環境から腫瘍に浸潤したさまざまな関連のない細胞の両方から作られていることによる．異なるタイプの細胞である間質細胞は，浸潤性の免疫細胞などが含まれるが，がんの微小環境の一部を形成し，腫瘍の活性を助けるような修正を受けていると考えられる（図10.5Aおよび表10.3）．

2番目のレベルの腫瘍内不均一性は，1つの腫瘍内の腫瘍細胞そのものが互いに異なる機能をもつようになることによる．これらは遺伝子上の異なる変化の結果として起こると考えられる．また，異なるエピジェネティックな変化が起こることがあり，いくつかの腫瘍では分化段階の明白に異なる細胞がみられる．

起源となったがん細胞から派生した細胞は新たな変異を獲得し，何らかの増殖優位

図10.5 腫瘍内の細胞の不均一性 (A)腫瘍の形成では，さまざまな間質細胞（がん関連線維芽細胞，血管内皮細胞（周皮細胞を含む），さまざまな浸潤性免疫細胞など）や細胞外マトリックスを含む支持的でダイナミックな微小環境の中で，新生細胞と非新生細胞が共進化する。腫瘍の微小環境は，構造的なサポート，増殖因子へのアクセス，血管の供給，免疫細胞との相互作用を提供する。この免疫細胞には，通常は腫瘍を殺す能力に関連するタイプだけでなく，腫瘍を促進する性質の免疫細胞も含まれる（表10.3参照）。(B)異なる腫瘍サブクローンは，遺伝的およびエピジェネティックな不均一性の両方によって，異なる遺伝子発現を示す。サブクローンの細胞は混在することがあるが（サブクローン1，2），血管などの物理的な障壁により，空間的に離れていることもある（サブクローン3）。腫瘍細胞のサブクローン集団のなかでは，細胞間で遺伝的あるいは非遺伝的な多様性が存在する可能性がある。例えば拡大写真（空間的に離れたサブクローンからとられた切片を示す）では，細胞間の染色体コピー数の違いが，2番染色体（赤色）と18番染色体（緑色）のセントロメアに対する蛍光プローブで得られたハイブリダイゼーションシグナルにより明らかにされている（DNAを青色で背景染色した）。(AはJunttila MR & de Sauvage FJ [2013] *Nature* 501:346–354; PMID 24048067より。Macmillan Publishers Ltd.の許諾を得て掲載。BはBurrell RA et al. [2013] *Nature* 501:338–345; PMID 24048066より。Macmillan Publishers Ltd.の許諾を得て掲載)

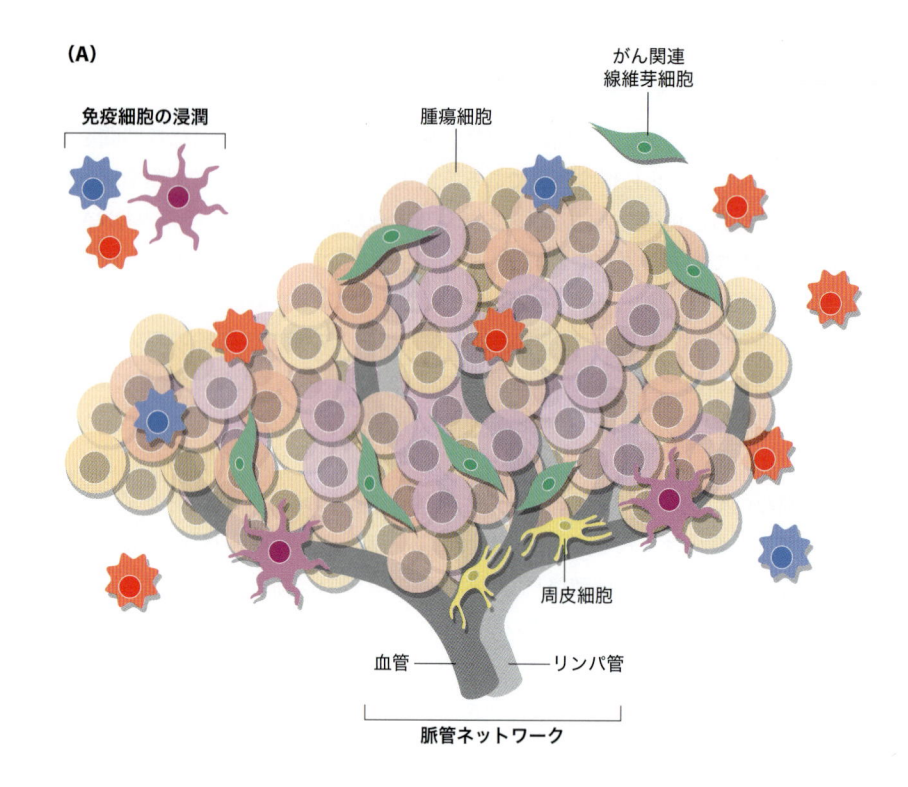

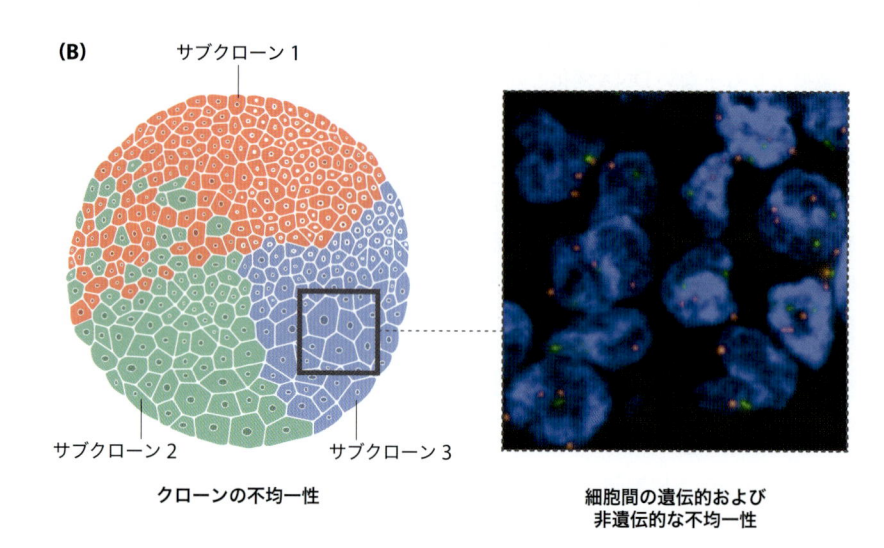

性が加わるか，あるいは腫瘍に関連するその他の優位性をもつ生物学的能力が加わる。このような有利な変異をもった細胞は，他の細胞に対抗して増殖するサブクローンを形成することができる。そして，初めのサブクローンに対抗する新しいサブクローンを作るというプロセスが進行する。サブクローンは互いに混ざっていることもあれば，空間的に別の場所に位置していることもある（図10.5B）。

次世代のサブクローンが出現した後には，腫瘍内では新しくできた特に優位性をもつサブクローン細胞が優勢を占めるが，以前に優勢だったサブクローンの細胞もまだ一部が含まれている。新たな変異（ドライバー変異とパッセンジャー変異の両方）の獲得によるクローン性の進化は，いかにして同じ腫瘍から機能的に異なるタイプの腫瘍細胞が生じるかの説明となる。機能的に異なるサブクローンであっても，それらの細胞が異なる姿として認識できないこともあれば，認識できることもある。

間質細胞のタイプ	細胞種の例	助ける機能			
		細胞分裂促進	血管新生	組織浸潤	転移
浸潤性免疫細胞	マクロファージ	+	+	+	+
	マスト細胞	+	+	+	
	好中球	+	+	+	+
	T細胞（特にTh2-CD4クラスと調節性T細胞）；B細胞	+			
がん関連線維芽細胞	活性化された組織線維芽細胞	+	+	+	+
内皮細胞	内皮の先端，柄，管		+		
周皮細胞	成熟/非成熟周皮細胞		+		

表10.3　さまざまなタイプの間質細胞が腫瘍微小環境を助ける　この表は，腫瘍を助けるさまざまな間質細胞とその機能に対象を絞ったきわめて限定的なリストである。完全な記載に関してはHanahan D & Coussens LM (2012) *Cancer Cell* 21:309–322; PMID 22439926の表2を参照のこと。

　原発腫瘍のサブクローンはまた，転移を導くような遺伝学的多様性をもたらす変異を起こしうる。髄芽腫の転移を引き起こす遺伝学的多様性がクローン選択によって引き起こされるという例については，参考文献のWu et al.(2012)の論文を参照してほしい。このトピックに関しては，がんゲノムの塩基配列決定から得られた知見について考察する10.4節で改めて取り上げる。

　クローン進化に加え，腫瘍内の不均一性を説明するためにがん幹細胞というコンセプトが持ち込まれている。すなわち，自己再生している腫瘍細胞が，分化の進展によって腫瘍内すべてのタイプの腫瘍細胞をつくっていることが提唱されている（**BOX 10.2**）。がん幹細胞は非常に長生きであり，腫瘍を再生する潜在能をもち，1つの細胞から始まる転移の元ともなるため，がんの治療に重要な知見をもたらすものである。

　がん幹細胞のコンセプトとクローン進化は，腫瘍内の細胞不均一性に対する2種類の説明となるかもしれないが，これらは相互排他的なものではない。変異がもたらした多様性の結果として，腫瘍内で幹細胞でさえもが不均一性をもっているという証拠がいくつか見つかっている。

10.2　がん遺伝子とがん抑制遺伝子

　がんの原因としての役割をもつヒト遺伝子は，2014年時点までに500以上が明らかになっている。このことを支持するデータは，さまざまな方法で得られたものである。すなわち，腫瘍に伴う染色体再構成（特に転座）の解析，腫瘍特異的な遺伝子コピー数の変化の同定，腫瘍特異的な変異の検出（腫瘍DNAの塩基配列と，同一個人の対応する正常細胞DNAの塩基配列の比較から）などによる。

2つの基本的ながん関連遺伝子

　鍵となるがん感受性遺伝子，つまり発がんのドライバー変異が起こる遺伝子は，細胞内の機能に基づき2つの基本的なグループに分類される。一方のグループは，細胞レベルにおいて優性遺伝性に働く。つまり，アレルの1つのみに変異が起きることで，

BOX 10.2　幹細胞疾患としてのがん

体細胞は比較的短命で，腸上皮の場合には平均しておよそ1週間程度の寿命である。短命な細胞は最終的に，相当する組織の幹細胞に由来する新しい細胞によって定期的に置換される必要がある。幹細胞は，対称分裂と非対称分裂という2種類の分裂を行うことができる。何らかの理由で幹細胞数が少なくなりすぎたときには，対称分裂を多く行うことにより親細胞である幹細胞と同一の娘細胞を作り出し，速やかに再生することができる。

幹細胞の非対称分裂は，分化した細胞を作るためのものである。この場合に幹細胞が分裂すると，親細胞と同一の娘細胞1個と（図1のステップa），より分化した**一過性増幅細胞**（transit-amplifying cell）が作り出される（図1のステップb）。

新たに作られた一過性増幅細胞は多くの対称な細胞分裂を行いながら，非常に多くの細胞を作り出す。これらはついで分化へと進み，高度に分化した比較的短命の細胞が生み出される。後者の細胞は短命なため，そのレベルで起こった変異はがんを引き起こすことはない。がんは長命の前駆細胞から生じてくるはずである。

幹細胞系譜は，遺伝情報の安定した保管庫として機能する組織中で唯一の存在であるから，幹細胞のゲノムはできる限り変異から守られる必要がある。まず，幹細胞が局在する部位は，変異原になりそうなものとの接触を減らすよう物理的に隔離されている。例えば腸上皮細胞の場合には，幹細胞の存在する部位は小腸陰窩の底にあり（図8.11B参照），食物に含まれている潜在的に危険な突然変異誘発物質と接触している上皮細胞被覆から離れている。第二に，幹細胞はめったに分裂する必要がなく，一過性増幅細胞は単一の幹細胞からの指数関数的な増殖を担うことができる。

組織幹細胞のゲノムを維持しようとする工夫にもかかわらず，幹細胞に変異が生じることもあり，そうなるとがん幹細胞が形成される。がん幹細胞は，細胞傷害性の化学物質や放射線の殺傷効果に比較的抵抗性であり，より分化した腫瘍細胞の再生が可能なことから，がん治療上の問題が生じることになる。幹細胞は非常に長い生存期間をもつため，突然変異誘発の直接の標的であり，がん幹細胞が形成される可能性がある。さらに，変異を起こした一過性増幅細胞がエピジェネティックな変化により脱分化してがん幹細胞になった後に，幹細胞プールに変異が間接的に持ち込まれることがある。

がん幹細胞を支持する証拠は，多くの種類の白血病の解析からも得られている。例えば慢性骨髄性白血病（CML）では，フィラデルフィア染色体（遺伝的異常を起こすと信じられている特異なタイプの染色体転座。図10.7参照）が，CML患者のさまざまな造血細胞種であるBおよびTリンパ球，好中球，顆粒球，巨核球などでみられることが多い。フィラデルフィア染色体が生じた最初の細胞は，おそらくこれらさまざまな血液細胞全体の前駆細胞である造血幹細胞であったと考

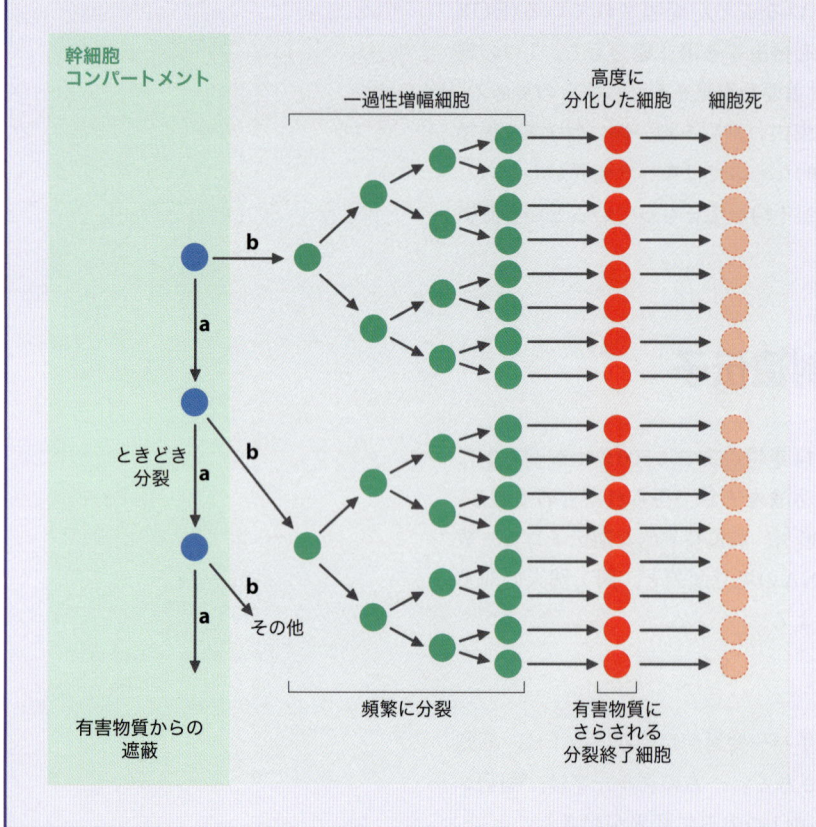

図1　上皮組織の例にみる，幹細胞からの細胞分化と幹細胞ゲノムの防御　各幹細胞（青色）は，ときどき非対称の細胞分裂を行い（ステップaおよびb），1個の新しい娘幹細胞と，より分化した一過性増幅を行う娘細胞（緑色）を作る。一過性増幅細胞は分裂と増殖を繰り返し行って，細胞数を大きく増加させる。これらの細胞分裂により生じた派生細胞は最終的にさらに分化を進め，細胞分裂を終了した高度に分化した細胞（赤色）になる。この高度分化細胞は，いろいろな毒性物質に直接接触することが多く，頻繁に脱落する（その結果，これらの細胞に生じた有害な変異は速やかに組織から消失する）。幹細胞は，突然変異誘発の可能性がある有害物質からは解剖学的な障壁によって遮蔽され，守られている。
（Weinberg RA [2014] Biology of Cancer, 2nd edn., Garland Scienceより）

BOX 10.2　（つづき）

えられる。
　がん幹細胞という考えは，ある種のがんが階層的な細胞構成をもつことから支持されている。例えばあるタイプの神経芽細胞腫や骨髄性白血病では，腫瘍細胞の一部は悪性の前駆細胞のがん原性変異を保持していながら，分化を行い，限られた増殖能しかもたない。
　さらなる証拠が，フローサイトメトリーを用いてがん細胞集団を独特な表現型によって部分集団に分離することから得られた。部分集団の腫瘍形成能は，分離した細胞を免疫不全マウスに移植することによって調べることができる。この方法によって，白血病や乳がん細胞のごく限られた細胞だけが優勢に増殖することが明らかになり，そういった細胞は特別な組み合わせの細胞表面マーカーを発現していた。例えば乳がんを成立させる細胞はCD44をもっているが，CD24はまったく発現がないか，わずかな発現しか示さない。すなわち，がん化の開始細胞はCD44$^+$CD24$^-$細胞であり，これは腫瘍細胞集団のごく一部である。同様に，白血病開始細胞はCD34$^+$CD38$^-$の少数細胞集団であることがわかった。追跡研究からは，他の多くのがんも，がん幹細胞モデルに従うことが示唆されている。

がんの発生に重要ないし有意な寄与をするのに十分である。もう一方のグループは劣性遺伝性に働き，がんの発生に寄与するには両方のアレルが不活性化されなければならない。
　がん遺伝子(oncogene)は，優性に働くがん感受性遺伝子の例である。ヒトの細胞では，これらのがん遺伝子の正常コピー(がん原遺伝子〔proto-oncogene〕と呼ばれることもある)は，細胞増殖のシグナル伝達経路において細胞分裂(増幅)を促進したりアポトーシスを抑制したりする機能をもつことが多いが，後述するように，その他の細胞機能を果たしていることもある。適当な活性化変異を受けた後には，がん原遺伝子の一方のアレルのみが発がん過程に重要な役割を果たしうる(しかし遺伝子によっては，単一のアレルの不活性化変異が，がん発生に重要な寄与をする場合もある)。
　がん抑制遺伝子(tumor suppressor gene)は，劣性のがん感受性遺伝子の例である。古典的ながん抑制遺伝子は，がん遺伝子と反対の方向に作用する。つまり，細胞周期の停止を起こして細胞分裂を抑制する。がん抑制遺伝子のなかには，異常細胞のアポトーシスを促進するように働くものもある。古典的ながん抑制遺伝子の両方のアレルが不活性化されると，この座位はがん発生に重要な寄与をもたらす。
　一般的には，がん遺伝子を自動車のアクセルに，がん抑制遺伝子をブレーキに例えることが多い。アクセルを強く踏み込んだり(不適切に活性化される)，ブレーキが壊れたりすれば，車の制御はきかなくなる。細胞の場合は，車の例よりもずっと複雑である。細胞増殖の制御にはさまざまなタイプのアクセルやブレーキが働いているし，また，これらのアクセルやブレーキのいくつかが故障してはじめて害が出る。
　典型的ながん遺伝子やがん抑制遺伝子の他にも，さまざまなタイプのがん感受性遺伝子が見つかっている。後述するように，DNA修復やゲノム安定性維持に働いている遺伝子もある。テロメラーゼをコードしていたり，エネルギー代謝や血管新生に関与するなど，がん細胞の生物学的な活性に関係する遺伝子もある。

ウイルス性がん遺伝子と細胞性がん遺伝子の生理的役割

がん遺伝子が発見されたのは，ニワトリや齧歯類のある種のがんがウイルスにより誘導されるとわかってからのことである。ヒトのがんの大部分はウイルスによるものではないが，ある種のウイルスはヒトの特定のがんに関係している。エプスタイン–バー

〔Epstein-Barr〕ウイルスは鼻咽頭がんとリンパ腫に，パピローマウイルスの一部は子宮頸がんおよび中咽頭の重層扁平上皮がんに，慢性のB型肝炎ウイルス感染症は肝細胞がんに，ヒトT細胞リンパ球指向性の急性変異性ウイルスは急性T細胞白血病に，ヒトヘルペスウイルス8型はカポジ〔Kaposi〕肉腫にそれぞれ関連している。

　ニワトリや齧歯類にがんを引き起こすウイルスのなかには，急性変異性レトロウイルス（がんレトロウイルスともいう）があり，これらは培養細胞を正常の増殖パターンから腫瘍に類似した増殖パターンに変化させる（トランスフォーメーション〔transformation〕として知られている過程）。これらのレトロウイルスの正常型は，3つの標準的な転写ユニット（gag, pol, env；図9.19B参照）をもっているが，がんレトロウイルスのウイルスゲノムの一部は細胞性遺伝子が変化したものに置き換えられており，それが発現すると細胞増殖が促進される。この細胞性遺伝子の正常なタイプ（**がん原遺伝子**と呼ばれることもある）は，通常は多くの制御を受けながら必要に応じて細胞増殖を促進しているが，不適切な発現が起こるとがん遺伝子になる。

　がんウイルス内の細胞性がん原遺伝子コピーは，ウイルスの長鎖末端反復配列（LTR）中の強力なプロモーター/エンハンサーの制御を受けて，非常に強く発現する。その結果，がん化に結びつく異常な細胞増殖の駆動が可能になる。ウイルス性がん遺伝子は，細胞性がん原遺伝子には存在するイントロンを欠いていることが多い。

　多くの細胞性がん遺伝子は，本来は増殖シグナル伝達経路のさまざまなレベルで働いている。すなわち，増殖因子，受容体，転写因子，いろいろな調節タンパク質といったものである。また，正常時にはアポトーシスを抑制するがん遺伝子もある（例として**表10.4**参照）。

機能の種類	がん遺伝子の例	がん遺伝子の産物
分泌性増殖因子	FGF4	線維芽細胞増殖因子4型
	PDGFβ	血小板由来増殖因子
増殖因子受容体，受容体型チロシンキナーゼ	EGFR	上皮細胞増殖因子受容体
シグナル伝達分子	ABL	細胞質チロシンキナーゼ
	HRAS	ハーヴェイ（Harvey）ラット肉腫ウイルスがん遺伝子のホモログ，GTPアーゼ
	PIK3CA	脂質キナーゼの触媒サブユニット，ホスファチジルイノシトールキナーゼ
転写因子	GLI1	転写活性化因子として働くジンクフィンガータンパク質
	MYC	骨髄球腫症ウイルスがん遺伝子のホモログ。さまざまな増殖関連遺伝子の転写を活性化
細胞周期制御因子	CCND1	サイクリンD
アポトーシス抑制因子	BCL2	ミトコンドリアタンパク質

表10.4　細胞増殖シグナル伝達またはアポトーシスに働く細胞性がん遺伝子の機能分類

がん遺伝子の活性化：
遺伝子発現の増強をもたらす染色体再構成や機能獲得変異

がん原遺伝子は，細胞レベルでは優性遺伝性となるようなDNA変化によって活性化される（通常は単一のアレルのみが影響を受ける）。以下の項で，このようなことが起こる3つの方法を述べていく。そのうちの2つは，遺伝子のコピー数の大幅な増加（**遺伝子増幅**），あるいは転写の活性化（転座によって，活発に転写されている遺伝子の調節配列の近傍にがん原遺伝子が移動することによる）であり，いずれの場合も遺伝子発現の増加がもたらされる。3つ目の方法は，当該タンパク質の挙動を変化させるような活性化点変異によるものである。

細胞には多くの抗がん防御システムが備わっている。細胞性のがん原遺伝子の1つを活性化しただけでは，通常はがん化は起きない。実験的に培養細胞で細胞性がん原遺伝子の1つを活性化させたとしても，通常の効果は細胞周期の停止である（異常な増殖シグナルは通常，細胞増殖を止めるという細胞の防御機構を誘導する）。がん化には，多くの遺伝的およびエピジェネティックな変化が必要とされるのである。

遺伝子増幅による活性化

腫瘍細胞はしばしば，構造的には正常ながん遺伝子のコピーを異常なほど多数（時には数百コピー）もつことがある。例えば，MYCNがん遺伝子は後期の神経芽腫（**図10.6**A）や横紋筋肉腫において，ERBB2（HER-2ともいう）は乳がんにおいて，しばしば増幅されている。

増幅の機構は，単純に縦列に並んだ増幅ではなく，いくつもの染色体に由来する塩基配列を集めて複雑な再構成が起こったように見える。増幅の現れ方には2つのタイプがある。染色体外タイプは非常に小さいため，**二重微小染色体**（double minutes）として知られている。これはセントロメアを欠いたクロマチン小体の対であり，染色体から分離しており，わずかな遺伝子セットを複数コピー含んでいる（図10.6B）。これに対して染色体内タイプは，多数の反復配列が染色体に組み込まれたもので，**均質に染色される領域**を形成している。がんで増幅している遺伝子のリストを見るには，

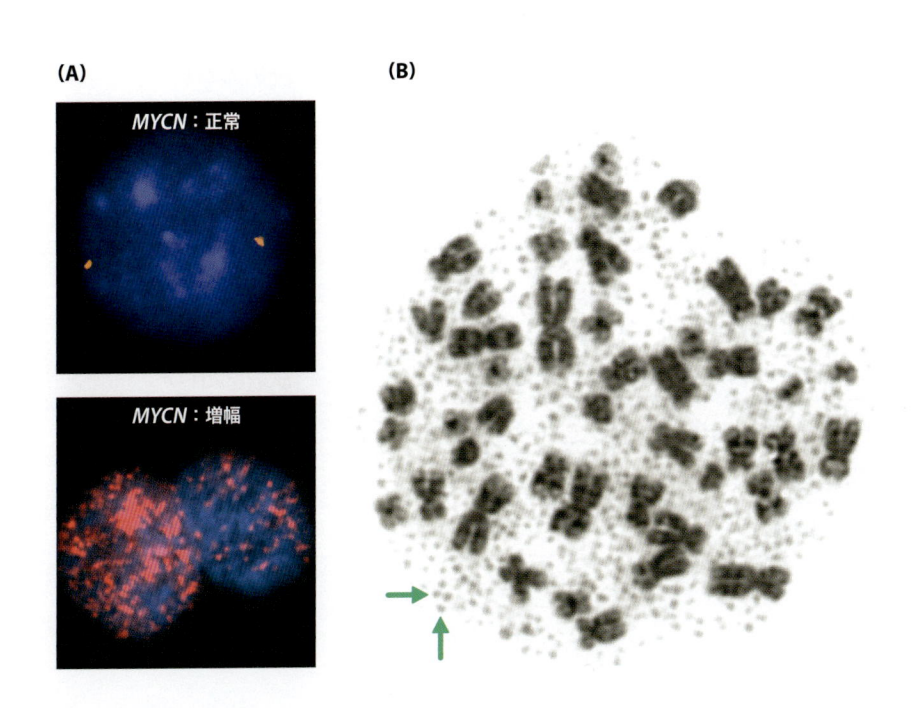

図10.6　神経芽細胞腫でのMYCN遺伝子の増幅と二重微小染色体の形成　(A) 標識したMYCN遺伝子プローブを用いた蛍光 in situ ハイブリダイゼーション（FISH）により，DNA染色（青色）を背景に正常細胞の2コピーの遺伝子（赤色）を示す。神経芽細胞腫の細胞ではMYCN遺伝子は強く増幅しており，何十ダースあるいは何百ものコピーを作ることがある（下の図に示すように）。(B) 神経芽細胞腫サンプルからの中期の染色体標本であり，二重微小染色体（非常に小さい点の集まりのように見える。矢印はその2つ）を示す。（AはNick Bown, NHS Northern Genetics Service, Newcastle upon Tyne, UKの厚意による。BはPaul Roberts, NHS Cytogenetics Service, Leeds, UKの厚意による）

Cancer Gene Censusのウェブサイトを参照するとよい（http://cancer.sanger.ac.uk/cancergenome/projects/census/）。

転座により引き起こされる遺伝子の活性化

DNA分子が二本鎖切断を受け，異なるDNA分子どうしが結合されるような誤った再結合が起こると，染色体転座が生じる。このようなときにはがん遺伝子の転写が不適切に活性化されることが多く，それによって選択的な増殖優位性がもたらされうる。

がん遺伝子を活性化する転座は，がんではよくみられる（Cancer Gene Censusのデータベースには，がんに関連する転座が300以上リスト化されている：http://cancer.sanger.ac.uk/cancergenome/projects/census/ を参照）。転座は多くの場合において，がん遺伝子配列の構成的な発現をもたらすような明確なキメラ遺伝子を作り出す。別の場合には，がん遺伝子配列は切断点による障害を受けないが，活発に転写されている別な遺伝子の調節配列の近傍にたんに持ち込まれるということもある（例については表10.5を参照）。

フィラデルフィア染色体（Ph[1]）は慢性骨髄性白血病患者の90％にみられ，キメラ（融合）遺伝子の形成を通して転座がいかにしてがんを引き起こすかについてのよく知られた例である。これは，9q34にあるがん遺伝子ABL1の始まりの部分の近傍の切断点と，22q11にあるBCR遺伝子の終わりの部分近傍の切断点で起こる均衡型相互転座による（図10.7）。こうしてできたフィラデルフィア染色体上のBCR-ABL1融合遺伝子（BCR遺伝子配列およびBCRプロモーターの下流にABL1のコード配列が位置している）は，C末端にABL1のポリペプチド配列をもつ大きなタンパク質を産生する。この融合タンパク質は**構成的な**活性をもつ増殖刺激性のチロシンキナーゼとして働き，細胞増殖を推進する。

さまざまなリンパ腫や白血病をはじめとするB細胞あるいはT細胞の腫瘍は，免疫

腫瘍のタイプ	がん遺伝子（染色体位置）	転座相手の遺伝子（染色体位置）
急性リンパ芽球性白血病（ALL）	MLL（11q23）	AF4（4q21）
		AF9（9p22）
		AFX1（Xq13）
		ENL（19p13）
急性骨髄性白血病（AML）	FUS（16p11）	ERG（21q22）
急性前骨髄球性白血病	PML（15q24）	RARA（17q21）
バーキット（Burkitt）リンパ腫	MYC（8q24）	IGH（14q32）
慢性骨髄性白血病（CML）	ABL（9q34）[a]	BCR（22q11）[a]
ユーイング（Ewing）肉腫	EWS（22q12）	FLI1（11q24）
濾胞性B細胞リンパ腫	BCL2（18q21）	IGH（14q32）
T細胞白血病	LMO1（11p15）	TRD（14q11）
	LMO2（11p13）	
	TAL1（1p32）	

表10.5 転座によるがん遺伝子活性化の例
MLLのようながん遺伝子は他の多くの遺伝子との転座にかかわっている。免疫グロブリン遺伝子（IGHなど）やT細胞受容体遺伝子（TRDなど）は，頻繁にがん遺伝子活性化転座にかかわっており，B細胞やT細胞のがんを引き起こす。完全なリストについては次のウェブサイトを参照（http://cancer.sanger.ac.uk/cancergenome/projects/census/）。
[a] 図10.7参照。

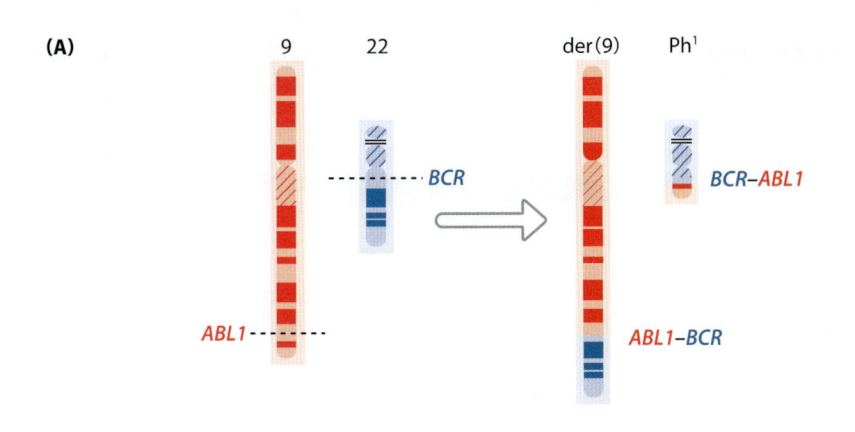

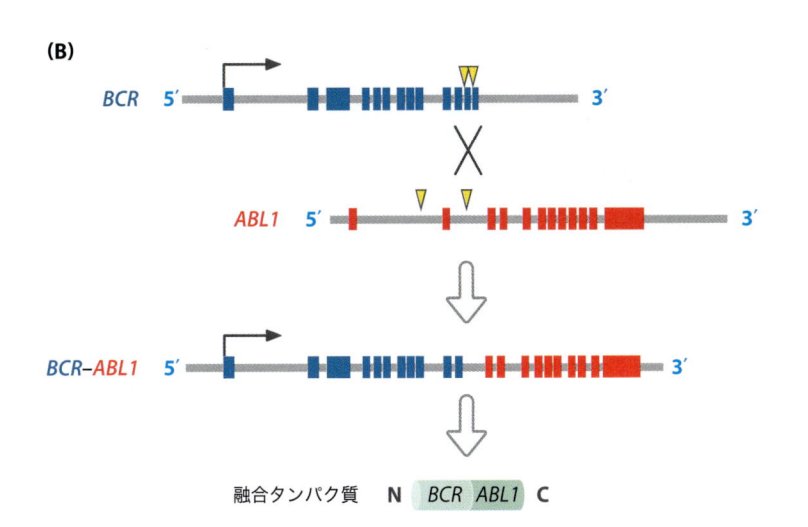

図10.7 フィラデルフィア染色体：キメラ遺伝子を作る転座によるがん遺伝子の活性化
(A)慢性骨髄性白血病でよくみられるt(9;22)転座では，*BCR*(切断点集中領域)遺伝子と*ABL1*がん遺伝子がキメラ遺伝子を作るように融合する。その結果できた2本の染色体のうち小さいほうはフィラデルフィア(Ph¹)染色体である。(B)フィラデルフィア染色体上の*BCR-ABL1*キメラ遺伝子の形成。色付けした縦棒はエキソンを示す。黄色の矢尻は異なる患者で観察された切断点を示し，大きな×印は切断された染色体の再結合位置を示す。この場合には，*BCR*遺伝子の第一の切断点(5′に近い)と，*ABL1*遺伝子中の第二の切断点(3′に近い)での組換えを示している。こうしてできた*BCR-ABL1*キメラ遺伝子が産生するのは恒常的に活性化されたチロシンキナーゼ活性をもつ大きなタンパク質で，正常の制御には従わない。

グロブリンの重鎖や軽鎖の遺伝子(特にIGH，あるいはT細胞受容体遺伝子である*TRA*，*TRB*，*TRD*)の内部に切断点をもつ転座によって起こる場合が多い。4.5節で詳しく述べたように，幼弱なBおよびT細胞は，免疫グロブリンあるいはT細胞受容体遺伝子のDNA再構成を行い，細胞特異的な遺伝子を作り出す特殊な細胞である。したがって，免疫グロブリンやT細胞受容体遺伝子はもともと二本鎖切断を行う必要があるため，これらの遺伝子が転座に関与する確率は高くなる。また，これらの遺伝子は大きく，いろいろなエンハンサー配列を含んでいるので，転座によって，相互転座切断点の近くに存在するがん遺伝子の転写活性化が引き起こされることが多い(表10.5参照)。

機能獲得変異

がん遺伝子は，重要なコドンの1つに点変異によって特異的な変化が起きることによっても活性化される。ある種の細胞性がん遺伝子における活性化変異は特に多く，その遺伝子が細胞の増殖にかかわる種々の生物学的経路に関する産物を作っている場合にはとりわけそうである。

Ras(**r**at **s**arcoma)がん遺伝子ファミリーのヒトホモログを例にとってみよう。ヒトのRas遺伝子には，*HRAS*，*KRAS*，*NRAS*の3つがあり，よく似たRasタンパク質を産生する(21 kDaで，188〜189個のアミノ酸からなる)。RasタンパクはGTPアーゼとして働き，MAPキナーゼ(マイトジェン活性化タンパク質キナーゼ)経路で受容体型チロシンキナーゼによる増殖シグナルを仲介する働きをする。これらはシグナル

図10.8　がん遺伝子はがん抑制遺伝子とは分布やがん関連変異の範囲などで異なっている　がん関連ミスセンス変異（赤矢尻で示す）と中途終止コドン（PTC；青矢尻）をきたす変異を，代表的な2つのがん遺伝子（*PIK3CA*と*IDH1*）と2つのがん抑制遺伝子（*RB1*と*VHL*）について，それぞれ該当タンパク質産物の部位に示した。薄緑色の背景色上の色つきの横棒は，機能的なドメインやモチーフを示す。このデータはCOSMICデータベース（バージョン61）で位置決定されたゲノムワイド研究から集めたものである。*PIK3CA*と*IDH1*についてはCOSMICデータベースから得られる変異はランダム化されており，はじめの50個までを示した。*RB1*と*VHL*についてはCOSMICに記載の変異のすべてを示した。注意してほしいのは，がん遺伝子ではミスセンス変異が優勢を占め，きわめて少数のコドンだけに限られていることである。aa：アミノ酸残基。(Vogelstein B et al. [2013] *Science* 339:1546–1558; PMID 23539594より。AAASの許諾を得て掲載)

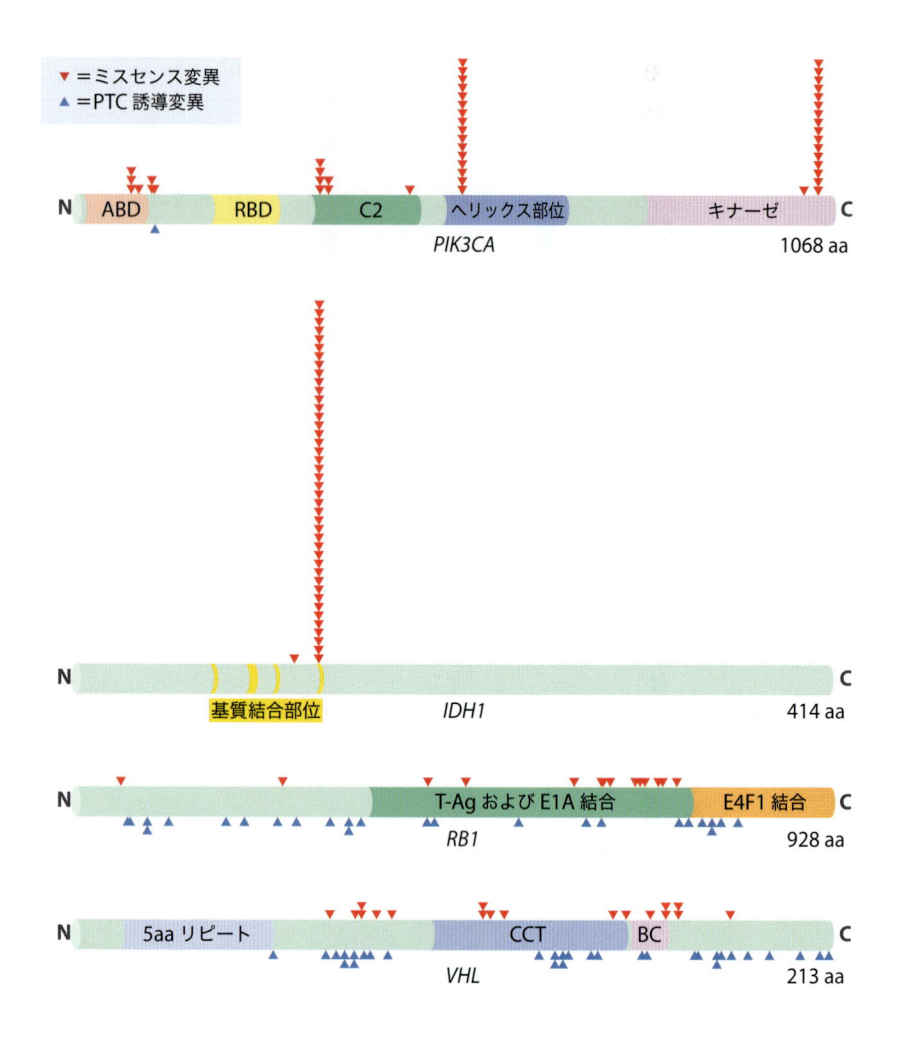

伝達の「ハブ」として働くので，がんと大いにかかわってくる（1つのRasタンパク質が多数のシグナル伝達タンパク質と相互作用し，受容体型チロシンキナーゼからの1つのシグナルが下流のさまざまなシグナル伝達経路へと伝わるので，多数の過程に影響が及ぶ）。ヒトのがんのおよそ1/6で，*RAS*遺伝子のどれか1つに活性化変異がみられる。最も多いのが，生理的にほとんどすべての組織で発現している*KRAS*である。Rasの活性化変異の99％以上が3つの重要なコドン，すなわち12番目のコドン（Gly），13番目のコドン13（Gly），61番目のコドン61（Gln）のいずれかで生じる。

　ミスセンス変異に偏っていること，変異がどこに起こるかが著しく限られていることの2つが，がん遺伝子とがん抑制遺伝子を分ける相違点である（例については図10.8を参照）。

がん抑制遺伝子：正常機能，2ヒット説，連鎖するマーカーでのヘテロ接合性の消失

がん抑制遺伝子は，細胞増殖を抑えることによって細胞を制御下に置くような産物を作る。ある種のがん抑制遺伝子は**ゲートキーパー（gatekeeper）遺伝子**と呼ばれることがあるが，まさにその役割を果たしている。その産物は細胞分裂を制御したり（必要に応じて細胞周期を調節してそれを停止させたり，増殖シグナル伝達経路の上流で作用することによって），あるいはアポトーシスを促進したりする。より間接的に働くがん抑制遺伝子もある。そのなかにはゲノムの完全性を保つ**ケアテイカー（caretaker）**

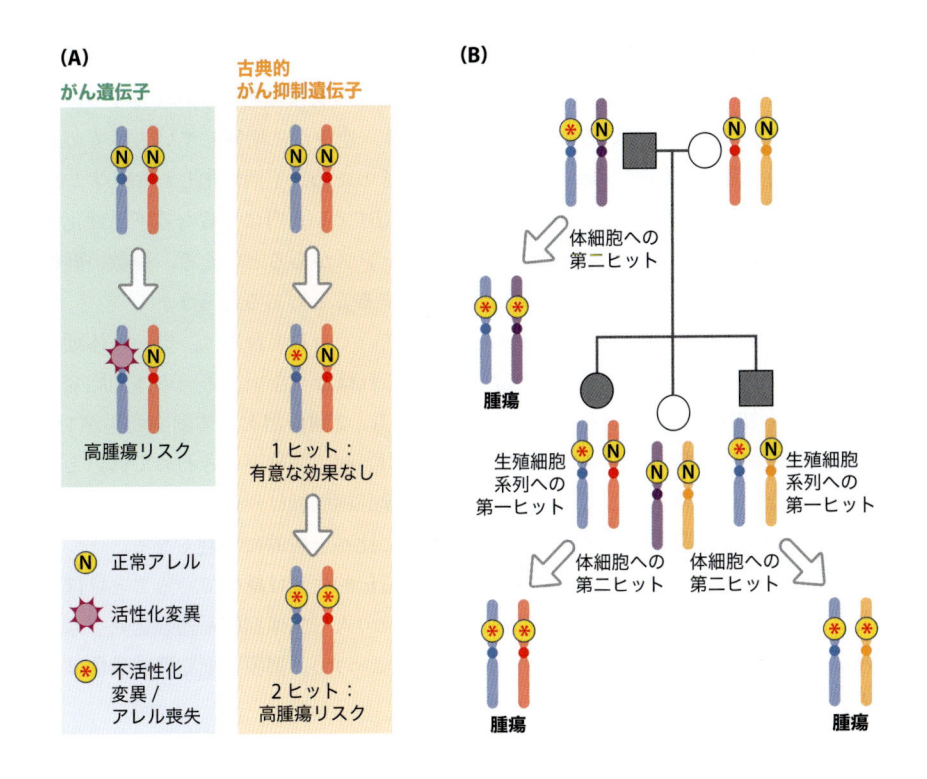

図10.9 古典的がん抑制遺伝子と2ヒット仮説 (A)がん遺伝子では，一方のアレルに活性化変異が入るだけでがん化のリスクを高めるのに十分である。古典的がん抑制遺伝子座位が発がんに十分に寄与するためには，両方のアレルの機能が失われることが必要である(機能喪失は，変異による不活性化，両アレルの喪失，エピジェネティックな抑制によることが多い)。がん抑制遺伝子のなかにはこの単純なモデルに従わないものもある。(B)古典的がん抑制遺伝子座位の変異によるがんは，細胞レベルでは劣性(アレルの両方が不活性化されなければならない)だが，がん感受性は優性に伝えられる場合がある。遺伝性の単一の生殖細胞系列変異(第一のヒット，ここでは淡青の染色体上)は，身体の細胞それぞれが既に1つの欠陥アレルをもっていることを意味し，これによってある細胞が第二の(体細胞への)ヒットを受ける高い確率が存在することになる。散発的な症例では，腫瘍は同じ細胞に2つの体細胞性変異を受けた結果生じたものと考えられる。

遺伝子(後述)や，細胞が増殖する間質微小環境を制御する**ランドスケーパー(landscaper)遺伝子**などがある。

がん遺伝子と異なり，がん抑制遺伝子はその遺伝子が失われるか，あるいは何らかの方法で不活性化されることによって初めてがんの形成に寄与する。変異がん遺伝子が細胞レベルでは優性遺伝性に働くのに対し，変異がん抑制遺伝子は劣性遺伝性に働くことが多い。古典的ながん抑制遺伝子の場合には，遺伝子1コピーだけの不活性化ではほとんど効果がない。腫瘍形成過程では，第二の遺伝子の欠失あるいは不活性化が必要となる。すなわち，このようながん抑制遺伝子が発がんに重要な役割を果たすには，その座位が2つ目の「ヒット」を受ける必要がある(図10.9A)。

家族性のがんと2ヒット説

これまで述べてきたことからは，家族性のがんという考え方は変に思われるかもしれないが，少数のがんについてはこの表現が当てはまる。家族性のがんでは，ほとんど常にがん抑制遺伝子の機能喪失アレルの遺伝がかかわっている(ただし，*RET*がん遺伝子の変異を受け継ぐ例については後述を参照)。

Alfred Knudsonが提唱した2ヒット説は，特定のがんが遺伝性に起こったり散発的に起こったりする理由を明らかにした。遺伝的に継承されるタイプでは，がん抑制遺伝子の不活性化変異1つを遺伝的に受け継ぎ(第一のヒット)，第二のヒットが体細胞のがん前駆細胞で起こる。一方で散発性のタイプでは，がんが発生する体細胞において2つの不活性化ヒットがそれぞれのアレルに起こる。

網膜芽細胞腫は小児のがんの3％を占める眼のがんであるが，2ヒット説に最初の証拠を提供した。網膜芽細胞腫は両眼に起こることも一方の眼に起こることもある。両側性の腫瘍をもつ人は，この疾患をその子に遺伝継承しやすいが，片側性の網膜芽細胞腫患者を親にもつ子は網膜芽細胞腫を発症することは通常はない。

統計的モデルを用いた解析からは，遺伝性の網膜芽細胞腫はただ1回の体細胞変異イベントで発生することが示唆される。両側性の網膜芽細胞腫を発症した人は，今で

は*RB1*と呼ばれている網膜芽細胞腫感受性座位のアレルの1つに不活性化変異を遺伝的に受け継いだものと考えられる(その場合には全身の有核細胞のすべてが1つの不活性型*RB1*アレルをもっている)。網膜芽細胞腫は，速やかに増殖している多くの未分化な網膜芽細胞前駆細胞のなかから発生する。そのため，不活性化した*RB1*アレルをもつ百万個以上の網膜芽細胞のなかに，第二の*RB1*アレル内にさらなる不活性化変異をもつ細胞が1個以上出現することは十分なチャンスがあるといえる。複数の腫瘍が発生するような場合なら，腫瘍が両側性に発生することもあるだろう。

しかし，2つの正常*RB1*アレルを遺伝的に受け継いでいる場合には，単一の体細胞で*RB1*座位に2回のヒットが相次いで起こらなければならない。第一の体細胞変異が発生のごく初期にたまたま起こったのでない限り，2回の相次ぐ体細胞変異が1個以上の細胞において*RB1*の両コピーの機能喪失を引き起こす確率はきわめて低いといわざるをえない。このことにより，この場合の網膜芽細胞腫は片側性であることが期待され，その発症時期も遺伝性の*RB1*変異の場合に比べ一般的には遅くなる。

両側性の腫瘍患者が生殖細胞系列の*RB1*変異を遺伝的に受け継いでいることはほぼ確実に予想されるが，片側性の腫瘍患者のうち少数の人も生殖細胞系列の変異をもっていることがある(偶然に腫瘍形成が一眼にのみ起こった)。網膜芽細胞腫感受性は優性遺伝性であるが，浸透度は完全ではない。

2ヒット説は，細胞レベルでは劣性遺伝性の表現型であるにもかかわらず(がん抑制遺伝子の両方のアレルが不活性化あるいは抑制されなければならない)，どうしてがんが優性遺伝様式で受け継がれることがあるのかを説明してくれる(図10.9Bを参照)。この説は，家族性および散発性の両様式をもつ他のがんにも適用できるが，後述するようにある種のがんには適用できない。

ヘテロ接合性の消失(LOH)

がん抑制遺伝子においては，最初のヒットは典型的にはそのがん抑制座位に限局しており，通常は不活性化点変異である。第二のアレルの不活性化は座位特異的なDNA変化，つまり，点変異，遺伝子欠損，遺伝子変換，あるいは時にはエピジェネティックな抑制によって起こりうる。

しかし，第二のアレルの不活性化でよくあるのは，大規模なDNA変化(染色体全体あるいはその相当部分の喪失)または細胞分裂時の組換え(図10.10)によるものである。このような場合には，**ヘテロ接合性の消失**が明白になる(正常の血液細胞でDNA連鎖マーカーが構成的にヘテロ接合性の個体では，腫瘍サンプルでは単一のアレルしか含まなくなる)。

ヘテロ接合性の消失は，がん抑制遺伝子のマッピング方法として使われてきた。同じ個体の血液と腫瘍の1対のサンプルを，DNAマーカーを用いて全ゲノムにわたってスクリーニングし，マーカーの構成的なヘテロ接合性が腫瘍サンプルにおいて失われていると考えられる染色体，うまくいけば染色体領域を検出する。多くの腫瘍を分析すると，分裂時のいろいろな交差やその他の切断点から判断される，きわめて狭い染色体領域を同定できることがある。

細胞周期のG$_1$～S移行抑制における，ゲートキーパーがん抑制遺伝子の役割

がんを理解するうえでは，細胞分裂がどのように制御されているかを理解することはきわめて重要である。サイクリンやサイクリン依存性キナーゼ(CDK)からなるタン

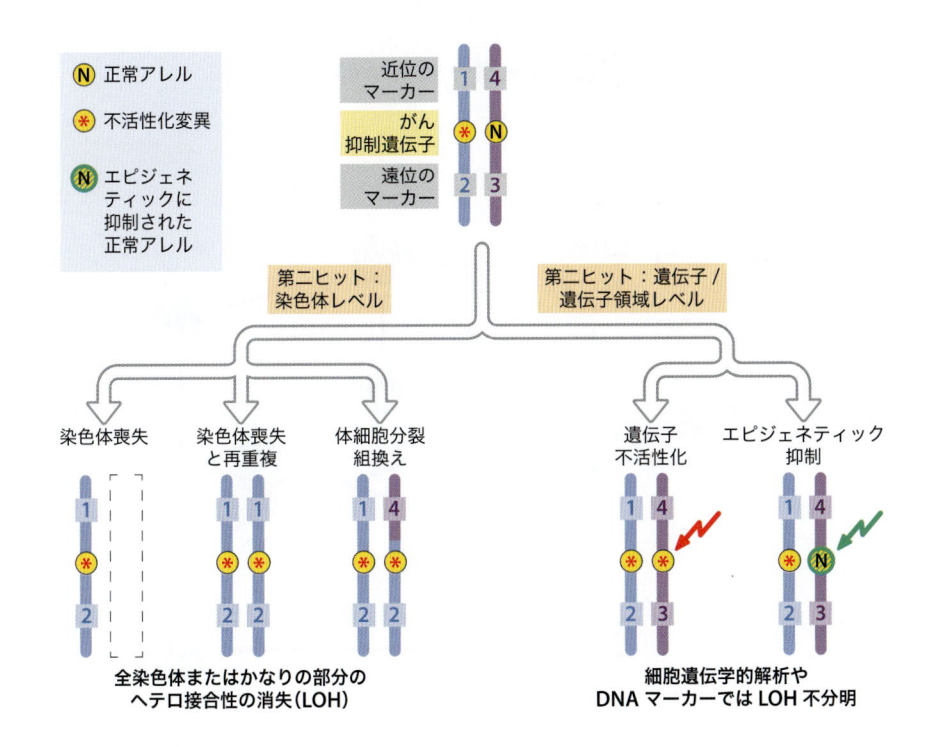

図10.10　がん抑制遺伝子座位に起こる第二ヒットのいろいろな種類と，ヘテロ接合性の消失の見つかりやすいものとそうでないもの
この図では，がん抑制遺伝子座位の第一ヒットは，青色の染色体上の小規模の不活性化変異で示されている。染色体の大規模変化（紫色の染色体の喪失や体細胞分裂の際の組換えによる当該染色体の部分喪失）といった第二ヒットは，細胞遺伝学的なレベルあるいはDNAマーカー分析によって容易に検出できる明白なヘテロ接合性の喪失を引き起こす。第二ヒットは，第二アレルの不活性化変異であったり，がん抑制遺伝子座位を覆い尽くすエピジェネティックな抑制現象であることもある。この場合にも，両方のアレルが発現できないが，細胞遺伝学的な解析や連鎖マーカーを用いたDNA解析ではヘテロ接合性の消失が明白にならないだろう。

パク質複合体は，いくつかの**チェックポイント**で細胞周期を制御する役割をもっている。

　細胞が分裂するかしないかを決定する時期であるG_1期の制御は，発がん過程を考えるうえで非常に重要である。主要なチェックポイントはG_1期後期のG_1/S境界の近くにあり，強い制御を受けている。サイクリンEとCDK2タンパク質からなる複合体がチェックポイントで働き，G_1期からS期への移行を促進する（普通はこれが細胞を分裂へと向かわせる）。

　CDK2-サイクリンE複合体は，相互に連絡する経路で順次制御されている。この制御システムには2つの実行手段があり，がん抑制タンパク質RB1とp53が指令役を果たしている。これ以外の3つのがん抑制タンパク質p14，p16，p21（数字は当初推定されたキロダルトン〔kDa〕単位の分子量を示す）は，p53とRB1が細胞分裂にブレーキをかけるのを助けている（**図10.11**）。

　増殖シグナル経路は，CDK4-サイクリンDあるいはCDK6-サイクリンD複合体（RB1をリン酸化して不活性化する）や，抑制因子であるMDM2（標的RB1をユビキチン化して分解されやすくし，増殖が必要なときにRB1レベルを低値に保つ）を刺激して，RB1の機能を喪失させることができる。そのほかにも，p16とp14はRB1の抑制を抑えるように働き，細胞増殖にブレーキをかける（図10.11参照）。

　高レベルのp53タンパク質はp21を刺激し，CDK2-サイクリンE複合体を抑制して細胞周期の停止を引き起こす。しかし，細胞内では通常p53は比較的低いレベルに維持されている。これは，MDM2がp53に結合してユビキチン基をこれに付加し，分解の標的にしているためである。

　DNA損傷などの細胞ストレスを検知するさまざまなセンサーからのシグナルは，p53のリン酸化を引き起こす。リン酸化されたp53はMDM2と結合せず，そのためp53のレベルが高くなる。これは細胞周期の停止（図10.11参照）を引き起こし，DNA修復の機会を与えるか，修復するにはDNA損傷が大きすぎる場合にはアポトーシスを誘導する。以下に述べるように，p53はがんにおいて重要な役割をもち，がん抑制

図10.11 細胞増殖ブレーキとしてのp53, RB1, その他のがん抑制タンパク質の主な役割 細胞増殖を許すには, CDK2-サイクリンE複合体がG_1〜S期移行を促進し, E2F転写因子によってこのことが刺激されることが必要である(E2FはS期への進行に必要なタンパク質, 特にサイクリンEを含む多数の遺伝子の転写を活性化している). 5つのがん抑制タンパク質が逆方向, つまり細胞増殖のブレーキとして働いている. RB1はE2Fと結合して不活性型にとどめる. 一方RB1はCDK4/6-サイクリンDとMDM2に抑制されるが, これらの抑制因子を抑制するタンパク質によりこの抑制から逃れている. 後者にはp16(サイクリン依存性キナーゼ4を抑制することからINK4aともいう)とp14(ARFとも呼ばれ, MDM2を抑制する)がある. p53とp21は, E2Fを迂回してCDK2-サイクリンE複合体を直接抑制する経路で働いている. 正常にはp53の濃度は細胞内で低く保たれているが, DNAの強い損傷に反応して増加する. 増加したp53はこの図に示すように細胞分裂を抑制するとともにアポトーシスを刺激する(図10.12参照).

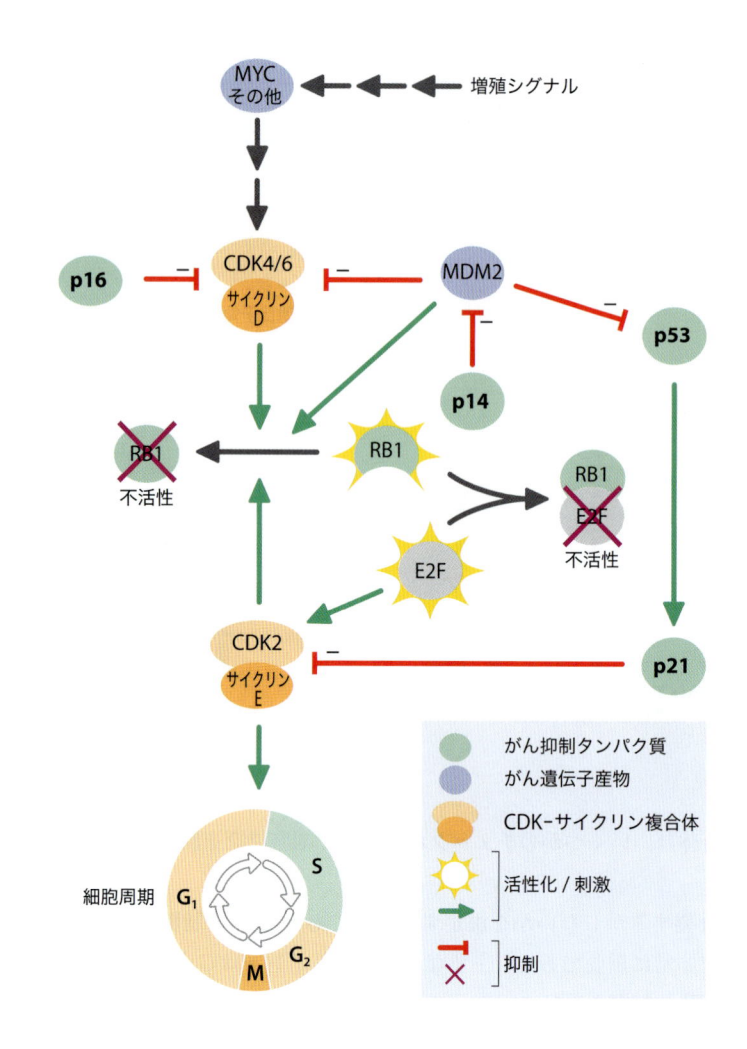

因子としては変り種といえる.

　p14およびp16がん抑制因子の配列は互いに大きく異なっているが, どちらも単一遺伝子 *CDKN2A* の選択的スプライシングから作られる(165ページの図6.6B参照). この1個の遺伝子の機能喪失変異は, 細胞周期制御システムのRB1とp53のいずれをも不活性化できる. 驚くことではないが, *CDKN2A* の変異は発がん過程に重要であり, この遺伝子のホモ欠損または不活性化は, がんではきわめて普通にみられる.

さまざまなアポトーシス経路を活性化して異常細胞の破壊を確実にする, p53のさらなる役割

不要になったり, はなはだしい損傷を受けていたり, 積極的な意味で危険であったりする細胞は, 正常状態では**アポトーシス**(apoptosis〔プログラム細胞死〕)経路により自死するように仕向けられている. あるアポトーシス経路では, 細胞表面受容体を通して隣接する細胞から「死のシグナル」を受け取る(例として, FAS受容体や腫瘍壊死因子受容体スーパーファミリーなどがある). その他の経路, 例えばミトコンドリアアポトーシス経路などは, 有害な活性酸素種や危険レベルのイオン化放射線への曝露などで引き起こされるある種の内部損傷に反応して起こる.

　アポトーシス経路はたいていの場合, 細胞内のすべての種類の重要タンパク質を不活性化して壊すタンパク質分解酵素である特定のカスパーゼ群を作り出すことによって終わる. エンドヌクレアーゼも活性化され, DNAを小さな断片に切断する. 私た

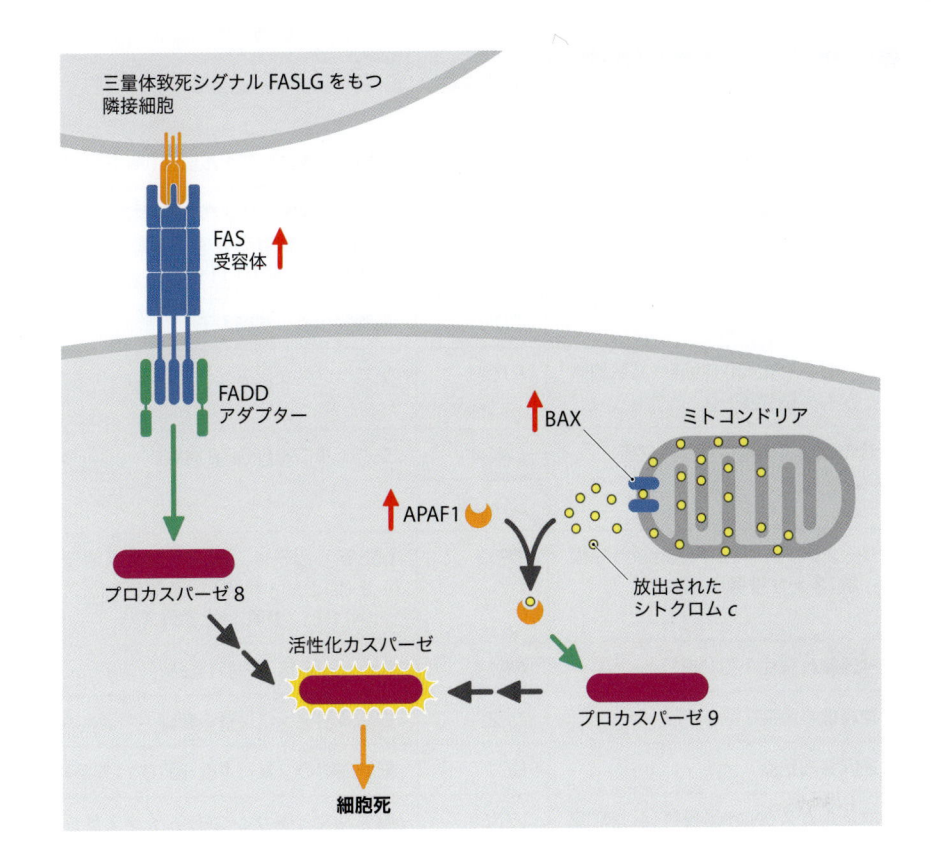

図10.12 p53によるさまざまなアポトーシス経路の制御 高濃度で活発に発現された場合には，p53はさまざまな遺伝子の転写を刺激して，アポトーシス誘発タンパク質（赤色の縦矢印で示す）を大量に産生させる。これには，隣接する細胞からの死のシグナルを受け取るためのFASなどの細胞表面受容体や，特にBAXやAPAF1といったミトコンドリアアポトーシスの制御因子がある。FAS受容体は単量体であるが，三量体のFASリガンド（FASLG）と接触すると三量体を形成する。FAS三量体はアダプター（FADD）を呼び込み，プロカスパーゼ8の結合および活性化のためのプラットフォームを形成する。BAX1タンパク質はミトコンドリア外膜内でオリゴマーを形成し，シトクロム c を細胞質内に放出するための孔として働く。放出されたシトクロム c はAPAF1と結合して活性化し，それは次いでプロカスパーゼ9と結合して活性化する。活性化されたプロカスパーゼ8，9は最終的には成熟カスパーゼとなり，細胞を殺す。

ちの正常細胞はどれもが自死する潜在能をもっているので，アポトーシス経路は非常に厳重に制御されている。

多様ながん関連遺伝子がアポトーシスを制御する産物を作っている。そのなかにはがん抑制遺伝子，とりわけ *TP53* も含まれる。予期しない二本鎖切断がDNAに起こった場合，そのDNA損傷はp53の高レベルの発現を引もたらす。これに応じてp53は，さまざまなアポトーシス経路において多様なアポトーシス誘発遺伝子の転写を活性化する（図10.12）。

このことから，p53は2つの中心的機能をもつことがわかる。1つは過剰な細胞増殖を抑制することであり，もう1つはDNAの二本鎖切断（がんでは特によくみられる）に反応してアポトーシスを誘導することにより「ゲノムの守り手」として働くことである。細胞増殖を促進してアポトーシスを防ぐために，がんは *TP53* の両アレルを不活性化する道を求める。結果として，*TP53* はがんで最も変異が多い遺伝子である。

がん遺伝子もまたアポトーシス抑制の役割をもつことに注意しよう。例えば，がん遺伝子 *BCL2* はミトコンドリアアポトーシス経路で働く。そこではこの遺伝子のタンパク質産物はミトコンドリアから放出されるシトクロム c を抑制するが，BAXタンパク質により抑制される。がん細胞においては，例えば *BCL2* のようなある種のがん遺伝子の過剰発現はアポトーシスを抑制する。

まれな家族性がんと，古典的な2ヒット説の改訂の必要性

家族性のがんは比較的まれである。まれな例として，がん遺伝子の遺伝性の変異が知られている。例えば *RET* がん原遺伝子の生殖細胞系列におけるミスセンス変異は，家族性の甲状腺がんでみられる。しかし，大部分の家族性がんは，がん抑制遺伝子の生殖細胞系列の変異によるものであり，そのなかには *RB1* のようなゲートキーパー遺

表10.6 がん抑制遺伝子の生殖細胞系列変異による家族性がんの例 古典的がん抑制遺伝子といったゲートキーパー遺伝子は，細胞分裂の制御や増殖シグナル経路の上流で働いている。ケアテイカー遺伝子は，DNA修復やDNA損傷応答に働くといった他のがん抑制遺伝子を含む。[a]生殖細胞系列変異が起こりやすい座位。

家族性がんの種類	遺伝子[a]	遺伝子産物の正常の機能
ゲートキーパー遺伝子の欠陥		
家族性大腸腺腫症	APC	多機能，特にシグナル伝達(Wnt経路)
家族性黒色腫	CDKN2A	2つの無関係なタンパク質産物p14とp16が，p53を介する細胞周期停止を促進(図10.11参照)
胃がん	CDH1	細胞間接着の制御因子
ゴーリン(Gorlin)症候群(基底細胞がん，髄芽腫)	PTCH	ソニックヘッジホッグ受容体
若年性大腸多発性ポリープ症	DPC4	シグナル伝達(TGFβ経路)
	SMAD4	
リ-フラウメニ(Li-Fraumeni)症候群(多発性腫瘍)	TP53	p53転写因子は，細胞を細胞周期停止(図10.11参照)かアポトーシス(図10.12参照)へと誘導する
神経線維腫症1型(NF1)	NF1	Rasがん遺伝子の抑制性制御
神経線維腫症2型(NF2)	NF2	細胞骨格タンパク質の制御
網膜芽細胞腫	RB1	細胞周期のブレーキ役(図10.11参照)
ウィルムス(Wilms)腫瘍(小児腎腫瘍)	WT1	胎児期マイトゲンであるインスリン様増殖因子の制御など，多機能をもつ転写抑制タンパク質
ケアテイカー遺伝子の欠陥		
家族性乳がん/卵巣がん	BRCA1	二本鎖DNA修復複合体あるいはその構成要素と相互作用する産物を作る
	BRCA2	
遺伝性非ポリポーシス性大腸がん(リンチ(Lynch)症候群)	MLH1	DNAミスマッチ修復
	MLH2	

伝子(正常では細胞増殖を抑えたりアポトーシスを促進する役割をもつ)やケアテイカー遺伝子(ゲノムの維持，特にDNA修復に働く)が含まれる。例については**表10.6**を参照のこと。

網膜芽細胞腫では，がん化に必要なドライバー変異はほとんどないと考えられている(胎児の網膜前駆細胞は非常に未分化かつ急速に増殖しているため，これらの細胞は既に重要な腫瘍細胞特性の2つを備えている)。2ヒット説が適用されるのは，まれな家族性がんの研究によりがん抑制遺伝子がみつかり，より一般的な散発型においてもその遺伝子が変異していることが判明するような，特別な腫瘍に対してである。

しかし，遺伝性および散発性の2つのタイプが存在するようながんの一部には，がん抑制遺伝子についての古典的な2ヒット説はそのままは当てはまらない。頻度の高い散発性の腫瘍にかかわっているがん抑制遺伝子は，家族性のタイプにかかわっているものとは違うことが少なくない。このことは，少なくとも部分的には疾患の不均一性によって説明される。例えば，家族性乳がんに関与する主要ながん抑制遺伝子であるBRCA1は，散発性の乳がんの10〜15％でしか不活性化されていない。後者は，散発性乳がんの著しく目立った亜型の1つである(またこの場合にはエピジェネティッ

クな抑制によりさまざまな二次ヒットも起こる)。その他の多くのがんのデータからも，2ヒット説は根本的な改訂が必要になっている(次項で述べる)。

ハプロ不全と機能獲得変異

一部のがん感受性遺伝子では，一方のアレルの機能は失われているが，第二のアレルはDNAレベルでは完全に正常であると考えられている。第二のアレルは，エピジェネティックな制御により不活性化されていることもある。しかし，別の場合には，単一アレルの不活性化だけでも発がんには十分であるようだ。すなわち，ヘテロ接合性の機能喪失，つまり**ハプロ不全**によって発がん過程が進むことがありうるのである。

このような例には，ゲノムの安定性にかかわっており，そのホモ接合性の不活性化は細胞死をもたらすことが予想される(しかしTP53の変異などの第三のヒットで回避されうる)がん抑制遺伝子が含まれる。培養細胞や動物モデルにおいて単一アレルの変異がゲノム不安定性を起こすことが示されているBRCA1のようながん抑制遺伝子もある。

がん抑制遺伝子に機能獲得変異が起こることもある。その場合には，変異したがん抑制遺伝子の単一アレルががん遺伝子であるかのように働く。例えばTP53のミスセンス変異は非常によくみられるが，その産物である変異p53タンパク質は優性ネガティブ様式で働くことがある(**BOX 10.3**)。

がん抑制の改訂モデル

最近10年間でさまざまな情報源から集まった証拠からは，がん抑制遺伝子の部分的な不活性化であっても，発がん過程に重要な寄与ができることを示唆している。2ヒット説の改訂版では，がん抑制因子のわずかな量の違いでも，結果に大きな差が出ることが非常に多いことが強調されている。この量的効果は，高度に組織特異的かつ状況依存的(例えば遺伝的背景など)である。PTENがん抑制遺伝子の量的効果についての明確な例については**図10.13**を参照し，参考文献のBerger et al.(2011)の総説を見てほしい。

がんにおけるmiRNAと長鎖非コードRNAの重要性

がん感受性遺伝子の種類がなんであるにせよ，その正常産物はほとんど常にタンパク質である。しかし，マイクロRNA(micro RNA：miRNA)や長鎖非コードRNA(lncRNA)といった何百という非コードRNAも，がんでは異常な発現をしていることが知られている。

細胞周期制御，細胞老化，アポトーシス，DNA損傷応答などのがん化に関係したプロセスにおいて重要な制御機能を担っているある種のmiRNAがある。miRNAの発現制御異常はがんではよくみられ，がん細胞では消失しているmiRNA遺伝子もある。こういった観察からだけでも，いろいろなmiRNAががん遺伝子あるいはがん抑制遺伝子として働いているとみなされてきた。例えば13q14に位置する遺伝子*MIR15A*と*MIR16-1*は，BCL-2を標的としてアポトーシスを起こすが，慢性リンパ性白血病では欠失あるいは発現抑制されていることから，がん抑制性miRNAを作っていると考えられてきた。

以下に述べるように，ゲノムワイドでの塩基配列決定は，がんの遺伝的基盤に関する重要な知見を提供している。最近の全エキソーム解析では，タンパク質をコードしているDNAに加えて多くのmiRNAも広く対象に含まれるが，miRNA遺伝子の腫瘍

BOX 10.3　非古典的がん抑制因子p53を作るTP53遺伝子ががんで果たす中心的役割

17p13に位置するTP53遺伝子は，がんでは中心的な役割を担っており，すべての腫瘍のおよそ半分で変異している。その遺伝子産物であるp53にはいろいろな役割があり，がんの多彩な特徴にかかわっている。しかし，その重要性は主に「ゲノムの守り人」としての役割からくるもので，その働きは，がん細胞に多くみられる特徴であるDNA損傷（10.3節で述べるようにゲノム不安定性とかかわることが多い）と，細胞周期の停止（図10.11参照）あるいはアポトーシス（図10.12参照）の決定とを結びつけるものである。

がんを「芽のうちに摘み取ろう」とするp53によるこの制御機構は，完全なものではない。このため，p53と機能的には一部重複している2つのp53関連タンパク質であるp63とp73が作られている。とはいえ，最も重要な役を担っているのは，p53である。

その重要な役割にふさわしく，p53はほとんどすべての細胞で発現している。TP53の生殖細胞系列の変異はリーフラウメニ症候群（OMIM 151623）の原因となる。この優性遺伝疾患では，家系内の罹患者はさまざまな若年発症性の腫瘍を示す（図1）。

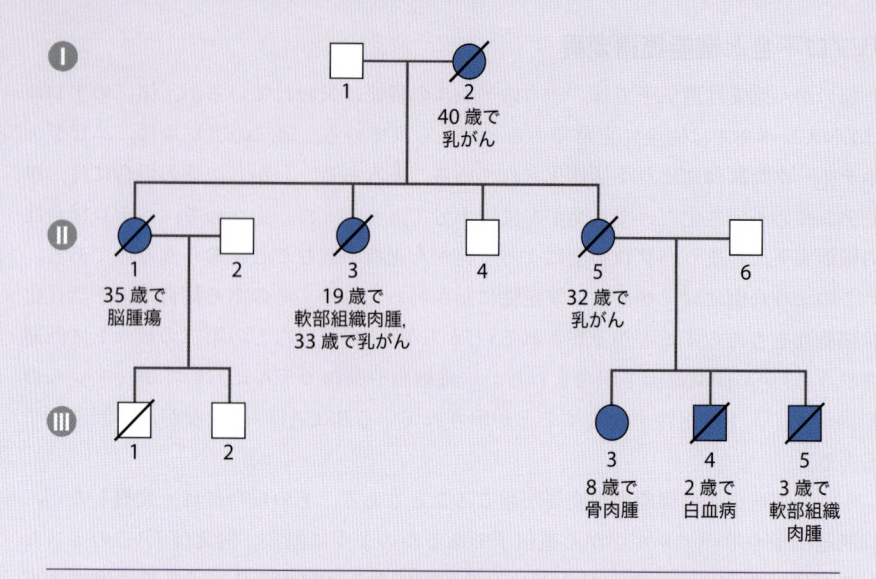

図1　リーフラウメニ症候群の典型的家系図　(Malkin D [1994] *Annu Rev Genet* 28:443–465; PMID 7893135 より。Annual Reviewsの許諾を得て掲載)

MDM2（およびMDM4）によるネガティブ制御を受けることによりp53量は低く保たれており，またp53はその主要拮抗因子であるMDM2をポジティブに制御している。TP53にミスセンス変異をもつ細胞内では，変異p53はMDM2の

非古典的がん抑制因子としてのp53

いくつかの点で，p53は古典的がん抑制因子とは異なる。大部分のがん抑制遺伝子（RB1, APC, NF1, NF2, VHLなど）では，主要な変異はたいてい欠失かナンセンス変異であり，対応するタンパク質が作られないようになる。TP53はこれとは異なっている。すなわち，がんに関連した小規模変異の大部分は単一塩基のミスセンス変異であり，そのほとんどが中心部のDNA結合ドメインに集中している。

DNA結合ドメイン内では6つのコドンが主に変異を受けており，ミスセンス変異は2つのクラスに分かれる（図2）。DNA結合クラスにおいてミスセンス変異は，通常はp53により制御されている遺伝子のDNAとの直接結合に用いられているアミノ酸を変化させる。分子コンホメーションクラスの変異は，p53タンパク質の構造を壊す。

変異型のp53タンパク質は，多くの特性が野生型p53とは違っている。まず，野生型p53と異なり，変異p53は自己制御にかかわらない。正常細胞では，

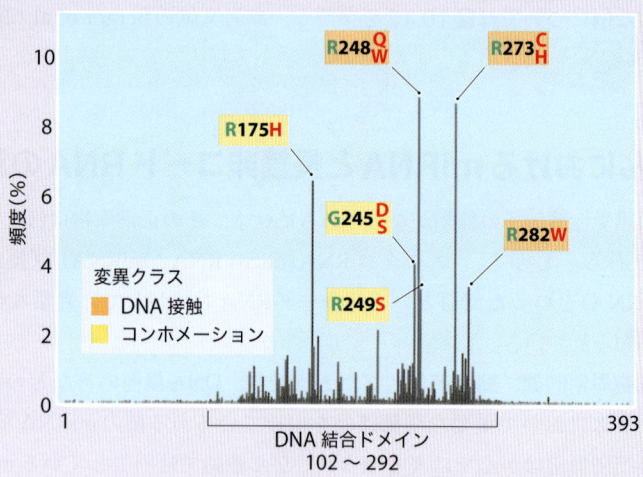

図2　TP53のミスセンス変異はほとんどがDNA結合ドメインに限られ，6つのホットスポットをもつ　縦の黒い線は，393個のコドンそれぞれについてのミスセンス変異の頻度を示す。2つのタイプのアミノ酸置換が，コドン245, 248, 273（例を挙げるとコドン273ではアルギニンがシステインもしくはヒスチジンに置換される）でみられる。(Freed-Pastor WA & Proves C [2012] *Genes Dev* 26:1268–1286; PMID 22713868 より。Cold Spring Harbor Laboratory Pressの許諾を得て掲載)

BOX 10.3 （つづき）

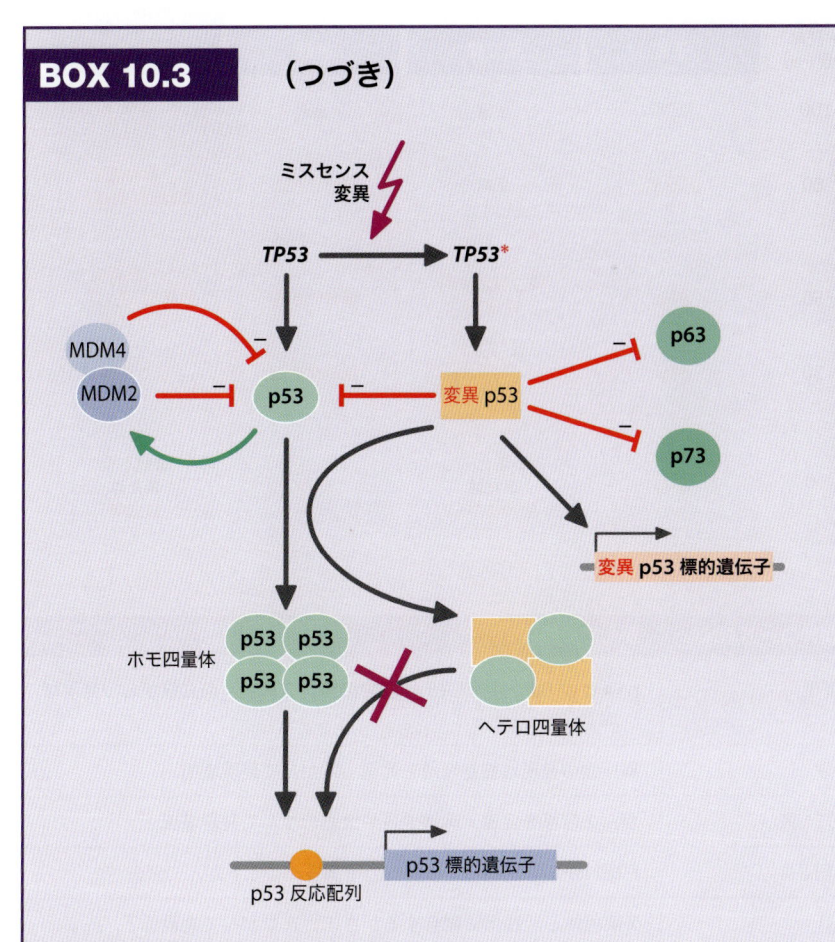

図3　ミスセンス p53 変異体は多くの新しい性質をもち、野生型 p53 と優性ネガティブ形式の相互作用を示す　野生型 p53 はホモ四量体として作用し、p53 の標的遺伝子の制御領域中の特異的モチーフ（p53 反応配列）を認識して結合する。p53 ミスセンス変異体は、野生型 p53 だけでなく、よく似た p63, p73 を含めて、それらの転写因子としての働き抑制する。変異 p53 は非常に大量に作られ（野生型 p53 とは異なり、MDM2 抑制因子の刺激による自己制御は受けない）、野生型 p53 と非生産型のヘテロ四量体を形成し、正常 p53 を介する転写に干渉する。その一方で、変異型 p53 は別の遺伝子の転写を刺激する。

産生を刺激できないため、ネガティブ制御が働かず、大量の変異 p53 が作られることになる。変異 p53 は優性ネガティブ効果をもちうる。これは野生型 p53 や、関連する p63, p73 転写因子（一部のドメインで p53 と高い相同性をもっている）を抑制し、また野生型 p53 と、それが結合するはずの標的遺伝子内の認識配列との相互作用に拮抗する（図3）。これとは別に、変異 p53 は異なるタイプの転写因子として働き、細胞増殖を刺激したりアポトーシスを抑制するまったく別の標的遺伝子の転写を刺激する。このことについては参考文献の Freed-Pastor & Prives（2012）の総説を参照のこと。

特異的な変異ははっきりしていない。miRNA の発現異常やいくつかの miRNA 遺伝子の欠損はがんの進展に重要なイベントなのかもしれないが、miRNA がまぎれもなくがん遺伝子あるいはがん抑制遺伝子としての役割を担っているという直接的な証拠はほとんどない。それでも、miRNA の発現パターンは疾患のサブグループの区分に役立つし、miRNA を治療標的として、あるいはがんのバイオマーカーとして使うことに関心が寄せられている。

より最近になって、がんにおける長鎖非コード RNA（lncRNA）の役割が研究されるようになってきた。これまではあまりよく研究されてこなかったが（例えば全エキソーム解析でもカバーされてこなかった）、一部の lncRNA ががんにおいて重要な役割を担っているとする強い証拠がある。例えばマウス Xist 遺伝子は、X 染色体の不活化に関連しているだけでなく、in vivo でがんを抑制する。Xist が血液細胞で欠失した場合、変異体の雌は高度に悪性の骨髄増殖性腫瘍や骨髄異形成症候群を100%の浸透度で発症する（表10.7参照）。

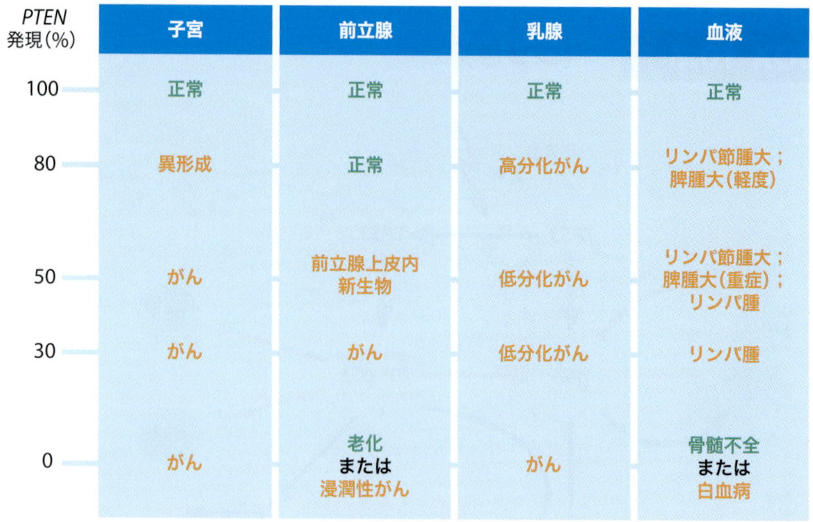

図10.13 PTENがん抑制遺伝子の発現減少の表現型は組織特異的であり，遺伝的背景に依存する 前立腺と血液で表現型を対比して示すように，PTEN発現の完全喪失の効果は組織に強く依存している。前立腺組織では野生型p53により老化が誘導されるが，腫瘍が変異p53をもっている場合には浸潤性のがんになる。血液では，野生型の遺伝背景では骨髄不全（造血幹細胞の枯渇による）が起こるが，染色体異数性の共存，さらなる変異，p53変異があれば，白血病が起こる。(Berger AH et al. [2011] Nature 476:163–169; PMID 21833082より。Macmillan Publishers Ltd. の許諾を得て掲載)

PTEN発現(%)	子宮	前立腺	乳腺	血液
100	正常	正常	正常	正常
80	異形成	正常	高分化がん	リンパ節腫大；脾腫大（軽度）
50	がん	前立腺上皮内新生物	低分化がん	リンパ節腫大；脾腫大（重症）；リンパ腫
30	がん	がん	低分化がん	リンパ腫
0	がん	老化または浸潤性がん	がん	骨髄不全または白血病

表10.7 がんで長鎖非コードRNAが関与している例 より多くの例についてはCheetham SW et al. (2013) Br J Cancer 108:2419–2425; PMID 23660942を参照。

長鎖非コードRNA	がんでの関与
ANRIL	p14とp16がん抑制遺伝子産物の発現を抑制，前立腺がんで発現増加
H19	異所性の発現は細胞増殖を促進，胃がんで発現増加
HOTAIR	がんの転移を促進，乳腺や胃や大腸のがんで発現増加
PTENP1	PTENがん抑制遺伝子の制御因子，多くのヒトがんで喪失
XIST	X染色体不活性化に関与するがさまざまながんで発現低下，in vivoではマウスの造血系悪性腫瘍の強力な抑制因子

10.3 がんでのゲノム不安定性とエピジェネティックな制御異常

がんでのゲノムとエピゲノムの不安定性の概観

ゲノム不安定性はがん細胞ではほとんど一般的といってよく，染色体の分離やDNA修復時の損傷によって起こることが多い。ゲノムの完全性を維持する能力が弱まると，よりいっそうDNAの変化が起こるようになり，腫瘍形成に向かうような自然選択力となる。最終的に細胞は，浸潤性のがん細胞になるに十分な数のDNA変化を積み上げてしまう。

ゲノム不安定性は，染色体レベルあるいはDNAレベルで表れる。染色体不安定性（chromosomal instability：CIN）は，特に多いゲノム不安定性の1つである。腫瘍細胞は典型的には著しく異常な核型（余分あるいは欠損した染色体や多くの構造的な再構成）をもち，培養下で染色体不安定性を示すことも多い。

これに加え，がん細胞ではDNAレベルでのゲノム不安定性も顕著である。後述するように，あるタイプの大腸がんではゲノムワイド型のDNA不安定性が特にはっきりしている。散発性の大腸がんは，染色体の不安定性（大部分の症例）かDNAの不安定性（およそ15％の症例）のどちらかを示すが，両方がみられることはない。この不安定性は，自然選択の結果のようである。

ある種の局所的なDNA不安定性も観察されることがある。**kataegis**は2012年に初めて報告された超変異の集積の一型であり，10.4節のがんゲノミクスのなかで詳しく考える。

エピジェネティックな制御異常は，一見正常な前がん組織から，進行した転移性病変に至るまで，すべてのがん細胞の特徴である。エピジェネティックな制御異常は，がんの進行に(そして表10.2に挙げているような特徴的な10の生物学的能力それぞれをがん細胞が発揮するうえでも)重要であるとともに，発がん開始の鍵となりうる。以下では，染色体不安定性を引き起こしたり，腫瘍細胞の遺伝的変化を加速させるエピジェネティック制御異常のいくつかのタイプについて述べる。

がんでのさまざまなタイプの染色体不安定性

染色体異常は発がん過程の促進に重要である。がん遺伝子は転座のような再構成によって活性化されるし，がん抑制性アレルは欠失，全染色体喪失，組換えなどによって失われることがある。標準的な細胞遺伝学的手法は腫瘍細胞に適用することが難しいことがままあるが，DNAに基づいたさまざまな方法ががんにおける染色体不安定性の研究に用いられており，非常に高い分析力を示すことがある。これにはマイクロアレイを用いた2つのDNAハイブリダイゼーション法がある。1つは比較ゲノムハイブリダイゼーションによるもの，もう1つはSNP(一塩基多型)を用いたもので，11.1節でDNA基盤診断法の一般的な記載のなかで説明する。他の方法としては**スペクトル核型決定法**があり，これは多色染色体FISH(蛍光 *in situ* ハイブリダイゼーション)の1つである。マイクロアレイハイブリダイゼーションに基づいた方法とは異なり，この方法では均衡型の染色体異常(DNAの正味の損失も獲得もないタイプ)も不均衡型染色体異常も明らかにすることができる。応用については図10.14を参照のこと。

がん細胞での異数性の主な原因は，染色体の正しい分離を監視する紡錘体チェックポイント(すべての染色体が正しく紡錘糸に結合するまで細胞分裂後期が進行しないことを確実にする)での欠陥である。がん細胞では余分な染色体が見られることが多く，異常な紡錘体の形成が誘発され，娘細胞への染色体分離が不均等になる。

がん細胞での染色体の構造異常はいろいろな道筋で起こる。最も多いのは，未修復のDNA損傷に対する応答である。4.2節で詳述したように，私たちは決して100％の効率では働くことがない複雑なDNA修復系をもっている。正常ではDNA損傷応答はバックアップとして働き，DNA損傷が激しいときにはアポトーシスを誘発するか，未修復の損傷を修復できるように細胞周期を止める。DNA損傷の修復における欠陥は，未修復あるいは損傷DNAが娘細胞に引き継がれることを許してしまう。

DNA二本鎖切断の修復失敗は構造異常をもつ染色体をもたらすが，この修復経路で働いている重要なケアテイカー遺伝子の不活性化により促進される(相同組換えを介するDNA修復に働く *BRCA1*，*BRCA2* 乳がん関連遺伝子もその例である)。ATM (ataxia-telangiectasia mutated：血管拡張性失調症で変異)タンパク質キナーゼのようなタンパク質は，プログラムされていないDNA二本鎖切断を検知するセンサーとして働く。このタンパク質は次いでシグナルメディエーター分子を活性化し，それが損傷を修復するエフェクター分子を動員する。DNA修復と同様に，DNA損傷応答は特にp53を活性化して細胞周期を停止することにかかわっている(図10.15)。

chromothripsis (染色体崩壊)

染色体切断は，染色体の限られた部分に多数の再構成を起こす場合がある。**chromo-**

図10.14　がん細胞の染色体を分析するスペクトル核型解析の例　スペクトル核型解析 (SKY) は，染色体の蛍光 in situ ハイブリダイゼーション (FISH) の一型である。染色体の異なる領域からの多数の蛍光色素標識 DNA プローブ混合物を染色体の「染色」に用い，染色体全体が特異的な蛍光色素で標識されて蛍光を発する。染色体ごとに異なる蛍光色素の組み合わせによって標識される。イメージアナライザーで蛍光シグナルをスキャンでき，24 の染色体それぞれを異なる蛍光シグナルで識別することができる。これをヒトが見えるようにするために，それぞれの染色体のシグナルに人工的な (偽の) 色を割り当てる。この例では，標準的な 9;22 転座の 3 種類のバリアント (2 番染色体を巻き込んでいる) と，付加的な 5;16 転座，7 番染色体の 1 コピー喪失がみられる。核型は 45,XY,t(2;9;22)(p21;q34;q11),t(5;16)(q31;q24),-7 と読める。(H Padilla-Nash の第 6 症例より。NCBI SKY archive [http://www.ncbi.nlm.nih.gov/sky/] より許諾を得て掲載)

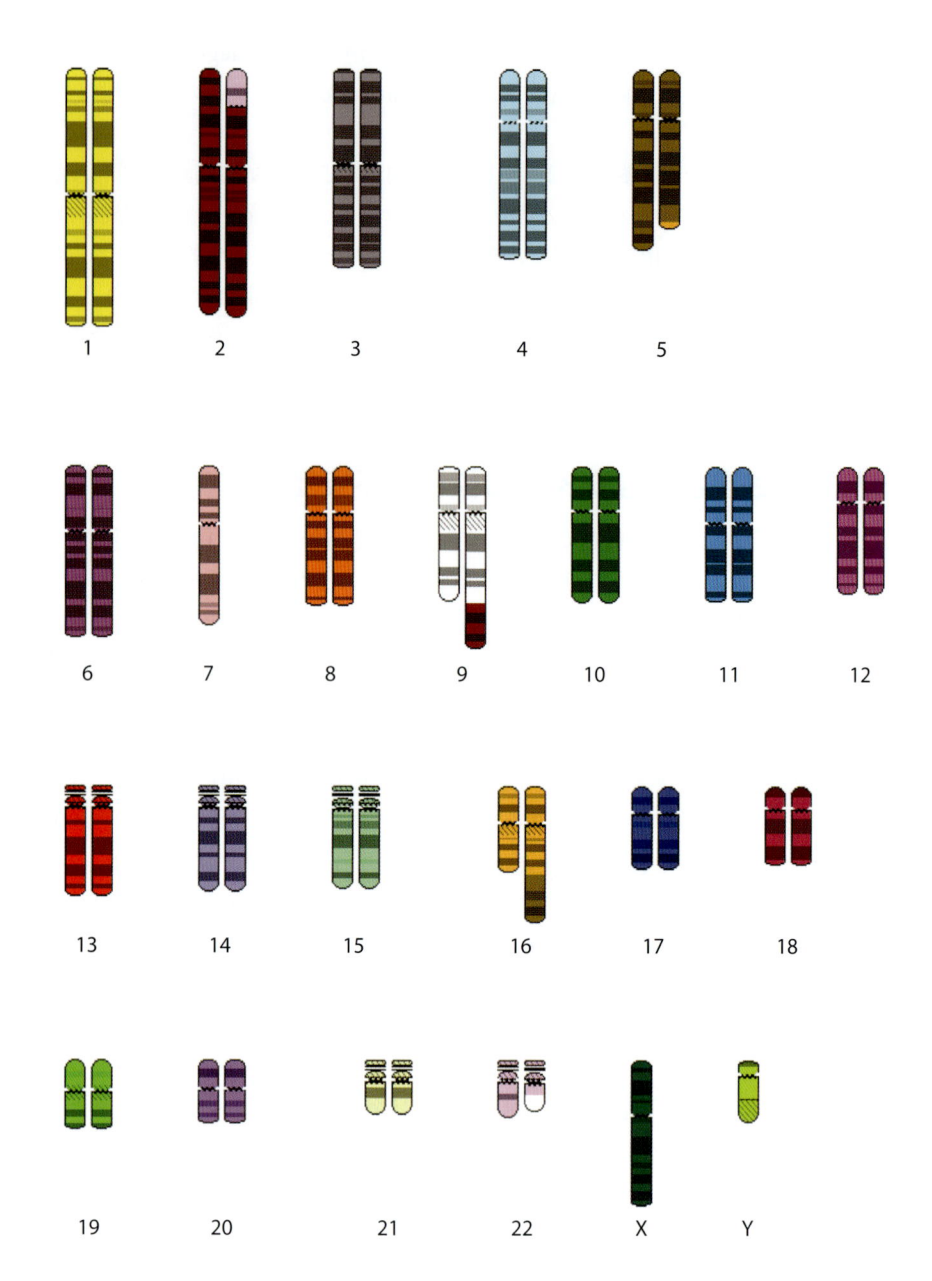

thripsis (染色体崩壊) 過程では，単一の破滅的事象に見えるほど集中的に多数の染色体再構成が発生する (図10.16)。染色体再構成は，染色体の破壊と，エラーが起きやすい末端結合性の DNA 修復経路による断片の異常な再結合により起こる。また，異常な DNA 複製に基づいた機序によって起こることもある。chromothripsis は多くのがんで普通に起こるわけではないが，変異した p53 をもつ細胞では有意に頻度が高い。

テロメアと染色体の安定性

ヒト細胞では，テロメアは細胞分裂の際に短くなる (通常は細胞分裂ごとにおよそ 30〜120 塩基ずつ短縮)。細胞増殖に対する正常な制御が不活性化されることにより，がん細胞では一部のテロメアが極端に短くなり，非常に短くなったテロメアを細胞が二本鎖 DNA 切断と誤認するような段階にまで達する。これにより DNA 修復経路に警報が入り，染色体をその断端に融合させて修復しようとする。このようにしてできた染色体は 2 つのセントロメアをもつことになり，体細胞分裂の際に相互に逆方向に

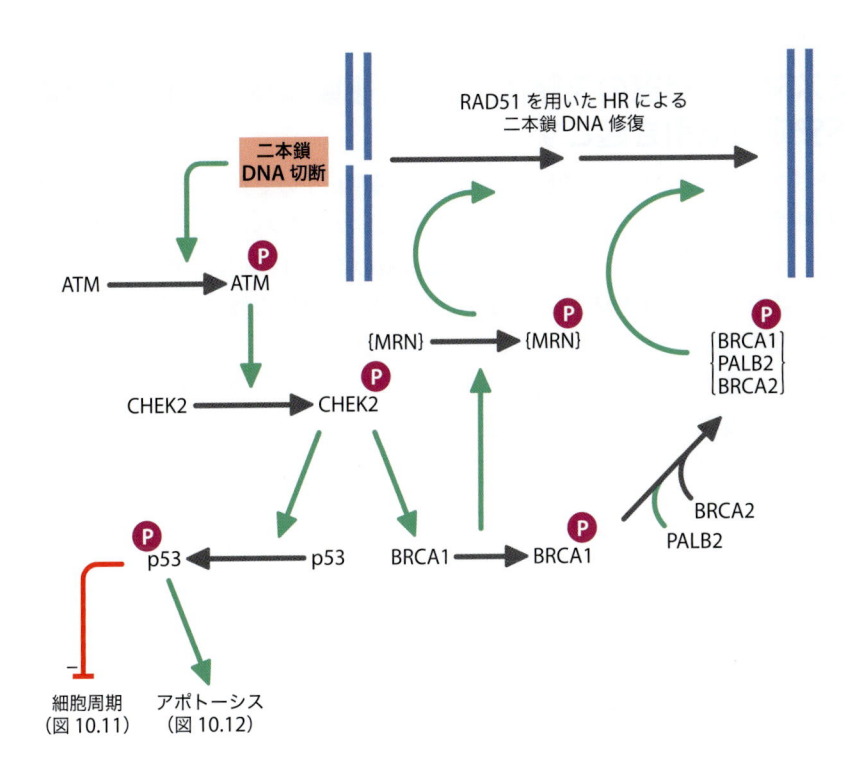

10.3 がんでのゲノム不安定性とエピジェネティックな制御異常　423

図10.15　DNA二本鎖切断に対する細胞のシグナル伝達の例と，相同組換えによるDNA修復におけるBRCA1とBRCA2の異なる役割　相同組換え(HR)は，増殖細胞での二本鎖切断修復にとって主要な機構となっていると考えられる。緑色の矢印は促進反応を，赤色のT印は抑制を示している。ATMタンパク質キナーゼはDNA損傷の傑出したセンサーである。リン酸化(P)によって活性化されてCHEK2のリン酸化を介する活性化を起こし，それはまた同様にしてp53やBRCA1を活性化する。リン酸化BRCA1は，HR介在性二本鎖DNA修復に直接かかわるタンパク質複合体の活性化など，多様な役割をもつ。これらの複合体(ここでは{}で示す)には，MRE11-RAD50-NIBRIN(MRN)複合体や，活性化BRCA1が中間結合タンパク質PALB2を介してBRCA2を呼び込んだ複合体が含まれる。DNA修復の活性化とともに，DNA損傷反応は特にp53(G_1～S期チェックポイントで働く)の活性化によって細胞周期停止を開始させる。もしDNA損傷がすぐに修復できない場合には，p53の産生増加によってアポトーシスを促進する。

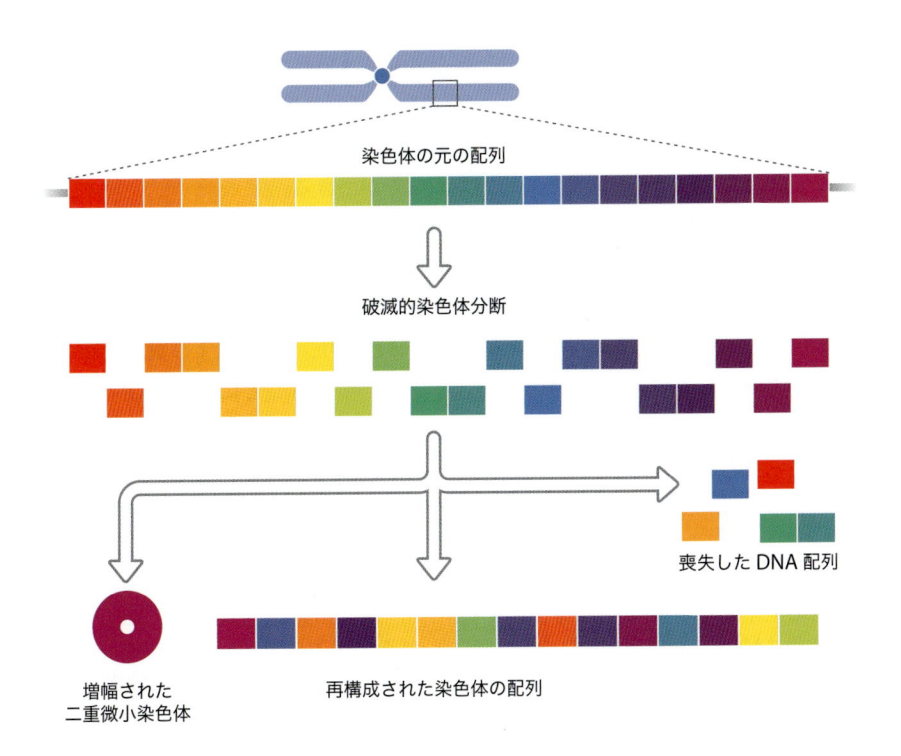

図10.16　chromothripsis(染色体崩壊)：がん細胞の特定染色体領域に起こるDNA配列の破滅的な分解と再構成　chromothripsisでは，単一の破滅的事象に見える多数の染色体再構成が，一定の染色体領域にいっせいに現れる。染色体再構成は，染色体の分解や，エラーを起こしやすい末端結合DNA修復経路による断片の再結合，あるいは異常なDNA複製を基にした機構によって起こりうる。この再結合では，構成要素の塩基配列の順番が組み変わったり，DNA断片が失われたりするのが常である。ある断片は増幅後も染色体外に留まり，二重微小染色体を形成する(がん遺伝子の増幅についての同様の過程は図10.6Bに示した)。総説についてはWyatt AM & Collins CC (2013) *J Pathol* 231: 1-3; PMID 23744564を参照のこと。(Tubio JMC & Estivill X [2011] *Nature* 460:476–477; PMID 21350479より。Macmillan Publishers Ltd. の許諾を得て掲載；Stephens PJ et al. [2011] *Cell* 144:27–40; PMID 21215367より。Elsevierの許諾を得て掲載)

引っ張られる。このことにより，さらなる切断端の形成と，新たな染色体融合および切断のサイクルに入る。がん細胞はこのタイプの染色体不安定性を避けようとするが，最もよくみられる解決策は，テロメラーゼをなんとか発現するように保証することである(BOX 10.1参照)。

ミスマッチ修復の欠陥は，未修復複製エラーとDNA全体の不安定性を引き起こす

さまざまなタイプのDNA修復にかかわっている遺伝子の変異は，がんを引き起こす。相同組換えによるDNA修復の欠陥は，さまざまなタイプのがん，特に乳腺，卵巣，膵臓のがんにみられる。ヌクレオチド除去修復の遺伝的欠陥は，がん感受性の増強，特に色素性乾皮症(OMIM 278700)を引き起こす。塩基除去修復の遺伝的欠陥はある種の神経疾患に関与し，時にはがんにも関係する。

*MUTYH*遺伝子(グアニン，オキソグアニン，シトシンと誤って塩基対形成したアデニンを修復することに関係する遺伝子)の両アレルの生殖細胞系列変異は，遺伝性大腸がんの一型である常染色体劣性遺伝性の家族性大腸腺腫症(FAP)を引き起こし，多発性の腺腫性ポリープを発生させる。複製の際にDNAポリメラーゼの校正機能を何らかの理由ですり抜けたエラーを正してくれる**ミスマッチ修復**(mismatch repair)の欠陥は，全体的なDNAの不安定性をもたらし，大腸がんに最もよく関連している。

ミスマッチ修復のメカニズム

ミスマッチ修復(MMR)の構成要素は，DNA複製機構と密に協働している。ヒトの細胞では，3つのタイプのタンパク質二量体が修復の大部分を担っている(図10.17A)。そのうちの2つ，hMutSαとhMutSβはミスマッチ塩基を検出するのに必要である。前者は塩基-塩基のミスマッチを検出するが，単一ヌクレオチドの挿入や欠損も扱うことができる。hMutSβは，異なるサイズの非常に短い挿入や欠失によるミスマッチ(複製スリップの結果として短鎖縦列反復配列でよく起こるが，これはDNAポリメラーゼが縦列反復配列でつまずいたりそれを飛ばしたりする傾向をもつことによる。図4.8を参照)の場所を特定することができる。

ミスマッチ修復機構は，二本鎖のうちの1本をランダムに修復するわけではない。元の(正しい)鎖と，修復を要する誤った配列をもつ新しく合成された鎖とを区別する仕組みが存在しなくてはならない。DNAリガーゼによって修復される前に，通常，新しく合成されたDNA鎖にニック(単一鎖切断)が入り，ヒト(および真核生物の)細胞では，この新しくできたDNA鎖上のニックを見つけることによってDNA鎖の区別が行われている。hMutLαはミスマッチ近傍の新しく作られた鎖を切断し，エキソヌクレアーゼを呼び込んで複製エラーをもったDNAの短い断片を切り出し，DNA

(A)

タンパク質二量体	機能	サブユニット
hMutSα	塩基-塩基のミスマッチと単一ヌクレオチドの挿入/欠失を認識	MSH2, MSH6
hMutSβ	複製スリップによる短い配列の挿入/欠失を認識	MSH2, MSH3
hMutLα	hMutSおよびDNAと複合体形成：PSM2エンドヌクレアーゼのニック形成に寄与	MLH1, PMS2

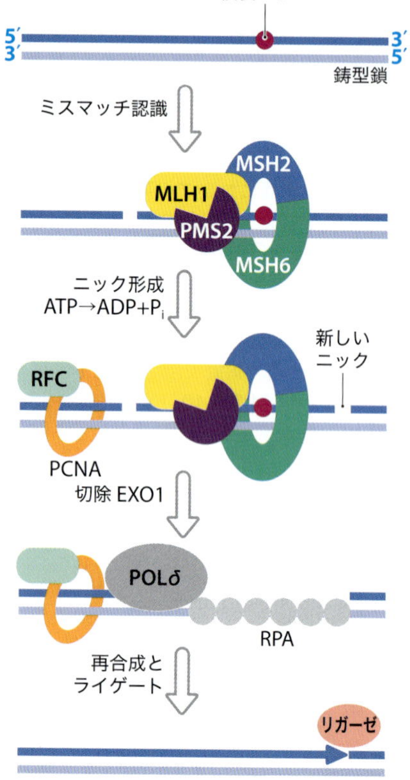

図10.17 複製エラーを修正するミスマッチ修復 (A)ヒトのミスマッチ修復で働くMutSまたはMutL二量体の主要なクラス。(B)真核細胞での5′方向でのミスマッチ修復の機構。新しく合成された鎖上の複製エラーは塩基のミスマッチを起こし，MutS-MutL複合体によって認識される。MutS成分はDNAに沿って滑る環として働き，それにより塩基-塩基ミスマッチ(MutSα)または無対の挿入/欠失ループ(しばしばMutSβ)が検出できる。MutLαはエンドヌクレアーゼ機能をもち，MutSおよびDNAと三者複合体を作る。新たに合成されたDNA鎖が検出された後(DNAに存在しているニックから判断される)，PCNA(増殖細胞核抗原)とRFC(複製因子C)が新規複製DNAに結合し，そこでPMS2のエンドヌクレアーゼ機能を起動させて，複製エラーの近くに新しいニックが作られる。EXO1エキソヌクレアーゼが動員されて複製エラーをもつ塩基配列を切除し，その結果，ギャップのあるDNAができる。こうしてできた一本鎖DNA(RPAタンパク質の結合により安定化している)領域は，忠実度の高いDNAポリメラーゼδを用いた正しい配列の再合成のための鋳型として使われ，DNAリガーゼIによって閉じられる。(Geng H & Hsieh P [2013] DNA Alterations in Lynch Syndrome: Advances in Molecular Diagnosis and Genetic Counseling [M. Vogelsand, ed.]より。Springer Science and Business Mediaの許諾を得て掲載)

が再合成されて修復されるようにする(図10.17B)。

ミスマッチ修復失敗の結果

ミスマッチ修復遺伝子の両アレルの機能喪失は，DNA全体におよぶ不安定性の一型(新しく合成されたDNAの複製エラーが修正されない)，およびI型リンチ症候群(遺伝性非ポリポーシス性大腸がんともいう。OMIM 120435)を引き起こす。ある種の腫瘍では，これは標準的なマイクロサテライトDNAマーカーの一群を調べ，高頻度に存在する余分な小さいバンドを見つけることで容易に検出できる。この**マイクロサテライト不安定性**(MSI)をもつ腫瘍は，MSI陽性(あるいはMIN陽性)腫瘍として分類されることが多い。

ミスマッチ修復機構に欠陥がある細胞では，変異率がおよそ1,000倍に増加し，発がんを進める多数の変異が生じる。塩基ミスマッチや複製スリップエラーなどの修復が不十分だと，それがコード配列の場合，遺伝子の不活性化や変異タンパク質の産生をもたらす。単一の塩基が長く並んだ場所は特にフレームシフトにつながる挿入や欠失を起こしやすく，塩基置換はナンセンス変異あるいはミスセンス変異を引き起こす。

ミスマッチ修復の失敗は別のタイプの腫瘍でも起こることがあるが，大腸がんで特に多い。これはどうしてだろうか。1つの説明として，ミスマッチ修復の欠陥は，大腸の細胞増殖を防ぐのに鍵となる防御機構を阻害するというものがある。大腸直腸では，トランスフォーミング増殖因子β(TGFβ)が細胞増殖の特に強い抑制因子であって，これはTGFBR2タンパク質を主たる成分とする細胞表面受容体に特に強く結合する。しかし，*TGFBR2*遺伝子は長いアデニン塩基配列をもち，このためフレームシフトを起こす挿入や欠失を受けやすくなるため，ミスマッチ修復失敗の結果としての不活性化が起きやすい(図10.18)。*TGFBR2*の体細胞変異は，散発性大腸がんのおよそ30%にみられるが，MSI陽性大腸がんでは非常に高率である。

がんにおけるエピジェネティック制御異常と，遺伝子発現やゲノム不安定性に対するその影響

体細胞においては，ゲノムの大部分(ヘテロクロマチン領域と，変動するがユークロマチンのかなりの部分)で転写が抑えられていることを思い出そう。この抑制は，DNAメチル化，ヒストン修飾，ヌクレオソーム再配置といったエピジェネティックな修飾によって行われているが，これは特定のタンパク質を呼び寄せてDNAをコンパクトに凝縮させ，転写装置の接近を防ぐことにより達成されている。

細胞が独特なクロマチンパターンをもつことができるのは，エピジェネティックな修飾があるからである。このことが，細胞の個性を決定する特異的な遺伝子発現パターンの確立を可能にしている(このため，それぞれの細胞は例えばT細胞であったり，心筋細胞であったりする)。加えて，エピジェネティックな修飾はゲノム安定性の維持を助けている(セントロメアやテロメアの安定性や機能を維持したり，トランスポゾンの過剰な活動を抑制することによる)。

エピジェネティックな調節異常が腫瘍において重要であるとされる理論的根拠の1つは，がん細胞をより未分化な状態に戻すことにより，変動する環境にがん細胞が適応できるように柔軟性を与えること，そしてがんの進展に必要なトランスフォーメーションをしやすくすることによる。これは当初，エピジェネティック制御を支配している遺伝子に起こったDNAレベルでの変化に起因すると考えられていた(詳細なリストについては参考文献のTimp and Feinberg [2013]の総説を参照)。

```
121                                  130
TGC ATT ATG AAG GAA AAA AAA AAG CCT GGT
 C   I   M   K   E   K   K   K   P   G
```

図10.18 TGFBR2をコードしているDNAの長いホモポリマー領域は，大腸直腸細胞の過剰増殖に対する防衛上の弱点である
TGFBR2(トランスフォーミング増殖因子受容体β2)遺伝子のエキソン3内のコドン121～130の塩基配列を上段に示し，そこから予測されるアミノ酸配列を下段に示した。この塩基配列には10個のアデニンが並んだ部分があり，特に細胞にミスマッチ修復の欠陥がある場合には，この場所には複製スリップによる挿入や欠失が起こりやすくなる(図4.8)。その結果生じたフレームシフト変異によって567個のアミノ酸からなるTGFBR2タンパク質が作られなくなり，TGFβシグナル伝達に悪影響を及ぼす。

最近になって，エピジェネティックな変化もまたがん形成を開始させることができるということが明らかになってきた。例えば，組織の炎症は脱分化を誘導する細胞シグナルの変調をもたらし，より分化した細胞を幹細胞の性質をもった細胞に変えることができると考えられるようになった。この後者の細胞は，腫瘍性増殖を開始することができる（参考文献のSchwitalla et al.［2013］の論文を参照）。エピジェネティック調節異常のさらなる役割は，特に通常は高度にメチル化されているDNA反復配列の脱メチル化を誘導することにより，染色体の不安定性を促進することである（詳細は後述）。

異常なDNAメチル化

固形腫瘍からDNAのメチル化プロファイルを得ることは，ヒストン修飾プロファイルを得るよりずっと簡単である。このため，腫瘍のエピジェネティックプロファイルについての情報の多くは，DNAメチル化の研究から得られたものである。ヒト細胞のDNAメチル化は，CGヌクレオチド配列（あるいはよくいわれるようにCpG）においてグアニンと隣接する特定のシトシンに限定されているといってよい。メチル化シトシンは，DNAを亜硫酸水素ナトリウムで処理することにより，非メチル化シトシンと区別できる（亜硫酸水素ナトリウムはすべての非メチル化シトシンをウラシルに変え，これは複製されたDNAではチミンになる。一方でメチル化シトシンは反応せず不変である。この方法は診断への応用のところで詳しく述べる。475ページの図11.13を参照）。

哺乳類の体細胞では，CGヌクレオチド配列中のシトシンの約70～80％が5-メチルシトシンとして存在している。5-meCG配列は，クロマチンを凝縮した形にして転写抑制をもたらすのに重要な特異的タンパク質により認識され，結合される。しかし，がんではDNAのメチル化パターンが変化しており，広範囲の低メチル化と選択的な高メチル化という2つの特徴を示す。

ゲノム全体にわたって，がん細胞はDNAメチル化の著明な低下（**低メチル化**）を示していることが多い。これには非常に多くの遺伝子が含まれている。反復DNA配列に富む領域で，転写開始点のおよそ3分の1を含む長い領域が低メチル化されている。

構成的ヘテロクロマチン領域のメチル化が失われると，高度反復DNA配列の異常な転写発現を生み出し，広範囲に及ぶ染色体不安定性をもたらす。この現象は腺腫の初期では非常に頻繁に起こるらしく，例えば図10.4Bに示すように，Wntシグナル経路の乱れ（APCやそれと同等の遺伝子に起こる変異）の直後に起こる。どのようにこれが起こるのかについてはよくわかっていない。1つの仮説は，高度反復DNA配列の脱メチル化が起こると，ゲノム中で普通は抑制されているレトロウイルス様因子やその他の関連転位配列が活性化し，それらがゲノム中で新しい部位へ移動して，混乱を引き起こすというものである。構成的なDNAの低メチル化と染色体不安定性は，ICF1（セントロメア不安定性と顔面異常を伴う免疫不全症。OMIM 242860）といったヒト疾患に特徴的に見られる。ICF1は，DNMT3B DNAメチル基転移酵素遺伝子の変異から起こることが多い常染色体劣性遺伝疾患である。

DNA高メチル化は，がん細胞では数百の遺伝子（がん抑制遺伝子，DNA修復遺伝子，分化に重要ないくつかの転写因子遺伝子などが含まれる）のプロモーターで高頻度に起こっている。*CDKN2A*や*MGMT*などのがん抑制遺伝子は広い範囲の腫瘍で抑制されていることが多いが，その他のものは抑制がいくつかのタイプのがんに限られている（例えば腎がんでの*VHL*，乳がんや卵巣がんでの*BRCA1*など）。さらに高度なDNAの高メチル化は，ある種のがんの一部症例で起こる。この点については本章の後半で，

	ゲノム		エピゲノム	
変化	エピジェネティック制御因子をコードする遺伝子の変異	⇒	エピジェネティックな制御異常	効果
	代謝制御因子[a]をコードする特定の遺伝子の変異	⇒	エピジェネティックな制御異常	
効果	C→T置換	⇐	5-meCの脱アミノ化[b]	変化
	染色体不安定性	⇐	高度反復DNA配列の低メチル化	
	がん抑制遺伝子のサイレンシング	⇐	誘導されたエピジェネティックな変化[c]	

表10.8 がんにおけるゲノム-エピゲノム相互作用の例 [a]10.4節参照。[b]ある推定によると，内臓(紫外線照射から守られている組織)に起こった腫瘍のゲノムでは，60％以上の点変異がCpG配列で起こっている。[c]遺伝的変化(上の2行)や非遺伝的変化(炎症における細胞シグナル伝達の変化など)の結果として起こる。

がんにおける代謝とエピジェネティック調節異常の関係についての議論で論ずる。

ゲノム-エピゲノム相互作用

がんにおける遺伝的およびエピジェネティックな変化は，これまで独立した機構とみなされてきた。今ではこれらががん化の促進に密に協働していることがわかっている。これらは相補的に働いて，遺伝的変化が起こる速度を正常なものから加速させ，正常な細胞制御から免れることができるようなような**可塑性**をがん細胞にもたらしてくるものと考えられる。がんにおけるゲノム-エピゲノム相互作用の例については**表10.8**に示した。

10.4　がんのゲノムワイド研究から得られた新たな知見

がんの分子遺伝学的研究は，ごく最近まで，個々の興味深い遺伝子について焦点を当てるというものであった。重要ながん感受性遺伝子のがん関連DNA変化の情報を保存するために，International Agency for Research on Cancer(IARC)TP53データベース(http://p53.iarc.fr/)や，US National Human Genome Research Institute(NHGRI)のBreast Cancer Information Coreデータベース(http://research.nhgri.nih.gov/projects/bic/)などが構築された。

　ヒトの(ユークロマチンの)ゲノム配列が解読されると，がんゲノム学の時代が始まった。ゲノムワイドなスクリーニング法がさまざま考案され，がん細胞から網羅的なデータを得る研究が始まったのである。その手始めは，何千ものヒト遺伝子の相対的な転写産物量が得られるマイクロアレイ解析であった。新たながん感受性遺伝子を見つけだすために，ゲノムワイド関連解析が行われてきたが(8.2節参照)，特に威力を発揮したのが，全エキソーム塩基配列決定法と全ゲノム塩基配列決定法である。さらに最近では，ある種のがんに対して，高解像度のゲノムワイドDNAメチル化スクリーニングが行われている。

　2000年にCancer Genome Projectが英国で開始された後，2006年には米国でCancer Genome Atlas(TCGA)が，そして2007年にはInternational Cancer Genome Consortium(ICGC)が世界規模の共同事業として始められた。Cancer Genome Projectにより得られたデータは専用のデータベースに保存され，特別なウェブブラウザで検索できる(表

電子媒体	説明	ウェブサイトのURL
COSMIC(Catalog of Somatic Mutations in Cancer)データベース	ヒトのがんに関連する体細胞性変異の情報とそれらに関連する詳細が登録されており、閲覧できる；ヒトのがん関連遺伝子の調査結果はhttp://cancer.sanger.ac.uk/cancergenome/projects/census/	http://cancer.sanger.ac.uk/cancergenome/projects/cosmic/
International Cancer Genome Consortium (ICGC)	地球規模で臨床的あるいは社会的に重要な50種類の腫瘍のタイプおよびサブタイプに関する、ゲノム、トランスクリプトーム、エピゲノムの変化の包括的なまとめを目標とする国際コンソーシアム	http://icgc.org
The Cancer Genome Atlas(TCGA)	米国の研究機関によるがんゲノム研究のネットワーク。データはhttp://www.intogen.org/tcgaで入手可能で、http://www.gitools.org/tcgaで閲覧できる	http://cancergenome.nih.gov
UCSC Cancer Genomics Browser	がんゲノムデータおよび関連する臨床的情報の表示、検索、解析のための一連のウェブツール	https://genome-cancer.ucsc.edu

図10.9 がんゲノミクスのデータベース、ウェブブラウザ、ネットワークの例

10.9)。これらの新たなデータは、私たちのがんについての理解に大きな転換をもたらすとともに(新たに得られた知見の例をいくつか以下に述べる)、がんの診断や治療にも重要な成果をもたらすだろう。

ゲノムワイドな遺伝子発現スクリーニングにより、臨床で利用可能な遺伝子発現シグネチャーが得られる

病理学者は、腫瘍の形態を顕微鏡下で観察して異常の程度を判断し、どのくらい速く増殖し広がるかを見極めて、腫瘍の分類とグレード付けしてきた。一般的な分類法では、グレード1(正常細胞と似た高分化型で、増殖がゆっくり)からグレード4(細胞が未分化で、増殖と拡大が速い)まで、4つのグレードが用いられている。これよりはるかに高精度な腫瘍の分類が分子遺伝学によって可能になるだろうと期待されており、それが可能になれば、臨床への応用も期待できる。細胞遺伝学的解析に続く、ゲノムワイドの遺伝子発現プロファイル研究によって、大きな進歩がもたらされた。

ゲノムワイドな遺伝子発現のスクリーニング法として代表的なものは、マイクロアレイを用いる方法である。マイクロアレイには、cDNAクローンか、より最近では数千ものヒト遺伝子に対応する遺伝子特異的オリゴヌクレオチドプローブが搭載されている。マイクロアレイの使われ方を一言でいうと、組織や細胞サンプル由来のRNA(すなわちcDNA)を標識してハイブリダイゼーションさせることにより、既知のヒト遺伝子がどのように発現しているかを追跡することである(マイクロアレイハイブリダイゼーションの原理については3.2節で説明した)。

このスクリーニング法で行うハイブリダイゼーションは、**比較ハイブリダイゼーション**と呼ばれる。テストサンプル(ここでは腫瘍やがん細胞)に含まれる各遺伝子の発現プロファイルを、内部標準に対して対比させる方法である。例えば、腫瘍細胞からのcDNAと正常ヒト細胞から調製した内部対照のcDNAを比較するのだが、例えば前者はCy5蛍光色素(赤色)で標識し、後者はサンプル標識とは異なる色素、例えばCy3蛍光色素(緑色)などで標識する。

大規模ながん関連遺伝子発現スクリーニングが、1990年代後半から行われるようになった。例えば乳がんについての初期の研究では、8,102個のヒト遺伝子のcDNA

を搭載したマイクロアレイを用いて，患者の乳がん腫瘍から調製されたcDNAサンプルを調べた。サンプルのcDNAはCy5で標識してある（内部標準はCy3で標識されたヒトの培養細胞株混合物由来のcDNAである）。この最初のスクリーニングでは，1,753個の遺伝子が興味深い発現の差異（少なくとも3個かそれ以上のサンプルで，赤－緑の蛍光比が少なくとも4倍以上）を示すことが明らかになった。後に続く研究では，456個のcDNAからなる小さいグループが同定され，図10.19に示すように，腫瘍のサブクラスの鑑別に使用できる可能性が考えられる。

マイクロアレイの発現データは，縦の列に1つのサンプルのデータ，横の列に1つの遺伝子というように，マトリックスとして表示されることが多い。マトリックス中の四角（セル）は，内部標準の蛍光シグナル（緑色）に対するテスト（腫瘍）サンプルcDNAの蛍光シグナル（赤色）の比を示すために色づけされ，ヒートマップのように表示される。出力結果の配置は，階層クラスタリング法によって決められる。つまり，似た発現データを示すサンプルが近くになるように（図10.19Bの上部に示されるように），また，似た発現プロファイルをもつ遺伝子が近くになるように配置される（図10.19の遺伝子クラスターi〜vの遺伝子のように）。

臨床応用

乳がんなどの特定のがんでは，診断方法の改良やより効果的な標的治療を求めて，腫瘍の包括的な分類方法の開発が望まれていた（同じタイプのがんの同じグレードの腫瘍でも，予後や治療効果が異なることがしばしばみられた）。遺伝子発現解析はまた，ある種の腫瘍では，がん細胞株の化学療法感受性の評価の指標として利用しうる。

各種の腫瘍について新しい分類法を構築するには，大規模な遺伝子発現解析が重要とわかってきた（乳がんのサブタイプについての例を図10.19に示した）。病理組織学に基づくシンプルな分類よりも解像度が向上し，現在では，がんの再発リスクの低い患者を同定する臨床検出法の開発にまで至っている。化学療法のかわりに経過観察とする判断に利用されているのである。

その後，遺伝子発現の特徴を確認する検出法として，より少ない遺伝子セットを用いるMammaPrint®という検査法がAgendia社から発売された。これは70の遺伝子のシグネチャー（特徴）を調べるもので，米国食品医薬品局（FDA）から予後予測用として承認され，使用されている。他にも，リスクや再発リスクの比較などの情報を得ることのできるさまざまな検査法が開発されている。

ゲノム，トランスクリプトーム，プロテオームのシグネチャーを組み合わせた方法も腫瘍の分類に使用されると考えられ，2013年のCancer Genome Atlas Research Networkによる報告（参考文献参照）では，子宮内膜がんに関する統合的アプローチについてふれられている。

ゲノム塩基配列決定により，腫瘍での変異の多様性の大きさと，発がんに関する知見が明らかになる

大規模並列DNA塩基配列決定法（しばしば**次世代塩基配列決定法**や第二世代塩基配列決定法と呼ばれる）は，遺伝学を変容させつつある。標準的なサンガー法（ジデオキシDNA塩基配列決定法）と比較して，次世代塩基配列決定法は出力量の膨大な増大をもたらした（簡単な要約は469ページのBOX 11.2を参照）。がんゲノムの解読では，発がんのとてつもない複雑さを反映して，大規模並列配列決定法が広く用いられている。

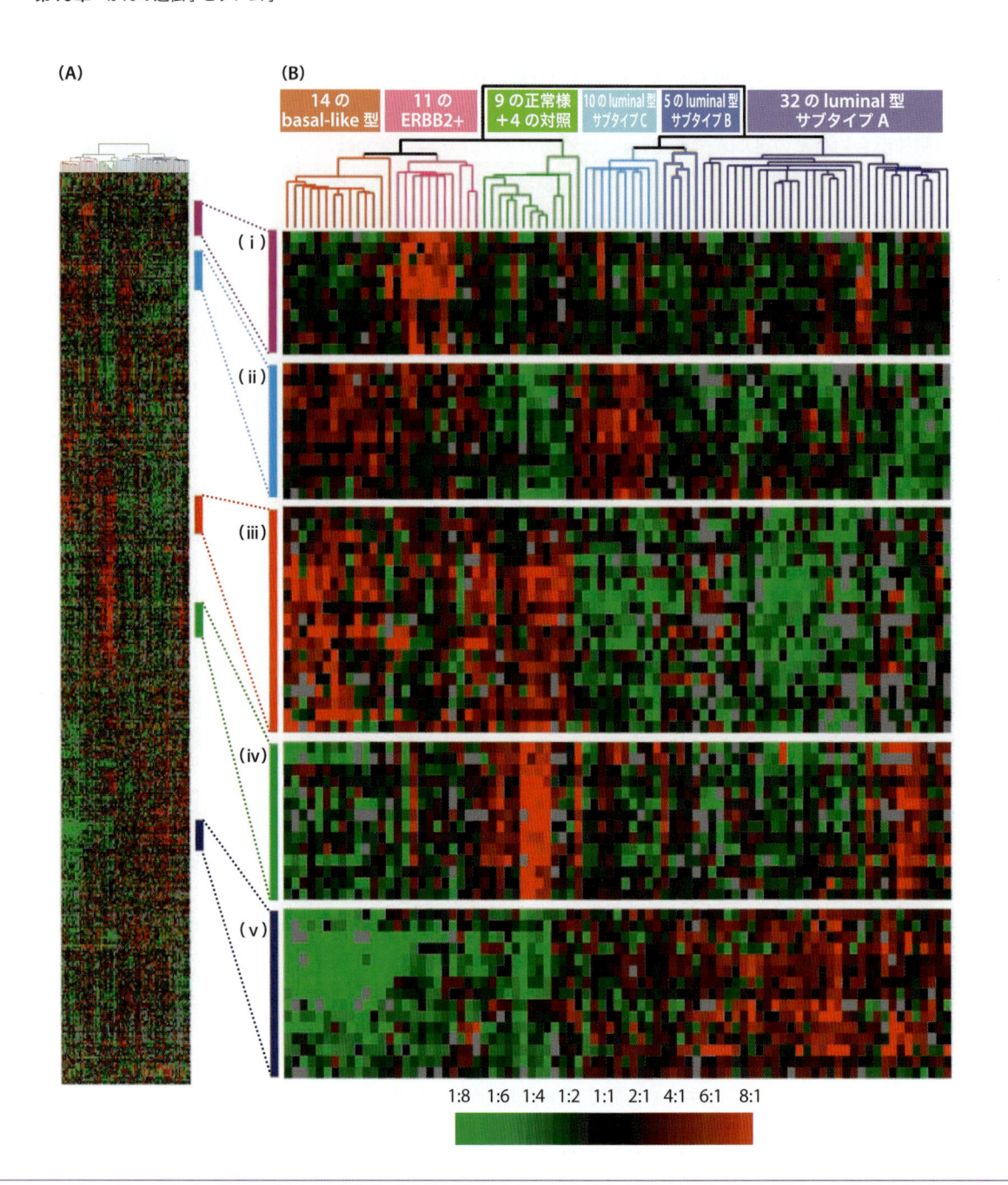

図 10.19　発現マイクロアレイを利用して腫瘍のサブクラスを同定
(A) ここでは，選別された476のヒトcDNAプローブ（横列）に，85の標識した検体（縦列）（78のカルシノーマ，3の良性腫瘍，4の正常組織を含む）をハイブリダイズして得られた乳がんの遺伝子発現パターンを示す．縦のサンプルと横の遺伝子は**階層クラスタリング**によりグループ化され，(B)の拡大図でわかるように，似た発現プロファイルをもつサンプルが隣り合わせになるように配置されている．腫瘍サンプルは，ⅰ～ⅴと標識された5つの領域の拡大図で示されるように，遺伝子発現の違いに基づいて5つ（あるいは6つ）のサブタイプに分けられる．最大の分岐点は，luminal型のがん（ほとんどがエストロゲン受容体陽性で，上部の紫色，濃青色，薄青色のタグで示す）と，その他のタイプの乳がんである．後者は，basal-like型（上部橙色のタグで示す．エストロゲン，プロゲステロン受容体，HER2（*ERBB2*がん遺伝子の産物）のトリプル陰性乳がんに概ね対応する），ERBB2+（桃色のタグで示す．これらは*ERBB2*が増幅により高発現している），そして正常な乳腺上皮細胞と非常によく似ているがん（緑色のタグで示す）から構成される．拡大された発現データは5つの遺伝子クラスターを示しており，各クラスターはそれぞれ似た発現プロファイルの遺伝子を含んでいる．(ⅰ) *ERBB2*アンプリコンクラスター，(ⅱ) 新規（従来見いだされていなかった）クラスター，(ⅲ) 基底上皮細胞に富んだクラスター，(ⅳ) 正常乳腺様クラスター，(ⅴ) エストロゲン受容体を含むluminal上皮遺伝子クラスター．(Sørlie T et al. [2001] *Proc Natl Acad Sci USA* 98:10869–10874; PMID 11553815より．National Academy of Sciencesの許諾を得て掲載)

　当初は，がん細胞のDNAを解析するために，エキソーム解析が用いられていた（がん関連遺伝子の大部分はタンパク質をコードし，多くの変異はエキソンに生じること

から)。しかし，エキソーム解析ではコピー数の変化を容易には検出できないので，がんエキソーム解析プロジェクトにゲノムワイドなコピー数変化のスクリーニングが加えられた。最近では，がんの全ゲノム(ユークロマチン)の塩基配列決定が行われており，(同じ患者の正常組織のゲノムを対照に用いれば)，腫瘍の体細胞DNA配列で起こる変化をすべて明らかにできる。

2008年に最初のがんの全ゲノム(急性骨髄性白血病のゲノム)の配列が報告された。それ以来，多数のがんの全ゲノム配列が決定され，10年以内(2018年まで)には，このような何万ものがんゲノムの塩基配列が得られると予想されている。

がんゲノム塩基配列決定で得られた膨大量のデータは，COSMICデータベースに代表されるさまざまなデータベースに貯蔵されている(表10.9参照)。膨大量の配列データを読み解くのは大変な作業であるが，既にいくつかの重要な知見が明らかにされている。

変異の数

1つのがんにはどのくらいの数の変異があるのだろうか？ 私たちが従来考えていたより実に多くの変異が起こっている。塩基配列決定された複数のがんゲノムからわかったことは，成人のがんではしばしばゲノム中に1,000〜10,000個の体細胞塩基置換があることである。しかし，がんによっては比較的変異が少ないものもあり(例えば，髄芽腫，精巣胚細胞腫瘍，急性白血病など)，一方，例えば肺がんや黒色腫などは多くの変異を含んでいる(しばしば100,000個を超える)。コード配列(ゲノムの1.2%にあたる)の非同義変異のみを考えると，腫瘍あたりの非同義変異の数は腫瘍の種類に明確に依存する(非同義変異とはアミノ酸の変化を伴う変異のことである。アミノ酸の変化を伴わない同義変異に比べ，細胞機能に対する影響が大きいと考えられている)(図10.20)。

変異数の違いはどのように説明できるのだろうか？ 理由の1つは，受精卵からがん細胞に至るまでの細胞分裂の数が，がんの種類によって異なることがあげられるだろう。受精卵からがん細胞に至るまでの細胞分裂における変異率の違いが，1つの要因であると考えられる。小児や若年成人のがんでは，がん細胞に至るまでに，比較的少ない体細胞分裂しか経ていないため，変異保有率が低いと考えられる。肺がんや黒色腫における高い変異保有率は，おそらくは特異的な突然変異誘発物質(それぞれタバコの発がん物質と紫外線照射)へのきわめて高度の曝露や低耐性を反映している。変異の発生頻度が最も高いのは，おそらくまちがいなく複製エラーの修復能に変異を受けたがんにおいてだろう(ミスマッチ修復の欠損による。図10.20参照)。

変異プロセスと発がん

がんのゲノムやエキソームの塩基配列決定によって，発がんの変異プロセスについての包括的な研究が可能となった。2012年には，乳がんでの初めての包括的な分析が一連の論文で報告された。がんの外科的手術で最も驚かせられることの1つは，乳がんの進行が患者ごとに大きく違い，治療に対する応答も患者ごとに非常に異なることである。このようなときが，分子遺伝学がその力を発揮する。特徴を分析して腫瘍のサブクラスを同定し，腫瘍のサブタイプに応じて異なる治療を適用できる可能性がある。乳がん研究で分かったことは，変異がとてつもなく多様性に富み，多数の別個の変異シグネチャーをもつことである。このことからいえることは，このようながんではたいてい複数の変異プロセスが働いたということである。

ある種のがんにみられる特徴的な変異シグネチャーは，環境中の特異的な突然変異

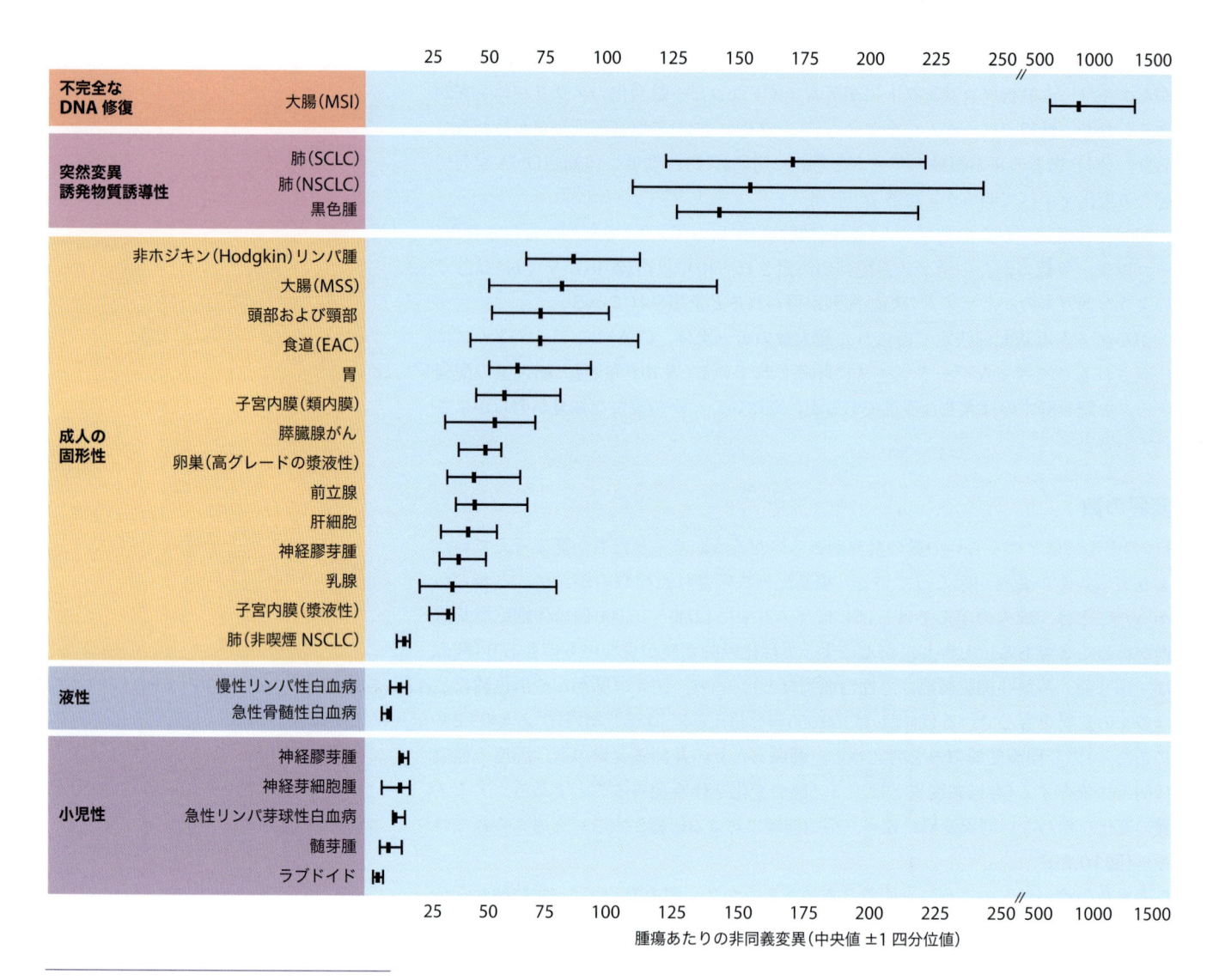

図10.20 代表的なヒトがんにおける，腫瘍あたりの体細胞非同義変異数のばらつき

腫瘍あたりの非同義変異数の中央値を，がんのゲノムワイド塩基配列決定から予測した。横線は25%と75%四分位値を示す。MSI：マイクロサテライト不安定性，SCLC：小細胞肺がん，NSCLC：非小細胞肺がん，ESCC：食道扁平上皮細胞がん，MSS：マイクロサテライト安定性，EAC：食道腺がん。(データはVogelstein B et al. [2013] *Science* 339: 1546–1558; PMID 23539594 より)

カテゴリー	がん種
不完全なDNA修復	大腸(MSI)
突然変異誘発物質誘導性	肺(SCLC), 肺(NSCLC), 黒色腫
成人の固形性	非ホジキン(Hodgkin)リンパ腫, 大腸(MSS), 頭部および頸部, 食道(EAC), 胃, 子宮内膜(類内膜), 膵臓腺がん, 卵巣(高グレードの漿液性), 前立腺, 肝細胞, 神経膠芽腫, 乳腺, 子宮内膜(漿液性), 肺(非喫煙NSCLC)
液性	慢性リンパ性白血病, 急性骨髄性白血病
小児性	神経膠芽腫, 神経芽細胞腫, 急性リンパ芽球性白血病, 髄芽腫, ラブドイド

横軸：腫瘍あたりの非同義変異(中央値 ±1 四分位値)

誘発物質への過剰な曝露を反映しており，その曝露が特定の変異を引き起こしている(例えば黒色腫では，紫外線照射がC：G→T：A置換を引き起こしやすく，肺がんでは，タバコの発がん物質がC：G→A：T転換を引き起こしやすい)。スプライシング変異はある種のがんでよくみられ，特に骨髄異形成症候群(MDS)や慢性リンパ性白血病(CLL)で顕著である。これは，これらのがんでは，RNAスプライシング装置の構成要素をつくる遺伝子群(MDSにおける*U2AF1*や，MDSとCLL両方にみられる*SF3B1*など)が高頻度に変異しているためである。

がんでの変異プロセスがいかに複雑であるかを最初に示したのが，乳がんの包括的な研究であった(興味のある読者は，参考文献のNik-Zainal et al. [2012]およびAlexandrov et al. [2013]による論文を参照のこと)。乳がんゲノムの塩基配列決定から，新規の変異プロセスが発見された。それは，**kataegis**(嵐を意味するギリシャ語から名付けられた)と呼ばれるある種の超変異である。例えば，乳がんゲノムが10,000個の腫瘍特異的な変異を含んでいた場合，人は，変異はゲノム中にランダムに近い状態で散在すると想像するかもしれない。もしそうだとすると，変異の平均密度はDNA3ギガベースに10,000個，すなわちおよそ300キロベースに1つの変異が入っていることになる。しかし，同じタイプの変異(C→T変異など)が高度に密集している場所がときどき存在するのである(図10.21)。このタイプの超変異は，細胞中の

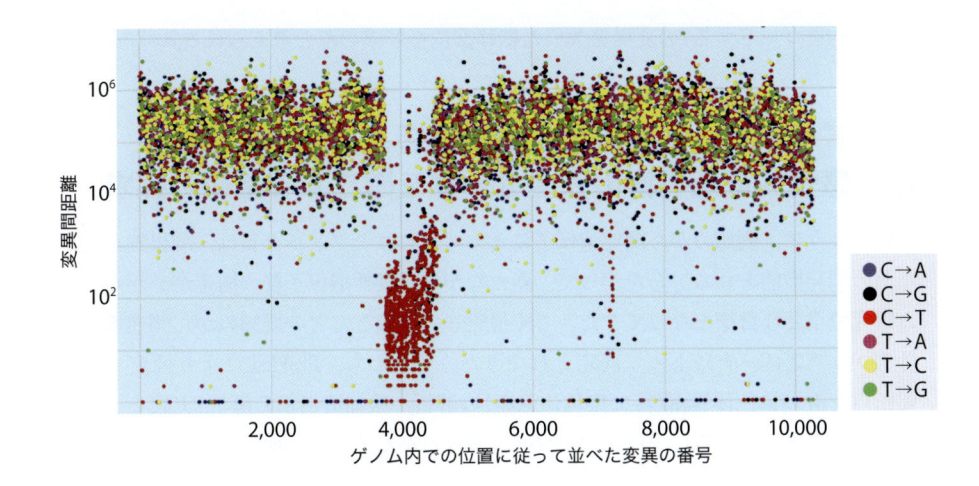

図10.21 乳がんにおける超変異クラスターの一形式であるkataegisの例を示すrainfallプロット がん特異的な変異（この例ではゲノム中で合計10,000か所を超える）を，1番染色体短腕の最初のバリアント（左端）からX染色体長腕の最後のバリアント（位置番号約10,500）まで，ゲノム上の座位の順に横軸に並べ，変異のタイプにより色分けした（右に色別の変異を示す）。縦軸は，それぞれ隣の変異との間の距離（変異間距離）を対数スケールで示したものである。このゲノムのほとんどの変異の変異間距離はおよそ10⁵～10⁶塩基対であるが，変異位置4,000あたりを中心とした大きな超変異領域があることが見てとれる（6番染色体長腕の14メガ塩基領域に対応する）。ここでは，非常に短い距離（しばしば100塩基対かそれ以下）で隣り合う，C→T変異（赤色のプロット）の顕著なクラスター（集積）が存在する。この領域内では，原著論文の図4に示されるような，著しいC→T変異をもつ明確なクラスターの非常に短い領域が存在する。(Nik-Zainal S et al. [2012] *Cell* 149:979–993; PMID 22608084より．Elsevierの許諾を得て掲載)

APOBECタンパク質の過剰な活性が原因となっていると考えられている。このタンパク質は，通常は抗体の多様化（およびRNA編集）などの過程において，シチジンデアミナーゼとして働いている。これらの酵素による過剰な活性化がもたらされると，腫瘍にとっては，多数の変異を生じさせる手段が加わったことになり，自然選択ががん化を促進するように作用する。

腫瘍間ならびに腫瘍内の不均一性

ゲノム塩基配列決定により，同じタイプの別な腫瘍の間での変異の違いと，1つの腫瘍内での変異の違いについての理解が初めてきちんと行われるようになった。図10.22に示したように，初期の研究で，大腸がんの間で比較した結果が得られた。ここでは，同じタイプの2つの腫瘍の間で，変異の場所が大きく異なることが明らかになった。両者のほとんどの違いは，パッセンジャー変異によるものである。ドライバー変異のなかには，図10.22の*APC*や*TP53*の変異のように，共通の重要ながん感受性遺伝子にみられるものもある。その他は異なるがん感受性遺伝子に変異がある。

腫瘍内不均一性についての最初の包括的な知見は，腎がんの研究から得られた。1人の患者の原発性腎がんとその転移部位から採取された複数の生検試料について，エキソーム解析が行われた。さまざまな部位から得られた体細胞変異は合計128個に上ったが，そのうち約1/3がすべての部位に共通して存在しており（ユビキタスなクラス，図10.23B），解析したすべての部位で変異していたドライバー遺伝子はただ1つ（*VHL*：フォン・ヒッペル-リンドウ〔von Hippel-Lindau〕がん抑制遺伝子）だけだった。

別なドライバー遺伝子*SETD2*（ヒストンH3K36メチル基転移酵素をコードしている）は，部位によって3種類の変異を示した（図10.23C）。転移部位ではミスセンス変異を，R4領域ではスプライス部位の変異を，そして他のすべての部位（R4も）でフレームシフト欠失を起こしていた。類似の腫瘍表現型を獲得するために，選択圧によって*SETD2*を不活性化する3つの道筋が使われたことがわかる（収斂進化の同様の例は，ヒストンH3K4脱メチル化酵素をコードする*KDM5C*についても明らかになっている。図10.23C参照）。

領域間の変異プロファイルの違いに加え，R4の生検部位1つにおいては2つの異なるクローン集団が存在しているようである。転移の種となる細胞群は，原発性腫瘍を形成した細胞群から早期の段階で枝分かれしたようである。2つのグループは分化を起こす一連の変異を経て，ドライバー遺伝子である*MTOR*（哺乳類ラパマイシンキナー

ゼの標的をコードする)の変異を欠いた転移部位を形成したと考えられる。

がんドライバー変異の全体像の把握と，がん感受性遺伝子群の完全な一覧を確立するための探求

後述のように，既知のがん関連遺伝子によって作られたタンパク質は，効果的な抗がん薬の開発標的となる。したがって，新たながん感受性遺伝子群の同定が，がんゲノム研究の重要な目標となってきた。ごく最近まで，ほとんどの既知のがん関連遺伝子は3つのアプローチによって同定されてきた。すなわち，FISH法により同定できる切断点をもつ染色体異常(特に染色体転座)の解析，候補遺伝子の解析(実験モデル生物からの情報を用いる)，コピー数多様性の解析(がん遺伝子の増幅を同定したり，ヘテロ接合性の消失の検索を行う)である。また連鎖解析も，*BRCA1*や*BRCA2*遺伝子のような乳がんや子宮がんにおける重要な感受性遺伝子群など，遺伝性がんにかかわるいくつかの遺伝子を決定するのに重要な役割を果たしてきた。

新規がん感受性遺伝子同定では，まずゲノムワイド関連解析が行われた。だが，その成果は限定的なものだった。これにかわり，多数の腫瘍のゲノムおよびエキソームを塩基配列決定する手法がとられるようになった。この方法では，腫瘍サンプルとそれに対応する患者の正常体細胞の間で比較をして，腫瘍特異的変異を同定する。

では，ゲノムワイドに得られた腫瘍特異的な変異の集合から，がん感受性遺伝子群を見つけ出すにはどうすればよいのか？　がんの種類にかかわらず，ドライバー変異は次のような傾向をもつことが期待される。つまり，比較的少数の鍵となるがん関連遺伝子に限定して変異が起こっており，その種類のがんでは，それが高頻度に起こっているということである(そしておそらくそれらは，がんの発生に決定的な役割を担っている)。一方，パッセンジャー変異はゲノムにかなりランダムに分布し，同種類のがんでも別々の腫瘍ではいくらかの違いが見つかると予想される。同種類のがんで多数の腫瘍を調べることにより，ドライバー変異とパッセンジャー変異をすばやく区別できると期待できる(しかしながら，常にそう単純なわけでもない。体細胞変異のクラスターは，局所的な変異率の上昇に寄与する可能性がある。このようなとき，パッセンジャー変異は最初はドライバー変異と混同されるかもしれない)。

がん関連遺伝子とドライバー変異の分布

ゲノムワイドな塩基配列決定を行う方法は非常に多くの成果を上げており，新規のがん感受性遺伝子の同定だけでなく，がん感受性遺伝子がさまざまながんでどのように分布するかや，それに伴うドライバー変異の変異プロファイルの同定にも役立っている。例えば，乳がん腫瘍100例の解析から，合計250個のドライバー変異が同定された。この研究における腫瘍あたりのドライバー変異の数は最大6つであり，その平均は2.5個であった(図10.24)。

前述の研究では，7つの遺伝子(*TP53*, *PIK3CA*, *ERBB2*, *MYC*, *FGFR1/ZNF703*, *GATA3*, *CCND1*)が，10％かそれ以上の腫瘍で変異していた。検出されたドライバー変異の約60％の原因遺伝子はこれらの遺伝子に含まれていた(図10.24)。同じく2012年に報告された510例の乳がんのエキソーム解析では，*TP53*と*PIK3CA*が最も高頻度に変異した遺伝子として見つかった。腫瘍の種類によって変異スペクトルが異なる(表10.10)，黒色腫などいくつかの症例では単一の遺伝子ががんの発達にきわめて重要な寄与をしていると考えられる。

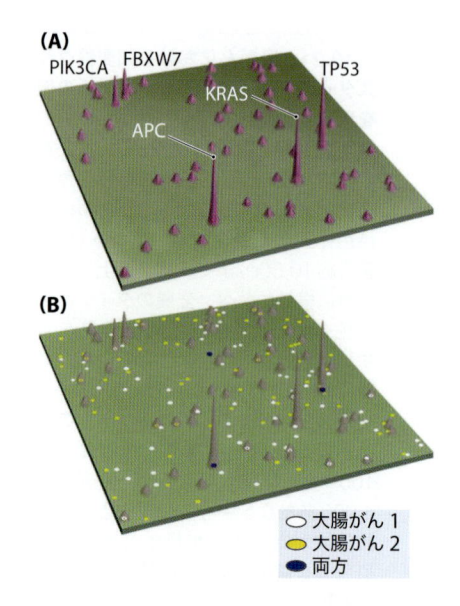

図10.22　大腸がんにおける腫瘍間の変異不均一性の度合いの初期の俯瞰図　(A)大腸がんで変異が高頻度に起こる遺伝子(*APC*, *KRAS*, *TP53*などの遺伝子の「山」)と，変異がそれほどは頻発しない遺伝子(遺伝子の「丘」)の間の違いを示す図。(B)エキソーム解析により明らかになった，2つの大腸がんにおける変異スペクトルの非常に大きな違い。*APC*遺伝子と*TP53*遺伝子，そしてもう1つの共通な遺伝子の変異は別として，2つのがんの変異スペクトルは異なっており，違いの大部分はパッセンジャー変異によるものである。(Wood LD et al. [2007] *Science* 308:1108–1113; PMID 17932254 より。AAASの許諾を得て掲載)

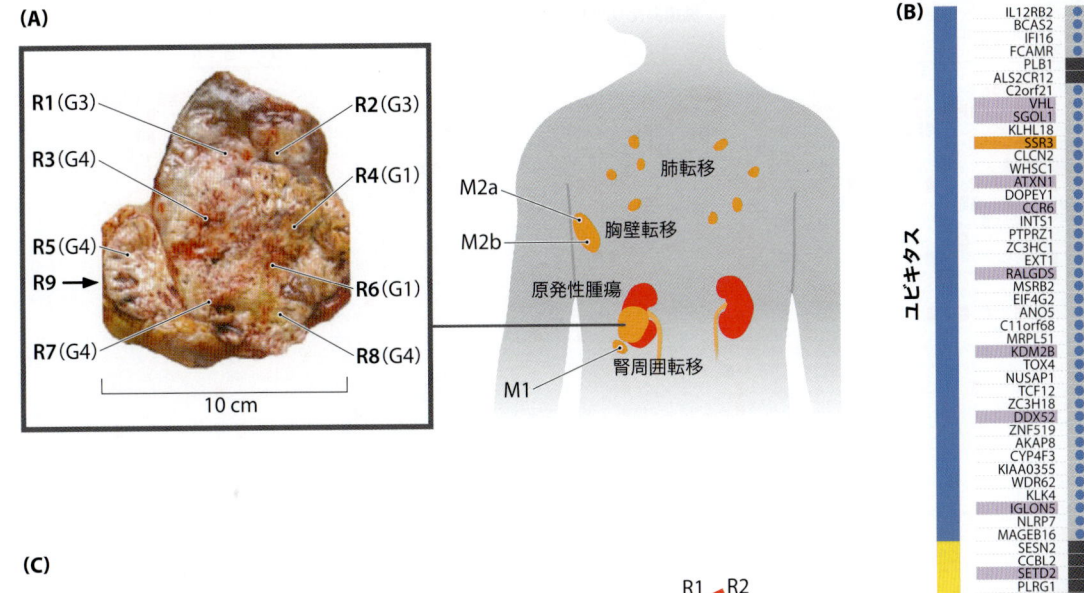

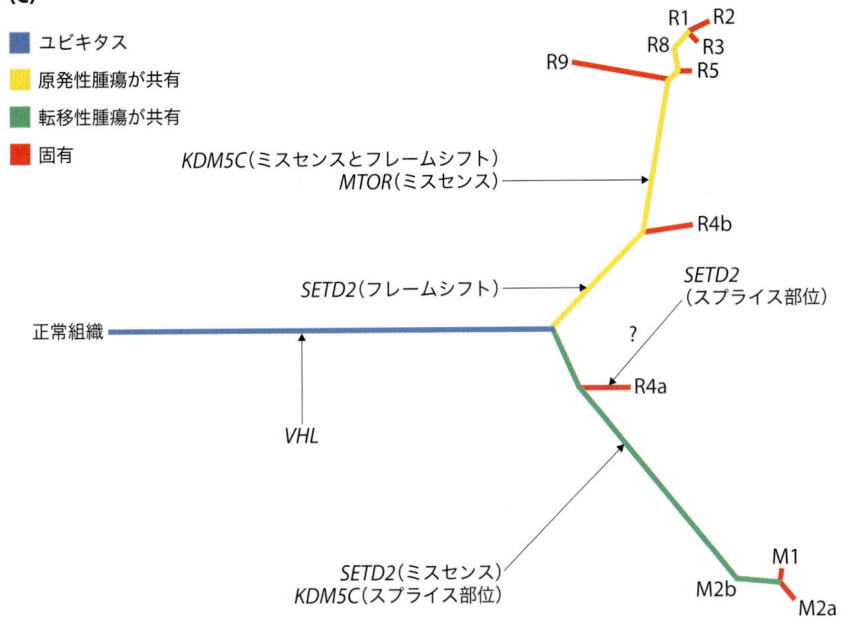

図10.23 エキソーム解析により明らかになった，1人の患者の原発性腎がんとその転移部位における腫瘍内の遺伝的不均一性と分岐進化 (A)腎がん原巣の腎摘除部位（領域R1～R9．Gは腫瘍グレードを示す），転移部位のM1（腎周囲部），M2aおよびM2b（胸壁）から採取されたコア生検部位と領域．(B)腎摘除試料の7つの原発性腫瘍部位と3つの転移部位における133の点変異の分布を示すヒートマップ（色丸のついた薄灰色ボックスは変異があることを，濃灰色ボックスは変異がないことを示す）．(C)枝分かれした進展を示す腫瘍部位の遺伝系統的な相関図．R4aとR4bは，R4でみられたサブクローンである．クエスチョンマークはSETD2スプライス部位の変異がおそらくR4aにあることを示す．R4bは，他の原発性腫瘍部位に見つかったSETD2フレームシフト変異をおそらく共有している．枝の長さは，枝分かれした点から差が生じている非同義変異の数を相対的に示す．活性のあるドライバー変異は，枝上に矢印で示した遺伝子群により獲得されている．(Gerlinger M et al. [2012] N Engl J Med 366:883-892; PMID 22397650 より．Massachusetts Medical Societyの許諾を得て掲載)

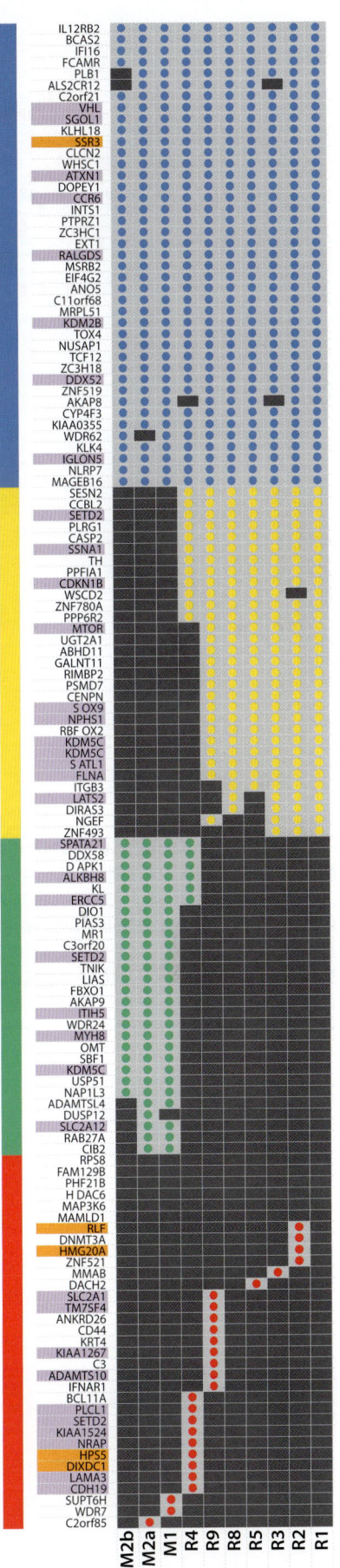

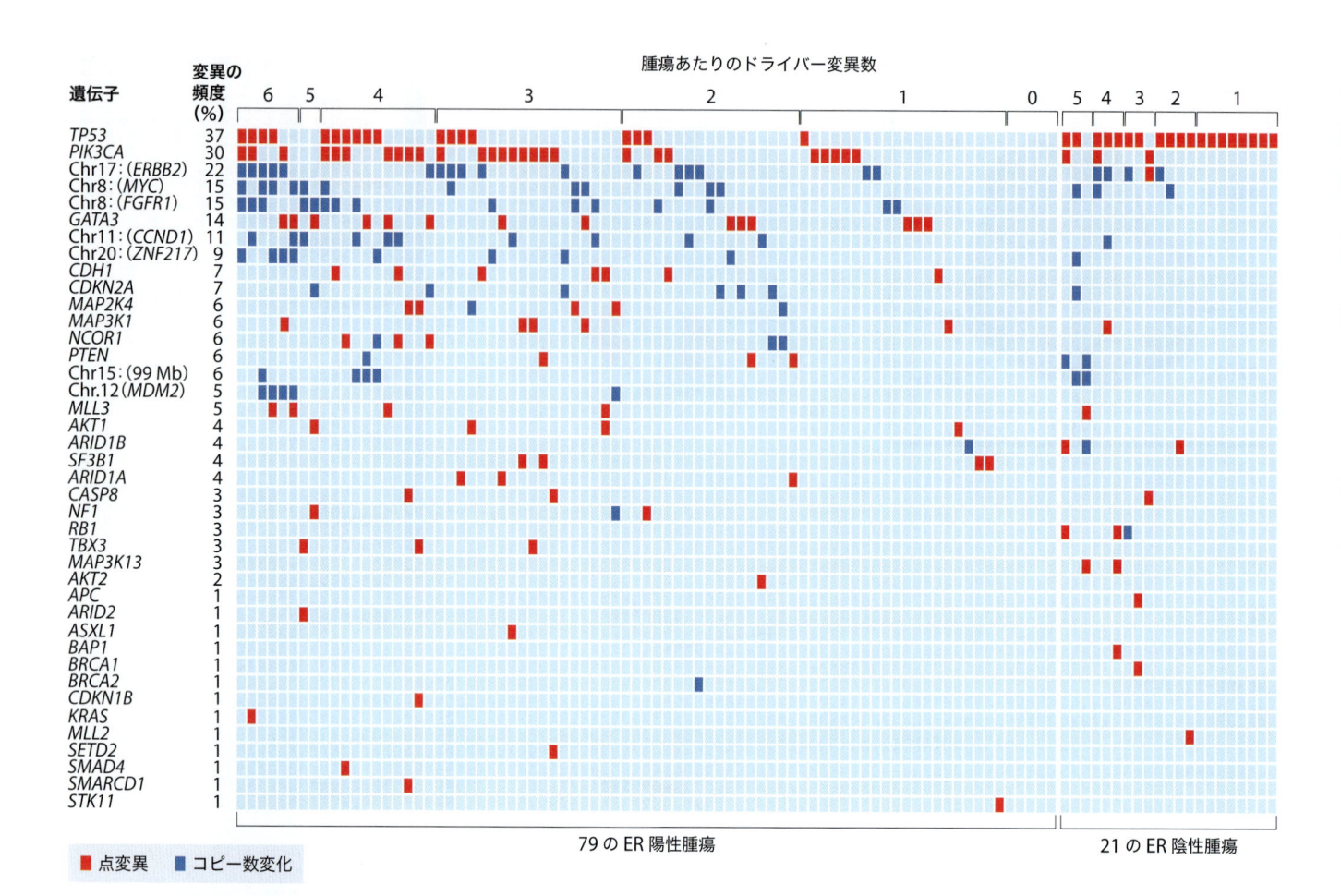

図10.24 100例の原発性乳がんの解析におけるドライバー変異の分布

図 100例のがんのうち79例がエストロゲン受容体を発現し（ER陽性），21例はER陰性であった。正常細胞のDNAサンプルを対照とした比較により，40のがん感受性遺伝子（左側縦列に示した）に体細胞性変異が見つかった。点変異は全エキソーム解析によって同定された。コピー数変化（青色で示す）は，がん遺伝子の増幅およびがん抑制遺伝子のアレル欠失を含む。これらは全ゲノムSNP（一塩基多型）アレイにハイブリダイゼーションすることにより同定された（http://www.sanger.ac.uk/genetics/CGP/CopyNumberMapping/Affy_SNP6.shtml）。5つのER陽性腫瘍を除くすべての腫瘍では，少なくともこれらの遺伝子群や座位の1つが変異していた。最大6個の遺伝子が1つの腫瘍で変異していた。最も重要な（高頻度な）がん関連遺伝子は，*TP53*（すべての腫瘍の37%，ER陰性腫瘍の90%近くで変異）と*PIK3CA*（30%の腫瘍で変異）であった。Chr，染色体；Mut. freq.，変異頻度。(Stephens PJ et al. [2012] *Nature* 486:400-404; PMID 22722201 より．Macmillan Publishers Ltd. の許諾を得て掲載)

新規がん感受性遺伝子

ゲノムワイド塩基配列決定プロジェクトは，多くの新規がん感受性遺伝子の同定に寄与している。しかし，見つかってくる遺伝子群の変異頻度は高くない。他の複雑疾患と同様に，主要ながん感受性遺伝子群は既に見つかっているのである。このことから，低頻度のがん感受性遺伝子群がおそらく多数存在すると考えられる。例えば，図10.24の乳がんゲノム塩基配列決定研究では9個の新規乳がん感受性遺伝子が同定されたが，同時期に発表されたCancer Genome Atlas Research Networkによって行われた510例の乳がんのエキソーム解析では，合計10個の新規乳がん感受性遺伝子が同定され，2つの研究で共通の遺伝子はたった1つ，*TBX3*だけであった。

2014年3月までにCancer Gene Census (http://cancer.sanger.ac.uk/cancergenome/projects/census/)は，合計522個のヒトがん関連遺伝子を同定した。このプロジェクトは現在，すべてのがん感受性遺伝子の同定を目指している。最近までその対象はコード配列に限られていたが，黒色腫の調節領域の研究から，非コード領域も調べて

乳がん(100腫瘍, WGS), PMID 22722201	大腸がん(224 MSI 陰性腫瘍), PMID 22810696	神経膠芽腫(291腫瘍), PMID 24120142	肺SCC(178腫瘍), PMID 22960745	黒色腫(135腫瘍), PMID 22817889	卵巣がん(316腫瘍), PMID 22720365
TP53(37%)	*APC*(81%)	*PTEN*(31%)	*TP53*(81%)	*BRAF*(63%)	*TP53*(93%)
PIK3CA(30%)	*TP53*(60%)	*TP53*(29%)	*MLL2*(20%)	*NRAS*(26%)	*CSMD3*(6%)
ERBB2(22%)	*KRAS*(43%)	*EGFR*(26%)	*PIK3CA*(16%)	*TP53*(19%)	*FAT3*(6%)
MYC(15%)	*TTN*(31%)	*NF1*(11%)	*CDKN2A*(15%)	*CDKN2A*(19%)	*NF1*(4%)
FGFR1(15%)	*PIK3CA*(18%)	*PIK3CA*(11%)	*NFE2L2*(15%)	*PTEN*(11%)	*BRCA1*(3%)
GATA3(14%)	*FBXW7*(11%)	*PIK3R1*(11%)	*KEAP1*(12%)	*CCND1*(11%)	*BRCA2*(3%)

表10.10　いくつかのがんゲノムあるいはエキソーム解析プロジェクトで同定された，最も高頻度に変異が生じる6つの遺伝子　ほとんどの研究はエキソーム解析を用いているが，乳がん研究では全ゲノム塩基配列決定(WGS)も含む．いくつかの遺伝子，特に*TP53*やそれよりは少ないが*PIK3CA*は，多くのタイプのがん細胞で高頻度に変異がみられる．他の多くのマイナーな遺伝子，例えば黒色腫の*BRAF*や大腸がんの*APC*などは，それぞれのがんでは特に重要な役割を果たしている．MSI：マイクロサテライト不安定性(*APC*変異を高頻度にもつことを別とすれば，MSI陽性の大腸がんは異なる変異スペクトルをもつ)．PMID：PubMedの関連文献の識別子．

いく必要があることが強く示唆された．全ゲノム塩基配列決定によって，テロメラーゼ逆転写酵素遺伝子である*TERT*のプロモーター領域の2つのヌクレオチドに，高度に頻発する体細胞変異が見つかった．その後の機能解析から，この変異によって，*TERT*の発現を上昇させるETS転写因子の結合部位が生じることがわかった．*TERT*プロモーターの変異は黒色腫の70%以上，そしてこの研究で調べられた他種の腫瘍の約1/6で起こっていることが示された．

新規のがん感受性遺伝子が，がんのいろいろな生物学的能力を支える遺伝子群から見つかってくる可能性がある．その多くは私たちがよく理解できるようになったがん遺伝子やがん抑制遺伝子とは異なる可能性があり，その重要な例について次項で述べる．

代謝とエピゲノムを結ぶ非古典的がん関連遺伝子群

がんゲノムの塩基配列決定から明らかになった驚くべきことの1つは，がんでは代謝に働く遺伝子が重要だということである．これらの遺伝子群は古典的ながん遺伝子でもがん抑制遺伝子でもなく，その多くがエピジェネティックな制御に関係している．

*IDH1*と*IDH2*遺伝子を例に挙げよう．これらはそれぞれ細胞内とミトコンドリアのイソクエン酸脱水素酵素を産生する．これら酵素はクエン酸(TCA)回路で働き，イソクエン酸を2-オキソグルタル酸(αケトグルタル酸としても知られる)に変換する．成人のグレードⅡ/Ⅲ神経膠腫や二次性神経膠芽腫の80〜90%，軟骨肉腫の50%以上，かなりの割合の急性骨髄性白血病，その他のいくつかのがんにおいて，これらの2つの遺伝子のうち1つが(ヘテロ接合性に)変異していた．変異のタイプと分布の点からみると，この2つの遺伝子は明確にがん遺伝子の分類に含まれる(図10.8で*IDH1*については記載した)．

IDH1/*IDH2*で優勢ながん関連変異は，2-オキソグルタル酸(正常なアレルから作られる)を産生する酵素に特異的に起こるミスセンス変異で，その結果，2-オキソグルタル酸ではなく2-ヒドロキシグルタル酸が産生されるようになる．高濃度の2-ヒドロキシグルタル酸は，TET2といったDNA脱メチル化酵素やさまざまなヒストン脱メチル化酵素など，コファクターの2-オキソグルタル酸に依存してエピジェネティックな修飾に働く酵素を抑制する．これにより細胞の再プログラム化が起こり，分化へと向かいにくくさせる(図10.25)．

がん遺伝子と同様に，がん抑制遺伝子も，がん細胞においてエピジェネティック修飾と代謝の関係を調節している．参考文献のSebastian et al.(2012)の論文では，通常

図10.25 TCA（トリカルボン酸）サイクルで働く酵素をコードする遺伝子群の変異は，がん発生に寄与するエピジェネティックな修飾を引き起こすことがある *IDH1*遺伝子と*IDH2*遺伝子の正常アレルは，イソクエン酸を2-オキソグルタル酸（α-ケトグルタル酸とも呼ばれる；α-KG）に変換するイソクエン酸脱水素酵素を産生する．ある種のがんでは，*IDH1*（R132H, R132C）や*IDH2*（R140Q, R172K）のミスセンス変異により，野生型（正常）のアレルから産生される2-オキソグルタル酸を2-ヒドロキシグルタル酸へと変換するイソクエン酸脱水素酵素の変異体が作られる．このがんに伴う異常な代謝が，細胞のエピジェネティックなプロファイルを変化させ，細胞の分化状態をより幹細胞様の状態へと逆行させる．TET2のようなDNA脱メチル化酵素やJumonjiC（JmjC）クラスの特定のヒストン脱メチル化酵素のような，2-オキソグルタル酸をコファクターとして使う多くの酵素が抑制されることにより，このような現象が起こる．高レベルのコハク酸とフマル酸も，2-オキソグルタル酸に依存した酵素群を阻害する．このことは，機能喪失変異によりフマル酸脱水素酵素（FH）あるいはコハク酸脱水素酵素（SDH）の遺伝的欠損が引き起こされ，それにより基質が蓄積（赤色の矢印で示す）することにより引き起こされる．

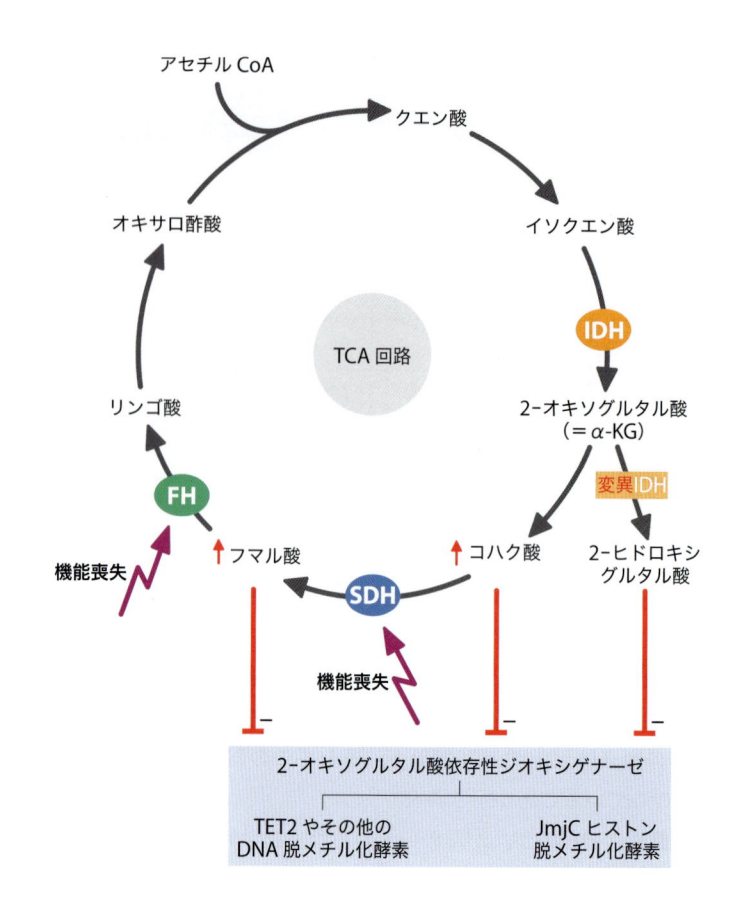

は有酸素下の解糖を抑制するヒストン脱アセチル化酵素である*SIRT6*がん抑制遺伝子の例を報告しているので参照されたい．

10.5　がん治療への遺伝学の進出

8.3節で述べたように，複雑疾患は遺伝要因と環境要因の組み合わせにより引き起こされるが，がんもこの点は同様である．がんの遺伝的な調節ポイントを標的とした治療アプローチについて考える前に，がんに対する環境要因の多大な影響について知っておくことは重要である．紫外線照射と黒色腫，あるいは喫煙と肺がんの間のよく知られた関係に加え，他の多くのがんも環境要因によって強い影響を受ける．例えば，大腸がんの発症頻度は国によって20倍もの違いがある．この大きな違いは遺伝的感受性というよりは，特に食物の成分などの環境要因によるものである．このことは，ある国から別の国に移動した集団が，そこに定住して1世代あるいは2世代のうちに，大腸がんを起こす頻度が移住先の国に典型的なものになることを根拠としている．微生物感染も環境要因の1つであり，がんに関連するウイルス感染症だけではなく，ある種の慢性細菌感染症もかかわっている．すべてのがん死のほぼ11人に1人が，ピロリ菌（Helicobacter pylori）による胃の慢性的感染症による胃がんが原因である．

　がんの基盤となる遺伝要因に関する知識の急速な増加は，どのような臨床的インパクトをもつのだろうか？　本章のこれまでの節で述べてきたように，がんゲノム学の発展は，がん発生の複雑さと，腫瘍内ならびに腫瘍間の著しい不均一性を明らかにしてきた．これにより，発がんプロセスのバイオマーカーの評価に関する困難さが示された．つまり，同じ腫瘍からの生検試料でさえ，異なる遺伝的プロファイルを示す可

能性がある(図10.23参照)。さらには腫瘍内の不均一性から，自然選択によって薬物耐性クローンの増殖が促進されることが予想される。

治療か？　予防か？

私たちがこの課題に向き合うとき，がんに対する処置は傷害の制限でしかなく，行うべきは治療よりも疾患のマネジメントであると受け入れるべきなのだろうか？　そうかもしれない。しかし，遺伝学(特にゲノム学)は，多くのがん内部の働きを覆い隠していた暗闇に光を当てた。その結果として，その基礎にある変異メカニズムの詳細かつ高精度な情報の理解，がんの分子学的性質に対するより深い理解，そしてがんがどのようにして発生するのかについての詳細な知見が得られている。がんの分子経路やがんの進化について，詳細な点まで完全な理解が得られれば，新たな治療の開発に近づけるようになるのではないだろうか。

　あるタイプのがん治療には希望がもてるいくつかの根拠がある。しかし，総じていうと，かなり難しい課題が立ちはだかっているのも確かだ。このことが，まったく異なるアプローチ対する注目を加速させている。つまり，予防である。ほとんどのがん死は，長い潜伏期間(20年かそれ以上)をもつがん腫によるものである(特に乳がん，大腸がん，肺がん，膵がん，前立腺がん，卵巣がん)。臨床的に現れるようになるまでには，これらがん腫の細胞では数百もの遺伝子に変異が蓄積していることがある(治療に対する単一の標的は存在しないと考えられる)。

　しかし，この長い潜伏期間に何らかの介入ができればどうだろうか？　がんが遺伝的な複雑性をもつ前の，そして浸潤性や転移性のあるものに発展するはるか前の，早期の段階で予防的な薬物で管理することを想像してほしい。このアプローチは有用なものとなると考えられる。このタイプのがん予防はリスクのある人を見つけるためのひとりひとりのスクリーニングに依存するため，この問題に関しては，遺伝学的検査やスクリーニングを取り上げる第11章で考察することとする。

がん治療の効果

ごく最近まで，がんの治療は3つのタイプの治療が中心の，非常に限られたものであった。つまり，可能な場合には腫瘍を外科的に切除する。そして，追加的に放射線治療と細胞毒性薬物による化学療法を行い，活発に分裂している細胞を殺す。この場合の問題は，がん細胞に加えて活発に分裂する正常細胞もまた殺されてしまうことである(患者の健康に非常に大きな悪影響をもたらす)。そのような限界があるにもかかわらず，従来の3つの治療法(外科的介入，化学療法，放射線療法)は，今日のがん治療の大部分を占めている。

　近年，がん治療のための最新アプローチが多様な成功を収めている。以下に詳細に述べるが，標的となるがんを特異的に阻害するようにデザインされた薬物を用いたものでは，いくつかの重要な成果が得られている。しかし，がんの遺伝子治療に関しては，これまでは思わしい結果を残せていない。9.4節では，特定の劣性遺伝疾患に遺伝子治療を用いた際の，最近の大きな成功について考察したが，本質的には，一般的ながんの遺伝子治療からは最小限の臨床的な改善しか得られてこなかった。後から思えば，その不成功は驚くことではない。遺伝子治療の試みにおいて，遺伝子のトランスフェクションおよび治療遺伝子の発現の効率は，それほど高いものではなかった。仮に治療遺伝子が高レベルで発現したとしても，かなりの数のがん細胞が治療後も生き残り，結果として腫瘍の増殖はほんの短い間阻害されるだけとなる。

　より最近のがん遺伝子治療のアプローチは，ほとんどが腫瘍自体を標的とせず，健

康な宿主組織に対するものとなっている。ここでは，腫瘍の微小環境(腫瘍の発達を助けている)を壊すか，細胞毒性をもつ薬物に対する健康な細胞の抵抗性を上げるなどの戦略がしばしばとられる。しかし，最もよく使用される方法は，腫瘍に対する免疫応答を増幅させると期待される遺伝子群の導入である。ex vivoでの遺伝子治療を用いた患者のT細胞の遺伝子修飾(9.3節を参照)は，特に治療上の期待がもてる。新しく登場した興味深い方法の1つは，腫瘍を認識する抗体のscFv可変ドメインを含む人工的な一本鎖キメラ抗原受容体をつくる導入遺伝子を，患者のT細胞にトランスフェクションするというものである(参考文献のBrenner et al. [2013]の総説を参照)。

　本書のさまざまなところで，治療は個人の特異的なニーズに合わせて行われるべきであるという，**個別化医療**(personalized medicine)の問題についてふれた。腫瘍内ならびに腫瘍間の著しい不均一性の意味するところは，すべての腫瘍は異なっているということであり，ゆえにがんの治療は究極的には個別化医療につながる可能性をもつ。しかし現実的には，少なからず経済的な理由もあり，**層別化医療**(stratified medicine)が進んでいるようである。層別化医療では，腫瘍は薬物に対する応答の予測可能性にもとづいて主要なサブタイプに分類される。

　また私たちは，現在とられているアプローチについても再考する必要がある。例えば，乳がんの取り組みの大部分は腫瘍の増殖の制限に焦点が置かれてきたが，より優先すべきは転移の予防であるのかもしれない(転移はがん関連死の90%以上の原因となっている)。現時点では，この領域の臨床応用までにはかなりの課題がたちはだかっている(参考文献のBrabletz et al. [2013]にまとめられている)。

　以下の節では，遺伝学とゲノム学がいかにしてがん治療の応用への重要な道を歩み出しているかと，がん治療において乗り越える必要がある残された課題のいくつかについて考察する。

がん細胞のさまざまな生物学的性質が，治療上の潜在的な糸口をさまざまに提供する

がんについてのイントロダクションで，がん細胞の特徴である多くの生物学的能力や特性について言及した。これらの1つ1つが，がん細胞を攻撃する際の標的となることを示しており，それゆえ，さまざまながん治療を開発することができる(図10.26)。生物学的性質はがんの発達に非常に重要なものであり，その能力を奪うような方法を見つけることができたとしたら，私たちはその生物学的経路でがんを止めることを望むであろう。

　しかし，それでも解決できない問題が存在する。図10.26に示した生物学的性質は，特に冗長度のあるシグナル経路により制御されている。鍵となる腫瘍の経路を阻害するためにデザインされた治療薬は，関連する生物学的性質を完全に封じ込めることができないかもしれない。腫瘍の生き残りを確保するために，別の経路が活性化される可能性もある。例えば，がんの発生はテロメラーゼのスイッチングに強く依存しているが，テロメラーゼを阻害する薬物に応答して，がん細胞が継続的な細胞増殖を確保するためにテロメア維持の別の手段を見つけることがよくある。ALT(alternative lengthening of telomerases)として知られるテロメラーゼ非依存性の別のメカニズムは，重要なテロメラーゼを欠く一部のヒト腫瘍細胞において通常用いられている。これには，異なるテロメア間の配列交換が関与しており，治療標的としては手強い。

　血管新生の調節は，有望な攻撃ラインの1つとして考えられている。通常の胚発生における脈管系の発生過程では，新しい内皮細胞が形成され，管構造を組み上げる(脈

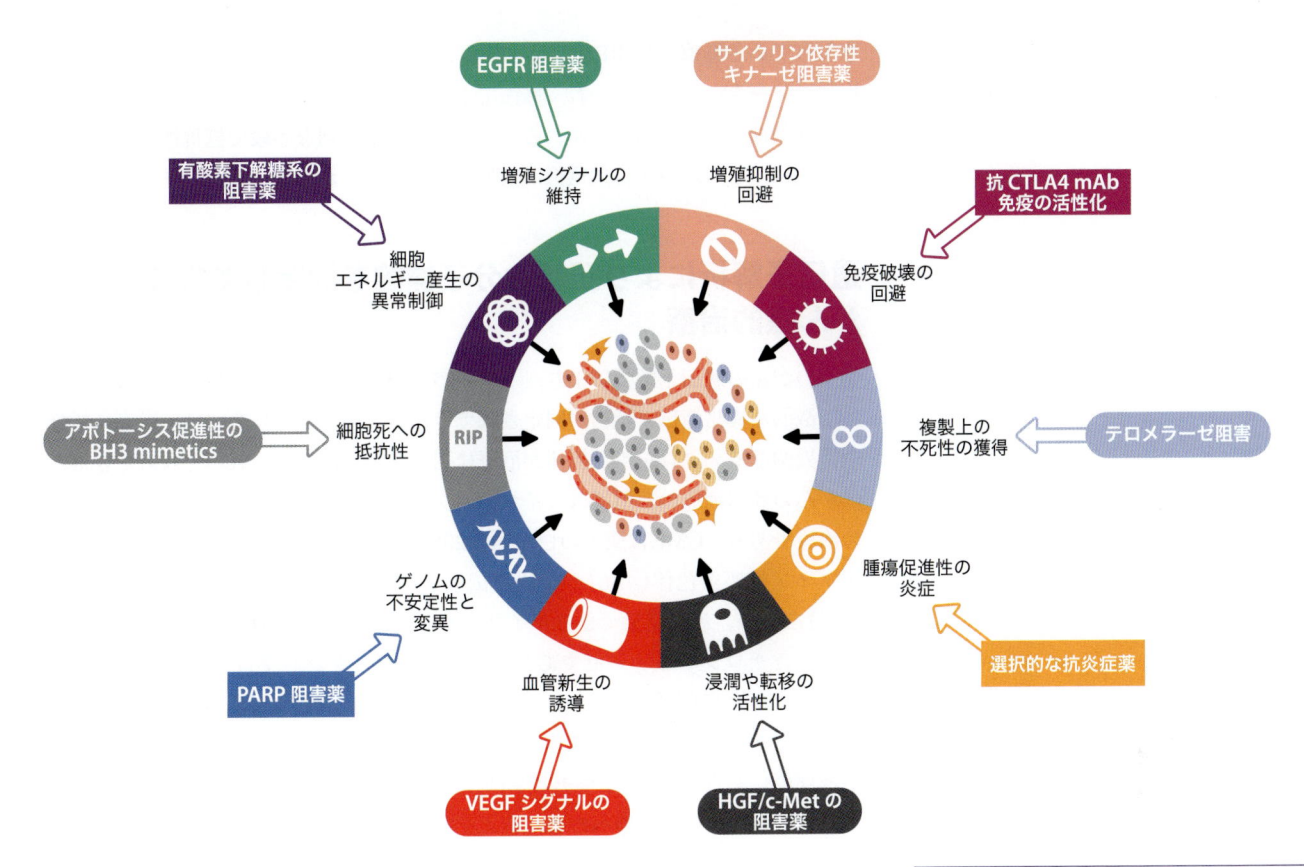

10.5 がん治療への遺伝学の進出　**441**

図10.26　がんの特徴の標的治療　説明を付した内輪の10個のシンボルは，がんに特徴として提案されたがんの10の生物学的性質を表す．背景に色のついた外輪の説明は，示された能力を対象とする治療手段を示す（ここで挙げた薬物は例として取り上げたものであることに注意．多くの薬物が臨床試験で使われており，また臨床での使用も承認されている）．EGFR：上皮増殖因子受容体，CTLA4：細胞傷害性Tリンパ球関連タンパク質4，HGF：肝細胞増殖因子，c-Met：肝細胞増殖因子の受容体（HGFRとも呼ばれる），VEGF：血管新生の誘導物質である血管内皮増殖因子，PARP：DNAの一本鎖切断を感知し，一本鎖切断を修復する酵素機構へとそれを伝えるポリ（ADP-リボース）ポリメラーゼ．アポトーシス促進性のBH3 mimeticは，BCL-2をアンタゴナイズするBH3ドメインを模倣する低分子薬である．BCL-2は，ミトコンドリアのアポトーシス経路の強力な阻害物質であり，しばしば腫瘍細胞で強く発現する．(Hanahan D & Weinberg R [2011] *Cell* 144: 646–674; PMID 21376230より．Elsevierの許諾を得て掲載)

管形成）．それに加え発生過程では，新しい血管は既存の血管から発芽することもできる（血管新生）．その後，正常な脈管系は主として静止期となる（つまり，細胞分裂をしない）．しかし，傷の治癒などの間には，血管新生は成人において一時的にオンになることができる．正常組織と同様に，腫瘍も栄養と酸素を必要とし，代謝老廃物と二酸化炭素を取り除かなければならない．これらの必要性を達成するために，血管新生はほぼ常に活性化され，腫瘍に関連する新たな血管を作りだすためにスイッチがオンのままとなる．いくつかの前臨床的モデルでは，強力な血管新生阻害薬が，この性質を抑制することに成功している．しかし，血管新生阻害に直面した腫瘍は，組織浸潤と転移に関する性質を亢進させる単純な戦略により，これに適応する．近隣の組織へと侵入することにより，がん細胞は既存組織の脈管系という別の供給源へのアクセスを得るのである．

　がんの弱点を見つける試みのさらなる例は，がん細胞がDNA修復系を稼働できなくする（その結果としてゲノム不安定性が引き起こされる）という性質を利用することである．例えば，相同組換えを介した二本鎖切断の修復は，しばしば乳がんなどの腫瘍細胞では利用できなくなっている（例えば二本鎖DNA修復機構の構成要素であるBRCA1あるいはBRCA2を不活性化することによる．図10.15参照）．このような場合の治療戦略は，別の相補的なDNA修復系を使用不能にすることである．両方のDNA修復系の喪失は，がん細胞を死へと導くが，二本鎖DNA修復系の機能が維持されている正常細胞は死なないと期待される．これは**合成致死**の1つのタイプである．

　通常よく採用される方法では，相同組換えを介した二本鎖DNA修復機能を失った腫瘍の機能を抑えるために，薬物によって一本鎖DNA修復を阻害する．低分子薬は，一本鎖切断を検知し，一本鎖切断を修復する酵素機構にそれを伝えるPARP（ポリ（ADP-リボース）ポリメラーゼ）を阻害するように設計される．二本鎖DNA修復機能

を失っている腫瘍がPARP阻害薬に曝露されると，最初は一本鎖切断の修復ができず，複製フォークの崩壊が導かれ，修復できない場合には，細胞にとって致死的と期待される深刻な二本鎖切断が導かれる。しかしながら，別な手段で抵抗性を編み出した腫瘍細胞は，その増殖を自然選択が後押しする可能性がある。

遺伝子解析により正確な分子標的を同定して行うがん標的治療

多くのがんの遺伝子解析により，ドライバー遺伝子の変異から生じ，そのがんに非常に特徴的な異常遺伝子産物が同定されてきた。このような場合では，従来の低分子薬や特異的なモノクローナル抗体が治療に利用され，かなりの成功を収めてきた。

がんの標的治療の典型例は，イマチニブ(imatinib)による慢性骨髄性白血病(CML)の治療である。CMLは成人の白血病の20％を占め，90％以上のCML症例はフィラデルフィア転座染色体(*ABL1*がん原遺伝子と*BCR*遺伝子に転座切断点がある。図10.7参照)をもつ。その結果できるハイブリッド遺伝子から，ATPによって恒常的に活性化されたチロシンキナーゼであるBCR-ABL1融合タンパク質が生成される。低分子薬のイマチニブ(商標名グリベック〔Gleevec〕™)は，競合的阻害薬として働くことによりこのチロシンキナーゼを阻害するように開発された(薬物はこのキナーゼのATP結合部位に結合する)。イマチニブは，ATPの結合を遮断することにより，酵素の不活性構造から活性化構造への切り替えをできなくする。

イマチニブの特異性は完全ではない(ABL1キナーゼに加え他の特定のキナーゼも阻害する)。それにもかかわらず，この薬物はCMLの治療を大きく変化させた。イマチニブは導入後すぐにCMLの第一選択治療となり，生存期間を顕著に延ばすことに多大な成功を収めた。ABL1キナーゼドメインの点変異によりイマチニブへの抵抗性がもたらされうるため，第二世代のチロシンキナーゼ阻害薬(特にニロチニブ〔nilotinib〕やダサチニブ〔dasatinib〕)が，それにかわるものとして用いられている。

イマチニブの成功は，その他の非常に多くのがん標的治療試験を加速させた(現在世界で約1,200もの異なる研究が行われている)。標的は，典型的にはがん遺伝子産物である。特に，キナーゼ群は薬物に対して一般的に非常に高い感受性を示すため，がんの標的治療に対するきわめて有望な標的である。セリンキナーゼをコードする*BRAF*がん遺伝子は悪性黒色腫の約60％に変異があり，また特によくみられる変異のBRAF V600Eは治療薬に対して反応性があるようで，第I相試験でいくつかの期待できる結果が得られている(図10.27)。

がんの標的治療は，がん遺伝子の過剰発現に対しても適用することができる。この場合，増幅されたがん遺伝子産物に対して結合する特異的なモノクローナル抗体が作製される。細胞増殖や生存経路に必要とされるリガンド-受容体間の相互作用を遮断することにより，それらの抗体は腫瘍細胞の死を引き起こすことができる。例えば，*ERBB2*(*HER-2*)がん遺伝子は多くの乳がんで増幅しているが，標的治療ではしばしばモノクローナル抗体であるトラスツズマブ(trastuzumab)(ハーセプチン〔Herceptin〕™)を投与する。

がんの標的治療のマイナス面は，結果として得られる臨床的効果は一般的に一時的なものであり，用いられている薬物に対する抵抗性を腫瘍が獲得し，きわめて多くの場合で再発へとつながることである。それでもいくつかのケースでは，例えばイマチニブを用いた慢性骨髄性白血病の治療などでは，生存率は高い(1年後89％)が，PLX4032を用いた悪性黒色腫のBRAF変異の標的治療などの例では，薬物抵抗性の獲

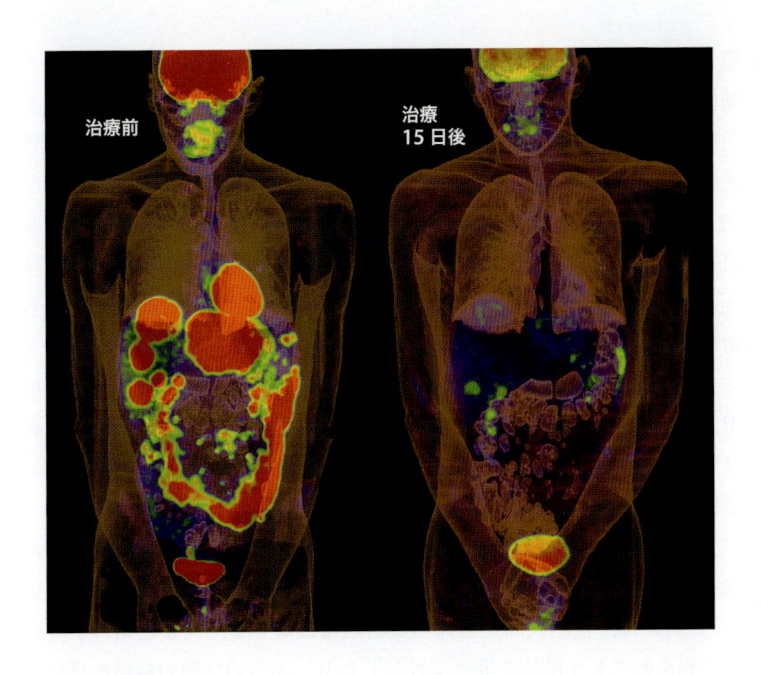

図10.27　BRAF阻害薬を用いた黒色腫の標的治療　画像は，V600E *BRAF* 変異をもつ黒色腫患者におけるベースライン（治療前）と治療開始から15日後の，^{18}F-フルオロデオキシグルコースの陽電子放出断層撮影（PET）スキャンにより得られたグルコース代謝の三次元画像である。この患者はBRAF阻害薬であるPLX4032を投与された。注入された放射性グルコースの高度代謝が，赤，緑，黄のシグナルで示されている。これは分裂しているがん細胞の特徴であると同時に，正常な脳と腎臓の代謝あるいは排出の特徴でもある。（Grant McArthur, Jason Callaghan, and Rod Hicks, Peter MacCallum Cancer Centre, Melbourneの厚意による）

得がより早く起こる。本章の最後の項では，この問題について考える。

がんの腫瘍再発と薬物抵抗性獲得の分子的基礎

がん治療では通常すべての腫瘍細胞は死なない。つまり，腫瘍の再発が大きな問題となっている。最も一般的な悪性脳腫瘍である多形神経膠芽腫を例に挙げる。このがんの生存期間の中央値は約1年であり，治療抵抗性と外科的切除後の腫瘍の再発が悪い予後の原因となっている。（前述の項で述べたように）腫瘍に特異的な分子変化を標的とする治療が非常に効果的であるにもかかわらず，いくつかの症例ではきわめて早くに腫瘍は再び増殖する。

腫瘍再発の基礎

なぜ腫瘍はこんなに素早く再発するのだろうか？　遺伝子操作で作製された神経膠芽腫のマウスモデルからは，がん幹細胞に似た性質をもつ内因性の神経膠腫細胞の比較的活動性の低いサブセットは，高い増殖能をもつ細胞の一時的な集団を生み出すことにより，長期間の腫瘍増殖維持に寄与していることが最近見いだされた。このことから，がん幹細胞は治療に対して比較的抵抗性であり，そのために生き延びて，収縮した腫瘍を再び増殖させている可能性が示唆された。もしそうであるなら，私たちがあまり詳細を知らないがん幹細胞の集団をいかに効果的に狙い撃ちし，殺傷するかという課題が提起されることになる。

もう1つのモデルは，図10.23に示したように，さまざまな研究から明確に示されている腫瘍の不均一性と関連している。悪性腫瘍が遺伝的に異なる細胞集団からなるとすれば，いくらかの細胞はおそらく薬物による治療を生き延び，何らかの方法で治療薬を無効化する変異をもった腫瘍サブクローンの増殖を自然選択が推進してしまうことが考えられる（感染症や微生物の薬物耐性獲得と同様である）。

薬物耐性の獲得

がんの標的治療における薬物耐性の獲得は異なる方法で起こりうる。変異が，薬物の

標的そのものをコードする遺伝子に起きることもある。例えば，イマチニブを用いた慢性骨髄性白血病の治療では，BCR-ABL1タンパク質のキナーゼドメインを変化させる点変異を獲得することにより，腫瘍のサブクローンはイマチニブへの抵抗性を獲得する。変異キナーゼは腫瘍の形成に必要な触媒活性を保持するが，イマチニブはその変異産物に効果的に結合して阻害することができなくなってしまう。他の多くのキナーゼ阻害薬に対する薬物耐性も，同様の機構により獲得される。しばしば変異は立体障害を介して薬物と標的間の相互作用を阻害することにより，耐性をもたらす。

　薬物耐性獲得への別の道筋として，腫瘍が変異を起こし，薬物標的遺伝子を増幅することにより起こるものがある。例えば，腫瘍がBCR-ABL1遺伝子の増幅に成功すると，CMLにおけるキナーゼ阻害薬への耐性が獲得されることがある。前立腺がんはしばしばアンドロゲン受容体遺伝子を増幅することにより，薬物媒介性のアンドロゲン枯渇療法への耐性を獲得する。

　腫瘍が薬物抵抗性を獲得するもう1つのオプションは，最初の薬物標的をバイパスする方法を見つけることである(標的自体の変化はなく，その薬物による阻害が継続している)。例えば，細胞表面受容体の薬物阻害に対して，同じ経路の下流のエフェクターに変異を起こして細胞を非感受性にしたり，あるいは別の経路を活性化させるなどの形式をとる。例えばモノクローナル抗体であるトラスツズマブは，ヒト上皮増殖因子受容体2(epidermal growth factor receptor 2：HER2)へ結合し，その働きを阻害することで乳がん治療に使えるよう設計されているが，腫瘍はHER3など別の受容体群の発現を活性化させることで，その薬物の効果をバイパスすることができる。

併用薬物療法

腫瘍の不均一性により，標的薬物治療は結果的には失敗に終わる運命にあるのだろうか？　有効と考えられる1つのアプローチは，複数の薬物を組み合わせて使うことにより，異なる標的を対象とした(1つの経路の上流と下流の構成要素を同時に狙い撃つ，あるいは並行して働く経路を同時に狙い撃つような)治療法を開発することである(参考文献のAl-Lazikani et al.［2012］の総説を参照)。将来的には，個々の悪性腫瘍における遺伝子多様性についての知識が，使用する薬物の選択をガイドするものになることが期待される。

本章のまとめ

- がんとは，制御異常による細胞増殖の異常亢進から，細胞が体内の隣接組織へ浸潤し，遠隔部位へ播種するようになった疾患である。

- がんに対する遺伝的寄与は，主に体細胞変異(接合後の変異)を通して起こる。生殖細胞系列の変異は遺伝継承されるがんを引き起こす可能性があるが，このような症例においても，発がんには追加的な体細胞変異が必要となる。

- がんの発達は，細胞内で一連の連続的な調節制御の異常が生じた後にはじめて起こり，細胞増幅(細胞分裂)の亢進あるいは細胞死の減少を導く。

- 多数の細胞制御が破綻するには時間を要するため，がんは主として晩年発症型の疾患である。

- 腫瘍は究極的には1つの細胞から生じたものだが，遺伝的には不均一である。始原細胞からの派生細胞は，増殖優位性をそなえた遺伝的変異を獲得することがある。それらは優勢

なサブクローンを形成するが，さらなる増殖優位性を獲得した次なるサブクローンによって置き換えられていく。

- いくつかのタイプのがんでは，幹細胞の性質をもつ未分化細胞がみられる。この未分化な細胞は自己再生能をもち，腫瘍内でより分化した細胞を生じさせることもできる。遺伝的に異なるがん幹細胞群もまた，クローナルな増殖により生じる可能性がある。

- 幹細胞の変異により生じるがんがある。また別な場合では，分化した細胞における遺伝的あるいはエピジェネティックな変化に始まり，細胞の分化の度合いが漸次的に低くなり，がん細胞の特性を次第に獲得していく。

- 腫瘍内の不均一性は，1つの始原細胞から生じた遺伝的に異なる派生細胞だけでなく，腫瘍の微小環境へ呼び寄せられた非腫瘍細胞をも含んでいる（例えば，いくつかのタイプの浸潤性免疫細胞など）。

- がんは，個体レベルで（世代を超えて）働く自然選択と，1個体内の細胞レベルで働く自然選択との間の戦いである。がん細胞は，成功裏に増殖してヒトのなかで腫瘍を形成しても，その宿主の寿命を超えては子孫を残せない。新たな個体内では腫瘍形成プロセスを新規に始めなければならない。

- がん細胞は通常数千もの体細胞変異を含んでいる。少数（しばしば1〜8個）の変異はがんの形成に決定的に重要な，正の選択を受けるドライバー変異である。残りは偶発的な（パッセンジャー）変異であり，ゲノムの不安定性を引き起こす。

- がん関連遺伝子は，細胞での働き方により2つのタイプに分類される。1つは，片側アレルの変異だけでがんの形成に重要な寄与を果たすものである。もう1つは，両方のアレルの不活性化ががん形成への重要な寄与に必要なものである。

- がん遺伝子とは，細胞のがん原遺伝子の1つのアレルの活性化変異によって優性遺伝性に働くがん関連遺伝子である。古典的ながん原遺伝子は，典型的には細胞増殖を亢進するかアポトーシスを抑制する増殖シグナル経路で働いている。

- がん原遺伝子は，活性化されてがん遺伝子となることができるが，それには以下のような方法がある。すなわち，機能獲得変異により活性化される。遺伝子増幅の結果として過剰発現が起こる。転座により発現が活性化される（転写が抑制された遺伝子が再構成され，転写活性化調節因子の制御下に入った状態となる）。

- 古典的ながん抑制遺伝子は劣性遺伝性に働くがん関連遺伝子であり，両アレルの不活性化によって細胞増殖が亢進されるか，あるいは細胞死が抑制されることで発がんへとつながる。がん抑制遺伝子には，ゲノムの安定性維持など他の領域で働くものもある。

- 2ヒット仮説は，がん抑制遺伝子の2回の連続的な不活性化変異からどのようにがんが発生するのかを説いている。この説は，優性遺伝性に継承したがんが，なぜ細胞レベルでは劣性遺伝性であるのかを説明している（最初の変異が生殖細胞系列に起こった結果，体内の少なくとも1つの細胞で腫瘍の形成につながる2つ目のアレルの不活性化が起こる確率が非常に高くなっている）。同種のがんが散発性に起こった場合では，1番目と2番目の不活性化変異が1つの体細胞に起こったと考えられる。

- がん細胞は，ゲノムおよびエピゲノム安定性の正常な制御を障害し，より大きな可塑性をもつようになる。

- ゲノム不安定性は，腫瘍形成を進める自然選択を助けるように働く変異を生み出す。これは，染色体の不安定性（異数性や転座などを引き起こす）としてあらわれることが多いが，マイクロサテライト不安定性などのようにDNAレベルでもあらわれる（ミスマッチDNA修復で働く遺伝子の変異により引き起こされる）。

- エピジェネティックな調節異常は，がんの開始と進展の両方に重要である。これは遺伝的変化（特にエピジェネティックな調節タンパク質を産生する遺伝子群の変異など）によって，あるいは細胞のシグナルを変えてクロマチン状態の変化を誘導する組織炎症によって

- エピジェネティックな調節異常により作られる異常なクロマチン状態は、がん細胞を未分化な状態に近づけ（分化の程度が低くくする）、がん感受性遺伝子のアレルを抑制する。また、DNAの低メチル化は、染色体の広範な不安定性を引き起こすことがある。

- 腫瘍のゲノムワイドな遺伝子発現プロファイルにより、1種類のがんをさらに細分化できる。例えば乳がんは、異なる生物学的特性と異なる薬物反応性をもつグループへと細分化される。

- 1種類のがんであっても、2つの腫瘍の間では変異スペクトルが大きく異なる（大多数のパッセンジャー変異はしばしばゲノムにランダムに分布している）。鍵となるドライバー遺伝子のなかには両方の腫瘍で共通して変異しているものもあるが、ドライバー変異が異なるがん感受性遺伝子に起こっているものもある。

- 腫瘍は進化し、同じ腫瘍の異なる部位の細胞は、部位ごとに変異の違いを示すことがある。転移細胞群は原発腫瘍とは異なる変異をもっていることが多い。

- ヒトのがん感受性遺伝子群の同定は、以下のような方法により行われた。すなわち、関連する染色体の切断点、あるいは関連するコピー数の変化（がん遺伝子の増幅や、がん抑制遺伝子のヘテロ性の消失）の解析、実験生物の解析から示唆された候補遺伝子群の研究、エキソームやゲノムの塩基配列決定。

- がんの標的治療では、薬物やその他の治療手段は、がんの形成に決定的に重要であることがわかっている特異的な遺伝子変異の働きを打ち消すように設計されている。

- 腫瘍の再発は、治療に比較的高い耐性をもつがん幹細胞によって促進されている可能性がある。

- 最初に腫瘍の縮小に成功した後、がん治療はしばしば効果がなくなり、臨床的な再発が起こることがある。腫瘍細胞の増殖を亢進し、薬物の効果と対抗する変異を獲得させるような自然選択の結果として、腫瘍細胞は薬物に耐性となるように進化していくのである。

- 腫瘍はしばしば薬物耐性を獲得するが、それには以下のような方法がある。すなわち、薬物標的の構造を変化させ、薬物がそれに結合することを構造的に妨げる（立体障害）。薬物の標的をコードする遺伝子を増幅させる。薬物の標的への効果をバイパスするような別の経路を活性化する。

問題

問題を解く鍵や選択問題が掲載されているwww.garlandscience.com/ggm-studentsを参照すること。

1. がんには100種類以上が存在する。これらの疾患を定義する2つの重要な特徴は？

2. 私たちの染色体の各テロメア末端には、DNA複製に関する問題がある。それはなぜで、その結果として起こることは何か？

3. がん細胞の性質の1つは不死化能をもつことである。これはなぜ起こるのか？

4. 腫瘍内の不均一性の例は、1つの腫瘍内の細胞群間にみられる機能がさまざまなタイプに分かれることである。この違いはどのようにして生じるのか？

5. DNA研究により、特定のがんは特異的な変異シグネチャーを示すことがわかった。

いくつか例を挙げよ．

6. がんの全ゲノム塩基配列決定により，がんゲノムの多数のドライバー変異の検出が可能となった．ドライバー変異は，ある遺伝子の特定の場所に，その発現を妨げるであろう特定の変異が共通に起こっているか，ということから特定することができる．しかし，同定されるドライバー変異の数はきわめて少ないと考えられる．図10.24に示した乳がんの研究では，100個の腫瘍における点変異とコピー数変化の両方を含むドライバー変異の数は，1つの腫瘍あたり0〜6個だった．このような少ない数のドライバー変異しか同定されないことは，どのように説明できるか？

7. 遺伝子治療の臨床試験の大半はがん治療を目的としているが，単一遺伝子疾患と異なり，がんの遺伝子治療は非常に残念な結果となっている．がんの遺伝子治療がこのように困難な見通しとなっているのは，どのような要因が影響しているのか？

8. がんの標的治療とは何か？　この治療のどんな点がメリットか？

参考文献

がんの生物学

Weinberg, RA (2014) The Biology of Cancer, 2nd edn., Garland Science.

がんの分子的性質一般について

Hanahan D & Weinberg R (2011) Hallmarks of cancer: the next generation. *Cell* 144:646–674; PMID 21376230.

Shay JW & Wright WE (2011) Role of telomeres and telomerase in cancer. *Semin Cancer Biol* 21:349–353; PMID 22015685.

Vander Heiden MG, Cantley LC & Thompson CB (2009) Understanding the Warburg effect: the metabolic requirements of cell proliferation. *Science* 324:1029–1033; PMID 19460998.

がんの進展，がん幹細胞，腫瘍内の不均一性

Burrell RA, McGranahan N, Bartek J & Swanton C (2013) The causes and consequences of genetic heterogeneity in cancer evolution. *Nature* 501:338–345; PMID 24048066.

Greaves M (2007) Darwinian medicine: a case for cancer. *Nature Rev Cancer* 7: 213–221; PMID 17301845.（がんにおいて，細胞レベルで働く自然選択について）

Greaves M & Maley CC (2012) Clonal evolution in cancer. *Nature* 481:306–313; PMID 22258609.

Hanahan D & Coussens LM (2012) Accessories to the crime: functions of cells recruited to the tumor microenvironment. *Cancer Cell* 21:309–322; PMID 22439926.

Landau DA, Carter SL, Stojanov P et al. (2013) Evolution and impact of subclonal mutations in chronic lymphocytic leukemia. *Cell* 152:714–726; PMID 23415222.

Leung CT & Brugge JS (2012) Outgrowth of single oncogene-expressing cells from suppressive epithelial environments. *Nature* 482:410–414; PMID 22318515.

Magee JA, Piskounova E & Morrison SJ (2012) Cancer stem cells: impact, heterogeneity and uncertainty. *Cancer Cell* 21:283–296; PMID 22439924.

Marusyk A, Almendro V & Polyak K (2012) Intra-tumour heterogeneity: a looking glass for cancer. *Nature Rev Cancer* 12:323–333; PMID 22513401.

Wu X, Northcott PA, Dubuc A et al. (2012) Clonal selection drives genetic divergence of medulloblastoma. *Nature* 482:529–533; PMID 22343890.

がん遺伝子，がん抑制遺伝子，がんのハプロ不全

Berger AH & Knudson AG, Pandolfi PP (2011) A continuum model for tumor suppression. *Nature* 476:163–169; PMID 21833082.

Berger AH & Pandolfi PP (2011) Haploinsufficiency: a driving force in cancer. *J Pathol* 223:137–146; PMID 21125671.

Freed-Pastor WA & Prives C (2012) Mutant p53: one name, many proteins. *Genes Dev* 26:1268–1286; PMID 22713868.

Knudson AG (2001) Two genetic hits (more or less) to cancer. *Nature Rev Cancer* 1:157–162; PMID 11905807.（がんの2ヒット説が生まれた歴史的な総説）

Roukos V, Burman B & Misteli T (2013) The cellular etiology of chromosome translocations. *Curr Opin Cell Biol* 25:357–364; PMID 23498663.（染色体転座が頻発する背景についての1つの考察）

Solimini NL, Xu Q, Mermel CH et al. (2012) Recurring hemizygous deletions in cancer may optimize proliferative potential. *Science* 337:104–109; PMID 22628553.

Storlazzi CT, Lonoce A, Guastadisegni MC et al. (2010) Gene amplification as double minutes or homogenously staining regions in solid tumors: origin and structure. *Genome Res* 20:1198–1208; PMID 20631050.

Vogelstein B & Kinzler KW (2004) Cancer genes and the pathways they control. *Nature Med* 10:789–799; PMID 15286780.（がん遺伝子とがん抑制遺伝子についての歴史的な総説）

がんのRNA遺伝子

Cheetham SW, Gruhl F, Mattick JS & Dinger ME (2013) Long noncoding RNAs and the genetics of cancer. *Br J Cancer* 108:2419–2425; PMID 23660942.

Esquela-Kerscher A & Slack FJ (2006) Oncomirs—microRNAs with a role in cancer. *Nature Rev Cancer* 6:259–269; PMID 16557279.

Farazi TA, Hoell JI, Morozov P & Tuschl T (2013) microRNAs in human cancer. *Adv Exp Med Biol* 774:1–20; PMID 23377965.

がんのゲノム不安定性

Forment JV, Kaidi A & Jackson SP (2012) Chromothripsis and cancer: causes and consequences of chromosome shattering. *Nature Rev Cancer* 12:663–670; PMID 22972457.

Lord CJ & Ashworth A (2012) The DNA damage response and cancer therapy. *Nature* 481:287–294; PMID 22258607.

Pena-Diaz J & Jiricny J (2012) Mammalian mismatch repair: error-free or error-prone? *Trends Biochem Sci* 37:206–214; PMID 22475811.

Roy R, Chun J & Powell SN (2012) BRCA1 and BRCA2: different roles in a common pathway of genome protection. *Nature Rev Cancer* 12:68–78; PMID 22193408.

がんのエピジェネティックな異常ならびに代謝の異常

Schwitalla S, Fingerle AA, Cammareri P et al. (2013) Intestinal tumorigenesis initiated by dedifferentiation and acquisition of stem cell-like properties. *Cell* 152:25–38; PMID 23273993.

Sebastián C, Zwaans BM, Silberman DM et al. (2012) The histone deacetylase SIRT6 is a tumor suppressor that controls cancer metabolism. *Cell* 151:1185–1199; PMID 23217706.

Shen H & Laird PW (2013) Interplay between the cancer genome and epigenome. *Cell* 153:38–55; PMID 23540689.

Timp W & Feinberg AP (2013) Cancer as a dysregulated epigenome allowing cellular growth advantage at the expense of the host. *Nature Rev Cancer* 13:497–510; PMID 23760024.

You JS & Jones PA (2012) Cancer genetics and epigenetics: two sides of the same coin. *Cancer Cell* 22:9–20; PMID 22789535.

がんのゲノム学：総説

Garraway LA & Lander ES (2013) Lessons from the cancer genome. *Cell* 153:17–37; PMID 23540688.

Stratton MR (2011) Exploring the genomes of cancer cells: progress and promise. *Science* 331:1553–1558; PMID 21436442.

Vogelstein B, Papadopoulos N, Velculescu VE et al. (2013) Cancer genome landscapes. *Science* 339:1546–1558; PMID 23539594.

Watson IR, Takahashi K, Futreal PA & Chin L (2013) Emerging patterns of somatic mutations in cancer. *Nature Rev Genet* 14:703–717; PMID 24022702.

がんのゲノム学：原著論文

Alexandrov LB, Nik-Zainal S, Wedge DC et al. (2013) Signatures of mutational processes in human cancer. *Nature* 500:415–421; PMID 23945592. (7000以上のがんにおける500万近い変異から同定した20を超える独特な変異シグネチャー)

Cancer Genome Atlas Research Network (2013) Integrated genomic characterization of endometrial carcinoma. *Nature* 497:67–73; PMID 23636398. (子宮内膜がんのゲノムの特徴を調べることで，悪性の腫瘍をもつ女性の術後の治療を分類)

Curtis C, Shah SP, Chin SF et al. (2012) The genomic and transcriptomic architecture of 2000 breast tumours reveals novel subgroups. *Nature* 486:346–352; PMID 22522925.

Gerlinger M, Rowan AJ, Horswell S et al. (2012) Intratumor heterogeneity and branched evolution revealed by multiregion sequencing. *N Engl J Med* 366:883–892; PMID 22397650.

Kandoth C, McLellan MD, Vandin F et al. (2013) Mutational landscape and significance across 12 major cancer types. *Nature* 502:333–339; PMID 24132290. (TCGA(The Cancer Genome Atlas research network)が12の主要ながんにわたる3281の腫瘍から得た点変異と小さいインデルを解析)

Nature Focus on TCGA Pan-Cancer Analysis. http://www.nature.com/tcga

Nik-Zainal S, Alexandrov LB, Wedge DC et al. (2012) Mutational processes molding the genomes of 21 breast cancers. *Cell* 149:979–993; PMID 22608084.

Stephens PJ, Tarpey PS, Davies H et al. (2012) The landscape of cancer genes and mutational processes in breast cancer. *Nature* 486:400–404; PMID 22722201.

がん治療

Al-Lazikani B, Banerji U & Workman P (2012) Combinatorial drug therapy for cancer in the post-genomic era. *Nature Biotechnol* 30:1–13; PMID 22781697.

Brabletz T, Lyden D, Steeg PS & Werb Z (2013) Roadblocks to translational advances on metastasis research. *Nature Med* 19:1104–1109; PMID 24013756.

Brenner MK, Gottschalk S, Leen AM & Vera JF (2013) Is cancer gene therapy an empty suit? *Lancet Oncol* 14: e447-456; PMID 24079872.

Chen J, Li Y, Yu TS et al. (2012) A restricted cell population propagates glioblastoma growth after chemotherapy. *Nature* 488:522–531; PMID 22854781.

Dancey JE, Bedard PL, Onetto N & Hudson TJ (2012) The genetic basis for cancer treatment decisions. *Cell* 148:409–420; PMID 22304912.

Dawson MA & Kouzarides T (2012) Cancer epigenetics: from mechanism to therapy. *Cell* 150:12–26; PMID 22770212.

Glickmann MS & Sawyers CL (2012) Converting cancer therapies into cures: lessons from infectious diseases. *Cell* 148:1089–1098; PMID 22424221.

Holohan C, Van Schaeybroeck S, Longley DB & Johnston PG (2013) Cancer drug resistance: an evolving paradigm. *Nature Rev Cancer* 13:714–726; PMID 24060863.

Jones SJ, Laskin J, Li YY et al. (2010) Evolution of an adenocarcinoma in response to selection by targeted kinase inhibitors. *Genome Biol* 11:R82; PMID 20696054.

McDermott U, Downing JR & Stratton MR (2011) Genomics and the continuum of cancer care. *N Engl J Med* 364:340–350; PMID 21268726.

Nature Medicine Focus on Targeted Cancer Therapies (2013) *Nature Med* 19: 1380–1464（2013年11月号に掲載されたこの分野のいろいろな総説集）

遺伝子からゲノム全般にわたる検査と，遺伝学的検査・遺伝子治療の倫理

CHAPTER 11

さて，本書の最後となるこの章では，ゲノムや遺伝子，遺伝学に関する拡大しつづける知識が，遺伝学的検査として社会の健康増進にどのように役立っているのかについて考えたい。そして，診断や治療において現実に応用されつつある，あるいは近い将来応用されるかもしれない遺伝学的技術に関する倫理的な懸念と，それらが社会に与える影響について議論したい。

これまでの章のいくつかで，遺伝学とゲノミクスが疾患の分子基盤の理解にどれほど貢献したか，そして疾患の診断と治療にどれほど大きな変化をもたらしてきたかについて解説してきた。多くの遺伝性疾患にはいまだに有効な治療法がない。しかしながら，治療への遺伝学的アプローチはまさに黎明期の段階にある（遺伝子工学的技術によって開発された治療用タンパク質で承認されているものはさまざまあるが，遺伝子治療に関する最近の著しい進歩にもかかわらず，遺伝子治療が治療として完全に承認されたのは，つい最近の2012年11月のことである）。それにもかかわらず，今後数十年の間に遺伝学的技術は疾患治療領域において大きな貢献を果たすだろうといわれており，倫理的な問題や，新しい遺伝学的技術が社会にどう影響を及ぼすかについても考えていく必要がある。

遺伝学的検査は，これまでにも長きにわたり臨床応用されてきた歴史がある。胎児の細胞を用いた染色体異常の解析は，1960年代後半から行われている。その後，遺伝子クローニング技術の進歩により，ゲノムDNAによる診断が可能になった。DNA技術は当初，（特に臨床的には）ごく一部の臨床検査として行われていたにすぎなかったが，安価で扱いやすいポリメラーゼ連鎖反応（polymerase chain reaction：PCR）という技術によって普及することとなった。PCR法にもとづく検査は病原体を見つけるための標準的な方法となり，微生物やウイルスを扱う専門家にとっても重要なツールとなったが，それ以外の臨床遺伝学的サービスや，血液学や腫瘍学の専門分野においても広く使われるようになった。

DNA配列解析技術が安価に利用できるようになったことから，一般的な疾患の遺伝的背景がわかってきた。DNAによる診断は限られた遺伝子を解析することからゲノム全体を解析する方向へと移ってきており，ほとんどすべての診療科に関係するものとなってきた。ゲノム解析やエキソーム解析といった革新的な技術によって，個別化医療の実現が限りなく近づいてきており，消費者直結型（direct to consumer：DTC）の遺伝学的検査（通常の保健システムによるものではない，営利企業によるサービス）が広がりつつある。

11.1節では，遺伝学的検査に関する技術について概説し，次に11.2節で染色体異常や大規模なゲノム構造異常，11.3節では点変異やDNAのメチル化変化を調べる遺伝

11.1 遺伝学的検査の概略

11.2 染色体異常と大規模なDNA変化に対する遺伝学的検査技術

11.3 小規模なDNA変化に対する遺伝学的検査技術

11.4 遺伝学的検査：サービスの内容と実際の適用

11.5 遺伝学的検査と疾患治療の遺伝学的アプローチの倫理的課題と社会へのインパクト

学的検査法について解説する．11.4節では，遺伝学に関連するサービスがどのように構築されているか，そして実用化されているサービスにはどのようなものがあるかについて解説する（薬理遺伝学的な検査については遺伝性疾患の治療に関するところで既に解説したので，この分野の応用に関しては9.1節を参照のこと）．最後に11.5節で，遺伝学的検査や疾患治療に関する遺伝学的技術の応用における，倫理的な側面や社会的な影響について考察する．

11.1 遺伝学的検査の概略

個人に対する遺伝学的検査は，さまざまな理由で行われている．個人識別や親子鑑定などの生物学的な関係の証明は，犯罪捜査や法的な目的のため，あるいは祖先の追跡などで実施されうる．遺伝学的検査は，いろいろなヒト集団にみられる正常な遺伝学的多様性を理解するうえでも重要である．

　本章で焦点をあてるのは，疾患感受性にかかわる遺伝学的多様性で，集団中で比較的少数にみられる差異を検出するものである．それらを検出するためにはさまざまな戦略があり，検査を行うレベルや環境もさまざまである．

遺伝学的検査の評価

遺伝学的検査は，米国疾病管理予防センター（CDC）の臨床と予防における遺伝学的検査評価機構（Evaluation of Genomic Applications in Practice and Prevention）によって設立されたACCEフレームワーク（http://www.egappreviews.org/）により評価することができる．ACCEという名前は，次の4つの側面に由来する：

- **A**nalytical validity（分析的妥当性）：目的とするものを正しく調べることができているか？
- **C**linical validity（臨床的妥当性）：対象となる健康状態を正しく予測できるか？
- **C**linical utility（臨床的有用性）：検査結果はどの程度有用か？
- **E**thical validity（倫理的妥当性）：その検査は倫理基準を満たしているか？

　検査の臨床的妥当性は，2つの重要な評価指標によって決定される．すなわち，**感度**（sensitivity〔その疾患をもつ人が，検査によって，疾患をもつと正しく診断される割合〕）と，**特異度**（specificity〔その疾患ではない人が，検査によって，その疾患ではないと正しく診断される割合〕）である．**表11.1**に実際の例を挙げ，関連する指標がどのように計算されるかを示した．

遺伝学的検査：直接塩基配列決定法，変異スクリーニング，下流解析，間接的な連鎖解析

疾患に関連するバリアントや複雑な疾患の感受性に関するバリアントの遺伝学的検査は，遺伝型を直接調べることで行うことができる．例えば鎌状赤血球症やハンチントン（Huntington）病などでは，例外的に変異が均一なので，疾患の原因となるバリアントが特定（予想）できている．

　しかし，ほとんどの単一遺伝子疾患では，患者家族における分子病理があらかじめわかっていない場合は，まず最初にその家族における疾患原因変異を明らかにしなけ

		疾患	
		あり	なし
検査	陽性	a(90)	c(30)
	陰性	b(10)	d(1,870)

感度	a/(a+b)	(90/100=90%)
特異度	d/(c+d)	(1,870/1,900 =98.4%)
偽陽性率	c/(a+c)	(30/120=25%)
陽性的中率	a/(a+c)	(90/120=75%)
偽陰性率	b/(b+d)	(10/1,880 =0.5%)
陰性的中率	d/(b+d)	(1,870/1,880 =99.5%)

表11.1 検査の臨床的妥当性に関連するパラメーター 括弧内の数字は例として示したものである。ある疾患をもつ人が100人いると仮定し，1,900人はその疾患がないとする。偽陽性率は，疾患がないにもかかわらず陽性とされた人の割合である。偽陰性率は，疾患があるにもかかわらず陰性とされた人の割合である。陽性的中率は，疾患をもち，検査で陽性になった人の割合である。陰性的中率は，疾患をもっていない人が陰性と判定された割合である。偽陽性率と陽性的中率の合計は常に100%であり，偽陰性率と陰性的中率の合計も100%であることに注目。

ればならない。その後に，リスクのある個人が実際にその疾患原因変異をもっているかどうかを調べることができる。最初に原因変異を同定する際には，何らかの**変異スクリーニング**(mutation scanning)が行われる。これは通常，その疾患の原因となることが知られている遺伝子に点変異がないかどうかをDNA塩基配列決定によって調べたり，あるいは，候補遺伝子の欠失や重複がないかどうかを調べたりすることを意味する。その際，参照配列と比較することにより，候補遺伝子のバリアントが病的なものかどうかを検証する。しかし，疾患患者で共通して認められる特定の変異をいくつか組み合わせて，そのいずれかが陽性でないか調べることもある。

遺伝学的検査によっては，遺伝学的多様性そのものではなく，遺伝学的多様性の結果として起こることを調べることがある。異常なRNAやタンパク質の発現，あるいは代謝産物の異常な上昇といった疾患関連バイオマーカーを調べたり，時には機能解析が行われる。要するに，遺伝子が期待されるような機能を果たせていない状況であるかどうかがわかればそれで十分なのである。

常染色体劣性遺伝疾患の場合，機能解析を1回行って機能喪失を確認することができればそれで十分なことがあり，これは当該遺伝子が発現している培養細胞で調べるのが簡便である。DNA修復障害疾患であるファンコーニ貧血(PMID 20301575)はその例である。この疾患は15種類の遺伝子のうちのいずれかの変異によって引き起こされる可能性があり，そのうちのいくつかは非常に多くのエキソンで構成されているため，DNAレベルでの解析は非常に複雑である。この疾患のより簡便な検査方法は，シンプルなDNA修復検出法である。患者からリンパ球を採取して培養し，ジエポキシブタンまたはマイトマイシンCなどの架橋剤で処理した後，DNA架橋修復機能の欠損のために染色体に異常が生じるかどうかを調べればよい。

間接的な連鎖解析

現在では，遺伝的バリアントを直接検出する方法が，遺伝学的検査の基本となっている。しかしいくつかの状況では，疾患アレルの変異が遺伝的に受け継がれているかどうかを間接的な方法で追跡する方法が用いられる。この場合，疾患遺伝子が既に同定されており，疾患がその単一遺伝子の変異によるものであると確信がもてる場合に限られる。

間接的な検出法は，しばしば時間の制約がある場合に採用される。例えば，第一子が常染色体劣性遺伝の多発性嚢胞腎のために新生児期に亡くなった女性が，現在妊娠15週で，出生前診断を希望しているとする。この疾患は，*PKHD1*遺伝子の不活性化

図11.1 連鎖マーカーを用いた責任遺伝子の追跡 このX連鎖劣性遺伝形質では当初，第III世代の姉妹に罹患男児を産むリスクがあるかどうかが不明である(?マークで示されている)。そこで疾患座位に強く連鎖している多型マーカーを調べた結果が，家系図の下に青色で表示されている(男性は単一のアレル，女性はハイフンで区切られた2つのアレルをもっている)。3で示されたアレルは罹患者で共通であり，疾患アレルと考えられ(赤い*)，第I世代および第II世代の女性は保因者であると考えられる。第III世代の姉は母親からアレル1を継承しているため，疾患座位では正常(N)アレルを継承していると推測され，罹患男児を産むリスクはないと考えられる。しかし，妹は50%の確率で罹患男児を産むと予測される(そのため，男児を妊娠した場合には，希望があればこの連鎖解析を利用して出生前診断を提供することができる)。マーカーと疾患座位の間で組換えが生じる可能性がわずかながらある。しかし，近位側と遠位側の強く連鎖したマーカーを使用すれば，正確な予測が期待できる。

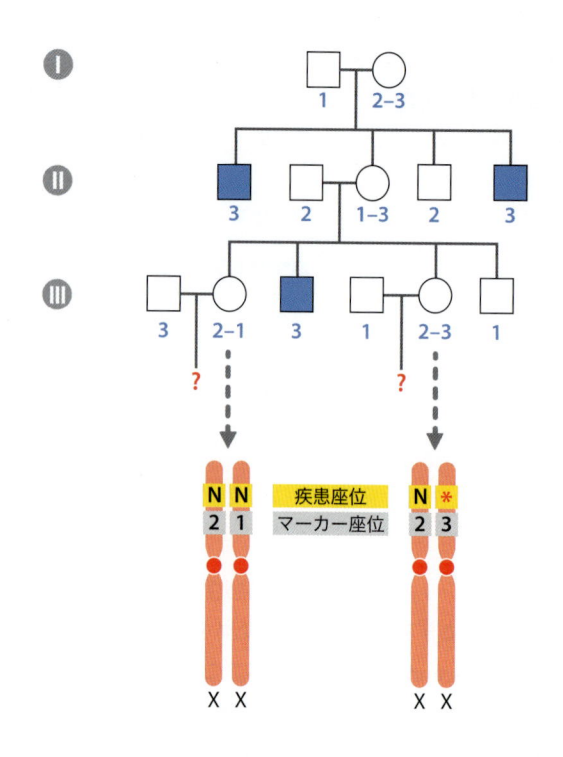

変異をともなう(PMID 20301501)。直接的な診断を行うためには，原因となる変異が同定されていなければならない。しかし，*PKHD1*のように複雑な遺伝子(66個のコードエキソンをもつ)では，多くのエキソンを解析するのは時間を要する。素早く行える代替手段として，疾患遺伝子のすぐ近傍，あるいは遺伝子内に存在して疾患変異と密に連鎖する，非病的な多型マーカーを解析すればよい。

間接的な検出法は遺伝的な連鎖に基づいており，鍵となる家系メンバーからサンプルを得て，2世代以上を通して連鎖したマーカーの伝達が追跡できることが必要である。家系内において，複数の連鎖マーカー座位から疾患と共に分離される(つまり，受け継がれる)アレルを特定することにより，家系内のある個人が実際にはまだ見つかっていない疾患アレルをもっているかどうかを高い精度で予測することができる(図11.1では，単一のマーカーによる簡単な例を示す)。

いろいろなレベルで行われる遺伝学的検査

遺伝学的検査は目的によって用いる分子のレベルが異なる。検査でよく行われるのはDNAや染色体の解析だが，RNAや遺伝子産物，代謝産物，その他のバイオマーカーなども使われる(さらに前述したように，まれに機能解析も行われる)。用いる試料は細胞(通常は血液，腫瘍組織，皮膚，胚性組織，または胎児などに由来する細胞である。表11.2参照)のこともあるし，体液，例えば血液，尿，さらに呼気(ある種の腫瘍のバイオマーカーとして使用されることが増えている)などでもよい。遺族の診断のために有用な情報を提供できる場合には，時には既に亡くなった人由来の試料も検査に使用されることがある。

他の臨床検査と同様に，遺伝学的検査は個人で行ってもよいが，多くの場合ではカップル，家族，地域社会，さらには一般集団を含むといったいろいろな条件で行われる。このことについては11.4節で詳細を説明する。ここでは導入として，いろいろなレベルでの検査についての簡単な例を挙げる。

表11.2 遺伝学的検査に用いられる試料の由来

細胞またはDNAの由来	検査あるいはスクリーニングのタイプ
胚/胎児	
受精卵割球からの1細胞/胚盤胞からの数細胞	着床前診断
妊婦血液中の胎児由来DNA	在胎6週までの出生前診断（父親由来アレルの検査），性別判定（表11.4）
絨毛	9〜14週における出生前診断
羊水	15〜20週における出生前診断
臍帯血	18〜24週における出生前診断
成人/出生後	
末梢血	ヘテロ接合性保因者のスクリーニング。ヘテロ接合性保因者の遺伝型解析。発症前遺伝型スクリーニングあるいは検査（DNAフィンガープリントまたはプロファイル解析）。染色体異常を調べるための検査
口腔内細胞/頬粘膜	
皮膚・筋肉などの生検試料	RNAに基づいた解析
腫瘍生検試料	がん関連の遺伝型あるいは遺伝子発現パターン
ガスリー（Guthrie）カード	新生児スクリーニング
故人から得られた試料	
病理組織	遺伝型判定
ガスリーカード	死亡した故人からDNAを得ることができる可能性のある試料（新生児スクリーニングですべての血液スポットが使われるわけではない）

　遺伝学的検査はこれまで主に染色体異常や，あるいは，単一遺伝子疾患の原因となる浸透度の高いまれな遺伝子変異に対して行われてきた。これらを実施するのは，家系のメンバーに遺伝性疾患を発症した人がいたり，あるいはその他の因子によって疾患感受性が上昇している夫婦や家族に対してである。出生前のさまざまな妊娠時期に採取された細胞に対して行われることも多い（表11.2を参照）。着床前診断においては，検査は体外受精を前提として行われる。

　成人に対する発症前検査は非常に増えているが，小児においても時に行われる。この検査の目的は，現在症状のない人が，その後の人生において遺伝性疾患を発症するリスクがあるかを予測することにある。検査の結果が陽性であれば，治療を受けたり生活スタイルを変更することなどにより，疾患リスクを減らす機会を得られるだろう。結果が陰性であれば，疾患リスクを心配することから解放されるといった心理的な利点が得られる。個人ゲノムの解析コストは低下しつづけているので，全エキソーム解析や全ゲノム解析が日常的となる可能性があり，こうした検査は今後さらに普及するだろうと考えられる。これからみていくように，最近はさまざまなパーソナルゲノム解析会社が，通常の医療の枠の外で，複雑疾患の遺伝学的検査を消費者に直接提供するようになってきた。

　特に，症状のない人が有害な変異をもつかどうかを地域や集団規模で調べる検査も行われるようになってきた（**遺伝学的スクリーニング**〔genetic screening〕）。この検査

の目的は，集団のなかのハイリスク群を同定し，詳しい検査を勧めることにある（例えばカップルの両方が常染色体劣性遺伝疾患の保因者であることがわかった場合，出生前診断の機会を提供するなどである）。ただし，その疾患の変異の種類が限られた場合でなければ，各個人にどのような変異が存在するかを知ることは難しい。結果として遺伝学的スクリーニングは，例えば，代謝産物の変化のような，病因と関連する遺伝子産物やバイオマーカーの解析として行われることが多い。

11.2　染色体異常と大規模なDNA変化に対する遺伝学的検査技術

7.4節では，2つの基本的な染色体異常のパターンを解説した。すなわち，染色体の数的異常（正常より染色体が1本多い，あるいは1本少ないといった，染色体の不分離による染色体異数性など）と，構造異常（染色体の再構成による大規模な欠失，重複，逆位，転座など）である。

　伝統的には，染色体異常は標準的な核型分析によって診断されてきた。標準的な核型分析というのは，染色体標本を化学的に染色し，バンド模様を調べる方法である（BOX 7.4）。最近では，染色体異常やその他の大規模なDNA変化（大規模といっても、標準的な細胞遺伝学解析では小さすぎて検出できない）を検出するためのDNA解析技術が，第一選択の検査として広く使われるようになってきた。しかし，染色体分染技術は，後述ような特定の場合には今でも使われている。

　最近の染色体異常や大規模なDNA変化の解釈では，in-silicoデータ（電子的リソース）が参照される。Ensemblのリソースを用いたヒト染色体構造異常と表現型のデータベースDECIPHER（Database of Chromosomal Imbalance and Phenotype in Humans using Ensembl Resources）（http://decipher.sanger.ac.uk/）は，染色体の微細欠失や重複，挿入，転座，逆位による臨床情報を収集しており，これらの情報はヒトゲノムマップ上で公開されている。臨床ゲノミクスの国際共同研究グループICCG（International Collaboration for Clinical Genomics）（http://www.iccg.org/）も，データ共有の機会を提供している（訳注：ICCGは現在はClinGen〔https://www.clinicalgenome.org〕に移行している）。

蛍光色素を用いた定量的PCRによる染色体異数性の検出

最近まで，染色体異数性をスクリーニングするための方法として最も一般的に使われてきたのは，染色体分染法による胎児由来細胞の標準的な核型分析であった（最も高い頻度で認められる染色体異数性はトリソミー13，18，21と，性染色体の数的異常である）。しかし，この方法では結果を得るために非常に長い時間を要する（約2週間。羊水や絨毛膜のサンプルから細胞を培養させ，十分な数に増やすのに時間がかかる）。超音波スクリーニングや血清スクリーニングによって21トリソミーのような染色体異数性のリスクが高い女性が見つかった場合，迅速に染色体異数性を確認もしくは否定する診断を得ることが重要となる。結果として，臨床現場においてはDNAを用いた迅速な診断法が用いられる傾向にある。

定量的蛍光PCRの原理

胎児由来細胞の培養を必要としない定量的蛍光PCR（QF-PCR）は，臨床現場における

染色体異数性のスクリーニング方法として急速に普及してきている。QF-PCRは，迅速，確実，正確，そしてほぼ自動化されている。蛍光標識したプライマーペアを複数用いて，**多重PCR**を行う。この方法では，染色体異数性にかかわることが多い染色体上の複数の多型マーカーを増幅する。各マーカーの増幅産物は，それぞれ異なるサイズの範囲内に収まるよう設計されている。サイズが重複するものが2つ以上ある場合は，異なる波長の蛍光を発する物質で標識して区別できるようになっている。

　通常は特定の短い縦列反復配列多型を選択し，アレル間の長さの違いを最大にするために，4あるいは5ヌクレオチドの反復に基づいたものが使われることが多い。PCR反応による指数増殖(図3.4参照)によって得られた蛍光標識PCR産物は，ポリアクリルアミドを含んだ細長い管を通過させる電気泳動によって、サイズに従って分離される(キャピラリー電気泳動)。キャピラリーDNA配列決定に使用されているタイプの市販のDNA解析装置を利用する。固定された位置に検出器が置かれ，キャピラリーチューブを流れて検出器を通過するDNA断片が，蛍光シグナルの強度として記録される(77ページのBOX 3.3にキャピラリー電気泳動の原理を記述している)。

常染色体異数性

頻度の高い常染色体異数性をモニタリングするには，高度の多型を示す縦列反復配列マーカーを使用する。それでも，個々のマーカーは常にアレル間で多型を示すわけではない。例えばトリソミーの場合，3本すべての染色体のアレルが偶然同じリピート長を示す可能性があり，そのような場合はそのPCR産物は有用とはいえない。最も有用な場合というのは，マーカーが示す3本の染色体のリピート長がすべて異なる場合である。しかし実際には，単一マーカーに関しては2つの長さのバリアントが分離されるだけのことが多い(そのため定量が重要となる；図11.2A)。しかし，染色体ごとに4つ以上の異なるマーカーを組み合わせて用いるため，最終的な判断を下すのに困難が伴うことはほとんどない(それぞれの染色体につき2つ以上のマーカーが有用な情報を示すことが多い。実際の例は図11.2B，Cを参照)。

性染色体異数性

性染色体のコピー数は常染色体より多様性に富んでおり，Xモノソミー(45,X)からトリソミー，テトラソミー，さらにはペンタソミーまで存在する。Xモノソミーを PCRを用いて同定するのは難しい。45,Xを46,XXときちんと区別できるかどうかが問題である。しかし，X染色体とY染色体に特異的なプライマーセットに加え，両方の性染色体の保存領域，あるいはX染色体と常染色体の保存領域のプライマーセットを加えることによって，性染色体の数を確認することは可能である(図11.3)。

無侵襲的胎児異数性スクリーニング

最近，胎児の染色体異数性のスクリーニングは，母体血漿中の胎児DNAのハイスループット塩基配列決定法を用いることによって進歩し，無侵襲的出生前スクリーニングとして行われるようになった。この領域の最近の進歩については11.4節で解説する。

マイクロアレイを用いたゲノムのコピー数解析による大規模DNAコピー数変化の検出

前述したように，染色体異数性は蛍光色素を用いた定量的蛍光PCRにより検出できる。コピー数の変化は全染色体が対象で，なおかつヒトにおいては限られた染色体の異数

458　第11章　遺伝子からゲノム全般にわたる検査と，遺伝学的検査・遺伝子治療の倫理

(A)

1つのピーク（1種類のアレル）だけが記録されている

3つのピーク（3種類のアレル）が1:1:1

2つのピーク（2種類のアレル）が2:1

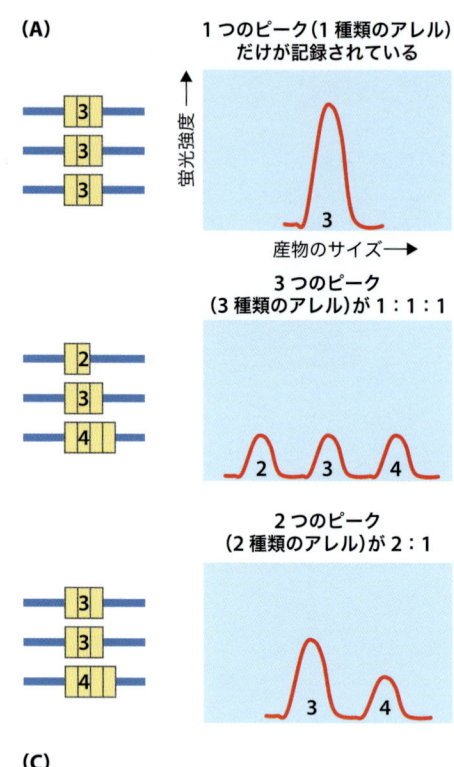

(B)

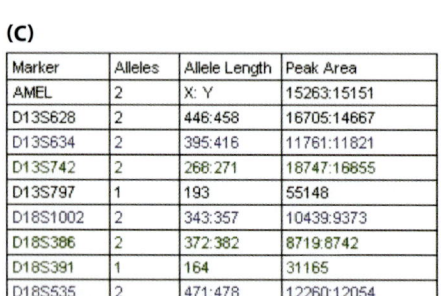

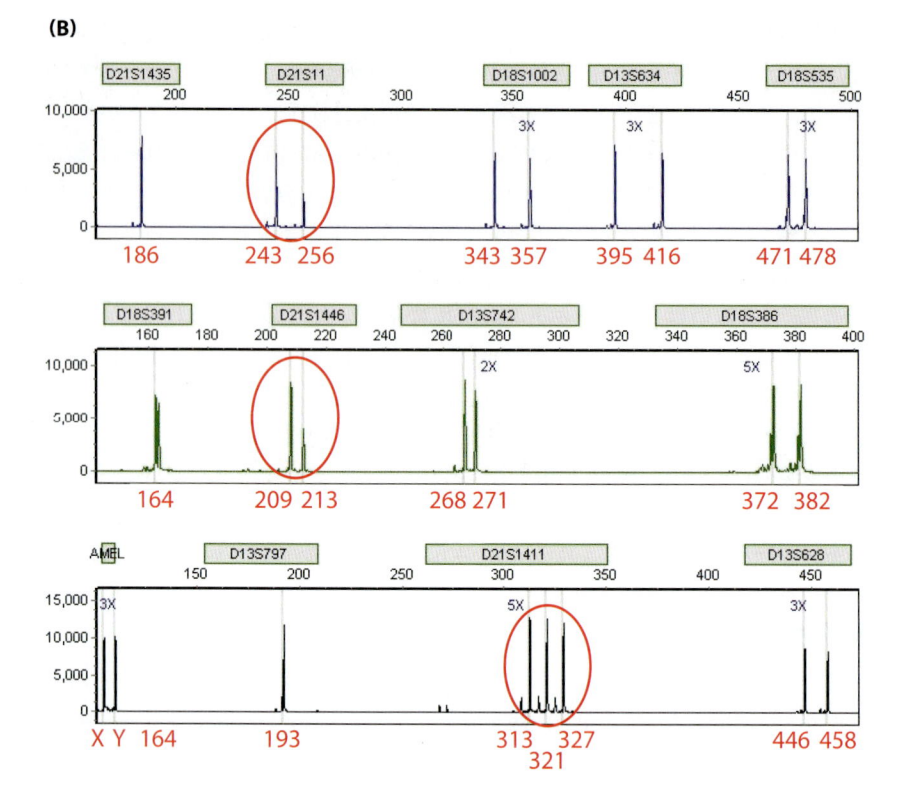

(C)

Marker	Alleles	Allele Length	Peak Area
AMEL	2	X:Y	15263:15151
D13S628	2	446:458	16705:14667
D13S634	2	395:416	11761:11821
D13S742	2	268:271	18747:16855
D13S797	1	193	55148
D18S1002	2	343:357	10439:9373
D18S386	2	372:382	8719:8742
D18S391	1	164	31165
D18S535	2	471:478	12260:12054
D21S11	3 (2:1)	243:256	28511:12207
D21S1411	3 (1:1:1)	313:321:327	12058:11870:11820
D21S1435	1	186	34476
D21S1446	3 (2:1)	209:213	37508:18331

図11.2　定量的蛍光PCR（QF-PCR）を用いた常染色体トリソミーのスクリーニング　(A)2つ，3つ，または4つの縦列反復配列をもつ3種類のマーカーの生データ（右側）を解釈した図。一番上は（たった1つの反復長バリアントを示しており）解釈不能である。真ん中は，長さの異なる3つのアレルを示しており，トリソミーが強く示唆され，わかりやすい。下の図もトリソミーを示唆している。これは，2つの長さの反復長バリアントを示しているが，3反復長のアレルの蛍光シグナルは，4反復長アレルの約2倍に見えるためである（ピーク下面積を定量）。(B)実際の例。（トリソミーとして生まれてくることができる3つの常染色体である）13番染色体，18番染色体，21番染色体上の3セットのマイクロサテライトマーカーの結果を示した（一番上は青，次は緑，下は黒で表示）。対照としては，アメロゲニン遺伝子（*AMEL*）に関連したX染色体，Y染色体のマーカーが用いられる（図11.3を参照）。赤い楕円で強調したデータでは，この患者におけるトリソミーが強く示唆される（*D21S1411*のピークが3つあり，*D21S11*と*D21S1446*で認められる2つのピークは蛍光強度が2:1を示している）。21番染色体のマーカーである*D21S1435*は，おそらく3つのアレルが同一の反復数をもつためにピークは1つだけとなり，解釈不能である。(C)ピーク面積の計算とSoftGeneticsソフトウェアによる解釈（灰色で示した部分のデータが重要である）。(B，Cのデータは Jerome Evans, NHS Northern Genetics Service, Newcastle upon Tyne, UKの厚意による)

性のみが生存可能なので，染色体の異数性を調べる目的であれば，定量的蛍光PCR法で行うのが比較的容易である。

　もし，微細な染色体領域におけるDNAコピー数の変化をゲノムワイドにスキャンしようとするのであれば，それなりの方法が必要になる。これまでは古典的な染色体分染法（核型分析）が用いられてきたが，解像度は高くない。5〜10 Mb以下の欠失や重複は（たとえ前中期の染色体を用いた高精度分染によっても）ほとんど検出不能だった。だが，ヒトゲノムプロジェクトが終了した今，DNAに基づく方法によって高解像度のスキャンが可能となった。**染色体マイクロアレイ解析**（chromosomal microarray analysis）は，数十kb〜数十Mb長のDNAのコピー数変化（欠失または重複）を全染色体にわたりスキャンできる。この方法は，マイクロアレイを用いたDNAハイブリダイゼーション法の臨床応用であり，以下の項で説明するように，2つの主要な技術が

図11.3　定量的蛍光PCR(QF-PCR)を用いた性染色体異数性の検出　(A)マーカーセット。X特異的マーカー(*HPRT*)，Y特異的マーカー(*SRY*)，偽常染色体領域PAR1またはPAR2内のマーカー(XとYで共有されている)，そしてXおよびY染色体上の高度に相同な配列(アメロゲニン遺伝子である*AMELX*と*AMELY*などで，同じプライマーで同時に2つを増幅できる。区別は，挿入または欠失による小さな長さの違いによってできる)のそれぞれを増幅するためのプライマーを設計。常染色体とX染色体の比率を測定するためには，X染色体長腕上の*TAF9B*遺伝子と，非常に似た配列を示す3番染色体短腕上の偽遺伝子*TAF9BP1*を増幅するためのプライマーを用いる。CEN：セントロメア。(B)実際の例。SRYマーカーがなく，3番染色体の*TAF9BP1*とX染色体の*TAF9B*の比がTAF_9で2:1と示されていることから，Xモノソミー(ターナー(Turner)症候群)と解釈できる。(データはJerome Evans, NHS Northern Genetics Service, Newcastle upon Tyne, UKの厚意による)

ある。

アレイ比較ゲノムハイブリダイゼーション法(aCGH)

比較ゲノムハイブリダイゼーション法(CGH)では，検査試料と正常対照という2つのDNAサンプルを異なる蛍光色素で標識し，混合した後に非標識DNAプローブ群に対してハイブリダイズさせる(図11.4A，C)。対照と検査試料のDNA配列のハイブリダイゼーションパターンを比較することにより，きわめて広いDNA領域にわたるコピー数変化をスクリーニングすることができる。

最も広く使用されているタイプのCGHプローブは，マイクロアレイ上に格子状に固定された長いオリゴヌクレオチド(通常55～65ヌクレオチド)である(アレイCGHまたはaCGH)。マイクロアレイグリッド(格子)の各位置には，同じ配列のオリゴヌクレオチドがプローブとしてたくさん貼り付けてあり，これらは，別々に蛍光標識された検査試料と対照サンプルのDNAの相補的配列とハイブリダイゼーション反応できるようになっている。標識DNA中の高度な反復配列は，ハイブリダイゼーション環境を調整することにより，マイクロアレイ上のプローブにハイブリダイズしないようブロックできる。

二倍体の検査試料DNAと対照DNAを使用する場合，任意の非反復DNA配列は2コピー存在することになる。このような配列の場合，プローブと結合した2つの蛍光色素分子の比率はゲノム全体でほぼ一定であるはずだが，検査試料が2コピーより多く存在していたり(例えば部分的なトリソミー)，2コピーより少なかったり(欠失)する染色体領域では，2つの蛍光色素分子の比率が変化することになる(図11.4Bを参照)。

aCGHは，DNA配列の増幅や減少が容易に検出できるので，染色体不均衡やがんにおける大規模な変化を検出することにも使用される(腫瘍サンプルを使う場合には，同一個人のリンパ球DNAが対照として使われる)。この方法はまた，発達障害や先天性奇形のある子において疑われる遺伝子の不均衡を明らかにするために小児科領域でもよく使われる(例としては図11.5を参照)。

SNPマイクロアレイハイブリダイゼーション

一塩基多型(SNP)マイクロアレイでは，aCGHの場合よりも，使用するオリゴヌクレオチドの長さが短い(個々のアレルのみにハイブリダイズするように設計されているため)。すなわち，各SNP座位において，その座位における個々のアレルにハイブリダイズするようにオリゴヌクレオチド群が設計されている。

aCGHと異なり，SNPマイクロアレイの場合は患者の検査試料を対照サンプルと直接比較することはしない。そのかわりに，対照サンプルによるSNPマイクロアレイ

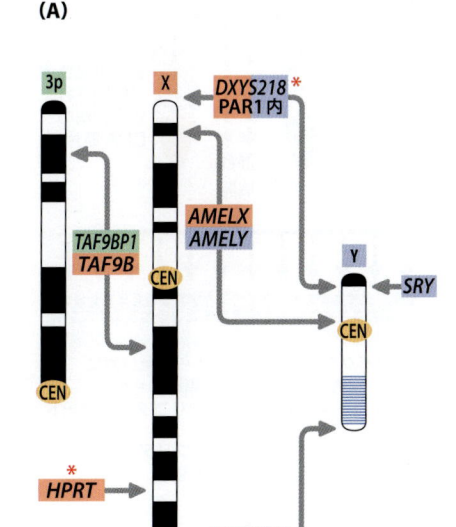

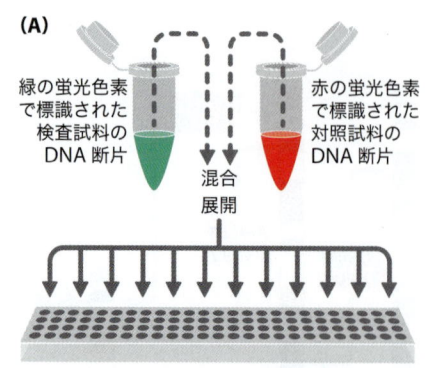

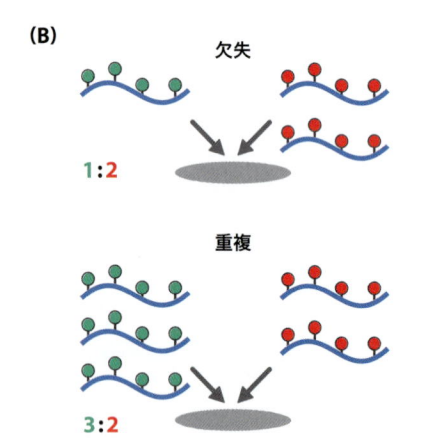

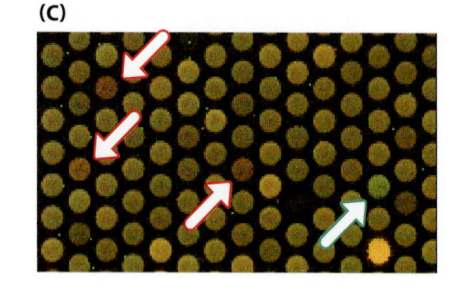

図11.4 アレイCGHの原理 DNAの大きな領域（数十kbから数十Mbに及ぶ）のコピー数変化を，検査試料のゲノムDNAでスクリーニングすることが目的である。(A)これを行うために，検査試料を蛍光色素（しばしばCY3）で標識し，別の蛍光色素（しばしばCY5）で標識した対照のゲノムDNA試料と混合する。標識DNAの混合物を変性させた後，(一般的には)一本鎖オリゴヌクレオチドのパネルにハイブリダイズさせる。一本鎖オリゴヌクレオチドは，マイクロアレイ上の決められたグリッド位置に固定されており，ゲノムのすべての領域を反映するパネルとなっている。(B)それぞれのアレイスポット（フィーチャー，つまりオリゴヌクレオチドが固着されている場所。図では灰色の楕円形）には，同じ配列のオリゴヌクレオチドがたくさん固着されており，標識DNA混合物中に存在するいかなる相補的配列のどれかに結合することができる。もし検査試料DNAの1つの領域にヘテロ接合性の欠失があった場合，検査試料DNAの蛍光強度は，その対照試料の蛍光強度の半分となることが予想される。一方，1つの重複があった場合には，予想される比率は3：2となる。(C)マイクロアレイの一部分を拡大した（図11.5で示した実用例から引用した）。フィーチャーの蛍光シグナルが赤に偏っているところは欠失が示唆される（緑：赤の比が1：2で，赤色の矢印で示した）。また，重複が示唆されるところ（緑：赤の比が3：2で，緑色の矢印で示した）もある。

の結果が収められたデータベースを参照することで，それぞれの座位における値と検査試料の値とを比較する。aCGHと同様に，SNPアレイはゲノム全体の配列の増幅および減少を検出することができる。

　欠失は，ヘテロ接合性の消失で識別することができる。欠失領域におけるSNPは1つのアレルの結果しか反映しない。重複の場合はアレルの比率が変化する。例えば，SNP座位に2つのアレルAとBが存在しているとすると，正常のヘテロ接合体ではABというスコアが得られる（アレルAとBが同等）。しかし，部分トリソミー領域では両方のアレル比のバランスがくずれ，AAB（Bと比較して，アレルAが倍のシグナル値をもつ），またはその反対の場合はABBとして表示される。実際にはSNPマイクロアレイでのコピー数の増減の推定はアルゴリズムに影響されるので，aCGHに比べて確実性が若干劣り，そのためaCGHのほうがより広く使用されている。

　市場に出ているいくつかのマイクロアレイでは，aCGHとSNPの両方の原理が用いられている。例えば，Affymetrix社のGenome-Wide Human SNP Array 6.0は，ヒトゲノム全体でコピー数の変化を検出するためのオリゴヌクレオチドプローブを946,000個，アレルのSNP型判定のための短いオリゴヌクレオチドを906,6000個含んでいる。

未分類バリアントおよび偶発的に見つかる所見

CGHで同定した大規模なDNA変化を解釈する際には，456ページに記載したDECIPHERデータベースとICCGリソースを参照することが役に立つだろう。小児科領域においては，ゲノムコピー数の増減が健康な親にも認められるかどうか，そしてそれが良性のコピー数変化であるのか否かを検証するために，親のDNAサンプルを得ることが重要である。de novoのコピー数バリアントの場合，臨床症状にもたらす影響の予測は，データベースにも情報が不足している場合には困難なことがある。そのために最終的な判断ができず，解釈不能の未分類バリアントとして報告される場合がごく少数ながら存在する。

　ゲノムのどんな変異スクリーニングでも，偶発的な（二次的な）所見が認められる場合がある。つまり，検査を行った目的とは関係しないが，健康に重大な影響がある所見を発見してしまうことがある。従来の（染色体分染法による）染色体核型分析の場合には，まれに起こることにすぎなかったが，aCGHの場合は高解像度の検査であるために，偶発所見はもっと頻繁に起こりうる。例えば，発達あるいは認知にかかわ

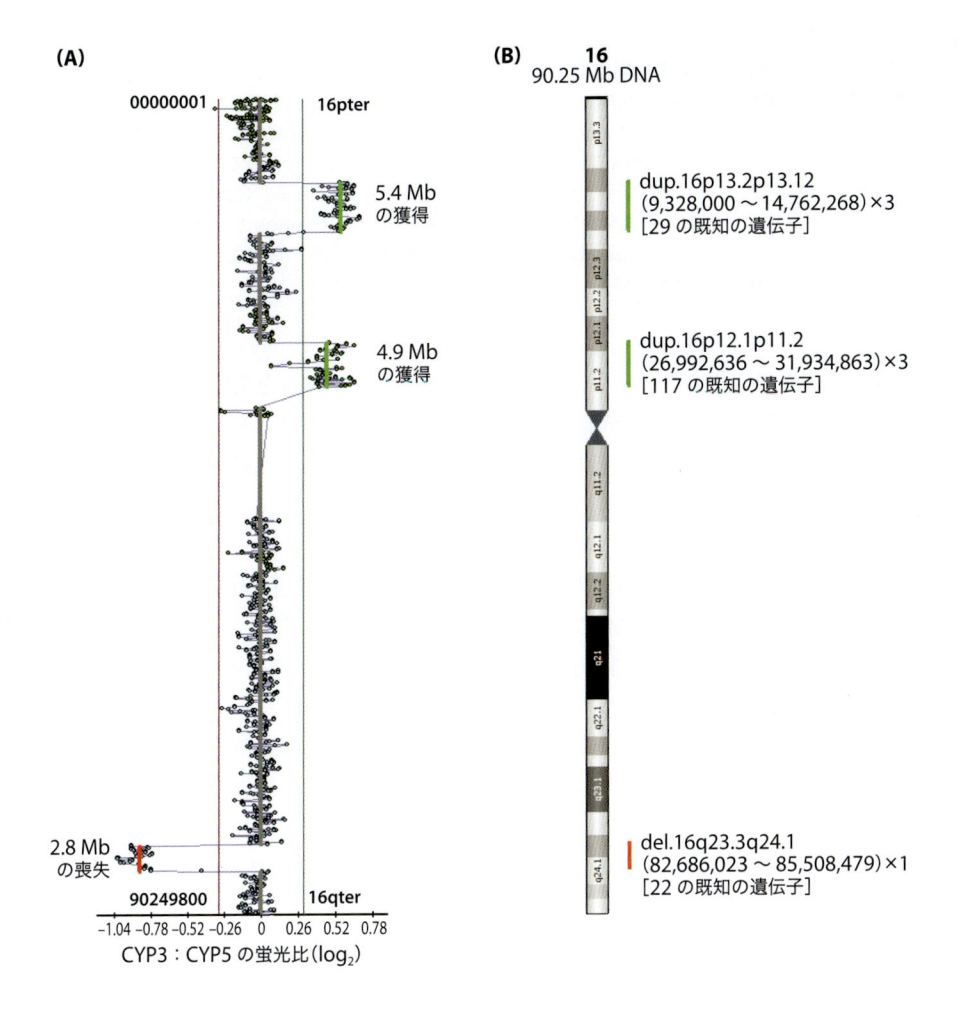

図11.5 大規模なコピー数変化を検出するためにアレイCGHを用いた小児の例 (A) 全体的な発達の遅れ、特徴的顔貌、幅広い親指、先天性心疾患を示す男児から採取したDNAをアレイCGHで分析。男児のDNAと対照DNAをそれぞれCY3とCY5で標識し、混合した後、異なる配列の6万種類のオリゴヌクレオチド（基本的に75 kb間隔で配置された上に、遺伝子領域は高密度に配置）をもつアレイにハイブリダイズさせる。線で結ばれている緑の小円は、垂直軸で示される16番染色体の1（図の上）から90,249,8001（図の下）までの物理的な位置におけるオリゴヌクレオチドプローブのコピー数情報を示す（中心領域におけるギャップはセントロメアと16q11.2に存在するヘテロクロマチン領域を示している）。CY3：CY5の蛍光比は、横軸に（底が2の）対数スケールで示されている。-0.30と0.30に位置する茶色と緑色の細い縦線は、正常なコピー数の限界を表す。これらの限界を超えた異常値は欠失（左の太い縦の赤色のバー）および重複（右の太い縦の緑色のバー）を示す。(B) アレイCGHデータの解釈（×3は3つのコピーを示し、×1は単一のコピーを示す）。ISCN命名法（BOX 7.4を参照）を使用。例えばdel.16q23.3q24.1は16q23.3から16q24.1の欠失を意味し、dup.16p13.2p13.12は16p13.2から16p13.12の領域の重複を意味する。ゲノムの不均衡が3つもの領域で認められることは非常にめずらしい。表現型は、それぞれの領域に存在するコピー数依存的な遺伝子に関連すると考えられる。（データはSimon Zwolinski、NHS Northern Genetics Service, Newcastle upon Tyne, UKの厚意による）

る疾患の原因検索のために幼い子のDNAを調べる場合に、成人期に発症する可能性のあるがんの関連バリアントが同定されることがある。偶発的所見に関しては、臨床的な全エキソームおよび全ゲノム塩基配列決定の解釈を解説する11.5節で詳しく解説する。

従来法による核型分析と染色体FISH（蛍光 *in situ* ハイブリダイゼーション）の必要性

ヒト染色体分染法についてはBOX 7.4で記載した（中期および前中期染色体標本を化学物質で染色し、明暗のバンド模様を判定）。染色体分染法の解像度はそれほど高くないので、従来法による染色体核型分析は、アレイCGHなどのDNAを用いた最新の方法に取ってかわられている。

それにもかかわらず、従来型の染色体分染法を用いた核型分析は今でも臨床的に重要である。これは、アレイCGHのような分子遺伝学的方法が、DNAの実質的な増減をきたさない均衡型の再構成を検出するのには適していないためである。逆位と均衡型転座は通常、分子遺伝学的方法では検出できないが、染色体分染法では検出できる（図11.6）。

染色体FISH法

染色体の蛍光 *in situ* ハイブリダイゼーション（fluorescence *in situ* hybridization：

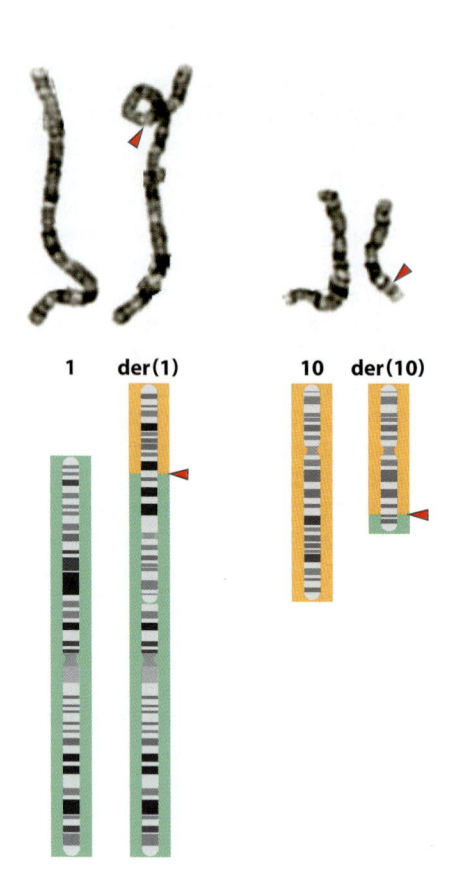

図11.6 均衡型転座保因者を同定するための伝統的な核型分析 均衡型転座，46,XX,t(1;10)(p36.22;q22.3)は，ゲノムコピー数のバランスが取れている（DNAコピー数が減少も増加もしていない）ため，アレイCGHによって同定されなかった。派生染色体（der）は，赤い矢印で示した接合点で融合した染色体1と10からの配列を含んでいる。これらは染色体が含むセントロメアによってder(1)またはder(10)と命名される。転座は，減数分裂における分離異常により不均衡型転座をもたらす要因となるので，同定することには重要な意味がある。（Gareth Breese, NHS Northern Genetics Service, Newcastle upon Tyne, UKの厚意による）

FISH）は，顕微鏡用のスライドに染色体標本を固定し，DNAを変性させ，そして変性したDNAに関心領域の蛍光標識プローブをハイブリダイズさせる方法である。蛍光シグナルの位置は，すべてのDNA配列に結合する背景色と比較することにより解釈する（原理は図11.7Aを参照）。

染色体FISHは多くの場合，アレイCGHといった他のスクリーニング方法によって示された染色体重複または欠失の領域を確認するために用いられる。この方法はまた，神経芽細胞腫における*MYCN*遺伝子の増幅といったように，特定のタイプのがんに関連する特異的ながん遺伝子の増幅をスクリーニングするために用いられる（図10.6A）。

もう1つの重要な使用法は，転座の検出である（特にがんに共通して認められるような体細胞の転座の検出）。ある種のがんでは転座が頻発してみられ，特定の遺伝子が切断されて，不適切な発現を起こすハイブリッド遺伝子が形成される。例えば409ページの図10.7に概略したように，慢性骨髄性白血病では*BCR*遺伝子と*ABL1*がん遺伝子が関与する転座がしばしば認められる。

t(9；22)転座のようなよく知られた転座では，*BCR-ABL1*のハイブリッド遺伝子が生じるが，これは間期核FISHでスクリーニングできる。転座に関与している2つの遺伝子のプローブを異なる色で蛍光標識する（例えば一方が赤色，もう一方が緑色といったように）。転座が起こった染色体は，緑色と赤色の蛍光シグナルが重なるので，同定することができる（図11.8）。

特定のDNA配列のコピー数変化が病的かどうかを検出するためのDNA技術

臨床表現型からはただちに病因となるコピー数バリアントの領域を判断できない場合には，アレイCGHは最も適したスキャン方法である。ただし，表現型から染色体領域を推定できる場合もある。つまり，その表現型から，特定の症状に関連する特定の染色体領域の大規模な欠失や重複が示唆されることもある。そのような領域は，染色体が不安定になりやすく，その結果，疾患に寄与する遺伝子コピー数変化が起きやすい場所である。

特定の疾患座位における病的なコピー数バリアントを同定するためには，いくつかの方法がある。例えば，もし疾患が大規模な欠失と関連している場合には，多くの場合で染色体FISHが用いられる（図11.7Bを参照）。不安定なオリゴヌクレオチド反復配列のような比較的小さな変化については，サザンハイブリダイゼーション法あるいはPCR法が用いられる（**BOX 11.1**）。さらに，PCRを用いた簡便な方法が，コピー数の変化を検出するのに非常に一般的な方法となってきている（次項で詳述）。

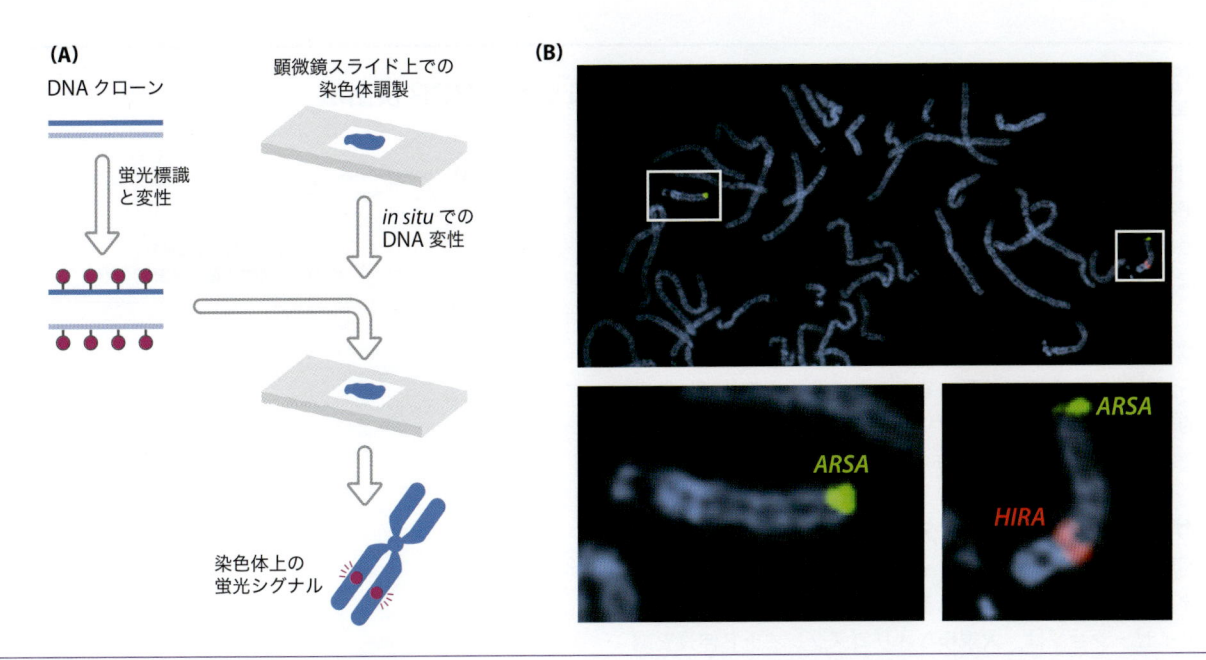

11.2 染色体異常と大規模なDNA変化に対する遺伝学的検査技術　　463

図11.7　染色体FISH（蛍光 in situ ハイブリダイゼーション）　(A)染色体FISHの原理。関心領域の標識DNAクローンを，ホルムアミドのようなDNA変性剤で処理した顕微鏡スライド上の（中期または間期の）染色体標本にハイブリダイズさせる。中期染色体標本を使用する場合，この図にあるように，姉妹染色分体上にハイブリダイズしたことを示す二重の蛍光シグナルがしばしば認められる。図11.8は間期核FISHの具体例を示している。(B)中期FISHにより，22q11.2欠失症候群が疑われる患者において22q11.2欠失を検出。染色体検査における背景となる青色の染色は，DNA結合染色剤のDAPI（4′,6-ジアミジノ-2-フェニルインドール）である。緑色の蛍光シグナルは，対照プローブとして用いた22q13.33に位置するテロメア近傍のアリルスルファターゼA遺伝子（ARSA）からのものである。一番上の図における小さな白い四角の部分を拡大して下の図に示した。両方の22番染色体は，2つの姉妹染色分体からのシグナルが重なり合っているため強い緑色のシグナルを示しており，対照プローブのシグナルは陽性であることがわかる。赤色の蛍光シグナルは標的となるプローブであり，（22q11.2に位置する）ヒストン細胞周期調節遺伝子 HIRA に由来する。右図の22番染色体は（2つの姉妹染色分体から）2つの赤色のシグナルを発しているが，左の22番染色体は HIRA のシグナルが認められず，22q11.2領域が欠失していることを示している。(BはGareth Breese, NHS Northern Genetics Service, Newcastle upon Tyne, UKの厚意による）

多重ライゲーション依存性プローブ増幅法（MLPA）

多重ライゲーション依存性プローブ増幅法（multiplex ligation-dependent probe amplification：MLPA）法は，広い範囲にわたるDNAのコピー数変化を迅速かつ多領域で同時に検出する方法である。これは，遺伝子の個々のエキソンのコピー数を調べることにより，遺伝子内の欠失および重複をスキャンするという方法としてしばしば用いられる。したがって，遺伝子内の欠失が最も頻度の高い異常であるような疾患（例えばデュシェンヌ〔Duchenne〕型筋ジストロフィー）において特に有用である。また一般的に，DNA塩基配列決定法で点変異のスキャンを行う際に，コピー数変化を調べ

図11.8　慢性骨髄性白血病におけるt(9;22)転座を検出するための間期核FISH　慢性骨髄性白血病患者は，しばしば ABL1 遺伝子（9qに位置する）と BCR 遺伝子（22qに位置する，図10.7を参照）に切断点がある転座を示す。ここで，ABL1 と BCR1 プローブ（転座染色体に含まれているそれぞれの遺伝子領域から選択する）は，それぞれ赤色と緑色の蛍光シグナルを発する。白い矢印は，転座染色体の融合遺伝子に特徴的なシグナルを示す。すなわち，赤色と緑色のシグナルが非常に近い位置にあることですぐに判定でき，時に，重なることにより橙色や黄色に見えることもある。対照的に，下の赤色と緑色のシグナルは十分に離れており，それぞれ正常な9番染色体と22番染色体を示している（なおRT-PCR〔逆転写PCR〕検出法が代替法として使用でき，末梢血リンパ球から抽出したRNAを逆転写酵素を用いてcDNAに変換する。PCR検出法で融合遺伝子だけを増幅させるには，BCR 遺伝子と ABL1 遺伝子からのオリゴヌクレオチドプライマーを必要とする）。(Fiona Harding, Northern Genetics Service, Newcastle upon Tyne, UKの厚意による）

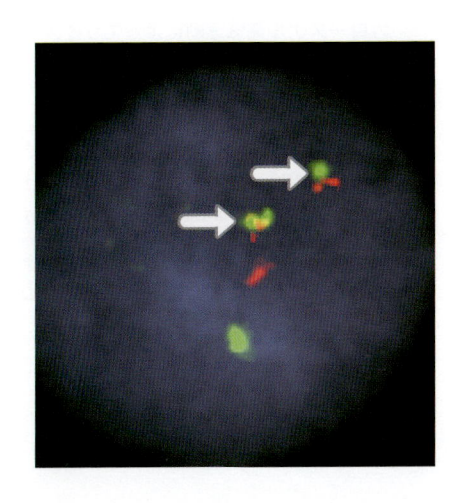

BOX 11.1　大規模な伸長の検出：サザンブロットとPCR検出法

7.3節で説明したように，オリゴヌクレオチド反復配列が不安定な動的伸長を示すことによって，さまざまな単一遺伝子疾患が生じる。ポリグルタミンをコードするCAGリピートがほんの少し伸長することもあれば，筋強直性ジストロフィーや脆弱X症候群（精神遅滞）でみられるように非コード領域のオリゴヌクレオチド反復配列が異常に伸長する場合もある。非常に大規模に伸長するような場合，その診断には伝統的にサザンブロットハイブリダイゼーションが用いられてきたが，PCR検出法の利用も増えてきている。

サザンブロットハイブリダイゼーション

顔面肩甲上腕型筋ジストロフィーにおける反復配列の大規模な伸長の分析などに使用される技術のサザンブロットハイブリダイゼーションは，大規模なオリゴヌクレオチド伸長を調べる唯一の方法として用いられてきた。この方法は，適切な制限酵素によるゲノムDNAの切断から始まる。得られたDNA断片は，次いでアガロースゲル上の電気泳動によってサイズに従って分離される。続いてゲルにナイロン膜を接着させ，泳動によって分離されたDNA断片をゲルからナイロン膜に移す。そして目的のDNA領域由来の標識プローブを，変性したDNAに結合させる（図1A）。標識プローブによって，制限酵素が断片化した目的領域のDNAを検出でき，検出されたDNA断片の大きさの変化が，その領域におけるDNAの変化を表す。

サザンブロットハイブリダイゼーション法は，筋強直性ジストロフィーおよび顔面肩甲上腕型筋ジストロフィーでの縦列反復配列の異常に長い伸長を検出するためにしばしば使用されてきた。2型筋強直性ジストロフィーでは，反復配列は

図1　2型筋強直性ジストロフィーにおいてCCTGリピートが伸長した変異アレルを検出するサザンブロットハイブリダイゼーション　(A)サザンブロットハイブリダイゼーションの原理。(B) 2型筋強直性ジストロフィーにおける変異アレルの検出。ゲノムDNAサンプルを制限酵素である*Bgl*Iで切断し，得られた断片をアガロースゲル電気泳動によってサイズに従って分離する。*Bgl*Iで切断したゲノムDNAサンプルのサザンブロットでは，サンプルと*CNBP*（旧*ZNF9*）遺伝子プローブをハイブリダイズさせる。M：サイズマーカー，1：正常対照，2と3：イントロン1に位置するCCTGリピート数の増加によってサイズが伸長した*CNBP*変異アレルを1つもっている患者。(BはDavid Bourn and colleagues, NHS Northern Genetics Service, Newcastle upon Tyne, UKの厚意による)

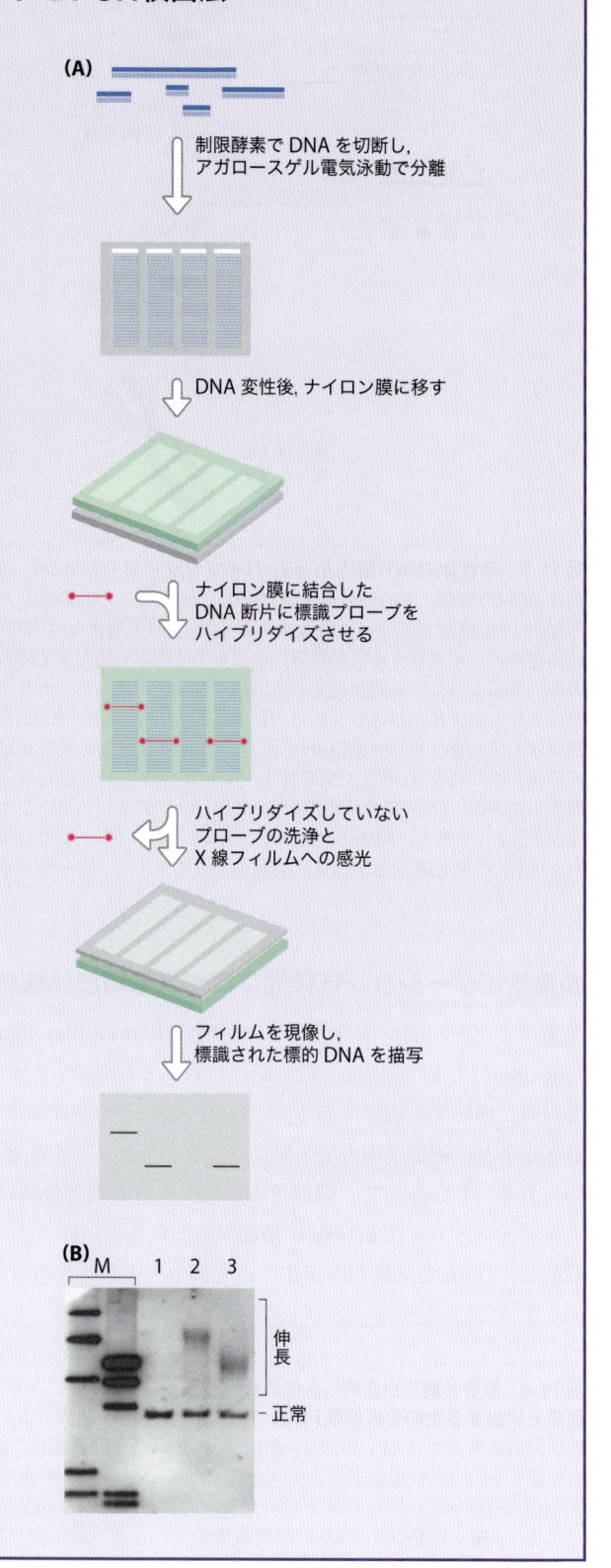

てそれを補足する方法としても用いられる。

MLPA法では，コピー数異常の有無を調べたい特定のエキソンまたはその他の配列

BOX 11.1　（つづき）

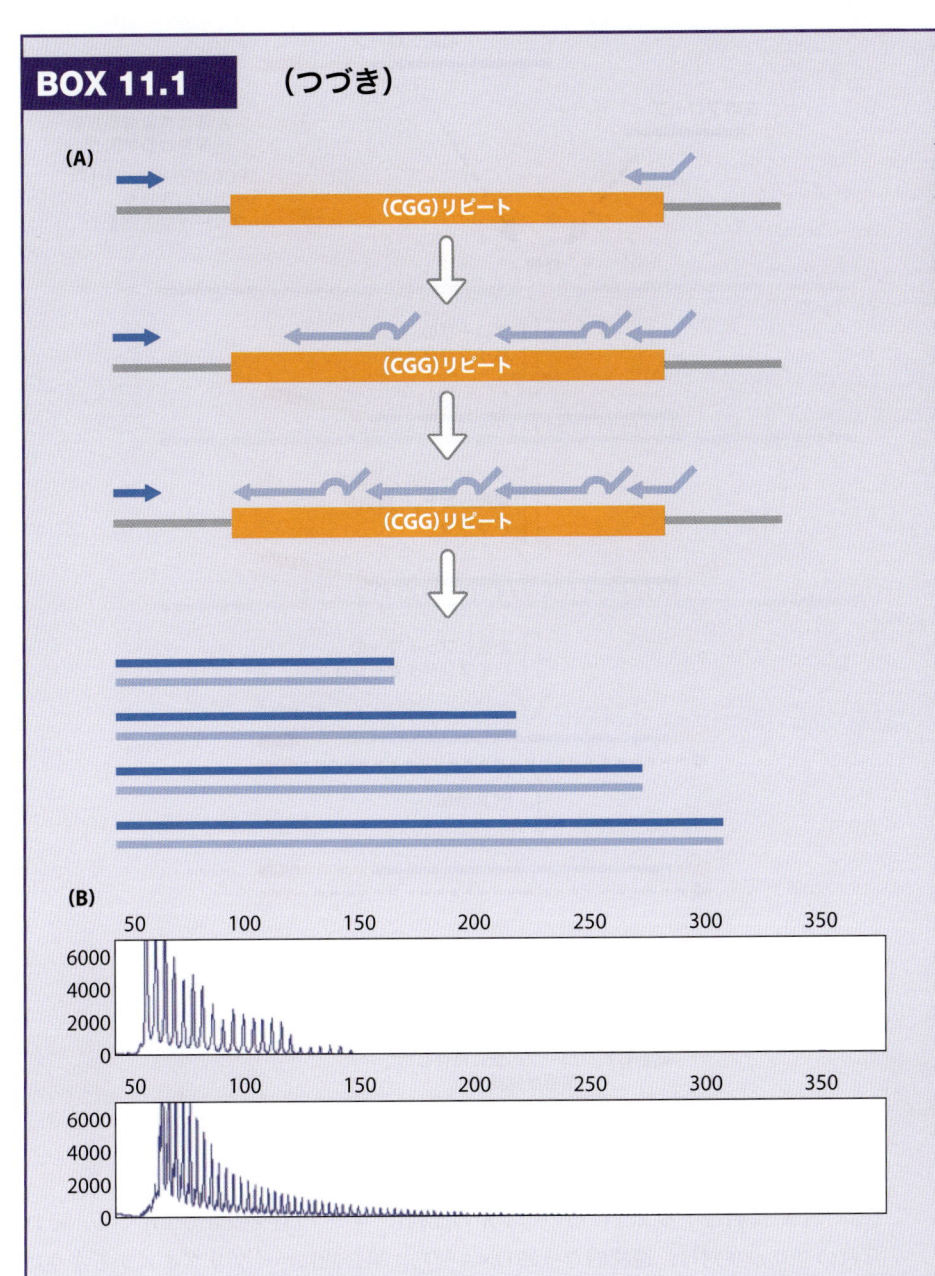

図2　オリゴヌクレオチド反復配列の伸長においてトリプレットリピートをプライマーに用いたPCR（TP-PCR）検出法　(A)この方法の原理。脆弱X症候群における*FMR1*遺伝子の大きなトリプレットリピート伸長を分析するために開発された方法である。フォワードおよびリバースプライマーは，それぞれ濃青色と淡青色の矢印で示した。リバースプライマーはCGGリピートの3′末端側の接合部とその下流にハイブリダイズするが，これはまたCGGリピート配列内全体にランダムにハイブリダイズすることもできる。PCRの最初のサイクル以後，伸長したリバースプライマー自体がプライマーとして機能することができる。結果として，一番下に示すようにさまざまな大きさのPCR産物ができる（電気泳動上の「スタッター」パターンを生む）。(B)TP-PCRの具体例。1型筋強直性ジストロフィーにおける*DMPK*遺伝子3′非翻訳領域の縦列CTGリピート配列の電気泳動プロファイル。電気泳動図の横軸と縦軸は，それぞれ塩基対レベルのサイズ（上部）と増幅産物の量である。電気泳動図は，CTGの増分に応じて3 bpの周期性を有するPCR産物のスタッターシリーズを示す。記録は，正常個体（上）と1型筋強直性ジストロフィー患者（下）からのものである。(AはHantash FM et al. [2010] *Genet Med* 12:162–173; PMID 20168238より。Macmillan Publishers Ltd.の許諾を得て掲載。BのデータはDavid Bourn and colleagues, NHS Northern Genetics Service, Newcastle upon Tyne, UKの厚意による)

5,000リピートにまで伸長することがある（サザンブロット法の例については図1Bを参照）。

トリプレットリピートをプライマーに用いたPCR検出法

標準的なPCR検出法は，オリゴヌクレオチド反復配列が少しだけ伸長した状態を検出するために用いられることが多い。すなわち，ハンチントン病などのさまざまな神経変性疾患におけるCAGコドンの伸長に伴う状態の検出である。一方，大きな伸長に対しては，これまではサザンブロットハイブリダイゼーション法が使用されてきたが，次第に改良型PCR反応が好まれるようになってきている。これは，トリプレットリピートをプライマーに用いたPCR（TP-PCR検出法）で，オリゴヌクレオチド反復配列の外側のプライマー（反復配列に隣接する配列にハイブリダイズする）に加えて，反復配列の内部とその外側にハイブリダイズするプライマーを用いる。縦列反復であるため，内部のプライマーは反復配列内の結合可能ないろいろな部位にハイブリダイズでき，伸長サイズが大きいと連続したピークが形成される。対照と比較すれば患者におけるサイズの増加は明らかである（図2）。

図11.9　多重ライゲーションプローブ増幅法(MLPA)の原理　それぞれの標的配列(例えば各エキソン)に対し，標的内の配列に隣接してハイブリダイズするとともにゲノム中に存在しないユニークな末端配列をもつプローブ対を準備する。ハイブリダイズ後に左右のプローブをDNAリガーゼで連結し，両端にユニークな末端配列をもつ連続した配列とする。そして，ユニークな末端配列に対して相補的なプライマーを使用して，一続きの配列を増幅する。複数の異なる標的配列(例えば，1つの遺伝子内の複数のエキソン)に対するプローブ対を用意すれば，それらの標的配列を同時にハイブリダイズさせ，連結して多重反応で同時に増幅できる。埋め合わせ配列は，いろいろな長さの配列ができるようにするために必要である。多重反応でサイズの違うPCR産物が得られ(複数のプローブセットを同時に使用できる)，キャピラリーゲル電気泳動によって簡単に分離できるようになる。

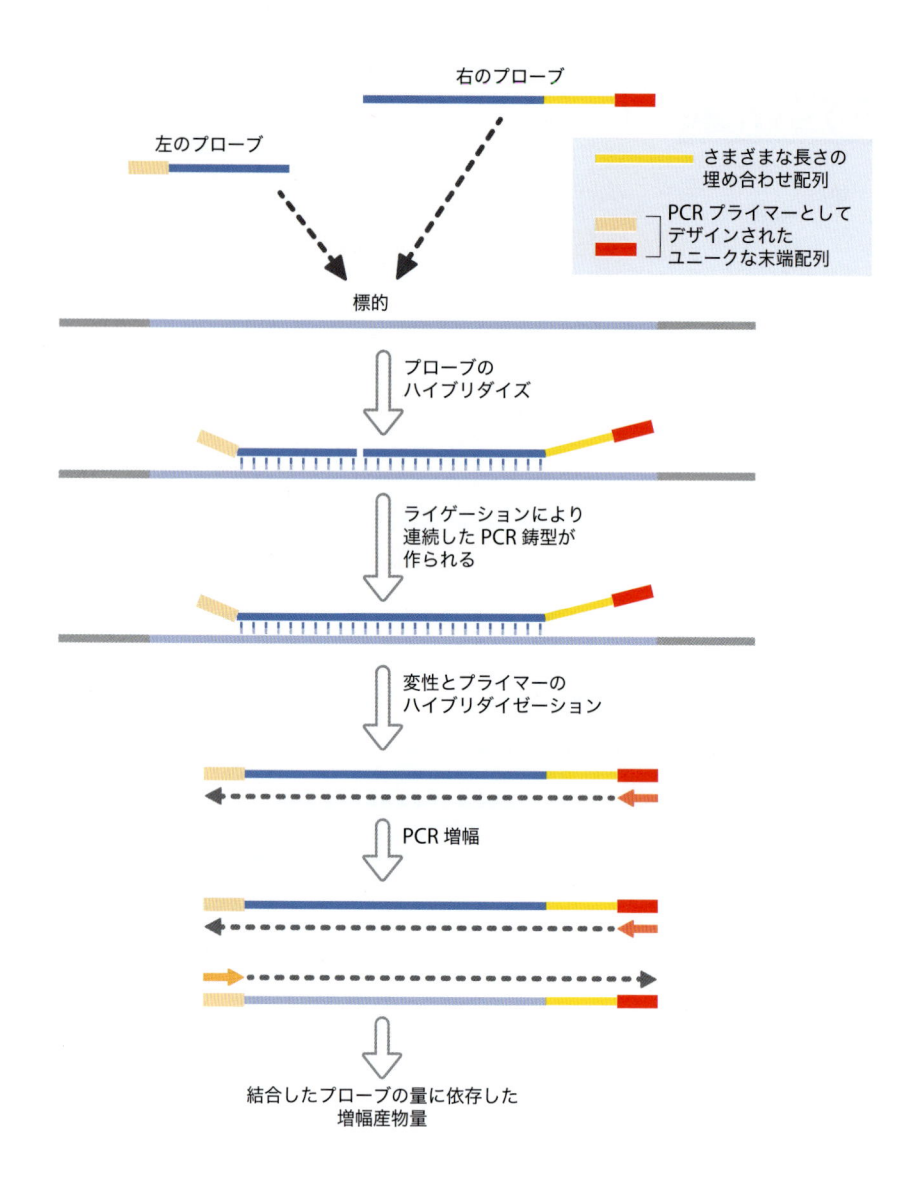

(標的領域)に結合するように短い一本鎖の配列(プローブ)対を設計して用いる。それぞれのプローブ対は，**連続的な**標的DNA配列に集合的にハイブリダイズするように設計されており，標的DNAに結合する際に一対のプローブはすぐ隣どうしに整列することになる。それらのプローブ間のギャップはDNAリガーゼでつなげられ，標的に相補的な単一のプローブとなる(図11.9)。

一方のプローブの5′末端ともう一方のプローブの3′末端は，ヒトゲノム中には存在しないユニークな配列によって構成されている。ユニークな末端配列内の領域だけに結合するオリゴヌクレオチドプライマーを設計することにより，プローブ配列を選択的にPCR反応で増幅することができる。

MLPAの重要な特徴は，増幅されたプローブの生成物の量が，結合したプローブの数に比例していることである。そしてその数というのは，プローブが結合した標的配列数に依存している。例えばヘテロ接合性欠失の場合，標的配列のコピーは2つではなく1つである。結合した(したがってライゲーションされた)プローブの量は正常量の半分であり，増幅産物の量が比例的に減少する。

多くの場合，MLPAは多重反応ができるように設計されている(多数のプローブ対が複数の異なる標的配列に同時に結合するようになっている)。多くの場合，各標的

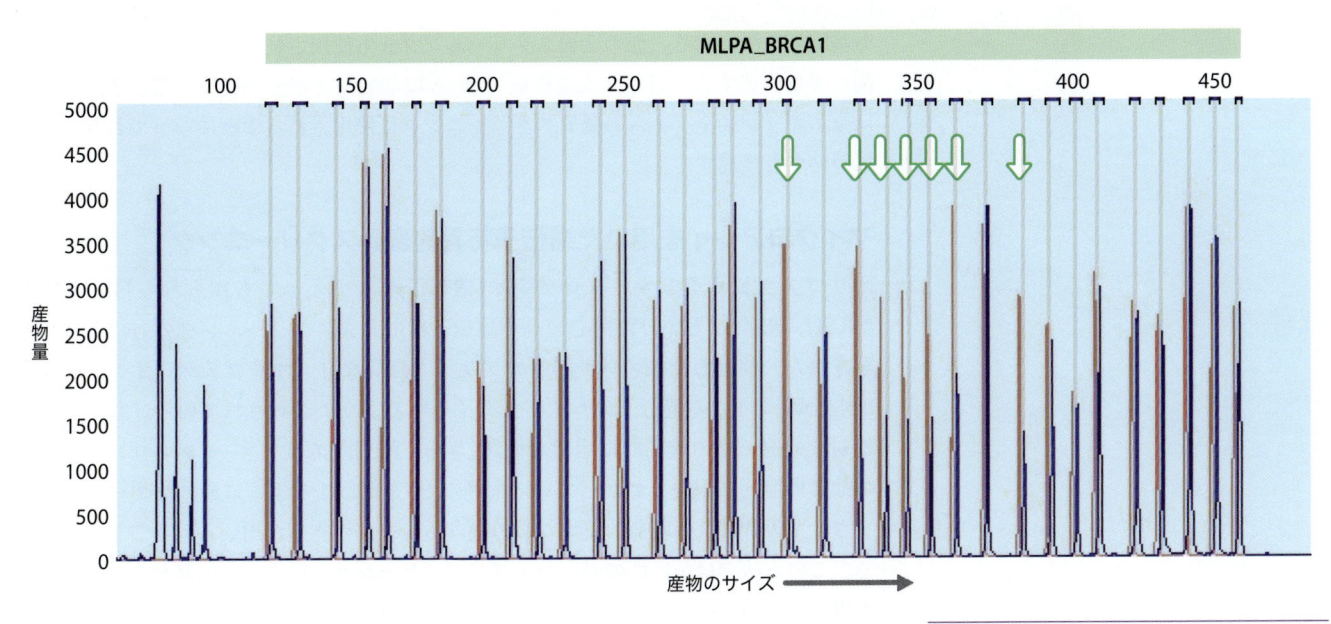

配列のための左右のプローブはすべて同じセットになっており，そのためすべての結合されたプローブは(固有の末端配列に対して特異的な)共通のプライマーセットで増幅することができる。しかし，中に含まれる埋め合わせ(stuffer)配列(図11.9参照)は，キャピラリー電気泳動で物理的に分離して独立に定量できるよう，プローブごとに異なる長さになるよう設計されている。異なるエキソンを多数同時にスクリーニングするためにMLPAがどのように使われるか，具体例については図11.10を参照のこと。

バイオテクノロジー企業であるMRC-Holland社は，MLPA技術の便利な解説をホームページで公開している(http://www.mlpa.com)。

11.3 小規模なDNA変化に対する遺伝学的検査技術

いくつかの頻度の高い染色体異数性(例：21トリソミー，ダウン〔Down〕症候群を引き起こす)を除けば，サイズの大きな変異が疾患の原因であることは比較的まれである。DNAの病的な変異には，サイズの小さなものが多い。それらは点変異であることが多く，ほとんどは1塩基の変化である。それ以外の小規模な病的な変化にはシトシンの異常なメチル化があり，それにより遺伝子の不適切なサイレンシングや発現が起こる。前節と同様に，さまざまな診断技術が，詳細のわからないDNA変化のスキャンや特定のDNA変化を同定するのに使用される。

図11.10 *BRCA1*遺伝子のエキソン領域のコピー数異常スクリーニングにMLPA法を使用した例 MLPAスキャン。左側にある横軸0〜110 bpの青色のピーク波形は内部対照である。125〜475 bpにある青色と赤色のペアの波形は，*BRCA1*遺伝子の個々のエキソンにおける正常対照(赤色)と検査試料(青色)のMLPAの結果の比較である(ただしサイズの大きいエキソンでは部分的にオーバーラップする2つのプローブが使用されているものもある)。検査試料は，DNA塩基配列決定で*BRCA1*遺伝子のエキソンに変異が同定されなかった乳がん患者由来である。ここでは，MLPA解析により7つのエキソンにわたって欠失(緑色で縁取られた矢印で示す)が同定された。それぞれにおいて青色の波形は約半分の高さになっており，ヘテロ接合性の欠失が示唆される。波形の順番は，遺伝子のエキソンの順番に並んでいないことに注意。(データはLouise Stanley, NHS Northern Genetics Service, Newcastle upon Tyne, UKの厚意による)

単一遺伝子，複数の遺伝子，全エキソン，もしくは全ゲノムのなかから未同定の点変異をスキャンする

DNA塩基配列決定はどの遺伝子にも簡単に適用できるため，昔から変異スクリーニングに用いられてきた。単一遺伝子疾患で，その原因遺伝子が1つもしくは数個に限られている場合には，今でもSanger(ジデオキシ)法による塩基配列決定が一番初めに選ばれる手法である。通常，この変異スクリーニング法では，特定の遺伝子の個々のエキソンとエキソン近傍の短いイントロン領域を増幅し，その増幅されたDNAの

塩基配列を決定する。他の変異スクリーニング法も使用されることがあり，それらに関しては後述する。近年，大規模並列DNA塩基配列決定法が複数の遺伝子，さらには全エキソンや全ゲノムの変異スクリーニングに使用されるようになっており，これについても後述する。

マイクロアレイを用いた遺伝子特異的変異スクリーニング

オリゴヌクレオチドマイクロアレイ（遺伝子チップとしても知られる）は，*TP53*，*BRCA1*，*BRCA2*といった関心の高い遺伝子群の変異スクリーニングの方法として考案された。前述した染色体マイクロアレイとは異なり，オリゴヌクレオチドは検査DNA試料の1つの遺伝子にハイブリダイズするように設計されている。しかし，解析対象の遺伝子の機能的に重要な領域（コード配列，エキソン-イントロン境界，その他の機能的に重要とわかっている配列など）を網羅するように配列をオーバーラップさせて設計されるため，莫大な数の異なるヌクレオチドが用いられることがよくある。この方法では厳密性の高いハイブリダイゼーションにより，塩基が完全に一致した場合にのみハイブリダイズする。つまり，検査試料が変異をもっている場合，変異箇所をまたぐようなオリゴヌクレオチドプローブを設計することで異常を検出できる。

多重変異スクリーニング：複数遺伝子から全エキソーム

従来，変異スクリーニングは興味ある遺伝子を個別に解析することを意味していた。つい最近になって，変異スクリーニングのやり方は拡大し，ゲノム中のあらゆる領域に存在する複数の遺伝子を同時に解析できるようになった。大規模並列DNA塩基配列決定法による全エキソン，時には全ゲノムスキャンが次第に増えてきている（BOX 11.2）。

複数の変異をスクリーニングする場合，通常はある個人のゲノムDNAから特定の興味あるDNA配列（標的配列）を選択的に抽出（キャプチャー）および精製して，その塩基配列決定を行う。**標的濃縮塩基配列決定**（target enrichment sequencing，**標的塩基配列決定**とも呼ばれる）では，DNAハイブリダイゼーション法により目的の配列をゲノムDNAサンプルから抽出し，塩基配列決定を行う。この抽出法は，細菌性タンパク質であるストレプトアビジンの，ビオチン（ビタミンの一種）への並外れた親和性の高さにより成り立っている。目的の配列を網羅するように一連のオリゴヌクレオチドを合成し，その各配列の片方の末端にはビオチン基が共有結合するように設計しておく。ビオチン化オリゴヌクレオチドをストレプトアビジンで覆われた磁気ビーズと混和すると，ビオチンとストレプトアビジンの親和性は非常に高いため，オリゴヌクレオチドがビーズに強く結合する。ゲノムDNAサンプルは断片化および変性させた後，ビーズ-オリゴヌクレオチド複合体と混和させる。ゲノムDNAサンプル中の標的配列は，ビーズに結合している相補的なオリゴヌクレオチド配列とハイブリダイズする。ゲノムDNA検体から標的配列を釣り上げるために磁石でビーズを回収し，標的配列を溶出し，それを増幅して，塩基配列を決定する（図11.11）。

標的濃縮塩基配列決定法の一般的な活用法の1つとして，ゲノムDNAサンプルから全エキソン領域を抽出して，塩基配列決定を行うことがある（BOX 11.2参照）。また，ゲノムの特定領域を抽出し，臨床的に興味ある遺伝子群のエキソン（エキソン-イントロン境界や，病的変異の存在が知られているその他の領域を含む）を塩基配列決定することに用いられることもある。Illumina社のTruSight One Sequencing Panelは，臨床症状がわかっている5,000個近い遺伝子を一気にスクリーニングできる。より特

BOX 11.2　大規模並列（「次世代」）DNA塩基配列決定法と全エキソーム/全ゲノム塩基配列決定法

標準的なジデオキシ塩基配列決定法では，標的となる個々のDNA配列を最初に精製し，その後1つずつ塩基配列を決定する。この塩基配列決定法では，DNA合成反応により異なる長さをもつ反応産物を産生し，ゲル電気泳動で分離する（76ページの図3.10）。一方，大規模並列DNA塩基配列決定法（しばしば次世代塩基配列決定法と呼ばれる）では，複数のDNA断片を区別せず同時に1つのDNA検体として解析し，ゲル電気泳動の工程は含まれない。このことが大量の解析出力を可能とした。

大規模並列DNA塩基配列決定法にも多数のタイプがあるが，大きく2つに分けられる。すなわち，初期DNA配列を最初にPCRで増幅してから配列決定する方法と，増幅していないDNA分子を配列決定する方法（1分子塩基配列決定法など）である。商用で手に入る主な技術の特性の詳細を78ページの表3.3に示した。

大規模並列DNA塩基配列決定では，配列決定反応は多くの場合**sequencing-by-synthesis**（合成しながら塩基配列が決定される）で行われる。つまり，DNA合成中にヌクレオチドが連続して取り込まれるのを測定していく方法である。例えば，Roche/454 GS-FLXシークエンサーではパイロシークエンシング法を採用しているが，図11.16には，パイロシークエンシングにおいて，伸長していくDNA鎖に取り込まれる際にどのようにして個々のヌクレオチドが同定されるかを示した。数百ヌクレオチド以上の配列を決定するまで，1つのヌクレオチドが取り込まれるステップが繰り返し行われる。

図1は，大規模並列塩基配列決定における作業の流れと，sequencing-by-synthesisの方法の例として，Illumina社が採用しているもう1つの一般的な方法を図示した。企業によっては別の方法を使用しているところもあり，例えばABI SOLiDシステムではsequencing-by-ligation法を用いている。

全エキソームおよび全ゲノム塩基配列決定

最近まで，ヒトの全ゲノムの塩基配列決定は実施がかなり困難な作業であった。実行しやすい別の方法として全エキソーム塩基配列決定法が登場し，診断目的で使用される機会が増えてきた。

エキソームキャプチャーが市販されており，ゲノムDNA検体からエキソン配列を抽出する方法として，通常は溶液中でのDNAハイブリダイゼーションが行われる（図11.11）。例えば，Roche社のNimbleGenエキソーム抽出キットは，大量の長いオリゴヌクレオチドを用いることで，2万個以上あるヒト遺伝子のなかからコード領域の大部分とマイクロRNA配列の一部を回収する（このキットには，マイクロRNAとエキソンに隣接するイントロン領域が含まれており，オリゴヌクレオチドプローブが含む領域の長さは全部で60 Mb以上，ゲノムの約2%になる）。

DNA塩基配列決定の価格が安くなるにつれ，診断方法として全ゲノム塩基配列決定法が魅力的な選択肢になりつつあり，おそらく全エキソーム塩基配列決定に取ってかわるようになるだろうと考えられる。全ゲノム塩基配列決定は，遺伝子外領域やイントロンの真ん中にあるような調節領域の変異もとらえることができるという利点がある（ただしその評価は難しい）。難点は，エキソーム解析と比較してはるかに大量のバリアントが同定されてしまうことである。つまり，かなり大規模なバイオインフォマティクス解析が必要ということであり，また，臨床研究の契機となった症状とは関係のない，偶然検出された他の病的バリアントが見つかる可能性が高い。このような偶発的所見によって生じる倫理的問題については11.5節で考える。

異的な疾患カテゴリーに特化して調べるためには，対象領域を狭めた配列抽出も可能であり，複数遺伝子を同時に解析できる。例えばIllumina社のTruSight配列パネルには，自閉症（101遺伝子），がん（94遺伝子），心筋症（46遺伝子），小児の劣性遺伝性疾患（552遺伝子）に特化したものがある。複数遺伝子のスクリーニングは，臨床診断の場で広く使われはじめている。

バリアントの解釈と，臨床的意義が不明のバリアントの問題

患者パネル，あるいは個々人の全エキソームや全ゲノムで既知の疾患関連遺伝子（もしくは候補遺伝子）の変異スクリーニングを行うと，多数の遺伝的バリアントが検出される（配列バリアントの推奨される記載方法に関しては**表11.3**を参照）。多くのバ

470　第11章　遺伝子からゲノム全般にわたる検査と，遺伝学的検査・遺伝子治療の倫理

BOX 11.2 　（つづき）

(A) 塩基配列決定に使用するゲノムDNA

↓

DNAを断片化

↓

シークエンシングアダプターを断片化DNAに付着させる

↓

DNAはビーズに付着，もしくはシークエンシングスライド上に直接固定させる

↓

ビーズもしくはシークエンシングスライド上でのクローナルなDNA増幅 ビーズをスライド上に固定

↓

塩基配列決定

(B)

GATTA ● 　DNA合成により蛍光標識されたヌクレオチドが取り込まれる

↓

GATTA 　蛍光色素分子の切断

↓

GATTAC ● 　合成反応を繰り返し，1塩基ごとに順番に各蛍光色素を画像化

↓

GATTAC

↓

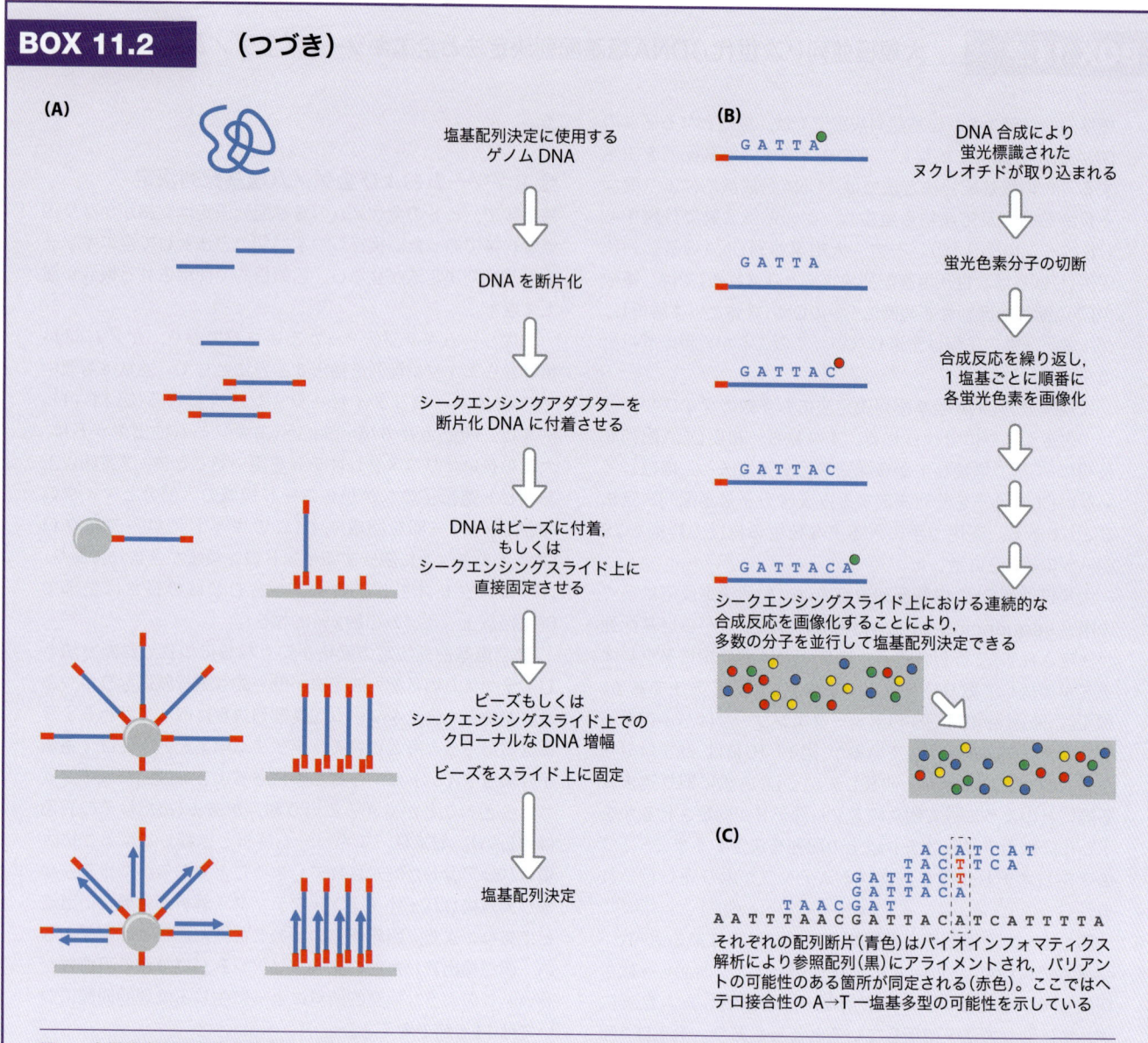

GATTACA ●

シークエンシングスライド上における連続的な合成反応を画像化することにより，多数の分子を並行して塩基配列決定できる

(C)
```
         AC A TCAT
        TAC T TCA
     GATTAC A
     GATTAC A
AATTAACGATTA A TCATTTTA
```
それぞれの配列断片(青色)はバイオインフォマティクス解析により参照配列(黒)にアライメントされ，バリアントの可能性のある箇所が同定される(赤色)。ここではヘテロ接合性のA→T一塩基多型の可能性を示している

図1　次世代塩基配列決定法のワークフロー　(A)ゲノムDNAを断片化した後，アダプターオリゴヌクレオチドを付加する。次にDNAをビーズもしくは直接シークエンシングスライドに付着させる。どちらの場合もDNAをその場でクローナルに増幅し，同じ配列をもった分子のクラスターを形成する。ビーズを使用する場合，その後シークエンシングスライドに固定させる。(B) sequencing-by-synthesis を使用した Illumina 社の Genome Analyzer システム。各断片の配列は，シークエンシングスライドの各位置の蛍光画像を元に解読する。高度な光学技術が大規模並列塩基配列決定を可能にしたのである。(C)各DNA断片からは，片方から読まれるか両方の先端から読まれるかによって，片端もしくは両端の配列を得ることができる。これらの配列はコンピュータ上で参照配列にアライメントされ，ミスマッチが同定される。(Ware JS et al. [2012] *Heart* 98:276–281; PMID 22128206 より。BMJ Publishing Group Ltd.の許諾を得て掲載)

リアントは病的な寄与がない。バリアントの解釈は難しい場合もあり，バリアントが病的かどうかの解析を必要とする場合もある。

　既知遺伝子もしくは候補座位にあるバリアントの解釈はわかりやすい。機能喪失性の表現型を示す遺伝子においては，ある種の変異(大きな欠失，フレームシフト，ナンセンス変異，スプライス部位のGT-AGモチーフの変異)が病的である可能性が高い。しかし，塩基置換の評価はそれほど容易ではなく，しかも非常に多く存在する。当然，

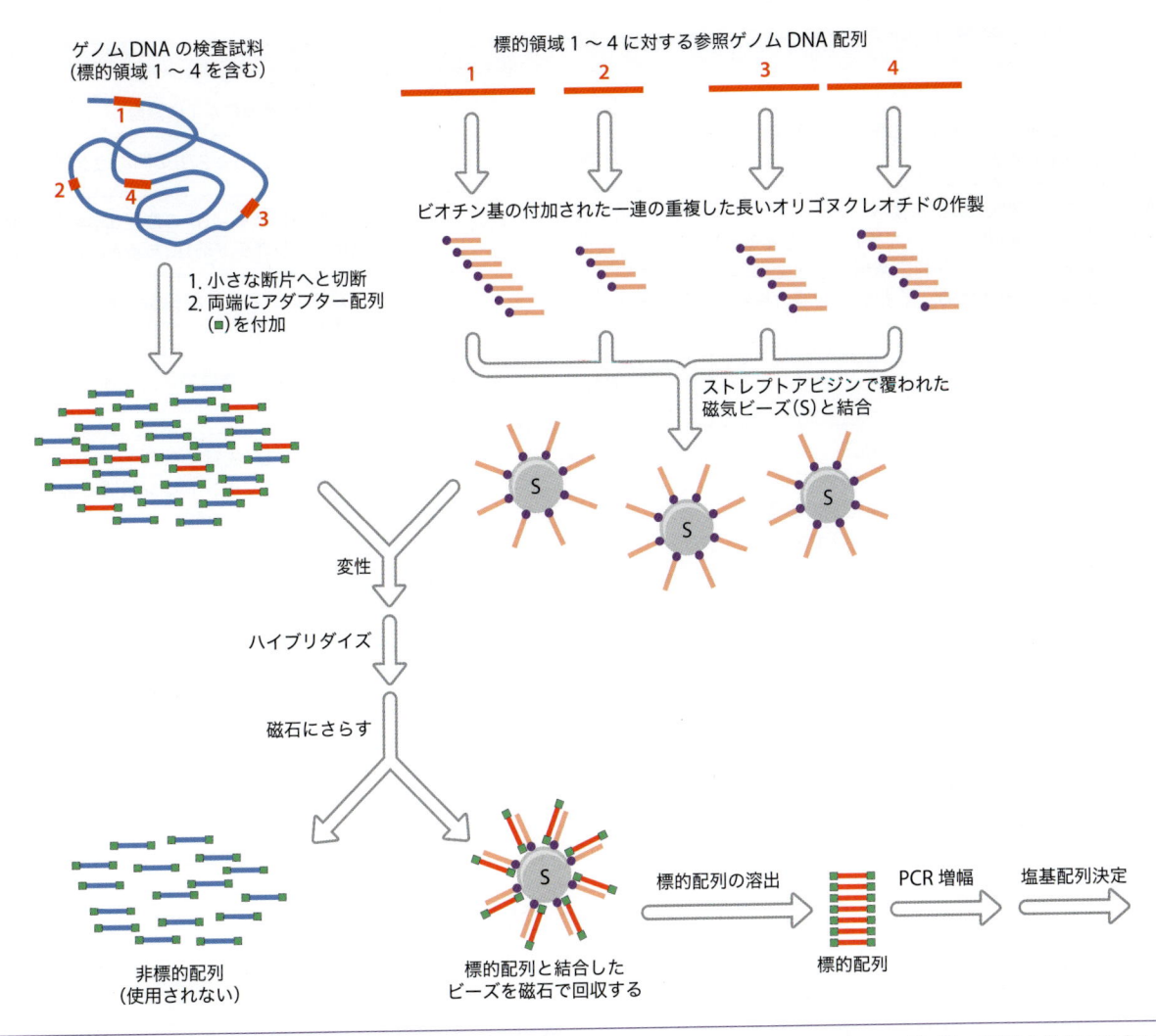

図11.11 標的配列の濃縮：DNA塩基配列決定のためにゲノムDNAから標的配列を抽出する方法 この例では，領域1〜4（上段左の太い赤線で示す）が解析したいゲノムDNAサンプルの標的領域であり，相補的な合成オリゴヌクレオチドを用いたDNAハイブリダイゼーションによって抽出する方法を示す。参照DNA配列中のこの4つの領域を調べ，各領域に対し，片方の断端にビオチン基（紫色の丸）が共有結合した一連の重複をもつ長いオリゴヌクレオチド（上段右）を合成する。磁気ビーズはストレプトアビジンで覆われており，ビオチン付加されたオリゴヌクレオチドプローブと結合する。一方，ゲノムDNAサンプルは切断して，短いDNA断片とし，両端に短いアダプター配列を付加する（アダプターはPCR増幅の最終段階とDNA塩基配列決定に必要である）。そのDNA断片を変性させ（一本鎖にする），目的のゲノム領域の配列のみが磁気ビーズ上のオリゴヌクレオチドプローブにハイブリダイズするようにする。ハイブリダイゼーションの後，ビーズ（目的の配列に相補的な配列が結合）は反応液から磁石を使って回収し，目的の配列を溶出する（結合したオリゴヌクレオチドとの水素結合をやさしく取り除く）。アダプター配列に特異的なプライマーを用いて配列を増幅し，DNA塩基配列決定を行う。

全エキソームや全ゲノムの解析ではこの問題が非常に大きくなる。

両親が罹患してない優性遺伝疾患患者の場合，受け継がれた変異よりも新規変異（de novo変異，両親はどちらも保有していない）が病因となっている可能性が高い。疾患が家族性である場合，変異は他の家族構成員でも確認する必要がある。浸透度が高いと想定された場合で，家系内で変異保有と罹患状態が一致しない（分離しない）ときには，そのバリアントが病的変異である可能性は低い。しかし，その逆は必ずしもそうとはいえず，変異保有と罹患状態が一致（共分離）していたとしても，そのバリアントが病的な変異である証拠にはならない（疾患座位にある非病的なバリアントが真の疾患原因変異と同じアレル上にある確率は50％であり，疾患と共分離する確率は50％ある）。

対照DNA検体には，同じ民族由来のものが使用される（実際には以下に述べるよ

遺伝子もしくは産物の参照配列	例	解釈
ゲノムDNA(g.) ヌクレオチドの位置は，参照ゲノム配列の1番目のヌクレオチドを1とする	g.1021C>T	1021番目の位置のCがTに置換
	g.275_276insG	ヌクレオチドの275と276の間にGが挿入
cDNA(c.)―コード領域と非翻訳領域 開始コドンのATGの最初のヌクレオチドを+1とする。直前の塩基を-1とし，5′非翻訳領域のすべての位置はマイナスで表示される。3′非翻訳領域の塩基は*が前に付く	c.-107A>G	5′非翻訳領域にある-107の位置(開始コドンのAより107ヌクレオチド前)にあるAがGに置換
	c.872_875del	コード領域の872番目から875番目のヌクレオチドの欠失
	c.*57C>G	3′非翻訳領域の57番目のヌクレオチドがCからGに置換
cDNA(c.)―近隣のイントロン領域の配列 最初の数字は，エキソンの始めもしくは終わりにあるヌクレオチドのcDNAにおける位置番号である。2番目の数字は，バリアントの位置までのイントロンのヌクレオチド数である。間にある+は，最初の数字がエキソンの最後のヌクレオチドの位置を表し，イントロンの5′末端から順方向に数えることを示す。間にある-は最初の数字がエキソンの最初のヌクレオチドであることを示し，先行するイントロンの3′末端から逆方向に数える	c.178+9A>G	cDNAの178番目(先行するエキソンの最後のヌクレオチド)に続くイントロン領域にある9番目のAがGに置換
	c.179-3C>T	cDNAの179番目(後に続くエキソンの最初のヌクレオチド)に先行するイントロン領域にある3番目のCがTに置換
タンパク質(p.) 3文字の記号が使用され，*は終止コドンを意味する。注：以前の記載法ではG542Xのように終止コドンをXで示していたが，これは現在でもかなり広く使用されている	p.Asp107His(=p.D107H)	107番目のアスパラギン酸がヒスチジンに置換
	p.Gly542*(=p.G542*)	542番目のグリシンが終止コドンに置換

表11.3 DNAおよびアミノ酸バリアントの命名法の例 命名の規則はHuman Genome Variation Societyのウェブサイトに詳細に記載されている(http://www.hgvs.org/mutnomen)。コンピュータ上のプログラムであるMutalyzer(http://www.lovd.nl/mutalyzer)では，利用者が入力した配列の正式な記載法を出力してくれる。

うに，データベースに登録されているデータと比較することが多い)。健康な男性と女性の対照に認められるバリアントは，浸透度の高い早期発症の優性遺伝疾患では候補から除外されるが，劣性遺伝性疾患や浸透度の低い優性遺伝疾患では病的である可能性がある。しかし，概してtesting controlは集団中の頻度の低い(0.01以下)バリアントを除外しきれない(見た目では表現型がなさそうに見える対照集団であっても，疾患に関連するバリアントを保有する発症前の個体が含まれている可能性がある)。

以下に述べるように，過去に報告されたバリアント情報は複数の変異データベースから入手可能である。候補バリアントは通常バイオインフォマティクス解析でさらに検証されるが(研究上の目的で，実験室での解析が行われることもある)，バリアントの分類は難しいことがある(後述)。

変異の解釈とデータベース

変異データベースを確認することは，バリアントが以前に報告されているかどうか，そしてどのような情報が得られるかを知るうえで重要である。まず，NHLBI Exome Sequence Projectのエキソームバリアントサーバー(http://evs.gs.washington.edu/)と，座位特異的変異データベースにリストがある場合には(リストに関してはhttp://www.hgvs.org/dblist/glsdb.htmlを参照)，そのバリアントを含む遺伝子に関連する変異データベースを確認する。

さらに，既に報告された変異や一塩基多型の情報は，Human Gene Mutation Database(http://www.hgmd.cf.ac.uk/ac/index.php)や，dbSNP(http://www.ncbi.nlm.nih.gov/

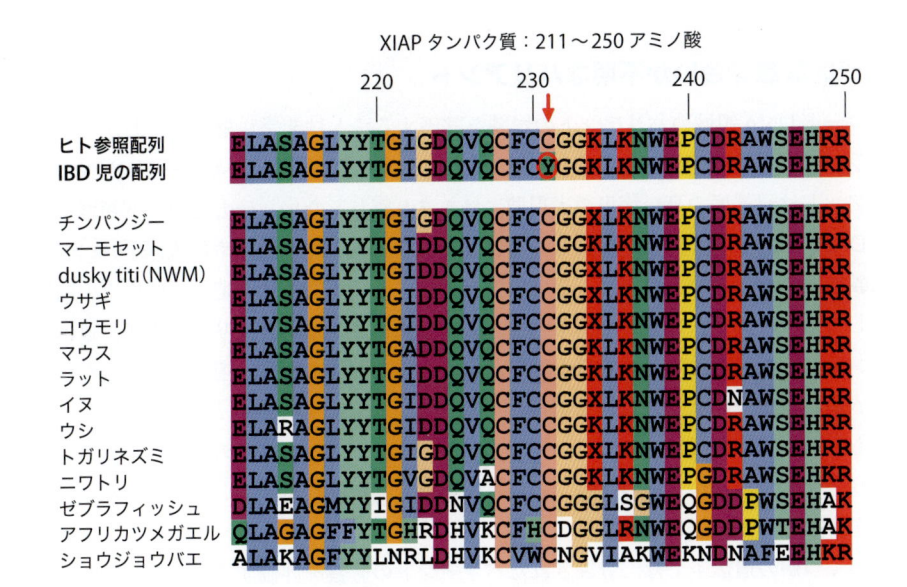

XIAP タンパク質：211～250 アミノ酸

```
                    220        230        240        250
                    |          |↓         |          |
ヒト参照配列        ELASAGLYYTGIGDQVQCFCCGGKLKNWEPCDRAWSEHRR
IBD 児の配列        ELASAGLYYTGIGDQVQCFCYGGKLKNWEPCDRAWSEHRR

チンパンジー        ELASAGLYYTGIGDQVQCFCCGGKLKNWEPCDRAWSEHRR
マーモセット        ELASAGLYYTGIDDQVQCFCCGGKLKNWEPCDRAWSEHRR
dusky titi (NWM)   ELASAGLYYTGIDDQVQCFCCGGKLKNWEPCDRAWSEHRR
ウサギ              ELVSAGLYYTGIDDQVQCFCCGGKLKNWEPCDRAWSEHRR
コウモリ            ELASAGLYYTGIDDQVQCFCCGGKLKNWEPCDRAWSEHRR
マウス              ELASAGLYYTGADDQVQCFCCGGKLKNWEPCDRAWSEHRR
ラット              ELASAGLYYTGIDDQVQCFCCGGKLKNWEPCDRAWSEHRR
イヌ                ELASAGLYYTGIDDQVQCFCCGGKLKNWEPCDNAWSEHRR
ウシ                ELARAGLYYTGIDDQVQCFCCGGKLKNWEPCDRAWSEHRR
トガリネズミ        ELASAGLYYTGIGDQVQCFCCGGKLKNWEPCDRAWSEHRR
ニワトリ            ELASAGLYYTGVGDQVACFCCGGKLKNWEPGDRAWSEHKR
ゼブラフィッシュ    DLAEGMYYIGIDDNVQCFCCGGGLSGWEQGDDPWSEHAK
アフリカツメガエル  QLAGAGFFYTGHRDHVKCFHCDGGLRNWEQGDDPWTEHAK
ショウジョウバエ    ALAKAGFYYLNRLDHVKCVWCNGVIAKWEKNDAFEEHKR
```

projects/SNP）から入手できる．バリアントが過去に報告されていて，頻度の高い変異（頻度が0.01以上）である場合は，まれな単一遺伝子疾患と関連する可能性は低い（ただし，病的でないまれなバリアントの多くはデータベースに登録がない）．以下に述べるように，世界的な臨床ゲノムデータベースの確立が試みられている．

点変異の影響は，早期終止コドンをもたらすような変異だと比較的予測しやすい（7.2節）．アミノ酸置換に関しては，保存性のない変化（化学的分類の異なるアミノ酸への置換）は，保存性のある変化より，はるかに病的となりやすい．また，市販ソフトのAlamut2.3（http://www.interactive-biosoftware.comを参照）やウェブ上で利用可能なPolyphen-2（http://genetics.bwh.harvard.edu/pph2/），SIFT（http://sift.jcvi.org/）などいろいろなコンピュータプログラムが有用である．

進化的な保存性はもう1つの重要な指標である．変異によって生じたアミノ酸が，異なる種のオルソログタンパク質の同じ位置の正常（野生型）アミノ酸である場合，そのアミノ酸置換は病的となりにくい．逆に，多種にわたって高度に保存されているアミノ酸の場合，その位置のアミノ酸が非保存的に置換されるような変異は非常に重要となる．図11.12に，全エキソーム解析によって難治性炎症性腸疾患の小児の確定診断ができた最近の例を示す（正確な分子診断により，救命の可能性も含めたより特異的な病態管理が可能となった）．

機能に関する研究は，特に産物が培養細胞で容易に解析できる場合（例えば酵素），バリアントが遺伝子の挙動にどのように影響するかを検証するために行われる．しかし，遺伝子特異的な機能解析を標準的な臨床検査室で行うのは現実的には難しい．

候補スプライス部位の変異（イントロンの両端にある不変の2ヌクレオチドであるGTとAGの置換以外）は，前述したAlamut 2.3などのプログラムを用いて，コンピュータ上でスプライス部位の変化を予測することにより評価できる．さらに，血液や皮膚検体（検証したい遺伝子がこれらの細胞で発現がある場合）から抽出されたRNAを用いた逆転写PCR（RT-PCR）を行い，それぞれの変異がスプライシングに影響があるかどうかを検証する場合もある．遺伝子制御にかかわる非コードDNAのバリアントに関してはほとんど知られていないが，参考文献のJarinova & Ekker（2012）の総説には最近の概要が記載されている．

図11.12　進化的保存性の解析が炎症性腸疾患（inflammatory bowel disease：IBD）の小児の確定診断に役立った例　この例では，非罹患の両親の下に生まれた難治性IBDの子のエキソーム解析で，6,799個の非同義置換のコード領域バリアントが同定された．PolyPhenプログラムで病的である可能性がある（possibly harmful）と予測された複合ヘテロ接合性変異をもっている遺伝子が66個同定されたが，これらは既に報告のある病原性のないバリアントか，もしくはもともとのアミノ酸の進化的保存性が高くないことから候補から除外された．さらに，ホモ接合性もしくはヘミ接合性の70個の非同義置換のうち，PolyPhenで病的（damaging）と予測されたのは8個あったが，それらのうち2つだけしかもともとのアミノ酸が進化的に高度に保存されていなかった．1つは*GSTM1*遺伝子のバリアントであったが，この遺伝子は一般集団でヌルの遺伝型をもつ人が多いため，候補から除外された．もう1つはX連鎖アポトーシス抑制タンパク質遺伝子（*XIAP*）のp.Cys231Tyr置換で，新規のバリアントであった．この変異は，ここで示すように非常に高度に保存されたアミノ酸であったことから，非常に有意と考えられた（酸性アミノ酸であるアスパラギン酸（D）とグルタミン酸（E）のように似た機能をもつアミノ酸は同じ色もしくは類似の色で示される）．XIAPの変異タンパク質では，アポトーシスとNOD2シグナル伝達における正常機能が消失することが示され，疾患を起こす変異であることが確認された．NWM：新世界ザル．(Worthey EA et al. [2011] *Genet Med* 13:255–262; PMID 21173700より．Macmillan Publishers Ltd. の許諾を得て掲載)

臨床的な意味合いが不明なバリアント

非コードDNA領域のバリアントの影響を評価することは非常に難しい。しかし，スプライス部位の近傍に起こるもの（通常解釈しやすい）を除けば，非コードDNAのバリアントは浸透度の高い疾患の表現型にはあまり寄与しない。一方でコード領域にあるDNAバリアントであっても，とりわけインフレームの短い欠失や挿入，ミスセンス，同義置換のバリアントなどは，その影響を予測するのが難しい。遺伝学的検査の結果として臨床的な意味合いの不明なバリアントが報告された場合，リスク評価，遺伝カウンセリングや予防的ケアを行う際に非常に大きな問題となる。遺伝学的検査が全ゲノム解析にまで拡大すれば，この問題の規模も非常に大きくなるだろう。1人あたりでも，エキソーム解析では数千のバリアントが，全ゲノムレベルの解析では数百万のバリアントが見つかる。つまり，私たちは誰でも臨床的な意味合いが不明なバリアントを多数もっていることになる。

いくつかの遺伝子では，登録されたバリアントの影響を評価するために網羅的な機能解析が行われているものがある。例えば，ENIGMA（Evidence-based Network for the Interpretation of Germline Mutant Alleles）コンソーシアムは，*BRCA1*と*BRCA2*遺伝子領域の配列多様性に重点的に取り組んでいる。*BRCA1*遺伝子単独でも1,500個の固有のバリアントが登録されており，最近ENIGMAコンソーシアムからそれらバリアントの一部を評価する取り組みが報告された（章末の参考文献を参照）。

シトシンのメチル化パターンにおける病的な変化のスキャン

シトシンのメチル化パターンの変化は，疾患を引き起こす小規模なDNA変化の1つである。疾患に関連するシトシンのメチル化の異常をスキャンすることは，がん研究（腫瘍形成にはエピジェネティックな変化がよくみられる）や，特にインプリンティング疾患（由来する親の性別により，インプリンティングを受ける領域のアレルにはエピジェネティックなサイレンシングや高メチル化が起こる）のような一部の遺伝性疾患の検査で重要である。他にも脆弱X症候群のようないくつかの疾患では，その病因に縦列反復配列の伸長が関与しており，この伸長配列は過剰なメチル化を生じやすい。

メチル化シトシンとメチル化されていないシトシンは，DNAを一本鎖にした後，亜硫酸水素ナトリウム（$NaHSO_3$）で処理（バイサルファイト処理ともいう）することにより区別することができる。調整された条件下では，メチル化されていないシトシンは脱アミノ化されてウラシルを産生するが，5-メチルシトシンは変化しない。亜硫酸水素ナトリウム処理後，目的の領域をPCRで増幅させると，新しく精製されたウラシルが読み取られ，チミンとして増幅される。新しく合成されたDNA鎖はメチル基を取り込まずに増幅するため，鋳型DNA中のメチル化シトシンは非メチル化シトシンとして増幅される。この手法により，もともとメチル化されていないシトシンとメチル化シトシンを区別することができる。

図11.13に，亜硫酸水素ナトリウム処理後，どのようにサンプルがPCRで増幅され，非メチル化シトシンとメチル化シトシンが区別されるかを示した。メチル化特異的PCR解析では，PCRプライマーの3′のヌクレオチドを，亜硫酸水素ナトリウム処理で変化するヌクレオチドの1つ（CもしくはU/T）に特異的になるように設計する。

別の方法として，*Hha*I（GCGC部位を切断するが，GC^{me}GC部位は切断しない）のような，メチル化シトシンを含む場合は正常の標的部位を切断しない制限酵素を使用するものがある。例えば，MS-MLPA（前述したMLPAのメチル化特異的な変法）は，メ

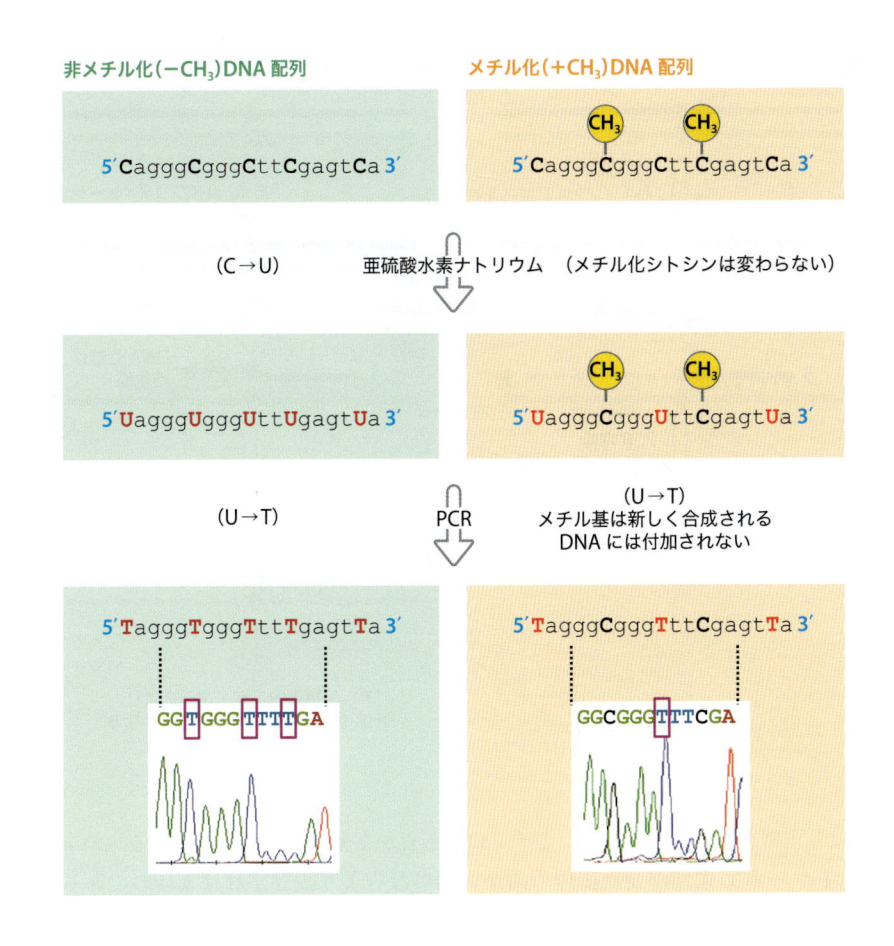

図11.13 亜硫酸水素ナトリウムを使用してメチル化シトシンと非メチル化シトシンを区別する方法 亜硫酸水素ナトリウム（バイサルファイト）は，非メチル化シトシン（左の図）をウラシルに変換する。そしてPCR反応によるDNA複製後，新しく合成されたDNAではウラシルがチミンになる。一方，亜硫酸水素ナトリウムはメチル化シトシンには反応しないので，このような変化は起こらない（右の図）。PCR反応で新しく合成されるDNA鎖はメチル化されないので，右図のように，最初のDNAがメチル化されていてもPCR産物はメチル化されない。亜硫酸水素ナトリウム処理後には非メチル化CはTになるため，DNA塩基配列決定により，すべての非メチル化シトシンを同定できる（下段の図の配列中の四角で示したところ）。シトシンがメチル化されている場合は，配列は亜硫酸水素ナトリウム処理前の配列と同じである。そのためPCR産物のDNA塩基配列決定によって，2つのパターンを区別することができる。別の解析法としてメチル化特異的PCRがあり，プライマーの3′末端のヌクレオチドがU/T（亜硫酸水素ナトリウムにより化学的に変換された非メチル化シトシン）もしくはC（もともとメチル化されているシトシン）に結合するようデザインされたメチル化特異的プライマーを使う。他の方法として，メチル化感受性制限酵素を使用する方法もある。例えば*Taq*Iという制限酵素は非メチル化配列のTCGAを認識して切断するが，シトシンがメチル化されると切断されない。

チル化感受性制限酵素を利用する（MRC-Hollandウェブサイト http://www.mlpa.com のMLPA法の項を参照）。この方法は，アンジェルマン（Angelman）症候群やプラダー－ウィリ（Prader-Willi）症候群のようなインプリンティング疾患が，欠失もしくはそれ以外の原因（例えば片親性ダイソミー）で起きているかどうかを区別できる。

特定の点変異もしくはSNPの遺伝型決定の技術

多くの遺伝学的検査では，病的と考えられるあらゆる変異をスキャンするのではなく，**特異的な**点変異を同定しようと試みる。DNA塩基配列決定法はそのようなバリアントの同定に使用することができるが，大量のサンプルを解析する際には他の検出方法のほうがより簡便である。

　1塩基の違いでアレルを区別できる方法がいくつかある。ほとんどの方法では，完全に一致した，もしくは1塩基がミスマッチした二本鎖を形成させる。後述するように，この点を利用して，アレル特異的ハイブリダイゼーション（前述したオリゴヌクレオチドマイクロアレイと同様），アレル特異的PCR，近隣のオリゴヌクレオチドへのアレル特異的ライゲーションが可能となる。よく使用される変異検出法を以下に挙げる。

増幅抵抗性変異システム（amplification refractory mutation system：ARMS）：校正活性をもたない*Taq*IポリメラーゼのようなDNAポリメラーゼを使用する場合，PCRプライマーの3′末端のヌクレオチドが鋳型のヌクレオチドと正確に対応しないと，PCRでの増幅ができない。このことを利用して，アレル特異的PCRが可能となる。つまり，共通のプライマーとアレル特異的プライマーを使用したPCRを行うことで，正常アレルと1塩基違う変異アレルを区別することができる。アレル特異的プライマーの3′

図11.14 特異的な一塩基置換を検出するための増幅抵抗性変異システム(ARMS)の原理 PCR検出法において校正機能活性のないDNAポリメラーゼを使った際，DNA合成を行うためには各オリゴヌクレオチドプライマーの3′末端が鋳型DNAに正しく塩基対形成する必要がある。(A) 3′末端がGで終わっている藍色のプライマーは正常の鋳型DNAに正しく結合できるので，DNA合成(とそれに続くPCR増幅)が可能になる。(B) オリゴヌクレオチドプライマーの3′末端に相当する位置のDNA鋳型に一塩基置換がある。3′末端が鋳型に結合できないので，DNA合成が始まらない。(C) しかし，3′末端がAで終わるアレル特異的プライマーを使うと，DNA合成が起こり，PCR増幅が可能になる。よって，Gで終わるプライマーは正常アレル特異的であり，Aで終わるプライマーは変異アレル特異的であるといえる。

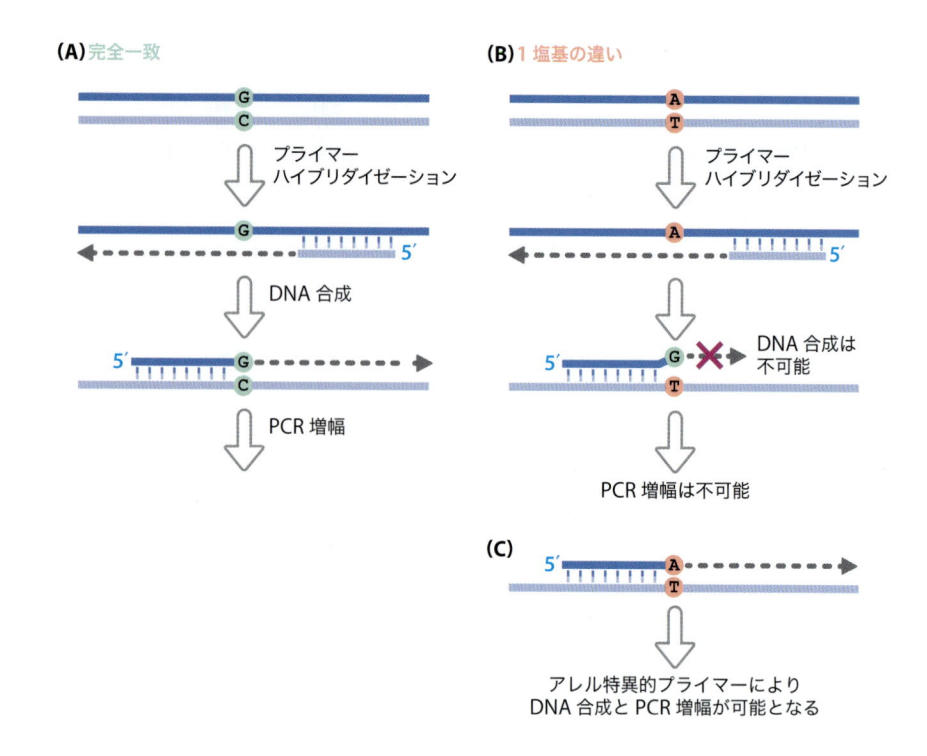

末端が，正常もしくは変異ヌクレオチドのどちらかと結合できるようにする。つまり，プライマーの3′末端が変異部位の向かい側になるよう設計すればよいのである(図11.14)。

オリゴヌクレオチドライゲーション法(oligonucleotide ligation assay：OLA)。ARMS法のように，アレル特異的オリゴヌクレオチド(allele-specific oligonucleotide：ASO)の3′末端の最終ヌクレオチド(正常もしくは変異ヌクレオチドと結合するよう設計)が鋳型に結合するかどうかに依存する。ASOと，それとは別のオリゴヌクレオチドが鋳型DNAの隣接した配列に同時にアニールし，これらのオリゴヌクレオチドが鋳型の接合部に完全に一致する場合にのみライゲーションが起こる。逆に，接合部においてどちらかのオリゴヌクレオチドが間違った配列だと，ライゲーションは起こらない(図11.15)。

パイロシークエンシング(pyrosequencing)：この方法はDNA合成反応である。DNAがデオキシヌクレオシド三リン酸(deoxynucleoside triphosphate：dNTP)から合成されるとき，dNTPのαとβのリン酸塩間の結合がなくなり，伸長するDNA鎖にdNMP(αリン酸塩を含む)が取り込まれる。この反応により，βとγリン酸塩からなるピロリン酸(pyrophosphate：PPi)残基が放出されるが，これは通常除去される。パイロシークエンシングでは，伸長するDNAにヌクレオチドが取り込まれた際に放出されるピロリン酸を，連続的な酵素反応により検出する(図11.16A)。パイロシークエンシングでは，DNA合成に必要な各dNTPを個別の反応として決められた順番で供給することで，正常配列と変異配列バリアントを区別することができる(図11.16B)。本法は低頻度モザイクや，不均一な腫瘍サンプルの変異を検出する際に特に有効である。

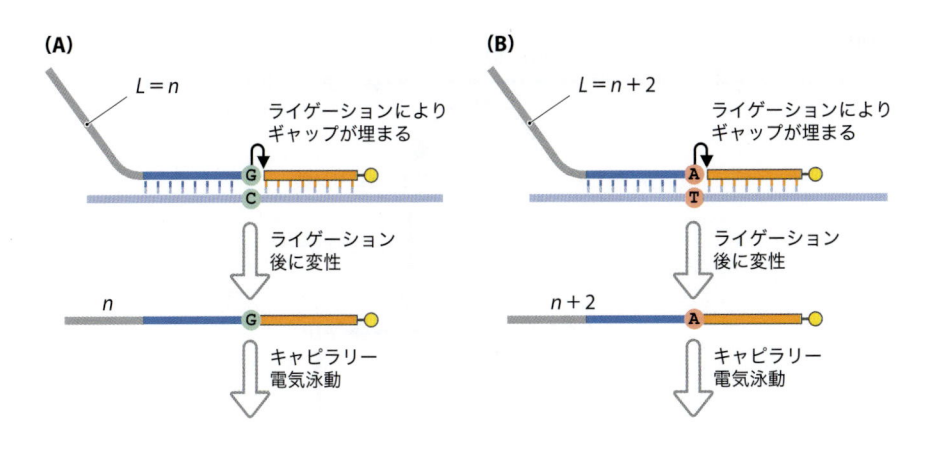

変異スクリーニングとしての，疾患関連バリアントに特化した多重遺伝型決定法

ほとんどの遺伝性疾患はさまざまな変異によって起こりうるが，なかには変異の種類が限られている遺伝性疾患もある。鎌状赤血球貧血はその代表例である。非常に特異的なこの表現型は通常，βグロビン鎖の6位のアミノ酸のグルタミン酸がバリンに置き換わる変異によって起こる。ハンチントン病のような不安定なオリゴヌクレオチド反復配列疾患も，変異の範囲が通常は限られている。

他にも，病因の大半が比較的少ない数の変異で説明できるものがある。例えば嚢胞性線維症では，ヨーロッパ由来の集団ではc.1521_1523delCTT(p.Phe508del)バリアントが非常に多い。このバリアントに加え，頻度の高い少数のバリアントの遺伝型を決定することは，変異の初期スクリーニングとして有益である。

複数の遺伝型を決定する際には，前述したARMSやオリゴヌクレオチドライゲーション法が用いられることが多い。嚢胞性線維症に対するGEN-PROBE社のElucigene CF-EU2v1(疾患に関連する50の変異を網羅したARMS検査)など，さまざまな市販キットが入手可能である。家族性高コレステロール血症を対象にしたElucigene FH20(3種類の反応により頻度の高い20の点変異をARMS法で解析できる)は，家族性コレステロール血症に関連する変異の50％以上を網羅している。しかし，標的濃縮塩基配列決定法(標的領域のみの配列を塩基配列決定すること)が開発され，その価格も低下してきているので，複数遺伝子の変異検索に利用される機会が増えるであろう。

11.4 遺伝学的検査：サービスの内容と実際の適用

遺伝学的検査の実施が多くの国々で進んだのは1960年代初頭のことで，染色体に関する新たな発見を臨床サービスへと活かす動きのなかで起きた。当初の検査は細胞遺伝学者と臨床医が行うものだった。1980年代半ばになると，これにDNA検査が加わった。ある集団で高い罹患率がみられる特定の疾患が，遺伝学的検査の実施に強く影響することもある。例えばキプロスでは，βサラセミアの罹患率が抜きんでて高く，健康・医療予算の多くがこの疾患に向けられることになった。

重症の感染症(例えばマラリアやHIVエイズ)が流行している経済的発展途上国で

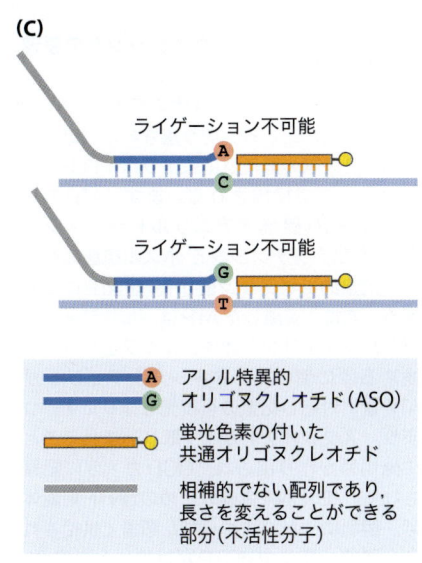

図11.15 オリゴヌクレオチドライゲーション法(OLA)の原理 この検出法は，3′末端のヌクレオチドにより特異性が決まるアレル特異的オリゴヌクレオチド(ASO)と，共通のオリゴヌクレオチド(異なるアレルに結合できる)という2種類のオリゴヌクレオチドを用いて，この2種類が同じ鋳型DNAの近くの配列にハイブリダイゼーションすることを利用する。ASOは，5′末端にさまざまなサイズの非相補的なオリゴヌクレオチド(不活性分子)をもち(この例ではnもしくは$n+2$ヌクレオチドの長さ(L))，共通オリゴヌクレオチドは3′末端に蛍光色素をもっている。整列したオリゴヌクレオチドの接合部の塩基が正しく結合している場合に限りライゲーション(連結)が可能である。その場合，ASOの3′末端のヒドロキシ基は，共通オリゴヌクレオチドの5′末端のリン酸に共有結合する。その結果できた大きな分子は，専用のDNA塩基配列決定装置のキャピラリー電気泳動で大きさによって分離される。ASOの5′末端に結合している不活性分子の長さが異なることで，同時に異なるアレルを検出することができる。(A)鋳型DNA(水色の鎖)が正常であり，Gで終わるASOが完全に結合するためライゲーションが可能である。(B)鋳型DNAに変異がある(CのかわりにT)が，Aで終わるASOは完全に結合することができる。(C)ASOが3′末端で完全に結合しない場合は，ライゲーションは不可能である。ASOに結合する不活性分子のサイズを調整することにより，異なる位置の複数の変異を同時に解析することが可能となる。

図11.16 パイロシークエンシングの原理
(A)伸長するDNA鎖にヌクレオチドが取り込まれる際，dNTP前駆体の切断とdNMP残基の挿入が起こる．切り離されたピロリン酸は，2段階の酵素反応によりパイロシークエンシングで検出される．まず，ATPスルフリラーゼ(硫酸アデニリルトランスフェラーゼ)は，アデノシン5′ホスホ硫酸の存在下で定量的にピロリン酸(PPi)をATPに変換する．次に，遊離したATPは，ルシフェラーゼがルシフェリンをオキシルシフェリンに変換する際に使われ，オキシルシフェリンがATP量に対応した量の可視光を作りだす．つまり，ヌクレオチドが1つ取り込まれるごとに光信号が作り出され，CCDカメラに記録される．(B)DNA合成のためのdNTP前駆体は，個別に，かつ決められた順番で供給される．最初の反応でdGTPが供給された場合，上段にあるように正常鋳型の強調表示されたCに相補的なGが取り込まれ，ピロリン酸残基が放出され，(A)で説明したように光が生じる．しかし変異鋳型DNA(CがTに置換)の場合は，最初の反応では光が産生されない(GはTに相補的でないので取り込まれない)．しかし，次の反応でdATPが提供されれば，Tに相補的なAが変異鋳型に取り込まれ，ピロリン酸が産生されて光るが，正常鋳型ではCに相補的ではないので塩基の取り込みはない．

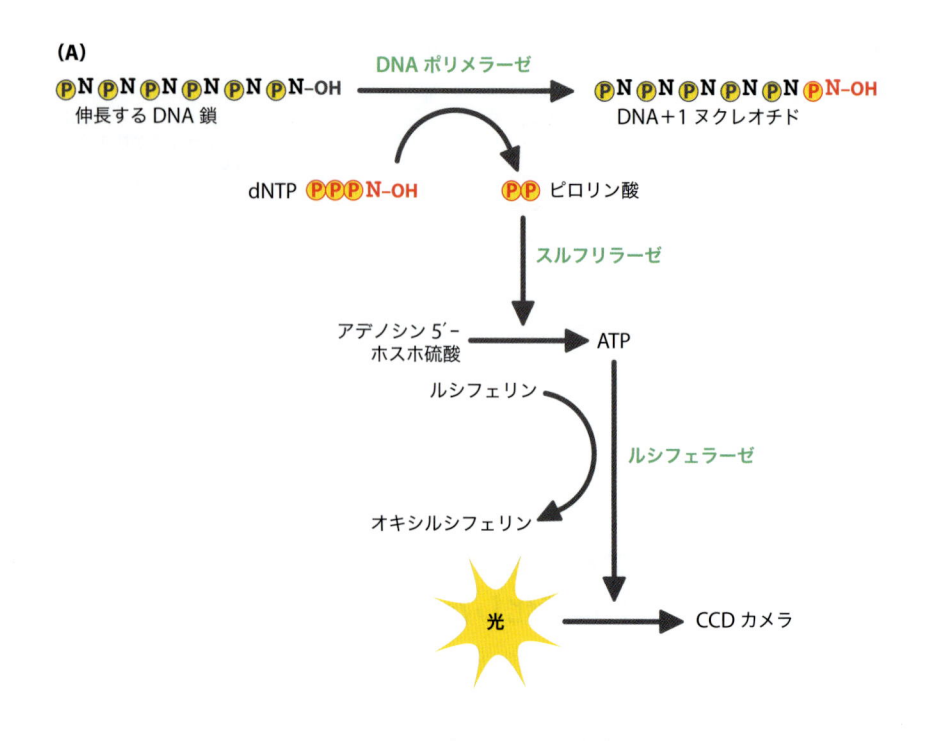

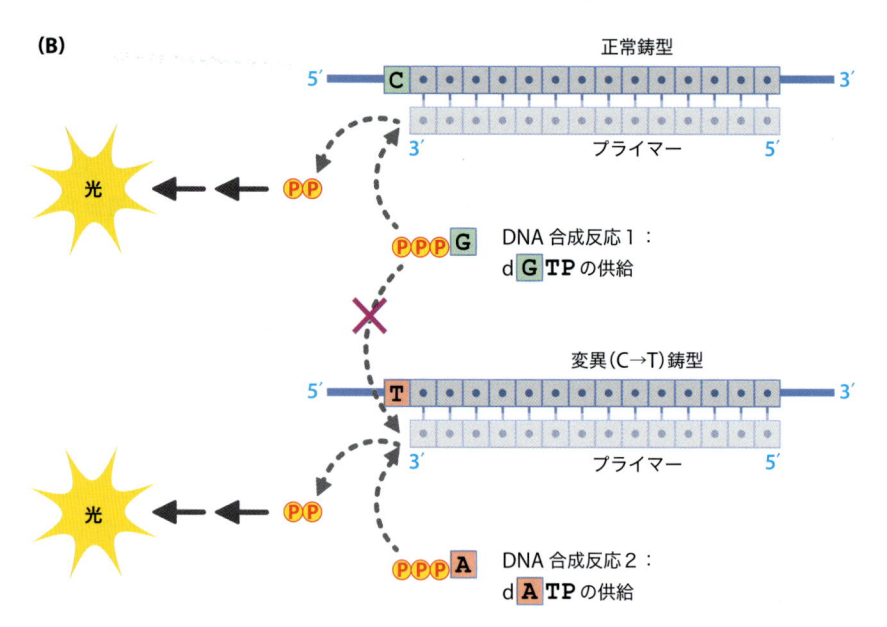

は，遺伝性疾患に特化したサービスは優先事項ではない．それらの国が遺伝学を医療に導入する際には，経済的先進国で利用されている遺伝学的検査サービスをモデルにするのではなく，自国のニーズに合わせた別のモデルを開発するほうがよいのかもしれない．

遺伝性疾患の分子基盤についての理解が飛躍的に伸びていくにしたがって，今後，遺伝学的検査サービスのさらなる発展がみられるだろう．約10年前，新しいミレニアムの変わり目の頃，遺伝学的検査が適用できる疾患はきわめて限られていたため，患者は遺伝学的検査を受ける前に，通常は臨床遺伝専門医によって診察された．現在，適用される遺伝学的検査の数は多くなっており，遺伝学的検査は今後もさらに発達していくと考えられる．

遺伝学的検査サービスの領域拡大は多方面に及んでいる．健康管理セクターにおけ

る遺伝学についての最近の主流の考え方は，遺伝学を医療の中心に取り込むことである．診断としての遺伝学的検査の実施は，患者を最初にみる臨床医の責任として行われるようになることがますます強くなるだろう．

遺伝学的検査について限られた経験しかもたない各専門分野の臨床医は，遺伝学的検査の結果を解釈・伝達し，遺伝学的サービスへの紹介をいつ行うことが適切であるかを認識するために，必要な知識を高めていく必要がある．健康管理セクターの外でも，遺伝学的検査は私企業によって市場に出回っている．しかし，消費者に直接提供するタイプ（DTC：directed-to-consumar）の遺伝学的解析には，別の観点での懸念がある．

本節では，遺伝学的検査が提供される環境，必要とされる実際的な内容，提供される検査の範囲，検査の対象に焦点をあてて解説する．遺伝学的検査は，臨床の場で罹患者が紹介されることに応じて個人とその近縁者，または疾患リスクをもつことが予想される人に提供される．これに加え，遺伝学的スクリーニング計画が，疾患を遺伝継承する人や発症リスクのある人を特定するために，地域や集団に対して向けられるものである（その後に，より専門的な検査を受けることになる）．

罹患者と近縁者の遺伝学的検査

保健医療システムにおける遺伝学的検査は，臨床的問題をもつ人，または遺伝性疾患の近縁者に対して行われることが多い．罹患者にとっての目的は，原因となっている遺伝的バリアントを同定したり，引き続き疾患あるいは治療への反応をモニタリングすることである．近縁者の追跡解析を行えば，その人たちが変異アレルをもつかどうかを確認することができる．遺伝学的検査には，伝統的には臨床遺伝専門医と遺伝カウンセラーがかかわってきたが，例えば英国の血友病センターなどは，拡大家族の遺伝学的検査や遺伝カウンセリングを含む患者グループに対するケアのすべての面をカバーしてきた．

ごく最近まで，遺伝学的検査は高価だったが，技術的進歩によって，塩基配列決定のための標的遺伝子を濃縮することが可能になった（図11.11）．DNA塩基配列決定の経費が急落して，複数の遺伝子を同時に解析することができるようになり，遺伝学的検査にかかる費用が低下を続けている．遺伝学的検査の範囲と有用性が増加するにつれ，臨床遺伝専門医がほとんどの遺伝学的検査を手配する古いモデルは適切なものではなくなっている．患者を解析・管理する臨床チームは，直接検査を依頼することがますます求めるようになるだろう．

特定の疾患群に熟練している臨床医は，利用できる診断的検査に遺伝学的解析を加えるだろう．遺伝学的検査が治療における判断を左右するならば，診断的検査はより重要になる．例を1つあげるとしたら，PARP-1（ポリ〔ADPリボース〕ポリメラーゼ）阻害薬が，*BRCA1*と*BRCA2*遺伝子変異患者の乳がん治療に特に効果的であることの発見がある．これらの変異を持つ細胞では，相同組換え（2つの主要なDNA修復方法の1つ）が障害されているが，塩基除去修復（BER）は影響を受けない．PARP-1阻害剤は塩基除去修復を抑制するため，*BRCA1*または*BRCA2*遺伝子変異をもつ細胞は，DNA修復の2つの方法が阻害され，修復できなくなる．下記のように，がんに対する遺伝学的検査は革命的な進歩を遂げつつある．

遺伝学的検査が金銭的に可能なとき，臨床医が診断を下すために遺伝学的検査を直接依頼することは明らかに道理にかなっている．現在臨床遺伝専門医が懸念している中心的な問題は，他科の専門医が，複雑な検査レポートを正しく理解できるかどうか

である。拡大家族を考慮する必要性について，臨床遺伝専門医におけるような認識が普及しているだろうか。

臨床医はDNAや染色体の時に複雑な検査結果を受け取ることがあるが，その解釈を助けるような，またそのようなレポートを受け取ったときに何をすべきかの手引きを行うような情報はほとんどないのが現状である。さまざまな分野の専門医のための遺伝学教育，および臨床遺伝学サービススタッフとのコミュニケーションを充実させることは，重要な優先事項となるだろう。

カスケード検査

カスケード検査とは，ある家族での遺伝性疾患の同定の後，血縁者を検査することを指す。血縁者には，同じ単一遺伝子疾患になるリスクがあるかもしれない（予測検査。以下に記す）。発症していない血縁者が有害なアレル（劣性遺伝性疾患のヘテロ接合体保因者，優性遺伝疾患の非浸透者）あるいは均衡型転座をもっていたとすると，疾患を伝達していくリスクがある。

家族と遺伝カウンセラー（以下に記述）にとって，考慮すべき問題は異なる。疾患の重症度，疾患が血縁者でどの程度発症するかのリスクレベル，あるいは子が疾患をもつリスクレベルなどに基づいた情報について，血縁者に知らせることがどれくらい重要だろうか？　その情報は物事をどのように変える可能性があるのか？　血縁者にその情報を伝えることはその家族に容易に行えるのだろうか？

均衡型染色体転座をもつ親から不均衡型染色体転座を受け継ぎ，多発奇形と精神遅滞をもった子の例を示そう。両親に対して転座の説明を行うときには，同時に，彼らの将来の妊娠に関する情報，そして他の家族が同じ均衡型転座を持つ可能性についても説明が行われる。遺伝カウンセラーは，将来の妊娠におけるリスクや彼らの子の将来について答えるだけでなく，同じ均衡型転座をもつ可能性のある他の家族メンバーはだれかを考慮して（不均衡型染色体転座をもつ子をもつリスクがある人），その人との面談も視野に入れ，またそれをどう進めるかを考慮する必要がある。同じ原則は，常染色体劣性あるいはX連鎖劣性遺伝疾患の保因者に対してのカスケード検査にも適用される。

侵襲的手技による胎児組織サンプルを用いた伝統的な出生前診断

重篤な遺伝性疾患の家族歴をもつカップルは通常，彼ら自身が罹患児をもつリスクがあるかを知りたいものである。もし彼らがそのリスクにさらされているならば，彼らは子どもをもうけないで，かわりに養子縁組することを選択するかもしれない。しかし，より高い頻度で，彼らは子供を欲する。

そのようなカップルが，遺伝的リスクを回避する方法で子どもを授かることを選ぶこともある（卵または精子提供によるか，あるいは下記のように健康な胚だけを選択する着床前診断によって）。より一般的には，カップルは自然な妊娠を行い，胎児が有害な遺伝的異常をもっているかどうかを確認するために出生前診断を選択する。この種の診断を要求するカップルは通常，胎児が罹患していれば妊娠中絶をしたいと考える。遺伝カウンセリングとリスク推定は，出生前診断において重要となる（BOX 11.3）。

疾患の原因となっている単一遺伝子疾患の主要な遺伝学的バリアントが罹患者家系のだれか一人で確認されている場合，正確な遺伝学的検査が可能である。出生前診断

BOX 11.3　遺伝コンサルテーション，遺伝カウンセリング，リスク評価

遺伝コンサルテーション

従来は臨床遺伝専門医が遺伝性疾患の患者の診断を行ってきた。的確な情報を罹患者やその家族に提供することによって，彼らが人生や生活の選択を行えるようにした。臨床遺伝学の重要な特徴ともいえるのは，面談時に家族と本人に同等の焦点をあてることである。多くの子どもたちは自分自身の問題について説明を受けずに紹介されてくる（臨床遺伝専門医は家族歴を聴取し，鑑別診断を確立するために子どもを診察し，適切な検査を手配する）。

遺伝コンサルテーションはしばしば，遺伝性疾患をもつ子どもまたは大人から始められる。しかし，家族のメンバーを気に掛ける人によってコンサルテーションが始まることもまた多い。その人物は，自分の健康に関する問題ではなく，がんのような病気についての家族歴を持ち出すかもしれない。患者と臨床遺伝専門医は，臨床遺伝学の基本的なツールである家系図を協力して描く。診断を確認するため，戸籍情報や亡くなった個人の場合では死亡診断書を利用したり，あるいは生存している血縁者の医学的情報を取得するための同意を得たりする。

診断が確定されることは重要で，そこで臨床遺伝専門医はどの遺伝学的検査が適切か，誰を検査するのが最適であるかを考える。疾患に罹っている血縁者がいるならば，原因変異を確定するために最初にその血縁者を検査することは適切であろう。そしてそれが予測検査の基礎情報となる。

遺伝カウンセリングとリスク評価

遺伝性疾患をもつ子を産むリスクのある両親や，罹患者および罹患者がいる家族の血縁者にとって，**遺伝カウンセリング**（genetic counseling）は有益なものとなる。すなわち，遺伝カウンセリングを通して，その疾患の帰結や性質，疾患を発症あるいは伝達する可能性，選ぶことのできる選択肢といった情報を得ることができる。遺伝カウンセリングは，臨床遺伝専門医，あるいは遺伝カウンセラーとして養成された専門家，あるいは看護師のスペシャリストによって提供される。

遺伝カウンセリングには非指示的アプローチがとられる。遺伝カウンセラーは，家族のメンバーを意思決定に導くのではなく，決定を助けるために必要な情報を提供するのである。

一般的なサポートを提供するのはもちろんだが，カウンセリングプロセスの中心には，再発リスクの決定がある。これはメンデル（Mendel）の法則に基づく単一遺伝子疾患では比較的単純だろうが，5.3節で詳述したように，例えば浸透度の欠如や表現度の差異の問題など，しばしば複雑なものとなることがある。

リスク予測は，事前確率（例えば単一遺伝子疾患についてメンデルの法則だけから予測されるリスク）を他の関連情報によって修正するベイズ（Bayes）分析を用いて行える。例えばX連鎖劣性遺伝疾患では，絶対保因者（obligate carrier）の娘は，自分自身が保因者であるリスクを50%でもつ。しかし，母方の祖母が絶対保因者だが，自身の母の状態が不明（保因者である50%の可能性）である女性の保因者リスクは，状況によって修正されうる。

図1において，I-2の女性には2人の罹患男児がいるので，彼女はX連鎖劣性疾患の絶対保有者である。III-3には，彼女の母（II-3）が保因者であるかもしれない懸念がある。II-3の状態がわからないので，彼女が保因者である確率は50%である。もし彼女が保因者であるならば，変異アレルをIII-3へ伝える可能性は50%である。つまり，これらの情報のみに基づいたIII-3が保因者であるという可能性は，50%×50%＝25%である。しかし，家系図を描いてみると，III-3は4人の兄弟をもっていることがわかり，誰も罹患者ではないという。この付加的な条件付き情報はリスクを変える。

条件付き情報を組み込むためのベイズ分析

もしII-3が保因者であるならば，彼女が罹患していない4人の息子をもつことはありうるが，それはまれなことだろう。その新しい条件付き情報は，彼女が，保因者でなさそうなことをより強く示唆している。したがって，III-3が保因者であるというリスクは大きく減少すべきだろう。

問題は，それがどのくらいなかということである。この質問に答え，すべての情報に基づく新しいリスクの予測をするために，ベイズ分析が使われる。下記の通り，4つのステップが関係する。

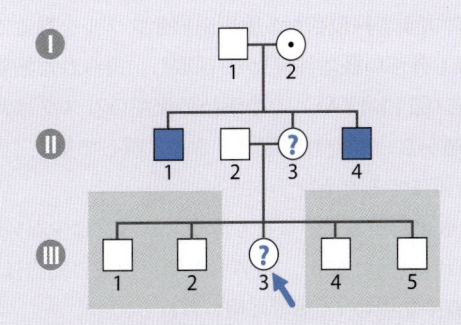

図1　小児期発症X連鎖劣性疾患家系における遺伝学的リスク　もしIII-3が一人っ子であるならば，彼女が保因者であるリスクは1/4である（彼女の母のII-3は絶対保因者I-2の娘であり，保因者である可能性は1/2である。もしそうであるなら，III-3が変異アレルを受け継ぐリスクも1/2である）。したがって，彼女が一人っ子である場合は，III-3が保因者であるリスクは1/4となるだろう。しかしその後，III-3には4人の成長した兄弟がいるという話になり，そのうち誰も罹患していないことがわかった。その追加情報は，II-3が保因者であるという可能性が0.5よりずっと小さいこと，そしてIII-3が保因者である可能性が大いに減少することを示唆する。しかしそれはどれくらいなのだろうか？

BOX 11.3 （つづき）

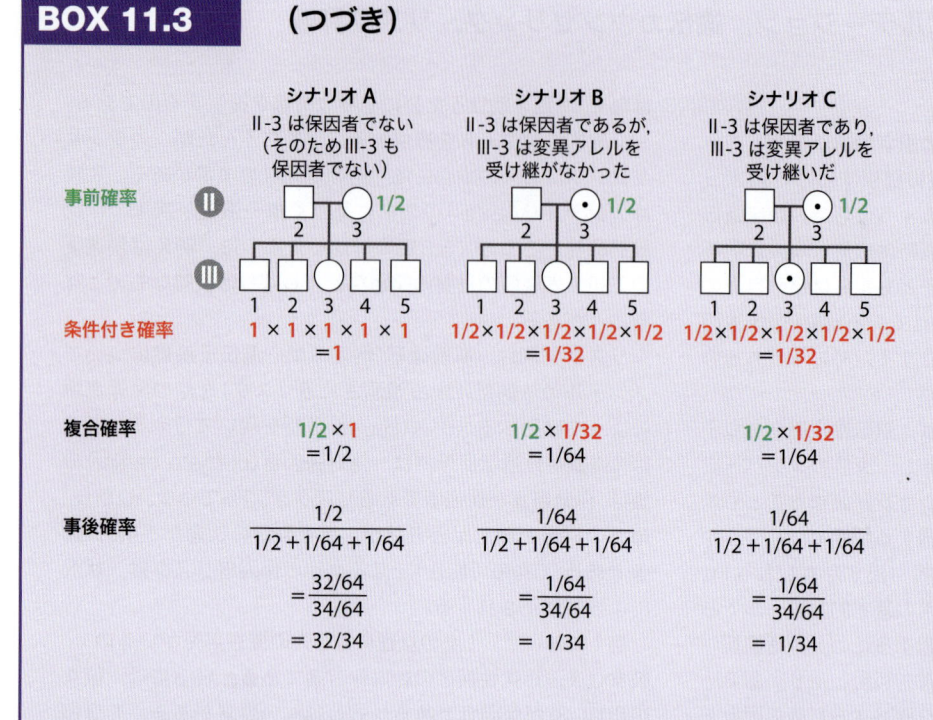

	シナリオ A II-3 は保因者でない （そのため III-3 も 保因者でない）	シナリオ B II-3 は保因者であるが， III-3 は変異アレルを 受け継がなかった	シナリオ C II-3 は保因者であり， III-3 は変異アレルを 受け継いだ
事前確率	II		
条件付き確率	$1 \times 1 \times 1 \times 1 \times 1$ $= 1$	$1/2 \times 1/2 \times 1/2 \times 1/2 \times 1/2$ $= 1/32$	$1/2 \times 1/2 \times 1/2 \times 1/2 \times 1/2$ $= 1/32$
複合確率	$1/2 \times 1$ $= 1/2$	$1/2 \times 1/32$ $= 1/64$	$1/2 \times 1/32$ $= 1/64$
事後確率	$\dfrac{1/2}{1/2 + 1/64 + 1/64}$ $= \dfrac{32/64}{34/64}$ $= 32/34$	$\dfrac{1/64}{1/2 + 1/64 + 1/64}$ $= \dfrac{1/64}{34/64}$ $= 1/34$	$\dfrac{1/64}{1/2 + 1/64 + 1/64}$ $= \dfrac{1/64}{34/64}$ $= 1/34$

図2 ベイズ分析によると，図1のIII-3が保因者であるリスクはわずか約3％である ここでの事前確率は，メンデルの分離の法則による標準的なリスクである。条件付き確率は，第III世代の個人にそれぞれの状況が起こる確率の積である。第III世代の男性にとって，罹患していないという確率は，もしII-3が保因者である（シナリオBとC）とすると1/2で，II-3が保因者でない（シナリオA）とすると1になる。III-3が保因者でないという確率は，シナリオAでは1となり（彼女の母が保因者でないから），シナリオBとCでは（彼女の母が保因者であるならば）1/2となる。複合確率は事前確率と条件付き確率の積で，事後確率は，全複合確率（すべてのシナリオ）のなかで特定シナリオに帰することができる部分の割合である（すなわち，1つのシナリオに起因する複合確率を総計で割ったもの）。

- 観察を説明することができるすべてのシナリオを特定する。
- 各シナリオの事前確率と条件付き確率を計算する。
- 各シナリオの複合確率を得るために，事前確率と条件付き確率を掛け算する。
- 3つのシナリオそれぞれの事後確率を得るために，全複合確率に対する各シナリオの割合を算出する（個々のシナリオごとに複合確率の総計で割り算をする）。

新規変異を考慮しないならば，この場合3つのシナリオがある。(A) II-3 は保因者でなく，III-3 も保因者ではない。(B) II-3 は保因者であるが，III-3 は保因者でない（彼女が変異アレルを受け継がなかったので）。(C) II-3 は保因者であり，III-3 も保因者である（彼女が変異アレルを受け継いだので）。図2で詳述されるように，シナリオAが最も起こりやすく，A：B：Cの3つのシナリオの可能性の比率が32：1：1であることをベイズ分析は示唆する。さて最初の質問に戻ると，III-3が保因者であるという可能性はシナリオCの事後確率によって示され，これは1/34（または約3％）で，事前確率の25％より大幅に低い。

はまた，染色体異数性を有するリスクが増加した状況（高齢出産は重要なリスク要因である）でもしばしば行われる。片親が均衡型染色体転座の保因者と特定されるかもしれず，その場合には，不均衡型染色体転座をもつ胎児は生存可能ではあるが重篤な症状をもつというリスクがありうる。

　伝統的に，出生前診断は侵襲的手技によって採取される胎児組織サンプルを得ることが必要である。サンプルを絨毛膜（最も外部の胚体外膜）から採取し，得られた細胞から胎児DNAを分離することができる（図11.17A）。この手技の流産のリスクはおよそ1％超である。サンプルは妊娠11週からいつでも採取できるが，概して第1三半期に行う（妊娠初期に中絶することを可能にするため）。

　別の主なサンプル採取法としては羊水穿刺があり，これも流産のリスクは少ない。羊水サンプルは妊娠16週前後で採取される（図11.17B）。得られた胎児由来の細胞は，染色体異常を検索するための染色体検査や胎児DNA解析に用いられる。

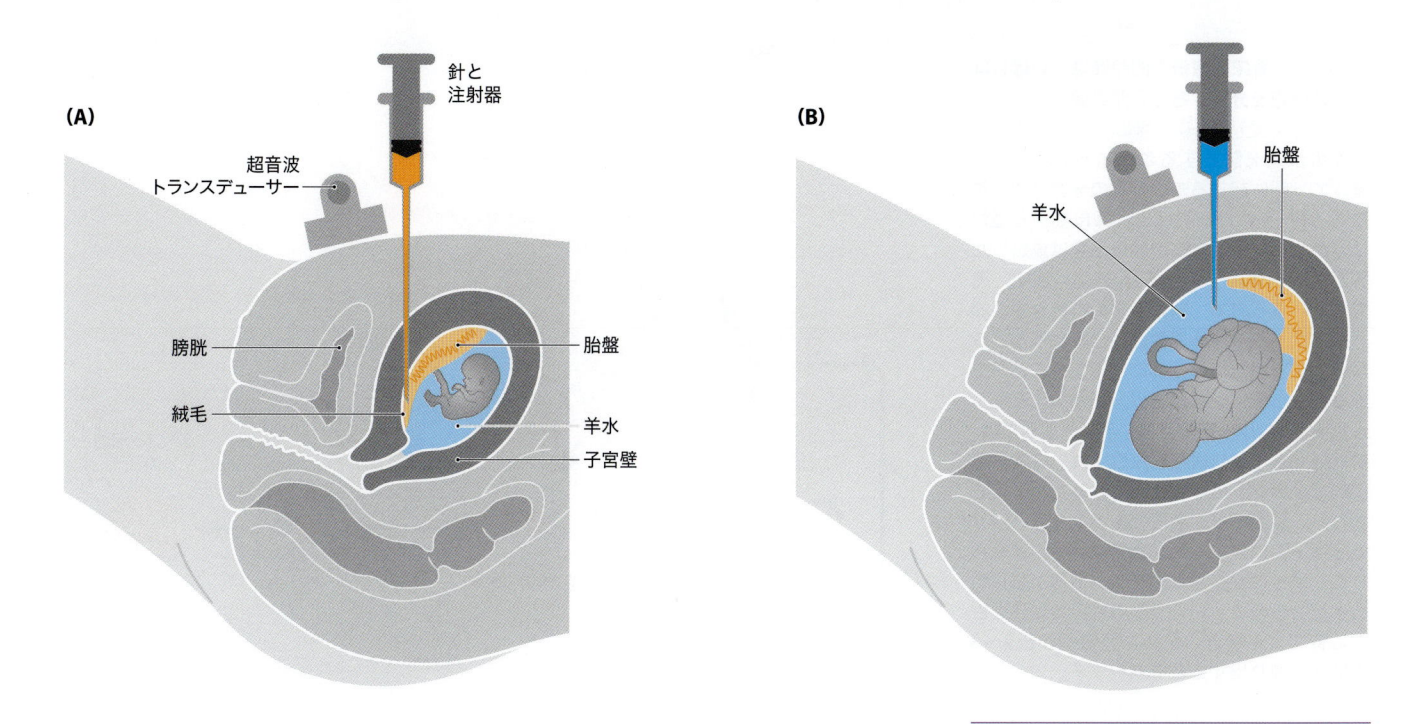

図11.17　絨毛採取または羊水穿刺を用いる侵襲的出生前診断　(A)絨毛採取。ここで示したように，通常は局所麻酔下で超音波ガイド下の経腹的アプローチによって実施される。(B)羊水穿刺。

生殖補助医療(体外受精)においては，着床前遺伝学的検査はしばしば単一細胞を分析する

着床前遺伝学的検査は技術的に容易ではない。卵母細胞あるいは初期胚の遺伝型をモニタリングする方法として，個々の細胞を分析する手順がしばしば必要となる。卵母細胞の遺伝型を推測するために，極体が分析されることもある。より一般的には，検査のための単一細胞(割球)が，ごく早期の初期胚から取り出される(図11.18)。技術的な理由から，後期胚盤胞ステージで栄養外胚葉から採取される2〜3の細胞を分析することを選択する施設もある(栄養外胚葉は胚体外膜のもとになる)。いずれの場合も，残りの胚はうまく着床させることができ，生存可能である。

検査のための胚を得るのに，標準的な生殖補助医療技術が利用される。卵巣の刺激(鎮静下で採取される卵を得るために)，精子の添加，そして体外受精(IVF)と作られた胚の評価である。1回の割球分析の場合，個々の胚は6〜10細胞期に達するまで培養される。この段階で透明帯に小さい穴を作り，1つの細胞を穴から取り出し，検査に用いる。分析用に1細胞を失っても，胚は正常に育ち続ける。

着床前遺伝学的検査には，診断とスクリーニングという2つの幅広いカテゴリーがある。診断は，特定の遺伝学的異常を伝達するリスクをもつカップルに適用される。例えば，片親または両親が有害な変異あるいは染色体異常の保因者であることが検査で事前に明らかな場合である。対照的にスクリーニングは，**既知**の遺伝学的異常が知られていない妊娠困難を抱えるカップルに対して行われる。この場合，胚に染色体異数性がないかどうかをスクリーニングする。両方の場合とも，罹患児の出生を避けるため(診断のケース)，あるいは妊娠成功率を改善するために(スクリーニングのケース)，正常な胚だけを着床させることが目的である。

生検で得られる最初の材料はごく限られた数(1つか数個の細胞)であるので，着床前遺伝学的診断は技術的に難しいときもあり，広くは利用されていない。着床前遺伝学的診断を行うにあたり，片親または両親の変異アレルを事前に確認し，それにもとづいて，DNAの1か所あるいは複数か所の関連したDNA領域を生検で採取し，PCR

図11.18 着床前遺伝学的診断は，しばしば単一の細胞を分析することが必要である 目的は，体外受精(IVF)の際に，有害な遺伝的欠陥の伝達を防止することである。精子と違って，卵に起こる減数分裂の分割は非対称である（一次卵母細胞は二次卵母細胞と極体に分かれる。そして二次卵母細胞は成熟した卵と第二極体に分かれる）。極体は退化，消失してしまうので，卵に特定の有害な遺伝的バリアントや染色体異数性が含まれるかどうかを推測するための分析に使用することができる。もし異常がなければ，正常の卵と推定されるものでIVFを続ける。より一般的には，初期胚から1つの細胞が採取され，有害な遺伝的バリアントの存在を見つけるために検査される。試験結果が陰性であるならば，残りの胚は子宮に入れられ，通常に発育が進められる。単一の細胞からのデータ取得が難しいことがあるので，いくつかの施設では胚をさらに育てて，検査のために胚盤胞から2～3の細胞を取り出すことを選択する。

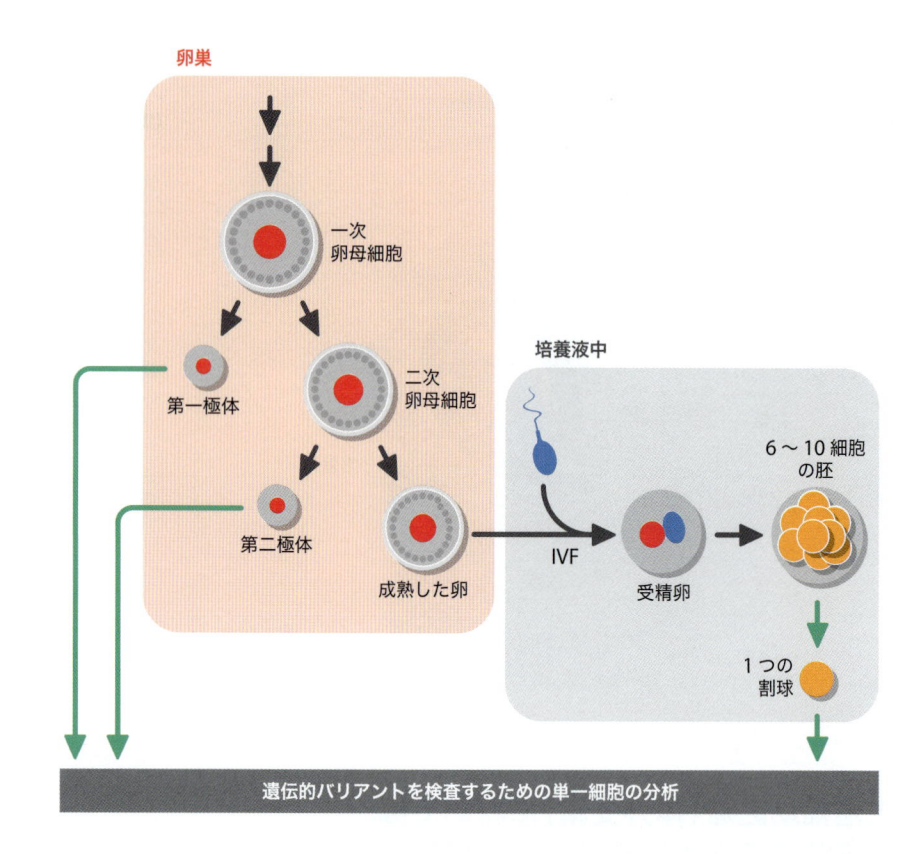

増幅と塩基配列決定を行って検査する。親の変異を同定することが困難な場合には，疾患座位に存在する多型マーカーの確立されたセットを用いて，間接的な遺伝的連鎖解析を行うことがある。時に，染色体異常を受け継いでいるかどうかの確認が必要なこともあり，その場合は間期核FISHを必要とする。

妊娠成立のプロセスもまた医療の対象とされる（過排卵誘起に関連して潜在的副作用がある）。そのうえ，妊娠成功の見込みはきわめて低い。成功する確率は，体外受精治療サイクルの初期はわずか1/5（移植するのに適した胚がない場合もあり，受精卵の数や，健常な胚の数と質による）であり，胚移植の後には1/3にまで増加する。

無侵襲的出生前検査(NIPT)と胎児全ゲノムスクリーニング

母体血には，胎児由来と母体由来のセルフリーDNA(cell-free DNA)の短い断片が存在する。胎児由来のDNA断片はアポトーシスを経た胎盤細胞から生じ，一方，母体由来のDNA断片はアポトーシスと壊死を経た母体細胞の分解から生じる。胎児由来のDNA断片は微量で，妊娠10～20週の母体循環血中で全セルフリーDNAの約10～15%である。この量ならば，母体血漿サンプルにおけるセルフリーDNA分析として，胎児の遺伝学的構成を解析するのに十分である。

母体血漿中のセルフリーDNAは母体由来のDNAが圧倒的に多いため，胎児由来DNA配列のうち，父親から受け継いだもののほうが同定が容易である（それらは簡単に増幅，検出することができる）。父由来のDNAはY染色体DNA配列を含み，胎児の非侵襲的な性別鑑別は今では通常に行われている（感度90%，特異度98%）。特定の状況では，父親に由来する他の配列に関しても検査が行われている（いくつかの適用については表11.4を参照）。

遺伝性疾患	父性決定遺伝子の非侵襲的検査
重篤なX連鎖劣性遺伝疾患	胎児の性別鑑別検査：女性胎児の識別により，流産のリスクと関係する侵襲的な出生前診断の必要性を回避することができる。男性胎児はこの限りではない
先天性副腎皮質過形成	胎児の性別鑑別検査：罹患女性胎児の異常なアンドロゲン産生は，外性器の男性化を起こす。女性胎児の早めの識別の後，母へのデキサメタゾンの経口投与によって胎児の副腎を抑制することができる。効果が上がるには，処置は妊娠8週の前に始めなければならない。その後に侵襲的出生前診断を行い，罹患女性胎児を妊娠している場合を除いて処置を停止することができる
新生児溶血性疾患	父性のRh(D)血液型のための検査：Rh(D)陰性女性は，新生児溶血性疾患のリスクが高くなる可能性がある（以前の罹患児の妊娠あるいは高い抗体価のため）。父性のRh(D)が確定されるならば，胎児性貧血リスクのため，妊娠は厳重に監視される必要がある

表11.4 遺伝学的検査における父性決定遺伝子の非侵襲的検査の一般応用

由来するDNAの寄与：	以下のマーカー座位でのアレルの期待されるカウント：	
	伝達された母のハプロタイプ M_t	伝達されなかった母のハプロタイプ M_u
母 $(M_t + M_u)$	$N(1-\varepsilon)$	$N(1-\varepsilon)$
胎児 $(M_t + P_t)$	$N\varepsilon$	0
合計	N	$N(1-\varepsilon)$

表11.5 母体血漿DNAで母親由来のヘテロ接合性マーカー座位のアレルを数えることによって，母の2つのハプロタイプを区別する ε は，母体血漿中の胎児細胞由来DNAの割合で，Nは分析されたアレルによるハプロタイプの数である。

技術革新

父由来DNA配列の存在のみを検出する母体血漿中セルフリーDNA検査は，技術的に容易である。しかし，母由来のものも対象とするより包括的な検査は簡単ではない（胎児由来マーカーと母親のホモログとはすぐには区別できず，母体血漿中には母体由来DNAが大量に存在するからである）。しかしごく最近，非侵襲的な出生前検査およびスクリーニングにおける大きな技術的進歩があり，この分野が劇的に進展し，胎児診断と胎児スクリーニングに新たな道が開かれた。

大きなブレークスルーは，親由来のハプロタイプを数えるという単純な原理によって技術的な問題を克服することからもたらされた。非常に短いどんなゲノム領域にでも，母体血漿中を自由に循環するDNAには3つのハプロタイプが存在する。すなわち，胎児に伝達された母親のハプロタイプ（M_t），胎児に伝達されない母親のハプロタイプ（M_u），胎児に伝達された父親のハプロタイプ（P_t）である。

母体血漿中のDNAは，分解された母体細胞由来のDNAと，比較的少量の胎児DNAの混合物となるので，個々のDNAマーカーの型判定では，M_uハプロタイプのアレルより，M_tハプロタイプのアレルのほうがわずかだけ多くなっている（**表11.5**）。そのような微量な差を確実に見つけるためには，非常に特異的な検査が必要である。しかし，大規模並列DNA塩基配列決定法を使用すれば，数100万（あるいは数10億でさえ）のDNA分子を数えることは比較的容易なのである。すなわち，非常に特異的な検査が可能である。

胎児の染色体異数性スクリーニングからゲノムスクリーニングまで

NIPTは，大規模並列標的DNA塩基配列決定で行える。重要なDNA領域をゲノム中から抽出し（原理については図11.11を参照），塩基配列決定を行う。

NIPTの適用の1つは，胎児の異数性スクリーニングである。かつては，母親の常染色体と胎児の常染色体とを区別することが大変だった。胎児DNAが母体血漿中DNAの10％を占めるとき，胎児に21トリソミーがあるならば，21番染色体のDNA量はちょうど5％増加する。大規模並列DNA塩基配列決定ならば，そのわずかな違いを容易に検出できる（この方法を用いると，21トリソミーは感度99％，特異度99％で検出できる）。最近の知見では，NIPTは診断法としてよりもスクリーニング法（その次の段階として確定的な羊水穿刺を実施することになる高リスクグループを決定するためのもの）として費用対効果がよいことが示唆されている。

NIPTでは，非侵襲的に胎児全ゲノム配列を得ることも可能である（参考文献を参照）。このことは将来的に大きな可能性をもたらすものであるが，これについては後で考察する。

無症候者における単一遺伝子疾患の発症前検査と予測検査

小児期発症あるいは成人期発症型の遺伝性疾患リスクのある者に対して，疾患の徴候や症状を呈する前に検査が行われることがある。例えば，デュシェンヌ型筋ジストロフィーの家族歴を有する症状のない男児や，ハンチントン病を発症するリスクがある若年成人などである。変異アレルを有している患者が将来症状を呈するであろうときには（例えばハンチントン病），検査はしばしば発症前検査として行われる。また，BRCA1やBRCA2の変異アレル保因者の場合のような，症状が進展する高いリスクがあるときには，予測検査として行われる。

早期に診断を行うことは，予防あるいは治療的介入，初期の疾患をチェックするための標的スクリーニング検査（サーベイランス，初期のほうが治療効果が高いことがある），予後の改善，診断分類といった可能性により医学的利益をもたらしてくれる。

いくつかの疾患では，予測検査の臨床的利益は明白である。例えば，家族性高コレステロール血症（OMIM 143890）は常染色体優性遺伝疾患であり，通常LDLR（低密度リポタンパク質受容体）遺伝子の病的変異によって起こる。罹患者は通常20代で若年性の心血管疾患になる。しかし，病的なLDLR遺伝子変異の早期発見によって，食事療法と薬物療法を通してLDL−コレステロールを低下させることにより，予防の可能性をもたらす。10歳からのLDL−コレステロール測定および家族性のLDLR変異の検査という，カスケード検査が推奨されている。

もっと難しい状況もある。例えば，常染色体優性遺伝疾患で予防的治療に明らかな副作用があったり，合併症のスクリーニング検査の負担が重いものであったり危険を伴うようなことがあったりする場合である。ある型の大腸がんは優性遺伝形式で受け継がれるが，この疾患の素因となる生殖細胞系列変異の早期発見は，年1回の大腸内視鏡検査によってフォローアップすることができる。そして，ポリープが大きくなる前に特定して，外科的に切除することによって，末期がんになるリスクを大きく減少させることができる。しかし，ここで必要となる大腸内視鏡検査では腸穿孔の危険性がわずかながらある。このようなとき，治療の選択やスクリーニングに入る前に，変異を確実にもっているかどうかを知っておきたいと思うかもしれない。

いくつかの家族性腫瘍症候群（BOX 11.4）のために行われるサーベイランスは，が

BOX 11.4　リンチ(Lynch)症候群と家族性(BRCA1/BRCA2)乳がん：がんリスクとがんスクリーニング

リンチ症候群(遺伝性非ポリポーシスがん)

診断は，家族でのがんのパターンと診断年齢(50歳以下での診断が1つ以上みられる)に基づいてなされるか，あるいは腫瘍組織でのマイクロサテライト不安定性が見いだされることでなされる。大腸がんが最も多いがんであるが，いくつかの関連するがんがある(表1)。

　罹患者もしくは高いリスクをもつ人のための典型的スクリーニングプロトコールは，25歳で開始し，18～24カ月おきに大腸内視鏡を受け，50歳からは食道・胃・十二指腸の追加的な内視鏡検査でフォローする。他の関連する腫瘍でのスクリーニングの有効性は証明されていない。罹患女性あるいはリスクの高い女性は，家族計画完成の後，総子宮摘除術と卵巣および卵管の外科的切除という選択肢がある。

BRCA1またはBRCA2変異による家族性乳がん

一般的な英国人集団において，乳がんと卵巣がんの生涯リスクはそれぞれ12%と2%である。BRCA1またはBRCA2遺

がんのタイプ	生涯リスク(80歳まで)(%)	
	BRCA1	BRCA2
発症していない保有者		
乳がん	60～90	30～85
卵巣がん[a]	30～60	10～30
男性乳がん	0.1～1	5
前立腺がん	8[b]	25
他のがん	<5	<5
発症した女性保有者(片側乳がん)		
もう片側の乳がん	50%(全体的な5年リスク=10%)	50%(全体的な5年リスク=5～10%)

表2　有害なBRCA1またはBRCA2遺伝子変異をもつ者のがんリスク　[a]40歳以後の生涯リスクの大半。[b]一般集団リスクと類似。

伝子の病的変異をもつ20～25歳の人には，がん(とりわけ乳がんあるいは卵巣がん)になるリスクが70%ある(表2)。

　ある家系が家族性乳がん(乳がんあるいは卵巣がん)になる非常に高い可能性をもつならば，典型的なスクリーニング計画を始め，リスクが高い女性では40歳から年1回のマンモグラフィーを行う。マンモグラフィーは，40歳未満の女性での感度は高くない。乳房MRIスクリーニングは30歳から提案されるだろう。両側乳房切除術は乳がんになるリスクを95%減らす。しかし，それでもがんは胸壁に残存する乳腺組織に起こることがある。

　卵巣スクリーニングが役に立つという証拠はない。女性は卵巣と卵管の外科的除去を考慮するかもしれないが，これは卵巣がんのリスクを95%減らし(腹膜がんのわずかなリスクが残る)，乳がんのリスクも減少させる。

がん	一般集団リスク(%)	リンチ症候群でのリスク(%)
大腸	5.5	80
子宮内膜	2.7	20～60
胃	<1	11～19
卵巣	1.6	9～12
肝胆道系	<1	2～7
尿路系	<1	4～5
小腸	<1	1～4
脳と中枢神経系	<1	1～3

表1　一般集団と比較したリンチ症候群患者のがんリスク

んを予防するわけではないことに注意すべきである。その目的は，治療効果の高い早期がんを発見することである。がん化のリスクを減らすために，BRCA1またはBRCA2遺伝子変異をもつ家系の女性は，乳房切除や，卵巣卵管切除術を選択するかもしれない。ここでも，彼女たちはこの決定をする前に予測検査を希望することがあるだろう。

　予測検査を受けることの相対的な利点と不利益を鑑みることは容易ではない。最近のガイドラインに従うと，成人期発症疾患に対する予測検査を小児に行う場合は，小児にも適用できる医学的介入が可能であり，明らかな医学的利益を示す場合(例えば家族性高コレステロール血症)でない限り，行うべきではないとされる。

医学的介入のない発症前検査

晩発性神経疾患の大部分では，その発症を遅らせる医学的治療法は現在のところない。それにもかかわらずハンチントン病は，悲惨な神経疾患であるが人生の晩年まで症状があらわれないこともしばしばなのだが，予測検査が行われた最初の疾患の1つである。この疾患に対する検査が陽性となった人が自殺するかもしれないという当初の懸念により，予測検査は注意深く導入された。その後，予測検査は症例の約1％で破滅的な出来事(自殺，自殺未遂，精神医学的な入院)を引き起こすことが明らかになった。

　ハンチントン病のリスク50％の人々の検査受検率は，約10〜20％である。一般に若年成人は，人生設計と家族の選択を助けるために検査を受ける。また，徴候と症状が通常現れる年齢に達した人々も検査を選択することが多い。彼らが発症リスクをもたないと説明することで(もちろん，結果が陰性であると仮定して)，子や孫たちが安心できるように検査を受けようとする。

いろいろなタイプとレベルの遺伝学的スクリーニングの概要

前述した遺伝学的検査は受け身的である。すなわち，遺伝性疾患になるリスク，あるいは遺伝性疾患を伝達するリスクについて医学的援助またはアドバイスを求めている人に応じて実行される。遺伝学的スクリーニングにおいては，遺伝学的検査はより積極的な意味で行われる。この場合，発端者とその血縁者ではなく，コミュニティと一般集団に焦点が当てられる。

　遺伝学的スクリーニングはさまざまなレベルと目的で行うことができ，DNAバリアントや異常染色体を調べるだけでなく，生化学的・生理的マーカーもしばしば利用される。8.3節では長期的な一般集団スクリーニングを考察し，例としてUK Biobankプロジェクトを示したが，そのなかでは数十年間にわたって広範囲の内容について定期的に検査が行われる。しかし，これは主には研究主導型のスクリーニングである。一方，下記の3つのタイプの遺伝学的スクリーニングは，主に対象者に臨床的な利益を提供することに重きが置かれたものである。

妊娠時のスクリーニング(pregnancy screening)。妊娠時のスクリーニングの目的は，その妊娠において，特定の重篤な遺伝性疾患を伴う子の出生に至る非常に高いリスクをもつかどうかを特定することである。この検査を行う動機は，通常は，罹患児の出生を防止することである(しかし，この検査は，そのような出生に対して精神的な準備をするためや，治療計画を立てられるようにするために求められることもある。一方，同時に，検査により胎児が罹患していないことが示された場合には，精神的な利益を与えてくれる)。妊娠時のスクリーニングは，コミュニティで多くみられる重篤な単一遺伝子疾患のスクリーニングの実施を必然的に伴うが，しばしば異数性のスクリーニングも含まれる。下記に解説するように，技術的進歩によって胎児の包括的な遺伝子プロファイルを得ることが可能になってきており，これは子宮内で疾患を治療する新しい方法にまで至るかもしれない。

新生児スクリーニング(newborn screening)。新生児スクリーニングは多くの国で実行されているが，さまざまな程度がある。これを行う主な動機は，重篤な疾患の早期治療を行うことによって疾患の発症予防につながりうるといったように，早めの医学的介入が大きな違いを生むからである。新生児の遺伝学的スクリーニングはある代謝疾患から始まったものだが，この種の疾患に現在でも重点が置かれている。

保因者スクリーニング(carrier screening)。コミュニティあるいは一般集団に広く蔓

延している重篤な常染色体劣性遺伝疾患の変異アレルの保因者を特定することが目的である。究極の目的は疾患予防である。スクリーニングによって両者が保因者だと同定されたカップルは，引き続いて出生前診断と罹患胎児の妊娠中絶を実行するという選択肢を得ることができる。

胎児異常の母体スクリーニング

あるコミュニティでは，そのコミュニティに広く蔓延している一般的で重篤な単一遺伝子疾患(例えば鎌状赤血球症やサラセミア)のリスクが高い胎児を同定するために，特定の母体スクリーニングプログラムが第1三半期に実施されてきた。しかし，大部分の出生前スクリーニングの焦点は，胎児の異数性，特に最も一般的な染色体異常である21トリソミー(ダウン〔Down〕症候群を引き起こす)の母体スクリーニングである。

先に述べたように，21トリソミーのような異数性を調べるために，大規模並列DNA塩基配列決定法が母体血漿(胎児細胞由来DNAを少量含む)でのDNAスクリーニングに用いられ始めている。この方法は，3つのパラメーターに基づいた従来の「複合的」スクリーニングシステムに取ってかわるものと考えられている。パラメータの1つは，妊娠11～14週に超音波検査で測定される首の後ろの皮膚の厚さ(胎児項部浮腫測定)で，この部位に集まる液体の量で決定される(ダウン症候群の胎児でしばしば大きい)。第2の要因は母体の年齢である(母体年齢が35歳から45歳に上がることで，リスクは16倍に増加する)。第3の要因は，母体血清中の特定のタンパク質レベルの変化に基づくもので，例えば遊離β-HCG(ヒト絨毛性ゴナドトロピン)の増加や妊娠関連血漿タンパク質A(pregnancy-associated plasma protein A：PAPP-A)の減少である。

複合的スクリーニングに基づくと，女性の約2%は1/150より大きなリスクをもつ(全体的な一般集団でのリスク約1/670と比較して)。確定的な異数性検査のためには，絨毛採取を受けることになるだろう。これらの女性の20%において悪い結果(21トリソミーに加え，18トリソミーと13トリソミーを含む)が出る。このことはまた，絨毛採取を受けた女性の80%には染色体異常がないことを意味する。母体血清中の胎児由来セルフリーDNAに基礎をおいた信頼できる検査の開発は，大きな前進となるだろう。複合的スクリーニングは，すべての罹患児妊娠の90%を検出する。

第1三半期の超音波検査は，出産予定日の予測と項部浮腫測定に重要であり，前述の母体血清タンパク質の濃度に基づくリスク計算のために必要とされる在胎月齢の正確な推定にとっても不可欠である。さらなる超音波検査が妊娠20週程度でルーチンで行われるが，これは，形態異常(かなりの割合が染色体異常やメンデル遺伝性疾患による)を発見するためである。

新生児スクリーニングは早期の医学的介入を可能にする

新生児スクリーニングは1960年代後期に開発された。フェニルケトン尿症(PMID 20301677)の検査は，日齢5日目に濾紙カード(ガスリーカード)上に採取した乾燥血液スポットを用いる。その後まもなく，先天性甲状腺機能低下症(いくつかの原因があり，遺伝要因がすべてではない)の分析が加えられた。両疾患に対する実施根拠は，医学的介入がない場合に必ず起こる知的障害の予防であった(フェニルケトン尿症への食事療法と先天性甲状腺機能低下症へのホルモン補充療法を含む。**表11.6**を参照)。

遺伝性疾患	有病率	スクリーニングのタイプ	罹患者への治療法
先天性甲状腺機能低下症	1/5,000	血清中の遊離したチロキシンまたは甲状腺刺激ホルモンの分析	ホルモン補充療法
嚢胞性線維症	ヨーロッパの一般集団で 1/2,500	免疫反応性トリプシノーゲンのスクリーニングとCFTR遺伝子変異の検索による確認	抗菌薬，胸部理学療法，膵不全患者への膵酵素補充薬
ガラクトース血症	1/7,500	赤血球ガラクトース-1-リン酸とガラクトース-1-リン酸ウリジルトランスフェラーゼの濃度の分析	ガラクトースの摂取量を減らすような食事変更
フェニルケトン尿症	約1/12,000	血漿アミノ酸分析によるフェニルアラニン：チロシン比率の増加の検出	フェニルアラニンの摂取量を減らすような食事変更（BOX 7.8を参照）
鎌状赤血球症	アフリカ系祖先をもつ集団で約1/500	電気泳動，IEFまたはHPLCによるヘモグロビン分離。遺伝型を確かめるのにDNA分析が用いられる可能性がある	水酸化尿素（赤血球中HbF増加，輸血必要量減少，脈管閉塞的イベントの頻度および重症度の減少）。予防的ペニシリン

表11.6　いくつかの常染色体劣性疾患と先天性甲状腺機能低下症の新生児スクリーニング　データはAmerican College of Medical Genetics and Genomicsのガイドラインより。PubMed（PMID 21938795）やNCBI Bookshelf（http://www.ncbi.nlm.nih.gov/books/NBK55827/）を通して個々の疾患に関してのスクリーニングプログラムの情報を手に入れることができる。CFTR：嚢胞性線維症膜コンダクタンス制御遺伝子，HbF：胎児ヘモグロビン，HPLC：高速液体クロマトグラフィー，IEF：等電点電気泳動。

　先天性代謝障害が新生児スクリーニングの主要な焦点になってきたのには2つの理由がある。まず1番目に，それらは何十年も研究され，疾患の分子的基盤についての非常に深い理解があり，場合によっては有効な早期の医学的介入が可能となっていることである。

　第2の利点は，先天性代謝障害が一般に，遺伝子産物または代謝物質濃度を確認する使いやすいスクリーニングシステムを用いて検査することができ，取扱いが簡単な患者サンプル（例えば血液または尿）に適用できることである。疾患アレルは，潜在的にはかなり多数にのぼる変異のいずれか1つかもしれない。もし遺伝子のエキソンが多い場合，そのスクリーニングは激務となるだろう。しかし，DNAレベルのそのような不均一性は，しばしば遺伝子産物レベルではむしろ均一な影響をもつ。1回の分析で，遺伝子産物の異常あるいは特定の代謝物質の特徴的な変化をしばしば検出できる。

　その結果として，通常は遺伝子産物濃度の分析または疾患関連代謝物質の分析が用いられる（タンデム質量分析により血液と尿サンプルの複数の代謝産物の並列検査が可能となり，低コストで代謝疾患の網羅的・効率的なスクリーニングを行うことができる）。

利益と不利益

　最近では他の疾患もスクリーニングリストに加えられており，大規模並列DNA塩基配列決定法の大きな進歩によって，スクリーニングする疾患の数をさらに大きく増やそうと提案されるに至っている。しかし，スクリーニングには利点と同様に不利益があり，このバランスを適切にとることは簡単ではない。

　国家的スクリーニング計画を実行するには莫大な費用がかかることに加え，スクリーニング計画は偽陽性を含むのである。子供について陽性の結果を受けたが，2回

目の検査で罹患児ではないという結果が出た家族には不安が発生しうる(そして追加検査をすればするほど，偽陽性結果を受ける可能性が高くなる)。したがって，いくつかの国では保守的なアプローチを取っている。例えば英国では，国家規模の新生児スクリーニングは5つの疾患に限定されている(フェニルケトン尿症，先天性甲状腺機能低下症，中鎖アシルCoA脱水素酵素〔MCAD〕欠損症，鎌状赤血球症，囊胞性線維症)。

一方，ACMG(American College of Medical Genetics and Genomics)は54疾患のスクリーニングを推奨している(ヘモグロビン異常症，さまざまな先天性アミノ酸代謝異常症，脂肪酸代謝異常症，有機酸代謝異常症，ビオチニダーゼ欠損症，先天性副腎皮質過形成，ガラクトース血症と囊胞性線維症などを含む)。

スクリーニングされる疾患のすべてにおいて早期治療が臨床的な利益をもたらすというわけではないが，別な利益があることがある。ACMGガイドラインの統一的アプローチとそれを実行する利益の1つは，疾患に対する認識の増大，情報のより大きな共有，これら稀少疾患の自然歴(疾患経過)についての知識の増加である。

早期診断の別の面での利点は，両親が将来さらに子供をもつ前に，疾患と再発率についての情報を知ることができることである。いくつかの国はデュシェンヌ型筋ジストロフィーの新生児スクリーニングを導入するようになった。これは治療的な利益のためではなく，4歳までに発症しなければ，診断時にはカップルは2人目の罹患児をすでに授かっているかもしれないからである。

重篤な常染色体劣性疾患予防のための保因者スクリーニング

重篤な劣性遺伝疾患の無症候性保因者の同定は，疾患予防を可能にする。両者ともヘテロ接合性保因者と同定されたカップルは，出生前診断の受診を選択でき，ホモ接合性の変異遺伝型が同定されると妊娠中絶も視野に入れる。保因者スクリーニングはコミュニティにおいて有害な疾患の発生率を減らすことに非常に効果的であり，いろいろな国で確立されている。スクリーニングにはさまざまなものがあるが，症例によっては倫理的懸念がある場合がある。

βサラセミアのスクリーニング

具体例として，βサラセミア(βグロビン産生低下による常染色体劣性疾患)の保因者スクリーニングを挙げる。この疾患をもつ新生児は毎年約70,000人生まれており，最も高い発生率は地中海沿岸国，インド，アフリカ，中央アメリカ，中東と東南アジアである。結果として生じる貧血を治療するために，罹患者は度重なる輸血を必要とする。しかしこれは鉄過剰を引き起こし，次に肝疾患と心筋症に至る。鉄キレート療法が鉄排泄を促すのに用いられ，平均余命を30代にまで延命でき，通常はそれを超えて寿命が延長する。

保因者スクリーニングは，標準的な全血検査による平均赤血球容積(mean corpuscular volume：MCV)および平均赤血球ヘモグロビン(mean corpuscular hemoglobin：MCH)で行うことができる(診断の確定にはさまざまな方法が用いられる)。1973年，保因者検査は，ギリシャとキプロス全土では軍隊，産科診療所においてマスメディアを通した教育プログラムの後に導入され，またキプロスでは正教会を通して導入された。サルデーニャでは数年後にスクリーニングが導入された。

その後，多くの国々はスクリーニング計画を作成した。イラン，トルコの多くの行政区，ガザ地区とサウジアラビアでは，結婚の登録をするカップルにとって検査は義

務である．ガザ地区では，両者とも保因者のカップルが結婚を継続するならば，そのことを認識しているという申告書に署名しなければならない．これらの国は結婚前のスクリーニングを選択したが，他の国ではスクリーニングは出産前にクリニックで行われ，もし女性が保因者であるとわかったら彼女のパートナーに検査が提案される．これはインフォームドコンセントに従うことが予定されているが，スクリーニングの評価の結果，プログラムに関する患者の認識と理解の程度には大きな差があることがわかった．

　スクリーニング計画を実施した国では罹患児出生率の大幅な減少が認められた．これは部分的には結婚計画の変更のためであるが，主には出生前診断と妊娠中絶の実施のためである．例えば，1975年にスクリーニングが導入された際のサルデーニャのβサラセミア発病率は出生の1/250であったが，1995年には出生の1/4,000となった．キプロスでは1974年の罹患児出生数は51であったが，1979年には8となり，2002〜2007年には罹患児は生まれていない．同様に，台湾と中国広東省でも出産前スクリーニング計画の導入の後，罹患児出生の著しい減少が報告された．

テイ-サックス病のコミュニティスクリーニング

保因者スクリーニング計画は，重篤な疾患の高発生率をもつ特定のグループにも向けられることがある．例えば，常染色体劣性遺伝疾患のテイ-サックス(Tay-Sachs)病(PMID 20301397)は通常まれな進行性神経変性疾患であるが(ヨーロッパと米国では保因者頻度は約300名に1名)，特にアシュケナージユダヤ人では多い(約27名に1名が保因者である)．この先天性代謝障害は，生後3〜6カ月に発症する進行性の筋力低下および運動障害を呈し，続いて発作，失明，痙縮があり，通常では5歳前に死亡する．原因は，HEXA遺伝子内の変異の結果として起こるヘキソサミニダーゼA酵素の産生異常である．結果として脂質であるGM2ガングリオシドが脳細胞と神経に蓄積し，それらを傷害，ついには破壊する．

　血清ヘキソサミニダーゼA分析によって保因者と非保因者を区別できることが認識され，保因者検査が1970年から始まった．この検査は多くの国で公共医療を通して利用できる．Dor Yeshorim組織もまた，正統派ユダヤ人高校やコミュニティの検査活動を通して，世界中のアシュケナージユダヤ人に遺伝学的スクリーニングを提供している．検査が正統派学校で行われるとき結果は直接には与えられず，結婚を考えているカップルが利用できるようになっている．このスクリーニング計画によって，コミュニティでのテイ-サックス病の出生数の著明な減少がもたらされた．

新しいゲノムテクノロジーはがんの診断法を変え始めている

最近の進歩は，がん感受性の同定やその予後予測における分子遺伝学の臨床応用を変化させている．遺伝学的検査はさまざまなタイプのがんマーカーを同定することができ，最適な治療や使用薬物を決定するときにも役立つ．

　さまざまな種類の新しいがんバイオマーカーが利用され始めている．DNAバイオマーカーに加え，マイクロアレイで調べた結果得られる遺伝子発現の特徴(シグネチャー)が，がんのバイオマーカーとして使用できる(例は表11.7参照)．2011年に米国食品医薬品局(FDA)から承認を受けたAgendia社のMammaPrintは，後者の代表例である．MammaPrintは70個の重要な遺伝子の発現パターンに従って，早期腫瘍を高リスクか低リスクかに分類することができる(98.5%の正確度と98.5%の技術的再現性を有する)．分類によって認められたリスクにのっとって，各種の処置を指示

役割	DNA/遺伝子発現バイオマーカー	がんタイプ（解説）
診断	*BCR-ABL1*	慢性骨髄性白血病（図10.7参照）
	JAK2	骨髄増殖性疾患（変異はクローン性MPD診断を確定する）
	EWS-FLI1	ユーイング（Ewing）肉腫
予測	*HER2*	乳がん（増幅は抗HER2抗体への反応を予測する）
	BRAF	黒色腫（変異は特定のBRAF抑制薬への反応を予測する）
	KIT，*PDGFRA*	消化管間質腫瘍（変異はc-KIT/PDGFRA抑制薬への反応を予測する）
予後評価	*TP53*	慢性リンパ性白血病（変異は予後不良を示す）
	BRAF	転移性大腸がん（変異は予後不良を示す）
	MammaPrint（70遺伝子発現の特徴（シグニチャー））	乳がん（リスク階層化）
	OncotypeDx（21遺伝子発現シグニチャー）	乳がん（リスク階層化）
疾患モニタリング	*BCR-ABL1*	慢性骨髄性白血病（微少残存病変の検出）
	PML-RARA	急性前骨髄球性白血病（微少残存病変の検出）

表11.7 がん検査におけるDNAバイオマーカーと遺伝子発現バイオマーカーの異なる役割の例

できる。

標的ゲノム塩基配列決定法を用いた複合的検査

図11.11で前述したように，標的濃縮塩基配列決定法（target enrichment sequencing, 選択的に対象領域を濃縮する技術を用いた次世代塩基配列決定法）は，興味のあるどんなゲノム領域のDNA配列でも選択的に抽出し，配列決定できる。がん感受性遺伝子パネルの複合的検査は最近，Ambry Genetics社やIllumina社などのものが研究目的に利用できるようになった（TruSight Cancer検査は90以上のがん感受性遺伝子についてゲノム配列を抽出する）。

近い将来，このような検査が診断セットに取り込まれることが期待される。英国における例を挙げると，ロンドンがん研究所（Institute of Cancer Research, London）が主導するMainstreaming Cancer Genetics Programme（http://mcgprogramme.com/）の目標は，遺伝学的検査を，がん患者が国民健康保険診療内で行うことのできる日常的な医療にすることである。がんの遺伝学的検査サービスは試験的に導入されており，最初はIllumina Trusight Cancerパネルに基づいたものであった（将来塩基配列決定の費用が下がると，全ゲノム塩基配列決定が取ってかわりそうではあるが）。現時点では，英国におけるがん素因の遺伝学的検査は遺伝学専門医によって行われているが，新しいモデルではがん専門医が検査のすべての面を計画することになる。

2013年から2016年までに，Mainstreaming Cancer Genetics Programmeは35種類のがんに対する遺伝学的検査を公開する予定である。重要ながん感受性バリアントが同定された患者は，より個別化された治療（より広範囲の手術，薬物の選択，追加的なモニタリングなど）を受けられるようになるだろう。このことはまた，高リスクグループであるがん患者の血縁者にとっては，自身のがんリスクについて利用できる情報が増すことにもなる。フォローアップ検査では，血縁者に，がんのリスクは高くなく，医学的介入を必要としないという安心できる情報を提供することができる。もし

血縁者のがんリスクが高いとわかったら，さらなるモニタリングやスクリーニングを実施でき，場合によっては発がんを予防するための処置をとることができる。例えば卵巣がんにおいては，リスクが高いと判定された無症候の女性は，家族計画が終了した後に内視鏡下外科手術によって卵巣を摘出することなどが考えられる。

非侵襲的ながん検査

有望と考えられる最近のもう1つの進展は，非侵襲的ながん検査である。腫瘍の生検を行うかわりに（がんの種類によっては困難なことがある），血漿中で循環中の遊離腫瘍DNAを分析するというアプローチをとる（前述した胎児ゲノムの無侵襲的出生前検査におけるハイスループットDNA塩基配列決定の応用のおかげで促進した）。

循環中の遊離DNAは，アポトーシスまたは壊死を経た細胞が起源である。そのような細胞には，がん細胞などの疾患細胞あるいは炎症細胞だけでなく，元の健常細胞を含んでいる。このことは，背景となる同一人物の非腫瘍細胞の循環中DNAから，腫瘍特異的バリアントを検出する必要があることを意味する。

大規模並列DNA塩基配列決定法は，血漿DNAの分析に適用されるようになった新しい方法の1つである。腫瘍に特有の染色体変化は，比較的簡単に検出することができる（図11.19）。これに加えて，定量的な解析を通して変異アレルを検出することができる（がん治療に対する耐性獲得を解析する場合のように。参考文献のMurtaza et al. [2013]の論文を参照）。有望な方法ではあるけれども，このタイプの検査を診断業務に適用する前には克服すべき大きなハードルが残されている。

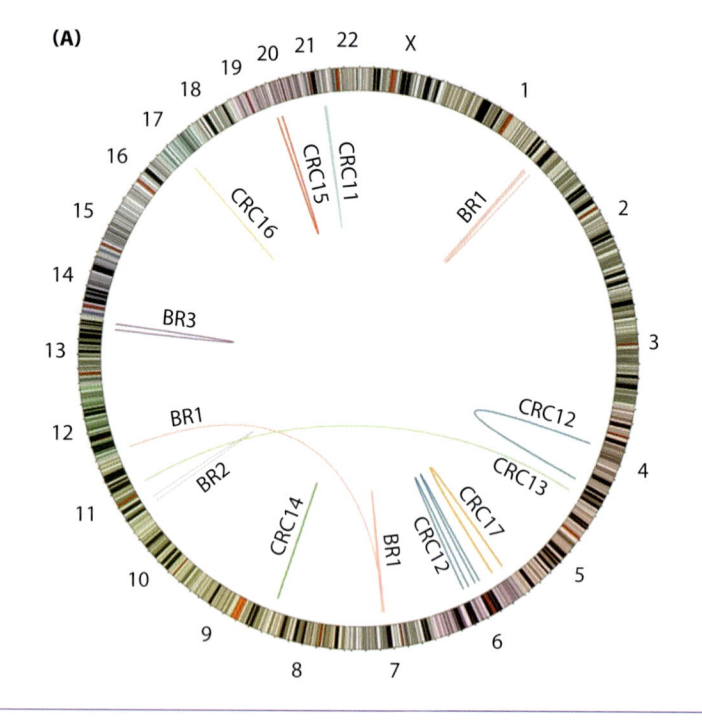

図11.19　血漿サンプルを用いた大規模並列DNA塩基配列決定による腫瘍特異的再構成の検出　(A) Circos（訳注：ソフトウェア名，サークル状のグラフを描く）の描画は，10人のがん患者（大腸がん7人（CRC11～CRC17）と3人の乳がん患者（BR1～BR3））からの血漿サンプル中に存在している腫瘍細胞DNAで確認された再構成を示している。10人の非罹患の対照血漿サンプルから得られたDNAでは，再構成は確認されなかった。(B) 検出されたDNA再構成。切断点の座標の詳細を示した表は元の論文で見ることができる。(Leary RJ et al. [2012] Sci Transl Med 4:162ra154; PMID 23197571より。AAASの許諾を得て掲載)

サンプル	染色体	変化の種類
CRC11	21	逆位
		欠失
		欠失
CRC12	4	逆位
	6	欠失
		欠失
CRC13	11と4	染色体間
CRC14	8	重複
CRC15	20	逆位
CRC16	17	逆位
CRC17	6	逆位
BR1	1	欠失
		逆位
	7と12	染色体間
		欠失
BR2	11	欠失
BR3	13	逆位

複雑疾患の遺伝学的検査とDTC遺伝学的検査

ここまでは，医療機関を通して提供される遺伝学的検査を考察してきた．最近までは，それが唯一の選択肢だったが，現在では商業的な遺伝子解析が消費者に直接提供され始めている．商業的なサービスの成長を後押しした事柄が2つある．1つは，遺伝学的検査費用の最近の急速な低下である．もう1つは，集団に普通にみられる複雑疾患に感受性を与える遺伝的バリアントの同定が増大したことである．

2007年に，米国に拠点を置くいろいろな会社によって個人ゲノムの検査が提供され始めた．消費者は，個人ゲノム検査会社からのインターネット広告に返信すればよい．そして，会社は唾液を集めるためのキットを消費者に送付する．返送された唾液サンプルの細胞は，解析のためのゲノムDNA断片を単離・増幅するために処理され，それから数週間以内に結果が消費者にフィードバックされる．提供されるサービスには以下のようなものがある．すなわち，さまざまな疾患の保因者であるかどうかの確認，いろいろな複雑疾患を発症するリスクの検査，薬物への反応性検査，いくつかの感染症に対する相対的な耐性の検査，などである．

DTC遺伝学的解析は最近発展したものであるため，多くの国では規制の枠組みの整備が遅れている．政府と専門機関への諮問報告では，関連当局による分析会社の認定の重要性，消費者が分析の利益・リスク・限界を知る必要性，遺伝学的情報の機密性を保護する必要性（企業が債務超過になると大きな問題になることがある）を強調している．主要な懸念は，検査前と検査後のアドバイスを提供できる専門的資格を有する臨床医や遺伝カウンセラーとの直接的接触が欠落していることである（複合的検査の解釈は簡単ではないこともあり，重要な懸念事項である）．検査される多くの遺伝的バリアントは概して非常に低い浸透度であるので，個々の遺伝型は疾患リスクに対して通常せいぜいごくわずかに上昇させるのみである．つまり，多くの検査の臨床的有用性は疑わしい．

FDAは2010年，米国の企業が提供する個人対象ゲノムサービスは，それらが市場に提供される前に審査と承認を必要とする医療デバイスであることを決定した．その後4年以内に，FDAから指摘を受けた17企業のほぼすべてが個人ゲノム検査の販売を止めた．いくつかの企業は完全にビジネスを止め，他は異なる種類の検査（親子鑑定や祖先鑑定）に新たな焦点を当てたか，バイオテクノロジー企業として落ち着いた．それでもまだ個人ゲノム検査を提供する企業は，FDAの要求に基づき，提供する検査は医師による指示を受ける必要がある旨をクライエントに知らせなくてはならない．

11.5 遺伝学的検査と疾患治療の遺伝学的アプローチの倫理的課題と社会へのインパクト

遺伝学的検査と，遺伝性疾患を治療する際の遺伝学的技術の優位性についてはすでに記載した通りである．ここではそれに関連したいくつかの倫理的課題と，社会に与えるインパクトについて述べる．

単一遺伝子疾患においては，疾患発症に関連した変異アレルを有する人の近親者とその子孫は，その疾患を発症するリスクが高い．ある人に有害な遺伝的バリアントがあるとわかった場合，まだ発症していない近親者は同じ有害な遺伝的バリアントを有

しているかどうかを調べることができる。出生前診断は，重篤な単一遺伝子疾患や染色体異常を伝える可能性の高い場合にしばしば行われる。遺伝学的検査では，単に検査を受ける人だけではなく，現在の家族および将来の家族にも影響を及ぼす可能性があるため，それに関連する倫理的問題が生じる。遺伝学的検査の同意，遺伝情報の共有，そして検査結果の守秘という3つの重要な問題が存在する。複雑疾患の遺伝学的検査は，単一遺伝子疾患に比べると発達していない。複雑疾患に関する検査では，遺伝学的検査の有用性，得られた結果の解釈の複雑さ，遺伝学的検査を受けた人へのアドバイスのあり方などの問題がある。

　遺伝学的技術の発展に伴い，その技術を遺伝性疾患の治療に応用しようとする試みが増加してきている。体細胞の遺伝子治療の(身体的)効果は，治療を受けた人に限られるが，生殖細胞系列の遺伝子治療は将来の世代に直接的影響を及ぼす可能性がある。私たちは，3人の親に由来する遺伝物質を有する胚を作製することによりミトコンドリア病を治療(より正確には予防)しようとする，将来的な試みに関する論争も考慮しなくてはならない。

遺伝学的問題
他の血縁者に利点がある場合の，遺伝学的情報(家系図，診断，罹患者あるいは保因者である状態，検査結果など)の使用と共有
受ける検査の特性と影響
検査の過程が長引く可能性があること
特別な分析法が用いられた場合には，予想外の結果が得られる可能性があること
試料の保存
試料が検査の質保証，教育，研修に使用される可能性があること
プライマリケアチームを含む他の医療関係者と情報共有がなされる可能性があること

表11.8　同意取得過程において議論すべき遺伝学的問題：英国遺伝医学合同委員会(Joint Committee on Medical Genetics)の推奨

遺伝学的検査における同意の問題

経済的に発展した社会においては，医療関係者には，検体採取時や治療を施す際には，患者からの同意取得が求められるのが一般的である。同意取得の過程は，検体採取および医学的処置の特性や目的を患者が十分に理解していることを確実にするという意味がある。議論すべき遺伝学的問題を表11.8に示した。

　遺伝学的検査について誰が同意を与えることができるかという問題は，主に年齢と知的能力に関係している。成人で，遺伝学的検査の意義を理解できる人であれば，検査について同意を与えることができる。同意能力がないと判断された知的障害のある成人が遺伝学的検査を受ける場合には，典型的には法的な保護者が同意を与える。16歳(あるいは成熟度に応じた年齢)以下の小児の場合は，両親(あるいは親権者)が遺伝学的検査についての同意を与える。

　遺伝学的検査の特性が伝えられ，それを理解することは，同意プロセスにおいて重要な部分ではあるが，適切に同意を得ることが困難な場合もある。遺伝学的検査に用いられる技術は複雑で，それを伝えるのは容易ではなく，また多くの場合，検査結果の予測的意義を理解することも困難である。

　遺伝情報の共有の問題は次項で扱うが，この問題を除けば，成人に対して行う遺伝学的検査については通常，大きな問題はない。ただし，血縁者の利益のために知的障害を有する成人の遺伝学的検査が行われることがあり，この場合には倫理的課題を考慮しておく必要がある。現在，ある社会における特定の遺伝学的検査は，同意のプロセスなく実施されている。例えば現在，イラン，トルコの多くの行政区，ガザ地区とサウジアラビアでは，結婚の登録をするカップルはβサラセミアの保因者検査を義務として受けなければならない。

子供の遺伝学的検査における同意の問題

子供の遺伝学的検査にはさらに考慮すべき同意の問題がある。成人になってから発症する単一遺伝子疾患の発症リスクのある子供は，遺伝学的検査を受けるべきなのだろうか？　あるいは，重篤な劣性遺伝疾患の保因者スクリーニングを受けなければならないのだろうか？　どちらの質問でも答えは通常，「いいえ」である。医療上の利点が明確になっていないのであれば，検査の実施は，子供が検査を受けるかどうかの選択

ができる能力を獲得するまで遅らせるべきである。

これには2つの倫理原則が特に関係している。1つ目は，その子の利益を考える善行・仁恵の原理である。そのため臨床医は，臨床的に**対応可能な遺伝的バリアント**については検査を行おうとする。2つ目は，「開かれた未来の権利」の原則である。遺伝学的検査により明らかにされるどのような遺伝情報であっても，子の将来の自己決定権を侵す可能性がある。これは，特に成人であってもしばしば検査をしないことを選択するような疾患に当てはまる。子供の時期に検査を行うことは，将来，彼らが成人になってから検査に同意しないという権利を否定してしまうことになるのである。

現在では通常，多くの国の専門家のガイドラインには，明確な医療上の利点がない場合には小児期に検査を行うべきではないことが記載されている。家族性高コレステロール血症の遺伝学的検査は，小児期に検査を行う利点がある例の1つである。*LDLR*遺伝子の病的変異が早期に判明した場合には，食事療法や薬物療法によりLDLコレステロールを低下させることができるようになるので，遺伝学的検査は10歳ころから行うことが推奨される。

遺伝情報の共有に関する問題と守秘の限界

まだ罹患していない血縁者が高い発症リスクをもつ単一遺伝子疾患などにおいては，血縁者の1人の遺伝情報は，他の血縁者のリスク判定に大きな影響を与える。この場合，遺伝情報を他の血縁者に開示することは正当化されるのだろうか？　守秘の限界とは何なのだろう？

遺伝医学・医療の専門家は，家族間の問題をどのように調整するかについて悩むかもしれない。アドバイスを求めることを想定していない血縁者に連絡をとる道義的責務はあるものの，知らないでいる権利も尊重されなければならない。医療の専門家は，互いに知らない異なる家族のメンバーどうしの面談に立ち会ったり連絡をとるなど，不快な場面に遭遇することもある。遺伝学的検査により，想定していた血縁関係が生物学的関係と異なっていることが発見されることもある(例えば，父性の否定，予期しない養子，精子提供など)。一般的ではないが，家族の血縁証明は**自己同一性検査**(identity testing)によっても得られる。この場合には，調べたい個人のゲノムDNAについて，多型に富む多くの単純重複反復配列の遺伝型を調べる(Promega社のPowerPlex STRシステムなど)。父性確認ができるような検査の場合には，必ず検査前にインフォームドコンセントを得ておかなければならない。

同意がある場合には，医学・医療に関する情報を開示することができる。家族のメンバーの多くはその情報が他の血縁者に役立つのであれば利用してほしいと願っているので，医療情報の開示について文書による同意を求められることは適切な行為であると受け入れられる。しかし，技術の進歩は急速なので，同意に関連する情報は常に変化している。そのため，時には同意がずっと以前になされていることがあり，その以前の同意の範囲が不明確となっている場合がある。

連絡がとれなくなることなどにより，過去の同意を確認したり，再同意を得ることが困難になる場合がある。あるいは，情報を求めている人が守秘について心配しているような場合には，臨床的に情報を開示することが適切でないことがある。例えば，出生前診断を受けた妊婦が，検査の結果が出るまでは妊娠したことについて誰にも知られたくないというような場合である。情報の開示についてもう1人の家族から同意を得ることは，妊婦のための守秘義務に違反することとなる。

情報開示の同意を拒否する人もいる。しかし，守秘義務は絶対ではない。患者の守

秘に対する主張よりも実質的に重要かつ重大な危険を回避することができるのであれば，情報開示は正当化される。例えば，まだ気がついていない重大な遺伝学的リスクをもつ血縁者への情報提供を拒むような場合，あるいは特異的で臨床的に重要な遺伝学的検査についての情報提供を行うような場合には，守秘義務違反は正当化される。

出生前診断および出生前検査の倫理的，社会的問題

重篤な遺伝性疾患を対象とした出生前診断は，以前から多くの先進国において利用可能であった。無侵襲的出生前スクリーニング技術の発展と標準化により，侵襲的手技（絨毛採取や羊水穿刺）による流産のリスクは間もなく考えなくてよくなりそうである。有害な遺伝的バリアント（遺伝子変異や染色体異常）が陽性であると診断された場合の人工妊娠中絶は多くの社会で受け入れられているが，普遍的に支持されているわけではない。道徳的観点からすべての人工妊娠中絶に反対しているかなり多くの人々に敬意を払うことは重要である。

　重篤な遺伝性疾患の場合に人工妊娠中絶を行うことは正当化されると感じている人々には，もう1つの課題が残る。それは，重篤な疾患と重篤ではない疾患の線をどこに引くかということである。先天性難聴のように多くの人々が軽症と考える疾患であっても，人工妊娠中絶を考えるカップルがいるかもしれない。*BRCA1*変異を有する症状のない男性保因者の場合のように，疾患や状態そのものよりも，有害な遺伝子を次世代に伝えたくないということで人工妊娠中絶が行われるのではないかというもう1つの疑問がある。

　費用の急落とともに遺伝学的検査の範囲が急速に拡大し，全エキソン解析や全ゲノム解析を用いた無侵襲的出生前検査が一般化する時代を迎えるかもしれない。私たちはどの程度，遺伝学的完璧性や優生学への妄想に突き進んでいるのであろうか。すべての遺伝的バリアントが何を意味するかについて，まだ不完全な知識しかない状況で，膨大な遺伝情報を公開することについて，私たちは熟考することができたのだろうか（*de novo*で起こる臨床的重要性が不確かなバリアントは，常に新たな不安を生み出しそうである）。ゲノムワイドスクリーニングによって引き起こされる倫理的問題については，以下の項で考える。

着床前遺伝学的診断（PGD）

着床前診断においては，性選択とヒト白血球抗原（HLA）による選択の2つが倫理的問題となっている。Y連鎖マーカーによってスクリーニングを行えば，性別を同定することができる。ある社会においては男児が好まれる文化的傾向があり，男性胚が優先して胚移植に用いられると，偏った性選択が行われることになる。疾患をもつ兄姉の命を救うため，HLAが適合する移植組織を用意したいと考えて子をもうける場合には，HLA選択による胚移植が行われる。

　公表されたいくつかのHLA選択の例は，臍帯血からの幹細胞移植である。これはその新生児には害を及ぼさない（腎臓を提供するような場合とはまったく異なる）。病気の子を救うためにできることは何でもしたいという両親の気持ちは理解できるが，生まれてくる子が細胞提供者として位置づけられていたと知ることは，その子の心理社会的発達に害を及ぼす可能性がある。

遺伝子特許の結果としての遺伝学的検査の制限

遺伝子は自然界に存在するものであるが，クローン化された遺伝子は化学結合を付与することなどにより自然界からは「切り離されたものである」という議論を根拠に，米国特許商標局(USPTO)は数千のクローン化された遺伝子の特許を認可した。それ以降，企業は医学的に意義のある遺伝子(例えば1997～1998にMyriad Genetics社によって特許が出願された*BRCA1/BRCA2*遺伝子)を含むヒト遺伝子の特許権を得ることが可能となった。

私たち人類共通の遺伝学的遺産の一部に特許を与えるという考えは，いかなる企業も私たちのDNAを所有したり利用したりすべきではないと感じる多くの人々の反感を買うことになった(図11.20)。遺伝子特許は企業に特権的な地位を与えることになる。特許を積極的に主張することにより，企業は遺伝学的な検査や治療応用から得られる利益を排他的に独占することができるようになる。

すぐに多くの地域でMyriad社の特許への異議申し立てが起こった。ヨーロッパでは，*BRCA1*特許が付与された後，*BRCA1/2*特許に対する反対運動と上訴が2001年前半に始まった。長期にわたる激しい抵抗活動の結果，ヨーロッパの*BRCA1/2*特許は大幅にその範囲を減少させられた。米国においては，分子病理学会(Association for Molecular Pathology)を中心とする原告により，法的な異議申し立てがなされた。長きに及んだ一連の審理の後，米国最高裁判所は「自然界で見つかる遺伝子を単に単離しただけでは，特許を与えるに値しない。Myriad Genetics社は*BRCA1/BRCA2*遺伝子にコードされている遺伝情報を創造したわけでも，変化させたわけでもない」と，2013年6月に全員一致で決定し，Myriad社の特許を無効にした。

この最高裁判所の決定は遺伝子特許に関する米国の法律に変化をもたらすきっかけとなったが，同時に，cDNAは自然界には存在しないので，cDNAについては特許権を得ることができると決定された。原告は，cDNAの配列は実験室の技術者によってではなく自然によって移し取られただけなので，特許を与えるのは不適切であると主張した。また，内因性の逆転写酵素が時にmRNAの自然なcDNAコピーを作製することは否定できないとも主張したが，最高裁判所は原告の主張には同意しなかった。

最近では，遺伝学的検査の領域で特許権をとることの焦点は，DNAバリアントに基づくことが多いバイオマーカーの特許権を取ることのほうへ進んだように見える。

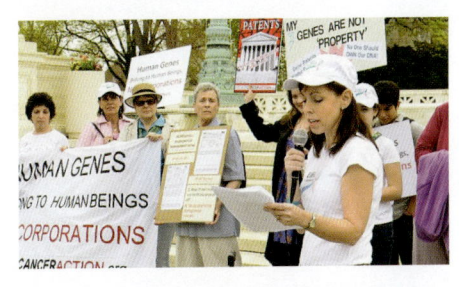

図11.20　ヒト遺伝子の特許に反対するデモ
米国の連邦最高裁判所の前で，遺伝性乳がん卵巣がんに罹患している人たちを支援する組織FORCE(Facing Our Risk of Cancer Empowered)の副代表Lisa Schlagerが，遺伝子特許に反対する抗議文を読んでいるところ。(Lisa Schlagerの厚意による)

臨床的ゲノムワイド塩基配列決定がもたらす遺伝差別と倫理的，社会的，実践的課題

ヒトゲノム解析計画の当初から，遺伝情報が知られた場合，健康保険や雇用の際に遺伝差別が起きる恐れがあることが指摘されていた。その恐れは一般的には現実のものとはならなかった。いくつかの国では，遺伝情報保護のための法律が可決された。例えば米国においては，Genetic Information Nondiscrimination Act(遺伝情報差別禁止法)が2008年に米国議会で可決された。この法律は，市民の遺伝情報のプライバシーを保護し，遺伝学的検査や遺伝学的スクリーニングの結果に基づいて雇用や健康保険の補償範囲の決定がなされるなどの遺伝差別が起こらないように作られている。他のいくつかの国では，遺伝情報を用いることを一時停止することについて，保険会社の同意が得られている。

最近まで，ゲノムの解読はきわめて少数の人だけに行われていたので，ゲノム塩基配列決定に関連した倫理的問題は比較的軽度の懸念であった。しかし，ゲノム規模の

塩基配列決定(全エキソン解析，全ゲノム解析)の量は急速に拡大してきているため，この考えは変更を余儀なくされている。エキソーム解析が診断のために用いられることが多くなっており，費用も1人あたり1,000ドル以下のレベルにまで安くなってきている。全ゲノム解析の臨床応用も増加してくると予想される。この程度の料金になってくると，遺伝学的検査を提供する会社は，全ゲノム解析検査の市場開拓を活発に行うようになるかもしれない。私たちは間もなく，すべての人(少なくとも新しい技術にアクセスできる地域のすべての人)が自分のゲノム配列情報を得ているという世界に住むことになるのだろうか？

ゲノムレベルで臨床的に重要なバリアントを同定する努力と並行して，表現型とバリアントの情報を連結させるデータベースを開発する努力もなされてきた。ClinVarデータベース(http://www.ncbi.nlm.nih.gov/clinvar/)は，医学的に重要なバリアントと表現型の関係についての報告をアーカイブとしてまとめ，無料で提供している。dbSNPやdbVarのようなゲノム多様性データベースと緊密に連動することに加えて，ClinVarデータベースは，MedGenデータベース(http://www.ncbi.nlm.nih.gov/medgen)に保管されている表現型の記載にも基づいている。

将来に目を向けると，100K Genome Projectのようなパイロット的なプロジェクトが，臨床的なゲノム塩基配列決定を医療制度に組み込む可能性を模索している(BOX 11.5)。胎児あるいは新生児のゲノム塩基配列決定が大規模に意図されるようになると，後述するように，偶発的所見や遺伝情報の開示などの倫理的課題がきわめて重要な問題となってくるだろう。

偶発的所見

偶発的(あるいは二次的)所見は，遺伝学的検査により，当初の医学的検査の目的とは関係のない結果が発見されることと定義される。偶発的所見には健康にとってきわめて重要な情報が含まれていることがあり，偶発的所見を開示する義務があるかどうか，開示する場合にはどのような環境が整えられている必要があるかなどについての問題が発生する。

遺伝学的検査における偶発的所見の報告は，MRIで想定外の動脈瘤が見つかったり，スクリーニングの生化学検査でコレステロール高値が見つかったりした場合などのように，他の臨床検査におけるものとそれほど違うわけではない。しかし，そのスケールは大きく異なっている。従来の核型分析にかわってアレイCGHが広く用いられるようになるにしたがって，偶発的所見の著しい増加がもたらされている。さらに，ゲノムワイド塩基配列決定が臨床目的で用いられるようになると，疾患に関係するバリアントは平均で1人につき約400はあるといわれているため，偶発的所見はさらに急増することになる。

偶発的に判明するバリアント(インシデンタローム〔incidentalome〕という表現も使われる)は，脅威として，あるいはゲノム医学・医療にとっての貴重な機会としてとらえられてきた。前者の場合，予期せぬゲノム所見によって臨床医は困惑させられ，患者は必要のないフォローアップのための検査を行うことになり，不安をかき立てられ，たいした利点もないのに経費ばかりがかかることになるのではないかと考えられた。一方で，積極的に偶発的バリアントを解析し，それがどの表現型と関係しているのかについての情報を患者に返すことは，将来のゲノム医学・医療の姿を想像させる。しかし，このバラ色のシナリオは現在，多くの配列バリアントの解釈が困難であることと，効率的な流れ(ロジスティクス)の問題が実現への障壁となっている。

ゲノムワイドスクリーニングで拾い出される偶発的バリアントをどのように報告す

BOX 11.5　臨床ゲノム学から公衆衛生ゲノム学へ

つい最近に至るまで，ヒトゲノム多様性についての私たちの理解はきわめて不十分であった。そのため，ヒトゲノム研究には限界があり，このことは逆に，必要なデータを得るうえでのボトルネックになっていた。しかし，大規模並列DNA塩基配列決定技術が状況を一変させ，ゲノム研究が遺伝子研究にとって変わるような方向性が見えてきた。2014年1月には，1,000ドルゲノムという目標（ヒトゲノムの配列決定の費用を1,000ドルにすること）がついに達成された。近い将来にはさらに迅速かつ安価な配列決定技術の登場も期待されており，臨床現場でのゲノム塩基配列決定の急増がもたらされることになるだろう。

臨床ゲノム学がもたらすインパクトは非常に大きなものとなるはずである。がんのゲノム配列決定は新しい治療上の標的と新しい検査法を提供するだろうし，それによってがんは区分され，さらなる標的スクリーニングや治療への取り組みが可能になる。遺伝性疾患における構成的変異の同定への適用は，2000年代後半にはすでに報告されている。その後，疾患遺伝子の同定で多数の成功がみられ（主には全エキソーム解析による），臨床診断の成功さえもたらされている。後者の例では，ゲノム配列決定の性能向上，そして1〜2日で診断が可能という速さ（将来はさらに短時間になる）が，医療的に危険な状態に陥っている新生児の命を救う方法になりうる。

臨床的ゲノム塩基配列決定が定着したならば，投薬量を推測で決めるようなことをやめることができる（現在でもワルファリンなどの薬物は，どんな治療においても通常同じ量が処方される。各個人のゲノム配列がわかれば，重要な薬物代謝酵素にみられる個人のバリアント特性に基づいて，各個人の薬物の最適量がより正確にわかるようになるだろう）。また，感染症の場合には，感染の集団発生後数時間以内に各個人の病原体株のゲノムを迅速に配列決定できることが期待されている。このことは，地球規模の流行に迅速に対応できる画期的な方法となるだろう。

ゲノムワイド配列決定を公共医療サービスに活かす可能性を調べるために，大規模なパイロットプロジェクトが始まっており，大がかりな100,000 Genome Projectによる公衆衛生ゲノム学の時代がすでに始まっている（http://www.genomicsengland.co.uk/the-100000-genomes-project/）。このプロジェクトは，英国厚生省の委託により2017年までに100,000のゲノム配列を得ることを目指して，2014年から毎年約3,000人のゲノムを配列決定しようとしている。第一段階のプログラムでは，まれな遺伝性疾患，がん，感染症の病原体に焦点を絞り，データはNHS（英国国民保健サービス）内にある電子記録システムにリンクさせる計画である。米国では2013年，NIH（国立衛生研究所）主導の5年間の2,500万ドル計画として，新生児スクリーニングへのゲノム配列決定の利用可能性について探るプロジェクトが始まった。このスクリーニングは多数の倫理的問題を提起しており，特に個人の自発的意志の問題がある。

データ解析におけるボトルネックとネットワーク化の課題

大規模並列DNA配列決定の革新が起きたことにより，データの取得は問題ではなくなり，今度はデータの解析のほうが問題になってきた。医師がゲノムレポートを読むことは期待できないし（遺伝学の専門家であっても理解するのに苦労することがある），すべてのバリアントの意味を明らかにしてしまうことにかかわるやっかいな問題もある（本文の「偶発的所見」の記述参照）。これらの問題がたとえすぐに解決できたとしても，他にもいろいろな問題がある。

大きな課題の1つは，データを医療サービスに電子的に取りこんで，そこに個人のゲノム情報を安全に保管しつつ，同時にその情報への容易なアクセスを可能にする方法を見つけることである。臨床的ゲノム塩基配列決定のデータ量は指数

べきなのだろうか？　情報を患者に返す場合には，分析的妥当性が確保されており，医学的対応ができるバリアントであることが求められていることについては幅広く同意されている。ACMGでは2013年のGreenらの論文により（参考文献を参照），重篤な疾患と関係する報告すべき57遺伝子を同定した。臨床目的で行った生殖細胞系列のゲノムワイドスクリーニング検査により，この57遺伝子に既知の病的変異あるいは病的変異であると予想される変異が見つかった場合には，胎児サンプルの場合を除き，すべての場合で報告することを推奨している。

その他にも議論すべきことはある。偶発的所見は健康問題というよりも，当初考えられていた生物学的関係が覆されるなどの社会的問題となる可能性もある。ゲノム塩基配列データの完全開示を求める人もいれば，生データにはフィルターをかけておき，目的とするゲノム領域だけの塩基配列決定を可能とし，特定の遺伝子は解析から除外

502　第11章　遺伝子からゲノム全般にわたる検査と，遺伝学的検査・遺伝子治療の倫理

BOX 11.5　（つづき）

関数的に増大していて，その膨大な量のデータは現状のインフラシステムにとって脅威である（図1に例えとして示したように）。システムのアップグレード，そして容量不足とバイオインフォマティス能力向上の問題を改善させるような革新がすぐにでも必要である。

何百万もの人たちが関与する場合，ゲノムのデータ量は相当なものになる。32億ヌクレオチドの配列に対するコンピュータ上の保存場所は，最低限800メガバイト/人が必要である。「ディープシークエンシング（各配列を複数回読む）」と，個人の配列について生み出された個々のヌクレオチドに関する情報を記述するデータ量を考慮すると，1人のゲノムを配列決定するときに必要なデータ保存場所は100ギガバイト/人が普通必要だろう。

ゲノムデータの保存量が膨大なことから，医療サービスのために**クラウドコンピュータサービス**を使い，インターネットを通じて専用のコンピュータバンクを利用できるようになることが期待される。2013年10月には，クラウドを基本とする巨大なゲノム事業──ベイラー医科大学，DNAnexus，Amazon Web Servicesの共同事業──が，3,700以上のヒト全ゲノムおよび約10,800の全エキソームの配列を保存しており，そのために何百テラバイトもの保存場所が使われている。ただし将来的には保存もより容易になるだろうし，参照ゲノム配列と個人ゲノム配列との相違箇所に基づいた，比較的少数の情報だけに焦点をあてられるようになると考えられる。

既存のネットワークとうまく連携し，そしてデータの安全性および秘匿性を保持しつつインターネットで簡単にアクセスできる，優れたコンピュータシステムを設計することが必要となる。例えば情報の安全面に関して，男性のゲノム配列の秘匿性の弱さについての問題が最近持ちあがった。ゲノムデータ普及に関する方針として，男性のゲノム配列の一部としての非組換えY染色体配列は開示が許可されている。このことが情報秘匿の弱点となることがわかった。非組換えY染色体特異的配列で組換えが起きていないことと，父親の姓がしばしば命名に採用されることから，これらの配列における多様性のパターンが姓とリンクしてしまうことがある。遺伝学的な家系データベースを検索した際に，非組換えY染色体における多様性の特定パターンが特定の姓に結びつけられる可能性があり，関連する男性ゲノムの匿名性がやぶられうるのである（PMID 23329047 参照）。

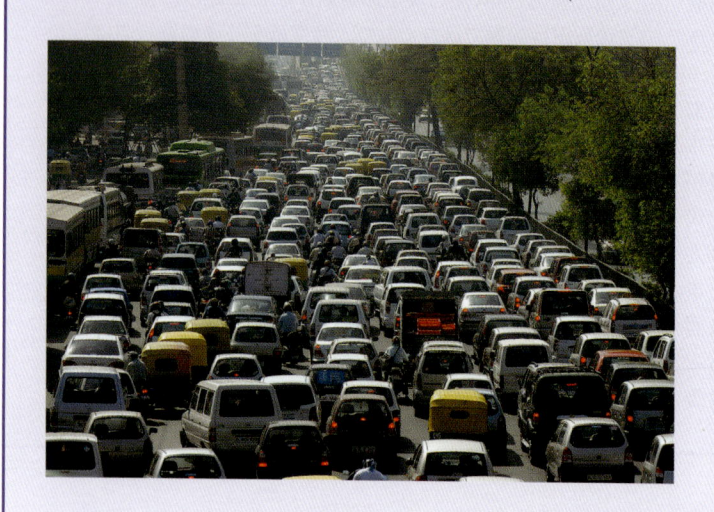

図1　臨床ゲノム学の律速段階のイメージ　間もなく，臨床的ゲノム塩基配列決定データの大洪水がやってくるだろう。データの解釈を行い，情報の伝達とアクセスを効率的に行えるソフトウェアの提供を可能とするためには，バイオインフォマティクスと電子ネットワーク容量の大幅な更新が必要となる。既存システムの大幅な見直しを行わないと，データの洪水がシステムを停止させてしまい，2010年のデリーの交通渋滞を写したスナップ写真のように，道路の上は常に車でいっぱいという状況になるだろう。

するのがよいと考える人もいる。さらに，すぐに解析することはないが，生データは将来の解析のために保存しておくべきだと考える人もいる。

新生児ゲノムスクリーニング

おそらく近い将来，現在も行われている踵からの採血によって，全ゲノム解析が新生児スクリーニングの一部として行われるようになるであろうという考えがある。しかし，その一方で，新生児の全ゲノムを解析することは自律尊重の倫理的原則に反するという強い反対意見もある。

ゲノムスクリーニングは，子供の健康にすぐに重要となるわけではないがその後の

人生において重篤な状況になることを予想させるあらゆる種類のバリアントを明らかにする。すべての遺伝学的バリアントを率先して捜して遺伝学的所見を開示することは，その子が自分自身のゲノムプロファイルを知らないでいる権利や，その情報開示をもっと後になってから行うという権利が奪われることを意味する。そして，将来重篤な状態になるリスクが高いという情報が子供に伝えられた場合には，その子は苦痛を感じ，心理社会的に有害であることが予想される。

疾患予防または正常形質の強化を目的とする，生殖細胞系列の遺伝子操作に関する倫理

9.4節で詳述したように，今や遺伝子治療は種々の疾患の有効な治療法となっている。今までに承認された治療法は体細胞遺伝子治療である。すなわち，遺伝子の修飾が行われる患者の細胞は，体細胞である。一方，生殖細胞系列の遺伝子治療は，以後の世代に伝達されうる生殖細胞系列に遺伝学的変化をもたらす。

生殖細胞系列遺伝子治療の目的は疾患を予防することであるが，その直接的な効果は一個人に限られるわけではない。その治療効果は潜在的に多くの子孫にまで及びうる。生殖細胞系列遺伝子治療は倫理論争の対象であり，生殖細胞系列の遺伝子操作は多くの国で法律により禁止されている。

生殖細胞系列の遺伝子治療を試みる場合，着床前の胚に遺伝子操作を行うことが想定される(しかし，体細胞を対象とした治療が予想外に患者の胚細胞に変化を与えてしまうような場合には，生殖細胞系列遺伝子治療が偶発的に起きてしまう可能性がある)。現状では技術的に困難であるため生殖細胞系列遺伝子治療は非現実的なものと考えられているが，技術的問題が解決されたとしても，倫理的な懸念が依然として残ることになる。

生殖細胞系列の遺伝子治療には，将来世代の遺伝性疾患リスクを除去したいという要望に応えることができる利点があるという議論があるかもしれない。しかし，常染色体劣性疾患においては，罹患者によって伝達される疾患アレルはきわめて少なく(ほとんどはヘテロ接合体である健常人から伝達される)，ほとんどの重篤な常染色体優性遺伝疾患やX連鎖疾患は，繰り返される変異によって集団中で患者数が維持されている。

生殖細胞系列療法に対しては，複数の議論がある。技術が進歩して治療の危険性がなくなり，インフォームドコンセントを得て最初の治療が行われたとしても，治療を受けた世代より後の人々は，この治療についての選択肢が与えられていないことになる。核ゲノムの遺伝子修正を含む生殖細胞系列遺伝子治療に対する特に説得力のある反対論は，それが単に必要ないということである。治療を受ける候補となるカップルは，ほとんど確実に優性あるいは劣性のメンデル遺伝性疾患(再発率は優性の場合50％，劣性の場合25％)を有していると考えられる。体外受精により得られた複数の胚のなかに50〜75％は存在するはずの罹患していない胚を着床させるために選ぶのではなく，罹患している胚を選んで不確実性の残る遺伝子操作を行うというのは，奇異なことである。

遺伝学的強化(エンハンスメント)とデザイナーベビー

生殖細胞系列の遺伝子操作は，疾患を予防する目的ではなく，通常のヒト形質の改善(遺伝学的エンハンスメント)を可能とするかもしれない。これから数十年の間に，人類のゲノムのバイオロジーの理解が進み，多くの形質の微細な遺伝学的制御の仕組み

の理解も進められるだろう(既に大規模ゲノムワイド関連解析研究により,多くの形質や能力〔学歴のような〕に関係する遺伝的バリアントが同定され始めている;PMID 23722424参照)。

遺伝学的強化(エンハンスメント)の概念を考えると,まず体外受精と着床前診断を行い,ある望ましい形質を有する胚を選び,その他の胚は正常であったとしても廃棄するということになる。このシナリオは既に,着床前診断による性別の選択とHLAの選択とで現実のものとなっている。

このような事例は,複数の望ましい形質を有する「デザイナーベビー」の要求を際限なく導くであろうか? 単に複数の望ましい基準を有していることにより胚を選ぶとすると,それはきわめて難しいことになる。ほとんどの体外受精では得られる胚は数個であり,成功率を高めるため通常2〜3個が子宮に戻される(訳注:日本では多胎妊娠を避けるため1個のみ)。そのうちの1つがすべての望ましい遺伝学的バリアントを有しているという可能性はきわめて低い。しかし,研究が進み,どの遺伝子を強化したらよいかがわかり,生殖細胞系列の遺伝子操作が効果的かつ技術的にもきわめて安全であるという状況になった場合には,話は変わってくるであろう。その場合,遺伝学的エンハンスメントには難しい疑問がわいてくる。たとえ技術的に進歩したとしても(とはいっても,安全でない処置により将来の子孫に副作用が起こることもありうるが),人の生殖細胞系列の遺伝子操作技術を倫理的に正当化できるかどうかという疑問である。

体外受精によるミトコンドリア病治療における,「3人の親」問題に対する倫理的考察と社会的受容

核DNAの変異によって起こる単一遺伝子疾患では,子供の一部には片親または両親から変異アレルが伝えられ,その他の子には正常アレルが伝えられる。それに対し,ミトコンドリアDNA(mtDNA)の変異による疾患(ミトコンドリア病)では,ホモプラスミーの変異mtDNAを有する女性はすべての卵に変異を伝える。したがって,その女性の子はすべて不完全なミトコンドリアを継承することになる。

ミトコンドリアは細胞のエネルギー源の役割を果たしているので,ミトコンドリア病では,脳,筋,心臓など特にエネルギーを必要とする臓器に障害が起こりやすい。したがってミトコンドリア病は重篤で,治癒に至ることはなく,母から子への不完全なmtDNAの伝達を防ぐ方法はなかった(しかし,着床前診断で正常mtDNAの頻度の高い胚を選ぶことにより,発症リスクを低減させることはできるかもしれない)。

ミトコンドリア病の体外受精による治療では,胚は3人の親のDNAから作られる。すなわち,治療を望む2人の両親の核DNAと,正常mtDNAを有する卵を提供する女性のmtDNAである(治療プロトコールについては図9.25を参照)。この治療法は,母親の不完全なmtDNAの伝達を防ぐことにより健常児を得る機会を両親に与えるものである。しかし,英国でこの治療法が提案され,公表されたとき,新聞の一面などで大きな関心を集め議論を呼んだのは,3人の生物学的な親による子が作られるという側面についてであった。

mtDNA治療に対する反対意見としては,例えば次のようなものがある。体外受精による胚を破壊している(図9.25に示すように2つのアプローチのうち1つだけである),単なる交換部品として胚がつくられる,次世代に伝達しうる遺伝子の変更を胚に行うもので生殖細胞系列の遺伝子治療形式となっている,などである。

生殖細胞系列の遺伝子治療にあたるという反対論については,この処置はDNAに

変更を加えるものではないことから，多くの科学者により異議が唱えられている。つまり，ドナーの卵から計37遺伝子の障害されていないゲノムを有するミトコンドリアの提供を受け，変異DNAをもつ不完全なミトコンドリアと置き換えるだけであるというものである。この方法は比較的安全で危険性は少ないと主張されている。ミトコンドリアの置換を完全にし，安全性を確実にすることは重要であるが，重篤なミトコンドリア病のリスクに直面している家族を助けるための緊急の臨床的必要性があることから，この治療法は正当化できるとされる。

英国のHFEA (Human Fertilisation and Embryology Authority)は2013年3月，英国市民の大多数はこの治療法を支持しており，英政府もこれを支持するとの審議結果を公表した。この件は2014年の末に議会で討議されることになっており，議会およびHFEAで承認が得られた場合には，治療は2015年から実行できるようになる。

本章のまとめ

- 検査の分析的妥当性は，その検出法が目指している測定をどれほどうまく行うことができるかを評価するものである。

- 遺伝学的検査において，ある状態の人が正しく陽性であると同定できる確率が高いことを，感度が高いと表現する。同様に，ある状態でない人を正しく陰性であると同定できる確率が高いことを，特異度が高いという。

- 遺伝学的検査は通常，暫定的な診断を確定させるためや，遺伝性疾患の遺伝あるいは発症の確率を予測するために行われる。

- 多くの遺伝学的検査は，染色体異常や遺伝子変異を検出するようにデザインされている。検査では，未知の遺伝子変異のスクリーニング(例えばあらゆる点変異を検索できるDNA塩基配列決定など)を行う場合と，既知の病的変異について調べる場合とがある。

- 既知の疾患座位に位置する未知の疾患アレルは，疾患座位と緊密に連鎖したマーカーを使用することにより追跡できる。検査は複数の家族構成員において実施され，無症候の家族や胎児が疾患関連アレルを受け継いでいるかどうかの可能性(確率)が予測される。

- 遺伝学的多様性がもたらす結果を検出する遺伝学的検査もある。すなわち，RNAやタンパク質の発現量の変化，遺伝子機能の変化，代謝産物の異常上昇のような特徴的な疾患バイオマーカーなどの検出である。このような検出法は，多くの場合で一般的な疾患関連形質を検査するものであり，どのような遺伝的バリアントが原因であるかを正確に同定する必要がないため，簡便な方法となりうる。

- 遺伝学的スクリーニングとは，コミュニティや集団のなかで染色体異常や遺伝子変異を保有するリスクの高い人を見つける方法である。例えば，ある常染色体劣性遺伝疾患の頻度が高い集団においては，遺伝学的スクリーニングにより無症候の保因者が同定でき，子をもつことを計画している両親が保因者である場合，出生前診断を受けることが可能となる。

- 定量的蛍光PCRは，胎児DNAを用いて染色体異数性を迅速にスキャンする方法である。この方法では，異数性に関与する染色体に対応した，蛍光標識マイクロサテライトマーカーのパネルを使用する。

- 染色体マイクロアレイ解析は具体的には，ゲノム全体に対応するオリゴヌクレオチドプローブをもつマイクロアレイを使用して，染色体の一部の領域のコピー数変化や一塩基多型における変化をスキャンする方法である。

- 比較ゲノムハイブリダイゼーションは，染色体領域のコピー数変化をスクリーニングする一般的な方法である。通常は異なる蛍光色素で標識した検査DNA試料と正常対照サンプ

ルを用い，マイクロアレイ上のオリゴヌクレオチドプローブへとそれらを同時にハイブリダイズさせる。

- 多重ライゲーション依存性プローブ増幅法は，対象となる特定配列におけるコピー数変化をスキャンする迅速な方法である。この方法はしばしば個々のエキソンの欠失や重複のスキャンに使用される。

- 標的濃縮塩基配列決定法は，点変異を検索するためにゲノムの望む部分(複数の疾患遺伝子や全エキソーム)をスキャンするために使用される。

- 亜硫酸水素ナトリウムを用いたDNA処理により，非メチル化シトシン(最初にウラシルへと変換され，DNA複製の後にはチミンになる)と，メチル化シトシン(変化なし)を識別することができる。特定の制限ヌクレアーゼは，メチル化されていないシトシンを含むCpG配列だけを切断する。

- 従来の出生前診断では，妊娠初期の胎児細胞を採取および分析するために，侵襲的な手技が使われてきた。着床前診断では，生殖補助医療において体外受精により作られた胚に対する遺伝学的検査が行われる。

- 無侵襲的出生前診断では，母体血漿中を循環しているDNAが採取され，分析される。血漿DNAは，分解を受けた細胞に由来する胎児DNAおよび母体DNAの混合物である。これらを大規模並列DNA塩基配列決定で解析し，胎児DNAバリアントと胎児ゲノム配列を推定する。

- カスケード検査とは，病的変異をもつ個人が同定された後に行われる血縁者の検査である。血縁者は一般集団よりも高いリスク(劣性遺伝疾患や染色体転座の場合は保因者であるリスク，早期あるいは晩発性の優性遺伝疾患では発症リスク)をもつことになる。

- 発症前診断は，人生の晩年に遺伝性疾患を発症するリスクのあるような無症候な個人に実施され得る。変異アレルを保有していることが同定された個人は，追加的なスクリーニングを受けることができ，場合によっては疾患リスクを低減させるために治療が行われることもある。

- 消費者直結型(DTC)遺伝学的検査では，企業が医療専門家の関与なしに検査を行い，その結果を消費者にフィードバックする。

- 複雑疾患の感受性の遺伝学的検査は疾患リスクの高い人を同定することができるが，検査可能な感受性因子の影響は小さいため，現在の大部分の検査の予測能力は限定的である。

- Mainstreaming geneticsは，遺伝学的検査を主流の通常医療へと組み込むことを目標としている。診断的検査は，患者が最初に紹介された臨床医の責任となっていくと考えられる。

- 臨床ゲノム塩基配列決定法(clinical genome sequencing)は病的バリアントの究極的なスキャン法であるが，この場合には各人において臨床的意義の不明な多数のバリアントが見つかることになる。この場合の倫理的な懸念として，もともと塩基配列決定が目的としていたものとは無関係の病的バリアントが偶発的所見として見つかった場合，それらをどう扱うかという問題がある。

- 臨床ゲノム塩基配列決定は，間もなく多くの先進国で既存の医療制度に組み込まれていくと考えられる。しかし，バイオインフォマティクス的および電子ネットワーク上の大きな課題が残されている。また，多くのバリアントの臨床的な意義がはっきりしていないなど，現在のような不完全な知識しかない状況でデータを公開することに対する倫理的な懸念もある。

- 遺伝性疾患の検査は，検査を受けた本人と同時に近縁者に影響を与えうるという意味で，他の検査とは大きく異なっている。検査を受けた人が情報公開に対する同意を拒否することがあるが，情報の非公開が血縁者に何らかの重大な不利益となるような場合には，守秘義務を破ることも倫理的に正当化されうる。

- 倫理的な原則から，遺伝学的検査を行うにあたっては常に同意を得ることが必要である。同意は被検者本人，あるいは子供や精神的障害のある成人においては法的後見人が示すことができる。
- 善行・仁恵の倫理的原則からは，子供に対する遺伝学的検査はその子の利益となることが要求される。検査は臨床的に重要かつ対応が可能な遺伝学的バリアントのみに行うべきである（つまり，結果として明らかになるバリアントが何らかの臨床的利益をもたらす場合）。
- 「開かれた未来の権利」の原則は，個々人の自主性を尊重している。この原則から考えると，子供の検査において晩発性に発症する疾患へ感受性を与える対応不能な遺伝学的バリアントが判明した場合，その子が成人になり，そのような情報を得たいと表明するまでは情報は明らかにされるべきではない。
- 現在の遺伝学的技術はまだまだ不完全であるため，生殖細胞系列の遺伝学的修正は将来的に子孫に悪影響を及ぼす可能性があり，広く禁止されている。体細胞遺伝子治療はこれと異なり，その効果は治療を受けた個人のみに限定される。

問 題

問題を解く鍵や選択問題が掲載されているwww.garlandscience.com/ggm-studentsを参照すること。

1. 遺伝学的検査として，間接的な連鎖解析は直接的な変異スクリーニングに取ってかわられようとしている。連鎖解析が現在でも有効性を発揮するのはどのような場合か？ 疾患アレルの伝達の予測に連鎖解析を使用する際の欠点は何か。それはどうすれば最小化できるか。

2. 下の表は，ヒトのトリソミーの可能性を評価するために，定量的蛍光PCRにより個々のマーカーのピーク領域を示したものである。ピーク領域の行の数は，対応するマーカー座位の個々のピークで記録された蛍光の量的推定値である（2つ以上のピークがある場合には数字をコロン（：）で分けて示した）。この結果の解釈を示せ。

マーカー	D13S268	D13S634	D13S797	D18S386	D18S391	D18S535	D21S11	D21S1411	D21S1446
ピーク領域	12790：12596	32165	15695：13894	51670	12557：28261	31052：14941	7911：8267	41294	11098：10786

3. 増幅抵抗性変異システム（ARMS）は，遺伝学的検査の一種である。この方法はどのようなときに使用され，どのような原理に基づいているか？

4. シトシンメチル化の遺伝学的検査はいくつかの疾患において重要である。どのような種類の疾患が検査でき，その検査は具体的にどのようなものか？

5. 遺伝学的スクリーニングが意味するものは何か？ いくつかの異なる対象に対して，それぞれどのような遺伝学的スクリーニングが考えられるか述べよ。

6. 非侵襲的な出生前遺伝学的検査はどのようにして行うことができるか。また，それは標準的な侵襲的な出生前遺伝学的診断とどのように比較されるか。

7. 臨床的意義の不明確なバリアント，および偶発的所見とは何か。なぜそれらが遺伝学的検査で問題になることが多くなってきているのか？

参考文献

遺伝学的検査の概要とリソース

Genetic Testing Registry（米国国立衛生研究所による電子的な情報源で，遺伝学的検査の中心的なデータベースとして機能している）https://www.ncbi.nlm.nih.gov/gtr/ にて利用可能。

Katsanis SH & Katsanis N (2013) Molecular genetic testing and the future of clinical genomics. *Nature Rev Genet* 14:415–426; PMID 23681062.

Korf BR & Rehm HL (2013) New approaches to molecular diagnosis. *J Am Med Assoc* 309:1511–1521; PMID 23571590.

染色体異常と大規模なDNA変化の同定

Mann K & Ogilvie CM (2012) QF-PCR: application, overview and review of the literature. *Prenatal Diagn* 32:309–314; PMID 22467160.

Schaffer LG (2013) Microarray-based cytogenetics. In The Principles of Clinical Cytogenetics, 3rd ed. (Gersen SL & Keagle MB eds), pp. 441–450. Springer.

Vermeesch JR et al. (2012) Guidelines for molecular karyotyping in constitutional genetic diagnosis. *Eur J Hum Genet* 15:1105–1114; PMID 17637806.

Wapner RJ et al. (2012) Chromosomal microarray versus karyotyping for prenatal diagnosis. *N Engl J Med* 367:2175–2184; PMID 23215555.

Willis AS et al. (2012) Multiplex ligation-dependent probe amplification (MLPA) and prenatal diagnosis. *Prenatal Diagn* 32:315–320; PMID 22467161.

個々の標的遺伝子に対するマイクロアレイに基づいた変異スクリーニング

Stef MA et al. (2013) A DNA microarray for the detection of point mutations and copy number variation causing familial hypercholesterolemia in Europe. *J Mol Diagn* 15:362–372; PMID 23537714.

Wen W-H et al. (2000) Comparison of TP53 mutations identified by oligonucleotide microarray and conventional DNA sequence analysis. *Cancer Res* 60:2716–2722; PMID 10825146.

変異スクリーニングにおけるゲノムワイドおよび疾患を標的とした塩基配列決定

Choi M et al. (2009) Genetic diagnosis by whole exome capture and massively parallel DNA sequencing. *Proc Natl Acad Sci USA* 106:19096–19101; PMID 19861545.

Rehm HL (2013) Disease-targeted sequencing: a cornerstone in the clinic. *Nature Rev Genet* 14:295–299; PMID 23478348.

Saunders CJ et al. (2012) Rapid whole-genome sequencing for genetic disease diagnosis in neonatal intensive care units. *Sci Transl Med* 4:1–13; PMID 23035047.

Yang Y et al. (2013) Clinical whole exome sequencing for the diagnosis of mendelian disorders. *N Engl J Med* 369:1502–1511; PMID 24088041.

配列バリアントの解釈と分類

Duzkale H et al. (2013) A systematic approach to assessing the clinical significance of genetic variants. *Clin Genet* 84:453–463; PMID 24033266.

Houdayer C (2011) In silico prediction of splice-affecting nucleotide variants. *Methods Mol Biol* 760:269–281; PMID 21780003.

Jarinova O & Ekker M (2012) Regulatory variations in the era of next generation sequencing: implications for clinical molecular diagnostics. *Hum Mut* 33:1021–1030; PMID 22431194.

Millot GA et al. (2012) A guide for functional analysis of BRCA1 variants of uncertain

significance. *Hum Mut* 33:1526–1533; PMID 22753008.
Raynal C et al. (2013) A classification model relative to splicing for variants of unknown clinical significance: application to the CFTR gene. *Hum Mut* 34:773–784; PMID 23381846.

点変異の決定とDNAメチル化プロファイル解析
Heyn H & Esteller M (2012) DNA methylation profiling in the clinic: applications and challenges. *Nature Rev Genet* 13:679–692; PMID 22945394.
Syvanen A-C (2001) Accessing genetic variation: genotyping single nucleotide polymorphisms. *Nature Rev Genet* 2:930–942; PMID 11733746.
von Kanel T & Huber AR (2013) DNA methylation analysis. *Swiss Med Wkly* 143:w13799; PMID 23740463.

着床前遺伝学的検査
Benn P et al. (2013) Non-invasive prenatal testing for aneuploidy: current status and future prospects. *Ultrasound Obstet Gynecol* 42:15–33; PMID 23765643.
Fan HC et al. (2012) Non-invasive prenatal measurement of the fetal genome. *Nature* 487:320–324; PMID 22763444.
Hui L & Bianchi DW (2013) Recent advances in the prenatal interrogation of the human fetal genome. *Trends Genet* 29:84–91; PMID 23158400.
Kitzman JO et al. (2012) Noninvasive whole-genome sequencing of a human fetus. *Sci Transl Med* 4:137ra6; PMID 22674554.
Lo YMD & Chiu RWK (2012) Genomic analysis of fetal nucleic acids in maternal blood. *Annu Rev Genom Hum Genet* 13:285–306; PMID 22657389.

遺伝カウンセリング
Harper PS (2010) Practical Genetic Counselling, 7th ed. Hodder-Arnold.

予測検査と遺伝学的スクリーニング
Cairns SR et al. (2010) Guidelines for colorectal cancer screening and surveillance in moderate and high risk groups (update from 2002). *Gut* 59:666–690; PMID 20427401.
Caskey CT et al. (2014) Adult genetic risk screening. *Annu Rev Med* 65, 1-17; PMID 24188662.
Cousens NE et al. (2010) Carrier screening for beta-thalassaemia: a review of international practice. *Eur J Hum Genet* 18:1077–1083; PMID 20571509.
Hawkins AK et al. (2011) Lessons from predictive testing for Huntington disease: 25 years on. *J Med Genet* 48:649–650; PMID 21931167.
Umbarger MA et al. Next-generation carrier screening. *Genet Med* 16:132–140; PMID 23765052.
Watson MS et al. (2006) Newborn screening: toward a uniform screening panel and system—executive summary. *Pediatrics* 117:S296–S307; PMID 16735256.
Wilcken B (2011) Newborn screening: how are we travelling, and where should we be going? *J Inher Metab Dis* 34:569–574; PMID 21499716.

がん診断への新しいアプローチ
Crowley E et al. (2013) Liquid biopsy: monitoring cancer-genetics in the blood. *Nature Rev Clin Oncol* 10:472–484; PMID 23836314.
Dawson SJ et al. (2013) Analysis of circulating tumor DNA to monitor metastatic breast cancer. *N Engl J Med* 368:1199–1209; PMID 23484797.
Gonzalez de Castro D et al. (2013) Personalized cancer medicine: molecular diag-

nostics, predictive biomarkers and drug resistance. *Clin Pharmacol Ther* 93:252–259; PMID 23361103.

Kilpivaara O & Aaltonen LA (2013) Diagnostic cancer genome sequencing and the contribution of germline variants. *Science* 339:1559–1562; PMID 23539595.

Leary RJ (2012) Detection of chromosomal alterations in the circulation of cancer patients with whole-genome sequencing. *Sci Transl Med* 4:162ra154; PMID 23197571.

Murtaza M et al. (2013) Non-invasive analysis of acquired resistance to cancer therapy by sequencing of plasma DNA. *Nature* 497:108–112; PMID 23563269.

Wang L & Wheeler DA (2014) Genome sequencing for cancer diagnosis and therapy. *Annu Rev Med* 65, 33-48; PMID 24274147.

複雑疾患の遺伝学的検査

Caulfield T & McGuire AL (2012) Direct-to-consumer genetic testing: perceptions, problems and policy responses. *Annu Rev Med* 63:23–33; PMID 21888511.

Janssens AC & van Duijn CM (2008) Genome-based prediction of common diseases: advances and prospects. *Hum Molec Genet* 17:R166–R173; PMID 18852206.

遺伝学的検査の倫理的問題

Almond B (2006) Genetic profiling of newborns: ethical and social issues. *Nature Rev Genet* 7:67–71; PMID 16369573.

de Jong A et al. (2011) Advances in prenatal screening: the ethical dimension. *Nature Rev Genet* 12:657–663; PMID 21850045.

Graff GD et al. (2013) Not quite a myriad of gene patents. *Nature Biotechnol* 31:404–410; PMID 23657391.

Nowland W (2002) Human genetics. A rational view of insurance and genetic discrimination. *Science* 297:195–196; PMID 12114609.

Ross LF et al. (2013) Technical report: ethical and policy issues in genetic testing and screening of children. *Genet Med* 15:234–245; PMID 23429433.

Royal College of Physicians, Royal College of Pathologists and British Society for Human Genetics (2011) Consent and Confidentiality in Genetic Practice: Guidance on Genetic Testing and Sharing Information.

A Report of the Joint Committee on Medical Genetics, 2nd ed. Royal College of Physicians and Royal College of Pathologists. 電子版も http://www.bsgm.org.uk/media/678746/consent_and_confidentiality_2011.pdf より入手可能。

臨床的および公衆衛生ゲノム学：その課題と倫理

Biesecker LG (2013) Incidental variants are critical for genomics. *Am J Hum Genet* 92:648–651; PMID 23643378.

Dondorp WJ & de Wert GM (2013) The 'thousand-dollar genome': an ethical exploration. *Eur J Hum Genet* 21:S6–S26; PMID 23677179.

Green RC et al. (2013) ACMG recommendations for reporting of incidental findings in clinical exome and genome sequencing. *Genet Med* 15:565–574; PMID 23788249.

McEwen JE et al. (2013) Evolving approaches to the ethical management of genome data. *Trends Genet* 29:375–382; PMID 23453621.

用語解説

● 数字，ギリシャ文字，アルファベット

3′末端　3′ end
DNA鎖あるいはRNA鎖の末端にあるヌクレオチドで，その糖の5′位の炭素はホスホジエステル結合を介して隣接するヌクレオチドの糖と結合しているが，3′位の炭素にはヒドロキシ基が付加されている（図1.2）。

5′末端　5′ end
DNA鎖あるいはRNA鎖の末端にあるヌクレオチドで，その糖の3′位の炭素はホスホジエステル結合を介して隣接するヌクレオチドの糖と結合しているが，5′位の炭素にはリン酸基が付加されている（図1.2）。

cDNA（相補的DNA）　complementary DNA
RNA（mRNAのことが多い）を鋳型として用い，逆転写酵素によって合成されたDNA。

CGH
比較ゲノムハイブリダイゼーション法参照。

CNV/CNP
コピー数多様性参照。

CpG島　CpG island
CpGヌクレオチド配列を含む短い（通常1 kb未満）DNA領域で，CpGヌクレオチド配列はメチル化されていないことが多い。CpG島は遺伝子の5′末端側に存在する傾向がある（BOX 6.3）。

DNAライブラリ　DNA library
ランダムにDNA断片やDNA分子をクローニングすることで作り出された，異なる組換えDNAを含んだ細胞集団（次にこれを用いて，目的とする配列を見つけ出すスクリーニングを行わなければならない）。

FISH
蛍光 in situ ハイブリダイゼーション参照。

MHC
主要組織適合複合体参照。

mRNA
メッセンジャーRNA参照。

mtDNA
ミトコンドリアDNA（図2.11）。

ncRNA
非コードRNA参照。

OMIM
Online Mendelian Inheritance in Man の略（BOX 5.1）。ヒトにおける遺伝子やメンデル遺伝形質のデータベース（www.omim.org）。

PCR（ポリメラーゼ連鎖反応）　polymerase chain reaction
短鎖DNA配列を増幅するために用いる標準的方法（図3.3）。

PMID
NCBI PubMedデータベース（http://www.ncbi.nlm.nih.gov/pubmed/）の検索ボックスにPubMed ID（7桁あるいは8桁の数字）を入力すると，生物医学雑誌の特定の論文の電子版にアクセスできる。

RNA遺伝子　RNA gene
機能する非コードRNAを作り出す遺伝子（図2.7）。

RNA干渉　RNA interference (RNAi)
細胞内のウイルスや過剰なトランスポゾン活性を防御する目的で，長鎖二本鎖RNA配列の存在によって活性化される細胞の防御系（BOX 6.2参照）。RNAiの発見により，siRNAを用いた特異的な**遺伝子サイレンシング**が可能になった（BOX 9.5）。

RNAスプライシング　RNA splicing
スプライシング参照。

RNAプロセシング　RNA processing
一次転写産物を成熟メッセンジャーRNAに変換するのに必要な過程。特に，キャップ形成，スプライシング，ポリアデニル化など。

RNAポリメラーゼ　RNA polymerase
RNA鎖の3′末端にリボヌクレオチドを付加できる酵素。ほとんどのRNAポリメラーゼは鋳型DNAを用いてRNA転写産物を作り出す。

siRNA（〔小分子あるいは短鎖〕干渉RNA）　small（あるいは short）interfering RNA
RNA干渉により遺伝子発現を劇的に停止させられる，21～22ヌクレオチドの二本鎖RNA分子（BOX 6.2およびBOX 9.5）。

SNP（一塩基多型）　single nucleotide polymorphism
ゲノム上の塩基の位置で，集団内で2種類（まれに3種類）の塩基が一般的である位置のこと。疾患を引き起こすことも，中立であることもある。dbSNPデータベースのヒトSNPの一覧には，疾患を引き起こすまれなバリアントや，1塩基ではなく複数の連続する塩基のバリアントも一部含まれる。

SNV（一塩基バリアント）　single nucleotide variant
まれなDNAバリアント（頻度は0.01未満で，集団の共通配列と比べて1塩基のみ異なっている。

X染色体不活化（あるいはX不活化） X-chromosome inactivation (X-inactivation)
1つより多いX染色体をもつヒトおよびその他の哺乳類の細胞において，1つのX染色体を除き，その他のすべてのX染色体がエピジェネティックに不活化されること（図6.18）。

●あ

アイソフォーム isoform
同一遺伝子からの異なるmRNA発現の結果として生じる，別の型のタンパク質。あるいは，2つ以上の座位から産生される，配列に違いはあるが非常に類似したタンパク質。

悪性腫瘍 malignant tumor
細胞が拡大（隣接する組織への浸潤や血流，リンパ系を介した播種）している証拠を示す腫瘍。

アニーリング annealing
塩基対形成により，2つの一本鎖核酸が安定な二本鎖核酸を形成する過程。変性の逆。

アポトーシス apoptpsis
もともと生物がもっている，不必要な細胞あるいは異常な細胞を取り除く方法で，標的の細胞はさまざまな刺激によって破壊される。細胞は急速に断片化され，細胞の残骸は隣接する細胞によってファゴサイトーシス（食作用）を受ける。

アミノ酸 amino acid
ポリペプチド鎖の基本的な繰り返し単位。タンパク質の構成要素（図2.2および表7.2）。

アレル allele
対立遺伝子ともいう。1本の染色体の1つの座位に存在する，個々の遺伝子やDNA配列。大雑把に，それにコードされるタンパク質について述べるのに用いられることもある。

アレル頻度 allele frequency
集団における1つのアレルの頻度。つまり，ある座位に存在する全アレルに占める当該アレルの割合（正確性に欠けるが，遺伝子頻度と表現されることが多い）。

アンチセンス（あるいは鋳型）鎖 antisense（あるいはtemplate）strand
遺伝子を転写する過程で，RNAポリメラーゼにより転写産物を合成する際の鋳型として使われるほうのDNA鎖（図2.1）。

アンチセンスRNA antisense RNA
mRNA（や機能をもつ非コードRNAの一部）と相補的配列をもつRNA転写産物。天然に生じるアンチセンスRNAは，遺伝子の非鋳型鎖を用いて作り出されるが，遺伝子発現の重要な調節因子である。

異数性 aneuploidy
完全な染色体セット（正倍数体）から，1本以上の染色体が余分に存在，あるいは1本以上の染色体が喪失している染色体構成（7.4節）。

一塩基多型，一塩基バリアント single nucleotide polymorphism/variant
SNP，SNV参照。

位置効果 position effect
遺伝子がヘテロクロマチン近傍の異なる染色体領域に移動すると，その遺伝子の完全あるいは部分的なサイレンシングが起こること。また，より一般的には，遺伝子配列の物理的な分離を引き起こす染色体再構成の効果を含むこともある。

一次構造 primary structure
ポリペプチドや核酸における，分子のアミノ酸やヌクレオチドの直鎖状配列。

一次転写産物 primary transcript
スプライシングを受ける前の，RNAポリメラーゼによる遺伝子の転写の結果生じるRNA産物。遺伝子の一次転写産物にはすべてのエキソンとイントロンが含まれている。

一卵性 monozygotic
1個の接合子に由来すること（二卵性双生児の場合は，異なる接合子に由来している）。

一過性増幅細胞 transit amplifying cell
幹細胞から分裂して直接生じた分化細胞は一過性増幅細胞と呼ばれ，多くの細胞分裂を繰り返した後，最終的に分化する（BOX 9.2およびBOX 10.2）。

遺伝暗号 genetic code
コドンとそれが指定するアミノ酸との関係（図7.2）。

遺伝カウンセリング genetic counseling
遺伝性疾患のみられる家系，あるいは遺伝性疾患を発症するリスクないしは遺伝性疾患を受け継ぐリスクのある家系の1人以上の構成員が，その遺伝性疾患の帰結や性質，発症したり受け継いだりする確率，現在利用できる選択肢などについて，医療従事者から情報を得て，自己決定を行うプロセス。

遺伝型 genotype
個体全体，あるいは個体の特定の座位の遺伝的構成（訳注：genotypeの訳語としては遺伝子型が用いられることが多いが，日本人類遺伝学会の遺伝学用語に従い，本書では遺伝型とした）。

遺伝子 gene
1. 有益な産物を作り出すのに用いられる機能的DNA。
2. 表現型を制御する因子で，家系においてはメンデルの法則にしたがって分離する。

遺伝子サイレンシング gene silencing
エピジェネティックな状態の変化により自然に起こるか，RNA干渉により自然にも人工的にも起こすことが可能な，遺伝子発現の総量の低下（BOX 6.2およびBOX 9.5）。

遺伝子ターゲティング gene targeting
胚性幹細胞などの無傷の細胞において，あらかじめ決めておいた特定の遺伝子に人工的に遺伝的改変を加えること（BOX 9.3の図2）。

遺伝子治療　gene therapy
患者の細胞に遺伝的改変を加えることで疾患を治療すること。機能を喪失した遺伝子の機能的なコピーを加える，病的状態に関与する機能獲得性遺伝子を抑制する，あるいはより一般的には，異常のある遺伝子を置換することが含まれる。

遺伝子ノックアウト　gene knockout
無傷の細胞内のあらかじめ決めておいた遺伝子を標的として不活性化し，人工的にヌルアレルを作り出すこと。

遺伝子ノックダウン　gene knockdown
例えばsiRNAなど，さまざまな方法で特定の遺伝子を標的として発現を阻害すること（BOX 9.5）。

遺伝子頻度　gene frequency
アレル頻度参照。

遺伝子ファミリー　gene family
ある種の遺伝子重複により生じた近縁な遺伝子のセット（2.4節）。

遺伝子プール　gene pool
特定の集団の（ゲノム全域にわたる，あるいは特定の座位の）全遺伝子。

遺伝子変換　gene conversion
自然に生じる非相互的な遺伝的交換。1本のDNA鎖の短い配列が変化して，別のDNA鎖の配列と同一になる（図7.8）。

遺伝子量　gene dosage
遺伝子のコピー数。遺伝子のコピー数が正常ではなくなると，発現低下（遺伝子産物が少なすぎる），あるいは過剰発現（遺伝子産物が多すぎる）が引き起こされる。**遺伝子量感受性遺伝子**にとっては，遺伝子産物の量が重要な違いを生み出す（BOX 7.6）。

遺伝子量感受性遺伝子　dosage-sensitive gene
遺伝子が正常な状態（2コピー）と違って1コピーしか存在しないと（発現の低下を引き起こして），疾患に関連してくる染色体遺伝子。疾患はコピー数の増加によって（遺伝子が過剰に発現することで）引き起こされることもある（BOX 7.6）。

遺伝的冗長性　genetic redundancy
1つ以上の座位の遺伝子の機能が一部あるいは完全に重なり合うこと。そのため，1つの座位の**機能喪失変異**があっても，全体としては機能の喪失を引き起こさない。

遺伝的背景　genetic background
研究対象の1座位ではなく，全座位の遺伝型。遺伝的背景（**修飾遺伝子**）の多様性が，遺伝型-表現型の相関関係が不完全な主な理由である（7.7節）。

遺伝的浮動　genetic drift
親集団から子孫に受け継がれるアレルの割合にランダムな変動があるため，数世代にわたりアレル頻度がランダムに変化すること。この効果は小さな集団では特に重要である。

遺伝率　heritability
ある形質について，遺伝要因が寄与すると考えられる割合（8.2節）。

インスレーター　insulator
クロマチンの変化やシス作用性配列の作用が広がるのを防ぐ障壁として機能するDNA配列。

インデル（挿入欠失）　indel
挿入あるいは欠失によるバリアント。1ヌクレオチドが関与する場合が多いが，それ以上のヌクレオチドが関与することもある（定義は少しあいまいであるが，実際には，通常最大50ヌクレオチドの配列が挿入あるいは欠失することで生じるバリアント）。

イントロン　intron
もともとは転写産物のRNAスプライシングの過程で切断および除去される断片のことであるが，現在はゲノムDNAの相当する配列を意味して広く用いられている（図2.1）。

インプリンティング（ある哺乳類遺伝子の）　imprinting (of certain mammalian gene)
遺伝子の発現が，その遺伝子がどちらの親に由来するかで決まるエピジェネティックな現象（6.2節および6.3節）。

栄養芽層　trophoblast
胚盤胞の極性のある細胞の外層で，後に胎盤の胚性構成要素である絨毛膜を形成するようになる細胞層（BOX 9.2の図2）。

エキソヌクレアーゼ　exonuclease
一方の末端からDNA鎖あるいはRNA鎖を分解する酵素。例えば，3′あるいは5′エキソヌクレアーゼ。

エキソーム　exome
ゲノムのエキソン全体のこと。

エキソン　exon
もともとは，RNA転写産物のなかで，RNAスプライシングの過程で除去されずに維持される領域のことを指したが，現在はより広い意味で使われ，ゲノムDNAのなかで対応する領域も指す。各エキソンは，翻訳されるコード配列や非コード配列を含むと考えられる（図2.1）。

エキソンシャッフリング　exon shuffling
進化の過程で，ある遺伝子のエキソンがコピーされ，別の遺伝子に組み込まれること（図2.15）。

エキソンスキッピング　exon skipping
誤って，あるエキソンがRNA転写産物に含まれないこと（図6.5D）。

エピゲノム　epigenome
細胞のエピジェネティック標識の全体像。

エピジェネティック　epigenetic
DNA配列の変化に依存せず，母細胞から娘細胞へ，時には親から子へと受け継がれること。

エピジェネティック標識（あるいは**設定**）　epigenetic mark（あるいはsettings）
特に，DNAメチル化，ヒストン修飾，ヌクレオソーム形成などの，エピジェネティックな修飾パターン。

エピスタシス epistasis
文字通りには,「上に立つ」こと.共通する経路で遺伝子Aが遺伝子Bの上流において機能する場合,AはBに対してエピスタシスの関係にある.Aの機能喪失は,Bの機能喪失効果のすべてを引き起こしたり,その他の影響も引き起こしたりする.

エピソーム episome
細胞内で,自律的な(自己複製する)染色体外遺伝因子として存在できるDNA配列.

エピトープ epitope
免疫原性分子の一部で,抗体応答を引き起こす.

エピ変異 epimutation
遺伝子のDNA配列を変化させることなく,その遺伝子あるいは遺伝子群の発現の変化を引き起こすクロマチン構成の変化(図6.19).クロマチン修飾を調節する離れた座位の変異や,環境要因(例えば,クロマチン修飾の変化を引き起こすことができる代謝の変化や炎症を誘導する)によって引き起こされうる.ある種の染色体異常(**位置効果**)は同様の結果を引き起こすことがある.

遠位(染色体の) distal (of chromosome)
セントロメアから比較的距離が離れた染色体領域(BOX 7.4).

塩基相補性 base complementarity
二本鎖核酸の2本の鎖の対応する位置に存在する塩基が示す関係.DNAではAとT(RNAではU),GとCが常に対応する(RNAでは,UはGと塩基対を形成することもある).

塩基対/塩基対形成 base pair/base pairing
2つの相補的塩基(プリンとピリミジン)の間の安定な水素結合をする過程やその結果のこと(図1.4).塩基対を形成する塩基は,二本鎖核酸のそれぞれの鎖に存在する場合(図1.5)や,同一のRNA鎖に存在する場合(図2.4A)がある.

エンドヌクレアーゼ endonuclease
DNA鎖あるいはRNA鎖の内部で鎖を切断する酵素.

エンハンサー enhancer
複数の塩基で構成される短い配列で,遺伝子の転写を促進するが,その機能は位置の正確性や方向性による影響をあまり受けない(6.1節).

オッズ比 odds ratio
症例対照研究で,ある要因を有する人と有しない人の相対的なオッズ(表8.6).

オート接合性 autozygosity
血族結婚の家系の人にみられる,祖先から受け継いだ同一アレルがホモ接合性となること.

オープンリーディングフレーム open reading frame
コードDNAの連続的な配列.

オルソログ ortholog
異なる生物に存在する,共通祖先遺伝子から分岐した相同性のある遺伝子.

● か

架橋(DNAの) cross-linking (in DNA)
2つの塩基を直接結び付ける異常な共有結合が生じること.同一鎖内の塩基間が架橋される場合もあれば,反対鎖の塩基間が架橋される場合もある(図4.1).タンパク質の架橋としては,ジスルフィド結合が天然に生じるものの1つである(図2.5).

核型 karyotype
46,XYといった,細胞あるいは個人の染色体構成であるが,1細胞の染色体を染色体対ごとに順に並べた画像を大まかに意味するものとして広く用いられている.

獲得免疫応答(あるいは**獲得免疫系**) acquired immune response(あるいはsystem)
抗体やT細胞受容体による外来抗原の認識に依存する特異的免疫応答.

家系図 family treeあるいはpedigree, kindred
家族の系譜を示す図.英語では,家族など限られた範囲に関する場合はpedigree,広く近親者も含む家系に関する場合はkindredを用いる.

片親性二倍体 uniparental diploidy
両ゲノムが一方の親にのみ由来している46,XX二倍体の胎児.このような胎児は正常には発生しない(図6.17).

片親性ダイソミー uniparental disomy
1つの特定の染色体対の両コピーが一方の親に由来している細胞あるいは個体.どの染色体で起こるかによって,疾患が引き起こされたり,引き起こされなかったりする(図6.21).

割球 blastmere
受精卵の卵割により生じる細胞.

活性酸素種 reactive oxygen species (ROS)
酸素イオン,酸素ラジカル,過酸化物などの,酸素を含む化学的に反応性の高い分子あるいは原子.正常な酸素代謝の天然副産物として細胞内で形成され,細胞のシグナル伝達や恒常性に重要な役割を担っているが,DNA損傷を引き起こす(4.1節参照).

がん cancer
1. 制御されていない細胞の増殖と細胞の浸潤・拡散を一般的な特徴とする,不均一な疾患群の1つ.
2. 悪性になった腫瘍.

がん遺伝子 oncogene
何らかの方法(発現を促進する変化によることが多い)で活性化されると,正常細胞の腫瘍細胞へのトランスフォーメーションに寄与する遺伝子.もともと,がん遺伝子という用語は遺伝子の活性型を指していたが(活性化されていない正常な細胞遺伝子はがん原遺伝子と呼ばれていた),現在この区別はほとんどなされていない.

間期 interphase
細胞周期において細胞が分裂していない時期.

幹細胞 stem cell
分化した細胞の前駆細胞として機能でき,自己複製能をもつ細胞.限

られた種類の細胞を生じる組織幹細胞(図9.20およびBOX 10.2)や，多能性幹細胞(BOX 9.2)がある。

間質 stroma
上皮性の器官や腫瘍などの支持組織。結合組織や血管で構成される。

感受性因子 susceptibility factor
特定の疾患の発症リスクを上昇させる遺伝的バリアント。

感度(検査) sensitivity(of a test)
検査で検出できるすべての真陽性の割合(表11.1)。

間葉 mesenshyme
結合組織。

がん抑制遺伝子 tumor suppressor gene
腫瘍において一般的に不活性化されている遺伝子(不活性化変異，異常な染色体分離や組換えの結果としての欠失，あるいはエピジェネティックなサイレンシングによる)。通常，古典的ながん抑制遺伝子は，細胞分裂を抑制あるいは制御する機能をもつ。

関連 association
2つの形質(疾患やマーカーアレルなど)が，ランダムではない頻度で同時にみられる傾向。関連は単純な統計的観察であり，遺伝的現象ではない。ただし，**連鎖不平衡**が引き起こすことがある(8.2節)。

偽遺伝子 pseudogene
アレルではない機能遺伝子に高度の配列相同性を示すが，それ自体は機能しない，あるいは近縁のホモログのようなタンパク質を作り出さない(しかし機能する非コードRNAを作り出す可能性がある)DNA配列(BOX 2.4)。

偽常染色体領域(あるいは**偽常染色体配列**) pseudoautosomal region (あるいはsequence) (PAR)
X染色体とY染色体の間の短腕や長腕の先端部分に同一の遺伝子が存在する領域(図5.7)。X染色体とY染色体の間で組換えが起こるため，これらの遺伝子はX染色体とY染色体の間を移動する(図5.8)。一見したところ，常染色体の遺伝様式を示すアレルとして振る舞う。

機能獲得変異 gain-of-function mutation
単に機能を喪失させるのではなく，遺伝子産物に何か異常を引き起こす変異。通常，変異により獲得されるのは，発現タイミングあるいは発現量の変化である(7.5節および10.2節)。

機能喪失変異 loss-of-function mutation
遺伝子産物の機能が，一部あるいは完全に失われる変異(7.5節)。

キメラ chimera
複数の接合子に由来する細胞・組織が混合している状態，または個体。

逆転写酵素 reverse transcriptase
鋳型RNAのDNAコピーを作り出す酵素。RNA依存性DNAポリメラーゼ(表1.1)。

キャップ形成 capping
RNAプロセシングの段階の1つ。一次転写産物の5′末端に，特殊なヌクレオチドである7-メチルグアノシン三リン酸が，5′-5′ホスホジエステル結合で連結されること。キャップ形成はRNAの安定性に重要である。

共優性 co-dominant
両方のアレルが完全に発現するヘテロ接合性状態について使われる用語。

近位(染色体の位置) proximal(of a chromosomal location)
セントロメアに比較的近い領域。

近縁係数 coefficient of relationship
2人の人の間で，祖先から受け継いだ同一のアレルを共有している座位の割合(BOX 5.2)。

近交係数 coefficient of inbreeding
ある人において，両親が近親であることによってホモ接合性の座位を有する割合(5.2節)。

近親 consanguineous
ごく最近の共通祖先(3世代あるいは4世代前以内に共通祖先がある場合が多い)に由来しているので，非常に近縁な人たちのこと。近親婚は通常，いとこ間の結婚である。

組換え(あるいは**交差**) recombination(あるいはcrossover)
減数分裂の際の相同染色体対間でのDNA配列の交換(図1.14および図1.15)。

組換えDNA recombinant DNA
配列どうしを共有結合させることで作製される人工的に構築したハイブリッドDNA(BOX 3.1の図2)。

組換え体 recombinant
連鎖解析において，アレルの組み合わせが親から受け継いだ組み合わせとは異なるハプロタイプを含む配偶子(図8.5)。

クローニング cloning
(DNA配列，細胞あるいは個体)の同一コピー(クローンと呼ぶ)を作り出す過程。遺伝学の研究では，クローンは同一の組換えDNA分子を含む細胞を意味することが多い。

クロマチン chromatin
染色体の核タンパク質成分。

クロマチンリモデリング chromatin remodeling
クロマチンのコンホメーションを制御する系の一部としてみられる，クロマチンの動的な構造変化，解離，あるいはヌクレオソームの再構成。

蛍光in situハイブリダイゼーション fluorescence in situ hybridization (FISH)
固体表面に固定された染色体調製物の変性DNA(図11.7および図11.8)ないしは細胞のRNAに，蛍光標識プローブをハイブリダイゼーションすること。

蛍光色素分子(あるいは**蛍光色素**) fluorophore(あるいはfluorochrome)
核酸あるいはタンパク質を標識するのに用いる蛍光化学基(BOX 3.2)。

形質 character（あるいは trait）
眼の色，ABO式血液型など，各個体において観察できる特性。

形質転換（細胞の） transformation（of a cell）
コンピテント微生物細胞が環境から裸の高分子量DNAを取り込むこと。

形質導入 transduction
組換えウイルスを用いて細胞に外来DNAを導入すること。

血縁関係のない unrelated
究極的にはすべてのヒトには血縁関係がある。本書においてこの用語は，最近4世代程度に共通祖先が同定されない人々を意味している。

血管新生 angiogenesis
新しい血管が既存の血管から発芽により形成される過程。

ゲノム genome
細胞小器官，細胞，あるいは生物の異なるDNA分子の全セット。ゲノムについての研究をゲノミクス（genomics）という。ヒトゲノムは3×10^{9}塩基対のDNAから構成され，24種類の染色体DNA分子と1種類のミトコンドリアDNA分子に分かれて存在している。

ゲノム（あるいは**遺伝子**）**インプリンティング** genome（あるいは gene）imprinting
インプリンティング参照。

ゲノムブラウザ genome browser
ゲノムデータベースに問い合わせるためのグラフィカルインタフェースを提供するコンピュータプログラム（BOX 2.3）。

ゲノム編集 genome editing
1座位のみに二本鎖切断を導入し，つぎにその座位の塩基配列に目的とする変化を加えるよう設計された，無傷細胞に対する人工的な操作。例として図9.23を参照。

ゲノムワイド関連解析（あるいは**スキャン**） genomewide association study（あるいは scan）（GWAS）
複雑疾患の感受性を支配する因子を同定する標準的手法（図8.13）。

減数分裂 meiosis
染色体数が半減する特殊化した細胞分裂様式。配偶子を作り出す際に行われる（図1.14および1.15）。

厳密性（ハイブリダイゼーションの） stringency（of hybridization）
ハイブリダイゼーションの際に，不完全マッチの配列を許容するか，あるいは完全マッチの配列のみを許容するかの条件の選択（図3.7）。

抗原 antigen
獲得免疫応答を誘導できる，あるいは抗体やT細胞受容体に結合できる分子。

抗原提示 antigen presentation
抗原が，ある細胞の表面上のMHC（主要組織適合複合体）タンパク質に載せられることで提示される過程。このような抗原提示により，リンパ球の受容体が抗原を認識できるようになる（4.5節およびBOX 8.3）。

交差（あるいは**乗換え**） crossover
減数分裂で組換えが起こること，あるいは（顕微鏡下で）物理的に観察できる組換え（図1.14および図1.15）。

校正 proofreading
DNA複製の誤りを同定し，修正する酵素機構。

構造的多様性 structural variation
大規模なDNA多様性のことで，さまざまな機構（転座や逆位，挿入，欠失，重複）により，中程度から非常に長いDNA配列が移動する，あるいはそのコピー数が変化することで起こる（4.3節）。塩基配列多様性（sequential variation）と対比する言葉。

コードDNA coding DNA
ポリペプチドを（mRNAを介して）指定する配列を含むDNA領域。

コドン codon
1個のアミノ酸や翻訳終結シグナルを指定する，3つ組のヌクレオチド配列（厳密にはmRNAにおいてだが，広義にはゲノムのコードDNAにも当てはまる）。

コピー数多様性 copy number variation（CNV）
ゲノムの中程度から大規模な長さ（数百塩基対から数メガ塩基対）の特定のDNA配列のコピー数に，個人間で多様性があること。CNVという用語は，まれなコピー数バリアント（頻度は1%未満）を示す場合にも使われる。頻度が1%を超える場合は，コピー数多型（copy number polymorphism：CNP）が用いられることが多い（4.3節および8.2節）。

個別化医療 personalized medicine
各患者に合わせた医学的判断や診療行為を行う医療モデル。例えば，ある薬物を処方する適合性については，患者のゲノム情報から，より詳細な情報を得たうえで判断することができるし，患者のがん変異についての情報から，適切な標的療法が可能になると考えられる。

コンホメーション conformation
複雑な分子の三次元構造。このような三次元構造には，多くの弱い非共有結合が組み合わさった効果が現れる。

●さ

座位 locus（複数の場合は loci）
染色体上で個別の遺伝子あるいはDNA配列が存在する位置。

サイトカイン cytokine
細胞間の情報伝達の局所的なメディエーターとして機能する細胞外シグナル伝達を担うタンパク質あるいはペプチド。

再プログラム化（細胞，核，エピジェネティック） reprogramming（cellular, nuclear, epigenetic）
細胞において，大規模にエピジェネティックな変化が起こり，遺伝子発現パターンが別の細胞種あるいは細胞状態に典型的なパターンに変換されること。がんにみられることが多く（10.3節），また人工的に誘導することもできる（BOX 9.2）。

細胞系譜 lineage（of cell）
発生における細胞の祖先細胞や子孫細胞。祖先細胞から子孫細胞まで，

一連の細胞分裂を通してたどることができる。

サイレンサー　silencer
遺伝子の転写を抑制する短いDNA配列。

サイレント変異　silent mutation
同義置換と同じ意味をもつ。サイレント変異といっても，遺伝子発現を変化させて疾患を引き起こすことがあるので（図7.4B），同義置換の用語のほうが好まれる。

自家移植　autologous transplantation
ドナーとレシピエントが同一の細胞移植や臓器移植。細胞や臓器は体に戻される前に，何らかの方法で改変される。

始原生殖細胞　primordial germ cell
最終的に生殖細胞系列の細胞を作り出す胚や胎児の細胞。

指向性　tropism
ウイルスが特定の細胞種に対して特異性をもつこと。指向性の一部は，ウイルス表面の構造と細胞表面に存在する受容体との相互作用により決定される。

自己免疫疾患　autoimmune disorder
自己と非自己が識別できないことにより，1種類以上の自己分子に対して体が異常な免疫応答を起こすことで生じる疾患。

シス作用性（遺伝子調節の）　cis-acting (of gene regulation)
調節性DNAあるいはRNA配列が，その調節配列と同一の核酸分子に存在する他の配列の発現を制御するという，遺伝子発現調節について使われる用語（BOX 6.1）。

自然選択　natural selection
あるアレルをもつ個体の生物学的な**適応度**が変化することで，集団におけるそのアレルの頻度が変化する過程。多くのアレルは生物学的な適応度の低下を引き起こすが（**純化選択**あるいは**負の選択**），少数のアレルはそのアレルをもつ個体の生物学的な適応度を上昇させる（**正の選択**）。平衡選択も参照。

自然免疫系　innate immune system
獲得免疫系とは対照的に，体に生来備わる防御により，病原体に対する非特異的な応答を発揮する免疫系。

姉妹染色分体　sister chromatid
1本の染色体の対になる2つの染色分体のうちの1つを指す。DNA複製後に形成され，分裂後期の段階までセントロメアで結合している。非姉妹染色分体は，もう一方の相同染色体に存在する染色分体を指す（図1.11）。

終止コドン　stop (termination) codon
フレーム内のコドンで，アミノ酸を指定しないが，リボソームのmRNAからの解離と新生ポリペプチド放出のシグナルとして機能する。原理については図2.3，異なる種類の終止コドンについては図7.2を参照。

修飾遺伝子　modifier (gene)
別の座位の変異の結果として生じる表現型に対して，影響を及ぼすこ

とができる遺伝子（7.7節）。

終末分化　terminal differentiation
分裂をやめ，何らかの特殊化した機能に不可逆的に拘束された細胞状態。

縦列反復配列　tandem repeat
DNA上の1つ以上のヌクレオチドからなる配列が繰り返して存在する配列パターンで，この反復配列は互いに直接隣接している。例として図2.12Aを参照。

主要組織適合複合体　major histocompatibility complex (MHC)
多数の遺伝子から構成される大規模な遺伝子クラスターで，特に抗原由来の断片に結合し，それをT細胞の表面に提示することで抗原認識において機能する遺伝子を含む。ヒトの場合はHLA複合体として知られる（BOX 4.4およびBOX 8.3参照）。

純化（負の）選択　purifying (negative) selection
自然選択の1つで，重要なDNA配列の機能を破壊する有害な変異が集団から取り除かれる傾向。

常染色体　autosome
性染色体（X染色体およびY染色体）を除いた全染色体。

症例対照研究　case-control study
罹患者（症例）の試料を解析して，非罹患の対照者の同等な試料と比較する研究。

ジンクフィンガーヌクレアーゼ　zinc finger nuclease
ヌクレアーゼモジュールと配列特異的な標的モジュールを組み合わせた合成酵素。選択された配列でDNAを切断することができる（図9.23）。

浸透度　penetrance
遺伝型が特定の表現型として現れる頻度。

スプライシング　splicing
前駆体RNA転写産物がいくつかの断片に切断され，その一部（エキソン）が保持されてつなぎ合わされて（スプライスされて）成熟RNAになり，残りの配列（イントロン）が除去される過程。

スプライス供与部位　splice donor site
RNAのエキソンの末端とそれに続くイントロンの開始部位の境界となる部位。この境界配列は，(C/A) AGguraguとなることが多いので，この配列を共通配列と呼ぶ（rはプリン，大文字はエキソンの末端ヌクレオチドを示している）。

スプライス受容部位　splice acceptor site
RNAのイントロンの末端とそれに続くエキソンの開始部位の境界となる部位。この境界配列は，yyyyyyyyyyynya**g**Rとなることが多いので，この配列を共通配列と呼ぶ（yはピリミジン，nはあらゆるヌクレオチドが可能で，Rはエキソンの最初のヌクレオチドのプリンである）。

制限酵素（制限エンドヌクレアーゼ）　restriction endonuclease
短い（通常，4，6，あるいは**8塩基対**）認識配列で二本鎖DNAを切断する細菌由来のエンドヌクレアーゼ（BOX 3.1）。

制限断片長多型　restriction fragment length polymorphism(RFLP)
制限酵素の認識配列を作り出される，あるいは除去されることによるDNA多型．ある制限酵素でDNAを切断すると，生じるDNA断片の大きさはさまざまであるが，この大きさは制限部位の有無に依存している(図4.6)．

制限部位　restriction site
制限酵素によって切断されるDNA分子上の部位．

脆弱部位　fragile site
分裂中期の染色体のクロマチンが，ある培養条件で凝縮して見える染色体の位置．ほとんどの脆弱部位は疾患を引き起こさないが，疾患を引き起こす場合についてはBOX 7.2を参照．

生殖細胞系列　germ line
生殖細胞(配偶子)および生殖細胞を作り出す細胞．体を構成する他の細胞は体細胞である．

生殖細胞系列(あるいは性腺)モザイク　germline(あるいはgonadal) mosaic
ある個体の生殖細胞系列において，一部の細胞にのみ変異がある場合．

生得的(遺伝学的多様性，変異，染色体異常における)　constitutional (of genetic variation, mutation, chromosome abnormality)
接合子の遺伝物質に存在するために，その人のあらゆる有核細胞に存在していること．

正の選択　positive selection
生物学的な適応度を増加させる特定の遺伝型が選択されること(4.4節)．

接合子　zygote
受精卵のこと．

潜在的スプライス部位　cryptic splice site
mRNA前駆体でスプライス部位とかなりの相同性がある配列．潜在的スプライス部位がスプライス部位として使われるのは，スプライシングが異常となった場合や，正常なスプライス部位との類似性が増す塩基置換変異を獲得した場合と考えられる(図7.4)．

染色体　chromosome
真核生物において，核DNA分子がさまざまな種類のタンパク質や，時にはRNAと複合体を形成することで生じる核タンパク質構造．このような複合体の形成は，非常に長いDNA分子を凝縮させるのに役立っている．

染色体マイクロアレイ解析　chromosomal microarray analysis
マイクロアレイハイブリダイゼーションの臨床応用．通常は，ゲノムDNA試料における大きなDNA断片のコピー数の変化(欠失あるいは重複)を調べるために用いる．

染色分体　chromatid
染色体複製により形成される姉妹染色分体ペアのうちの1つ．分裂後期まで維持される(図1.11参照)．

センス鎖　sense strand
遺伝子のDNA鎖のうち，鋳型(アンチセンス)鎖と相補的な配列で，転写されたRNA配列と同一である(DNAはTを含むが，RNAはUであることを除く)鎖．文献に引用される遺伝子配列は常にセンス鎖で，5′→3′方向である(図2.1)．

選択　selection
自然選択参照．

選択的スウィープ　selective sweep
好ましいDNAバリアントの正の選択により，その直近のヌクレオチドの示す塩基配列の集団中での多様性が減少する過程(BOX 4.3)．

セントロメア　centromere
染色体の長腕と短腕を分けている染色体の一次狭窄．細胞分裂の過程では，ここに紡錘糸が付着し，染色分体を細胞の両極に向けて引き離す．

前変異アレル　premutation allele
動的変異によって引き起こされる疾患において，反復配列の伸長が次世代に伝達される際に不安定性を示すほど長いが，疾患を引き起こす程度ではない場合(現時点では疾患を引き起こさない)(BOX 7.2)．

層化　stratification
集団が，自由な交配のないいくつかの亜集団から構成される場合，その集団は層化されている．層化は関連解析やリスク推定における誤りの原因になる．

創始者効果　founder effect
集団が少数の創始者に由来し，それら創始者の1人以上が特定のアレルを保有していたため，集団にその特定のアレルが高頻度に存在するようになること(5.4節)．

相対リスク　relative risk
疫学では，感受性因子を有する人と有しない人での疾患を発症する相対的なリスク(表8.3)．

増幅　amplification
1. クローニングあるいはPCRの結果，DNA配列のコピー数が人工的に増加すること(3.1節)．
2. 一部のがんなど，特定の状況下で遺伝子のコピー数が急速に増加する原因となる細胞機構(図10.6)．

層別化医療　stratified medicine
患者が疾患に関連する遺伝的バリアントを有するか否かにより，その疾患の一部患者を標的として異なる治療を行う医療モデル．

相補的DNA　complementary DNA
cDNA参照．

相補的配列(あるいは相補鎖)　complementary sequence(あるいはstrand)
塩基対形成により安定な二本鎖核酸を形成できる核酸配列(あるいは核酸鎖)．

組織　tissue
機能的に関連する連続した細胞群．

●た

体細胞 somatic cell
生殖細胞系列を除いた，体内のあらゆる細胞。

体細胞分裂 mitosis
細胞分裂の一般的な過程。通常，親細胞と遺伝的に同一の娘細胞が作り出される（図1.13）。

多遺伝子性 polygenic
多数の遺伝的座位の作用の組み合わせによって決定される形質のこと。多遺伝子性理論（BOX 8.2）では，それぞれは小さな効果しかもたない，非常に多くの座位があると仮定している。

多因子性 multifactorial
遺伝要因と環境要因の，特定されていないが何らかの組み合わせにより決定される形質。

多型 polymorphism
集団に十分な頻度で2つ以上のバリアント（アレル，表現型，配列，染色体構造の変化）が存在すること。また，便宜的に，集団に1％以上の頻度で存在する配列のバリアントを意味するときにも用いられることが多い。

脱分化 dedifferentiation
分化した**細胞**のエピジェネティックな再プログラム化によって，細胞の特殊化した状態が減弱すること（BOX 9.2）。

多能性（哺乳類幹細胞の） pluripotent（of mammalian stem cell）
胚体外膜以外のすべての胚組織の形成に関与する子孫細胞を生じる能力。

多面発現(性) pleiotropy
1つの遺伝子の多様性が表現型のいくつかの異なる面に影響を与える一般的な状況。

直列反復配列 direct repeat
一本鎖DNAの5′→3′の同じ向きに，コピーが2つ以上繰り返し存在している配列。通常，DNA上でスペーサー配列を介して繰り返されている反復配列を意味する。DNA上でスペーサー配列を介さず縦列に繰り返されている配列は**縦列反復配列**と呼ばれている。

定量的PCR quantitative PCR（qPCR）
鋳型の存在する量を正確に推定できるPCR法（3.1節）。**リアルタイムPCR**も参照。

適応度 fitness（f）
集団遺伝学では，最も環境に適応（成功）した遺伝型と比べて，次世代に受け継がれた遺伝型の成功度を示す値。生物学的適応度あるいは繁殖適応度とも呼ばれる。fは常に0〜1の間の数である。

テロメア telomere
直鎖状染色体の末端を安定化させる特殊な構造（テロメアDNAの構造については図1.10参照）。

転移 metastasis
原発性悪性腫瘍由来の細胞が血流あるいはリンパ系を介して播種され，体内の離れた部位に二次性腫瘍を確立する過程。

転座 translocation
非相同染色体間の染色体領域の移動（図7.12）。

転写因子 transcription factor
遺伝子の転写を促進するDNA結合タンパク質。一部は普遍的に存在し，あらゆる細胞において転写を促進するが，多くは組織特異的である。

転写単位 transcription unit
RNA一次転写産物を作り出すのに使われるDNA断片（図2.1参照）。ミトコンドリアDNAの転写（図2.11）や，隣接する28S，5.8Sおよび18SのrRNA遺伝子の転写のように，複数の遺伝子にわたる場合もある。

点変異 point mutation
ある座位のDNA配列に小さな変化を引き起こす変異。単一ヌクレオチドのみを変化させることが多い。

同義置換（あるいは**サイレント変異**） synonymous substitution（あるいはsilent mutation）
ヌクレオチドの置換により，コドンの配列は変化するが，アミノ酸の配列は変化させないこと。しかし，スプライシングの変化や疾患を引き起こすこともある（図7.4B）。

同種異系移植 allogeneic transplantation
ドナー細胞がレシピエントの細胞とは遺伝的に異なっている場合の細胞移植や臓器移植（あるいは移植された細胞）。**自家移植**と比較のこと。

動的変異 dynamic mutaion
両親と子の間で大きさが変化する，不安定で伸長する反復配列（7.3節）。

導入遺伝子 transgene
動物あるいは植物の細胞内にトランスフェクションされた外因性遺伝子。導入遺伝子が一部の組織に存在する場合（ヒト遺伝子治療）も，すべての組織に存在する場合（例えば，マウスにおける生殖細胞系列の操作。BOX 9.3参照）もある。導入された遺伝子は，宿主細胞の染色体に組み込まれるか，あるいは染色体外で複製して，一過性に発現するかである。

同胞 sib
兄弟あるいは姉妹。

同腕染色体 isochromosome
2つの同一の染色体腕部をもつ対称構造の異常染色体。通常は，正常染色体の短腕2つあるいは長腕2つで構成される。

特異度（疾患検査の） specificity（of a testあるいはa condition）
検査性能を測定する尺度の1つ。すべての非罹患者の中から，その検査によって非罹患者として正しく同定できる割合。特異度＝（1－偽陽性率）（表11.1）。

突然変異誘発物質 mutagen
変異頻度を増加させる薬物。

ドライバー変異　driver mutation
がんにおいて，腫瘍の形成過程で腫瘍の発生・進展に役立つことで，正の選択を受ける変異。対照的に，パッセンジャー変異は，腫瘍の形成過程で生じるが正の選択を受けず，がんの発生・進展の原因としては関与していない。

トランスクリプトーム　transcriptome
細胞あるいは組織の異なるすべてのRNA転写産物。トランスクリプトームの研究をトランスクリプトミクス(transcriptomics)という。

トランス作用性　trans-acting
遺伝子発現の調節様式の1つ。DNAあるいはRNA分子上の配列の発現が，異なる分子あるいは分子集合体(実際には，通常は離れたところに存在する遺伝子から発現する異なるRNAあるいはタンパク質で，その作用を及ぼすためには近づく必要がある)によって調節されること(BOX 6.1)。

トランスジェニック動物　transgenic animal
人工的に導入した外来DNA(導入遺伝子)が生殖細胞系列に安定的に組み込まれた動物(BOX 9.3)。

トランスフェクション　transfection
ベクターを用いずに，細胞内に外因性DNA分子を直接導入すること。

トランスフォーメーション　transformation
腫瘍細胞への変換に向けた段階としての，正常な真核細胞の増殖特性の変化。悪性形質転換。

トランスポゾン　transposon
可動性DNA配列(図2.14)。

トランスポゾン反復配列　transposon repeat
反復DNA配列ファミリーに属する配列で，ゲノム上を移動できる配列を含むが，多くの配列はトランスポゾンの不活性化コピーである(図2.14)。

● な

内部細胞塊　inner cell mass (ICM)
胚盤胞内部にある細胞集団。後に胚本体になる(BOX 9.2の図2)。

ナンセンス変異　nonsense mutation
早期終止コドンになるように，アミノ酸を指定するコドンを変化させる塩基置換(7.2節)。

ナンセンス変異介在性mRNA分解　nonsense-mediated mRNA decay
早期終止コドン(最後のスプライス部位の50ヌクレオチド以上上流)を含むmRNA分子を分解する細胞機構(BOX 7.1)。

二次構造　secondary structure
ポリペプチドあるいは一本鎖核酸が折りたたまれることで生じる骨格の局所的な立体構造。配列の異なる部分の残基間の弱い相互作用により決定される(BOX 2.2)。

ニック(DNA)　nick (in DNA)
1本のDNA鎖のみでの単一のホスホジエステル結合の切断。

二倍体　diploid
各染色体を2コピーずつもつこと。ほとんどのヒト体細胞の正常な染色体構成。

ヌクレオソーム　nucleosome
クロマチンの基本的な構造単位で，八量体ヒストン分子の周りに146塩基対のDNAが巻きついた構造(図1.8および図6.11A)。

ヌクレオチド　nucleotide
核酸の基本的な繰り返し単位で，塩基とリン酸基が共有結合した糖から構成される(図1.2)。

ヌルアレル　null allele
正常な遺伝子産物が産生されない，あるいは完全に機能しない変異アレル。

● は

バイオマーカー　biomarker
正常な生物学的過程や発病過程，あるいは治療的介入への薬理学的応答の指標として，客観的に測定および評価できる特性。

配偶子　gamete
精子あるいは卵。生殖細胞の前駆細胞から減数分裂により形成される半数体細胞。

倍数性　ploidy
細胞に含まれる完全なセットの染色体数。配偶子は**半数体**，ほとんどの正常細胞は二倍体であるが，ヒト細胞の一部は自然に多数の染色体セットをもったり(多倍数性)，まったく染色体セットをもたなかったりする(零倍性〔nulliploidy〕)。

胚性幹細胞(ES細胞)株　embryonic stem (ES) cell line
6カ月以上の期間，継代培養されても増殖し続けており，**多能性**をもち，遺伝学的に正常と判断された胚性幹細胞。

胚盤胞　blastocyst
発生の初期段階の胚。卵割によって生じた割球が集塊を形成した後に，その内部に腔所を生じた段階。その腔所(内腔)は胚胞腔(blastocoel)と呼ばれ，多量のタンパク質を含んだ液体で満たされている(BOX 9.2の図2)。

ハイブリダイゼーション(核酸およびオリゴヌクレオチドの)　hybridization (of nucleic acid and oligonucleotide)
相補的な一本鎖の間で塩基対が形成される(アニールする)ことで二本鎖になる過程。

ハイブリダイゼーションの厳密性　hybridization stringency
ハイブリダイゼーションを行う過程で，条件(温度，塩濃度など)により，ミスマッチのある配列の間のハイブリダイズが許容される程度。厳密性の高い条件では完全マッチのみハイブリダイズが許容される(図3.7)。

派生染色体　derivative chromosome
例えば，転座などにより構造が再編成されたが，セントロメアは保持している染色体(図7.12)。

ハーディ-ワインベルグの法則（あるいは**平衡**）　Hardy-Weinberg law（あるいはequilibrium）
理想的条件下で集団にみられる，アレルの頻度と遺伝型の頻度の間の単純な関係（5.4節）。

ハプロタイプ　haplotype
単一染色体上の連鎖した座位にみられる一連のアレル（BOX 4.4および図8.2）。

ハプロタイプブロック　haplotype block
ハプロタイプの多様性が制限されているDNA領域（BOX 8.4）。

ハプロ不全　haploinsufficiency
正常表現型が生じるには，単一の機能的アレルが作り出す量よりも多くの遺伝子産物が必要な場合，その座位はハプロ不全を示す（BOX 7.6）。

バリアント（DNAに関連して）　variant（in relation to DNA）
集団の大多数の人の配列とは異なるが，低頻度で存在する配列。

半数体（あるいは**一倍体**）　haploid
各染色体を1コピーのみもつ細胞（通常，配偶子）について述べる用語（例えば，ヒトの精子あるいは卵は23本の染色体をもつ）。

非アレル間相同組換え　non-allelic homologous recombination（NAHR）
同一染色体上，姉妹染色分体上，あるいは相同染色体上での，正しく整列していないDNA反復配列間の組換え。NAHRにより，欠失，重複，逆位が高頻度に生じる（7.3節）。

ビオチン-ストレプトアビジン系　biotin-streptavidin system
標識された分子を分離するツール。細菌タンパク質ストレプトアビジンは，非常に高い親和性でビオチン（ビタミンB_7）に結合する。そのため，ストレプトアビジンをコートした磁気ビーズを用いて，ビオチン化された分子を分離できる（図8.7）。

比較ゲノムハイブリダイゼーション法　comparative genome hybridization（CGH）
検体と対照の核酸を混ぜて，同時にハイブリダイズさせること（通常，ゲノム全域にわたるDNAクローンを含むマイクロアレイとハイブリダイズさせる＝アレイCGH）。対照試料と比較して，検体において増幅あるいは欠失している染色体領域を検出する目的で行われる（11.2節および図11.4）。

非コードRNA　noncoding RNA（ncRNA）
翻訳されず，ポリペプチドを作り出さない成熟RNA転写産物（図2.7）。

非浸透　non-penetrance
他の遺伝子のアレル（**修飾遺伝子**），あるいは非遺伝要因との相互作用の結果として，通常はある表現型を引き起こすアレルをもつ人にその表現型が現れない状況（図5.12）。

非相同末端結合　nonhomologous end joining
DNA二本鎖切断の修復様式の1つ。DNA鋳型からのコピーを行うことなく，切断された末端どうしをつなぐ。

非同義置換（あるいは**変異**）　nonsynonymous substitution（あるいはmutation）
指定するアミノ酸が変わるようなコドンの配列変化。表7.1に異なる種類を示す。

非翻訳領域（5′ UTR, 3′ UTR）　untranslated region
mRNAの翻訳開始コドンAUGの前の5′末端領域，あるいは終止コドンの後の3′末端領域（図2.1および図2.3）。

表現型　phenotype
細胞あるいは個体に観察される特徴。遺伝型そのものの試験を除く，あらゆる試験で得られる表出を含む。

表現型模写　phenocopy
通常はある遺伝型により引き起こされる表現型が，その遺伝型をもたないのに引き起こされた人あるいは個体。表現型模写は異なる遺伝的変化あるいは環境要因の結果である可能性がある。

表現促進　anticipation
世代を経るごとに疾患の重症度が高まる傾向（5.3節）。一般的には確認バイアスにより生じるが，**動的変異**によって実際に起こっている場合もある。

標的濃縮塩基配列決定（あるいは**標的塩基配列決定**）　target enrichment sequencing（あるいはtargeted sequencing）
ゲノムの特定の領域（目的とする標的配列を含む）をDNAハイブリダイゼーションの手法により捕捉し，つぎにDNA塩基配列決定を行う過程（図11.11）。

ピリミジン　pyrimidine
核酸の成分となる，単環で構成される窒素を含む有機塩基であり，特にシトシン（C），チミン（T），ウラシル（U）を指す（図1.3参照）。

フェノーム　phenome
ある個体の表現型の全体。

複合ヘテロ接合体　compound heterozygote
ある座位の2つのアレルがそれぞれ異なる変異アレルである人。

複製起点　origin of replication
複製を開始できるDNA分子上の部位。

複製スリップ　replication slippage
短い縦列反復DNA配列の複製時に起こる誤りで，鋳型DNAよりも縦列反復配列のコピー数が多いあるいは少ないDNA鎖が新しく合成される（図4.8）。

複製フォーク　replication fork
DNA複製において，DNA鎖に沿って複製装置がまさに機能している点（図1.6）。

不分離　nondisjunction
染色体（体細胞分裂あるいは第二減数分裂での姉妹染色分体，第一減数分裂での相同染色体対）が分裂後期に分離しないこと（図7.14）。染色体数異常の主要な原因。

プライマー　primer
短いオリゴヌクレオチド(16～25塩基のことが多い)で，標的配列と特異的に塩基対を形成し，ポリメラーゼに相補鎖合成を開始させることができる。

プラスミド　plasmid
細胞内で独立して複製できる小さな環状DNA分子。改変プラスミドはクローニングベクターとして広く用いられる(3.1節)。

プリン　purine
核酸の成分となる，2つの環で構成される窒素を含む有機塩基であり，特にアデニン(A)やグアニン(G)を指す(図1.3参照)。

フレームシフト　frameshift
コードDNAのヌクレオチドを除去する，あるいはコードDNAにヌクレオチドを付加する塩基配列の変化。これにより翻訳リーディングフレームが変化する(BOX 2.1)。

プロテオーム　proteome
細胞や個体の異なるすべてのタンパク質。また，これについての研究をプロテオミクス(proteomics)という。

プロドラッグ　prodrug
治療薬の不活性な前駆物質で，患者に投与され，体内で薬物代謝酵素あるいは他の構成要素による自然な変換が起こると活性化される(9.2節)。

プローブ　probe
ハイブリダイゼーション解析に用いられる既知のDNAあるいはRNAの断片(あるいは，複数のそのような断片)。複雑で，あまり特徴が明らかになっていない核酸分子の集団(試料)内で非常に類似した標的配列を同定できる(3.2節参照)。

プロモーター　promoter
通常，遺伝子のすぐ上流にある短い配列で，そこにRNAポリメラーゼが結合することで遺伝子の転写が開始される(図6.1)。

分化(細胞の)　differentiation (of a cell)
細胞のさらなる特殊化が引き起こされるような，自然に生じるエピジェネティックな修飾の過程。

分化転換　transdifferentiation
細胞核のエピジェネティックな再プログラム化によって，皮膚細胞をニューロンにするなど，ある細胞種を別の細胞種に変化させること。

分化能　potency
細胞が分裂して異なる細胞種になる能力。細胞は，全能性，多能性(pluripotent)，多分化能性(multipotent)あるいは1つの細胞系譜に運命拘束された状態でありうる。

分節重複　segmental duplication
異なる染色体上，あるいは染色体内の複数の位置に，非常に類似したDNA配列ブロックが存在すること。

分離　segregation
1. 減数分裂時に，アレルのDNA配列が娘細胞間に分配されること。正常に分配されることを分離するといい，正常に分配されない不分離だと異常が引き起こされる。
2. 家系解析において，親から子が表現型を受け継ぐ確率。分離比のこと。

平衡選択　balancing selection
同一のバリアントに同時に異なる方向に作用する選択のこと。その結果，正常なホモ接合体よりも高い生物学的な適応度をもつ，有害な変異のヘテロ接合体が生じうる(5.4節)。

ベクター　vector
宿主細胞内で複製および維持される核酸で，ベクターに共有結合できるどんな配列にも，これと同様の特性を付与するのに用いることができる。

ヘテロクロマチン　heterochromatin
非常に凝縮しており，活発な遺伝子発現の証拠をほとんどあるいはまったく示さないクロマチン。条件的ヘテロクロマチンは，細胞の要求に応じて，可逆的に脱凝縮してユークロマチンを形成する。構成的ヘテロクロマチンは，細胞周期を通じて凝縮しており，ヒト染色体のセントロメアと他の領域の一部にみられる(図2.8参照)。

ヘテロ接合性　heterozygous
ある座位に異なる2つのアレルをもつこと。ある座位がヘテロ接合性の個体を，ヘテロ接合体(heterozygote)という。

ヘテロ接合性の消失　loss of heterozygosity (LOH)
体全体の遺伝型はヘテロ接合性だが，腫瘍あるいは他の体細胞では遺伝型がホモ接合性あるいはヘミ接合性であること。体細胞での遺伝的変化の証拠(10.2節および図10.10)。

ヘテロ接合体の優位性　heterozygote advantage
ある変異のホモ接合体，あるいは正常なホモ接合体に比べて，その変異のヘテロ接合性の個体が繁殖に有利になる状況。超優性(overdominance)ともいう。ヘテロ接合体の優位性は，重症の劣性遺伝疾患が一般的であり続ける理由の1つである(5.4節)。

ヘテロ二本鎖　heteroduplex
2本の鎖の間でいくつかのミスマッチがある二本鎖DNA。

ヘテロプラスミー　heteroplasmy
通常は，ミトコンドリアDNAの複数のバリアントが単一細胞内に混在するモザイクのこと(5.2節)。

ヘミ接合性　hemizygous
二倍体細胞が遺伝子やDNA配列を1コピーのみもつこと。男性は性染色体のほとんどの遺伝子がヘミ接合性である。男性においても女性においても，1本の常染色体の全部あるいは一部が欠失するとヘミ接合体になる。

変異　mutation
1. DNA分子の塩基配列の局所的な変化。
2. 1を作り出す過程。

変異スクリーニング　mutation scanning
疾患と相関する異常な変異を同定する目的で，ゲノムやゲノムの構成

要素(エキソン，遺伝子，エキソームなど)の塩基配列の明らかになっていない変化を調べること(特異的な変異があるかどうかを調べることとは対照的)。

変性　denaturation
二本鎖核酸が解離して一本鎖が生じること。あるいは，熱や高いpHにより，タンパク質の三次元構造が破壊されること。

保因者　carrier
次世代に受け継がれた後に疾患を引き起こすことがある遺伝的バリアント，あるいは年齢を経ると疾患に寄与することがある遺伝的バリアントを保有している人。一般的にこのような人には症状がない。

防御因子　protective factor
疾患の感受性を低下させる配列バリアント(表8.11)。

補充療法　augmentation therapy
何らかの欠損を補うことを目的とした療法。疾患の一部の過程を阻害するように設計された大部分の薬物療法とは対照的である。

ホスホジエステル結合　phosphodiester band
DNAあるいはRNAの隣接ヌクレオチド間の結合。

保存された配列　conserved sequence
さまざまな生物の間で同一あるいは同様であると認識できるDNA配列もしくはアミノ酸配列。重要な機能を担っていると考えられている。

保存的置換　conservative substitution
コドンが変化することにより，化学的には似ているが別のアミノ酸が指定される塩基置換。

ホモ接合性　homozygous
ある座位に同一の2つのアレルをもつこと。ある座位がホモ接合性の個体を，ホモ接合体(homozygote)という。臨床目的では，ある座位に正常に機能するアレルを2つもつ場合はホモ接合性 *AA* と表し，疾患に関連するアレルを2つもつ場合はホモ接合性 *aa* とすることが多い。この場合は，ある座位のアレルがDNA塩基配列レベルで実際に完全に同一であることを示しているわけではない。**オート接合性**参照。

ホモプラスミー　homoplasmy
ヘテロプラスミーとは対照的に，ミトコンドリアDNAのコピーがすべて同一の細胞あるいは個体のこと。

ホモログ(遺伝子)　homolog(gene)
進化的関係が近いため，非常に類似した配列をもつ2つ以上の遺伝子。進化上の共通祖先に存在した単一遺伝子から，進化に伴い2つ以上の種においてみられるようになった同等遺伝子である**オルソログ**や，ヒトに存在する2つのαグロビン遺伝子のような，遺伝子重複により進化した**パラログ**が含まれる。

ホモログ(相同染色体)　homolog(homologous chromosome)
二倍体細胞において，対応する染色体の対のこと。姉妹染色分体とは異なり，相同染色体は互いのコピーではない。つまり，相同染色体の1本は父親由来で，もう1本は母親由来である。

ポリアデニル化/ポリ(A)尾部　polyadenylation/poly(A)tail
mRNAの3′末端へ200個程度のアデノシンを付加すること。その結果として生じるポリ(A)尾部はmRNAの安定化に重要である(2.1節)。

ポリペプチド　polypeptide
ペプチド結合でつながったアミノ酸鎖。タンパク質は1つ以上のポリペプチド鎖を含むことがある。

●ま

マイクロRNA　microRNA(miRNA)
正常ゲノム内にコードされる短い(21〜22ヌクレオチド)RNA分子。遺伝子発現の調節に重要な役割を担っている(図6.8)。

マイクロアレイハイブリダイゼーション　microarray hybridization
小さな基板上に数千から数百万のオリゴヌクレオチド(あるいはDNA)プローブを格子状に整列させて固定したもの(マイクロアレイ)と，標識されたDNAあるいはRNA分子の試料を含む溶液との間で相補的配列をハイブリダイズさせる，核酸ハイブリダイゼーション分析(図3.9)。

マイクロサテライト　microsatellite
例えば(CA)$_n$など，通常1〜4塩基対の非常に単純なDNA配列が**縦列に反復した**短い領域。この領域の全長は通常0.1 kb未満である。多型のみられるマイクロサテライトは，短鎖縦列反復配列多型としても知られる(図4.7)。

マイクロバイオーム　microbiome(あるいはmicrobiota)
ヒトの体内に共存する微生物の集合体。そのほとんどが消化管にみられる。

マーカー(染色体)　marker(chromosome)
由来不明の染色体。

マーカー(分子)　marker(molecular)
何らかの方法で調べることができる化学基あるいは分子。

ミスセンス変異　missense mutation
遺伝子産物の1個のアミノ酸が異なるアミノ酸に置換されるコード配列の変化(7.2節)。

ミスマッチ修復　mismatch repair
DNA複製の単純な誤り(1〜2個のヌクレオチドの置換，欠失や挿入)が修復される，DNA修復の一種(図10.17)。

メッセンジャーRNA　messenger RNA(mRNA)
遺伝子の転写産物がプロセシングを受けたもので，細胞質リボソームにタンパク質のコード情報を運ぶ。

メンデル遺伝　Mendelian
染色体の単一座位の多様性によって引き起こされる様式で遺伝継承する形質の説明。

モザイク　mosaic
1個の接合子に由来するが，遺伝的に異なる2種類以上の細胞が混在する人。遺伝的な差異としては，点変異や大規模な変異，染色体異常がある(BOX 5.3)。

● や

薬物動態学 pharmacokinetics
薬物の吸収，活性化，異化および排泄についての研究。

薬理遺伝学 pharmacogenetics
薬物の代謝や機能に与える各遺伝子あるいはアレルの影響についての研究。

薬力学 pharmacodynamics
薬物に対する標的器官あるいは標的細胞の応答についての研究。

優性 dominant
ヒトの遺伝学では，ヘテロ接合体でも発現する形質を指す。

優性ネガティブ効果 dominant-negative effect
ヘテロ接合性の人において，変異型タンパク質がその正常型タンパク質の機能を阻害する状況（図7.17）。

誘導多能性幹細胞（iPS細胞） induced pluripotent stem cell（iPS cell）
特定の遺伝子群，遺伝子産物，あるいは化学物質による処理を行うことで体細胞を再プログラム化して得られた，多能性幹細胞に類似した細胞。次に，目的とする細胞種に分化を誘導することができる（BOX 9.2）。

ユークロマチン euchromatin
核ゲノムの活発に転写が行われているDNAを含む領域。ヘテロクロマチンとは異なり，比較的凝縮していないコンホメーションをとる。

● ら

リアルタイムPCR real-time PCR
定量的PCRの1つで，PCR産物の蓄積がリアルタイムに追跡できるため，存在する鋳型の量を正確に定量できる（3.1節）。

リガーゼ ligase
DNAリガーゼは，二本鎖DNAの一本鎖に入ったニックを閉じることができる，つまり，DNA鎖上の隣接する位置でハイブリダイズされる2つのオリゴヌクレオチドを共有結合できる酵素。

リガンド ligand
受容体あるいは他の分子に特異的に結合する分子（例えば，図10.12のFAS受容体に結合するFASLGリガンド）。

リスク比 risk ratio
家系研究において，一般集団の人と比較して罹患者の血縁者がもつ疾患の相対的リスク（8.2節）。

リーディングフレーム reading frame
翻訳過程で，mRNAの連続的配列が一連の3つ組コドンとして読まれる枠組みのこと。どんなmRNAにも翻訳の進行方向に3つのリーディングフレームがあり，正しいリーディングフレームは開始コドンAUGの正しい認識により始まる（BOX 2.1参照）。

リボザイム ribozyme
触媒作用をもつ天然あるいは合成のRNA分子。

量感受性遺伝子
遺伝子量感受性遺伝子参照。

良性腫瘍 benign tumor
組織内の特定の部位に限定され，隣接する組織への侵入の証拠がみられない細胞の異常増殖。

量的形質 quantitative character
身長などの，すべての人にみられるが，その程度は異なる形質（有する人もいれば有しない人もいる，多趾症などの二者択一の形質とは対照的である）。

量的形質座位 quantitative trait locus（QTL）
連続形質の表現型の決定に寄与する座位。

劣性 recessive
ホモ接合体では出現するが，ヘテロ接合体では出現しない形質を指す。

レトロ遺伝子 retrogene
逆転写されたRNAから生じたと考えられる機能遺伝子（BOX 2.4）。

レトロウイルス retrovirus
逆転写酵素機能をもつRNAウイルスで，ウイルスのRNAゲノムを逆転写してcDNAを作り出し，その後，宿主細胞の染色体に組み込むことができる（図9.19）。

レトロポゾン（あるいはレトロトランスポゾン） retroposon（あるいはretrotransposon）
可動性遺伝因子ファミリーに属する因子。RNAを逆転写してcDNAを作り出し，ゲノムの他の場所に組み込むことで転位する（2.4節）。

連鎖不平衡 linkage disequilibrium
離れているが連鎖している座位の特定のアレル間にみられる統計的関連。通常は，調べた集団に共通する特定の祖先ハプロタイプによって引き起こされる。高分解能マッピングを行う際の重要なツールとなる（8.2節）。

ロッドスコア（Z） lod score
座位間の遺伝的連鎖の尤度の値。座位間に連鎖がないとしたときに対する，連鎖があるとしたとき（組換え率q）のオッズの常用対数。メンデル遺伝形質では，ロッドスコアが＋3以上であれば連鎖の最小限の証拠となり，－2未満であれば非連鎖の証拠となる（BOX 8.1）。

索引

欧文，和文の順に収載．fは図，tは表を表す．

欧文索引

● 数字

1塩基置換　202
1型糖尿病　309f
　　　GWASによるリスク因子の同定　301t
　　　HLA疾患関連　284t
1分子塩基配列決定法　78
2型筋強直性ジストロフィー，リピート伸長の検出　464f
2ヒット説　411, 411f
3人の親問題　504
3'末端，核酸の　3, 3f
5'末端，核酸の　3, 3f
9;22転座　409f
　　　間期核FISHによる検出　463f
13トリソミー　232
18トリソミー　232
21トリソミー　130, 232
1000ゲノムプロジェクト　44, 98
1000ゲノムプロジェクトコンソーシアム　102

● ギリシャ文字

α_1-アンチトリプシン　236
　　　ミスセンス変異　237f
α_1-アンチトリプシン欠損症　247
　　　細胞内封入体およびタンパク質凝集　247f
α-アミラーゼ，適応　107, 108f
α-アミラーゼ遺伝子　239
αヘリックス　30, 30f
βグロビン，遺伝子ファミリーのコピー数とゲノム構成　49t
βグロビン遺伝子ファミリー，クラスターを形成している遺伝子ファミリー　48f
βサラセミア
　　　修飾遺伝子による影響　251
　　　スクリーニング　491
　　　表現型を決定する多くの因子　253f
βシート　30, 30f
β-セクレターゼ　305f
βターン　30
βプリーツシート　30, 30f
γ-セクレターゼ　305, 305f

● A

A(adenine)　3
AAV，遺伝子治療に使用されるウイルスベクター　363t
AAVベクター　363
abacavir　343t
*ABCD1*遺伝子　370
ACMGガイドライン　491
adalimumab　352t
ADA欠損症　368
adenine(A)　3
adeno-associated virus　363
adenosine deaminase　368
ADRB1　341
ALFRED，ヒト遺伝学的多様性のデータベース　102t
allele　83, 124
allele frequency　145
allopurinol　343t
alternative splicing　163
Alzheimer病3型，創始者効果の例　149t
amino acid　23
amplification refractory mutation system(ARMS)　475
*AMY1A*遺伝子，適応　107, 108f
anaphase lag　232
aneuploidy　232
Angelman症候群，ゲノムインプリンティング　181
angiogenesis　396
annealing，PCRの過程での　65
ANRIL，がんへの関与　420t
anticipation　143, 217
antigen　84
antigen presentation　114
antisense RNA　34
Apert症候群，父親年齢が影響する疾患　211t
APOE*ε4アレル　294
APOEアレル，晩発性アルツハイマー病のリスク　294f
apoptosis　394, 414
APPアミロイドβ前駆タンパク質　305f
area under the curve　302
ARMS(amplification refractory mutation system)　475
ArrayExpress database　349
assisted reproductive technology(ART)　195
association　282
asymmetric エキソン　24
Ataluren　349
atryn　350
AUC　302
augmentation therapy　326

autozygosity　269
azathioprine　343t
Aβペプチド　305
A尾部　28

● B

BAC　62t
balancing selection　105, 151
Bardet-Biedl症候群　139
Barr body　130, 184
base complementarity　5
base excision repair(BER)　90
base pair　3
base wobble　204
*BCR-ABL1*融合遺伝子　408, 409f
Becker muscular dystrophy(BMD)　377
Becker型筋ジストロフィー，表現型の異質性　140
Beckwith-Wiedemann症候群，インプリンティング異常　193
benign tumor　391
BER(base excision repair)　90
bevacizumab　352t
biomarker　303
blastocyst　356
BLASTプログラム　40t
BLATプログラム　38, 40t
Bloom症候群　91t
BMD(Becker muscular dystrophy)　377
boundary element　161
BRAF阻害薬，黒色腫の標的治療　443f
BRCA，DNA修復における役割　423f
*BRCA1/2*特許　499
*BRCA1*遺伝子，コピー数異常スクリーニング　467f
*BRCA*変異，がんリスク　487t
Broca野　104
Burkittリンパ腫，転座によるがん遺伝子の活性化　408t
B型肝炎ウイルス　406

● C

C(cytosine)　3
CAGリピート伸長　215
Cajal体低分子RNA　32
cancer　391
cancer cell　395
The Cancer Genome Atlas　428t

carbamazepine 343t
carrier 128
carrier screening 488
Cas9 382f
case-control study 282
CCR5不活性化 382
C-Cモチーフ受容体 382
cDNA(complementary DNA) 63
cDNAライブラリ 63
cell-free DNA 484
centimorgan 265
centromere 8
certolizumab pegol 352t
CFH遺伝子 281
CFTR遺伝子 345, 346f
CG島 → CpG島
CGヌクレオチド配列 176
Charcot-Marie-Tooth病1A型 239
Charcot-Marie-Tooth病2B1型 141t
chiasma 14
chimera 233
chromatin 7
chromatin remodeling 171
chromosomal instability(CIN) 420
chromosomal microarray analysis 458
chromosome 2
chromothripsis 421, 423f
CIN(chromosomal instability) 420
cis-acting 157
CJD 248
Claes-Jensen型症候群性X連鎖精神遅滞, クロマチン病 189t
clarithromycin 343t
ClinVarデータベース 500
CNP(copy number polymorphism) 296
CNV(copy number variant) 296
CNV(copy number variation) 99
Cockayne症候群 91t
codeine 333f
coding DNA 19
co-dominant 125
codon 23
coefficient of inbreeding 129
coefficient of relationship 129
common deletion 225
complementary DNA(cDNA) 63
complementary sequence 4
compound heterozygote 128
consanguineous 126
conservative substitution 205
contiguous gene syndrome 243
copy number polymorphism(CNP) 296
copy number variant(CNV) 296
copy number variation(CNV) 99
COSMICデータベース 213t, 428t
CpG島 176
CRISPR-Cas 366, 381
CRISPR-Cas9 382f

crosslinking, 2塩基間の 86
Crouzon症候群, 父親年齢が影響する疾患 211t
cryptic splice site 208
CTCF制御因子 161
CTL(cytotoxic T lymphocyte) 114
CUGリピート 220f
CYP21A2遺伝子 222
CYP2C19不全代謝者, 頻度 340t
CYP2C9, ワルファリン代謝 342
CYP2C9欠損 339
CYP2D6アレル, 遺伝型と薬物代謝能の相関 339f
CYP2D6酵素, 遺伝学的多様性 338
CYP2D6不全代謝者, 頻度 340t
CYP3A4酵素, 遺伝学的多様性 338
Cytochrome P450 Drug Interaction Table 338
cytokine 368
cytosine(C) 3
cytotoxic T lymphocyte(CTL) 114
C型肝炎 374t
C末端, ポリペプチドの構造 23f

● D

dasatinib 442
dbSNP 102t, 264, 472
dbVar 102t
ddNTP 75
DECIPHER 456
degenerate oligonucleotide 262
denaturation 67
derivative chromosome 229
DGV 102t
dicer 167
differentially methylated region(DMR) 180
DiGeorge症候群, 低コピー数反復配列間の組換えによる疾患 244t
diploid 9
direct repeat 221
DMR(differentially methylated region) 180
DNA
　化学的損傷 87f
　自然発生的加水分解と酸化的損傷 88f
DNA methyltransferase(DNMT) 175
DNA variant 97
DNA依存性DNAポリメラーゼ 6t, 397f
DNA塩基配列決定技術, 商品化されているものの特徴 78t
DNA塩基配列決定法, 原理 74
DNAクローニング, 細菌細胞を用いた 61f
DNAクローン 60f
DNA結合ドメイン, TP53の 418f
DNA結合モチーフ 162f
DNAコピー数の変化, 検出 458
DNA鎖間架橋, ——の修復 94
DNA修飾, クロマチン状態に対する役割 174f
DNA修復 89
　欠陥 424
　欠陥による疾患 91
　種類 90t
DNA損傷, 種類 90t
DNA脱メチル化, メカニズム 177f
DNAトランスポゾン反復配列 54f
DNAナノ粒子 361
DNAニック 89
DNA二本鎖切断, 細胞のシグナル伝達 423f
DNAバリアント 97
DNA複製 4f
　半不連続的—— 5f
DNA複製エラー 85
DNAポリメラーゼ, 種類と役割 6t
DNAマイクロアレイ 71
DNAメチル化 174, 176
　異常な 426
　哺乳類の発生における変化 178f
　メカニズム 177f
DNAメチル基転移酵素(DNMT) 175
DNAメチルトランスフェラーゼ 64
DNAリガーゼ 64
DNA量, ヒト染色体の 36t
DNMT(DNA methyltransferase) 175
dominant 124
dominant-negative effect 238
dosage sensitive 239
double-strand DNA break(DSB) 94
Down症候群 130, 231
driver mutation 398
DSB(double-strand DNA break) 94
DTC遺伝学的解析 495
Duchenne muscular dystrophy, エキソンスキッピング治療 377
Duchenne型筋ジストロフィー 270t
　表現型の異質性 140
DUX4レトロ遺伝子 192f
dynamic mutation 216

● E

EcoRI 64, 64f
EDICT症候群, RNA遺伝子が変異している疾患 213t
Edwards症候群 232
efalizumab 352t
EJC(exon-junction complex) 207f
Ellis-van Creveld症候群, 創始者効果の例 149, 149t
embryonic stem cell(ES細胞) 356, 365
Emery-Dreifuss型筋ジストロフィー 141t
ENCODEプロジェクト 42, 44
endo-siRNA 34f
enhancer 160
ENIGMAコンソーシアム 474
ENSEMBL 38, 39f
epigenetic 123, 157
epigenetic mark 170, 357
epigenetics 169

epigenome 186, 314
epimutation 187
episome 359
epistasis 310
Epstein-Barrウイルス 406
eraser，エピジェネティック標識の 171
ERBB4タンパク質，選択的アイソフォーム 164
ES細胞(embryonic stem cell) 356, 365
　　変異の導入 366f
euchromatin 7, 38, 46
everolimus 348
Ewing肉腫
　　転座によるがん遺伝子の活性化 408t
　　バイオマーカー 493t
*ex vivo*遺伝子治療 360f
exome 98, 137, 271
exon 20
exon shuffling 53
exon skipping 163, 208
exon-junction complex(EJC) 207f

● F

facioscapulohumeral dystrophy(FSHD)，クロマチン病 190
Fanconi貧血 91t
Fanconi貧血DNA修復経路 90t
FASLG 415f
FGFR3(fibroblast growth factor receptor 3)
　　利己的変異 144
　　機能獲得変異 236, 236f
FITC，核酸の標識 72t
fitness 150
flucloxacillin 343t
fluorochrome 72
fluorophore 72
FMR1関連疾患，非コード縦列反復配列の不安定性 219
founder effect 149
*FOXP2*遺伝子 104, 104f
fragile site 217
fragile X tremor-ataxia syndrome(FXTAS) 219
frameshift 24
frameshift mutation 206
FRAXA脆弱部位 219
Friedreich運動失調症
　　クロマチン病 190
　　非コード短鎖縦列反復配列の病的伸長 218t
FSHD(facioscapulohumeral dystrophy)
　　クロマチン病 190
　　ヘテロクロマチンの減少 192f
FSHD1型，顔面肩甲上腕型筋ジストロフィー 191
FSHD2型，顔面肩甲上腕型筋ジストロフィー 192
full mutation 219
fumarylacetoacetate hydrolase 331
FUT2 309f

FXTAS(fragile X tremor-ataxia syndrome) 219

● G

G(guanine) 3
gamete 12
GENCODE 46
gene 2, 6
gene conversion 220
gene dosage 183
Gene Expression Omnibus 349
gene knockdown 376
gene knockout 365
gene pool 145
gene silencing 166, 373
gene targeting 364, 365
gene therapy 353
Genecards 125
GeneReviews 125
genetic code 24
genetic counseling 481
genetic drift 148
genetic screening 455
genome 2
genome editing，治療 380
genomic imprinting 179
genotype 124
gentamycin 349
GEO 349
germ line 12
germ-line mosaicism 138
Gerstmann-Straussler-Scheinker症候群 248
Gorlin症候群，がん抑制遺伝子の生殖細胞系列変異による 416t
graft-versus-host disease(GVHD) 116, 367
GST 341
*GSTM1*アレル 341
guanine(G) 3
Guthrieカード 455t
GVHD(graft-versus-host disease) 116, 367
GWAS 288, 289f
　　炎症性腸疾患の解明 307f
　　原因バリアントの同定 291
　　データの可視化 290f
　　非HLA座位リスク因子の同定 301t
GWA遺伝学的多様性プロファイル 308f

● H

H19，がんへの関与 420t
H_2O_2 88
H2RAセロトニン受容体 341
H3K9me3，ヒストンの 173
Hailey-Hailey病 268
hairy ears 135
halothane 343t
haploid 9
haploinsufficiency 240

haplotype 118, 264
haplotype block 287
Hardy-Weinbergの法則 145
HATs 172
HDACs 172
hemizygous 124
heritability 276
Hermansky-Pudlak症候群，創始者効果の例 149t
heterochromatin 8, 37, 46
heterochromatin protein 1 173
heteroduplex 68
heteroplasmy 135, 235, 251
heterozygote 83
heterozygote advantage 107, 151
heterozygous 124
Hirschsprung病 241
HIV(human immunodeficiency virus) 382
HLAアレル，命名法 117t
HLA遺伝子 117, 117f
HLAクラスⅠ，遺伝子ファミリーのコピー数とゲノム構成 49t
HLA座位，多型の統計 116t
HLA疾患関連 117, 284t
HLAハプロタイプ 118, 118f
HLA領域，クラスターを形成している遺伝子ファミリー 48f
HMG-CoA還元酵素 341
homolog 40
HomoloGene 40t, 41, 41f
homologous chromosome 13
homoplasmy 251
homozygote 83
homozygous 124
Hongerwinter 316
HOTAIR 179
　　がんへの関与 420t
HOXアンチセンス遺伝子間RNA 179
*HTT*ハンチンチン遺伝子，縦列反復配列 48f
Human Gene Mutation Database 472
　　病的変異のデータベース 213t
human genetic map 262
human immunodeficiency virus(HIV) 382
Huntington disease-like 2 216
Huntington病 142
　　創始者効果の例 149t
Hutchinson-Gilford早老症候群 141t
hybridization 68
　　PCRの過程での 65
hypomorph 202

● I

IBD(inflammatory bowel disease) 473f
ICF症候群，クロマチン病 189t
ICR(imprinting control region) 181
identity testing 497
*IDH1*遺伝子 438f

がん関連変異の位置　410f
*IGF2*遺伝子，ゲノムインプリンティング　181
Ig遺伝子，体細胞組換え　112
IHEC　186
imatinib　442
imprinting　143
imprinting control region(ICR)　181
*in vivo*遺伝子治療　360f
incidentalome　500
indel　99
induced pluripotent stem cell(iPS細胞)　357, 379
inflammatory bowel disease(IBD)　473f
innate immune system　281
inner cell mass　357
internal promoter　50
International Cancer Genome Consortium　428t
The International HapMap Project　264
interphase　10
intron　20
inverted repeat　221
iPS細胞(induced pluripotent stem cell)　357, 358f, 379
irbesartan　347
irinotecan　341
iron-response element(IRE)　166
isochromosome　231
isoflurane　343t
isoform　109, 164
isoniazid　343t
ivacaftor　346

● J

*JPH3*座位　217f

● K

Kallmann症候群　134
karyotyping　226
kataegis　421, 432, 433f
KDMs　172
KMTs　172

● L

Langer型中間肢骨異形成症　134
Leber2型先天性黒内障，体内遺伝子治療　372
Leri-Weill軟骨骨異形成症　134
Li-Fraumeni症候群，がん抑制遺伝子の生殖細胞系列変異による　416t
Lig4症候群　91t
LINE　53, 54f
linkage analysis　263
linkage disequilibrium　285
liposome　360
*LMNA*遺伝子，表現型の異質性　141t
locus　83, 124
lod score　267, 268

long interspersed nuclear element　53
long terminal repeats(LTR)　53, 54f, 370
losartan　347
*LPA*遺伝子，クラスターを形成している遺伝子ファミリー　48f
LTR(long terminal repeats)　53, 54f, 370
Lynch症候群　91t
　　がん抑制遺伝子の生殖細胞系列変異による　416t
　　がんリスク　487t

● M

Mainstreaming Cancer Genetics Programme　493
major histocompatibility complex(MHC)　283
malignant tumor　392
Malouf症候群　141t
MammaPrint　492
manifesting heterozygote　131
Marfan症候群，治療　347
MCH(mean corpuscular hemoglobin)　491
MCV(mean corpuscular volume)　491
mean corpuscular hemoglobin(MCH)　491
mean corpuscular volume(MCV)　491
*MECP2*遺伝子　188
MedGenデータベース　500
meiosis　12
Mendelian　124
6-mercaptopurine　341, 343t
metastasis　392
methylmorphine　333f
MHC(major histocompatibility complex)　283
MHC拘束　283f
MHC制限　115
MHC多型　115
MHCタンパク質，機能と多型　114
microbiome　311
microRNA(miRNA)　166
　　がんでの発現　417
microsatellite　100
Miller症候群，エキソーム解析による原因遺伝子同定　272t
miRNA(microRNA)　166
　　がんでの発現　417
　　内因性RNAによる競合的阻害　169f
miRNA sponge　168
mismatch repair　424
missense mutation　203
missing heritability　293
MITOMAP，病的変異のデータベース　213t
MLPA(multiplex ligation-dependent probe amplification)　463
　　*BRCA1*遺伝子のコピー数異常スクリーニング　467f
modifier gene　251
modifier locus　273
monozygotic　15

mosaic　111, 131, 138, 139, 139f, 226
mtDNA → ミトコンドリアDNA
mTORC1シグナル伝達　348f
mTORタンパク質　348
Muenke症候群，父親年齢が影響する疾患　211t
multiplex ligation-dependent probe amplification(MLPA)　463
muscleblind　220f
mutagen　89
mutation　1, 84
mutation scanning　453
*MYCN*遺伝子，増幅　407f
M期　10
　　染色体とDNA量の変化　11f

● N

NAHR(non-allelic homologous recombination)　214
NAT2アセチル化遅行表現体，頻度　340t
natalizumab　352t
National Center for Biotechnology Information(NCBI)　38
natural selection　84
NCBI(National Center for Biotechnology Information)　38
NCBIヒトゲノムリソース　38
ncRNA(noncoding RNA)　31
　　エピジェネティックな制御における　178
　　多様な能力　34f
negative selection　41, 103, 147
neomorph　202
NER(nucleotide excision repair)　93
newborn screening　488
next-generation sequencing(NGS)　78
NGS(next-generation sequencing)　78
NHEJ(nonhomologous end joining)　94
nilotinib　442
NIPT(noninvasive prenatal testing)　484
NMD(nonsense-mediated decay)　207
*NOD2*遺伝子　281
NOD2タンパク質，クローン病の感受性因子　281f
non-allelic homologous recombination(NAHR)　214
noncoding RNA(ncRNA)　31
　　エピジェネティックな制御における　178
nondisjunction　232
nonhomologous end joining(NHEJ)　94
noninvasive prenatal testing(NIPT)　484
non-penetrance　140
nonsense mutation　206
nonsense-mediated decay(NMD)　207
nonsynonymous substitution　203
Noonan症候群，父親年齢が影響する疾患　211t
nucleosome　8
nucleotide　2
nucleotide excision repair(NER)　93

null allele 235
N-アセチル基転移酵素2, イソニアジドの血漿中レベルの二峰性分布 340f
N-グリコシル化, タンパク質の化学修飾 28t
N-脂質付加, タンパク質の化学修飾 28t
N末端, ポリペプチドの構造 23f
N末端切断 29

● O

O_2^- 88
odds ratio 282
OH・ 88
OLA(oligonucleotide ligation assay) 476
oligonucleotide ligation assay(OLA) 476
omalizumab 352t
OMIM 125
oncogene 405
Online Mendelian Inheritance in Man 125
open reading frame 25
ortholog 40
O-グリコシル化, タンパク質の化学修飾 28t

● P

p53
　アポトーシス経路の制御 415f
　がんで果たす役割 418
　細胞増殖ブレーキの役割 414f
palivizumab 352t
panitumumab 352t
parent-of-origin effect 143
Parkinson病, 体内遺伝子治療 372
Patau症候群 232
PCR 65
　増幅の様子 66f
PCR検出法, オリゴヌクレオチド反復配列の検出 465
PCR反応, フェーズ 67f
pedigree 126
penetrance 140
personalized medicine 440
Pfeiffer症候群, 父親年齢が影響する疾患 211t
pharmacodynamics 335
pharmacogenetics 335
pharmacokinetics 335
phenocopy 275
phenotype 83, 123
Phenylalanine Hydroxylase Locus Knowledgebase, 病的変異のデータベース 213t
PIK3CA遺伝子, がん関連変異の位置 410f
piRNA 34f, 35
Piwi protein-interacting RNA 35
plasmid 61
PMID 125
point mutation 97
polymorphism 97
position effect 170, 190

positive selection 104
Potocki-Lupski症候群, 低コピー数反復配列間の組換えによる疾患 244t
pregnancy screening 488
premature termination codon(PTC) 207
premutation 217
primer, PCRの 65
primordial germ cell 177, 210
private mutation 299
private variant 296
proband 126
probe, 核酸ハイブリダイゼーションでの 69
prodrug 337
promoter 159
protective factor 307
proto-oncogene 405
PrP^{Sc} 248f
pseudogene 35, 50
PTC(premature termination codon) 207
PTENP1
　がんへの関与 420t
　偽遺伝子による制御 166
　機能的な偽遺伝子 50
PTENがん抑制遺伝子, 発現減少の表現型 420f
PubMed識別子 125
purifying selection 41, 103, 147
purine 3
pyrimidine 3
pyrosequencing 476

● Q

QQプロット 290f
Q/R変換 164
QTL(quantitative trait locus) 274
QT間隔延長, 薬物による 344f
quantile-quantile plot 290f
quantitative PCR 67
quantitative trait locus(QTL) 274

● R

rainfallプロット 433f
ranibizumab 352t
rare variant 97
Rasがん遺伝子ファミリー 409
RB1, 細胞増殖ブレーキの役割 414f
RB1アレル, 2ヒット説の証拠 412
RB1遺伝子, がん関連変異の位置 410f
reactive oxygen species(ROS) 88
reader, エピジェネティック標識の 171
reading frame 24
real-time PCR 67
receiver-operating characteristic curve(ROC curve) 302, 303f
recessive 124
recombinant 267
recombinant DNA 60, 62

recombination 14
regenerative medicine 379
replication fork 5f
replication slippage 85, 100, 209
restriction fragment length polymorphism (RFLP) 264
restriction site 64
retinal pigment epithelium(RPE) 379
retrogene 50
retroposon 53
retrovirus 362
Rett症候群 187
reverse transcription-PCR(RT-PCR) 67
revertant mutation 147
RFLP(restriction fragment length polymorphism) 99f, 264
RISC(RNA-induced silencing complex) 167, 375, 375f
risk ratio 276
RNA editing 164
RNA gene 19
RNA interference(RNAi) 166, 167, 374, 375, 375f
RNA splicing 21
RNAi(RNA interference) 166, 167, 374, 375, 375f
RNA-induced silencing complex(RISC) 167, 375, 375f
RNAi療法 374t
RNA依存性DNAポリメラーゼ 6t, 398f
RNA遺伝子 19
　単一遺伝子疾患の原因 213t
RNA干渉(RNAi) 166, 167, 167f, 374, 375, 375f
　遺伝子サイレンシング治療 373
RNAスプライシング 21, 21f
　シス作用性配列 163f
　進化的な価値 22
　制御 162
RNAプライマー 397f
RNA編集 164
RNAポリメラーゼII, コアプロモーター共通配列 160f
RNA誘導サイレンシング複合体(RISC) 167, 167f, 375, 375f
RNA療法, 2種類の 376f
RNAワールド仮説 32
Robertsonian translocation 230
ROC curve(receiver-operating characteristic curve) 302, 303f
ROS(reactive oxygen species) 88
RPE(retinal pigment epithelium) 379
RSV感染症 374t
RT-PCR(reverse transcription-PCR) 67
Rubinstein-Taybi症候群, クロマチン病 189t
RYR1リアノジン受容体 341

● S

scaRNA 32, 34f
scFv抗体 351f, 352

Schinzel-Giedion症候群, エキソーム解析による原因遺伝子同定　272t
SCID(severe combined immunodeficiency)　367
scrapie　248
Seckel症候群　91t
segmental duplication　47
selective sweep　105, 106
sensitivity　302
　　遺伝学的検査の　452
sequencing-by-synthesis　469, 470f
severe combined immunodeficiency(SCID)　367
short interfering RNA(siRNA)　167, 375, 375f
short interspersed nuclear element　53
short tandem repeat polymorphism(STRP)　100
SHOX遺伝子　134
sib　126
silencer　160
silent substitution　203
Silver-Russell症候群, インプリンティング異常　193
simvastatin　333f, 347
SINE　53, 54f
single nucleotide polymorphism(SNP)　98, 264
single nucleotide variant(SNV)　98
single-chain variable fragment　352
siRNA(short interfering RNA)　167, 375, 375f
siRNA直接治療　376f
sirolimus　348
sister chromatid　10, 12
SLC24A5遺伝子　105
　　選択的スウィープ　107f
small nucleolar RNA(snoRNA)　32, 196
Smith-Magenis症候群, 低コピー数反復配列間の組換えによる疾患　244t
snoRNA(small nucleolar RNA)　32, 34f, 196
SNP(single nucleotide polymorphism)　98, 264
SNPマイクロアレイハイブリダイゼーション　288, 459
snRNA　21, 32, 34f
SNV(single nucleotide variant)　98
somatic cell　12
Sotos症候群　270t
　　低コピー数反復配列間の組換えによる疾患　244t
specificity　302
　　遺伝学的検査の　452
splice acceptor site　22, 163
splice donor site　22, 163
SpliceDisease Database, 病的変異のデータベース　213t
statin　343t
stem cell　355
stop codon　26
stratification　285
stratified medicine　440
STRP(short tandem repeat polymorphism)　100
succinylcholine　343t
susceptibility factor　275

suxamethonium　343t
symmetricエキソン　24
synonymous substitution　203
S-アデノシルメチオニン　89
S期　10
　　染色体とDNA量の変化　11f
S-脂質付加, タンパク質の化学修飾　28t

● T

T(thymine)　3
TAC(transit amplifying cell)　356f, 404
target enrichment sequencing　468
TATAボックス　160f
Tay-Sachs病
　　コミュニティスクリーニング　492
　　ヘテロ接合体の優位性　152
TCA回路　396
TCAサイクル, がん発生へのエピジェネティックな寄与　438f
TDT(transmission disequilibrium test)　289
terfenadine　343t
TGFBR2　425f
The Cancer Genome Atlas　428t
The International HapMap Project　264
therapeutic window　337
thioridazine　343t
thrifty phenotype　316
thymine(T)　3
torsade de pointes　344f
TP53
　　ミスセンス変異の位置　418f
　　がんで果たす役割　418
trait　123
trans-acting　157
transcription factor　161
transcription unit　21
transdifferentiation　356
transduction　359
transfection　359
transformation　60, 406
transgene　355
transgenic animal　364
transit amplifying cell(TAC)　356f, 404
translocation　229
transmission disequilibrium test(TDT)　289
transposon　35
trastuzumab　352t, 442
tropism　362
TSC1-TSC2複合体　348
tumor suppressor gene　405
Turner症候群　130
T細胞受容体, 著しい遺伝学的多様性　110f, 111
T細胞受容体遺伝子, 体細胞組換え　112
T細胞白血病, 転座によるがん遺伝子の活性化　408t
t転座　409f
　　間期核FISHによる検出　463f

Tループ, テロメアの　9f

● U

U6 snRNA, 遺伝子ファミリーのコピー数とゲノム構成　49t
UCSC Cancer Genomics Browser　428t
UCSCゲノムバイオインフォマティクス　38
UEC(unequal crossover)　218
UESCE(unequal sister chromatid exchange)　218
UGT1A1酵素　341
UK Biobank前向きコホート研究　314t
unequal crossover(UEC)　218
unequal sister chromatid exchange(UESCE)　218
uniparental disomy　193
untranslated region(UTR)　21f, 23, 27
Usher症候群　138
UTR(untranslated region)　21f, 23, 27

● V

variant Creutzfeldt-Jakob disease(vCJD)　248
vCJD(variant Creutzfeldt-Jakob disease)　248
VDJコード配列　112
vector　60
VHL遺伝子, がん関連変異の位置　410f
VKORC1　344f

● W

Waardenburg症候群I型　127
WAGR症候群　243
Warburg効果　396
warfarin　343t
Werner症候群　91t, 141t
Williams-Beuren症候群, 低コピー数反復配列間の組換えによる疾患　244t
Wilms腫瘍, がん抑制遺伝子の生殖細胞系列変異による　416t
writer, エピジェネティック標識の　171
WT1ウィルムス腫瘍タンパク質, 選択的アイソフォーム　164

● X

X-chromosome inactivation　184
X-inactivation　130
X-inactivation center(XIC)　185
XIST(X-inactivation-specific transcript)　185
　　がんへの関与　419, 420t
X-SCID　368
X-Y組換え　134f
X染色体, Y染色体との主要相同領域　133f
X染色体不活化　130, 130f, 170t, 184, 184f
　　遺伝子量の性差の補正　183
　　回避される領域　185

単一アレル発現　180t
X染色体不活化センター（XIC）　185
X染色体不活化特異的転写産物（XIST）　185
X特異的領域　133, 133f
X連鎖αサラセミア・精神遅滞症候群, クロマチン病　189t
X連鎖遺伝　130
X連鎖性SCID　368
X連鎖性重症複合型免疫不全症, 体外遺伝子治療　369f

X連鎖性副腎白質ジストロフィー　370
X連鎖優性遺伝　132
　　　——を示す家系図　132f
X連鎖劣性遺伝　131
　　　——を示す家系図　131f

● Y

YAC（yeast artificial chromosome）　62t, 63
Y染色体, X染色体との主要相同領域　133f

Y特異的領域　133
Y連鎖遺伝　134

● Z

zinc finger nuclease　380
zygote　12

和文索引

● あ

アイソフォーム　109, 164
アガロースゲル電気泳動　77
悪性腫瘍　392
　　進展　392f
アザチオプリン　343t
アシュケナージユダヤ人，創始者効果の例　149
アスパルチルグルコサミン尿症，創始者効果の例　149t
アセチル化
　　タンパク質の化学修飾　28t
　　ヒストン修飾　172f
アダリムマブ　352t
アタルレン　349
アッシャー症候群　138
アデニン（A）　3
　　構造　3f
アデノウイルス，遺伝子治療に使用されるウイルスベクター　363t
アデノウイルスベクター　371
アデノシンデアミナーゼ欠損症　368
アデノ随伴ウイルス，遺伝子治療に使用されるウイルスベクター　363t
アデノ随伴ウイルスベクター　363, 371
アデノーマ　400
アトリン　350
アドレナリンβ受容体，遺伝学的多様性　342t
アニーリング
　　PCRの過程での　65
　　相同性のあるDNA分子の　68f
アバカビル　343t
アペール症候群，父親年齢が影響する疾患　211f
アポトーシス　394, 414
　　p53による制御　415f
アポリポタンパク質B，RNA編集　164
アポリポタンパク質E　306
アーミッシュ，創始者効果の例　149
アミノ酸　23
　　6つのグループへの分類　205t
　　構造　23f
アミロイドβ　305f
アミロイドβペプチド　305
アミロイド症　248, 249t
アミロイド線維　249f
ありふれた疾患
　　多因子特性　273
　　保護的バリアント　309t
ありふれた疾患-ありふれたバリアント仮説　294
ありふれた疾患-まれなバリアント仮説　295
亜硫酸水素ナトリウム　475f
アルゴノート複合体　167
アルツハイマー病
　　神経変性アミロイド症　249
　　優性遺伝形式を示す大家系　279f
アルツハイマー病3型，創始者効果の例　149t

アレイ比較ゲノムハイブリダイゼーション法　459
　　原理　460f
　　コピー数検出　461f
アレル　83, 124
アレル排除　114
アレル頻度　145, 145f
　　配偶子のランダムな抽出による変化　148f
アロプリノール　343t
アンジェルマン症候群
　　インプリンティング疾患　194t, 196
　　ゲノムインプリンティング　181
　　低コピー数反復配列間の組換えによる疾患　244t
アンジオテンシンⅡ受容体拮抗薬　347
アンジオテンシン変換酵素，遺伝学的多様性　342t
アンチセンスRNA　34
アンチセンスオリゴヌクレオチド　374
アンチモルフ　238

● い

硫黄欠乏性毛髪発育異常症　91t
胃がん，がん抑制遺伝子の生殖細胞系列変異による　416t
移行上皮がん，腫瘍の主なカテゴリー　393t
異質性，座位――　138
異常ヘモグロビンHbS　128
移植　116
移植片対宿主病（GVHD）　116, 367
異数性　232, 242
イソダイソミー　193
イソニアジド　340f, 343t
イソフルラン　343t
一塩基多型（SNP）　98, 264
一塩基置換，検出　476f
一塩基バリアント（SNV）　98
　　多様性の種類　99f
位置効果　170, 190
　　ヘテロクロマチン化を引き起こす――　170t
一次構造，タンパク質の　30
一次性エピ変異　187, 188f
一次転写産物　21f
一次転写産物RNA　6f
一卵性　15
一卵性双生児，――のエピジェネティック変化　315
一過性増幅細胞（TAC）　356f, 404
一本鎖可変断片抗体　352
一本鎖切断修復　92
遺伝暗号　24, 204f
遺伝カウンセリング　481
遺伝学的エンハンスメント　503
遺伝学的技術，疾患の治療に用いられている――　333f
遺伝学的強化　503
遺伝学的検査

DTC遺伝学的解析　495
　　遺伝子特許による制限　499
　　概略　452
　　子供の　496
　　試料の由来　455t
　　同意の問題　496
　　罹患者の　479
遺伝学的検査技術　456
遺伝学的スクリーニング　455, 488
遺伝学的多様性
　　嗅覚受容体遺伝子　109f
　　組換えによる　16f
　　治療薬の反応への変化　342t
　　ヒト集団の適応的進化における　105t
　　薬物代謝への影響　335
　　ワルファリン最終用量への影響　345f
遺伝学的多様性データベース　102t
遺伝学的モザイク　111, 131, 139, 139f, 226
遺伝学的問題　496t
遺伝学的リスク，小児期発症X連鎖劣性疾患家系における　481f
遺伝型　124
　　副作用　343
遺伝型頻度　145f
遺伝コンサルテーション　481
遺伝差別　499
遺伝子　2, 6
　　ヒトでの数　46f
遺伝子-遺伝子相互作用，複雑疾患での　310
遺伝子改変型抗体　351
遺伝子型　→　遺伝型
遺伝子-環境相互作用　311f
　　複雑疾患における　310
遺伝子組換えAAV　373f
遺伝子クラスター　47
遺伝子サイレンシング　166, 355, 373, 375, 375f
　　長鎖非コードRNAによる　180t
遺伝子産物，――量の減少と疾患感受性の関係　239f
遺伝子産物量，疾患の原因　203f
遺伝子制御　158
遺伝子操作，倫理　503
遺伝子ターゲティング　364, 365, 366f
遺伝子重複　108
遺伝子治療　353
　　一般的手法　354f
　　生殖細胞系列の　503
遺伝子治療試験，安全性に関する問題　370
遺伝子導入ベクター，陽イオン性リポソーム　361f
遺伝子特許　499
遺伝子ノックアウト　365
遺伝子ノックダウン　376
遺伝子頻度　145
遺伝子ファミリー，ヒトゲノムに存在する　47
遺伝子プール　145
遺伝子変換　220, 221f
　　CYP21A2遺伝子とよく似た偽遺伝子との

222f
遺伝子補充　354f
遺伝情報，守秘の限界　497
遺伝子量　183
　　　　性差の補正　183
遺伝性疾患
　　さまざまな主要治療戦略　327f
　　有効な治療の割合　326f
遺伝性非ポリポーシス大腸がん　91t, 416t
遺伝的関連度，家系の構成員間で共有される遺伝子の割合　129f
遺伝的背景，PTENがん抑制遺伝子発現減少の表現型　420f
遺伝的不均一性，原発性腎がんとその転移部位における　435f
遺伝的浮動　148, 148f
遺伝率　276
　　　　見つかっていない――　293
いとこ，共有される遺伝子の割合　129f
いとこ半，共有される遺伝子の割合　129f
イバカフトル　346
イマチニブ　442
易罹患性閾値　274
イリノテカン　341
イルベサルタン　347
イレイサー，エピジェネティック標識の　171
インシデンタローム　500
インスリン様増殖因子2遺伝子，ゲノムインプリンティング　181
インスレーター　161
陰性的中率，検査の臨床的妥当性に関連するパラメーター　453t
インターロイキン-23　304
インデル　99
イントロン　20, 21f
イントロン残存　208f
インプリンティング　143
　　　　世代間での逆転　183f
インプリンティング遺伝子クラスター　196f
インプリンティングクラスター　195f
インプリンティング疾患　194t
インプリンティング制御機構　195f
インプリンティング制御領域(ICR)　181, 193

● う

ウィリアムズ-ビューレン症候群，低コピー数反復配列間の組換えによる疾患　244t
ウイルス性がん遺伝子　405
ウイルスベクター　358, 362
　　　　主要な6つのクラス　363f
ウィルムス腫瘍，がん抑制遺伝子の生殖細胞系列変異による　416t
ウェルカムトラストUK10Kプロジェクト　98
ウェルナー症候群　91t, 92f
牛海綿状脳症　248
ウラシル，構造　3f

● え

英国バイオバンク前向きコホート研究　314t
栄養芽層　357f
エキソーム　98, 137, 271
エキソーム解析，単一遺伝子疾患の原因遺伝子同定　272t
エキソームキャプチャー　271f
エキソームバリアントサーバー　472
エキソン　20, 21f
エキソンシャッフリング　52, 53
　　　　レトロトランスポゾンによる仲介　55f
エキソンスキッピング　163, 208, 208f, 374
エキソンスキッピング治療　377
エキソン連結部複合体(EJC)　207f
エドワーズ症候群　232
エピゲノム　186, 314
エピゲノム変化，加齢に伴う　315
エピジェネティクス　169
エピジェネティック　123, 157
エピジェネティック再プログラム化　356
エピジェネティックシグナル　179f
エピジェネティック設定　171
エピジェネティックな現象，例　170t
エピジェネティックな再プログラム化　170t, 178f
エピジェネティック標識　170, 357
エピジェネティック変化，一卵性双生児の　315
エピスタシス　251, 310
エピソーム　359
エピ変異　187, 188f
エファリズマブ　352t
エプスタイン-バーウイルス　405
エベロリムス　348
エメリー-ドレフュス型筋ジストロフィー　141t
エリス-ファンクレフェルト症候群　149
　　　　創始者効果の例　149t
塩基除去修復(BER)　90, 90t, 93f
塩基相補性　5
塩基対　3
　　　　構造　4f
塩基のゆらぎ　204
塩基配列，表記法　5
塩基配列決定法，原理　74
塩基ミスマッチ修復　94
炎症性腸疾患(IBD)　473f
　　　　GWASによる発症機序の解明　304, 307f
エンドサイトーシス，遺伝子導入　361f
エンハンサー　160
　　　　DNAのループ化　161f

● お

岡崎フラグメント　5f, 397f
8-オキソグアニン　87f
オッズ比　282
　　　　計算例　282t
オート接合性　269

オートファジー　304
オーファンドラッグ　349
オフターゲット医薬品　349
オープンクロマチン　171f
オープンリーディングフレーム　25
オマリズマブ　352t
オリゴヌクレオチドマイクロアレイ　71
オリゴヌクレオチドライゲーション法(OLA)　476
　　　　原理　477f
折りたたみ
　　　　異常な――　244
　　　　タンパク質の　29
オルソログ　40
オルニチントランスカルバミラーゼ欠損症　332f, 370
オンコレトロウイルス，遺伝子治療に使用されるウイルスベクター　363t

● か

回文配列　64
潰瘍性大腸炎，GWASによるリスク因子の同定　301t
外来抗原，認識タンパク質の多様性　110f
化学修飾，タンパク質の　28t
下顎先端症候群A型　141t
化学的損傷，DNAの　87f
架橋，2塩基間の　86
核移植技術，ミトコンドリアDNA病の遺伝を防ぐ　383f
核型分析　226
　　　　均衡型転座の同定　462f
核酸
　　　　繰り返し構造　3f
　　　　構造　2
　　　　電気泳動による分離　77
核小体低分子RNA(snoRNA)　32, 34f, 196
拡張型心筋症ⅠA型　141t
核内低分子RNA　21, 32, 34f
確認バイアス　137
核分裂，体細胞分裂における　13f
家系図　126
　　　　X連鎖優性遺伝を示す――　132f
　　　　X連鎖劣性遺伝を示す――　131f
　　　　片親起源効果を示す――　144f
　　　　記号　126f
　　　　偽常染色体遺伝を示す――　134f
　　　　常染色体優性遺伝形式を示す――　127f
　　　　常染色体優性疾患における非浸透　142f
　　　　常染色体劣性遺伝形式を示す――　128f
　　　　ミトコンドリアDNA疾患を示す――　135f
　　　　リ-フラウメニ症候群の　418f
過酸化水素　88
加水分解損傷，DNAの　88
カスケード検査　480
ガスリーカード　455t, 489
カセットエキソン　164f

数え上げ，X染色体の 184
家族性がん 415
　がん抑制遺伝子の生殖細胞系列変異による 416t
家族性高コレステロール血症 127
　治療 347
　発症前検査 486
家族性黒色腫，がん抑制遺伝子の生殖細胞系列変異による 416t
家族性自律神経失調症，創始者効果の例 149t
家族性大腸腺腫症，がん抑制遺伝子の生殖細胞系列変異による 416t
家族性乳がん 487
　がん抑制遺伝子の生殖細胞系列変異による 416t
家族性卵巣がん，がん抑制遺伝子の生殖細胞系列変異による 416t
片親起源効果 143
　——を示す家系図 144f
片親性ダイソミー 193, 193f
片親性二倍体 183f
活性酸素種(ROS) 88
カハール体低分子RNA 32, 34f
歌舞伎症候群，エキソーム解析による原因遺伝子同定 272t
可変ヘテロプラスミー 135f, 136
鎌状赤血球形質 130
鎌状赤血球症 128
　新生児スクリーニング 490t
鎌状赤血球貧血 246
　ヘテロ接合体の優位性 151
　ヘモグロビン凝集と複合線維の形成 246f
ガラクトース血症，新生児スクリーニング 490t
カルバマゼピン 343t
カルボキシ化，タンパク質の化学修飾 28t
カルマン症候群 134
加齢，——に伴うエピゲノム変化 315
加齢黄斑変性
　RNAi療法 374t
　発症素因となるまれなバリアントの例 300t
がん 391
　エピジェネティック制御異常 425
　——の特徴である10の生物学的性質 399t
　——の特徴の標的治療 441f
　ゲノム-エピゲノム相互作用 427t
　高頻度に変異が生じる遺伝子 437t
　腫瘍あたりの体細胞非同義変異数 432f
　薬物抵抗性の獲得 443
がん遺伝子 405
　遺伝子増幅による活性化 407
　機能獲得変異 409
　転座による活性化の例 408t
　変異の範囲 410f
眼咽頭型筋ジストロフィー，ポリアラニン関連疾患 215t
がん幹細胞 404
がん関連遺伝子 394f
間期 10

間期核FISH，t転座の検出 463f
眼球運動失行を伴う失調症1型 91t
環境要因
　遺伝性疾患の表現型に与える影響 252
　疾患に寄与する 311t
がんゲノミクス，データベース 428t
がん原遺伝子 405
眼瞼下垂，ポリアラニン関連疾患 215t
がん検査
　バイオマーカー 493t
　非侵襲的な 494
幹細胞 355
　対称分裂および非対称分裂 356f
　分化 404f
がん細胞 395
　chromothripsis 423f
　スペクトル核型解析 422f
　テロメラーゼ活性化 398
幹細胞疾患 404
間質 393f
間質細胞，腫瘍微小環境を助ける—— 403t
感受性因子 275
環状RNA 168
環状染色体 229
　染色体切断による 229f
がんスクリーニング 487
関節リウマチ
　GWASによるリスク因子の同定 301t
　HLA疾患関連 284t
関節リウマチ関連HLA 292f
乾癬
　HLA疾患関連 284t
　コピー数多型が関連する複雑疾患 297t
感染症，細胞の状態を変えることによる治療 382
完全なヒト抗体 351, 351f
完全変異 219
感度 302
　遺伝学的検査の 452
　検査の臨床的妥当性に関連するパラメーター 453t
冠動脈疾患，コピー数多型が関連する複雑疾患 297t
がん発症年齢 401
がん標的治療 442
ガンマレトロウイルス 362
　遺伝子治療に使用されるウイルスベクター 363f
　構造 363f
ガンマレトロウイルスベクター 368
顔面肩甲上腕型筋ジストロフィー(FSHD) 191, 191f
　クロマチン病 190
がん抑制遺伝子 405
　古典的—— 411f
　第二ヒットの種類 413f
　変異による家族性がん 416t
関連 282

● き

キアズマ 14, 14f, 15f
偽遺伝子 35, 48, 50
　機能的な—— 50
　配列交換による疾患 222f
　ヒトでの数 46f
　プロセシングを受けた 50
　プロセシングを受けなかった 50
偽陰性率，検査の臨床的妥当性に関連するパラメーター 453t
飢餓の冬 316
基質制限 331
偽常染色体 126
偽常染色体遺伝 133
　——を示す家系図 134f
偽常染色体領域 14, 133f
稀少バリアント 97
機能獲得変異 236
　がん遺伝子の 409
機能喪失変異 235
ギムザ分染法 37f
キメラ 233
キメラV/C抗体 351f
逆転写PCR(RT-PCR) 67
逆内眼角贅皮，ポリアラニン関連疾患 215t
逆方向反復配列 221
　染色分体内組換え 225, 226f
キャピラリー電気泳動 77, 77f
嗅覚受容体遺伝子，遺伝学的多様性 109f
嗅覚受容体遺伝子ファミリー 109
急性骨髄性白血病，転座によるがん遺伝子の活性化 408t
急性腎不全 374t
急性前骨髄球性白血病
　転座によるがん遺伝子の活性化 408t
　バイオマーカー 493t
急性リンパ芽球性白血病，転座によるがん遺伝子の活性化 408t
球脊髄性筋萎縮症 242
　ポリグルタミン関連疾患 216t
境界因子 161
偽陽性率，検査の臨床的妥当性に関連するパラメーター 453t
強直性脊椎炎
　GWASによるリスク因子の同定 301t
　HLA疾患関連 284t
共通欠失 225
共優性 125
極体 13
筋萎縮性側索硬化症 249
　非コード短鎖縦列反復配列の病的伸長 218t
近縁係数 129
筋強直性ジストロフィー
　創始者効果の例 149t
　非コード縦列反復配列の不安定性 219
　非コード短鎖縦列反復配列の病的伸長 218t
　表現促進 144f

均衡型転座，同定のための核型分析 462f
近交係数 129
近親婚 126, 128
近親者，遺伝的関連度 129

●く

グアニン(G) 3
　構造 3f
偶発的所見，遺伝学的検査の 500
偶発的に判明するバリアント 500
組換え 14
　遺伝学的多様性を高める 16f
　低コピー数反復配列間の 244t
組換えDNA 60, 62
　作製 64f
組換え位置マッピング 265f
組換え数，個人間の回数の違い 266f
組換え体 267
　家系における同定 267f
組換えタンパク質
　治療用―― 350t
　薬剤 333
クラウス-イエンセン型症候群性X連鎖精神遅滞，クロマチン病 189t
クラウドコンピュータサービス 502
クラスⅠMHCタンパク質 111, 114
クラスⅡMHCタンパク質 111, 115
クラススイッチ 112
クラスリン，遺伝子導入 361f
クラリスロマイシン 343t
グルコース-6-リン酸脱水素酵素欠損症，ヘテロ接合体の優位性 152
クルーゾン症候群，父親年齢が影響する疾患 211t
グルタチオンS-転移酵素 341
クロイツフェルト-ヤコブ病 248
クローニングベクター 62t
グロビンスーパーファミリー 52
クロマチン 7
クロマチン修飾 171f
　エピジェネティックな現象の例 170t
クロマチン修飾因子，――の変異によって発症するクロマチン病 189t
クロマチン修飾抑制性タンパク質複合体 180t
クロマチン状態，ヒストン修飾の特徴例 173f
クロマチン線維 8f
クロマチン病 187
　クロマチン修飾遺伝子の変異によって発症する―― 189t
クロマチンリモデリング 171
クローン病 281f
　GWASによるリスク因子の同定 301t
　コピー数多型が関連する複雑疾患 297t

●け

ケアテイカー遺伝子 410

変異による家族性がん 416t
蛍光色素，核酸の標識 72
蛍光色素分子 72
軽鎖排除 114
形質 123
　メンデル型―― 124
形質転換 60, 60f
形質導入 359
痙性対麻痺30型，エキソーム解析による原因遺伝子同定 272t
血液凝固第Ⅷ因子遺伝子，染色分体内組換え 226f
血液凝固第Ⅸ因子 372
血液細胞，分化 368f
血縁者，遺伝的関連度 129
血管新生 396
齧歯類疾患モデル 364
齧歯類モノクローナル抗体 351f
結節性硬化症
　治療 347
　治療標的 348f
　表現型の多様性 143f
血友病B，体内遺伝子治療 372
ゲートキーパー遺伝子 410
　変異による家族性がん 416t
ケネディ病 242
ゲノム 2
ゲノムインプリンティング 170t, 179
　単一アレル発現 180t
　程度と重要性 181
ゲノム-エピゲノム相互作用，がんにおける 427, 427t
ゲノムデータベース 38
ゲノム不安定性，がん細胞の 420
ゲノムブラウザ 38
ゲノム編集 366
　CRISPR-Cas9による 382f
　ジンクフィンガーヌクレアーゼを用いた 381f
　治療 380
ゲノムワイド関連解析 288, 289f
　炎症性腸疾患の解明 307f
　原因バリアントの同定 291
　データの可視化 290f
　非HLA座位リスク因子の同定 301t
ケモカイン受容体 382
ケラチン 238
ゲルストマン-ストロイスラー-シャインカー症候群 248
言語障害 104
減数分裂 12
　染色体の不分離 233f
　染色体の分配 16f
　有益な情報を有する―― 267f
顕性ヘテロ接合体 131
ゲンタマイシン 349
原発性腫瘍 393f
原発性小頭症1型 91t

原発性胆汁性肝硬変，GWASによるリスク因子の同定 301t
原発性乳がん，ドライバー変異の分布 436f
厳密性，ハイブリダイゼーションの 69, 71f
倹約遺伝子仮説 295
倹約表現型 316
瞼裂狭小，ポリアラニン関連疾患 215t

●こ

コアプロモーター共通配列 160f
抗凝固薬，遺伝学的多様性による影響 342
抗原 84
抗原提示 114, 283f
交差(交叉) 14f
公衆衛生ゲノム学 501
校正機構，DNAポリメラーゼの 85
合成致死 441
構成的ヘテロクロマチン 170t
構造多様性 101f
合多指症2型，ポリアラニン関連疾患 215t
高度反復非コードDNA配列 52
合胞体細胞 232
酵母人工染色体(YAC) 62t, 63
高密度リポタンパク質コレステロール 311f
高メチル化，がん細胞での 426
国際ハップマップ(HapMap)プロジェクト 264, 287
国際ヒトエピゲノムコンソーシアム 186
黒色腫
　高頻度に変異が生じる6つの遺伝子 437t
　バイオマーカー 493t
　標的治療 443f
コケイン症候群 91t
個人ゲノム塩基配列決定 98
個人特有のバリアント 296
個人特有の変異 299
骨異形成症候群 236f
骨形成不全症Ⅵ型，エキソーム解析による原因遺伝子同定 272t
骨髄増殖性疾患，バイオマーカー 493t
コデイン 333f
古典的がん抑制遺伝子 411f
古典的クラスⅠMHC，遺伝学的多様性 110f
古典的クラスⅡMHC，遺伝学的多様性 110f
コードDNA 19
コード配列 24
　ヒトゲノムにおける割合 42f
コドン 23
コヒーシン 11f
コピー数多型(CNP) 296
　複雑疾患に関連した 297t
コピー数多様性(CNV) 99, 101f
コピー数バリアント(CNV) 296
　自閉症スペクトラムでの 298t
個別化医療 440
コラーゲン，優性ネガティブタンパク質 238
ゴーリン症候群，がん抑制遺伝子の生殖細胞系列

変異による　416t

●さ

座位　83, 124
座位異質性　138
　　バルデー-ビードル症候群　140f
細菌人工染色体　62t
ザイゴテン期　14f
再生医療　379
再生不良性貧血，RNA遺伝子が変異している疾患　213t
サイトカイン　368
再発，腫瘍──　443
再プログラム化
　　エピジェネティックな　178f
　　細胞の　357, 358f
細胞質分裂，体細胞分裂における　13f
細胞周期　10
　　染色体とDNA量の変化　11f
細胞傷害性T細胞　114
細胞性がん遺伝子，機能分類　406t
細胞増殖，制御因子　394f
細胞増殖ブレーキ　414f
細胞内抗体　352
サイレンサー　160
　　DNAのループ化　161f
サイレント置換　203
　　相対的な頻度　204
鎖間架橋　87f
サクシニルコリン　343t
サザンブロット　73t
サザンブロットハイブリダイゼーション，大規模な伸長の検出　464
サテライトDNA　100
サブクローン，腫瘍内の　402
サラセミア，ヘテロ接合体の優位性　152
酸化的損傷，DNAの　88, 88f
三次構造，タンパク質の　30
三倍体
　　起源　232f
　　染色体の数的異常における臨床像　231t

●し

自家移植　367
色素失調症　132
色素性乾皮症　91t, 92f, 424
磁気ビーズ　471f
軸索神経障害を伴う脊髄小脳失調症Ⅰ型　91t
シグナルペプチド　29
シクロブタン型ピリミジン二量体　87f
始原生殖細胞　177, 210
指向性　362
ジゴキシゲニン，核酸の標識　72t
自己同一性検査　497
自己不活化型レンチウイルスベクター　369
自己不活性型レトロウイルスベクター　370

自己免疫疾患　118, 284
歯状核赤核淡蒼球ルイ体萎縮症，ポリグルタミン関連疾患　216t
シス作用性　157
　　遺伝子制御　158
シス作用性調節　158f
ジストロフィン，構造　377f
ジストロフィン異常症，表現型の異質性　140
ジストロフィン遺伝子　377
シスプラチン　87f
ジスルフィド架橋　206
　　ヒトインスリンにおける　31f
ジスルフィド結合　29
雌性発生，片親性二倍体　183f
次世代塩基配列決定法（NGS）　78
　　ワークフロー　470f
自然選択　84
自然発生的加水分解，DNAの　88f
自然免疫系　281
肢帯型筋ジストロフィー1B型　141t
疾患感受性の変化による治療　328
疾患細胞モデル　364
疾患ハプロタイプ　264
　　常染色体優性遺伝疾患での　266f
疾患モデル　364
ジデオキシ塩基配列決定法　75
　　原理　76f
ジデオキシヌクレオチド　75, 76f
ジデオキシリボース　76f
シトクロムP450遺伝子　338
シトクロムP450スーパーファミリー　337
シトクロムP450薬物関連表　338
シトシン（C）　3
　　構造　3f
自閉症スペクトラム，コピー数バリアントがみられる座位　298t
脂肪異栄養症　141t
姉妹染色分体　10, 12
若年性アルツハイマー病　305
若年性大腸多発性ポリープ症，がん抑制遺伝子の生殖細胞系列変異による　416t
シャルコー-マリー-トゥース病
　　低コピー数反復配列間の組換えによる疾患　244t
　　──1A型　239
　　──2B1型　141t
ジャンクDNA　44
終止コドン　26
終止コドン喪失性変異，非同義置換の分類　203t
重症複合免疫不全症（SCID）　91t, 367
修飾遺伝子　251
修飾座位　273
集団ゲノム塩基配列決定　98
集団ボトルネック　148, 148f
絨毛採取，侵襲的出生前診断　483f
縦列重複，遺伝子の　49f
縮重オリゴヌクレオチド　262
受信者操作特性曲線（ROC curve）　302, 303f

出生前検査，倫理的・社会的問題　498
出生前診断
　　侵襲的手技による　480
　　倫理的・社会的問題　498
受動的脱メチル化　177f
腫瘍，主なカテゴリー　393t
主要偽常染色体領域　133f
腫瘍再発　443
主要組織適合複合体（MHC）　283
腫瘍特異的再構成　494f
腫瘍内不均一性　401
腫瘍微小環境　403t
純化選択　41, 103, 147
消化管間質腫瘍，バイオマーカー　493t
常染色体異数性，検出　457
常染色体遺伝性難聴50型，RNA遺伝子が変異している疾患　213t
常染色体優性遺伝　127
常染色体優性遺伝形式，──を示す家系図　127f
常染色体優性遺伝疾患，疾患ハプロタイプの遺伝　266f
常染色体優性先天性角化異常症1型，RNA遺伝子が変異している疾患　213t
常染色体劣性遺伝　127
常染色体劣性遺伝形式，──を示す家系図　128f
小頭骨異形成原発性小人症1型，RNA遺伝子が変異している疾患　213t
症例対照研究　282
　　オッズ比の計算　282t
ショートヘアピンRNA　376f
シルバー-ラッセル症候群，インプリンティング疾患　193, 194t
シロリムス　348
進化的保存性　473f
腎がん，転移部位における腫瘍内の遺伝的不均一性　435f
新規がん感受性遺伝子　436
ジンクフィンガーヌクレアーゼ　380
　　ゲノム編集　381f
ジンクフィンガーモチーフ，DNA結合モチーフ　162f
神経芽細胞腫　407f
神経膠芽腫，高頻度に変異が生じる6つの遺伝子　437f
神経膠腫，腫瘍の主なカテゴリー　393t
神経精神疾患，CNP・CNVとの関連　297
神経線維腫症，がん抑制遺伝子の生殖細胞系列変異による　416t
神経線維腫症1型，遺伝子ファミリーのコピー数とゲノム構成　49t
人口，増大の経過　299f
進行性外眼筋麻痺　91t
人工ヘテロ二本鎖　68f
心室性不整脈　344f
侵襲的出生前診断　483f
腎障害　374f
新生児一過性糖尿病，インプリンティング疾患　194t

しん〜たい 索引　537

新生児ゲノムスクリーニング，倫理的的問題　502
新生児スクリーニング　488, 489, 490t
新生物　392
心臓-手症候群　141t
伸長，大規模な伸長の検出　464
シンツェル-ギーディオン症候群，エキソーム解析による原因遺伝子同定　272t
浸透度　140
シンバスタチン　333f, 347

●す

21-水酸化酵素　330f
水素結合，塩基対の　4f
数的異常，染色体の　231t
スキサメトニウム　343t
スクレイピー　248
スタチン　341, 343t
ステムループ構造　32, 33f
ステロイド21-水酸化酵素遺伝子，病的点変異　223t
ステロイド21-水酸化酵素欠損症　222
　　代謝変化と治療　330f
ストリンジェンシー，ハイブリダイゼーションの　69
ストレプトアビジン，核酸の標識　72t
スーパーオキシドアニオン　88
スプライシング
　　——の病的変異　207
　　治療目的の改変　374
スプライシングエンハンサー配列　163
スプライス供与部位　22, 163
スプライス受容部位　22, 163
スプライス部位，変異　208f
スプライソソーム　21
スペクトル核型解析，がん細胞の　422f
スペクトル核型決定法　421
スミス-マジェニス症候群，低コピー数反復配列間の組換えによる疾患　244t
スラブゲル電気泳動　77, 77f
刷り込み　→　インプリンティング

●せ

精原幹細胞，利己的な選択　211t
制限酵素　64
精原細胞選択　210
制限断片長多型（RFLP）　99f, 264
制限部位　64
精子，形成のために必要な細胞分裂の回数　211f
脆弱X関連振戦/失調症候群（FXTAS）　219
脆弱X症候群，非コード短鎖縦列反復配列の病的伸長　218t
脆弱X連鎖精神遅滞，クロマチン病　190
脆弱部位　217
成熟mRNA　21f
生殖細胞系列　12

生殖細胞系列モザイク　138
生殖補助医療（ART）　195, 483
性染色質　→　バー小体
性染色体異数性
　　検出　457
　　定量的蛍光PCRによる検出　459f
性染色体過剰，染色体の数的異常における臨床像　231t
性染色体欠失，染色体の数的異常における臨床像　231t
性特異的インプリンティング　181
正の選択　104
脊髄小脳失調症10型，非コード短鎖縦列反復配列の病的伸長　218t
脊髄小脳失調症7型，ポリグルタミン関連疾患　216
脊髄小脳変性症てんかん　91t
責任遺伝子，連鎖マーカーによる追跡　454f
ゼッケル症候群　91t
接合子　12
接合後変異　138, 139
接合部多様性，体細胞組換えの　114
セリアック病，HLA疾患関連　284t
セルトリズマブペゴル　352t
セルフリーDNA　484
セレノシステイン　204f
セロトニン受容体，H2RA　341
線維芽細胞増殖因子受容体3（FGFR3）
　　機能獲得変異　236, 236f
　　利己的変異　144
全エキソーム塩基配列決定法　469
前核マイクロインジェクション　365, 365f
腺がん，腫瘍の主なカテゴリー　393t
潜在的スプライス部位　208, 209f
腺腫　400
　　腫瘍の主なカテゴリー　393t
染色体　2
　　ギムザ分染法によるバンドパターン　37f
　　構造と機能　7
　　数的異常における臨床像　231t
　　ヒト染色体のDNA量　36t
染色体FISH　461, 463f
染色体 in situ　73t
染色体異常，命名法　228t
染色体異数性スクリーニング，胎児の　486
染色体外エピソーム　359
染色体組み込み型ベクター　362
　　問題　370
染色体工学　365
染色体切断，生じる産物　229f
染色体バンド，命名法　227
染色体不安定性（CIN）　420
染色体分染法　227, 227f
染色体崩壊　422, 423f
染色体マイクロアレイ解析　458
染色分体内組換え　214
全身性エリテマトーデス
　　GWASによるリスク因子の同定　301t

コピー数多型が関連する複雑疾患　297t
選択的交配　147
選択的スウィープ　105, 106, 106f
　　SLC24A5遺伝子の　107f
選択的スプライシング　163
　　種類　164f
　　ヒト遺伝子での例　165f
センチモルガン　265
先天性角化不全症　91t
先天性筋ジストロフィー　141t
先天性甲状腺機能低下症，新生児スクリーニング　490t
先天性爪肥厚症　374t
先天性代謝異常症　254
　　治療　328, 332f
前頭型認知症，非コード短鎖縦列反復配列の病的伸長　218t
前頭側頭葉変性症　249
セントラルドグマ，分子生物学の　5
セントロメア　8, 8f
前変異　217

●そ

層化　285
早期終止コドン（PTC）　207
造血幹細胞，分化　368f
相互転座　229, 230f
創始者効果　148f, 149
　　特定の集団における例　149t
双生児，複雑疾患の双生児間の一致率　277t
双生児研究　277
相対リスク，複雑疾患における罹患者同胞の　277t
相同組換え介在性DNA修復　90t, 94
相同組換え介在性修復，二本鎖DNA切断の　95f
相同染色体　13
相同反復配列　214
早発性アルツハイマー病，感受性因子　306f
増幅，DNA断片の　60
増幅抵抗性変異システム（ARMS）　475, 476f
層別化医療　440
相補性，塩基配列の　5
相補的DNA（cDNA）　63
相補的配列　4, 5
組織 in situ　73t
組織適合性検査　116
組織免疫細胞，分化　368f
ソトス症候群　270t
　　低コピー数反復配列間の組換えによる疾患　244t
損傷乗り越え合成　96
損傷乗り越え修復　96t

●た

第I相薬物代謝　336, 337
第II相薬物代謝　340

第一減数分裂
　　前期　14f
　　中期　15f
体外遺伝子治療　359, 360f
　　X連鎖性重症複合型免疫不全症　369f
体外遺伝子補充療法　367
体外ゲノム編集，治療　380
体外受精　483, 484f
大規模並列DNA塩基配列決定法　78, 469
大規模並列塩基配列決定，商品化されている装置　78t
ダイサー　167, 168f, 375, 375f
体細胞　12
体細胞遺伝子治療　354
体細胞組換え　112
　　IGH遺伝子の　113f
体細胞超変異　114
体細胞分裂　12, 13f
対称分裂，幹細胞の　356f
対数増幅期，PCR反応におけるフェーズ　67f
体性幹細胞　356
ダイソミー，減数分裂時の不分離による　233f
代替代謝経路　332f
大腸がん
　　高頻度に変異が生じる6つの遺伝子　437t
　　変異不均一性　434f
大腸菌RY13株　64
多遺伝子性理論　274
多遺伝子ファミリー，ヒトゲノムにおける例　49t
タイトジャンクション　371
体内遺伝子治療　359, 360f, 371
　　レーバー2型先天性黒内障　373f
タイプBの副作用　343
対立遺伝子　→　アレル
ダウン症候群　130, 231, 232
　　母親の年齢の影響　233
多型　97
　　マイクロサテライト長の　100f
ダサチニブ　442
多重PCR　457
多重変異スクリーニング　468
多重ライゲーション依存性プローブ増幅法（MLPA）　463
多重ライゲーションプローブ増幅法，原理　466f
多段階発がん　400
脱アミノ化，シトシンの　96f
ターナー症候群　130, 242
多能性幹細胞　356
多発性硬化症
　　GWASによるリスク因子の同定　301t
　　HLA疾患関連　284t
多毛耳　134
単一アレル発現，メカニズム　180t
単一遺伝子疾患
　　DNA修復/DNA損傷への応答に関連する　91t
　　個体の適応度と変異アレルの伝達/発生　150f
　　発症前検査　486
　　変異しているRNA遺伝子　213t
単為発生，片親性二倍体　183f
短鎖ncRNA　35
短鎖縦列反復配列多型（STRP）　100
単純ヘルペスウイルス，遺伝子治療に使用されるウイルスベクター　363t
男性特異的領域　133, 133f
タンパク質
　　化学修飾　28t
　　構造の概略　30
タンパク質凝集　245
タンパク質をコードする遺伝子
　　構造と発現　20
　　異なる遺伝子構成　20t
端部着糸型染色体　37f
端部動原体型染色体　37f

●ち

チェインターミネーションシークエンシング　78t
チェックポイント，細胞周期の　413
遅延期，PCR反応におけるフェーズ　67f
チオリダジン　343t
致死性家族性不眠症　248
父親年齢，影響する疾患　211t
知的障害，原因遺伝子群のネットワーク　272f
チミジングリコール　87f
チミン（T）　3
　　構造　3f
着床前遺伝学的検査　483
着床前遺伝学的診断　484f, 498
中間部欠失，染色体切断による　229f
腸管細菌叢　281
腸管マイクロバイオーム　309f
長鎖ncRNA　34
長鎖非コードRNA
　　遺伝子サイレンシングを引き起こす　180t
　　がんでの発現　417
　　がんへの関与　420t
長鎖末端反復配列（LTR）　370
超迅速代謝者，薬物濃度への影響　337f
超変異クラスター，乳がんの　433f
超優性選択，MHC多型における　116
直列反復配列　221
治療濃度域　337
治療標的，結節性硬化症の　348f
治療用組換えガンマレトロウイルス　363f
治療用組換えタンパク質　350t
治療用抗体　351f
治療用コンストラクト　355
治療用胚性幹細胞　379
治療用モノクローナル抗体　352t
チロシン血症Ⅰ型　331
　　代謝変化と治療　330f

●て

手足生殖器症候群，ポリアラニン関連疾患　215t
ディアキネシス期　14f
抵抗因子　307
低コピー数反復配列間の組換え　244t
テイ-サックス病
　　コミュニティスクリーニング　492
　　ヘテロ接合体の優位性　152
ディジョージ症候群，低コピー数反復配列間の組換えによる疾患　244t
ディプロテン期　14f
低分子干渉RNA（siRNA）　167, 375, 375f
低分子薬　334
　　分子構造　333f
低密度リポタンパク質受容体　347
低メチル化，がん細胞での　426
定量的PCR　67
定量的蛍光PCR　456
　　常染色体トリソミーのスクリーニング　458f
　　性染色体異数性の検出　459f
デオキシリボース，構造　2f
適応度　150
デザイナーベビー　353, 504
データベース
　　がんゲノミクスの　428t
　　病的変異の　212, 213t
鉄反応配列（IRE）　165f, 166
デュシェンヌ型筋ジストロフィー
　　エキソンスキッピング治療　377, 378f
　　表現型の異質性　140
テルフェナジン　343t
テロメア　9
　　構造　9f
　　染色体の安定性　422
テロメラーゼ　397
テロメラーゼ活性化，がん細胞における　398
テロメラーゼ逆転写酵素　398f
転移　392
転移RNA　27f
転移細胞　393f
転移性大腸がん，バイオマーカー　493t
転座　229
　　がん遺伝子活性化の例　408t
転写　6, 6f
転写因子　161
　　DNA結合モチーフ　162f
転写単位　21, 21f
伝達不平衡試験（TDT）　289
伝達不平衡テスト，原理　291f
点変異　97
　　遺伝学的検査技術　467
　　疾患を引き起こす――　212

●と

同義置換　203
　　病原性のある　209f

動原体　8f
動原体融合　230
ドゥシェンヌ型筋ジストロフィー　270t
同種異系移植　367
動的変異　143, 216
導入遺伝子　355
同胞　126
糖-リン酸基骨格　2
同腕染色体　231
特異度　302
　　　遺伝学的検査の　452
　　　検査の臨床的妥当性に関連するパラメーター　453t
突然変異誘発物質　89
ドライバー変異　398, 400
　　　原発性乳がんでの分布　436f
　　　分布　434
トラスツズマブ　352t, 442
トランス作用性　157
　　　遺伝子制御　158
トランス作用性調節　158f
トランスジェニック動物　364
トランスジェニックマウス, 作製　365f
トランスフェクション　359
トランスフェリンmRNA, 鉄反応配列　165f
トランスフォーミング増殖因子β　347
トランスフォーメーション　406
トランスポゾン　35, 53
トランスポゾン反復配列, ヒトゲノムにおける割合　42f
トリカルボン酸回路　396
トリソミー
　　　減数分裂時の不分離による　233f
　　　染色体の数的異常における臨床像　231t
トリソミーのスクリーニング, 定量的蛍光PCRによる　458f
トリプレットリピート, PCR検出法　465
トリメチル化, ヒストンの　173

● な

内因性RNA, miRNAの競合的阻害　169f
内在性低分子干渉RNA　34f
内部細胞塊　356, 357f
内部プロモーター　50
ナタリズマブ　352t
ナルコレプシー, HLA疾患関連　284t
軟骨形成不全症, 父親年齢が影響する疾患　211t
軟骨無形成症　127, 144
ナンセンス変異　206
　　　非同義置換の分類　203t
ナンセンス変異介在性分解(NMD)　207, 207f
難聴, 座位異質性の例　138f

● に

二次構造, RNAの　32, 33f
二次構造, タンパク質の　30, 30f

二次性エピ変異　187, 188f
二次性の腫瘍　393f
二重微小染色体　407f
二動原体染色体　229
二倍体　9
二本鎖DNA切断(DSB)　94
　　　相同組換え介在性修復　95f
乳がん
　　　高頻度に変異が生じる6つの遺伝子　437t
　　　超変異クラスター　433f
　　　バイオマーカー　493t
乳頭腫, 腫瘍の主なカテゴリー　393t
ニロチニブ　442
妊娠時のスクリーニング　488

● ぬ

ヌクレオソーム　8, 8f
ヌクレオチド　2
ヌクレオチド除去修復(NER)　90t, 93, 93f
ヌーナン症候群, 父親年齢が影響する疾患　211t
ヌリソミー
　　　減数分裂時の不分離による　233f
　　　染色体の数的異常における臨床像　231t
ヌルアレル　235

● ね

ネオモルフ　202

● の

能動的脱メチル化　177f
嚢胞性線維症　345
　　　新生児スクリーニング　490t
　　　治療標的　346f
嚢胞性線維症膜貫通調節因子　345, 346f
ノックアウトマウス　365
ノルトリプチリン　339f
ノンパラメトリック連鎖解析法　279

● は

肺SCC, 高頻度に変異が生じる6つの遺伝子　437t
バイオマーカー　303
　　　がん検査の　493t
配偶子　12
　　　細胞分裂回数の男女差　211f
杯細胞, 腸管の恒常性の維持　307f
倍数性　9
胚性幹細胞(ES細胞)　356, 365
　　　変異の導入　366f
胚盤胞　356, 357f
パイフェル症候群, 父親年齢が影響する疾患　211t
ハイブリダイゼーション　68
　　　PCRの過程での　65

　　　厳密性の調節　71f
　　　相同性のあるDNA分子の　68f
　　　ヘテロ二本鎖の形成　70f
ハイブリダイゼーション法
　　　基本となる2種類の　73f
　　　方法と応用例　73t
ハイポモルフ　202
配列決定装置, 商品化されているものの特徴　78t
パイロシークエンシング　476
　　　原理　478f
バーキットリンパ腫, 転座によるがん遺伝子の活性化　408t
パキテン期　14f
パーキンソン病　249
　　　体内遺伝子治療　372
バー小体　130, 130f, 184
派生染色体　229
発がん　391, 431
白血病, 腫瘍の主なカテゴリー　393t
発現マイクロアレイ, 腫瘍のサブクラス同定　430f
発症前検査, 単一遺伝子疾患の　486
パッセンジャー変異　399
ハッチンソン-ギルフォード早老症候群　141t
ハーディ-ワインベルグの法則　145
　　　保因者リスク計算　146
はとこ, 共有される遺伝子の割合　129f
パトー症候群　232
パニツムマブ　352t
パネート細胞　281f
　　　腸管の恒常性の維持　307f
パピローマウイルス　406
ハプロタイプ　118, 264
ハプロタイプ検索　269
ハプロタイプブロック　287, 287f
ハプロ不全　239, 239f, 240
　　　がん感受性遺伝子の　417
パラメトリック連鎖解析　278
バリア配列　189
バリアント
　　　——の解釈　469
　　　命名法　472t
パリビズマブ　352t
パリンドローム　64
パルスフィールドゲル電気泳動　77
バルデー-ビードル症候群　139
　　　座位異質性　140f
ハロタン　343t
半数体　9
ハンチントン病　142, 374t
　　　加齢との関係　142f
　　　創始者効果の例　149t
　　　ポリグルタミン関連疾患　216t
ハンチントン病類縁疾患2型　216, 217f
晩発性アルツハイマー病
　　　APOEアレルによるリスク　294f
　　　感受性因子　306f

晩発性疾患，発症年齢の多様性 141
反復DNA配列，ヒトゲノムに含まれる 47
反復配列，トランスポゾンを基盤とする 54f

● ひ

非アレル間相同組換え(NAHR) 214
　　欠失および重複の原因 224f
非ウイルスベクター導入法 360
ビオチン，核酸の標識 72t
比較ハイブリダイゼーション 428
非古典的DNA依存性DNAポリメラーゼ 96t
非古典的がん関連遺伝子群 437
非古典的がん抑制因子 418
非コードRNA(ncRNA) 31
　　エピジェネティックシグナルの付与 179f
　　エピジェネティックな制御における 178
非コード縦列反復配列の不安定性 219
非コード短鎖縦列反復配列，病的伸長 218t
非コード配列，ヒトゲノムにおける割合 42f
微小管 8f
非侵襲的がん検査 494
非侵襲的検査，父性決定遺伝子の 485t
非侵襲的出生前検査 → 無侵襲的出生前検査
非浸透 140
　　常染色体優性疾患における 142f
ヒストンH2Aバリアント 174t
ヒストンH3バリアント 174t
ヒストンアセチル基転移酵素群 172
ヒストンコア 8f, 171
ヒストン修飾 172f
　　クロマチン状態に対する役割 174f
　　さまざまなクロマチン状態における—— 173t
ヒストン脱アセチル化酵素群 172
ヒストンリシン脱メチル化酵素群 172
ヒストンリシンメチル基転移酵素群 172
微生物叢 311
非相同末端結合(NHEJ) 90t, 94, 381f
非対称分裂，幹細胞の 356f
ビタミンK 345f
ビタミンKエポキシド還元酵素複合体サブユニット1 344f
ヒッチハイクアレル 106
ピッツバーグ変異型α₁-AT 237f
非定型ウェルナー症候群 141t
非定型早老症候群 141t
ヒト遺伝地図 262
非同義置換 203
　　分類 203t
ヒト化抗体 351, 351f
ヒトゲノム
　　構成 42f
　　進化 43
ヒトゲノムプロジェクト 36
ヒトヘルペスウイルス8型 406
ヒートマップ，GWA遺伝学的多様性プロファイルによる 308f

ヒト免疫不全ウイルス(HIV) 382
ヒドロキシ化，タンパク質の化学修飾 28t
ヒドロキシルラジカル 88
ヒポキサンチングアニンホスホリボシル基転移酵素 250f
非保存的置換 205
非翻訳領域(UTR) 21f, 23, 27
表現型 83, 123
　　結節性硬化症家系内の表現型の多様性 143f
表現型の多様性，生じる主な理由 143f
表現型模写 275
表現促進 143, 217
　　筋強直性ジストロフィーでの例 144f
表現度の差異，メンデル遺伝性疾患 142
標識，核酸の 72, 72t
病の伸長，非コード短鎖縦列反復配列の 218t
標的治療
　　BRAF阻害薬による黒色腫の 443f
　　がんの特徴の—— 441f
病的点変異，発生と頻度 208
標的濃縮塩基配列決定 468
標的配列，濃縮の方法 471f
病的変異
　　ステロイド21-水酸化酵素遺伝子の 223t
　　スプライシング 207
　　データベース 212
表皮剝離性掌蹠角化症 374t
ピリミジン 3
ヒルシュスプリング病 241

● ふ

ファンコーニ貧血 91t, 92f
　　検査方法 453
ファンコーニ貧血DNA修復経路 90t
フィーチャー 72, 74f
フィブリリン 238, 347
フィラデルフィア染色体 408, 409f
フェニルアラニン水酸化酵素 254f
フェニルケトン尿症 254, 254f, 489
　　新生児スクリーニング 490t
フェリチンmRNA，鉄反応配列 165f
フェリチン重鎖1，遺伝子ファミリーのコピー数とゲノム構成 49f
フォールディング，タンパク質の 29
不均一性
　　原発性腎がんとその転移部位における 435f
　　腫瘍間ならびに腫瘍内の 433
　　腫瘍間の 434f
　　腫瘍内の細胞の 402f
　　腫瘍内—— 401
複合ヘテロ接合体 128
複雑疾患
　　感受性の分布 274
　　関連するコピー数多型 297t
　　寄与する異なったクラスのDNAバリアント 296f
　　検査の予測精度 303f

双生児間の一致率 277t
罹患者同胞の相対リスク 277t
リスク予測 273
複雑性アルツハイマー病 305
副作用，遺伝型による違い 343
複製エラー，ミスマッチ修復 424f
複製起点 8
複製スリップ 85, 100, 209
複製フォーク 5f
不全代謝者，薬物濃度への影響 337f
付着末端 64f
復帰，モノソミーからの 193
復帰変異 147
不等交叉(UEC) 218
　　不等交叉による欠失と挿入 221f
不等姉妹染色分体交換(UESCE) 218
　　不等姉妹染色分体交換による欠失と挿入 221f
負の選択 41, 103, 147
部分的異数性 243
不分離 232
　　減数分裂時の 233f
フマリルアセト酢酸ヒドラーゼ 330f, 331
プライマー，PCRの 65
プラスミド 61, 62t
プラダー-ウィリ症候群
　　インプリンティング制御の異常 194t, 196
　　低コピー数反復配列間の組換えによる疾患 244t
プリオンタンパク質 248f
プリオン病 246, 248
プリオン様神経変性疾患 248
フリードライヒ運動失調症
　　クロマチン病 190
　　非コード短鎖縦列反復配列の病的伸長 218t
プリン 3
フルオレセインイソチオシアネート，核酸の標識 72t
フルオロクローム 72
フルクロキサシリン 343t
ブルーム症候群 91t
フレームシフト 24
フレームシフト変異 206
ブローカー野 104
プロコラーゲン分子，優性ネガティブ効果 241f
プロセシングを受けた偽遺伝子 50
プロセシングを受けなかった偽遺伝子 50
プロドラッグ 337
プローブ，核酸ハイブリダイゼーションの 69, 70f
プロモーター 159
分化転換 356, 380
分子補充療法 327
分析的妥当性，遺伝学的検査の 452
分節重複 47
分離比 137
分裂後期遅滞 232

●へ

ヘアピン構造　32
ペアワイズアライメント　41f
平均赤血球ヘモグロビン（MCH）　491
平均赤血球容積（MCV）　491
平衡選択　105, 151
　　　　　MHC多型における　116
米国国立生物工学情報センター（NCBI）　38
ベイズ分析，リスク評価　482f
併用薬物療法，がんの　444
ヘイリー-ヘイリー病　268, 268t
ベクター　60
ベッカー型筋ジストロフィー（BMD）　377
　　　　　表現型の異質性　140
ベックウィズ-ヴィーデマン症候群
　　　　　インプリンティング異常　193, 194t
　　　　　片親起源効果　144f
ヘテロクロマチン　8, 37, 46, 171f
ヘテロクロマチンDNA，ヒトゲノムにおける割合　42f
ヘテロクロマチンタンパク質1　173
ヘテロ接合性　124
ヘテロ接合性の消失　412
　　　　　がん抑制遺伝子座位　413f
ヘテロ接合性の低下　106f
ヘテロ接合体　83
ヘテロ接合体の優位性　105, 151, 295
ヘテロダイソミー　193
ヘテロ二本鎖　68
ヘテロプラスミー　135, 235, 251
ベバシズマブ　352t
ヘミ接合性　124
ヘルマンスキー-パドラック症候群，創始者効果の例　149t
変異　1, 84
変異型クロイツフェルト-ヤコブ病（vCJD）　248
変異数
　　　　　がんの　431
　　　　　腫瘍あたりの体細胞非同義——　432f
変異スクリーニング　453
　　　　　マイクロアレイを用いた　468
変異データベース　472
変異不均一性，腫瘍間の　434f
変異率，ヒトゲノムの　209
変性　67
ベンゾ[a]ピレン　87f
ペントースリン酸経路　396
扁平上皮がん，腫瘍の主なカテゴリー　393t

●ほ

保因者　128
保因者スクリーニング　488
　　　　　常染色体劣性疾患予防のための　491
保因者リスク計算　146
防御因子　307
胞状奇胎，片親性二倍体　183f
飽和期，PCR反応におけるフェーズ　67f
母系遺伝，ミトコンドリアDNA疾患　135
保護的バリアント，ありふれた疾患の　309t
ポジショナルクローニング法　262
補充療法　326, 329, 332t
保存的置換　204
母体血漿DNA　485t
母体スクリーニング　489
発端者　126
ホットスポット
　　　　　TP53ミスセンス変異の　418f
　　　　　組換えの　15
　　　　　変異の　202
　　　　　ミトコンドリアDNAの病的欠失の　225t
ボトルネック，ゲノムデータ解析における　501
ボトルネック　→　集団ボトルネックも参照
ホモ接合性　124
ホモ接合体　83
ホモプラスミー　251
ホモポリマー領域，TGFBR2の　425f
ホモログ　40
ホモログ検索，プログラムおよびデータベースの例　40t
ポリアクリルアミドゲル　77
ポリアラニン関連疾患　215t
ポリアラニン伸長　215
ポリグルタミン　215
ポリグルタミン関連疾患　216t
ポリ尾部　28
ポリープ　400
ポリペプチド，構造　23f
ポリメラーゼ連鎖反応　65
　　　　　増幅の様子　66f
翻訳
　　　　　基本的な過程　26f
　　　　　リボソーム　22
翻訳リーディングフレーム　24

●ま

マイクロRNA（miRNA）　166
　　　　　がんでの発現　417
　　　　　産生と働き　168f
マイクロアレイに基づく発現プロファイル解析　73t
マイクロアレイハイブリダイゼーション　71
　　　　　原理　74f
マイクロアレイ比較ゲノムハイブリダイゼーション　73t
マイクロサテライト　100
マイクロサテライト多型　100f, 264
マイクロサテライト不安定性　425
マイクロバイオーム　281, 311
マイナーバリアント，ヒストンの　173
マウス疾患モデル，作製法　365
前向きコホート研究，複雑疾患についての　313
末端デオキシヌクレオチド転移酵素　96t
末端複製問題　397
マラリア
　　　　　ヘテロ接合体の優位性　151
　　　　　——への適応　105
マルファン症候群，治療　347
マルーフ症候群　141t
まれなバリアント，加齢黄斑変性の発症素因　300t
慢性骨髄性白血病　408, 442
　　　　　転座によるがん遺伝子の活性化　408t
　　　　　バイオマーカー　493t
慢性リンパ性白血病，バイオマーカー　493t

●み

三毛猫，X染色体不活化　184f
ミスセンスp53変異体　419f
ミスセンス変異　203
　　　　　α_1-アンチトリプシンの　237f
　　　　　非同義置換の分類　203t
ミスマッチ修復　90t, 424, 424f
　　　　　失敗の結果　425
見つかっていない遺伝率　293
ミトコンドリア，DNAコピー数　10
ミトコンドリアDNA
　　　　　病的欠失のホットスポット　225t
　　　　　複製と分離　11, 12f
　　　　　変異による疾患の多様性　235, 235t
ミトコンドリアDNA疾患　135
　　　　　——を示す家系図　135f
　　　　　予防のための遺伝子治療　382
ミトコンドリアDNAハプロタイプグループ　312, 312f
ミトコンドリアゲノム
　　　　　ヒトミトコンドリアゲノムの構成　45f
　　　　　変異率　210
ミトコンドリア病，3人の親問題　504
ミニサテライトDNA　100
ミラー症候群，エキソーム解析による原因遺伝子同定　272t

●む

無塩基部位　90
ムエンケ症候群，父親年齢が影響する疾患　211t
無侵襲的出生前検査　484
無精子症AZFc型，低コピー数反復配列間の組換えによる疾患　244t
無動原体染色体　229

●め

メチル化
　　　　　DNAの異常——　89
　　　　　タンパク質の化学修飾　28t
　　　　　ヒストン修飾　172f
メチル化シトシン，非メチル化シトシンを区別する方法　475f
メチル化状態が異なる領域（DMR）　180

メチル化パターン，病的な変化のスキャン　474
5-メチルシトシン　96f, 175
メチルモルヒネ　333f
6-メルカプトプリン　343t
メルカプトプリン　341
免疫学的特権部位　372
免疫寛容　283
免疫グロブリン，著しい遺伝学的多様性　110, 110f
免疫グロブリン重鎖，体細胞組換え　113f
免疫原性　370
メンデル遺伝性疾患，表現度の差異　142
メンデル遺伝様式　126
メンデル型　124

●も

毛細血管拡張性運動失調症　91t
網膜芽細胞腫
　　2ヒット説の証拠　411
　　がん抑制遺伝子の生殖細胞系列変異による　416t
網膜色素上皮(RPE)　379
モザイク　111, 131, 138, 139, 139f, 226
モノオキシゲナーゼ　336f
モノクローナル抗体，治療用──　351, 352t
モノソミー
　　減数分裂時の不分離による　233f
　　染色体の数的異常における臨床像　231t

●や

薬物開発，主要な段階　334f
薬物代謝
　　2つの主要な段階　336f
　　遺伝学的多様性による影響　335
薬物動態学　335
薬物濃度，異なる薬物代謝率の影響による　337f
薬物標的　341
　　遺伝学的多様性　342t
薬理遺伝学　335
薬力学　335

●ゆ

ユーイング肉腫
　　転座によるがん遺伝子の活性化　408t
　　バイオマーカー　493t
優性　124
優性遺伝形式，アルツハイマー病の大家系　279f
雄性前核　365f
優性ネガティブ効果　206, 238, 241f
　　p53の　419
雄性発生，片親性二倍体　183f
誘導多能性幹細胞(iPS細胞)　357, 379
ユークロマチン　7, 38, 46
ユートロフィン遺伝子　377

●よ

陽イオン性リポソーム　360, 361f
養子研究　277
羊水穿刺　482
　　侵襲的出生前診断　483f
陽性的中率，検査の臨床的妥当性に関連するパラメーター　453t
四次構造，タンパク質の　30
読み枠　→　リーディングフレーム
四倍体，起源　232f

●ら

ライゲーション　62, 64
ライター，エピジェネティック標識の　171
ラギング鎖　5f
ラクターゼ持続症　108
ラクトース不耐性　107
ラニビズマブ　352t
ラパマイシン　348
ラミンA遺伝子，表現型の異質性　141t
卵，形成のために必要な細胞分裂の回数　211f
ランガー型中間肢骨異形成症　134
卵巣がん，高頻度に変異が生じる6つの遺伝子　437t
卵巣奇形腫，片親性二倍体　183f
ランダムでないX染色体不活化　131
ランドスケーパー遺伝子　411f

●り

リアノジン受容体
　　RYR1──　341
　　遺伝学的多様性　342t
リアルタイムPCR　67
罹患同胞対，疾患感受性因子同定のために必要な数　280t
罹患同胞対解析　279
　　原理　280f
利己的変異　144
リスク比　276
リスク評価　481
リーダー，エピジェネティック標識の　171
リーディング鎖　5f
リーディングフレーム　24, 24f, 25f
リ-フラウメニ症候群
　　家系図　418f
　　がん抑制遺伝子の生殖細胞系列変異による　416t
リポジストロフィー　141t
リボース，構造　2f
リボソーム　22, 26f
リポソーム　360
リボソームRNA，二次構造の　33f
リポプレックス　361f
量感受性　239
量感受性遺伝子　239

良性腫瘍　391, 392f
量的形質座位(QTL)　274
緑内障　374t
リン酸化，タンパク質の化学修飾　28t
臨床ゲノム学　501
臨床試験　334f
臨床的妥当性
　　遺伝学的検査の　452
　　関連するパラメーター　453t
臨床的有用性，遺伝学的検査の　452
隣接遺伝子症候群　243
リンチ症候群　91
　　がん抑制遺伝子の生殖細胞系列変異による　416t
　　がんリスク　487t
リンパ腫，腫瘍の主なカテゴリー　393t
倫理的妥当性，遺伝学的検査の　452

●る

ルビンスタイン-テイビ症候群，クロマチン病　189t

●れ

零倍体　9
レッシュ-ナイハン症候群　250f
劣性　124
レット症候群　187
　　クロマチン病　189t
レトロ遺伝子　50, 51f
レトロウイルス　362
レトロウイルス様LTR配列　53
レトロウイルス様配列　54f
レトロ偽遺伝子　50, 51f
レトロトランスポゾン，エキソンシャッフリングの仲介　55f
レトロトランスポゾン反復配列　54f
レトロポゾン　53
レーバー2型先天性黒内障，体内遺伝子治療　372, 373f
レプトテン期　14f
レプリコン　61
レリ-ヴェイユ軟骨骨異形成症　134
連鎖解析　263
連鎖不平衡　285, 286f
連鎖マーカー，責任遺伝子の追跡　454f
レンチウイルス，遺伝子治療に使用されるウイルスベクター　363t
レンチウイルスベクター　363, 369

●ろ

ロイシンジッパー，DNA結合モチーフ　162f
ロサルタン　347
ロッドスコア　267, 268, 268t
ロバートソン転座　230, 230f
濾胞性B細胞リンパ腫，転座によるがん遺伝子の

活性化　408t
ロンドンがん研究所　493

● わ

ワールデンブルグ症候群Ⅰ型　127
ワルファリン　343t
　　遺伝学的多様性による影響　342

　　影響する遺伝学的多様性　345f
ワールブルク効果　396
腕間逆位，染色体切断による　229f
腕内逆位，染色体切断による　229f

ゲノム医学
ゲノム情報を活かす医療のために　　定価：本体 8,600 円＋税

2016 年 3 月 24 日発行　第 1 版第 1 刷 ©

著　者　　トム ストラッチャン
　　　　　ジュディス グッドシップ
　　　　　パトリック チネリー

監訳者　　菅野　純夫
　　　　　　（すがの　すみお）
　　　　　福嶋　義光
　　　　　　（ふくしま　よしみつ）

発行者　　株式会社　メディカル・サイエンス・インターナショナル
　　　　　代表取締役　若松　博
　　　　　東京都文京区本郷 1-28-36
　　　　　郵便番号 113-0033　電話 (03)5804-6050

印刷：日本制作センター／装丁・本文デザイン：岩崎邦好デザイン事務所

ISBN 978-4-89592-844-1　C3047

本書の複製権・翻訳権・上映権・譲渡権・公衆送信権（送信可能化権を含む）は(株)メディカル・サイエンス・インターナショナルが保有します。
本書を無断で複製する行為（複写，スキャン，デジタルデータ化など）は，「私的使用のための複製」など著作権法上の限られた例外を除き禁じられています．大学，病院，診療所，企業などにおいて，業務上使用する目的（診療，研究活動を含む）で上記の行為を行うことは，その使用範囲が内部的であっても，私的使用には該当せず，違法です．また私的使用に該当する場合であっても，代行業者等の第三者に依頼して上記の行為を行うことは違法となります．

JCOPY 〈(社)出版者著作権管理機構　委託出版物〉
本書の無断複写は著作権法上での例外を除き禁じられています．複写される場合は，そのつど事前に，(社)出版者著作権管理機構（電話 03-3513-6969，FAX 03-3513-6979，info@jcopy.or.jp）の許諾を得てください．